Checkliste Anästhesie

Checklisten
der aktuellen Medizin

begründet von F. Largiadèr, A. Sturm, O. Wicki

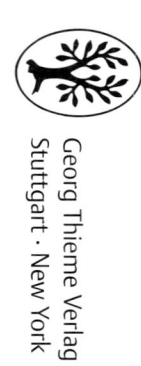

Georg Thieme Verlag
Stuttgart · New York

Inhaltsübersicht

Checklisten der aktuellen Medizin ▬▬▬▬▬

Der Grundgedanke: ━━━━━━━━━━━━━━━━━━━━━━━━━

➤ Mediziner in Klinik und Praxis sowie Pflegekräfte benötigen – unabhängig von ihrem Ausbildungsstand – handlungsrelevante Informationen.
➤ Der Zugriff zu den Informationen soll einfach und schnell möglich sein.
➤ Die Fakten müssen dabei umfassend und konkret dargestellt werden.

Das Konzept: ━━━━━━━━━━━━━━━━━━━━━━━━━━━━━━

➤ Ein Stichwort wird *einmal ausführlich* behandelt.
➤ Die Checklisten sind trotz der Faktenfülle handlich, kompakt und übersichtlich.
➤ Das ausführliche Sachregister mit Erklärung der verwendeten Abkürzungen ermöglicht einen raschen Informationszugriff.
➤ Die Informationen lassen sich direkt in die Praxis umsetzen.
➤ Farbliche Untergliederung erleichtert die Orientierung.

In der Checkliste Anästhesie finden Sie: ━━━━━━━━━

im grauen Teil:
Grundlagen, Arbeitstechniken, Anästhesie- und Schmerztherapieverfahren
➤ Arbeitstechniken: Von der Arterienpunktion über die Intubation bis him zum ZVK
➤ Monitoring
➤ Anästhesieverfahren: Allgemeinanästhesie und Regionalanästhesie mit ausführlichem Pharmakologie-Teil, allen Dosierungen und genauen Handlungsanleitungen. Ambulante Anästhesie.
➤ Schmerztherapie mit allen Verfahren (auch bei Schmerzsyndromen) und Medikamenten

im grünen Teil:
Anästhesie bei Vorerkrankungen und in verschiedenen Lebensaltern
➤ Alle relevanten Vorerkrankungen und das spezielle Vorgehen mit Darstellung der möglichen Probleme und Lösungsvorschlägen
➤ Besonderheiten der Anästhesie beim geriatrischen Patienten und bei Kindern

im blauen Teil:
Anästhesie in den einzelnen Fachdisziplinen
➤ Mit dem praktischen Vorgehen von der Prämedikation bis zur Narkoseausleitung
➤ Alle relevanten speziellen Eingriffe der operativen Fächer mit Darstellung des Ablaufs der Anästhesie, Dosierungsangaben und vielen praktischen Hinweisen

im roten Teil:
Notfälle und Reanimation
➤ Alle relevanten Notfälle mit genauen Therapievorschlägen
➤ Reanimation Erwachsener und von Kindern und Säuglingen mit Flußschemata zum schnellen Rekapitulieren

im Anhang:
➤ Wichtige Normwerte und Formeln

Checkliste
Anästhesie

J. Schüttler, J. Neglein, F. Bremer

unter Mitarbeit von

S. Albrecht
G.G. Braun
M. Dinkel
F. Einhaus
J. Fechner
F. Fischer
M. Grapengeter

N. Grießinger
J.-M. Hahn
H. Huber
K. Jacobi
M. Karst
H. Mang
Ch. Lussi

N. Lutter
H.U. Neglein
E. Pscheidl
H. Schmitt
R. Sittl
H. Strauss
T. Ziegenfuß

72 Abbildungen in 118 Einzeldarstellungen
98 Tabellen

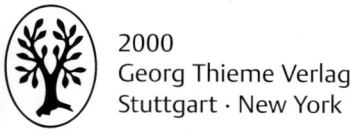

2000
Georg Thieme Verlag
Stuttgart · New York

Umschlaggrafik: Cyclus DTP Loenicker, Stuttgart

Die Deutsche Bibliothek – CIP-Einheitsaufnahme
Schüttler, Jürgen:
Checkliste Anästhesie / Jürgen Schüttler ; Judith Neglein ; Frank Bremer. –
Stuttgart ; New York : Thieme, 2000
  (Checklisten der aktuellen Medizin)

Wichtiger Hinweis:

Wie jede Wissenschaft ist die Medizin ständigen Entwicklungen unterworfen. Forschung und klinische Erfahrung erweitern unsere Erkenntnisse, insbesondere was Behandlung und medikamentöse Therapie anbelangt. Soweit in diesem Werk eine Dosierung oder eine Applikation erwähnt wird, darf der Leser zwar darauf vertrauen, daß Autoren, Herausgeber und Verlag große Sorgfalt darauf verwandt haben, daß diese Angabe dem **Wissensstand bei Fertigstellung des Werkes** entspricht.

Für Angaben über Dosierungsanweisungen und Applikationsformen kann vom Verlag jedoch keine Gewähr übernommen werden. **Jeder Benutzer ist angehalten,** durch sorgfältige Prüfung des Beipackzettel der verwendeten Präparate und gegebenenfalls nach Konsultation eines Spezialisten festzustellen, ob die dort gegebene Empfehlung für Dosierungen oder die Beachtung von Kontraindikationen gegenüber der Angabe in diesem Buch abweicht. Eine solche Prüfung ist besonders wichtig bei selten verwendeten Präparaten oder solchen, die neu auf den Markt gebracht worden sind. **Jede Dosierung oder Applikation erfolgt auf eigene Gefahr des Benutzers.** Autoren und Verlag appellieren an jeden Benutzer, ihm etwa auffallende Ungenauigkeiten dem Verlag mitzuteilen.

© 2000 Georg Thieme Verlag, Rüdigerstraße 14, D-70469 Stuttgart
Printed in Germany

Unsere Homepage: http://www.thieme.de
Satz und Druck: Druckhaus Götz GmbH, Ludwigsburg
Gesetzt auf CCS Textline (Linotronic 630)

ISBN 3-13-116891-9   1 2 3 4 5 6

Die Anästhesiologie hat in den knapp 50 Jahren ihres „offiziellen" Bestehens als eigenständiges Fachgebiet im deutschsprachigen Raum vor allem in zwei Punkten einen enormen Fortschritt für die moderne Medizin erarbeitet:

Zum einen wurde ein Großteil der komplexen chirurgischen Eingriffe erst machbar durch die konsequente Fortentwicklung von Narkosetechniken unter Anwendung innovativer Medizintechnologie und verbesserten Pharmaka sowie den in ihrer Folge notwendigen intensivmedizinischen Therapiekonzepten und optimierter postoperativer Schmerztherapie. Zum anderen wurde für die uns anvertrauten Patienten ein äußerst hoher Sicherheitsstandard geschaffen, der zu einer drastischen Reduktion des anästhesiebedingten Mortalitätsrisikos um zwei Zehnerpotenzen von $1:2500$ auf $1:250.000$ geführt hat.

Der spezielle Charakter des Fachgebietes Anästhesiologie mit seinem hohen interdisziplinären Interaktionspotential erfordert zur permanenten Erfüllung dieser Zielvorgaben an den Schnittstellen ein umfangreiches Wissen sowohl in den speziellen operativen Disziplinen sowie konservativen Fächern als auch v. a. in den Basisfächern Pharmakologie und Physiologie bzw. Pathophysiologie. Allein in den letzten beiden Jahren wurden fast ebenso viele neue Medikamente in die klinische Praxis eingeführt, wie in mehreren Jahrzehnten zuvor. Bessere Steuerbarkeit, geringere Nebenwirkungen und noch größere Sicherheit für den Patienten sind die großen Vorteile dieser Neuentwicklungen. Sämtliche bei Drucklegung zugelassenen neuen Inhalations- und intravenösen Anästhetika bzw. Muskelrelaxantien und Lokalanästhetika werden in Pharmakologie und ihren Einsatzmöglichkeiten ausführlich dargestellt. Zudem werden Indikationen und Aussagemöglichkeiten modernerer Monitoringverfahren, wie z. B. EEG, evozierte Potentiale und TEE erläutert.

Die vorgeschlagenen Anästhesieverfahren und Narkosetechniken erheben dabei keinen Anspruch darauf, die einzige „richtige" Methode zu sein: Grundsätzlich orientieren sich die in diesem Handbuch ausgearbeiteten Empfehlungen soweit wie möglich an gesicherten Erkenntnissen oder den Leitlinien und Therapieempfehlungen von Fachgesellschaften bzw. -gremien. Wir verstehen dies auch als einen Beitrag zum Methodenwechsel von der Wissensvermittlung im Sinne einer individuellen sog. „Schule" zur evidenzbasierten Medizin. Wobei bis zur vollständigen Realisierung dieses Ziels u. E. noch ein sehr weiter Weg vor uns liegt.

Unser Ziel war es, ein übersichtliches, praxisorientiertes Handbuch, sowohl für den in der Weiterbildung befindlichen Assistenzarzt als auch für den an speziellen Fragestellungen interessierten Facharzt zu schaffen. Wir standen bei diesem Unterfangen vor der Schwierigkeit, ein „handliches Paket zu schnüren", das möglichst knapp und prägnant praxisrelevante Informationen enthält ohne pharmakologische und pathophysiologische Grundlagen zu vernachlässigen. In einigen Spezialbereichen erschien es uns dabei für das Verständnis der therapeutischen Maßnahmen unerläßlich, etwas detaillierter auf Physiologie und Pathophysiologie einzugehen.

Bei der Vielzahl von speziellen Thematiken waren wir auf die Mitarbeit einer Reihe von Kollegen mit ihren speziellen Kenntnissen in z. B. Schmerztherapie, Medizintechnologie, chirurgische Verfahren angewiesen: Ihnen sei für die Mitarbeit und Unterstützung sehr herzlich gedankt.

Unser ganz besonderer Dank gilt Frau Eva-Cathrin Schulz vom Georg Thieme Verlag, ohne deren professionelle Unterstützung und großes persönliches Engagement dieses Buch nicht entstanden wäre.

Schließlich möchten wir uns bei allen jenen Mitarbeitern herzlich bedanken, die, ohne namentlich erwähnt zu sein, uns mit vielen Ratschlägen, Tips und konstruktiver Kritik unterstützt haben.

Erlangen, im September 1999 Jürgen Schüttler, Judith Neglein, Frank Bremer

Adressen

Autoren:

Prof. Dr. med. Jürgen Schüttler
Dr. med. Judith Neglein
Dr. med. Frank Bremer

alle:

Friedrich-Alexander-Universität
Klinik für Anästhesiologie
Krankenhausstraße 12
91054 Erlangen

Koautoren:

Dr. med. S. Albrecht
PD Dr. med. G.G. Braun
PD Dr. med. M. Dinkel
Dr. med. F. Einhaus
Dr. med. J. Fechner
Dr. med. F. Fischer
Dr. med. M. Grapengeter
Dr. med. N. Grießinger
Dr. med. H. Huber
PD Dr. med. K. Jacobi
PD Dr. med. H. Mang
Dr. med. Ch. Lussi

Dr. med. N. Lutter
PD Dr. med. E. Pscheidl
PD Dr. med. H. Schmitt
Dr. med. R. Sittl
Dr. med. H. Strauss

alle:

Friedrich-Alexander-Universität
Klinik für Anästhesiologie
Krankenhausstraße 12
91054 Erlangen

Dr. med. J.-M. Hahn
Kreisklinik Hechingen
Weilheimer Str. 31
72379 Hechingen

Dr. med. M. Karst
Medizinische Hochschule Hannover
Zentrum Anästhesiologie
Carl-Neuber-Straße 1
30625 Hannover

Dr. med. H.U. Neglein
Friedrich-Alexander-Universität
Chirurgische Klinik
Abteilung für Handchirurgie und
Plastische Chirurgie
Krankenhausstraße 12
91054 Erlangen

Dr. med. T. Ziegenfuß
St. Josef Krankenhaus GmbH
Abt. für Anästhesiologie und
Intensivmedizin
Asberger Str. 4
47441 Moers

Grauer Teil: Grundlagen, Arbeitstechniken, Anästhesie- und Schmerztherapie-Verfahren

Inhaltsverzeichnis

Grüner Teil: Anästhesie bei Vorerkrankungen und in verschiedenen Lebensaltern

Inhaltsverzeichnis

Gebietsbezeichnung

➤ In Deutschland „Anästhesiologie".
➤ In Österreich „Anästhesiologie und Intensivmedizin".
➤ In der Schweiz (FMH) „Anästhesiologie".

Definition des Fachgebietes

➤ Die Anästhesiologie umfaßt die allgemeine und lokale Anästhesie einschließlich deren Vor- und Nachbehandlung, die Aufrechterhaltung der vitalen Funktionen während operativer Eingriffe, die Wiederbelebung sowie die Intensivmedizin und die Schmerztherapie in Zusammenarbeit mit den für das Grundleiden zuständigen Ärzten (98. Deutscher Ärztetag, Köln, 1992).

Weiterbildungszeit (BRD)

➤ 5 Jahre an einer anerkannten Weiterbildungsstätte, davon 1 Jahr in der nichtspeziellen anästhesiologischen Intensivmedizin; 4 Jahre im operativen Bereich.
➤ Angerechnet werden können auf die 4jährige Weiterbildung im operativen Bereich bis zu 1 Jahr Weiterbildung in der Chirurgie oder Herzchirurgie oder Inneren Medizin oder Kinderchirurgie oder Klinischen Pharmakologie oder Pharmakologie und Toxikologie oder Transfusionsmedizin oder 1 Jahr Tätigkeit in der Physiologie. Angerechnet werden können auf das 1 Jahr Weiterbildung in der nichtspeziellen anästhesiologischen Intensivmedizin $1/2$ Jahr in der Intensivmedizin in der Chirurgie oder Herzchirurgie oder Inneren Medizin oder Kinderchirurgie oder Kinderheilkunde oder Neurochirurgie.
➤ 1 Jahr der Weiterbildung kann bei einem niedergelassenen Arzt abgeleistet werden.

1.2 Absprache der Berufsverbände ▰▰▰▰▰▰▰

Allgemeines/Quelle ─────────────────────

➤ Im folgenden sind Auszüge aus der Vereinbarung zwischen den Berufsverbänden Deutscher Anästhesisten und Deutscher Chirurgen dargestellt. Quelle: Opderbecke/Weißauer (Hrsg.): Entschließungen – Empfehlungen – Vereinbarungen-Leitlinien. Ein Beitrag zur Qualitätssicherung in der Anästhesiologie. 3. Aufl. 1999.

➤ Der Chirurg ist nach den Grundsätzen einer strikten Arbeitsteilung zuständig und verantwortlich für die Planung und Durchführung des operativen Eingriffs.

➤ Dem Anästhesisten obliegt die Planung und Durchführung des Betäubungsverfahrens sowie die Überwachung und Aufrechterhaltung der vitalen Funktionen.

➤ Beide Ärzte dürfen, so lange keine offensichtlichen Qualitätsmängel oder Fehlleistungen erkennbar werden, wechselseitig darauf vertrauen, daß der Partner der Zusammenarbeit die ihm obliegenden Aufgaben mit der gebotenen Sorgfalt erfüllt (Vertrauensgrundsatz).

Präoperative Phase ─────────────────────

➤ Der Chirurg entscheidet über die Indikation zum Eingriff sowie über Art und Zeitpunkt der Operation.

➤ Der Anästhesist unterrichtet den Chirurgen umgehend, wenn aus der Sicht seines Fachgebietes Kontraindikationen gegen den Eingriff oder seine Durchführung zu dem vorgesehenen Zeitpunkt erkennbar werden.

➤ Die Entscheidung, ob der Eingriff dennoch durchgeführt werden muß oder aufgeschoben werden kann, obliegt dem Chirurgen. Wenn sich dieser entgegen den Bedenken des Anästhesisten für den Eingriff entschließt, so übernimmt er damit die ärztliche und rechtliche Verantwortung für die richtige Abwägung der indizierenden und der ihm vom Anästhesisten mitgeteilten kontraindizierenden Faktoren.

➤ Der Anästhesist hat in diesem Falle bei der Wahl und Durchführung des Betäubungsverfahrens dem durch die kontraindizierenden Faktoren erhöhten Risiko und Schwierigkeitsgrad Rechnung zu tragen.

➤ Der Chirurg sollte den Anästhesisten frühestmöglich über den beabsichtigten Eingriff unterrichten, in der Regel also nach Indikationsstellung, und ihm baldmöglichst die vollständigen Behandlungsunterlagen zur Verfügung stellen.

➤ Chirurg und Anästhesist haben die Aufgabe, den Patienten aus der Sicht ihrer Fachgebiete über die Art des Eingriffs und des Anästhesieverfahrens aufzuklären. In Risikofällen kann sich die gemeinsame Aufklärung des Patienten durch Chirurg und Anästhesist empfehlen.

Zuständigkeit für die Wahl und Durchführung des Betäubungsverfahrens ─────────────────────

➤ Der Anästhesist entscheidet über die Art des Betäubungsverfahrens. Wenn keine medizinischen Gründe dagegenstehen, sollten Anästhesist und Operator auf die Wünsche und Vorstellungen des Partners wechselseitig Rücksicht nehmen.

➤ Bei Eingriffen, die nach dem jeweiligen Stand der Medizin üblicherweise in örtlicher Betäubung durch Infiltration des Operationsgebietes oder in einer operationsfeldnahen Regionalanästhesie (z.B. Fingeranästhesie nach Oberst) ausgeführt werden, bleibt die Wahl und Durchführung dieser Betäubungsverfahren einschließlich der Überwachung der vitalen Funktionen dem Operateur überlassen.

➤ In Fällen, in denen Operateur und Anästhesist sich gemeinsam für diese Anästhesieverfahren entscheiden, wird sie in der Regel der Operateur durchführen. Soll die Überwachung der Vitalfunktionen trotzdem vom Anästhesisten übernommen werden, bedarf dies einer generellen oder speziellen Absprache.

Lagerung des Patienten auf dem Operationstisch

➤ Für die Lagerung des Patienten zur Einleitung der Narkose und für die Überwachung bis zur operationsbedingten Lagerung ist der Anästhesist verantwortlich.
➤ Die Lagerung des Patienten auf dem Operationstisch ist eine gemeinsame Aufgabe von Chirurg und Anästhesist.
➤ Hat der Anästhesist gegen die vom Chirurgen gewünschte Lagerung Bedenken wegen der damit verbundenen anästhesiologischen Risiken (Erschwerung der Überwachung von Vitalfunktionen, Gefahr von Lagerungsschäden), so hat er den Chirurgen darauf hinzuweisen.
➤ Der Chirurg entscheidet unter Abwägung der für und gegen diese Lagerung sprechenden Gesichtspunkte; er trägt die ärztliche und rechtliche Verantwortung dafür, daß Gründe des operativen Vorgehens die erhöhten Risiken der von ihm gewünschten Lagerung rechtfertigen.
➤ Die Durchführung der Lagerung auf dem Operationstisch fällt prinzipiell in den Aufgabenbereich des Chirurgen. Pflegekräfte, die den Patienten auf dem Operationstisch lagern, handeln dabei in seinem Auftrag und unter seiner Verantwortung.
➤ Der Chirurg hat die erforderlichen Weisungen zu erteilen und die Lagerung vor dem Beginn der Operation zu kontrollieren.
➤ Auf erkennbare Fehler bei der Lagerung hat der Anästhesist hinzuweisen.
➤ Der Anästhesist ist verantwortlich für die Lagerung der Extremitäten, die er für die Narkoseüberwachung sowie für die Applikation von Narkosemitteln und Infusionen benötigt. Er hat die spezifischen Sicherungsmaßnahmen zu treffen, die sich aus der Lagerung des Patienten für die Überwachung und Aufrechterhaltung der Vitalfunktionen ergeben.
➤ Für die Entscheidung über planmäßige intraoperative Lageveränderungen gelten die oben aufgeführten Grundsätze über die Aufgabenteilung sinngemäß.
➤ Bei unbeabsichtigten Lageveränderungen während des Eingriffs kann sich das Lagerungsrisiko erhöhen. Soweit solche Veränderungen vom Operateur und seinen Mitarbeitern ausgehen, ist dieser für die Kontrolle verantwortlich.
➤ Bemerkt der Anästhesist eine nicht beabsichtigte Lageveränderung oder andere Einwirkungen, die mit Risiken für den Patienten verbunden sind, so muß er den Operateur darauf hinweisen.
➤ Dem Anästhesisten obliegt die intraoperative Kontrolle hinsichtlich der Extremitäten, die er für die Überwachung und die Infusion benötigt.
➤ Die Verantwortung für die Lagerung einschließlich der Umlagerung des Patienten nach Beendigung der Operation bis zur Beendigung der postanästhesiologischen Überwachung trägt der Anästhesist, soweit nicht besondere Umstände die Mitwirkung des Operateurs bei der Umlagerung erfordern.
➤ Wegen der engen Wechselwirkung zwischen Chirurgen und Anästhesisten bei der Lagerung kann deshalb nicht a priori, sondern erst nach gründlicher Prüfung der konkreten Umstände festgestellt werden, welchem der beiden ein „Lagerungsschaden" zuzurechnen ist und ob es sich nicht um einen Zwischenfall handelt, der trotz Beachtung der erforderlichen Sorgfalt beider Beteiligten nicht zu vermeiden war.

1.2 Absprache der Berufsverbände ▬▬▬▬▬

Planung des Operationsprogrammes ▬▬▬▬▬▬▬▬

➤ Das Operationsprogramm sollte, soweit kein Schichtdienst besteht, so geplant werden, daß es nach den bisherigen Erfahrungen innerhalb der üblichen Arbeitszeit abgewickelt werden kann. Eine ständige Überschreitung der physischen und psychischen Leistungsgrenzen durch die Ausdehnung des Operationsprogrammes bis in die Nachmittagsstunden geht zu Lasten der Konzentrationsfähigkeit des beteiligten Personals und gefährdet die ordnungsgemäße Erledigung der übrigen Dienstaufgaben.

➤ Bei der Organisation ist in Rechnung zu stellen, daß die Versorgung von Notfällen Chirurgen und Anästhesisten zusätzlich in Anspruch nimmt.

Aufgabenverteilung in der postoperativen Phase ▬▬▬▬▬▬

➤ Für Maßnahmen zur Überwachung, Aufrechterhaltung und Wiederherstellung der durch das operative Vorgehen beeinträchtigten Vitalfunktionen sind grundsätzlich beide Fachgebiete zuständig.

➤ Die Zuständigkeit des Anästhesisten liegt in der Erkennung und Behandlung spezifischer Anästhesiekomplikationen, die des Operateurs in der Erkennung und Behandlung chirurgischer Komplikationen.

➤ Beide Ärzte haben wechselseitig dafür zu sorgen, daß der fachlich zuständige Arzt umgehend zur Mitbehandlung hinzugezogen wird. Jeder der beteiligten Ärzte trägt die Verantwortung für die ordnungsgemäße Unterweisung und Beaufsichtigung des ihm unterstellten Pflegepersonals.

➤ Während der unmittelbaren postoperativen Phase bedarf der Patient noch so lange, wie mit einer anästhesiebedingten Beeinträchtigung vitaler Funktionen und mit daraus resultierenden Komplikationen zu rechnen ist, einer ständigen, unmittelbaren Überwachung.

Stand by-Funktion des Anästhesisten ▬▬▬▬▬▬▬▬

➤ Unter „Stand by-Funktion" versteht man die Überwachung der vitalen Funktionen sowie im Falle von Störungen ihre Aufrechterhaltung und Wiederherstellung während eines diagnostischen oder therapeutischen Eingriffes durch einen Anästhesisten, ohne daß dieser zugleich ein Betäubungsverfahren durchführt.

➤ Grundsätzlich ist davon auszugehen, daß derjenige Arzt, der den diagnostischen oder therapeutischen Eingriff ausführt, auch in der Lage sein muß, die ärztliche und rechtliche Verantwortung für die Überwachung, Aufrechterhaltung und Wiederherstellung der vitalen Funktionen zu übernehmen. In Ausnahmefällen kann es jedoch erforderlich sein, einen in der Notfallmedizin besonders erfahrenen Arzt zur Überwachung der Vitalfunktionen hinzuzuziehen, insbesondere
   – Bei Patienten mit erhöhtem individuellem Risiko.
   – Bei Eingriffen, die ihrer Natur nach mit einem erhöhten Risiko für die Vitalfunktionen verbunden sind (z.B. Röntgen-Kontrastuntersuchungen bei allergischer Disposition).
   – Wenn der den Eingriff durchführende Arzt wegen der Kompliziertheit des Eingriffes nicht gleichzeitig die Sorge für die Vitalfunktionen übernehmen kann.
   – Wenn der den Eingriff durchführende Arzt wegen mangelnder notfallmedizinischer Erfahrung die Verantwortung für die Aufrechterhaltung der vitalen Funktionen nicht übernehmen kann.

> ➤ Die Übernahme einer Stand by-Funktion durch den Anästhesisten setzt eine (allgemeine oder spezielle) Absprache beider Ärzte über ihre Zusammenarbeit voraus.
> ➤ Der Anästhesist kann die Verantwortung für die Aufrechterhaltung der Vitalfunktionen nur übernehmen, wenn er rechtzeitig vor dem Eingriff Gelegenheit erhält
>   – Sich über die Einzelheiten des geplanten Eingriffs zu unterrichten.
>   – Sich über den Zustand des Patienten zu informieren.
>   – Für die Aufrechterhaltung der Vitalfunktionen bedeutsame diagnostische oder therapeutische Maßnahmen zu veranlassen und eine angemessene Prämedikation zu verordnen.
>   – Mit dem Patienten ein Aufklärungsgespräch zu führen.

2 Prämedikationsvisite

Grundlagen

➤ Durch die Prämedikationsvisite verschafft sich der Anästhesist durch Anamnese, körperliche Untersuchung und Sichtung der präoperativen Befunde Informationen über den präoperativen Zustand des Patienten.

➤ Evtl. werden erweiterte diagnostische Maßnahmen angeordnet.

➤ Nach Sichtung aller Befunde kann das Narkoserisiko nach der ASA-Klassifikation eingestuft werden (s. S. 7).

➤ Die Auswahl des Narkoseverfahrens erfolgt unter Berücksichtigung des geplanten Eingriffs sowie des Allgemeinzustandes und der Vorerkrankungen des Patienten.

➤ Im Rahmen der Prämedikationsvisite wird der Patient über das geplante Narkoseverfahren, evtl. Alternativen, sowie über Nebeneingriffe (z. B. zentraler Venenkatheter, arterieller Katheter oder Bluttransfusion) aufgeklärt und das schriftliche Einverständnis zur Durchführung der geplanten Maßnahmen eingeholt.

➤ Die Visite sollte, sofern es sich nicht um einen Notfall oder einen dringlichen Eingriff handelt, spätestens einen Tag vor der geplanten Operation durchgeführt werden.

➤ Abschließend wird für den Patienten die individuelle medikamentöse Prämedikation festgelegt.

Anamnese

◐ *Merke:* Die Anamnese ist eine äußerst sensitive Methode zur perioperativen Risikoeinschätzung.

➤ Meist erfolgt die Anamnese anhand eines standardisierten Erhebungsbogens.

1. **Eigenanamnese:** Fragen nach gegenwärtigen Erkrankungen, medikamentöser Behandlung, Voroperationen und Narkosen, evtl. Komplikationen oder erforderlichen Bluttransfusionen (z. B. allergische Reaktionen, Intubationsschwierigkeiten).

2. **Familienanamnese:** Fragen nach Muskelerkrankungen, Stoffwechselerkrankungen (z. B. atypische Cholinesterasen, Porphyrie, maligne Hyperthermie).

3. **Abfragen der für die Anästhesie relevanten Organsysteme:**
   – Herz-Kreislauf-Erkrankungen, Atmungsorgane, zentrales Nervensystem, Nieren- und Leberfunktion, Stoffwechselerkrankungen, Gerinnungssystem, Allergien.

   ◐ *Beachte*: Es ist sehr wichtig, nicht nur den Fragebogen abzuhandeln, sondern in einzelnen Bereichen gezielt nachzufragen, z. B.: Wie viele Stockwerke können gestiegen werden, besteht Atemnot oder Herzstechen bei Belastung, tritt regelmäßig morgens Husten mit Auswurf auf?

4. **Abschließend** nach chronischem Schlaf- oder Schmerzmittelbedarf sowie nach Alkohol und Nikotinkonsum fragen.

Physikalisch-körperliche Untersuchung

➤ Die körperliche Untersuchung erfolgt durch den Anästhesisten. Sie umfaßt bei allen Patienten folgende Faktoren:
   – Palpation, Perkussion und Auskultation von Herz und Lungen.
   – Messung von Herzfrequenz und arteriellem Blutdruck (evtl. durch Pflegepersonal).
   – Palpation des Abdomens (Hepatomegalie?).
   – Inspektion und Palpation peripherer Arterien und Venen.

– Inspektion des Zahnstatus, der Kiefergelenke und der Mundöffnung, Beurteilung eventueller Intubationshindernisse.
– Messung von Körpertemperatur, Größe und Körpergewicht (vor der Visite durch Pflegepersonal).

ASA-Klassifikation

➤ Zur groben Klassifikation des präoperativen Zustandes des Patienten hat sich die Einteilung nach der American Society of Anesthesiologists wegen ihrer Einfachheit bewährt und weltweit Verbreitung gefunden (Tab. 1).
➤ Mit zunehmendem ASA-Grad steigen perioperative Morbidität und Mortalität an.

Tabelle 1 ASA-Klassifikation

ASA-Gruppe	
ASA I	gesunder Patient
ASA II	leichte Allgemeinerkrankung ohne Leistungseinschränkung
ASA III	schwere Allgemeinerkrankung mit Leistungseinschränkung
ASA IV	schwere Allgemeinerkrankung, die mit oder ohne Operation das Leben des Patienten bedroht
ASA V	moribunder Patient, Tod innerhalb von 24 Std. mit oder ohne Operation zu erwarten

Präoperative Diagnostik je nach Patientengruppe

➤ **Vorbemerkungen:**
– Die präoperative Diagnostik erfolgt abgestuft je nach geplanter Operation, Alter und Vorerkrankungen des Patienten. Jede Klinik hat eigene Kriterien, wie die Routinediagnostik vor einer Narkose durchgeführt wird. Das hier aufgeführte Schema ist ein Beispiel für die Logistik der präoperativen Diagnostik.
– Die bei bestimmten Vorerkrankungen erforderlichen speziellen diagnostischen Maßnahmen (z. B. Belastungs-EKG, Bodyplethysmographie) sind im grünen Teil ausführlich dargestellt.
➤ **Bei Patienten der ASA Gruppe I–II** und kleinen bis mittleren elektiven Eingriffen mit voraussichtlich geringem Blutverlust, ohne anamnestischen Hinweis auf eine Organ- oder Systemerkrankung (insbesondere kein Hinweis auf kardiopulmonale Störungen), unauffälligem Untersuchungsbefund s. Tab. 2.
– *Blutgruppe und Antikörpersuchtest, Bereitstellung von Blutkonserven:*
• Auf die routinemäßige Bestimmung der Blutgruppe kann in Sonderfällen, die vorher mit dem Operateur besprochen sein müssen, verzichtet werden (z. B. Extremitätenoperationen in Blutleere).
• Die Anzahl der zu kreuzenden Blutkonserven richtet sich nach der Größe der Operation und dem zu erwartenden Blutverlust. Meist werden zwischen zwei und sechs Konserven bereitgestellt.

2 Prämedikationsvisite

Tabelle 2 Präoperative Diagnostik bei Patienten der Gruppe ASA I–II (weitere Kriterien s. Text)

Diagnostik	Alter (Jahre)		
	< 40	> 40	> 60
Anamnese und Untersuchung	++	++	++
Laborwerte	kleines Blutbild Thrombozyten Quick PTT, K$^+$, Na$^+$ evtl. zusätzl. Blutgruppe	kleines Blutbild Thrombozyten Quick PTT, K$^+$, Na$^+$ evtl. zusätzl. Blutgruppe	kleines Blutbild Thrombozyten Quick PTT, K$^+$, Na$^+$ zusätzl.: Kreatinin, Blutzucker evtl. zusätzl. Blutgruppe
EKG		+	+
Röntgen-Thorax			+

➤ **Bei erwachsenen Patienten der ASA-Gruppe III** mit anamnestischen Hinweisen auf System- oder Organerkrankungen (insbesondere kardiopulmonale Erkrankungen), bei pathologischen Befunden bei der physikalischen Untersuchung, bei geplanten Oberbauch-, Zweihöhlen- oder Thoraxeingriffen und Eingriffen mit zu erwartendem relevantem Blutverlust:
  – *Labor:* Kleines Blutbild, Thrombozyten, Quick, PTT, Blutzucker, Natrium, Kalium, Calcium, γGT, alkalische Phosphatase, LDH, Bilirubin, Serumeiweiß, Albumin, Harnstoff, Kreatinin, Urinstatus, Sediment, Blutgruppe, Antikörpersuchtest.
  – EKG.
  – Röntgen-Thorax.
  – Lungenfunktion: Spirometrie und Risikoeinschätzung s. Tab. 4.
➤ **Bei Erwachsenen der ASA-Gruppen ≥ II mit Vorerkrankungen:**
  – Bei Patienten dieser Gruppe, die an einer Krankheit bzw. Vorerkrankung ohne relevante Beeinträchtigung des Allgemeinbefindens bzw. Leistungseinschränkung leiden, sollten nach dem Schema in Tab. 3 die dem Krankheitsbild angepaßten erweiterten speziellen Untersuchungen durchgeführt werden.
  – Präoperative Diagnostik bei Risikopatienten s. spezielle Kapitel im grünen Teil.
◉ *Bei Notfalleingriffen:* Bei Notfalleingriffen bzw. Eingriffen mit vitaler Indikation sollten die folgenden Laboruntersuchungen durchgeführt werden. Dies ist in der Regel zeitgleich mit der Versorgung des Patienten möglich und darf zu keiner Verzögerung bei der Sicherung der Vitalfunktionen führen:
  – Kleines Blutbild, Blutgruppe, Kreuzblut, Quick, PTT, Thrombozyten.
  – Blutzucker, Natrium, Kalium.
  – Weitere Untersuchungen je nach Zustand des Patienten. Falls Zustand des Patienten stabil: Röntgen-Thorax und evtl. spezifische Diagnostik, z.B. Angiographie.

Tabelle 3 Präoperative Diagnostik bei ASA-Gruppe ≥ II mit Vorerkrankungen (modifiziert nach Roizen)

Präoperative Konstellation	Hb Hkt	Blutgruppe	Na+ K+	Kreatinin-Harnstoff	BZ	Gerinnung	GOT GPT AP	EKG	Röntgen-Thorax	BGA	Spirometrie
vorhersehbar größerer Blutverlust	+	+	+	+		+					
Herz-Kreislauf-Erkrankung	+	evtl.	+	+				+	+	(+)	
Lungenerkrankung	+	evtl.	+	+				+	+	+	+
starker Raucher > 40 J. (Oberbauch/Thorax-OP)		evtl.						+	+	+	+
Nierenerkrankung	+	evtl.	+	+							
Lebererkrankung	+	evtl.	+	+		+	+				
Diabetes mellitus		evtl.	+	+	+						
Gerinnungsstörung	+	+	+			+					
maligne Erkrankung	+	+	+	+		(+)	+				
Therapie mit											
– Diuretika			+	+	+						
– Digitalis			+	+	+						
– Steroiden			+		+						
– Antikoagulantien	+	evtl.	+			+					

2 Prämedikationsvisite

Lungenfunktionstest (Spirometrie)

➤ **Indikationen:** Patienten mit Hinweisen auf eine chronische Atemwegserkrankung, starke Raucher mit chronischem Husten, Patienten mit Brustwand- oder Wirbelsäulendeformitäten, extreme Adipositas, Alter > 70 Jahre, vor Eingriffen an Thorax oder Oberbauch.

➤ **Parameter:**
– *Vitalkapazität* (VC, max. Exspiration nach max. Inspiration), ist abhängig von der Mitarbeit des Patienten. Pathologische Werte meist bei restriktiven Atemwegserkrankungen (z. B. Lungenfibrosen, Atelektasen). Auszuschließen ist eine mangelnde Mitarbeit, Muskelschwäche, Druckerhöhung oder Schmerzen im Abdomen (Behinderung der Atmung).
– *Einsekundenkapazität (FEV$_1$):* Abhängig von der Mitarbeit des Patienten, pathologische Werte bei obstruktiven Atemwegserkrankungen (z. B. COPD, Asthma bronchiale). Auszuschließen sind eine mangelnde Mitarbeit, Muskelschwäche, Druckerhöhung oder Schmerzen im Abdomen (Behinderung der Atmung). Wichtig für die Verlaufskontrolle einer broncholytischen Therapie.
– *FEV$_1$/VC:* Quantitative Erfassung einer Obstruktion (weitgehend unabhängig von der Mitarbeit des Patienten). Normal: > 0,75 (bzw. 75%), kritisch: 0,35 (bzw. 35%).
– *MEF$_{25-75\%}$:* Maximale exspiratorische Flußraten bei 25%, 50% bzw. 75% der Exspiration. Nur in geringem Maße abhängig von der Mitarbeit des Patienten. Im Vergleich zur FEV$_1$ geringfügig sensiblerer Parameter für den Querschnittsverlust kleiner Atemwege. Eine Steigerung um 15% nach broncholytischer Therapie gilt als ausreichend.
– *Normaler Lungenfunktionstest* s. Abb. 1.

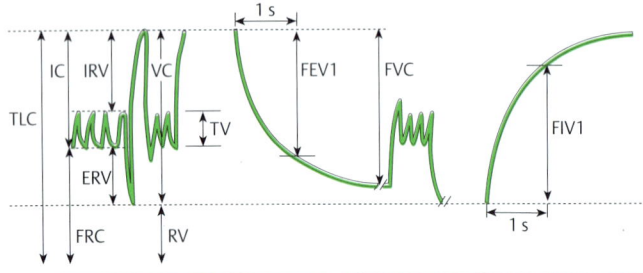

TLC	= totale Lungenkapazität	
IC	= inspiratorische Kapazität	
FRC	= funktionelle Residualkapazität	
IRV	= inspiratorisches Reserve-volumen	
ERV	= exspiratorisches Reserve-volumen	
VC	= (inspiratorische) Vitalkapazität	

RV	= Residualvolumen
TV	= Tidalvolumen
FEV1	= expiratorische Sekunden-kapazität
FIV1	= inspiratorische Sekunden-kapazität
FVC	= forcierte Vitalkapazität

Abb. 1   Normaler Lungenfunktionstest (Spirometrie)

➤ **Pulmonaler Lungenfunktionstest mit Broncholyse:** Um eine Obstruktion auf Reversibilität zu überprüfen, wird nach Applikation eines Bronchodilatators als Aerosol der Test wiederholt. Nimmt die Obstruktion signifikant ab, kann mit einer Verbesserung durch präoperative therapeutische Maßnahmen (s. S. 246) gerechnet werden.

➤ **Lungenfunktionsgrenzwerte:** Kritische Werte im Rahmen einer elektiven Operation, deren Unterschreiten das postoperative Risiko einer respiratorischen Insuffizienz erheblich steigert (Identifizierung von Hochrisikopatienten) s. Tab. 4.

➤ **Differentialdiagnose** obstruktive/restriktive Erkrankung s. Tab. 5.

Tabelle 4 Lungenfunktionsgrenzwerte

Messung	mäßig erhöhtes Risiko	hohes Risiko
FVC	< 50 % des berechneten Wertes	< 15 cc/kg
FEV_1	< 2 l	< 1 l
FEV_1/FVC	< 70 % des berechneten Wertes	< 35 % des berechneten Wertes
$FEF_{25-75\%}$		< 14 l/s
RV/TLC	> 50 % des berechneten Wertes	
D_LCO	< 50 % des berechneten Wertes	
MVV	< 50 % des berechneten Wertes oder < 50 l/Min	

FVC: Forcierte Vitalkapazität
FEV_1: Forcierte Vitalkapazität in 1 Sekunde
$FEF_{25-75\%}$: Forcierter exspiratorischer Fluß von 25 – 75 % des exspiratorischen Volumens
RV/TLC: Residualvolumen/totale Lungenkapazität
D_LCO: Diffusionskapazität für Kohlenmonoxid
MVV: Maximale Ventilation

Tabelle 5 Differentialdiagnose von Lungenfunktionsveränderungen

Parameter	obstruktive LE	restriktive LE
VC	↓	↓
RV	↔ (↑ bei Emphysem)	↓
FEV_1	↓	(↓)
FEV_1 / VC	↓	↔ (↓)
Resistance	↑	↔ ↑

LE = Lungenerkrankung

2 Prämedikationsvisite

➤ **Risikoeinschätzung** s. Tab. 6.
- Entscheidend bei der präoperativen Vorbereitung des Patienten ist, festzustellen, in welchem Maße die pulmonale Erkrankung reversibel ist.
- *Reversible pulmonale Erkrankungen:*
  - Obstruktiv: Bronchospasmus, Sekretretention, entzündliche Prozesse der Bronchien.
  - Restriktiv: Kardiogenes Lungenödem, Pleuraerguß, parenchymale Lungeninfektionen, Adipositas, Thoraxwandverletzungen.
- *Irreversible pulmonale Erkrankungen:*
  - Obstruktiv: Emphysem, Tumor mit partieller Obstruktion der unteren Atemwege.
  - Restriktiv: Anatomische Deformitäten (z.B. Kyphoskoliose), pulmonale Fibrose, hoher Querschnitt.
➤ **Blutgasanalyse:** Normwerte: $paO_2 = 100 - \dfrac{Alter}{3}$ mmHg. $Pa\,CO_2 < 45$ mmHg.

Tabelle 6 Kleiner Lungenfunktionstest: Risikoeinschätzung

Parameter	Größe	Risikobeeinflussung
VC	$> 2,0$ l	$\leftrightarrow$
	$1,75 - 2,0$ l	$\uparrow$
FEV$_1$	$> 2,0$ l	$\leftrightarrow$
	$0,8 - 2,0$ l	$\uparrow$
	$< 0,8$ l	$\uparrow\uparrow$

Aufklärung des Patienten

➤ **Vorbemerkung:** Jede ärztliche therapeutische Maßnahme bleibt tatbestandsmäßig eine Körperverletzung, deren Rechtswidrigkeit nur durch die Einwilligung des Patienten beseitigt werden kann. Die wirksame Einwilligung setzt aber voraus, daß der Patient weiß, was mit ihm geschehen soll. Im Gegensatz zum Behandlungsfehler, bei dem primär die Beweislast beim Patienten liegt, hat bei einer behaupteten Aufklärungspflichtverletzung der Arzt die korrekte Aufklärung nachzuweisen.
➤ **Zeitpunkt:**
- Aufklärung, sofern die Dringlichkeit der Maßnahme es zuläßt, frühzeitig zu einem Zeitpunkt, an dem der Patient noch im vollen Besitz seiner Erkenntnis- und Entscheidungsfreiheit ist, meist am Nachmittag oder Abend vor der Operation (> 12 Stunden vorher). Auf jeden Fall muß die Aufklärung vor Gabe der Prämedikation erfolgen.
- Bei hoher Dringlichkeit der Maßnahme tritt das Aufklärungsgebot immer mehr in den Hintergrund, es kann sogar ganz entfallen (z.B. bei Lebensgefahr).
➤ **Gespräch führen!** Formulare dienen lediglich zur Vorbereitung des Gesprächs und seiner Dokumentation. Behutsam und verständlich aufklären. Patienten, die der deutschen Sprache nicht mächtig sind, müssen mit Hilfe naher Angehöriger oder mit einem Dolmetscher aufgeklärt werden.
➤ Das Aufklärungsgespräch muß durch einen Arzt erfolgen!

➤ **Umfang:**
- Grundzüge der vorgesehenen Maßnahmen, über etwaige Nebeneingriffe (z. B. zentraler Venenkatheter, Bluttransfusion) aufklären, nicht aber über alle Einzelheiten (Umfang ist abhängig von der Dringlichkeit des Eingriffs und vom Bildungs- und Wissenstand des Patienten).
- Aufklärung über Bluttransfusionen s. S. 80.

➤ Über sog. **typische Risiken** (mit einem Eingriff spezifisch verbunden) muß unabhängig von der Komplikationsrate aufgeklärt werden.

➤ **Narkosemethode:** Stehen mehrere wissenschaftlich anerkannte Methoden zur Verfügung (z. B. Vollnarkose oder Regionalanästhesie), muß über beide Verfahren mit ihren Risiken aufgeklärt werden. Der Arzt kann das seiner Erfahrung und seinen Kenntnissen nach geeignete Verfahren vorschlagen. Entscheidet sich der Patient für eine Regionalanästhesie, bereits beim Aufklärungsgespräch darauf hinweisen, daß bei Versagen eine Vollnarkose erforderlich sein kann, und über die typischen Risiken aufklären (Aufklärung im OP ist nicht rechtsgültig).

➤ **Erhöhte Aufklärungsverpflichtung** besteht, wenn der Risikoschwerpunkt des Eingriffs wegen des Zustandes des Patienten oder der Art seiner Erkrankung in der Narkose liegt (z. B. schwere KHK, schwere Herzinsuffizienz). Der Patient muß auf das erhöhte Risiko hingewiesen werden. Dies ist besonders wichtig bei Eingriffen, bei denen nicht zwingend eine Narkose notwendig ist (z. B. diagnostische Eingriffe, Katarakt-Operation).

➤ **Besondere Patientengruppen/Minderjährige:**
- *Bewußtlose Patienten (Notfallsituation):* Arzt führt die Maßnahmen durch, die im Interesse des Patienten zur Herstellung seiner Gesundheit erforderlich sind. Es wird nach dem mutmaßlichen Willen des Patienten gehandelt (Geschäftsführung ohne Auftrag).
- *Suizidpatienten:* Aus dem Selbstmordversuch ist kein mutmaßlicher Wille auf Unterlassen einer ärztlichen Hilfeleistung abzuleiten. Ist die Einwilligungsfähigkeit des Patienten wiederhergestellt, ist zur Fortsetzung der Behandlung dessen Einwilligung nachzuholen. Evtl. muß vom Amtsgericht ein Betreuer bestellt werden.
- *Psychisch und geistig Kranke:* In groben Zügen über die vorgesehenen Maßnahmen aufklären, soweit sie in der Lage sind, die Bedeutung und Tragweite zu verstehen. Sind Patienten nicht einwilligungsfähig und besteht keine hohe Dringlichkeit des Eingriffs (z. B. Narkose für die Operation einer Schenkelhalsfraktur bei seniler Demenz), muß durch das zuständige Amtsgericht ein Betreuer bestellt werden. Die alleinige Einwilligung eines Angehörigen ist nicht ausreichend, jedoch kann ein Angehöriger dem Gericht als Betreuer vorgeschlagen werden.
- Dieses Vorgehen gilt auch für bewußtlose Patienten auf der Intensivstation bei elektiven Eingriffen.
- *Minderjährige:* Im Regelfall Einwilligung der Eltern oder sonstiger Sorgeberechtigter einholen. Kinder bis zu 14 Jahren sind generell nicht einwilligungsfähig. Minderjährige von 14 – 18 Jahren sind je nach Reife- und Verständnisgrad sowie Schwere des geplanten ärztlichen Eingriffs einwilligungsfähig (müssen Bedeutung und Tragweite der geplanten Maßnahmen selbst ermessen können).

2 Prämedikationsvisite

➤ **Dokumentation** des stattgefundenen Gesprächs in den Krankenunterlagen (insbesondere Tag, Zeitpunkt, Person des Aufklärenden, besondere Hinweise oder Antworten auf Nachfragen des Patienten).
➤ **Aufklärungsverzicht** des Patienten exakt dokumentieren!
➤ **Widerruf der Einwilligung:** Dies steht dem Patienten jederzeit frei; in den Krankenunterlagen dokumentieren.

Aufklärung über geburtshilfliche Schmerztherapie

➤ Die Einwilligung einer Patientin in eine Periduralanästhesie zur Analgesie kurz vor der Entbindung ist rechtlich eine schwierige Situation. Idealerweise sollten Aufklärung und Einwilligung bereits während der Schwangerschaft stattfinden.
➤ Die Aufklärung während der Geburt ist problematisch (Patientin hat bereits Schmerzen), jedoch wird man keiner Patientin, die während der Geburt eine Periduralanästhesie wünscht, diese allein wegen einer fehlenden Einwilligung vorenthalten.

Nüchternheit

➤ Vor elektiven Eingriffen sollten Patienten sechs Stunden vor der Operation keine Nahrung und vier Stunden vorher keine Flüssigkeit mehr aufnehmen (Standard). Viele Erkrankungen (z.B. diabetische Neuropathie, Erkrankungen der Bauchorgane) führen zu einer verzögerten Magenentleerung, so daß eine Nüchternheit, wenn überhaupt, erst Stunden später erreicht wird.
➤ Patienten, die unter starken Schmerzen oder Streß leiden (z.B. nach Unfällen), haben eine deutlich verzögerte Magenentleerung und sind auch nach sechs Stunden als nicht nüchtern zu betrachten.

Medikamentöse Prämedikation

➤ **Ziel:** Anxiolyse und Sedierung. Eine Reduktion der Streßreaktion führt zu einer geringeren Komplikationsrate bei der Narkoseeinleitung.
➤ **Anordnung:** Die Prämedikation muß individuell an den Patienten angepaßt sein, sie wird am Ende der präoperativen Visite verordnet. Eine telefonische Verordnung ohne Kenntnis des Patienten darf nicht erfolgen.
➤ **Zeitpunkt der Einnahme:** Wenn möglich, orale Prämedikation ca. 45 Min. vor dem Transport in den Operationssaal.
➤ **Eingesetzte Medikamente:**
  – Wegen ihrer anxiolytischen Eigenschaften und ihrer guten Verträglichkeit haben sich Benzodiazepine zur Prämedikation bewährt. Eine Vagolyse durch Parasympathikolytika ist bei der Prämedikation nicht erforderlich.
  – *Dosierung:*
    • Z.B. Midazolam (Dormicum) 3,75 – 7,5 mg oral oder 2,5 – 5 mg i.m. oder
    • Clorazepat (Tranxilium) 10 – 20 mg oral. Clorazepat hat stärkere anxiolytische als sedierende Eigenschaften und ein geringeres Risiko einer Atemdepression. Die verlängerte Wirkdauer durch aktive Metaboliten kann jedoch bei kurzen Eingriffen zum Überhang führen. Daher wird Midazolam bei kurzen Eingriffen bevorzugt.
  – Alte Patienten reagieren auf Benzodiazepine empfindlich. Eine Dosisreduktion um ca. 50% ist erforderlich, um eine Atemdepression zu vermeiden.
  – Paradoxe Reaktionen sind möglich.

Plazierung der EKG-Elektroden _____

➤ Zur Plazierung der Elektroden s. Abb. 2.
➤ Um eine störungsfreie Übertragung zu gewährleisten, müssen die Elektroden guten Kontakt mit der Haut haben: Starke Behaarung rasieren. Keine Klebeelektroden mehr verwenden, an denen das Gel getrocknet ist. Evtl. Fixation der Elektroden mit Pflasterstreifen, um eine Kontamination mit Desinfektionsmittel zu verhindern.

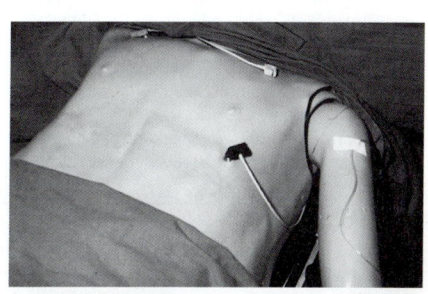

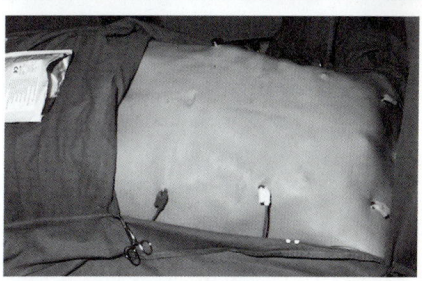

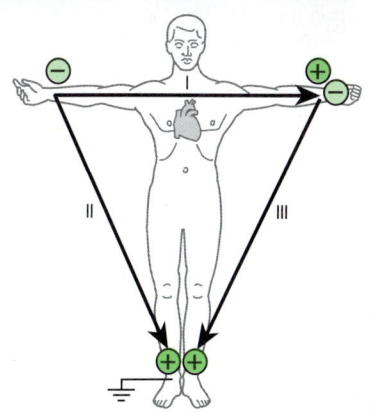

Abb. 2 a–c Plazierung der EKG-Elektroden (im Anästhesiesimulator). a) 3-Kanal-EKG; b) 5-Kanal-EKG; c) Darstellung der Ableitungen I, II und III. V5 = 5. ICR in der vorderen Axillarlinie

3

3.1 Elektrokardiographie (EKG) ▬▬▬▬▬▬▬▬▬

Ableitung ▬▬▬▬▬▬▬▬▬▬▬▬▬▬▬▬▬▬▬▬▬▬

➤ **Oberflächen-EKG**; je nach OP-Gebiet modifizierte Dreipunktableitung nach Einthoven (um Störeinflüsse niedrig zu halten, werden die Elektroden nicht an den Extremitäten angebracht).
  – Immer Ableitung II. Ausnahme: Evtl. unruhige Kinder auf der Aufwachstation, sofern das Pulsoxymeter zuverlässig mißt (d. h. zunächst Puls auszählen und mit Pulsoxymeter abgleichen).
  – Zusätzlich Ableitung V5 bei Patienten mit erhöhtem Risiko für kardiale Ischämien (KHK, Herz- oder große Gefäßoperation).
  💿 *Beachte:* In kritischen Situationen ist die Einstellung von EKG- und Pulsoxymeterton sinnvoll. Bei neu aufgetretenen Rhythmusstörungen sollte sofort deren hämodynamische Auswirkung überprüft werden (Pulspalpation, Blutdruckmessung).
➤ **Intrakardiales EKG** (zur Lagekontrolle eines zentralvenösen Katheters): Ableitung darf nur mit dafür zugelassenen, galvanisch isolierten Monitoren erfolgen!

Schreibgeschwindigkeit ▬▬▬▬▬▬▬▬▬▬▬▬▬▬▬▬▬

➤ Üblicherweise „Monitor"-EKG (25 mm/s).
➤ Eine Umschaltmöglichkeit auf „Diagnose"-EKG (50 mm/s, schwächere Filterung) ist sinnvoll, um z. B. ST-Veränderungen exakt beurteilen zu können.

Grundlagen

➤ **Methode:** Bestimmung des systolischen und diastolischen Blutdrucks sowie der Pulsfrequenz mittels einer Blutdruckmanschette.
➤ **Meßort/Manschette:**
  – Meist Oberarm. Die Manschettenbreite sollte 120 – 150 % des Oberarmdurchmessers bzw. ca. 2/3 der Länge des Oberarms betragen.
  – Alternativer Meßort ist der Oberschenkel.
➤ **Meßintervall:** Bei automatischer Blutdruckmessung über längere Zeit sollte das Meßintervall nicht kürzer als 3 Min. sein, weil sonst die Kapillardurchblutung unter der Manschette zu sehr beeinträchtigt wird. Meßintervall bei manueller Messung = 5 Min.
➤ **Meßprinzipien:**
  – *Auskultatorisch:* Manschettendruck zum Zeitpunkt des Auftretens und des Verschwindens der Korotkow-Töne.
  – *Palpatorisch (return of flow):* Der systolische Druck entspricht dem Manschettendruck, bei dem der Puls gerade wieder durchkommt (bestimmen durch Palpation, arterielle Druckkurve oder Pulsoxymeter); der diastolische Druck ist nicht meßbar.
  – *Oszillometrisch:* Aus den kleinen pulsabhängigen Druckschwankungen in der Manschette beim langsamen Ablassen des Manschettendrucks können der systolische, diastolische und der Mitteldruck berechnet werden (der Mitteldruck entspricht dem Manschettendruck, bei dem die größten Druckschwankungen gemessen werden).
➤ **Arterieller Mitteldruck (MAP):** Kann mit folgender Formel annähernd bestimmt werden:

$$MAP = \frac{RR_{dia} + (RR_{sys} - RR_{dia})}{3}$$

Fehlerquellen

➤ Falsch hohe Meßwerte bei arteriosklerotischen Arterien.
➤ Falsche Manschettengröße: Bei einer zu kleinen Manschette werden falsch hohe Ergebnisse gemessen und umgekehrt.
➤ „Zentrale Tendenz" bei oszillometrischer Messung: Sehr niedrige Werte werden falsch hoch, sehr hohe Werte falsch niedrig gemessen.
➤ Falsch niedrige Werte bei palpatorischer Messung.
◉ *Beachte:* Wie beim Pulsoxymeter liefert auch die automatische nichtinvasive Blutdruckmessung nur dann exakte Werte, wenn der Puls des Patienten sicher erkannt werden kann (Probleme bei Rhythmusstörungen und Zentralisation, Messung unmöglich an der Herz-Lungen-Maschine).

Klinische Zeichen/besonders achten auf

➤ Eine **arterielle Hypertonie** kann ohne Blutdruckmessung bestenfalls vermutet werden, z.B. vermehrte Blutung im OP-Gebiet, Tachykardie nach einem Schmerzreiz, deutlich sichtbarer Herzspitzenstoß, hoher $PetCO_2$ ($PetCO_2$ = endexspir. CO_2).

3.2 Nichtinvasive Blutdruckmessung (NiBD)

➤ Auf eine **arterielle Hypotonie** können mehrere Symptome hinweisen:
  – Kein oder nur schwach tastbarer Puls (ggf. auch im OP-Gebiet durch den Operateur).
  – Das Pulsoxymeter mißt nicht mehr.
  – Der endexspiratorische pCO_2 nimmt ab (verminderter CO_2-Transport in die Lunge bei Kreislaufdepression).
  – Ein zuvor wacher Patient wird unruhig oder bewußtlos.
  – EKG-Veränderungen (vielfältig, können Ursache oder Folge der Hypotonie sein).
  – Metabolische Azidose in der Blutgasanalyse.
  – Kalte Haut (Zentralisation).
  – Verzögerte oder ausbleibende Kapillarfüllung.
  – Sistierende Urinausscheidung.

Definitionen und Normwerte

➤ **Beatmungsfluß:**
- Bei volumenkontrollierter Beatmung konstanter inspiratorischer Fluß.
- Exponentieller Abfall des Flusses während der Ausatmung.
- Endexspiratorischer Fluß am Ende der Ausatmung spricht für Air Trapping.

➤ **Beatmungsdruck:**
- Bei Kindern und Erwachsenen im Normalfall 15–20 mbar.
- Ösophagusöffnungsdruck bei Gesunden ca. 20 mbar.
- Lungenschäden möglich: 40–80 mbar (von vielen Faktoren abhängig).
- Hustenstoß: Ca. 120 mbar.
- *Umrechnungsfaktoren:* 1 mbar = 1,02 cm H_2O = 0,75 mmHg = 0,1 kPa.
- Spitzendruck (Peak Pressure): Maximaler Beatmungsdruck.
- Plateaudruck (Pausendruck): Druck am Ende der inspiratorischen Pause; entspricht in etwa dem maximalen Druck in der Alveole.
- PEEP (positiver endexspiratorischer Druck): Druck am Ende der Ausatmung.

Indikationen/Alarme

➤ **Diskonnektionsalarm:** Bei jedem beatmeten Patienten (untere Alarmgrenze für Beatmungsdruck oder Atemvolumen).
➤ **Stenosealarm:** Bei jedem beatmeten Patienten (obere Alarmgrenze für Beatmungsdruck).
➤ **Apnoealarm:** Bei jedem assistiert beatmeten Patienten (untere Alarmgrenze für Atemfrequenz oder exspiratorisches Atemvolumen).
➤ Anzeige von Beatmungsdruck, -volumen und Frequenz ist immer sinnvoll.

Berechnung von Resistance und Compliance aus der Druckkurve

$$\text{Resistance (Strömungswiderstand)} = \frac{(\text{Spitzendruck} - \text{Plateaudruck})}{\text{inspiratorischer Fluß}}$$

- *Ursachen einer hohen Resistance (Obstruktion):* Bronchospasmus, abgeknickter Tubus, Verlegung durch Sekret, Cuffhernie (Verlegung der distalen Tubusöffnung durch prolabierten Cuff), anliegende Tubusspitze (z.B. bei **zu tiefer** Intubation).

$$\text{Compliance (Dehnbarkeit)} = \frac{\text{Atemzugvolumen}}{(\text{Plateaudruck PEEP})}$$

- *Ursachen einer niedrigen Compliance (Restriktion):* Lungenfibrose, Lungenödem, Pneumothorax, einseitige Intubation, Adipositas, Skoliose, Schwangerschaft, Thoraxkompression durch den Chirurgen.

3.3 Beatmungsmonitoring

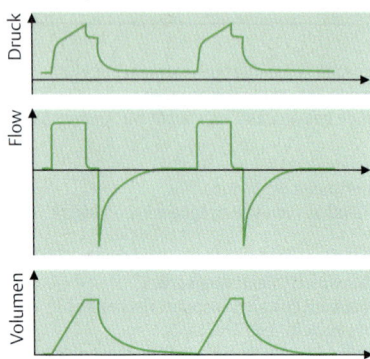

Abb. 3   Beatmungsdruckkurve bei volumenkontrollierter maschineller Beatmung mit konstantem Flow (VC-CMV). Druck = Atemwegsdruck; Flow = In- und Exspirationsflow; Volumen = Tidalvolumen

Fehlerquellen

➤ **Leckage an der Tubusspitze:** Wegen des Druckabfalls über dem Tubus wird ein niedriger Beatmungsdruck aufgebaut. Daher die untere Alarmgrenze für den Beatmungsdruck knapp unter dem Spitzendruck einstellen.
➤ **Ältere Beatmungsgeräte** können während der Exspiration einen negativen Druck erzeugen (z. B. durch die absinkende Bleiplatte in einem Bag-in-the-Bottle-System). Die Messung des exspiratorischen Volumens ist bei diesen Geräten kein sicherer Diskonnektionsalarm, da durch Leckagen Umgebungsluft angesaugt würde. Die Diskonnektion muß zusätzlich über den Druckalarm überprüft werden, diesen eng einstellen.

Klinische Zeichen/besonders achten auf

➤ Thoraxexkursion beobachten, auskultieren, Atemstoß fühlen (die temperatursensible Palmarseite des Unterarms vor den Tubus halten), atemsynchrones Beschlagen des Tubus mit Kondenswasser beobachten, ggf. Beatmungsbeutel bewegen.
➤ Eine Stauung der Jugularvenen und ein Blutdruckabfall kann auf einen hohen intrathorakalen Druck hinweisen.

Definition

➤ Der endexspiratorische (= endtidale) Kohlendioxidpartialdruck ($PetCO_2$) ist beim lungengesunden Patienten (ohne erhöhte Totraumventilation) ca. 4–5 mmHg niedriger als der arterielle Kohlendioxidpartialdruck ($PaCO_2$), Normalwert: 40 ± 4 mmHg). Eine Totraumerhöhung (z. B. nach Lungenembolie, bei COPD) führt zu einer vermehrten Beimischung „unverbrauchten" Atemgases in der Exspirationsluft und damit zu einem niedrigeren $PetCO_2$.

◧ *Im Zweifelsfall* sollte durch intermittierende arterielle Blutgasanalysen die Differenz $PaCO_2$ – $PetCO_2$ bestimmt und bei der weiteren Beatmung berücksichtigt werden.

➤ **Möglichkeiten:** Die Messung des $PetCO_2$ ermöglicht die kontinuierliche, nichtinvasive Überwachung von:
  – Stoffwechsel (CO_2-Produktion im Gewebe),
  – Kreislauf (CO_2-Transport in die Lunge) und
  – Lunge und Beatmungsgerät (CO_2-Diffusion in die Alveolen und Ausatmung).

Indikationen

➤ Sicherstellung der (immer noch) endotrachealen Tubuslage (nach schwieriger Intubation, bei Operationen mit dem Risiko einer Tubusdislokation oder -diskonnektion).
➤ Erhöhtes Risiko einer Lungenembolie (z. B. Luftembolie bei sitzenden OPs in der Neurochirurgie, Hüftoperationen bei alten Patienten).
➤ Pulmonale Problempatienten (z. B. Bronchospasmus).
➤ Bei Laparaskopien wegen der Resorption des zum Blähen verwendeten Kohlendioxids und gleichzeitiger Kompression der Lunge durch den erhöhten intraabdominellen Druck.
➤ „Kontrollierte Normoventilation": bei Einlungenbeatmung (z. B. in der Thoraxchirurgie).
➤ Kontinuierliche Überwachung von Kreislauf und Beatmung: Ist bei jedem beatmeten Patienten sinnvoll und als essentielles Standardmonitoring anzusehen; besonders wichtig in Notfallsituationen. Ein gleichbleibend hoher $PetCO_2$ spricht z. B. für ein etwa gleichbleibendes Herzzeitvolumen, was z. B. beim Patienten im Schock, bei dem noch keine arterielle Blutdruckmessung erfolgt und nichtinvasive Blutdruckmessung (NiBD) und Pulsoxymetrie (POM) wegen Artefakten ausfallen, eine wichtige Information ist.

Meßprinzipien

➤ **Meßort** ist üblicherweise die Konnektionsstelle zwischen Endotrachealtubus und Beatmungsschläuchen.
➤ **Farbstoffindikatormethode** (EasyCap): Der Sensor wechselt die Farbe beim Kontakt mit CO_2 (ähnlich Lackmuspapier). Einwegartikel, vor allem in Notfallsituationen zur Verifizierung der trachealen Intubation.
➤ **Extinktionsmessung** im Infrarotbereich:
  – Am weitesten verbreitet, es gibt zwei Varianten (Haupt- und Nebenstrom), s. Tab. 7.
  – Wahl der Meßmethode: Der Messung im Hauptstrom den Vorrang geben, meist wird die Meßart aber vom Monitor vorgegeben.

3.4 Kapnometrie/Kapnographie

Tabelle 7 Messungen im Haupt- und Nebenstrom

Messung im Hauptstrom	Messung im Nebenstrom
Sensor befindet sich direkt zwischen Tubus und Y-Stück	Die Atemgase werden über eine dünne Schlauchleitung vom Meßgerät angesaugt (mit 50 – 200 ml/Min.)
Messung erfolgt verzögerungsfrei	Verzögerung beim Gastransport durch den Meßschlauch (mehrere Sek.)
Kurven werden kaum abgeflacht (komplette Ein- und Ausatemluft können zur Messung verwendet werden)	abgerundete Kurven; bes. bei niedriger Saugrate Verschiebung der Maxima und Minima zur Mitte hin
kein Gasverlust (wichtig im low flow, vgl. S. 122)	evtl. Rückführung des Meßgases ins Kreisteil
aufwendige Kalibrierung am Sensor	einfache automatische Kalibrierung im Monitor
Druck- oder Wärmeschäden sind möglich (der Sensor muß aufgeheizt werden, um eine Kondensation von Wasser zu vermeiden)	kein Risiko für den Patienten
Artefakte durch Wassertröpfchen (falsch hohe Werte)	Kondenswasser kann in Wasser fallen und aufgefangen werden
besser für tragbare Monitore geeignet	Messung weiterer Gase (z. B. Volatila) technisch leicht machbar

◉ *Beachte:* Einige Hauptstromkapnometer führen eine automatische Nullkalibrierung mit Inspirationsluft durch; eine CO_2-Rückatmung durch verbrauchten Absorberkalk kann mit diesen Geräten nicht erkannt werden!

Kapnogramme (Abb. 4) und Fehlerquellen

➤ Bei extrem vermindeter Lungendurchblutung (Herzstillstand, Reanimation, fulminante Lungenembolie) ist das exspiratorische CO_2 sehr niedrig und kann somit eine ösophageale Intubation vortäuschen (die Farbstoffindikatormethode ist unter Reanimation bis zu 70% falsch negativ).

➤ CO_2 im Magen (nach kohlensäurehaltigen Getränken, nach Mund-zu-Mund-Beatmung oder nach insuffizienter Maskenbeatmung) kann während der ersten Atemzüge zu einem $PetCO_2$ von ca. 10 mmHg führen und so eine tracheale Intubation vortäuschen.

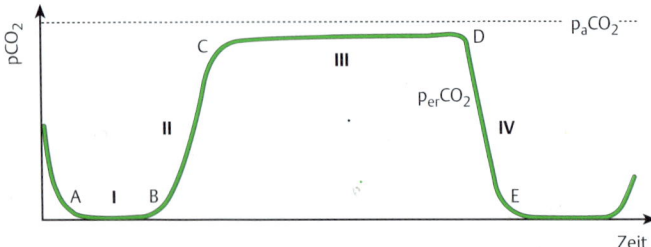

Abb. 4 Kapnogramme. a) normales Kapnogramm

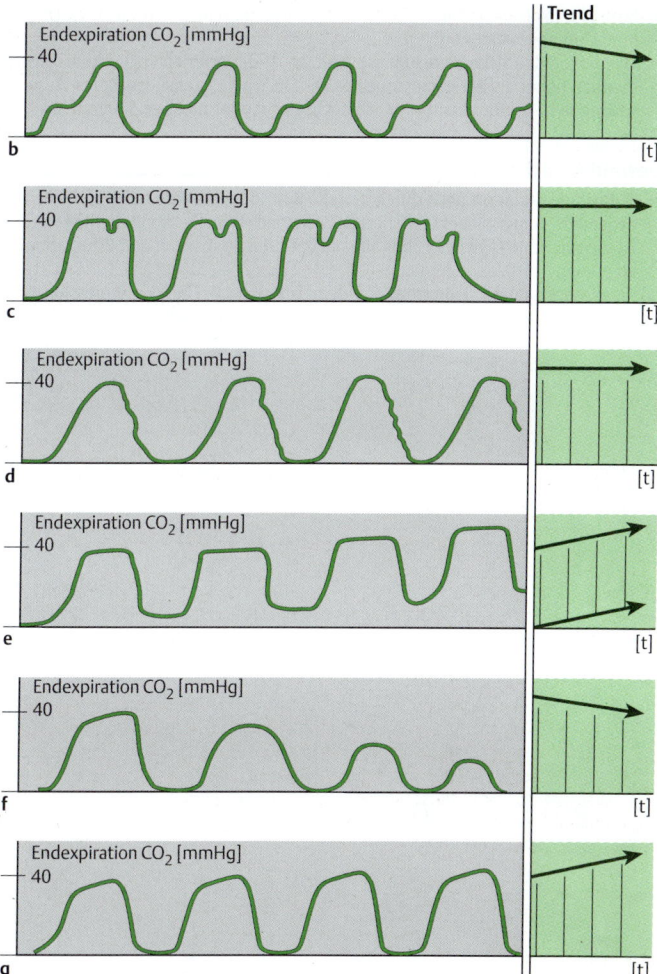

Abb. 4 b–g b) Obstruktion: Fehlendes Plateau mit flachem oder treppenförmigem Anstieg der CO_2-Kurve (z. B. geknickter Tubus, COPD, Status asthmaticus); c) Spontanatmung des Patienten: Kurzdauernder Abfall (Knick) während der Plateauphase der CO_2-Kurve; d) Tubusdefekt oder fehlender Cuff-Abschluß: Zeltförmiger Verlauf der CO_2-Kurve; e) Rückatmung (Gerätedefekt): Fehlendes Absinken der CO_2-Kurve während der Inspiration; f) Sistieren der Lungendurchblutung (z. B. bei Lungenembolie); g) Hypoventilation oder Anstieg der CO_2-Produktion oder vermehrte CO_2-Resorption (Laparoskopie)

3.4 Kapnometrie/Kapnographie

➤ Messung im Nebenstrom: Falsch niedrige Werte, falls durch ein Leck Umgebungsluft angesaugt wird.
➤ Wenn eine deutliche Plateauphase fehlt, so ist der arterielle pCO_2 in der Regel deutlich höher als der gemessene $PetCO_2$ (Ursachen: Bronchospasmus, Auswaschung der Exspirationsluft im Schlauchsystem oder niedrige Saugrate im Nebenstrom).

Besonders achten auf

➤ **Tubuslage:** Kann oft auch durch visuelle Kontrolle (erneute Laryngoskopie bei liegendem Tubus) sicher verifiziert werden. Nach bronchoskopischer Intubation ist die tracheale Lage des Tubus anhand der Knorpelspangen und Bifurkationen zu erkennen.
◉ *Cave:* Auskultation, Luftstrom aus dem Tubus nach Thoraxkompression und Pulsoxymetrie sind keine sicheren Zeichen einer trachealen Intubation!

Inspiratorische Sauerstoffkonzentration

> **Definition/Hintergrund:** Die Messung der Sauerstoffkonzentration im Inspirationsschenkel des Beatmungsgeräts (**FiO₂**), wobei F für Fraktion steht) ist vorgeschrieben, nachdem es in den Anfangszeiten der Anästhesie zu Zwischenfällen mit unerkannt sauerstoffarmen Gasgemischen gekommen ist (Ausfall der zentralen Gasversorgung, Vertauschung von Gasleitungen durch Monteure).

> **Meßprinzipien:**
> - *Chemische Sensoren* (Redoxreaktion): Langsame Reaktionszeit (Minuten), begrenzte Lebensdauer.
> - *Paramagnetische Sensoren* (Ablenkung von Sauerstoff durch ein starkes Magnetfeld): Technisch viel aufwendiger, Reaktionszeit ca. 200 ms, unbegrenzte Lebensdauer.
> - *Merke:* Bei jeder Form der Beatmung sollte die untere Alarmgrenze für die inspiratorische Sauerstoffkonzentration auf mindestens 30% eingestellt sein.

Pulsoxymetrie/Plethysmographie (POM)

> **Definition/Normwert:**
> - Die *arterielle Sauerstoffsättigung* (SaO₂, Normwert 95–100%) ist der Anteil der mit Sauerstoff besetzten Bindungsstellen an den Hämoglobin-Molekülen. Die Sauerstoffbindungskurve zeigt die Abhängigkeit der Sauerstoffsättigung vom Sauerstoffpartialdruck (pO₂).
> - *Beachte:* Sauerstoffangebot ≈ Sauerstoffsättigung × Hämoglobinkonzentration × Herzzeitvolumen, d.h. eine hohe Sauerstoffsättigung beweist noch nicht ein ausreichendes Sauerstoffangebot!
> - Der im Blut physikalisch gelöste Sauerstoff hat nur bei niedrigem Hb und hohem inspiratorischem Sauerstoffpartialdruck einen wesentlichen Anteil am Sauerstoffgehalt.
> - *Plethysmographie:* Darstellung der Volumenfülle (z.B. des Fingers im Pulsoxymetersensor) gegenüber der Zeit. Sie ähnelt der arteriellen Druckkurve, wird aber noch peripherer gemessen.

> **Indikation:** Bei jedem Patienten.

> **Meßprinzip:** Kontinuierliche Bestimmung der Extinktion von Licht bei zwei verschiedenen Wellenlängen: Zuerst Bestimmung des pulsatilen Anteils der Extinktion mit der einen Wellenlänge. Dann Bestimmung der „Farbe" dieses pulsatilen Anteils mit der zweiten Wellenlänge. Da die rhythmischen Schwankungen der Extinktion in der Regel durch Änderung des (arteriellen) Blutvolumens am Meßort bedingt sind, entspricht die gemessene Farbe der des arteriellen Blutes. Daraus kann dann die Sauerstoffsättigung berechnet werden, da die Farbe des Hämoglobins je nach Sauerstoffbindung verschieden ist.

> **Fehlerquellen:**
> - Falsch hohe Sättigungswerte bei Dyshämoglobinämien (CO-Hb wird zu 100%, Met-Hb zu ca. 50% falsch als oxygeniertes Hb gemessen).
> - Eine rhythmische Verschiebung des Sensors (Muskelbewegungen des Patienten, Reanimation) führt dazu, daß der gemessene pulsatile Anteil der Extinktion nicht mehr allein durch Blutvolumenänderungen bedingt ist.
> - Bei starken Rhythmusstörungen oder schlechter peripherer Durchblutung (z.B. im Schock) kann der pulsatile Anteil nicht mehr exakt bestimmt werden; der nichtpulsatile Blutfluß an der Herz-Lungen-Maschine macht die Pulsoxymetrie unmöglich.

3.5 Weiteres Basismonitoring

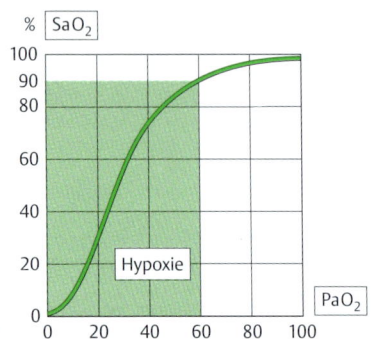

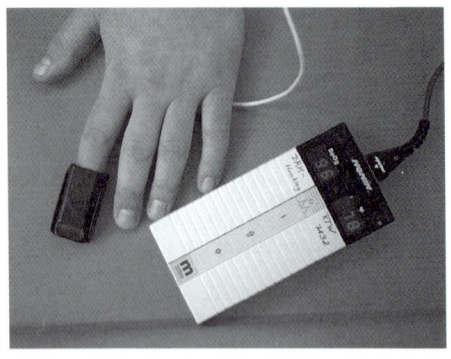

Abb. 5   a) Sauerstoff-
bindungskurve;
b) Pulsoxymeter

– Bei sehr niedrigem Herzzeitvolumen werden manchmal falsch niedrige Werte angezeigt. Vermutet wird ein Rückstrom venösen Blutes in die Arteriole,
welches dann bei der nächsten Pulswelle mitgemessen wird. Bei so niedrigem HZV würde allerdings auch eine hohe Sauerstoffsättigung nicht ein ausreichendes Sauerstoffangebot am Gewebe gewährleisten!
– Da die zusätzliche Extinktion durch Fingernagellack nicht pulsatil ist, kommt
es nur dann zu Fehlmessungen, wenn das Meßsignal zu sehr abgeschwächt
wird (s. o.).
🔘 *Beachte:* Die angezeigten Sättigungswerte sind nur dann verwertbar, wenn
das Pulsoxymeter den Puls exakt erkennt (regelmäßiger Piepston, Frequenz-
anzeige stimmt mit dem EKG überein).
➤ **Andere Zeichen einer niedrigen Sauerstoffsättigung:**
– *Wache Patienten, ohne Atemdepression:* Atemnot, Unruhe, Tachypnoe, Einsatz
der Atemhilfsmuskulatur, Nasenflügeln bei Kindern.
– *Atemdepression:* Zunehmende Bewußtseinstrübung.
– *Zyanose:* Wird erst unterhalb einer SaO_2 von ca. 80% erkannt und ist bei einem Hb < 5 g/dl nicht mehr sichtbar.

- ◆ *Beachte:* Mindestens ein Körperteil des Patienten sollte während der Narkose für den Anästhesisten gut sichtbar und beleuchtet sein (Beurteilung von Zyanose, Kapillardurchblutung, Hauttemperatur, Schweißsekretion, Muskeltonus und Muskelbewegungen).
- *Kardiovaskuläre Reaktionen:* Hypertonie, Tachykardie (bei Kleinkindern Bradykardie!); ST-Senkungen, Rhythmusstörungen.
- *Respiratorische Azidose:* Niedriger pO_2 und pH, hohes Laktat (normal 5 – 20 mg/dl).

Temperaturmessung

➤ **Meßprinzip:**
- *Konventionelle Sensoren* (Thermistoren, Thermoelemente): Äquilibrierung mit der Temperatur am Meßort notwendig; werden in der Regel zur kontinuierlichen Messung verwendet.
- *Infrarotthermometrie:* V. a. im Gehörgang; kurze Meßzeit (1 Sek.), Einzelmessungen sind üblich.

➤ **Indikationen:**
- Langdauernde Eingriffe.
- Eingriffe mit hohem Blut- oder Volumenverlust oder bei Eröffnung großer Körperhöhlen.
- Kleinkinder und sehr alte Patienten (schnellere Auskühlung, aber auch Gefahr des Wärmestaus).
- Kontrollierte Hypothermie (Herz- und Neurochirurgie).
- Erhöhtes Risiko für eine maligne Hyperthermie, s. S. 578 , die allerdings durch die Kapnometrie frühzeitiger erkannt wird.

➤ **Meßorte:**
- *Ösophageal:* Retrokardial (bei ca. 24 cm Tiefe), bei Kindern Sensor am ösophagealen Stethoskop, weniger geeignet bei Thoraxeingriffen.
- *Intravesikal:* Sensor am Blasendauerkatheter. Die Temperaturmessung ist hierbei einfach durchführbar, sie ist bei allen großen Eingriffen, bei denen ein Dauerkatheter gelegt wird, zu empfehlen.
- *Rektal:* Tiefe mindestens 10 cm, etwas längere Reaktionszeit, weniger geeignet bei abdominellen Eingriffen.
- *Intravasal:* Sensor am Pulmonaliskatheter (Temperaturmessung gehört zu den Messungen bei liegendem Pulmonaliskatheter dazu).
- *Äußerer Gehörgang:* Wegen Nähe zur A. carotis ziemlich exakt; bei ungeeigneten Sensoren Gefahr der Trommelfellperforation. Indikation: Falls keine Messung über den Dauerkatheter (intravesikal) oder rektal möglich ist und Meßsonden für den äußeren Gehörgang vorhanden sind.

4.1 Arterielle Blutdruckmessung

Definitionen/Grundlagen der Physiologie

➤ **Der arterielle Blutdruck setzt sich zusammen aus:**
   – Statischem Füllungsdruck: Abhängig vom intravasalen Volumen und dem Gefäßtonus.
   – Druckabfall über einen Strömungswiderstand: Abhängig von Flußgeschwindigkeit und Größe des Widerstands (MAP – ZVD = HZV × TPR).
   – Druck, der notwendig ist, um die Masseträgheit des Blutes zu überwinden: Abhängig von der aktuellen Beschleunigung des Blutes (an der Herz-Lungen-Maschine nur bei pulsatilem Fluß).
➤ Übersicht s. Tab. 8.

Tabelle 8 Blutdruck

systolischer Druck	korreliert mit dem myokardialen Sauerstoffverbrauch
Mitteldruck	bestimmt zusammen mit dem totalen peripheren Widerstand (TPR) die Organdurchblutung
diastolischer Druck	bestimmt zusammen mit dem linksventrikulären enddiastolischen Druck (LVEDP) die koronare Perfusion

Indikationen

➤ Kardiovaskulär instabile Patienten (z.B. Katecholamintherapie).
➤ Risikopatienten mit großem Eingriff (s. einzelne Fachdisziplinen).
➤ Zu erwartende hohe Blutdruckschwankungen (z.B. aortales Cross-Clamping, d.h. intraoperatives Abklemmen der Aorta) oder hoher Blutverlust.
➤ Kontrollierte Hypotonie.
➤ Einsatz der Herz-Lungen-Maschine (nichtinvasive Meßverfahren sind auf eine Pulswelle angewiesen).
◯ *Beachte:* Gerade bei niedrigen Druckwerten ist die arterielle Druckmessung in der Regel genauer als die nichtinvasive.

Meßprinzip und praktisches Vorgehen

➤ Kanülierung der A. radialis oder A. femoralis z.B. mit einer Verweilkanüle (20 G beim Erwachsenen). Technik s. S. 50.
➤ Kollateralen sollten vorhanden sein: Keine Endarterien punktieren.
➤ **Allen-Test** durchführen, s. S. 50.
➤ Verbindung mit dem Drucksensor über einen starren Schlauch, welcher möglichst ohne Luftblasen mit heparinisierter Kochsalzlösung gefüllt ist und kontinuierlich gespült wird (z.B. 1000 IE Heparin in 500 ml NaCl, 2–4 ml/Std.).
➤ **Piezoelektrischer Drucksensor** (Einwegartikel): Druck auf einen Kristall wird in elektrische Spannung umgewandelt.
➤ **Nullabgleich:** Da die üblichen Transducer den Druck absolut (unabhängig vom Umgebungsdruck) messen, muß vor Inbetriebnahme ein Nullabgleich des Transducers gegen Luftdruck erfolgen:

➤ **Referenzpunkt/hydrostatischer Nullpunkt:**

– Infolge der Schwerkraft ist der „Blutdruck" an tiefergelegenen Stellen des Patienten und der Meßleitung höher (hydrostatischer Druck). Da der Blutdruck im Zusammenhang mit der Koronarperfusion betrachtet werden sollte, wird der Drucksensor üblicherweise in Höhe des rechten Vorhofs montiert (im Liegen ³/₅ des Abstandes vom Brustbein bis zur Auflage).

– *Ausnahme:* Wenn der Kopf des Patienten sich deutlich über Herzhöhe befindet (z. B. sitzende Lagerung in der Neurochirurgie), steht die zerebrale Durchblutung im Vordergrund; der Sensor wird dann in Höhe der Schädelbasis angebracht.

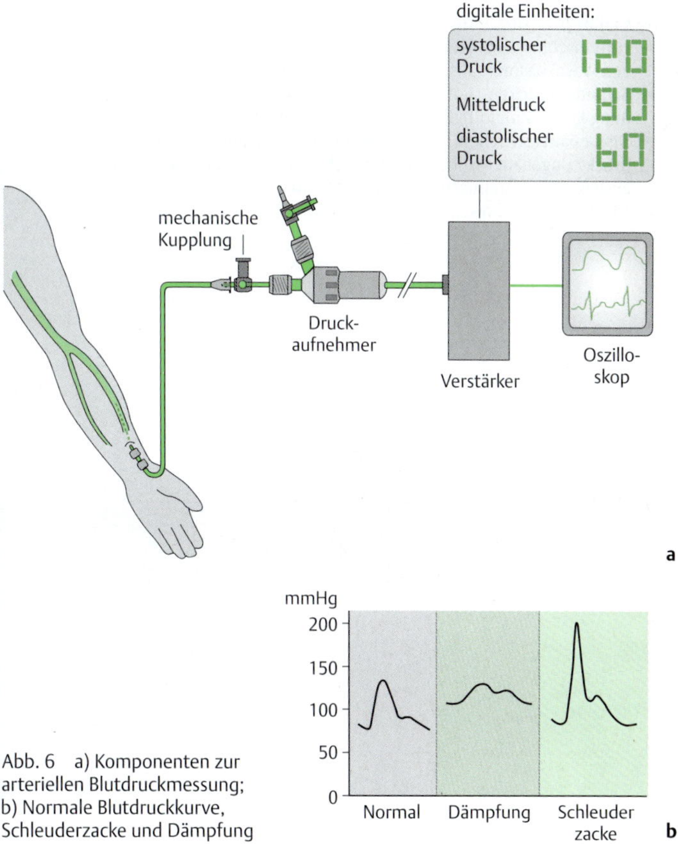

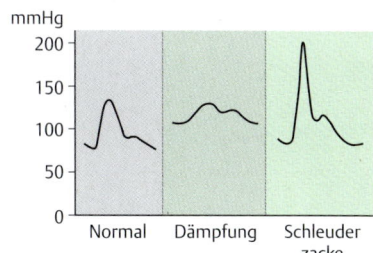

Abb. 6   a) Komponenten zur arteriellen Blutdruckmessung; b) Normale Blutdruckkurve, Schleuderzacke und Dämpfung

4

4.1 Arterielle Blutdruckmessung ▆▆▆▆▆▆▆▆▆

Gefahren für den Patienten

➤ Versehentliche intraarterielle Injektion (prophylaktisch sollten alle arteriellen Schläuche und Anschlüsse rot, alle venösen blau gekennzeichnet sein).
➤ Blutung: Relevant vor allem bei massiven Gerinnungsstörungen und bei unbemerkter Diskonnektion.
➤ Durchblutungsstörungen (meist reversibel): Gefäßspasmen, Thrombosen, Embolie von Luft oder Blutkoageln aus dem Meßschlauch, Abscherung von Plaques aus der A. femoralis bei Patienten mit pAVK.
➤ Infektion, Nervenläsion.

Fehlerquellen

➤ **Gedämpfte Druckkurve** (intraarterieller Blutdruck falsch niedrig, s. Abb. 6): Lufteinschlüsse im Meßsystem, Verlegung des Arterienkatheters durch Thromben, Vasospasmus, ausgeprägte systemische Vasokonstriktion.
➤ **Schleuderzacken** (intraarterieller Blutdruck falsch hoch, s. Abb. 6): Verwendung langer Zuleitungen mit einer 18 G-Kanüle.
➤ Diskrepanz zwischen intraarteriellem und oszillometrisch gemessenem Blutdruck: Ungenauer Nullabgleich, falscher Referenzpunkt des Druckaufnehmers, ausgeprägte systemische Vasokonstriktion.
➤ **Klinische Zeichen** s. nichtinvasive Blutdruckmessung (S. 17).

Grundlagen

➤ Der Pulmonalarterienkatheter dient dem erweiterten Monitoring. Nach Einschwemmen über das rechte Herz in die Arteria pulmonalis liegt der Katheter mit dem proximalen Lumen in der V. cava, mit dem distalen in einem Ast der A. pulmonalis (Technik s. S. 37, 52).

➤ Nach Aufblasen des an der Katheterspitze befindlichen Ballons wird dieser vom Blutstrom nach peripher mitgeführt, bis sich der Ballon an einem kleinen Gefäß festklemmt und dieses nach proximal verschließt .

➤ Distal des aufgeblasenen Ballons wird der sogenannte Wedge-Druck gemessen, der dem Druck im Lungenkapillarbett entspricht. Bei normalem pulmonalvaskulärem Widerstand und bei intakter AV-Klappen-Funktion korreliert der Wedge-Druck mit dem linksventrikulären enddiastolischen Druck.

➤ Die Wedge-Druckkurve weist wie die ZVD-Kurve positive und negative Wellen auf (s. Abb. 7).

➤ Eine überhöhte V-Welle ist Zeichen einer Regurgitation an der Mitralklappe, z. B. bei: Mitralinsuffizienz, Linksherzinsuffizienz (durch Ischämie, Kardiomyopathie), akuter linksventrikulärer Volumenbelastung.

Indikationen: Perioperative Überwachung schwerkranker Patienten

➤ **Indikationen in der Herzchirurgie:** Schlechte Ventrikelfunktion (EF < 40%), pulmonale Hypertonie, Rezidiveingriffe, Kombinationseingriffe (Klappenersatz + Bypass, Doppelklappenersatz etc.), Ersatz der Aorta ascendens.

➤ **Indikationen in der übrigen Chirurgie:** Lebertransplantationen, schwer eingeschränkte Ventrikelfunktion, schwere pulmonale Hypertonie, kürzlich aufgetretener Myokardinfarkt und nicht aufschiebbare, große Operation.

Kontraindikationen

➤ Floride Endokarditis.

➤ Operationen im Bereich der Trikuspidalklappe.

➤ Shuntvitien (relativ, Fehllagen häufig).

Diagnostische Möglichkeiten

➤ **Messung von:**
  – PAP (pulmonalarterieller Druck) kontinuierlich.
  – HZV (Herzzeitvolumen) = CO (cardiac output). Messung meist intermittierend, mit Hitzefilament-Katheter kontinuierlich möglich.
  – PCWP (pulmonary capillary wedge pressure), Messung intermittierend.
  – Gemischt-venöse Sauerstoffsättigung (intermittierend, mit Oximetriekatheter kontinuierliche Messung).

➤ **Berechnung von:**
  – CI (Herzindex).
  – SVR/TPR (systemischer Gefäßwiderstand, total peripherer Widerstand).
  – PVR (pulmonaler Gefäßwiderstand).
  – SV (Schlagvolumen).
  – RSW (rechtsventrikuläre Schlagarbeit).
  – LSW (linksventrikuläre Schlagarbeit).

➤ **Normalwerte** s. Tab. 9.

4.2 Monitoring über Pulmonaliskatheter ▬▬▬▬▬▬▬

Tabelle 9 Normalwerte der mit dem Pulmonaliskatheter gemessenen bzw. berechneten Parameter

Parameter	Normwert
LAP	2 – 10 mmHg
ZVD	3 – 8 mmHg
RVP syst.	17 – 32 mmHg
RVP diast.	1 – 7 mmHg
PAP syst.	17 – 32 mmHg
PAP diast.	1 – 7 mmHg
PAP mitt.	9 – 19 mmHg
CO	5 – 6 l/Min.
CI	2,3 – 3,5 l/Min./m^2
SVR/TPR	900 – 1200 dyn $\times$ s $\times$ cm^{-5}
SVRI	1800 – 400 dyn $\times$ s $\times$ cm^{-5}/m^2
PVR	150 – 250 dyn $\times$ s $\times$ cm^{-5}
PVRI	50 – 200 dyn $\times$ s $\times$ cm^{-5}/m^2
SV	70 ml/Schlag
SVI	35 ml/Schlag/m^2
RVSW	8 – 12 g m/m^2
LVSW	51 – 61 g m/m^2

Diagnostische Aussagen

➤ **Diastolischer Pulmonalisdruck** bzw. **Wedge-Druck:**
  – Wedge-Druck (dt.: Verschlußdruck): Wird nach dem Aufblasen des Ballons distal von diesem gemessen. Der Ballon verschließt einen Ast der Pulmonalarterie, so daß der Druck am Katheterende mit dem Druck im Kapillarstromgebiet der Lunge korreliert. Dieser Druck hängt ab vom Druck im linken Vorhof (LAP) sowie dem enddiastolischen Druck im linken Ventrikel (LVEDP).
  – Der Wedge-Druck korreliert in gewissen Grenzen mit dem linken Vorhofdruck und somit mit dem linksventrikulären Enddiastolendruck (Füllungsdruck). Dieser hängt vom linksventrikulären Volumen und von der Compliance der linken Kammer ab. Der Füllungsdruck des linken Ventrikels kann indirekt als Maß für die linksventrikuläre Funktion herangezogen werden (wesentlich bei der Therapie des Low-output-Syndroms. Low-output-Syndrom = geringe Auswurfleistung des Herzens bei schwerer Herzinsuffizienz).
  – *Normalwerte:* 5 – 12 mmHg.
  – *Pathophysiologie:*
    • Eine enge Korrelation zwischen Wedge-Druck und linksventrikulärem Füllungsdruck gilt nur bei regelrechter Funktion des linken Ventrikels, der Mitralklappe und der pulmonalen Strombahn.

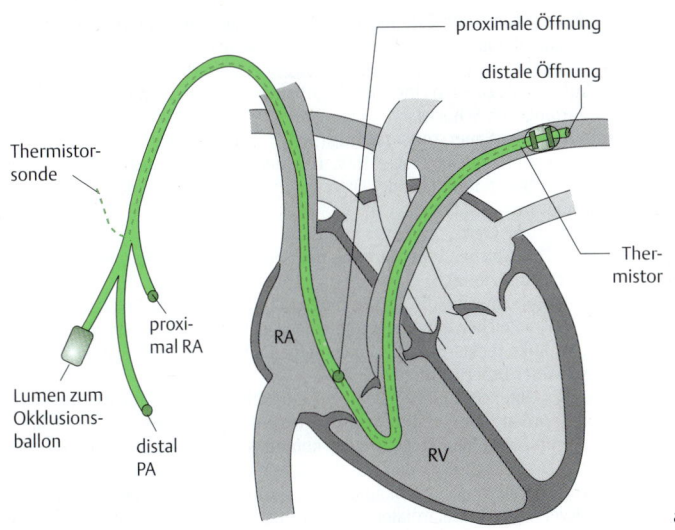

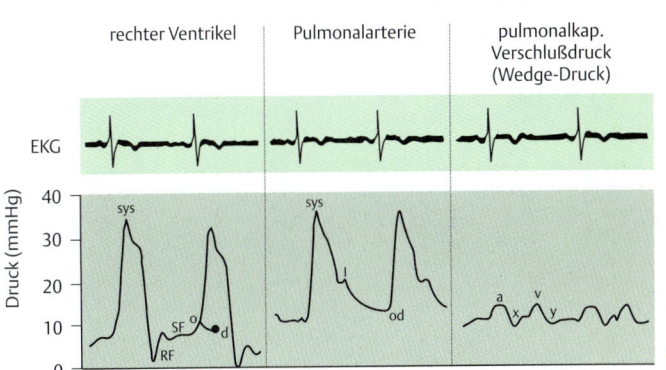

Abb. 7   a) Pulmonaliskatheter; b) Druckkurven und Normalwerte (s. a. S. 35 f)

- Bei Abnahme der linksventrikulären Compliance (Herzinsuffizienz, Z. n. Myokardinfarkt, Kammerhypertrophie, Perikarderkrankungen) und bei Aorteninsuffizienz übersteigt der linksventrikuläre Enddiastolendruck den mittleren linken Vorhofdruck und somit auch den Wedge-Druck.
- Bei Mitralvitien und Beatmung mit PEEP > 10 cmH$_2$O liegt der Wedge-Druck über dem linksventrikulären Enddiastolendruck.

4

- Bei Zunahme der Compliance (dilatiertes Herz, offener Thorax!) unterschätzt der gemessene Wedgedruck das tatsächliche Füllungsvolumen.
- Bei gleichzeitig erhöhtem Wedge-Druck gilt ein Herzindex < 2,2 (l/Min./ m^{2}KOF) als Zeichen einer Herzinsuffizienz. Werte < 2 sind Ausdruck eines kardiogenen Schocks.

➤ **Gemischtvenöse Sauerstoffsättigung** (SvO$_2$): Ergibt sich aus der Differenz zwischen Sauerstoffangebot (SaO$_2$. HZV, Hb) und Sauerstoffverbrauch. Dadurch kann auf die Sauerstoffbilanz des Organismus geschlossen werden.
  - *Normalwerte:* 71 – 79%.
  - *Pathologische Werte:*
    - < 70% = Zeichen einer Störung der Sauerstoffbilanz (z.B. Hypovolämie, Herzinsuffizienz).
    - < 50% = schwere Störung der Sauerstoffbilanz (Schock, Laktazidose).
    - > 79% = Zeichen eines hyperdynamen Kreislaufs (z.B. Sepsis), funktionellen links-rechts-Shunts, einer hyperdynamen Kreislaufsituation bei schwerer Leberinsuffizienz.

◉ *Beachte:* Unter bestimmten Bedingungen können trotz gestörter Sauerstoffbilanz normale oder erhöhte SvO$_2$-Werte gemessen werden. Eine falsch hohe gemischtvenöse Sauerstoffsättigung kommt vor bei: Abnahmefehlern (durch rasches Aspirieren über den distalen Schenkel wird teilweise schon oxygeniertes Blut aus den Lungenkapillaren gewonnen), Sepsis, Leberzirrhose oder Leberversagen, intrakardialem links-rechts-Shunt, peripheren Shunts (z.B. Hämofiltration, A.V.-Fistel), Zyanidintoxikation.

Grundlagen

➤ Der zentrale Venendruck wird in der oberen Hohlvene vor dem rechten Vorhof gemessen. Auf das dünnwandige Venensystem werden auch Veränderungen des intrathorakalen Drucks übertragen.

➤ Der Druck vor dem rechten Vorhof repräsentiert nur bei Herz- und Lungen-Gesunden den Druck vor dem linken Vorhof. Aus diesem Grund ist eine Abschätzung des Volumenstatus bei kritisch kranken Patienten über den ZVD sehr ungenau.

➤ Die intraoperative Messung erfolgt meist über Druckwandlersysteme und wird in mmHg angegeben.

➤ Postoperativ wird auf der Station oft über eine Wassersäule gemessen (Einheit: cm H_2O).

  ◖ *Merke:* 1 cm H_2O entspricht 0,74 mmHg; 1 mmHg entspricht 1,36 cm H_2O.

Indikationen

➤ Erforderliche Messung des zentralen Venendrucks (z. B. sehr große Operationen).

➤ Geplante parenterale Ernährung.

➤ Unzureichende periphere Venenverhältnisse.

Praktisches Vorgehen und diagnostische Möglichkeiten

➤ Technik s. S. 46.

➤ Die Nullpunktkalibrierung sollte beim flach liegenden Patinten ungefähr auf Höhe des rechten Vorhofs (Mitte des Thoraxdurchmessers) erfolgen.

➤ **ZVD-Kurve:** Bei Messung über elekronische Druckwandler wird eine ZVD-Kurve abgeleitet (s. Abb. 8). Die Kurve besteht aus den positiven Wellen a, c und v sowie aus den negativen x und y. von besonderer klinischer Relevanz sind die a- und v-Welle, s. u.

Diagnostische Aussagen

➤ **a-Welle:**
  – Die a-Welle ensteht durch Kontraktion des rechten Vorhofs, sie fehlt bei Vorhofflimmern. Riesen-a-Wellen entstehen, wenn der Vorhof sich gegen geschlessene AV-Klappen kontrahiert, z. B. bei Knotenrhythmen oder AV-Blockierungen.

  ◖ *Tip:* Ist im EKG intraoperativ die Unterscheidung Sinusrhythmus/AV-Rhythmus schwierig, kann die ZVD Kurve differentialdiagnostisch herangezogen werden: Eine regelrechte Kurve mit normaler a Welle spricht für Sinusrhythmus.

➤ **v-Welle:** Die v-Welle entsteht durch Füllung des rechten Vorhofes bei normalerweise geschlossener Trikuspidalklappe. Überhöhte v-Wellen treten bei Regurgitation an der Trikuspidalklappe auf, also z. B. bei Rechtsherzinsuffizienz, pulmonaler Hypertonie.

➤ **Normalwert ZVD:** 2 – 10 mmHg.

➤ **ZVD erniedrigt bei:** Volumenmangel, peripherer Vasodilatation.

➤ **ZVD erhöht bei:** Hypervolämie, Rechtsherzinsuffizienz, pulmonaler Hypertonie, Lungenembolie, Obstruktion der oberen Hohlvene, Herztamponade, Spannungspneumothorax, PEEP-Beatmung (Höhe des PEEPs überträgt sich auf das Venensystem).

4.3 Monitoring über zentralen Venenkatheter

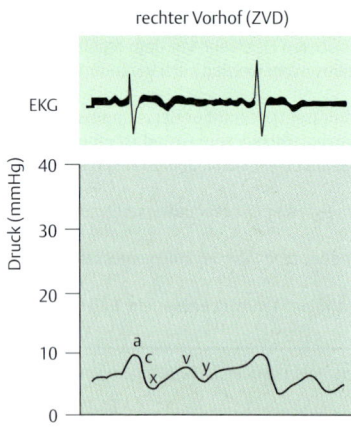

rechter Vorhof (ZVD)

EKG

Druck (mmHg)

Abb. 8 ZVD-Kurve

Anästhesie-System mit integriertem Monitoring (Abb. 9)

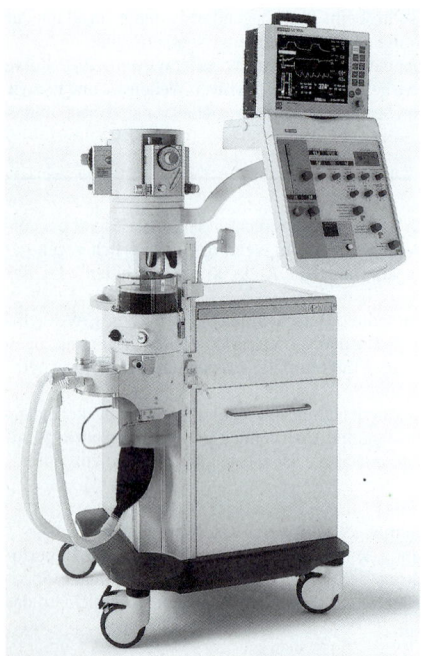

Abb. 9 Anästhesie-System mit integriertem Monitoring (Bsp. KION der Fa. Siemens, mit freundlicher Genehmigung)

Definition

➤ Gemessen wird die neuromuskuläre Übertragung an der motorischen Endplatte der quergestreiften Muskulatur (nicht die Muskelkraft, diese nimmt z.B. bei Auskühlung ab).

➤ Glatte Muskulatur wie die des Darms wird nicht relaxiert. Auch bei maximaler Relaxation ist eine Muskelkontraktion durch direkt auf den Muskel einwirkende elektrische Reize möglich (z.B. Elektrokauter).

Indikationen

➤ **Überprüfung eines ausreichenden Relaxationsgrades in folgenden Fällen:**
  – Der Patient darf sich auf keinen Fall bewegen (z.B. Eingriffe am offenen Auge, verschiedene Operationen an Nerven oder Gefäßen, extreme Lagerungen).
  – Ein verminderter Muskeltonus kann das operative Ergebnis verbessern oder eine Maßnahme überhaupt erst durchführbar machen (z.B. Intubation, Repositionen, Fasziennaht nach Laparatomie).
  – Der Patient profitiert von einem reduzierten Sauerstoffverbrauch bei fehlendem Muskeltonus (z.B. beim Abgehen von der Herz-Lungen-Maschine).
  – Der Patient toleriert bei ausreichender Narkosetiefe die Beatmung nicht.
➤ **Überprüfung einer suffizienten neuromuskulären Übertragung:**
  – Differentialdiagnose nach Ende der Narkose (bei Überhang).
  – Geplante Extubation.
  – Einsatz von Monitoringverfahren, welche auf eine funktionierende neuromuskuläre Übertragung angewiesen sind (z.B. Fazialismonitoring in der Parotischirurgie).

Meßprinzipien und praktisches Vorgehen

➤ Elektrische Stimulation eines Nerven und Messung der Kontraktion des entsprechenden Muskels. Wichtig ist die sog. supramaximale Stimulation: Die Stromstärke wird etwas höher eingestellt als für eine maximale Muskelkontraktion notwendig.
➤ **Meßort:**
  – Üblich ist die bipolare Stimulation des N. ulnaris am Handgelenk (zwei Elektroden im Verlauf des Nervs); gemessen wird die Kontraktion des M. adductor pollicis (Bewegung des Daumens zur Handfläche).
  – *Alternative:* N. facialis (periorale Zuckungen), N. peronaeus (Fußheben).
➤ **Manuelle Messung** (Fühlen der Muskelbewegung) ist exakter als die visuelle Kontrolle; technische Meßverfahren wie EMG, Messung der Muskelkraft oder Akzelerometrie werden im klinischen Alltag nur selten eingesetzt.
➤ **Stimulationsformen** (Bedeutung s. Tab. 10):
  – *Train of Four (TOF):* Vier Impulse im 500 ms-Intervall.
    • Bei depolarisierenden Relaxantien (Succinylcholin) sind alle Kontraktionen gleich stark/schwach. Ausnahme: Phase II-Block (entsteht nach wiederholter oder kontinuierlicher Gabe von Succinylcholin. Diese Blockade ähnelt der der nichtdepolarisierenden Muskelrelaxantien).
    • Bei nichtdepolarisierenden Relaxantien kommt es mit zunehmender Relaxation zu einem „Fading", d.h. die letzten Ausschläge werden zunehmend schwächer und gehen verloren, bis auch der erste Impuls zu keiner Muskelantwort mehr führt.
      T_4/T_1-Quotient: Verhältnis der Kontraktionsstärke des vierten und ersten Impulses.

4.4 Relaxometrie (neuromuskuläres Monitoring) ▬▬▬

Tabelle 10 Muskelkontraktionen (Train of Four)

Muskelkontraktionen	T_4/T_1-Quotient	Rezeptorbesetzung	Bedeutung
vier mal gleich stark	100%	< 70%	Extubation i.d.R. möglich
keine	0%	> 90%	Relaxation meist ausreichend tief

– *Posttetanic Count (PTC):*
  • 50 Hz-Wechselstrom über 5 Sek. (sehr schmerzhaft), dann einzelne Impulse im Abstand von einer Sekunde. Nach einem Tetanus kommt es zur sog. posttetanischen Potenzierung, je nach Relaxationsgrad treten posttetanische Kontraktionen auch bei einer vollständigen Unterdrückung des TOF auf.
  • Als PTC bezeichnet man die Zahl der Impulse, die nach dem tetanischen Reiz noch zu einer Muskelkontraktion führen. Dabei gilt: Je mehr posttetanische Kontraktionen auslösbar sind, desto eher ist mit einer Wiederkehr des TOF zu rechnen, d. h. desto schwächer ist der Grad der Relaxation.
  • Mit diesem Verfahren kann besonders eine starke Relaxation beurteilt werden (T_4/T_1-Quotient fast 0%).
– *Double Burst (DBS):*
  • Zwei kurze tetanische Reize im Abstand von 0,75 Sek.
  • Nicht sehr schmerzhaft (auch beim wachen Patienten anwendbar).
  • Bei schwacher Relaxation (T_4/T_1-Quotient fast 100%) spürt man das Fading mit dem DBS im Vergleich zum TOF besser.

Fehlerquellen ▬▬▬▬▬▬▬▬▬▬

➤ Bei Stimulation des N. ulnaris am Handgelenk kann eine Beugung der Finger III–V durch direkte Erregung von Muskelfasern erfolgen; dies ist kein Zeichen für eine neuromuskuläre Erregungsübertragung.
➤ Bei hypothermen Patienten sind die Muskelkontraktionen schwächer (noch ausgeprägter, wenn die Stimulation nicht supramaximal ist).
➤ Stark innervierte Muskeln (Augenmuskeln, Handmuskeln) haben mehr Rezeptoren und werden stärker relaxiert als schwach innervierte Muskeln (z.B. Zwerchfell); d. h. Zwerchfellbewegungen sind möglich, selbst wenn am Handgelenk eine fast vollständige Relaxation gemessen wird.
➤ Ein tetanischer Reiz (beim PTC) sollte auch bei vollständiger Relaxation eine Muskelkontraktion bewirken, ansonsten ist ein Fehler im Meßsystem wahrscheinlich (Relaxometer, Kabel, Elektroden, Elektrodenposition).

Klinische Zeichen/besonders achten auf ▬▬▬▬▬▬

➤ **Nachlassende Relaxation:** Bewegungen des Patienten, erhöhter Muskeltonus (z. B. an den Fingern), steigender Beatmungsdruck, Bauchpresse, inspiratorische Kerbe in der Kapnographiekurve, steigender $PetCO_2$.
➤ **Noch bestehende Teilrelaxation bei Narkoseausleitung:** Unruhiger Patient, schnelle, aber flache Atemzüge, kein Hustenstoß möglich.
➤ **Extubation möglich?** Wenn der Patient fähig ist, länger als 7 Sekunden den Kopf zu heben, dann ist die Muskelrelaxation in der Regel soweit abgeklungen, daß er extubiert werden kann.

Definition/Bedeutung

➤ Die endexspiratorische Narkosegaskonzentration kommt der Konzentration im Gehirn am nächsten.

Indikationen

➤ Sinnvoll bei jeder Narkose mit Inhalationsanästhetika zur Funktionsüberwachung des Vapors (Narkoseverdampfers).
➤ Besonders wichtig bei low flow-Anästhesie (s. S. 122), weil dann die am Vapor eingestellte Konzentration am weitesten von der endexspiratorischen abweicht.

Meßprinzipien

➤ Wegen des hohen technischen Aufwandes Messung praktisch nur im Nebenstrom (s. Kapnographie S. 21).
➤ **Massenspektrometrie:** Sehr genau, technisch aber sehr aufwendig; deswegen oft Messung von mehreren Patienten mit einem zentralen System über einen „Umschalter" (in Deutschland unüblich).
➤ **Infrarotspektroskopie:** Anhand des typischen Spektrums ist oft auch eine Identifikation des Anästhesiegases möglich.

Fehlerquellen

➤ Bei Monitoren ohne automatische Anästhesiegasidentifikation kann die Einstellung des falschen Volatilums zu Meßfehlern bis um den Faktor 6 führen.

Klinische Zeichen/besonders achten auf

➤ **Unterdosierung:** Zeichen einer zu niedrigen Narkosetiefe (s. EEG S. 41).
➤ **Überdosierung:** Toxische Wirkung (Hypotonie, Rhythmusstörungen, Krampfanfälle).
🔲 *Im Zweifelsfall* kann eine deutliche Über- oder Unterdosierung am Geruch der Inspirationsluft erkannt werden (nur zur groben Orientierung).

4.6 Zusätzliches erweitertes Monitoring ▉▉▉▉▉▉▉

Urinausscheidung ───────────────────────────

◉ *Beachte:* Eine nachlassende Urinausscheidung ist ein sensitives Zeichen für eine Verschlechterung der Kreislaufsituation (z. B. wegen Volumenmangel).

➤ **Definitionen/Normwerte:**
   – Normal: > 1 ml/kg KG/Std.
   – Oligurie: < 500 ml/24 Std.
   – Anurie: < 100 ml/24 Std.

➤ **Indikationen:**
   – Langdauernde Eingriffe (Drainage, Bilanzierung).
   – Eingriffe mit zu erwartendem hohem Volumenverlust.
   – Geplante forcierte Diurese (z. B. nach i. v.-Kontrastmittelgabe).
   – Akuter Harnverhalt auf der Aufwachstation.

➤ **Meßprinzip:** Blasendauerkatheter (bei kurzer Verweildauer), suprapubische Drainage (z. B. Cystofix, wird besser toleriert, niedrigeres Infektionsrisiko).

➤ **Fehlerquellen:** Abgeknickter oder durch Blutkoagel verstopfter Meßschlauch, Leck im Meßsystem.

➤ **Klinische Zeichen:**
   – *Akuter Volumenmangel:* S. arterielle Hypotonie S. 588.
   – *Chronischer Volumenmangel:* Zusätzlich stehende Hautfalten, eingefallene Augen, dunkler (konzentrierter) Urin.

Transösophageale Echokardiographie (TEE) ──────────

➤ **Grundlagen:**
   – Die TEE ist ein semiinvasives Verfahren: Mit einer gastroskopähnlichen Sonde, an deren Spitze ein Schallkopf angebracht ist, kann das Herz vom Ösophagus aus in verschiedenen Schnittebenen untersucht werden.
   – Durch Seilzüge ist eine Anteroe- und Retroflexion, sowie eine laterale Flexion der Sonde möglich.
   – Mit modernen Sonden ist eine multiplane Darstellung sowie eine dopplersonographische Untersuchung möglich. Geräte der neuesten Generation ermöglichen eine dreidimensionale Darstellung z. B. von Herzklappen (Näheres s. spezielle Fachliteratur).

➤ **Indikationen (gesicherte):**
   – *Intraoperative Überwachung:* Von Klappenrekonstruktionen, bei der Korrektur kongenitaler Vitien, HOCM, bei Endokarditis und herzchirurgischen Eingriffen, zur Evaluation der Aortenklappenfunktion bei Ascendensaneurysma mit möglicher Beteiligung der Aortenklappe.
   – *Präoperativ:* Instabile Patienten mit V. a. dissezierendes oder rupturiertes Aortenaneurysma.
   – *Postoperativ:* Diagnostik auf der Intensivstation bei kritischen Patienten mit ungeklärter hämodynamischer Instabilität, V. a. auf Klappenerkrankungen oder thromboembolischen Komplikationen.

➤ **Kontraindikationen:** Frische Läsion des Ösophagus, Zencker-Divertikel, Ösophagustumoren, Barrett-Ösophagus, Z. n. Radiatio des Ösophagus, Ösophagusvarizen mit Blutung in den letzten drei Monaten, instabile HWS-Verletzungen.

➤ **Komplikationen:** Lippenverletzungen, Zahnschäden, Heiserkeit, Schluckbeschwerden, Bradykardie, Verletzungen und Perforation des Ösophagus, Kompression der Atemwege (v. a. bei nicht beatmeten Patienten).

Elektroenzephalographie (EEG)

➤ **Definition/Hintergrund:** Das EEG registriert die Summe der exzitatorischen und inhibitorischen Potentiale kortikaler Zellen. Unter Hypoxie und bei tiefer Narkose verschiebt sich das Frequenzspektrum des EEGs nach links in den niederfrequenten Bereich.

➤ **Indikationen:** Beurteilung der Narkosetiefe, kontrolliertes Barbituratkoma bei intrakranieller Drucksteigerung, Hirntoddiagnostik.

➤ **Meßprinzipien:**
  - *Powerspektrum* (0–30 Hz): Parameterextraktion aus dem computerbearbeiteten Roh-EEG.
  - *Spektrale Eckfrequenz:* Frequenz, bei der 95% der Fläche des Powerspektrums auf der linken Seite liegen (wach 20–25 Hz, in Narkose 8–12 Hz).
  - *Median-Frequenz:* Frequenz, bei der 50% der Fläche des Powerspektrums auf der linken Seite liegen (wach 7–10 Hz, in Narkose < 5 Hz).
  - *Bispektral-Index (BIS):* Neueres, bisher jedoch nicht exakt definiertes Analyseverfahren.

➤ **Fehlerquellen:**
  - Artefakte durch schlecht klebende Elektroden und externe Störfelder (z. B. Diathermie).
  - Anhand des EEGs kann nicht immer sicher zwischen Hypoxie und Änderung von Narkosetiefe oder Kohlendioxidpartialdruck differenziert werden.

➤ **Klinische Zeichen/besonders achten auf:** Intraoperative Wachheit: Hypertonie, Tachykardie, Schwitzen, Bewegungen des Patienten, Reaktion auf chirurgische Stimulation.

Evozierte Potentiale

➤ **Definitionen/Hintergrund:**
  - Sensorische Frühpotentiale sind relativ unabhängig von der Anästhetikakonzentration und eignen sich somit besonders für die Funktionskontrolle einer Nervenbahn.
  - AEP = akustisch evozierte Potentiale.
  - BAEP = akustische Hirnstammpotentiale.
  - MAEP = akustisch evozierte Potentiale mittlerer Latenz.
  - SSEP = somatosensorisch evozierte Potentiale.

➤ **Indikationen:**
  - *Messung der zerebralen oder spinalen Oxygenierung (Perfusion):* Karotischirurgie (SSEP, Stimulation: N. medianus, Ableitung: Gyrus postcentralis), hohe Aortenabklemmung mit Risiko der spinalen Ischämie (Tibialis-SSEP).
  - *Operative Eingriffe in der Nähe wichtiger Nervenbahnen:* Eingriffe an der hinteren Schädelgrube (AEP).
  - *Beurteilung der Narkosetiefe* (MAEP).

➤ **Meßprinzip:** Messung von Potentialveränderungen im EEG als Antwort auf periphere Reize. Wegen der geringen Signalstärke (0,1–20 µV) ist eine Mittelung einer größeren Zahl von EEG-Sequenzen notwendig, damit Störsignale in den Hintergrund treten.

➤ **Fehlerquellen:** Artefaktanfällig wegen der schwachen Signalamplitude.

➤ **Klinische Zeichen:** Intraoperative ZNS-Schädigungen sind nicht sicher zu erkennen. (Ggf. ungleich) weite, starre Pupillen, Bradykardie, Hyper- oder Hypotonie, Diabetes insipidus.

4.7 ZNS-Monitoring

Transkranielle Dopplersonographie (TCD)

$$\text{Blutflußgeschwindigkeit} \ (cm/s) = \frac{\text{Blutfluß (ml/s)}}{\text{Querschnittsfläche des Gefäßes}}$$

➤ **Indikationen:**
- – Erkennung von Vasospasmen, z.B. nach Subarachnoidalblutung.
- – Hirntoddiagnostik.
- – In der Kardiochirurgie zur Erkennung von Mikroembolien (z.B. Luftbläschen nach Operationen am offenen Herzen).

➤ **Meßprinzip:**
- – Messung der Blutflußgeschwindigkeit der A. cerebri media (normal ca. 60 cm/s) durch eine temporalseitig aufgesetzte Dopplersonde.
- – Die primär unbekannte Querschnittsfläche der Arterie kann durch Analyse der Kurvenform der Blutflußgeschwindigkeit näherungsweise bestimmt werden.
- – Aus Flußgeschwindigkeit und Querschnitt wird der Blutfluß berechnet.

➤ **Fehlerquellen:**
- – Eine hohe Blutflußgeschwindigkeit kann auf einen erhöhten Blutfluß, aber auch auf einen Vasospasmus mit verminderter Durchblutung hinweisen.
- – Die Ermittlung der Querschnittsfläche ist artefaktanfällig.
- – Die Positionierung der Dopplersonde ist oft problematisch.

Grundlagen

➤ **Indikationen:**
- Intravenöse Applikation von Pharmaka (sichere Wirkung durch 100%ige Bioverfügbarkeit).
- Volumensubstitution.

➤ **Material:** Flexible Kunststoffkanülen, vgl. Tab. 11.

◉ *Merke:* Um die hohe Flußrate der 13 G-Kanülen nutzen zu können, muß ein „high-flow"-Dreiwegehahn verwendet werden.

Tabelle 11 Kanülengrößen

Durchmesser	Kennfarbe	Durchflußrate [ml/min]	Verwendung
26 G	lila	10	Säuglinge
24 G (Neoflon PVC frei)	gelb	13	Säuglinge
24 G (Vitaflow)	gelb	24	Säuglinge
22 G	blau	36	Kleinkinder
20 G	rosa	62	Kinder/Erwachsene
18 G	grün	105	Standardgröße
16 G	grau	234	Volumenersatz
14 G	braun	330	Volumenersatz
13 G	rot	500	Volumenersatz

Praktisches Vorgehen

➤ **Punktionsort:**
- Zuerst Handrückenvene punktieren; bei Mißlingen oder bei der Notwendigkeit mehrerer venöser Zugänge danach am Unterarm und in der Ellenbeuge punktieren.
- Bei schwierigen Venenverhältnissen bzw. bei zentralisierten Patienten kann die V. jugularis externa punktiert werden (ggf. in Kopftieflage zur besseren Venenfüllung).

◉ *Beachte:*
- Die A. brachialis liegt in enger Nachbarschaft zu den Cubitalvenen (Fehlpunktion und versehentliche intraarterielle Injektion möglich).
- Nach Fehlpunktion einer Unterarm- oder Ellenbeugenvene kann durch Infusionen über eine distal davon gelegene Handrückenvene ein Paravasat auftreten.
- Venen der unteren Extremität bei Erwachsenen nur im äußersten Notfall punktieren (sehr hohe Thrombosegefahr).

➤ **Extremität stauen** (z. B. mit der Blutdruckmanschette, so daß der periphere Puls noch tastbar ist bzw. der Manschettendruck unterhalb des systolischen Drucks eingestellt ist).

➤ Zur besseren Venenfüllung Haut über der Vene beklopfen oder mit Alkoholtupfer abreiben.

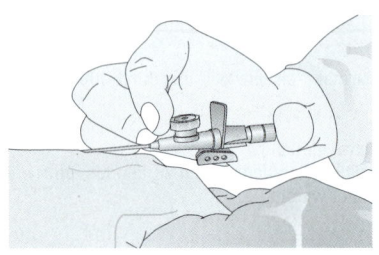

Abb. 10 Punktion mit einer
Venen-Verweilkanüle

➤ Hautdesinfektion.
➤ Durch Zug der Haut mit dem Daumen der nicht punktierenden Hand wird die
Vene zur Punktion fixiert.
➤ Punktieren. Blut am Kanülenende signalisiert die Venenpunktion.
➤ Verweilkanüle mit Stahlnadel einige Millimeter weiter vorschieben, so daß auch
die Kunststoffkanüle sicher im Gefäßlumen liegt.
➤ Stahlnadel entfernen, Kunststoffkanüle vorschieben und sicher fixieren (trocke-
ne Haut ist Voraussetzung, gut klebendes Pflaster verwenden).
➤ Der Rückfluß von Blut bzw. eine ausbleibende Schwellung unter frei laufender
Infusion belegen die korrekte Kanülenlage.
◩ *Bei Kindern* ist besondere Vorsicht geboten, wenn die Infusion über Perfusor ge-
geben wird: Immer Probeinjektion, Inspektion der Einstichstelle (bei liegender
Infusion Verband aufwickeln).
◩ *Merke:* Vor der Applikation von Medikamenten stets die intravasale Kanülen-
lage prüfen.

Komplikationen ▬▬▬▬▬▬▬▬▬▬▬▬▬▬▬▬▬▬

➤ **Paravenöse Applikation** (Schwellung und Schmerzäußerung unter der Injektion) → Injektion sofort abbrechen.
➤ **Intraarterielle Applikation** (Schmerzäußerung und Parästhesien unter der Injektion) → Injektion sofort abbrechen.
 – Kanüle zunächst belassen; weitere intraarterielle Injektion von 10 ml Kochsalz, 10 ml Lidocain 1 %, 5000 IE Heparin und 75 mg Methylprednisolon.
 – Plastischen Chirurgen verständigen!
 ◩ *Cave:* Eine versehentliche intraarterielle Applikation ist eine schwere Komplikation und kann je nach appliziertem Medikament (z.B. Thiopental) Gewebsnekrosen bis hin zum Verlust der Extremität verursachen.

Indikationen

➤ Langzeitinfusionstherapie, parenterale Ernährung (hyperonkotische und venenwandreizende Substanzen), postoperative Intensivtherapie.
➤ Zufuhr hochwirksamer Medikamente (z. B. Katecholamine).
➤ Hämodynamisches Monitoring: ZVD-Messung, Operationen mit absehbar großen Blutverlusten, ausgedehnte chirurgische Eingriffe, Patienten mit eingeschränkter kardiozirkulatorischer und pulmonaler Reserve.
➤ Fehlende periphere Punktionsmöglichkeit, z. B. Kreislaufzentralisation, Unterkühlung, Adipositas.
➤ Hämodialyse (Shaldon Katheter).
➤ Transvenöse Schrittmachertherapie (transvenöse Schrittmachersonde).
◉ *Merke:* Bei Gerinnungsstörungen und/oder niedrigen Thrombozytenzahlen muß die Indikation sehr streng gestellt werden. Die Punktion darf nur von einem sehr erfahrenen Anästhesisten durchgeführt werden!

Kontraindikationen

➤ **Kontraindikation für den Zugang über die V. jugularis interna:**
  – Karotisstenose oder Plaques.
  – Z. n. Carotis-Patchplastik.
  – Erhöhter Hirndruck.
  – Punktionsstelle im Operations- oder Bestrahlungsfeld.
  – Ausgedehnte Struma (relativ).
➤ **Kontraindikation für den Zugang über die V. subclavia:**
  – Kontralateraler (Hämato-)Pneumothorax.
  – Kontralateraler Thoraxeingriff.
  – Einseitige (kontralaterale), schwere Störung der Lungenfunktion.
  – Kontralateraler Punktionsversuch der V. subclavia.
  – Blutungsneigung.
  – Emphysemthorax (relativ).
  – Frakturen im Bereich des Schultergürtels (relativ).

Materialien und Zugangswege

➤ **Materialien:** Katheterset mit Seldinger-Einführungsbesteck, z. B. 14 G single Lumen-Katheter, 7 F Doppellumen-Katheter, 8 F Doppellumen-Katheter, drei- oder vierlumige Katheter, evtl. Shaldonkatheter, evtl. Pulmonalisschleuse.
➤ **Zugangswege:**
  – V. jugularis interna rechts (Standard).
  – V. jugularis interna links.
  – V. jugularis externa.
  – V. subclavia.
  – (V. femoralis).
  ◉ *Merke:* Der Zugangsweg über die V. basilica oder V. cephalica sollte wegen des hohen Thromboserisikos vermieden werden.
➤ **Punktionsort:** V. jugularis interna, V. subclavia, V. jugularis externa, (V. femoralis).
◉ *Merke:* Zentralvenöse Punktionen setzen Übung voraus. Die V. subclavia bleibt durch Anheftung an Muskellogen bei Hypovolämie besser gefüllt.

5.2 Zentralvenöser Zugang (ZVK)

Praktisches Vorgehen: Allgemeine Regeln

➤ Steriles Vorgehen (Hautdesinfektion, Händedesinfektion, sterile Handschuhe und Kittel, Mütze, Mundschutz, steriles Lochtuch).
➤ Keine ZVK-Anlage in infiziertem Hautbereich.
➤ Punktionsstelle bzw. Katheter darf nicht im Operationsgebiet liegen (beachten z.B. bei: Schrittmacherimplantationen, Port- und Broviac-Katheter-Anlage, Operationen im Bereich des Halses).
➤ Lokalanästhesie beim wachen Patienten (z.B. Mepivacain 1%).
➤ EKG (Arrhythmiediagnostik und Lagekontrolle).
🔹 *Beachte:* Das zur Lagekontrolle verwendete EKG muß für intrakardiale Ableitungen zugelassen sein und der Geräteklasse 1 nach Med.G.V. angehören.

Praktisches Vorgehen: Seldinger-Technik

➤ Nach der Venenpunktion Seldingerdraht über die liegende Stahlkanüle vorschieben.
➤ Kanüle über den liegenden Draht entfernen.
➤ Dilatator über den Seldingerdraht führen, Dilatation der Einstichstelle (dabei die Position des Seldingerdrahtes sichern, ggf. Hautinzision mittels Skalpell).
➤ Zentralvenenkatheter über den Seldingerdraht einführen. Dabei darf der Draht nicht zusammen mit dem Katheter vorgeschoben werden (Arrhythmiegefahr durch zu tiefes Einführen des Drahtes), der Draht muß immer gehalten werden.
➤ Draht entfernen, 3-Wegehahn anschließen und Lagekontrolle durch Aspirieren von Blut und intrakardiales EKG: Bei Sinusrhythmus läßt sich im Vorhof eine hohe, spitze P-Welle ableiten. Bei Rückzug in die Hohlvene wird die P-Welle signifikant kleiner.
➤ Venenkatheter sicher fixieren. Meist ist die Fixation mit einem Stegpflaster und Verbandpflaster ausreichend. Bei unruhigen Patienten den Katheter annähen.
➤ Röntgen-Thorax nach Punktion der V. subclavia bei schwieriger Punktion oder klinischen Hinweisen auf einen Pneumothorax (Husten, Schulterschmerzen, Luftnot). Ggf. muß der Röntgen-Thorax nach 6 Std. wiederholt werden.
🔹 *Merke:*
    – Die Lagekontrolle mit EKG funktioniert nur bei Sinusrhythmus.
    – Bei sehr schlechtem Allgemeinzustand des Patienten, hohem ZVD und hoher venöser Sättigung ist eine arterielle Fehlpunktion nicht immer sicher auszuschließen. Im Zweifelsfall daher vor der Dilatation Lagekontrolle des Seldingerdrahtes mit dem Bildwandler.
    – Beim Hämatothorax ist auch bei extravasaler Lage Blut zu aspirieren!
    – Bei intrapleuraler Lage läuft die Infusion ungehindert!

Praktisches Vorgehen: Punktion der V. jugularis externa

➤ Zur besseren Venenfüllung Kopftieflage und leichte Kompression der Vene supraclaviculär; Kopf leicht zur Gegenseite drehen.
➤ Hautdesinfektion, Lokalanästhesie beim wachen Patienten.
➤ Punktionstechnik entspricht der einer peripheren Venenkanülierung (s.S.43); die Punktion der Vene ist oft durch einen „Ruck" begleitet.
➤ Venenkatheter wie oben (Seldinger-Technik) beschrieben vorschieben. Zug am Arm der gleichen Seite und leichter Druck auf die Katheterspitze von außen erleichtern das Vorschieben des Katheters und vermeiden Katheterfehllagen.

➤ Venenkatheter nach Lagekontrolle fixieren.
◑ *Merke:* Die Anlage eines Katheters über die V. jugularis externa ist häufig erschwert, da der Katheter sich oft nicht in die V. brachiocephalica (anonyma) vorschieben läßt.

Praktisches Vorgehen: Punktion der V. jugularis interna _____

➤ **Topographie:** Die V. jugularis interna verläuft größtenteils unterhalb des M. sternocleidomastoideus lateral der A. carotis communis. Aufgrund des geradlinigeren Verlaufs sollte bevorzugt rechtsseitig punktiert werden.
➤ Kopftieflage zur besseren Venenfüllung und zur Vermeidung von Luftembolien, Kopf leicht zur Gegenseite drehen.
➤ A. carotis communis mit der linken Hand aufsuchen.
➤ Hautdesinfektion, Lokalanästhesie beim wachen Patienten.
➤ **Zugangswege:**
  – *Kranialer, transmuskulärer Zugang:* Punktionsort transmuskulär in Höhe der den M. sternocleidomastoideus kreuzenden V. jugularis externa bzw. in Höhe der Eminentia laryngea des Schildknorpels. Nach Palpation der A. carotis mit der linken Hand unter ständiger Aspiration im Winkel von 30–40° zur Hautoberfläche in Richtung auf den medialen Rand des klavikulären Muskelansatzes punktieren.
  – *Posteriorer Zugang:* Punktionsstelle am Übergang zwischen mittlerem und unterem Drittel des lateralen Randes des M. sternocleidomastoideus. Palpation der A. carotis mit der linken Hand; Punktion in Richtung der Fossa jugularis parallel zur A. carotis.

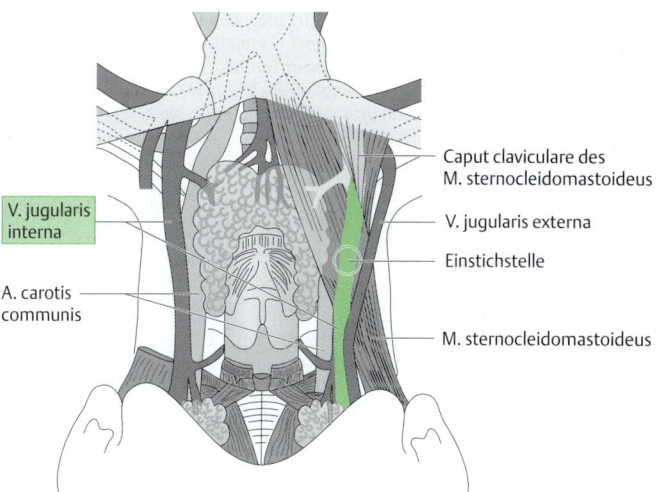

V. jugularis interna

A. carotis communis

Caput claviculare des M. sternocleidomastoideus

V. jugularis externa

Einstichstelle

M. sternocleidomastoideus

Abb. 11 Punktion der V. jugularis interna (vom Kopfende aus)

5.2 Zentralvenöser Zugang (ZVK)

- *Anteriorer Zugang:* Punktionsstelle in der Mitte des medialen Kopfes des M. sternocleidomastoideus. Palpation der A. carotis mit der linken Hand; Punktion kaudal leicht lateral.
- Die Punktion der V. jugularis interna erfolgt meist in 3–5 cm Tiefe (schlagartige Aspiration von dunklem Blut).
- Vorschieben des Katheters wie unter „Seldinger-Technik" beschrieben (S. 46).
- Lagekontrolle: Durch das Aspirieren von Blut und intrakardiales EKG.
- Venenkatheter sicher fixieren.

⊙ *Tip:* Nach Palpation der A. carotis sollte diese losgelassen werden, um die Anatomie durch Druck mit der linken Hand nicht zu verschieben.

Praktisches Vorgehen: Punktion der V. subclavia (infraklavikulär)

➤ **Topographie:** Die V. subclavia zieht als Fortsetzung der V. axillaris vom lateralen Rand der ersten Rippe nach hinten zum medialen Drittel der Klavikula, wo sie sich mit der V. jugularis interna zur V. brachiocephalica (anonyma) vereinigt. Die A. subclavia verläuft dorsolateral bzw. dorsokranial von der Vene.
➤ Leichte Kopftieflage zur besseren Venenfüllung und zur Vermeidung von Luftembolien. Arm anlagern, ggf. leichter Zug nach kaudal. Kopf leicht zur Gegenseite drehen.
➤ Hautdesinfektion, Lokalanästhesie beim wachen Patienten.
➤ Punktionsort in der Medioklavikularlinie unterhalb der Klavikula.
➤ Stichrichtung zuerst flach zur Haut in Richtung Klavikula bis zum Knochen-Kontakt; danach Kanüle weiterhin flach unter der Klavikula unter Knochen-Kontakt in Richtung des medialen Sternoklavikulargelenkes vorschieben. Unter ständiger Aspiration Kanüle bis zur Rückseite der medialen Klavikula vorschieben.
➤ Schlagartige Aspiration von dunklem Blut bei Punktion der Vene.
➤ Vorschieben des Katheters siehe „Seldinger-Technik" (S. 46).
➤ Lagekontrolle: Aspirieren von Blut und intrakardiales EKG.
➤ Fixation bei ca. 12 cm Katheterlänge im Gefäß auf Hautniveau (Erwachsene).

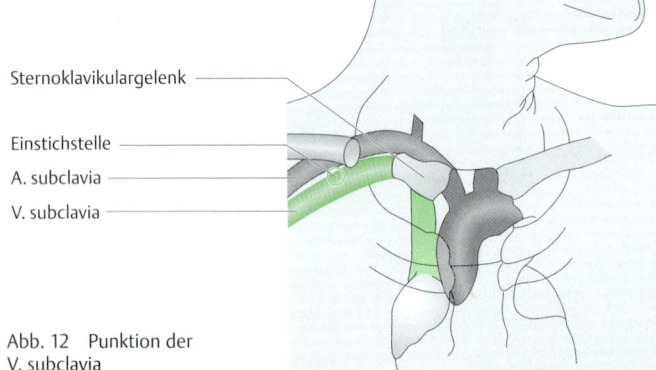

Sternoklavikulargelenk

Einstichstelle
A. subclavia
V. subclavia

Abb. 12 Punktion der V. subclavia

5

Komplikationen

➤ **V. jugularis externa:** Katheterfehllagen, Katheter nicht vorzuschieben.
➤ **V. jugularis interna:**
  – Verletzung der A. carotis communis (erhebliche Hämatombildung, Einengung der Trachea und zerebrale Durchblutungsstörungen möglich, v. a. bei Gerinnungsstörungen).
  – Pneumothorax (seltener als bei Zugang über V. subclavia).
  – Hämatothorax, Hämomediastinum.
  – Verletzung des D. thoracicus mit Chylothorax bei linksseitiger Punktion.
  – Infusionshydrothorax (bei intrapleuraler Katheterlage).
  – Verletzung von Vertebralgefäßen, Horner-Syndrom, Plexusverletzung, Luftembolie, Fehllage.
➤ **V. subclavia:** Pneumothorax, Verletzung der A. subclavia, Hämatothorax, Infusionshydrothorax (bei intrapleuraler Katheterlage), Verletzung des Plexus brachialis, Verletzung des D. thoracicus mit Chylothorax (linke Seite), Luftembolie, Fehllage.
◔ *Merke:*
  – Der Venenkatheter darf nicht gegen einen Widerstand vorgeschoben werden.
  – Beim Vorschieben des Venenkatheters ins rechte Herz können Arrhythmien ausgelöst werden.
  – Die Kontrolle der intravasalen Katheterlage ist unerläßlich.
  – Pulssynchroner Blutrückfluß, helles Blut und eine trotz intravasaler Katheterlage schlecht laufende Infusion weisen auf eine arterielle Fehllage hin.
➤ **Komplikationen/Komplikationsraten** je nach punktiertem Gefäß s. Tab. 12.

Tabelle 12 Komplikationen/Komplikationsraten (%) je nach punktiertem Gefäß (aus Datenbuch Niemer, Nemes)

Kompli-kation	V. basilica	V. femoralis	V. jugularis ext.	V. jugularis int.	V. subclavia
Fehllage	9,5		11	1	6
Thrombo-phlebitis	**12,7**	**4,2**	2,2	0,1	0,1
Pneumo-thorax				0,25	6
Sepsis	0,5	**2,8**		0,1	0,5

5.3 Arterielle Kanülierung

Indikationen

- ➤ Ausgedehnte chirurgische Eingriffe (große Volumenverschiebungen).
- ➤ Operationen mit absehbar großen Blutverlusten.
- ➤ Operationen, die eine exakte Blutdrucküberwachung erfordern (z. B. Gefäßchirurgie, Thoraxchirurgie, Herzchirurgie, Neurochirurgie).
- ➤ Patienten mit eingeschränkter kardiozirkulatorischer und pulmonaler Reserve (z. B. ausgeprägte koronare Herzerkrankung, kardiale Vitien, ausgeprägte Herzinsuffizienz, ausgeprägte COLD = chronic obstructive lung disease).
- ➤ Notwendigkeit häufiger Kontrolle arterieller Blutgase (Thoraxchirurgie).

Vorteile der intraarteriellen Blutdruckmessung

- ➤ Kontinuierliche Blutdruckmessung.
- ➤ Rasches Erkennen hämodynamischer Störungen.
- ➤ BGA Kontrollen sind möglich.

Materialien und Punktionsorte

- ➤ **Materialien:** Kunststoffkatheter (20 G A. radialis; 18 G A. femoralis; Seldinger-Technik). Wenn eine kurze Verweildauer des Arterienkatheters abzusehen ist, kann aus Kostengründen auch eine 20 G Venenverweilkanüle für die Punktion der A. radialis verwendet werden.
- ➤ **Punktionsorte:** A. radialis (Standardzugang), A. femoralis (nur wenn andere Punktionsorte nicht verfügbar sind).

Allen-Test

- ➤ **Ziel:** Überprüfung des Kollateralkreislaufs A. radialis/A. ulnaris beim wachen Patienten.
- ➤ **Hintergrund:** Bei ca. 5 % der Patienten ist der Arcus palmaris unterbrochen.
- ➤ Arm über Horizontale heben und Hand zur Faust ballen lassen (venöser Abstrom). Dabei beide Arterien (A. ulnaris, A. radialis) komprimieren, so daß die Hand abblaßt.
- ➤ Arm auf Herzniveau senken, Hand öffnen lassen. A. ulnaris freigeben und Verlauf der Hautrötung verfolgen:
  - – Normal: Flush < 7 Sek.
  - – Grenzwertig: Flush nach 7 – 15 Sek.
  - – Pathologisch: Flush nach > 15 Sek.
- ➤ **Alternative in Narkose:** Test des Kollateralkreislaufes mittels Pulsoximetrie. Das Pulsoximeter wird an der zu punktierenden Hand angeschlossen. Analog zum Allen-Test werden A. radialis und A. ulnaris komprimiert. Das Signal des Pulsoximeters verschwindet. Nach Freigabe der A. ulnaris sollte das Signal wieder vorhanden sein.

Praktisches Vorgehen

- ➤ **Punktion der A. radialis:**
  - – Möglichst die nichtdominante Hand kanülieren (aber intraoperative Lagerung beachten!).
  - – Steriles Vorgehen bei Seldinger-Technik: Hautdesinfektion, Händedesinfektion, sterile Handschuhe, Mundschutz, steriles Lochtuch.
  - – Handgelenk leicht überstreckt fixieren.
  - – Arterie möglichst distal palpieren.
  - – Lokalanästhesie beim wachen Patienten.

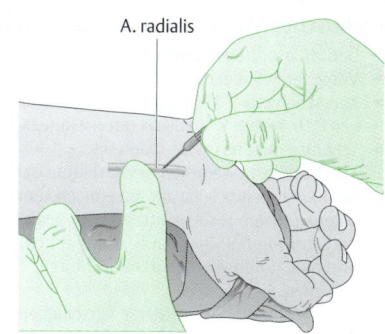

A. radialis

Abb. 13   Punktion der A. radialis

– Punktion der Arterie im Winkel von 30° zur Hautoberfläche (Schliff der Kanüle nach oben).
– Bei intravasaler Lage sollte Blut rhythmisch aus der Kanüle spritzen.
– Seldinger-Draht über die liegende Kanüle in das Gefäß einführen.
– Kanüle entfernen und Arterienkatheter über den Draht einführen.

> ◉ *Merke:* Ein Widerstand beim Vorschieben des Seldinger-Drahtes zeigt eine nicht korrekte Kanülenlage an → Lagekorrektur durch leichtes Vorschieben, Zurückziehen oder Drehen der Kanüle; ggf. erneut punktieren.

– Draht entfernen, roten 3-Wegehahn mit 10 cm Verlängerung anschließen. Lagekontrolle durch Aspirieren von Blut.
– Kanüle fixieren und mit Aufkleber „Arterie" versehen.
– Spülsystem und Druckaufnehmer anschließen.

Komplikationen

➤ Diskonnektion (Verblutungsgefahr bei unbemerkter Diskonnektion).
➤ Hämatom.
➤ Durchblutungsstörungen (13 % am 1. Tag), Nekrosen von Fingern oder Zehen (0,2 %).
➤ Infektion (besonders A. femoralis).
➤ A.V.-Fistel, Aneurysma spurium.
➤ Nervenschäden durch direkte Verletzung bei der Punktion oder indirekt durch komprimierende Hämatome.
➤ Versehentliche arterielle Injektion.
➤ Retrograde Embolie (Luft, Thromben) nach massivem Spülen der Arterie.
➤ Embolie durch Ablösung arteriosklerotischer Plaques bei Punktion der A. femoralis (AVK-Patient).

◉ *Merke:* Der Arterienkatheter sollte nicht in die A. brachialis vorgeschoben werden (Endarterie!). Bei Kindern darf der Katheter nicht zu lang sein!

5.4 Pulmonaliskatheter (Swan-Ganz-Katheter) ▬▬▬▬

Praktisches Vorgehen ▬▬▬▬▬▬▬▬▬▬▬▬▬▬▬▬▬▬▬▬▬▬

➤ Defibrillator bereitstellen.
➤ Vorgehen wie bei der Anlage eines Zentralvenenkatheters (s. S. 46).
➤ Zuerst Schleuse (7 F) mittels Seldinger-Technik in eine großlumige Vene einbringen (z. B. rechte V. jugularis interna, alternativ linke V. subclavia).
➤ Schleuse mit Steristrips fixieren.
◉ *Tip:* Das Einschwemmen des Katheters ist von der rechten Jugularvene und von der linken V. subclavia aus am einfachsten, weil der Katheter gemäß seiner Vorbiegung in den rechtsventrikulären Ausflußtrakt einschwemmt.
➤ Katheter mit 0,9%iger NaCl-Lösung füllen, Ballon kontrollieren (1 – 1,5 ml Luft), Katheter durch die Schutzhülle führen, die Anschlüsse mit Dreiwegehähnen versehen.
➤ Katheter bis zur 20 cm-Marke vorschieben und Ballon aufblasen.
➤ Pulmonalisschenkel an Druckwandler anschließen.
➤ Katheter vorschieben und Druckkurven beobachten: ZVD Kurve → Venrikelkurve → Pulmonalisdruckkurve (diastolischer Sprung nach Passieren der Pulmonalklappe) → Wedge-Kurve, s. S. 32.
➤ Beim Ablassen des Ballons muß die Katheterspitze aus der Wedge-Position in die A. pulmonalis zurückgleiten und die Pulmonalisdruckkurve wieder sichtbar werden (Rückwärtsbewegung von ca. 3 cm).
➤ Katheterschutzhülle proximal an der Schleuse (Bajonettverschluß) fixieren.
➤ Katheter durch Verriegelung an Schutzhülle in gewünschter Position fixieren.
➤ Selten ist eine Einschwemmung des Katheters unter Bildwandlerkontrolle erforderlich.
◉ *Cave:* Bei einer Mitralinsuffizienz kann die hohe V-Welle der Wedge-Kurve eine Pulmonalarterienkurve vortäuschen. Auf keinen Fall darf der Katheter dauernd in Wedge-Position belassen werden!
➤ **Monitoring** über Pulmonaliskatheter s. S. 31

Komplikationen ▬▬▬▬▬▬▬▬▬▬▬▬▬▬▬▬▬▬▬▬▬▬▬▬▬▬▬▬▬▬

➤ Komplikationen wie beim Zentralvenenkatheter (s. S. 49).
➤ **Zusätzlich:**
  – Arrhythmien (SVES, VES, ventrikuläre Tachykardie, AV-Block) beim Legen oder Ziehen des Katheters.
  – Ballonruptur (prophylaktische Füllung des Ballons mit CO_2 bei bestehendem rechts-links-Shunt).
  – Lungeninfarkt (Katheter zu lange in Wedge-Position).
  – Gefäßruptur (Ruptur der A. pulmonalis durch zu stark geblockten Ballon), insbesondere bei pulmonaler Hypertonie. Lebensbedrohliche Komplikation!
  – Endokardschädigung (Herzklappen, Papillarmuskel, Chordae tendineae).
  – Knotenbildung des Katheters.
◉ *Cave:* Auf keinen Fall darf der Katheter mit aufgeblasenem Ballon zurückgezogen werden!

Indikation

➤ Je nach Eingriff, s. jeweils dort.

Material

➤ Magensonde, Lokalanästhetikum (z.B. Xylocain-Spray), Gleitmittel, Handschuhe, Sondenspritze, Pflaster, Unterlage, evtl. Auffangbeutel.

Praktisches Vorgehen

➤ Beim Patienten in Narkose:
  - Sonde durch die Nase einführen.
  - Mit Laryngoskop einstellen.
  - Mit Magillzange die Sonde greifen und unter Sicht in den Ösophagus vorschieben.
  - Nach ca. 45 cm (Naseneingang) wird der Mageneingang erreicht, dann noch etwa 10–15 cm vorschieben.
  - Lage auskultatorisch kontrollieren.
➤ Beim wachen Patienten:
  - Patienten über den Vorgang aufklären.
  - Patient sitzend lagern, mit leicht nach vorne geneigtem Kopf.
  - Handschuhe anziehen.
  - ggf. Nasen- und Rachenraum mit Lokalanästhetikum besprühen.
  - Sonde mit Gleitmittel bestreichen.
  - Sonde durch die Nase einführen, beim Erreichen des Rachenraumes Patienten zum wiederholten Schlucken auffordern und Sonde bei jedem Schluckvorgang vorschieben (bei Dyspnoe oder Husten wieder zurückziehen).
  - Nach ca. 45 cm wird der Mageneingang erreicht, dann noch etwa 10–15 cm weiterschieben.
  - Korrekte Lage durch Magensaftaspiration oder durch Luftinsufflation mit der Sondenspritze bei gleichzeitiger Auskultation des Epigastriums überprüfen.

5.6 Harnblasenkatheter

Grundlagen

➤ **Indikationen:** S. jeweiliger Eingriff, z. B.:
  - Zur Entlastung bei prall gefüllter Harnblase, die die Ursache von postoperativen Schmerzen sein kann, zum Temperaturmonitoring, s. S. 27.
➤ **Komplikationen:** Verletzungen der Harnwege, aufsteigende Harnwegsinfekte.

Material

➤ **Katheterarten:**
  - *Einmalkatheter.*
  - *Dauerkatheter:* In der Regel Nelaton-Katheter (s. u.) mit Blockballon.
  - *Spülkatheter:* Besitzt zusätzlich einen Spülkanal (z. B. zur Spülung mit physiologischer NaCl-Lösung bei Koageln in der Harnblase infolge Makrohämaturie).
➤ **Formen:** Nelaton- (ohne) und Tiemannkatheter (mit) endständiger Krümmung für schwierige anatomische Verhältnisse.
➤ **Material bereitlegen:** Sterilen Katheter (Innendurchmesser meist 14 – 18 Ch. = Charrière = French = 1/3 mm), Tupfer, Lochtuch, sterile Handschuhe, Desinfektionsmittel, Nierenschale, anästhesierendes Gleitmittel (z. B. Instillagel), Urinbeutel.

Praktisches Vorgehen

➤ **Bei männlichen Patienten:**
  - Lagerung: Rückenlage mit Kissen unter dem Gesäß.
  - Sterile Handschuhe anziehen: Beim Rechtshänder bleibt die rechte Hand steril, die linke wird unsteril.
  - Mit der linken Hand Penis fassen, Vorhaut zurückstreifen und mit desinfektionsmittelgetränkten Tupfern (rechte Hand) Penis 2 × desinfizieren.
  - Lochtuch plazieren, dabei Penis durch das Lochtuch legen.
  - Penis nochmals desinfizieren (s. o.).
  - Anästhesierendes Gleitmittel in die Harnröhrenöffnung instillieren, 1 Min. warten, dabei die Harnröhrenöffnung leicht komprimieren.
  - Katheter 5 cm proximal der Spitze mit der rechten Hand fassen und in den mit der linken Hand nach oben gestreckten Penis einführen (bei Tiemann-Katheter Spitze nach oben richten).
  - Katheter wiederholt nachfassen und weiterschieben (muß leicht gehen). Nach 15 – 20 cm wird der Sphincter externus erreicht (erkennbar an leichtem Widerstand). Penis jetzt absenken, wenige cm weiter fließt Urin ab, Katheter bis zu einem erneuten Widerstand weiterschieben dann Blockballon füllen (5 – 10 ml Aqua dest.), anschließend Katheter vorsichtig bis zu einem spürbaren federnden Widerstand zurückziehen und den Urinbeutel anschließen.
  - Vorhaut reponieren.
  - Bei erfolgloser Harnröhrenpassage mit einem dünneren Katheter wiederholen.
➤ **Bei weiblichen Patienten:**
  - Hygienemaßnahmen s. o.
  - Lagerung: Rückenlage, Kissen unter das Gesäß, Beine aufstellen, Fersen aneinander und Knie ausgespreizt.
  - Desinfektion (von ventral nach dorsal): Große und kleine Labien, Urethraöffnung. Den letzten Tupfer in den Vaginaleingang legen.
  - Katheter ca. 5 cm weit einführen, blocken (s. o.).
  - Vaginaltupfer entfernen.

  ◎ *Beachte:* Bei Harnverhalt nicht mehr als 500 ml auf einmal ablassen.

Vorbereitung und Materialien

➤ Medikamente zur Narkoseeinleitung je nach geplantem Anästhesieverfahren, s. jeweils dort.
➤ **Materialienliste:**
  – Beatmungseinheit (Narkosegerät, bei Notfällen Ambu-Beutel).
  – Beatmungsmasken.
  – Guedeltuben.
  – Laryngoskop.
  – Tubus:
    • Magill-Tubus als Standard.
    • Tubus mit Spiralfeder bei Lagerungen, bei denen der Tubus knicken kann (z. B. Kieferchirurgie).
    • Spezialtuben (Doppellumentubus, Laser-Tubus).
  – Führungsstab.
  – Silikonspray als Gleitmittel für Führungsstab.
  – Kochsalz oder Lidocain-Gel als Gleitmittel für den Tubus (optional).
  – 10 ml-Spritze zum Blocken des Cuffs.
  – Pflaster zur Fixation (alternativ Mullbinde, s. u.).

Einschätzung von Intubationsschwierigkeiten bei der Prämedikationsvisite

➤ **Mallampati-Klassifikation** (Abb. 14): Es erfolgt je nach Einsehbarkeit von Zunge und Rachenstrukturen eine Einteilung in vier Klassen:
  – Klasse I: Der gesamte weiche Gaumen, Uvula, vordere und hintere seitliche Tonsillenbögen sind einsehbar.
  – Klasse II: Sicht wie Grad I ohne Einsehbarkeit der Tonsillenbögen.
  – Klasse III: Nur Gaumen und ein Teil der Uvula ist einsehbar.
  – Klasse IV: Nur der harte Gaumen ist einsehbar.
  – *Korrelation mit Intubationsschwierigkeiten:* Klasse I und II korrelieren mit geringen, Klasse III und IV mit erheblichen Intubationsschwierigkeiten.
  – 🔵 *Beachte:* Obwohl die Mallampati-Klassifikation sehr weit verbreitet ist, hat dieser Test signifikante falsch positive und, was noch gefährlicher ist, falsch negative Raten. Der Mallampati-Test kann wichtige Hinweise für das Vorhandensein von Intubationshindernissen liefern, ein Ausschluß von schwierigen Atemwegen ist damit jedoch nicht möglich.
➤ **Thyreomentaler Abstand** (Abb. 15, S. 56): Ein geringer Abstand zwischen Kinnspitze und Zungenbein korreliert in hohem Maße mit Intubationsschwierigkeiten (bei Abstand ≤ 6 cm ist mit Schwierigkeiten zu rechnen).
➤ **Anamnese:** Hinweise auf Intubationsschwierigkeiten bei vorhergehenden Operationen? Patient gezielt danach fragen.
➤ **Körperliche Untersuchung:**
  – Maximale Mundöffnung bei herausgestreckter Zunge. Dabei Klassifikation nach Mallampati (s. o.); Zustand des Gebisses?
  – Thyreomentalen Abstand messen (s. o.).
  – Mobilität der Halswirbelsäule vorsichtig prüfen.
  – Auf anatomische Auffälligkeiten wie z. B. Prognathie achten.
  – Bei geplanter nasaler oder bronchoskopischer Intubation Nase inspizieren.

6.1 Intubation

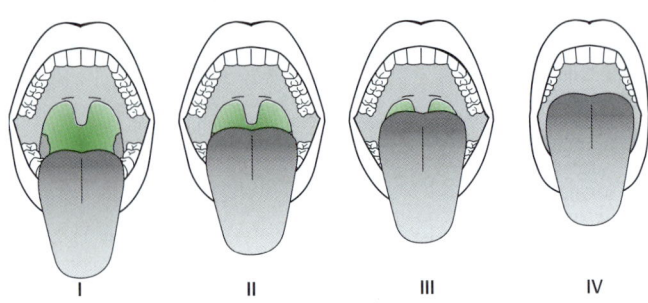

Abb. 14   Mallampati-Klassifikation

I   II   III   IV

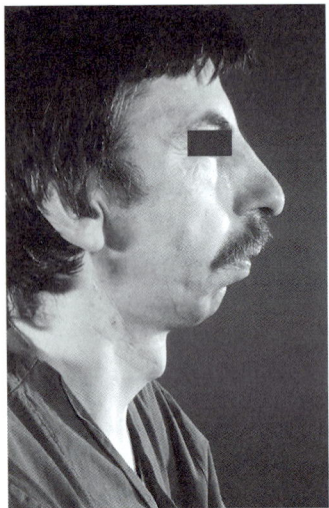

Abb. 15   Verringerter thyreomentaler Abstand

Anatomische Grundlagen (Abb. 16)

➤ Ansicht des Hypopharynx/der Stimmritze in Direktsicht s. Abb. 16.

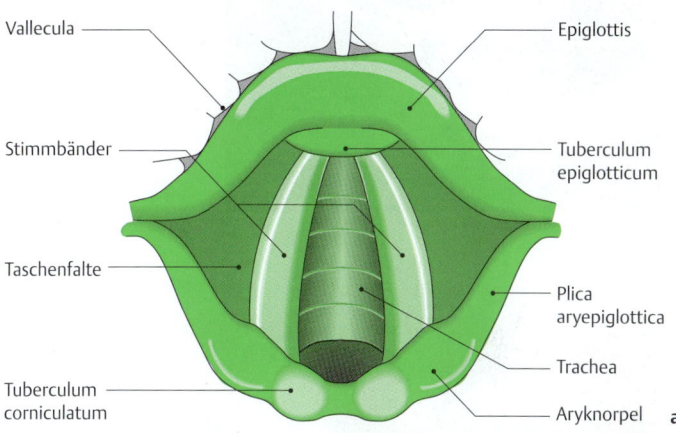

Vallecula — Epiglottis

Stimmbänder — Tuberculum epiglotticum

Taschenfalte — Plica aryepiglottica

— Trachea

Tuberculum corniculatum — Aryknorpel **a**

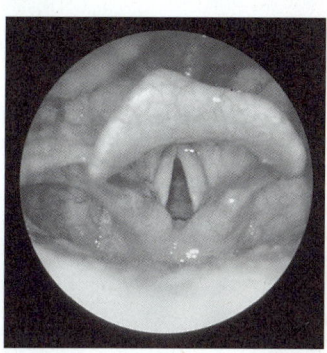

Abb. 16 a) Anatomie des Kehl-kopfes; b) Freier Blick auf die Stimm-lippen mit geöffneter Stimmritze

b

Praktisches Vorgehen: Orale Intubation (Abb. 17)

➤ **Tubusgröße:**
  – Männer: Innendurchmesser 8–9,5 mm bzw. 34–40 Charrière.
  – Frauen: Innendurchmesser 7,5–8,5 mm bzw. 32–36 Charrière.
➤ Kopf des Patienten auf ein ca. 5 cm hohes Intubationskissen lagern. Kinn anhe-ben, Kopf leicht überstrecken. Es resultiert die sog. Schnüffelstellung. In dieser Stellung werden die Achsen von Pharynx und Larynx einander angenähert, so daß ein Blick auf den Kehlkopfeingang möglich ist.
☛ *Beachte:* Eine massive Überstreckung verschlechtert die Intubationsbedingun-gen und kann mit Verletzungen der HWS einhergehen.

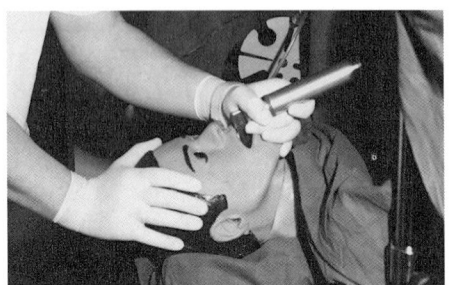

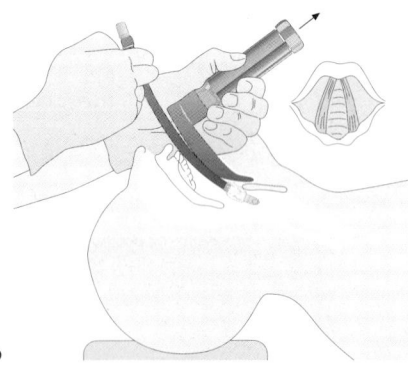

Abb. 17 Praktisches Vorgehen zur oralen Intubation (Anästhesie-Simulator)
a) Einführen des Laryngoskops; b) Intubation mit Tubusführung von der rechten Seite

b

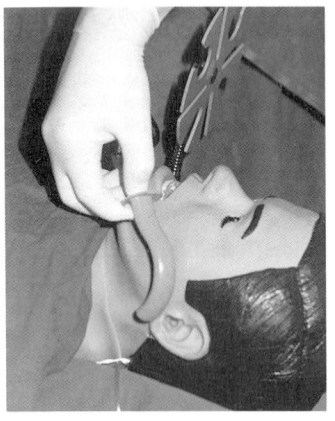

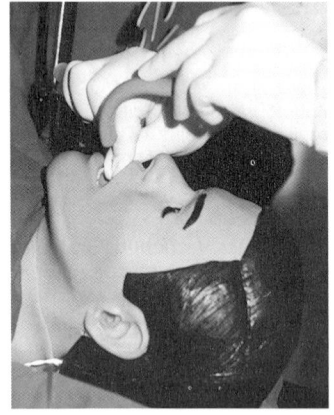

c

Abb. 17 c – g Einführen eines Guedel-Tubus als Beißschutz (zur besseren Darstellung ohne Tubus gezeigt). c) Orientierung zur Länge des Guedel-Tubus; d) Einführen des Guedel-Tubus. Beachte die gewählte Position, die ein Zurückschieben des Zungengrundes verhindern soll

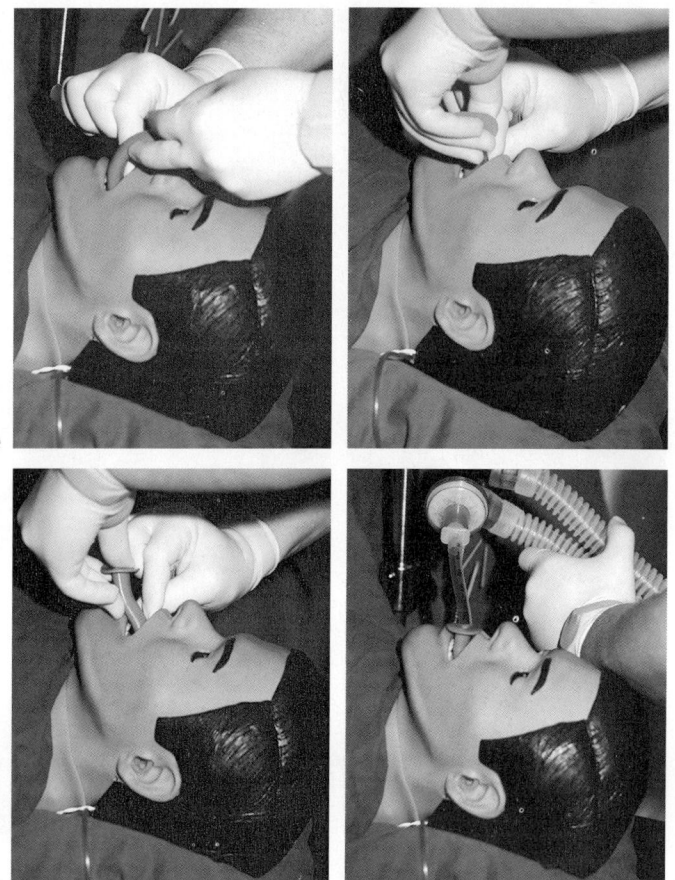

Abb. 17   e) und f) Guedeltubus um 180° drehen; g) Vorschieben in die endgültige
Position. h) Korrekte Position von Tubus und Guedeltubus, anschließend fixieren
(s. Abb. 18, S. 60)

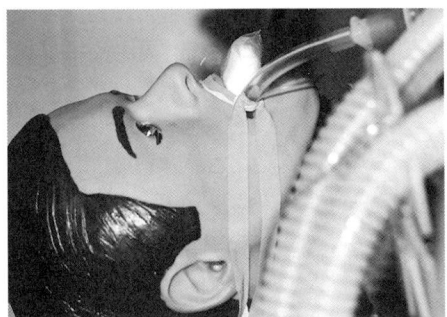

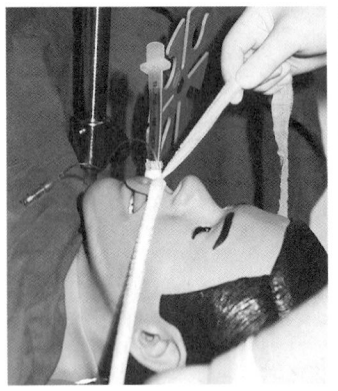
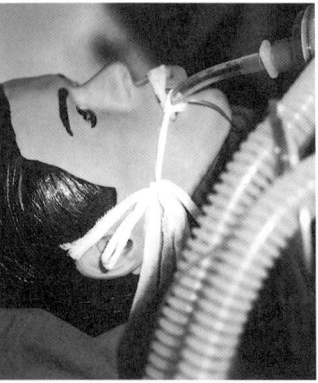

Abb. 18 a – c   Tubusfixierung. a) Pflaster gegenläufig fixieren; b) und c) Fixation mit einer Mullbinde. b) Vorgehen; c) Endgültige Position. Zusätzlich kann die Mullbinde mit einem zirkulären Pflaster am Tubus fixiert werden, um ein Durchrutschen des Tubus zu verhindern

➤ Der Mund kann entweder durch leichten Druck am Kinn mit der rechten Hand geöffnet werden oder mit dem sog. Kreuzgriff: Dabei wird mit zwei Fingern der rechten Hand (meist Zeige- und Mittelfinger) in den Mund an Ober- und Unterkiefer gefaßt und der Mund geöffnet.
➤ Anschließend wird mit der linken Hand das Laryngoskop eingeführt. Dabei den Griff initial nach rechts kippen und den Spatel seitlich in den Mund einführen, da ansonsten der Spatelgriff an die Thoraxwand stoßen kann.
➤ Im Mund bleibt der Spatel auf der rechten Seite, die Zunge wird auf die linke Mundseite gedrängt.

➤ Durch vorsichtigen Zug am Spatelgriff versuchen, die Epiglottis einzustellen. Nachdem diese identifiziert ist, wird die Spatelspitze vorsichtig in die Tasche oberhalb der Epiglottis (Valecula) vorgeschoben, ohne die Epiglottis aufzuladen. Ausnahme: Gerade Spatel nach Foregger zur Intubation von Säuglingen.

➤ Durch Zug in Richtung des Griffs Epiglottis anheben, die Sicht auf den Kehlkopfeingang wird frei. Dabei darf nicht am Laryngoskopgriff gehebelt werden: Die Sicht wird durch Hebelung verschlechtert, es drohen Zahnschäden oder Verletzungen des Alveolarkamms.

➤ Den Tubus nun mit der rechten Hand von der rechten Seite vorsichtig einführen. Dabei den Tubus zunächst so halten, daß das Tubusende mit dem Konnektor nach rechts außen zeigt. Andernfalls verlegt der Tubus die Sicht auf die Glottis.

➤ Nachdem der Tubus die Glottis passiert hat, wird er so weit vorgeschoben, bis der Cuff hinter den Stimmbändern liegt.

🔘 *Merke:* Der Tubus darf nie gegen Widerstand vorgeschoben werden, Perforationsgefahr! Im Zweifelsfall kleineren Tubus verwenden.

➤ Als Beißschutz einen Mundkeil oder einen Guedeltubus einführen.

➤ Lage auskultatorisch kontrollieren (Atemgeräusche über beiden Lungen?).

➤ Tubus mit Pflaster oder Mullbinde fixieren.

Praktisches Vorgehen: Nasale Intubation

➤ **Tubusgröße:** Bei Erwachsenen werden kleinere Tuben als bei der oralen Intubation verwendet: 6,5 mm für Frauen, 7,0 mm für Männer.

➤ Vor der Intubation den gößeren Naseneingang auswählen: Durch Schiefstand des Nasenseptums bestehen bei vielen Patienten erhebliche Größenunterschiede.

➤ Nach Narkoseeinleitung wird in üblicher Form der Tubus ohne Führungsstab über den unteren Nasengang in den Rachenraum vorgeschoben. Leichte Drehbewegungen erleichtern das Vorschieben. Bei gewaltsamem Vorschieben kann es zu Verletzungen im Nasen-Rachen-Raum, z.B. Abriß von Nasenmuscheln mit starker Blutung, kommen!

➤ Die Einstellung des Kehlkopfes erfolgt wie bei der oralen Intubation, s.o.

➤ Anschließend mit einer Magillzange den Tubus greifen und über die Glottis vorschieben. Dabei darauf achten, möglichst nicht den Cuff zu fassen, da dieser evtl. beschädigt werden kann.

➤ Da der Tubus von dorsal nach ventral in die Trachea vorgeschoben wird, kann evtl. die Tubusspitze an der Tracheavorderwand anstoßen. Faßt man den Tubus am Konnektor und schiebt ihn unter schraubenartigen Drehbewegungen leicht vor, läßt sich praktisch immer eine problemlose Plazierung erreichen.

➤ Lage auskultatorisch kontrollieren (Atemgeräusche über beiden Lungen?).

➤ Tubus mit Pflaster an der Stirn fixieren.

6.2 Schwierige Intubation

Grundlagen

➤ **Inzidenz:** Intubationen sind nur in 0,05 – 0,35 % nicht erfolgreich (Grad III oder IV), nur sehr selten kommt es zum Zustand „cannot intubate – cannot ventilate", s. u.

➤ **Schwierigkeitsgrade der Intubation:** Mit Hilfe der Laryngoskopie können vier Schwierigkeitsgrade unterschieden werden (Grad I sehr leichte, Grad IV sehr schwierige Intubation). Vier Stadien nach Cormack und Lehane:
- Grad I: Sicht auf die gesamte Larynxöffnung.
- Grad II: Sicht auf die hintere Apertur.
- Grad III: Sicht nur auf den Rand der Epiglottis.
- Grad IV: Sicht nur auf den weichen Gaumen.

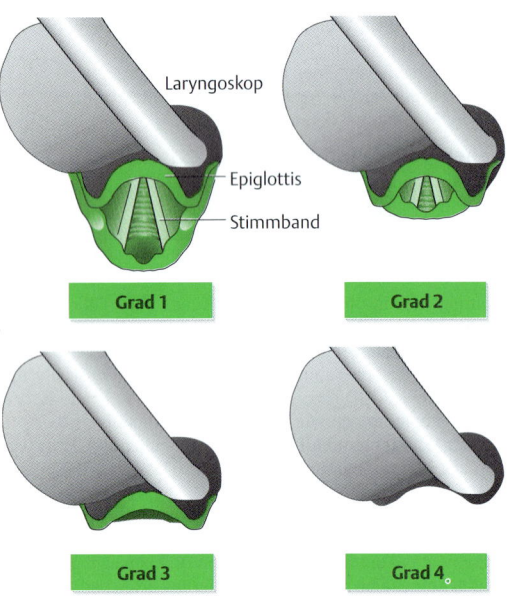

Abb. 19 Einteilung der Schwierigkeitsgrade bei direkter Laryngoskopie nach Cormack und Lehane

Ursachen einer schwierigen Intubation

➤ **Anatomische Ursachen:**
- Kurzer, dicker Hals bei vollständigem Gebiß.
- Vorstehende Schneidezähne mit überstehendem Oberkiefer.
- Eingeschränkte Beweglichkeit im Kiefergelenk.
- Langer hoher Gaumen mit enger Mundhöhle.
- Weiter Abstand zwischen Kinnspitze und Zahnreihe.
- Große Zunge.

- Eingeschränkte Beweglichkeit des Halses, angeborene Anomalien oder Fehlbildungen des Halses.
➤ **Erkrankungen** mit hoher Inzidenz von Intubationsschwierigkeiten:
  - Tumoren im Mund, Kiefer, Gesichts- und Kehlkopfbereich.
  - Chronische Polyarthritis, Akromegalie, Sklerodermie.
  - Verbrennungen im Gesicht-/Hals-Bereich.
  - Z. n. Bestrahlungen im Gesicht-/Hals-Bereich.
  - Evtl. Trisomie 21 (Makroglossie).
  - Angeborene Syndrome: Klippel Feil Syndrom, Pierre Robin Syndrom, Treacher-Collins Syndrom, Hurler Syndrom.

Prämedikationsvisite zur Einschätzung von Intubationsschwierigkeiten s. S. 55

Vorbereitung bei erwarteten Intubationsschwierigkeiten

➤ **Aufklärung:** Ist mit erheblichen Intubationsschwierigkeiten zu rechnen, muß der Patient über eine bronchoskopische Intubation in Lokalanästhesie im Wachzustand aufgeklärt werden.
➤ **Materialien bereitstellen:**
  - Verschiedene Beatmungsmasken, Tubusgrößen, Laryngoskopspatel sowie Führungsstäbe passend zu den Tuben.
  - Funktionstüchtige Absaugvorrichtung.
  - Bronchoskopiewagen mit Zubehör und Lichtquelle.
  - *Ausrüstung für Notfallbeatmung:*
    • Ohne chirurgische Intervention: Larynxmaske, evtl. Combitubus (falls vorhanden, Übung im Umgang erforderlich).
    • Mit chirurgischer Intervention: Minikoniotomieset.
    • Kapnometrie, Jetventilator.
  - *Medikamente:*
    • Ketamin oder Propofol als kurzwirksame Anästhetika in ausreichender Menge.
    • Fentanyl oder Rapifen, um nach erfolgreicher Intubation schnell die Narkose vertiefen zu können.
    • Succinylcholin.
    • Nichtdepolarisierendes Muskelrelaxans für Relaxierung nach Intubation.
➤ *Merke:* Ist eine sehr schwierige Intubation zu erwarten, wird der Patient primär wach in Schleimhautanästhesie bronchoskopisch intubiert.

Konventionelle Intubation bei erwarteten Intubationsschwierigkeiten – Narkoseeinleitung

➤ Zunächst Patienten über mehrere Minuten präoxygenieren. Dabei prüfen, ob die Maske dicht gehalten werden kann.
➤ Priming mit einer niedrigen Dosis eines nichtdepolarisierenden Muskelrelaxans. Dann niedrige Dosis Propofol (1 – 1,5 mg/kg KG) oder Ketamin (0,5 – 1,0 mg/kg KG) geben und Maskenbeatmung versuchen. Gelingt dies, kann eine konventionelle Narkoseeinleitung mit Nachinjektion des Hypnotikums und Relaxation durch Succinylcholin erfolgen. Ist eine Maskenbeatmung nicht möglich, läßt man den Patienten aufwachen und intubiert wach bronchoskopisch.

6.2 Schwierige Intubation

🔵 *Beachte:* Während Apnoe fällt der Sauerstoffpartialdruck um ca. 55 mmHg/Min. Der CO_2-Partialdruck steigt ca. 15 mmHg in den ersten 35 Sek., dann ca. 4 mmHg/Min. an. Der Patient ist vital durch eine Hypoxie, nicht durch eine Hyperkapnie gefährdet. Bei Einleitung mit einem kurzwirksamen Anästhetikum setzt die Spontanatmung ein, bevor der Patient durch Hypoxie ernstlich gefährdet wird.

➤ Gelingt die Intubation nach Relaxierung nicht auf Anhieb, können mit folgenden Methoden die Intubationsbedingungen verbessert werden: Verbesserung der Kopfposition, Druck auf den Kehlkopf während Laryngoskopie, Führungsstab in Hockeyschlägerform (Cave Perforationsgefahr!), Epiglottis mit Laryngoskop aufladen.

🔵 *Cave:* Keine forcierten, gewaltsamen Intubationsversuche! Schleimhautödem und Blutungen können eine Maskenbeatmung unmöglich machen. Patient stirbt nicht an einer fehlgeschlagenen Intubation, sondern am Unvermögen, Sauerstoff in die Lunge zu bringen!

Fiberoptische bronchoskopische Intubation

➤ **Indikationen:**
  – Eingeschränkte oder fehlende Mundöffnung (z. B. nach Kieferfraktur).
  – Erwartete sehr schwierige Intubation (z. B. Tumoren im Kopf-Hals-Bereich).
  – Anamnestisch bekannte bronchoskopische Intubation wegen Intubationsschwierigkeiten.
  – Instabile HWS-Fraktur.
➤ Der Patient sollte mit möglichst entspannter Kopfhaltung liegen.
➤ Schleimhautanästhesie des Nasen-Rachenraumes mit Lidocain-Spray, des Kehlkopfes und der Trachea mit Xylocain 4%ig.
➤ Tubus auf Bronchoskop auffädeln und fixieren.
➤ Absaugung anschließen.
➤ Bronchoskop durch das weitere Nasenloch einführen.
➤ Lokalanästhesie von Nase, Kehlkopf und Trachea mit Xylocain 4%ig (Maximaldosen beachten!) über Absaugkanal des Bronchoskops. Dabei Absaugschlauch vorübergehend abklemmen. Nach Applikation des Lokalanästhetikums Bronchoskop zurückziehen und ca. 2 Min. Wirkungseintritt abwarten.
➤ Nach erneuter Passage der Glottis mit dem Bronchoskop den Tubus vorschieben.
➤ Bei sicherer endotrachealer Lage das i. v.-Hypnotikum injizieren.
➤ Abschließend bonchoskopische Kontrolle der korrekten Tubuslage.

Retrograde Intubation

➤ **Indikation:** Alternative zur bronchoskopischen Intubation, v. a. wenn Blutungen im Nasenrachenraum (z. B. nach Trauma) die konventionelle oder bronchoskopische Intubation unmöglich machen.
➤ Die Membrana cricothyreoidea wird mit einer großlumigen Kanüle punktiert und ca. 30° kopfwärts ausgerichtet. Nach sicherer Identifikation der Trachea (Luft aspirieren) wird ein dünner Guide durch die Kanüle kopfwärts geschoben, bis er den Mund erreicht. Evtl. muß der Guide durch einen Helfer unter Laryngoskopie erfaßt und gezogen werden.
➤ Über den Guide wird ein dünner Tubus aufgefädelt und unter Straffhalten des Guides von beiden Seiten in die Trachea vorgeschoben.

Praktisches Vorgehen bei Scheitern aller Intubationsversuche

➤ Möglichst Spontanatmung anstreben, Sauerstoff zuführen.
➤ Bei zwingender Operations- und Intubationsindikation Tracheotomie in Lokalanästhesie durch den Chirurgen.
◉ *Bei drohender Hypoxie* („cannot intubate – cannot ventilate") Notkoniotomie oder Nottracheotomie:
  – *Materialien:*
    • Skalpell, Nasenspekulum, Ventilationskanüle (Größe 4,0) oder Tubus, Führungsdraht, Naht zur Fixierung.
    • Alternativ: Fertige Punktionssets nach Seldinger-Technik.
    ◉ *Beachte:* Fertig gepackte Sets müssen für den Notfall immer bereitliegen.
  – *Praktisches Vorgehen* (Abb. 20 S. 66):
    • Lagerung mit maximaler Reklination des Kopfes.
    • Längsinzision der Haut zwischen Unterrand des Schildknorpels und Ringknorpel.
    • Quere Inzision der Membrana cricothyroidea (Syn.: Lig. conicum) zwischen Ring- und Schildknorpel.
    • Trachea mit Spekulum offenhalten und Beatmungstubus einführen.
  – *Alternativ:* Punktion der Membran mit Punktionskanüle eines industriell gefertigten Sets. Danach Guide einführen, dilatieren und Beatmungskanüle vorschieben.
  ◉ *Beachte:* Die Notkoniotomie sollte möglichst schnell in eine definitive Tracheotomie umgewandelt werden, um Langzeitschäden am Kehlkopf zu vermeiden.
  – Bei Minikoniotomie Tubus der Größe 4,0 oder 5,0 einführen, über den eine manuelle Beatmung mit reinem Sauerstoff gerade noch möglich ist.
  – Falls die Trachea mit einer großlumigen Kanüle (14 G) notfallmäßig punktiert wird, ist eine suffiziente Oxygenierung nur über Jetventilation möglich.
  ◉ *Beachte:* Bei einer kompletten Obstruktion der oberen Atemwege ist eine Jetventilation kontraindiziert, da die Exspiration nicht möglich ist.

Praktisches Vorgehen bei anästhesierten Patienten und unerwarteten Intubationsschwierigkeiten

➤ Gelegentlich kommt es trotz sorgfältiger Anamnese und Untersuchung zu erheblichen Intubationsschwierigkeiten des bereits anästhesierten Patienten.
➤ Gelingt die konventionelle Intubation nicht, erfolgt die bronchoskopische Intubation (s.o.). Diese ist jedoch beim bewußtlosen Patienten schwieriger und erfordert viel Routine, zumal nur in Apnoephasen Zeit für Intubationsversuche zur Verfügung steht.
➤ Während der Apnoephasen bei bronchoskopischen Intubationsversuchen Sauerstoff über einen naso- oder oropharyngealen Katheter zuführen (durch apnoische Oxygenierung kann der Beginn einer Hypoxie verzögert werden).
➤ Vorziehen von Unterkiefer und Zunge durch einen Helfer erleichtert die bronchoskopische Intubation oft.
➤ **Alternativ Larynxmaske:**
  ◉ *Cave:* Bei sehr schwieriger Intubation ist auch die Plazierung der Larynxmaske häufig erschwert.

6.2 Schwierige Intubation

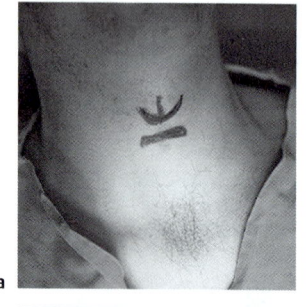
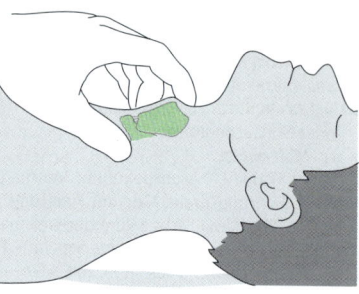

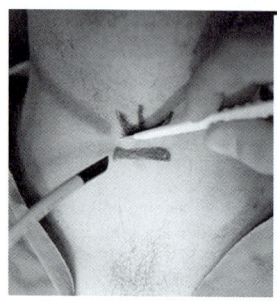
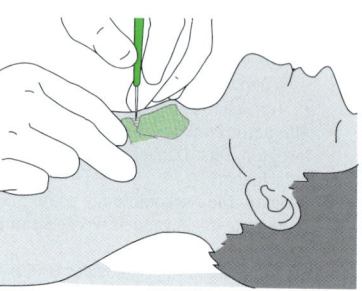

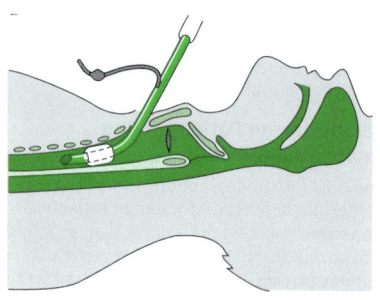

Abb. 20 a – e   Koniotomie.
a) und b) Palpation des Spaltes zwischen Schildknorpel und Ringknorpeloberrand; c) und d) Inzision der Haut und des Lig. conicum; e) Einführen des Tubus

– Patient mit Larynxmaske beatmen (s. S. 129). Bei absoluter Intubations- und Operationsindikation kann der Patient über die Larynxmaske beatmet werden, bis die Wirkung der Anästhetika und/oder Relaxantien abgeklungen ist. Anschließend erfolgt die bronchoskopische Intubation im Wachzustand.
– Alternativ ist eine bronchoskopische Intubation mit einem Tubus der Größe 6,0 über eine Larynxmaske möglich bzw. es kann ein speziell geformter Führungsstab (Cook) über die Kehlkopfmaske unter Sicht in die Trachea eingeführt werden und darüber nach Entfernung von Larynxmaske und Bronchoskop ein Endotrachealtubus vorgeschoben werden.

⊙ *Bei drohender Hypoxie:* Notkoniotomie (s. o.) zur Erhaltung der Vitalfunktionen.

Extubation nach erheblichen Intubationsschwierigkeiten ⎯⎯⎯

➤ Nach sehr schwieriger Intubation und wiederholten Intubationsversuchen muß mit einem Anschwellen der Atemwege gerechnet werden. Daher prophylaktische Gabe von Cortison (z. B. 125 mg Prednisolon).

➤ Im Zweifelsfall sollten die Patienten einige Stunden nachbeatmet werden, um ein Abschwellen der Atemwege zu ermöglichen.

➤ Die Extubation darf nur erfolgen, wenn alle Vorbereitungen zur Reintubation getroffen sind (s. o.).

➤ Patienten über die vorangegangenen Intubationsschwierigkeiten informieren. Optimalerweise sollte dem Patienten schriftlich eine Bescheinigung oder ein Ausweis (erhältlich über die DGAI-Geschäftsstelle in Nürnberg) ausgestellt werden, aus dem Grad und Art der Intubationsschwierigkeit hervorgehen, um bei weiteren Operationen größtmögliche Sicherheit gewährleisten zu können.

6.3 Narkosebeatmung

Grundlagen

➤ Grundsätzlich werden narkotisierte Patienten kontrolliert beatmet.
➤ Zur Beatmung stehen spezielle Narkosebeatmungsgeräte zur Verfügung, die folgende Besonderheiten aufweisen:
  – Gasversorgung mit Farbkodierungen und für jedes Gas spezifische Steckkonnektionen:
    • Sauerstoff: blau oder weiß (ISO 32, neue internationale Norm).
    • Druckluft : gelb oder schwarz-weiß (ISO 32).
    • Vakuum: Farblos durchsichtig, farbneutral oder gelb nach ISO 32.
    • Lachgas: grau, farbneutral oder blau nach ISO 32.
    ◉ *Cave:* Verwechslungsgefahr bei neuer Farbkodierung für Lachgas (blau) und alter Codierung für Sauerstoff (ebenfalls blau!).
  – Die Gasversorgung erfolgt über Flaschen oder eine zentrale Gasversorgung.
➤ Applikation und Dosierung volatiler Anästhetika erfolgen über für jedes Volatilium spezifische Verdampfer.
➤ Atemkalk zur CO_2-Resorption bei halbgeschlossenen oder geschlossenen Systemen (Granula aus Natronkalk. Zusatz eines Farbindikators zeigt die Erschöpfung durch Farbumschlag (lila) an.

Narkosesysteme

➤ **Halb-offenes System** ohne Rückatmung, d.h., jeder Atemzug enthält ausschließlich Frischgas:
  – *Vorteile:* Geringer apparativer Aufwand, schnelle Steuerung der Narkosetiefe durch rasche Änderung der Konzentration der Narkosegase.
  – *Nachteile:* Hoher Verbrauch an Anästhetika, Auskühlung und Flüssigkeitsverluste durch trockene Gase, hohe Umweltbelastung mit Narkosegasen.
➤ **Halb-geschlossenes System:** Teilweise Rückatmung, d.h., jeder Atemzug enthält einen Anteil rückgeatmetes Gas, aus dem CO_2 am Atemkalk resorbiert wurde, und einen Anteil Frischgas.
  – *Vorteile:* Anfeuchtung und Anwärmung der Atemgase, geringerer Narkosemittelverbrauch, geringere Umweltbelastung.
  – *Nachteile:* Höherer apparativer Aufwand, langsame Änderung der inspiratorischen Gaskonzentration bei niedrigem Frischgasfluß. Tip: Evtl. kurzfristig Frischgasfluß erhöhen, um eine rasche Narkosevertiefung zu erreichen.
➤ **Spezielle Formen des halb-geschlossenen Systems:**
  – Low flow-System: Frischgasfluß ca. 1 l /Min.
  – Minimal flow-System: ca. 0.5 l/ Min.
  – Voraussetzung: Sehr dichtes Narkosesystem, in- und exspiratorisches Atemgasmonitoring.
  ◉ *Merke:* Im Minimal flow liegt der Frischgasfluß im Bereich des Sauerstoffverbrauchs. Daher muß die inspiratorische Sauerstoffkonzentration höher gewählt werden als beim halb-offenen System, damit kein hypoxämisches Gasgemisch entsteht. Atemgasmonitoring ist obligat!
➤ **Total geschlossenes System:** System mit vollständiger Rückatmung. Frischgaseinspeisung von Sauerstoff, Lachgas und Inhalationsanästhetika nur nach aktuellem Bedarf und Verbrauch des Patienten. Nur CO_2 verläßt das System.
  – *Vorteile:* Minimaler Narkosemittelverbrauch, Anwärmung und Anfeuchtung der Atemgase, Abschätzung des aktuellen Sauerstoffverbrauchs möglich.
  – *Nachteile:* Höherer technischer Aufwand.

Praxis der Beatmung während der Narkose

➤ **Ziel:** Normoventilation mit einer Sauerstoffsättigung > 97 % bei Gesunden und einer Normokapnie (pCO$_2$ 35 – 40 mmHg).
➤ **Beatmungsform:** Volumenkontrolliert, evtl. mit Druckbegrenzung mit einer Frequenz von 10 – 12/Min.
➤ Die **inspiratorische Sauerstoffkonzentration** sollte auch beim Gesunden aus Sicherheitsgründen 30 % nicht unterschreiten.
➤ **Atemvolumen:** Primär wird ein Atemvolumen von ca. 100 ml/kg KG gewählt. Dabei muß man sich am Normalgewicht des Patienten orientieren, da es ansonsten zu erheblicher Hypoventilation von adipösen Patienten kommen kann. (Fettgewebe ist nicht so stoffwechselaktiv wie z. B. Muskeln). Alte Menschen haben meist einen geringeren Ventilationsbedarf als junge.
➤ **Feineinstellung:** Erfolgt nach PetCO$_2$ und Sauerstoffsättigung. Im Zweifelsfall gibt eine Blutgasanalyse exakte Auskunft über die Beatmungssituation.
◎ *Merke:* Nach Einstellung der Beatmungsparameter individuelle Alarmgrenzen einstellen (Diskonnektionsalarm, Stenosealarm, Atemminutenvolumen, Grenzen für Sauerstoffsättigung und PetCO$_2$). Näheres s. Kapitel Monitoring S. 19.
➤ **PEEP** (Positive End Exspiratory Pressure):
  – *Prinzip:* Am Ende der Exspiration sinkt der Atemwegsdruck nicht auf Null ab.
  – *Wirkung:* Optimierung der FRC, alveoläres Rekruitment, Vergrößerung der Gasaustauschfläche, Abnahme des Rechts-Links-Shunts.
  – *Indikationen:* Während der Anästhesie kann eine PEEP-Beatmung indiziert sein z. B. bei Einlungenventilation, Beatmung bei Intensivpatienten, Versorgung von Polytraumatisierten.
  – *Einstellungen:* Als Standard 5 mbar, auf maximal 15 mbar schrittweise erhöhen.

Überwachung des Patienten

➤ Exaktes und ausgedehntes Monitoring (S. 19) hat die Komplikationsrate bei beatmeten Patienten erheblich reduzieren können.
➤ Unabdingbar bleibt aber trotzdem die klinische Überwachung durch kontinuierliche Anwesenheit des Anästhesisten. Folgendes überprüfen:
  – Seitengleiche Atemexkursionen des Thorax.
  – Korrekte Fixierung und Lage des Tubus.
  – Atemgeräusch (regelmäßig auskultieren).
  – Atemkalk (Farbumschlag?).
  – Periphere Durchblutung des Patienten.
  – Hautfarbe und Schweißneigung.
  – Bei Flaschenversorgung: Füllungszustand.

7.1 Wasser- und Elektrolythaushalt

Definitionen und Übersicht

➤ **Wasser/Flüssigkeitsverluste:**
  – Der Anteil des Körperwassers am Gesamtgewicht macht bei Säuglingen etwa 70%, bei Erwachsenen 50–60% aus. Etwa $^2/_3$ des Wassers befindet sich im Intrazellulärraum (IZR), etwa $^1/_3$ im Extrazellulärraum (EZR).
  – Täglicher physiologischer Flüssigkeitsverlust (Urin, Stuhl, Perspiratio): Bei Erwachsenen ca. 3% des KG, bei Säuglingen ca. 10% des KG.

  ☑ *Beachte:* Da sich NaCl fast ausschließlich im EZR befindet, betreffen Störungen des NaCl-Haushaltes vor allem das extrazelluläre Volumen, während Störungen des Flüssigkeitshaushaltes sowohl den EZR als auch den IZR betreffen.

➤ **Plasmaosmolarität:**
  – Normwert: 280–300 mosmol/l.
  – Näherungsgleichung:

  $$\text{Osmolarität} = (Na^+ + 5) \times 2 + K; \text{ dabei ist}$$

  $$K = \frac{\text{Glukose [mg \%]}}{18} + \frac{\text{Harnstoff [mg \%]}}{6}$$

Formen der Störungen des Flüssigkeitshaushaltes

➤ **Isotone Dehydratation** (extrazelluläres Wasserdefizit):
  – *Labor:* Hkt erhöht, Na+ normal; Urinosmolarität erhöht.
  – *Ursachen:* Erbrechen, Durchfall, Fisteln, Verbrennungen, Hitzschlag, Pankreatitis, Peritonitis, Diuretika, Schlafmitteleinnahme, CO-Vergiftung.
  – *Klinik:* Schwindel, Kollaps, Hypotonie, Fieber, Muskelkrämpfe, Oligurie.
  – *Therapieprinzip:* Ringerlösung (s. S. 72).

➤ **Hypertone Dehydratation** (intra-extrazelluläres Wasserdefizit):
  – *Labor:* Hkt erhöht, Na+ erhöht.
  – *Ursachen:* Mangelnde Flüssigkeitszufuhr, Schwitzen, Fieber, Durchfälle, osmotische Diurese, polyurisches Nierenversagen, Diabetes insipidus.
  – *Klinik:* Trockene Schleimhäute, verminderter Hautturgor, Durst, Fieber, Oligurie, Krämpfe, Delirium.
  – *Therapieprinzip:* Zweidrittel- bis Vollelektrolytlösungen, Glucose 5% nur bei Diabetes insipidus (s. S. 72).

➤ **Hypotone Dehydratation** (Natriummangel): Zunahme des intrazellulären Volumens!
  – *Labor:* Hkt erhöht; Na+ erniedrigt.
  – *Ursachen:* Zufuhr von freiem Wasser bei Durchfall, Erbrechen und Schwitzen, Na-Verlust bei NNR-Insuffizienz oder Niereninsuffizienz, chronische Diuretikagabe, SHT.
  – *Klinik:* Müdigkeit, Schwindel, Kollaps, Hypotonie, Fieber, Muskelkrämpfe, Bewußtseinstrübung, Krämpfe, Oligurie.
  – *Therapieprinzip:*
    • Na+-Bedarf [mmol/l] = (Na+soll – Na+ist) × kg KG × 0,2.
    • Ringerlösung, NaCl 0,9%; NaCl 3%.

    ☑ *Cave:* Langsam ausgleichen! Gefahr der pontinen Demyelinisierung!

➤ **Isotone Hyperhydratation** (extrazellulärer Wasserüberschuß):
  – *Labor:* Hkt erniedrigt, Na+ normal.
  – *Ursachen:* Übermäßige Zufuhr bei An- oder Oligurie; Ödeme bei Herz-, Leber-, Niereninsuffizienz, Eiweißverlusten.

- *Klinik:* Ödeme, Dyspnoe, Ergüsse.
- *Therapieprinzip:* Flüssigkeitsrestriktion, Diurese (Furosemid 20 – 40 mg alle 2 – 4 Std., je nach Bilanz).

➤ **Hypertone Hyperhydratation** (Natriumüberschuß):
- *Labor:* Hkt erniedrigt, Na^+ erhöht.
- *Ursachen:* Morbus Conn, Morbus Cushing, Steroidgaben, übermäßige Zufuhr von NaCl bei Nierenerkrankungen oder übermäßige Zufuhr von Natriumhydrogenkarbonat.
- *Klinik:* Lungenödem, Durchfall, Erbrechen, Hyperthermie, Unruhe, Koma.
- *Therapie:* Kochsalz- und Flüssigkeitsrestriktion, Saluretika, Dialyse.

➤ **Hypotone Hyperhydratation** (Wasserüberschuß):
- *Labor:* Hkt erniedrigt, Na^+ erniedrigt.
- *Ursachen:* Zufuhr von freiem Wasser, gesteigerte ADH-Ausschüttung, Einschwemmung von Spülflüssigkeit bei TUR (s. S. 439) oder operativen hysteroskopischen Eingriffen, schwere Herzinsuffizienz, Leberinsuffizienz.
- *Klinik:* Übelkeit, erhöhter Blutdruck, Lungenödem, Herzinsuffizienz, Verwirrtheit, Krämpfe, Koma.
- *Therapie:* Flüssigkeitsrestriktion, Diuretika, Vorlastsenkung, Dopamin, Dialyse, NaCl-Lösung 5,85 %.

Indikationen zur perioperativen Flüssigkeitstherapie ────────

➤ **Vorbestehendes Defizit** durch längere Nüchternheit ohne intravenöse Zufuhr, Fieber, abführende Maßnahmen, Ileus, Erbrechen, Flüssigkeitsrestriktion bei Herzinsuffizienz.
➤ Perioperativer Erhaltungsbedarf. Je nach Eingriff liegt der perioperative Bedarf bei 80 – 200 ml/Std.
➤ Intraoperative Verluste.

Flüssigkeitsbedarf ───────────────────────────

◉ *Merke:* Vor Narkoseeinleitung sollten mindestens 50 % des vorbestehenden Defizites ausgeglichen werden. Vorsicht bei Patienten mit Herzinsuffizienz! Als Standardinfusionslösungen kommen bei Erwachsenen Ringer- oder Zweidrittel-elektrolytlösungen zur Anwendung.

➤ **Abschätzung des Grundbedarfes:**
- Für die ersten 10 kg KG: 4 ml/kg KG/Std.
- Für die nächsten 10 kg KG: 2 ml/kg KG/Std.
- Für die restlichen kg KG: 1 ml/kg KG/Std.
- *Zu diesem Grundbedarf zusätzliche intraoperative Verluste addieren:*
  • Blutverluste.
  • Perspiratio aus dem Wundgebiet (von ca. 1 ml/kg KG/Std. bei Herniotomien bis ca. 7 ml/kg KG/Std. bei großen bauchchirurgischen Eingriffen), Beatmung mit trockenen Gasen.
  • Sequestration in den 3. Raum.

➤ **Parameter zur Abschätzung des Hydrierungszustandes des Patienten:** Urinausscheidung, Urinosmolarität, Blutdruck, Herzfrequenz, Hautturgor, Jugularvenenfüllung, Ödeme, Serumnatrium, Serumosmolarität, Hämatokrit, mittleres Erythrozytenvolumen, Schwankungen der arteriellen Druckkurve bei beatmeten Patienten bei Volumenmangel.

◉ *Beachte:* Durch den operativen Streß und die katabole Stoffwechsellage kommt es zu Elektrolytverschiebungen.

7.1 Wasser- und Elektrolythaushalt

Wichtige Hinweise zur perioperativen Flüssigkeitstherapie

➤ Vollelektrolytlösungen (s. u.) verteilen sich im gesamten Extrazellulärraum (75 % Interstitium, 25 % Intravasalraum). Die Zufuhr von 1 l Ringer-Lösung erhöht das intravasale Volumen nur um 250 ml. Bei größeren Blutverlusten werden deshalb kolloidale Lösungen eingesetzt, die je nach Präparat für 3 – 12 Std. einen deutlichen Volumeneffekt bewirken.

☑ *Cave:* Die Therapie des relativen Volumenmangels, verursacht durch eine Sympathikolyse bei Regionalanästhesien, sollte eher durch kurzwirksame kolloidale Lösungen erfolgen, um nach Abklingen der Sympathikolyse eine Hypervolämie zu vermeiden.

Kristalloide Lösungen (Elektrolytlösungen)

➤ **Vollelektrolytlösungen:**
  – *Eigenschaften:* Natriumgehalt = 120 mmol/l. Vollelektrolytlösungen sind auf die extrazelluläre Flüssigkeit abgestimmt, Chlorid kann teilweise durch organische Ionen wie Laktat oder Malat ersetzt sein.
  – *Einsatz:* Isotone und hypotone Dehydratation, Ausgleich für Verluste von extrazellulärer Flüssigkeit (Fisteln, Drainagen, Sekrete).
  – *Beispiele:*
    • Ringerlösung.
    • Physiologische Kochsalzlösung (NaCl 0,9%): Nur die Osmolarität ist physiologisch (K^+-frei); Einsatz bei Niereninsuffizienz oder Hyponatriämie oder Hypochlorämie.
➤ **Zweidrittelelektrolytlösungen:**
  – Natriumgehalt 90 – 120 mmol/l, Kaliumgehalt meist um 20 mmol/l, teilweise mit geringem Kohlenhydratanteil.
  – *Einsatz:* Deckung des Flüssigkeits- und Elektrolytbedarfes in der perioperativen und posttraumatischen Phase.
  – *Beispiele:* Tutofusion OP, Jonosteril Na 100.
➤ **Elektrolytlösungen für die Pädiatrie:**
  – *Pädiafusin OP:* Natriumgehalt 100 mmol/l, Kaliumgehalt 0 mmol/l, Calciumgehalt 2 mmol/l, Glukosegehalt 55 g/l.
  – *Ionosteril päd III:* Natriumgehalt 73,6 mmol/l, Kaliumgehalt 2 mmol/l, Calciumgehalt 1,1 mmol/l, Glukosegehalt 25 g/l.
  – *Einsatz:* Deckung des Flüssigkeits- und Elektrolytbedarfes in der perioperativen Phase.

Kolloidale Volumenersatzlösungen

➤ **Humanalbumin:** Die Anwendung von Humanalbumin ist auf wenige Indikationen (Gegenanzeigen HAES, Albuminmangel) begrenzt. Sehr teuer, keine Vorteile gegenüber HAES. Wegen des Poolings aus einer sehr großen Zahl von Einzelspendern evtl. Risiko von slow-virus-Infektionen (z. B. Jakob-Creutzfeldt-Erkrankung).
➤ **FFP** = fresh frozen plasma: Volumenersatzmittel bei Gerinnungsstörungen (z. B. erheblichen Blutverlusten), vgl. auch S. 93.
➤ **Hydroxyethylstärke (HAES):**
  – *Einsatz:* Kommt in Europa überwiegend zur Anwendung.
  – *Kontraindikationen:*
    • Bekannte anaphylaktoide Reaktion gegen HAES.
    • Serumkreatinin > 2 mg/dl.

- Schwere Blutgerinnungsstörungen (z.B. PTZ > 40, Thrombozyten < 50000, Blutungen).
- Intrakranielle Blutungen.
- Schwangerschaft (peripartaler Einsatz ist unbedenklich).
- *Volumeneffekt, intravasale Persistenz:*
  - HAES ist ein Derivat von Amylopektin, das aus Glukoseeinheiten aufgebaut ist. Die Volumenwirkung wird durch das Molekulargewicht und die Konzentration bestimmt (HAES 3%, 6% oder 10%). Je höher die Konzentration, desto größer der Volumeneffekt.
  - 🔵 *Beachte:* Hinweis: HAES-steril 10% sowie Haemofusin 10% haben eine Volumenwirkung von 130–145% bei einer Wirkdauer von 3–4 Std. Da die über 100% hinausgehende Volumenwirkung aus Flüssigkeit aus dem Interstitium besteht, müssen zusätzlich kristalloide Lösungen infundiert werden (s.o.), um diese Verluste wieder auszugleichen.
- *Dosislimit:* 2 g/kg KG/d (2500 ml HAES 6% oder 1500 ml HAES 10% bei 75 kg KG).

➤ **Dextrane:**
- *Eigenschaften:* Hochmolekulare Polysaccharide. Mittleres Molekulargewicht 40000, 60000 oder 70000. Die Lösungen sind hyperonkotisch, d.h. durch Einstrom von Volumen aus dem Extravasalraum ist die Volumenwirkung größer als das infundierte Volumen.
- *Einsatz:*
  - Volumenersatzmittel, Verbesserung der Rheologie (Dextran 40), z.B. nach Replantationen.
  - Höchstdosis: 1,5 g/kg KG Dextran/d.
  - Einsatz von Promit zur Vermeidung allergischer Reaktionen: Vor jeder Dextrangabe wird ein monovalentes Hapten injiziert, um präformierte Antikörper zu binden. Dosis: 20 ml Promit i.v., nach 10 Min. Beginn der Dextraninfusion. Nach einem Intervall von 48 Std., in dem kein Dextran verabreicht wurde, muß bei der nächsten Dextrangabe wieder Promit vorinjiziert werden.
  - 🔵 *Beachte:* Die Promitgabe bietet keinen vollständigen Schutz vor allergischen Reaktionen.
- *Nebenwirkungen:*
  - „Coating" von Erythrozyten, Thrombozyten und Intima (→ Verbesserung der Rheologie). Bei Überschreiten der Höchstdosis Gefahr der Blutungsneigung.
  - Allergische Reaktion (0,07–1,1%), vgl. o.
  - Nierenfunktionsstörungen: Bei Zufuhr größerer Mengen oder wiederholter Dextraninfusion kann sich eine Nierenfunktionsstörung entwickeln, v.a. bei dehydrierten Patienten und vorbestehender Niereninsuffizienz.

➤ **Gelatine:**
- *Eigenschaften:* Gelatinelösungen werden aus Kollagen hergestellt. Das mittlere Molekulargewicht beträgt ca. 30000, die Konzentration 3–5%. Volumenwirkung und Wirkdauer sind geringer als bei Dextranen und HAES. Die Wirkung auf die Blutgerinnung ist gering.
- *Nebenwirkungen:* Histaminfreisetzung, anaphylaktische Reaktionen (bei älteren Präparaten in 0,05–10%, bei neueren mit reduziertem Diisozyanat in ca. 0,8%).
- Dosierung: 1,5–2fache Menge des Blutverlustes, um einen Volumenmangel auszugleichen.

7.1 Wasser- und Elektrolythaushalt ▮▮▮▮▮▮▮▮▮▮

Volumenersatz bei Blutverlusten (Tab. 13) _____

➤ **Geringe Blutverluste** können mit kristalloiden Lösungen ersetzt werden. Bei größeren Blutverlusten muß neben dem in Tab. 13 genannten Schema zusätzlich der Erhaltungs- und Zusatzbedarf an Flüssigkeit mit kristalloiden Lösungen gedeckt werden.

➤ **Verbesserung der Mikrozirkulation:** Hierzu werden selten niedermolekulare Dextranlösungen eingesetzt. Bei der Gabe von Rheomakrodex muß vor Infusionsbeginn Promit (20 ml über mindestens 2 Min.) gegeben werden (bindet präformierte Antikörper gegen Dextrane, dient der Prophylaxe von anaphylaktischen Reaktionen).

Tabelle 13 Volumenersatz bei Blutverlusten (modifiziert nach Lundsgaard-Hansen)

Blutverlust	Kritischer Wert	Therapieeinheiten () = aufsummierte Anzahl
bis 1 l	Blutvolumen < 100 %	1 – 2 × 500 ml HAES 10 % (2)
bis 2,5 l	Hämatokrit < 30 % Hämoglobin < 9 g/dl	+ 1 – 2 × 500 ml HAES 10 % (4) + 1 – 3 × 250 ml Erykonzentrat (3)
bis 4,5 l	Albumin < 2,5 g/dl	+ 1 – 4 × 250 ml Erykonzentrat (7) + 1 – 2 × 250 ml Humanalbumin 5 % (2) evtl. FFP
ab 4,5 l	FV, FVIII < 35 % Thrombozyten < 50 000	+ 1 – 5 × 250 ml EK (12) + 1 – 5 × 250 ml FFP (5) + 1 – 2 × TK (2)

Referenzbereiche im arteriellen Blut

➤ pH 7,36 – 7,44.
➤ $PaCO_2$ 36 – 44 mmHg.
➤ Bikarbonat (HCO_3^-) 22 – 26 mmol/l.
➤ Base excess (BE) 0 ± 2 mmol/l.

Regulationsmechanismen

➤ Puffersysteme: Bikarbonat, Plasmaproteine, Phosphat, Hämoglobin.
➤ Ventilation: Abatmung von CO_2.
➤ Renale Ausscheidung von H^+ und Rückresorption von Bikarbonat.
◉ *Hinweis:* Größte klinische Bedeutung hat das CO_2-HCO_3^--System.

Anionenlücke

➤ **Definition:** Die Anionenlücke beschreibt die Differenz zwischen der Konzentration der nicht routinemäßig gemessenen Anionen (UA⁻ = unbekannte Anionen = alle Plasmaanionen außer Cl^- und HCO_3^-) und der Konzentration der nicht routinemäßig gemessenen Kationen (UK⁺ = unbekannte Kationen = alle Plasmakationen außer N⁺). Aus Gründen der Elektroneutralität muß die Konzentration aller Plasmaanionen gleich der Konzentration aller Plasmakationen sein: [Na⁺] + [UK⁺] = [Cl⁻] + [HCO_3^-] + [UA⁻] bzw. *Anionenlücke = [UA⁻] – [UK⁺] = [Na⁺] – ([Cl⁻] + [HCO_3^-])*.
➤ **Normwert:** 8 – 12 mmol/l.
➤ **Ziel:** Weitere Differenzierung metabolischer Störungen. (Anionenlücke ↑ = erhöhte Konzentration nicht routinemäßig bestimmter Anionen, z.B. durch vermehrten Anfall von Säuren. Bei vermehrtem Anfall von HCl oder H_2CO_3 allerdings ändert sich die Anionenlücke nicht wesentlich).

Differenzierung möglicher Störungen

➤ **Primär metabolisch:** Gleichsinnige Veränderung von pH und pCO_2.
➤ **Primär respiratorisch:** Gegensätzliche Veränderung von pH und pCO_2.
◉ *Hinweis:* Respiratorische Störungen werden *metabolisch* kompensiert; metabolische Störungen werden *respiratorisch* kompensiert. pCO_2 und Bikarbonat sind bei einfachen Störungen durch Kompensationsmechanismen gleichsinnig verändert. Starke Abweichungen der Bikarbonat-Konzentration (< 15 mmol/l oder > 40 mmol/l) deuten auf eine primär metabolische Störung hin.
➤ **Blutgasanalyse:** Die BGA-Veränderungen bei den vier Hauptstörungen sind als Übersicht in Tab. 14 zusammengestellt.

Tabelle 14 BGA-Veränderungen bei den vier Hauptstörungen des Säure-Basen-Haushalts

	BE	pH	$PaCO_2$
metabolische Azidose (s. S. 76)	↓	↔ bis ↓	↔ bis ↓
respiratorische Azidose (s. S. 77)	↔ bis ↑	↔ bis ↓	↑
metabolische Alkalose (s. S. 78)	↑	↔ bis ↑	↔ bis ↑
respiratorische Alkalose (s. S. 79)	↔ bis ↓	↔ bis ↑	↓

↔ = unverändert; ↑ = Anstieg; ↓ = Abnahme

7.2 Säure-Basen-Haushalt

Azidose: Pathophysiologie, klinische Folgen

➤ **Kardiovaskulär:**
  – Einerseits Zunahme des Sympathikotonus mit Freisetzung von Katecholaminen, andererseits verminderte Ansprechbarkeit des Myokards und der Gefäßmuskulatur auf endogene oder exogene Katecholamine.
  – Abnahme der myokardialen Kontraktilität.
  – Arterioläre Vasodilatation, venöse Vasokonstriktion.
  – Zunahme des pulmonalvaskulären Widerstands.
  – Abnahme von Herzzeitvolumen, arteriellem Blutdruck, hepatischem und renalem Blutfluß.
  – Herzrhythmusstörungen (Reentry-Tachykardien), Abnahme der Flimmerschwelle.
➤ **Respiratorisch** (nur bei Spontanatmung): Hyperventilation, verminderte Kraft und schnellere Ermüdbarkeit der Atemmuskulatur, Dyspnoe.
➤ **Metabolisch:**
  – Hyperkaliämie durch Kaliumverschiebung aus dem Intrazellulärraum in den Extrazellulärraum.
  – Erhöhter Bedarf an energiereichen Substraten (durch Zunahme der sympathiko-adrenergen Aktivität).
  – Veränderungen des Glukosestoffwechsels: Insulinresistenz mit verminderter zellulärer Glukoseaufnahme, Hemmung der Glykolyse (verminderte Aktivität der Glc-6-Phosphokinase) → verminderte ATP-Synthese → schlechtere Versorgung der Gewebe mit energiereichen Substraten.
  – Katabolie mit verstärktem Abbau von Proteinen.
➤ **Zerebral:** Veränderungen des Hirnmetabolismus, Zunahme des Hirnvolumens mit Erhöhung des intrakraniellen Drucks → Verwirrtheit, Bewußtseinsstörungen, Koma.

Metabolische Azidose

➤ **Symptome bei Spontanatmung:** Kompensatorisch vertiefte Atmung (Kussmaul-Atmung), Bewußtseinsstörungen, Herzrhythmusstörungen.
➤ **Diagnostik:**
  – *Arterielle BGA:* Bikarbonat ↓, kompensatorisch auch pCO₂ ↓; pH entweder ↓ (dekompensiert) oder normal (kompensiert).
  – Elektrolyte, Berechnung der Anionenlücke (S. 75) → Analyse s. Tab. 15.
➤ **Therapie:**
  – Kausale Therapie der zugrundeliegenden Störung (s. Tab. 15).
  – ◉ *Natriumbikarbonat i.v.* (Voraussetzung: Intakte Atmung oder Beatmung). Berechnung des NaHCO₃-Bedarfs: *NaHCO₃ (mmol) = negativer BE × 0,3 × kg KG.* Hiervon zunächst die Hälfte infundieren, danach erneute BGA-Kontrolle. Weitere Infusion je nach Effekt der ersten Dosis.

Tabelle 15 Befunde und Ursachen bei metabolischer Azidose

Befund	möglicher Pathomechanismus	Ursachen
normale Anionenlücke (Serumchlorid ↑)	Subtraktionsazidose	– enteraler Bikarbonatverlust (Diarrhö, „Neo-Blase" u. a.) – renaler Bikarbonatverlust (proximal tubuläre Azidose, Therapie mit Carboanhydrasehemmern)
vergrößerte Anionenlücke (Serumchlorid normal)	Additionsazidose	– endogene Säurebildung (Ketoazidose [z.B. bei Diabetes mellitus], Laktatazidose [z.B. bei schwerem Schock, schwerer Herzinsuffizienz], Urämie) – exogene Säurezufuhr (z. B. Intoxikation mit Salizylaten)
	Retentionsazidose	– Niereninsuffizienz – distale tubuläre Azidose mit verminderter Ausscheidung von H^+-Ionen

◉ *Merke:* Häufigste Ursache einer intraoperativ auftretenden Azidose sind Schock, Diabetes und Niereninsuffizienz

Respiratorische Azidose

➤ **Pathomechanismus** (präoperativ)**:** Respiratorische Insuffizienz mit Hyperkapnie entweder durch Hypoventilation (Koma, Atemdepression, neuromuskuläre Erkrankungen) oder durch eine Lungenerkrankung mit ausgeprägter Gasaustauschstörung.

➤ **Symptome:** Hypoventilation, Koma; Zeichen einer schweren Lungenerkrankung.

➤ **Diagnostik (arterielle BGA):** $PaCO_2$ ↑, kompensatorisch häufig auch Bikarbonatkonzentration ↑; pH entweder ↓ (dekompensiert) oder normal (kompensiert); PaO_2 ↓.

➤ **Therapie:**
   – Verbesserung der Ventilation bzw. kontrollierte Beatmung.
   – Behandlung der zugrundeliegenden Störung.
   ◉ *Beachte:* Bei längerdauernder respiratorischer Azidose setzen metabolische Kompensationsmechanismen ein. Eine rasche Normalisierung des Kohlendioxidpartialdrucks durch Beatmung führt hierbei leicht zu einer Alkalose mit möglicherweise ernsten Konsequenzen.
   – *Wenn kompensatorisch Bikarbonatkonzentration* ↑: Zufuhr von Chlorid (z. B. Kaliumchlorid) zur Förderung der renalen Elimination von Bikarbonat. Ggf. zusätzlich Acetazolamid $1 - 2 \times 250 - 375$ mg/d i. v.

Alkalose: Pathophysiologie, klinische Folgen

➤ **Kardiovaskulär:** Arterioläre Vasokonstriktion, Abnahme des koronaren Blutflusses, ggf. mit klinisch manifester Koronarischämie (Angina pectoris), supraventrikuläre und ventrikuläre Herzrhythmusstörungen.

➤ **Respiratorisch:** Hypoventilation mit Hyperkapnie und Hypoxämie.

7.2 Säure-Basen-Haushalt

➤ **Metabolisch:**
- Stimulation der anaeroben Glykolyse und der Produktion organischer Säuren.
- Verminderung des Anteils des ionisierten Kalziums im Plasma → Tetanie.
- Hypokaliämie durch Verschiebung von K^+ von extrazellulär nach intrazellulär.
- Hypomagnesiämie und Hypophosphatämie.
- Linksverschiebung der Sauerstoffbindungskurve des Hämoglobins → Verschlechterte Sauerstoffabgabe im Gewebe (vgl. S. 26).

➤ **Zerebral:** Abnahme des zerebralen Blutflusses, zerebrale Krampfanfälle, Delir, Bewußtseinstrübung.

Metabolische (hypochlorämische) Alkalose

➤ **Pathomechanismen:**
- *Additionsalkalose:* Alkalose durch vermehrte Bikarbonatzufuhr.
- *Subtraktionsalkalose:*
  • Verlust von saurem Magensaft (Erbrechen, Magensonde).
  • Diuretikatherapie mit Hypokaliämie (bei Hypokaliämie werden vermehrt H^+-Ionen ausgeschieden).
  • Mineralkortikoidexzeß (Mineralkortikoide stimulieren die Sekretion von K^+- und H^+-Ionen im distalen Tubulus der Niere).
  • Verlust von schwachen Säuren (Hypoproteinämie).

➤ **Symptome:** Ggf. verminderte Atmung als Kompensationsversuch, ggf. kardiale Symptomatik mit Extrasystolen, ggf. Tetanie.

➤ **Diagnostik:**
- *Arterielle BGA:* Bikarbonatkonzentration ↑, $PaCO_2$ kompensatorisch ↑, pH entweder ↑ (dekompensiert) oder normal (kompensiert).
- *Chloridausscheidung im 24 h-Urin:*
  • < 10 mmol/l: Chloridsensible Form (Magensaftverluste) → Behandlung durch Infusion physiologischer NaCl-Lösung möglich.
  • > 10 mmol/l: Chloridresistente Form (Mineralokortikoidexzeß).
  • Bei Hypokaliämie initial Kaliumsubstitution.

➤ **Therapie:**
- Therapie der zugrundeliegenden Störung (s. o.).
- ◩ *Hinweis:* Zufuhr von Bikarbonat und Vorstufen (Laktat, Zitrat, Azetat) vermeiden!
- *Bei chloridsensiblen Formen:* Infusion von NaCl 0,9% (der Volumeneffekt ist bei der häufig bestehenden Hypovolämie sinnvoll), bei Kaliummangel KCl zusetzen.
- *Bei chloridresistenten Formen:* Azetazolamin $1-2 \times 250-375$ mg/d i. v. zur Förderung der renalen Bikarbonatausscheidung. *Nebenwirkung:* Zunahme der renalen Kalium- und Phosphatausscheidung.
- *Bei schweren Entgleisungen:* Infusion von L-Arginin-Hydrochloridlösung (Bedarf in mmol = BE $\times$ 0,3 $\times$ kg KG). Erstes Ziel ist die Senkung des pH unter 7,55. Die Infusion muß über einen *zentralen Venenkatheter* erfolgen!
- *Bei Patienten mit Herzinsuffizienz und/oder Niereninsuffizienz* ist der Einsatz eines extrakorporalen Nierenersatzverfahrens (Hämodialyse, Hämofiltration) empfehlenswert.

🔹 *Beachte:* Kompensatorisch kommt es bei einer metabolischen Alkalose bei Spontanatmung zu Hypoventilation mit Anstieg des $PaCO_2$. Als Faustregel führt eine Zunahme des BE um 1 mmol/l zu einem Anstieg des $PaCO_2$ um 1 mmHg. So treten bei einem BE von + 10 bis + 15 bei Spontanatmung $PaCO_2$-Werte von über 50 mmHg auf.

Respiratorische Alkalose

➤ **Pathomechanismen:**
  – Psychogene Hyperventilation.
  – Kompensatorische Hyperventilation bei Hypoxie (Lungenerkrankungen, pulmonale Stauung).
  – Zerebrale Störungen mit Hyperventilation.
➤ **Symptome:**
  – Ggf. Hyperventilationstetanie mit Muskelzittern und Parästhesien.
  – Ggf. Minderung der zerebralen Durchblutung mit Reizbarkeit und Bewußtseinsstörungen.
➤ **Diagnostik** (arterielle BGA): $PaCO_2$ ↓, Bikarbonat ↓, pH entweder ↑ (dekompensiert) oder normal (kompensiert).
➤ **Therapie:** Behandlung der zugrundeliegenden Störung (s. o.).

Gemischte Alkalose

➤ **Definition:** Gemischte metabolisch-respiratorische Alkalose.
➤ **Pathomechanismus:** Eine besonders ausgeprägte Alkalose tritt bei Patienten mit vorbestehender respiratorischer Alkalose auf, bei denen es zusätzlich *1)* zu einem Verlust saurer Valenzen oder *2)* zur Akkumulation von Bikarbonat kommt. Häufig sind dies entweder
  – *Patienten mit chronischen Lebererkrankungen und primärer Hypokapnie,* bei denen es durch Erbrechen, Magensaftdrainage, Diuretika, Hypokaliämie oder Zufuhr alkalischer Valenzen zusätzlich zu einer metabolischen Alkalose kommt.
  – *Patienten mit terminaler Niereninsuffizienz und primärer Hypokapnie,* bei denen es im Rahmen von Nierenersatzverfahren zur Zufuhr von Bikarbonat kommt.
➤ **Diagnostik** (arterielle BGA): pH ↑↑, $PaCO_2$ ↓, HCO_3^- ↑, positiver Base excess.
➤ **Therapie:**
  – Verlust saurer Valenzen reduzieren.
  – Reduktion des Bikarbonatgehalts der Dialyseflüssigkeit.
  – Ggf. zusätzlich Infusion von L-Arginin-Hydrochloridlösung.

Aufklärung

➤ **Zuständigkeit:** Für die intraoperative Bluttransfusion ist der Anästhesist zuständig, und er ist für die kritische Indikationsstellung sowie für die fachgerechte Durchführung der Transfusion verantwortlich. Daher ist eine präoperative Aufklärung über die eventuelle Notwendigkeit einer Bluttransfusion, die sich daraus ergebenden Risiken und über bestehende Alternativen einer Fremdblutübertragung erforderlich.

➤ **Aufgeklärt werden muß über:**
   – Wahrscheinlichkeit, voraussichtliche Menge und Art von Bluttransfusionen in Abhängigkeit vom geplanten Eingriff und den patienten-spezifischen Voraussetzungen.
   – Wahrscheinlichkeit weiterer Transfusionen bei möglichen Komplikationen.
   – Transfusionsspezifische Risiken (v.a. Infektionen) bezüglich Morbidität und Mortalität, dies betrifft aus juristischer Sicht Hepatitis- und HIV-Infektion, da sie das Gesamtrisiko einer Transfusion veranschaulichen. Weitere Risiken (z.B. andere bakterielle, virale Infektionen, Fieber, Allergie) müssen nicht einzeln genannt werden, ein allgemeiner Hinweis reicht aus.
   – Möglichkeit der fremdblutsparenden Maßnahmen (z.B. Eigenblutspende, falls der Patient spendetauglich ist).

➤ **Umfang der Aufklärung:**
   – *Elektiver Eingriff:* Falls eine Transfusion ernsthaft in Betracht kommt (bei Transfusionswahrscheinlichkeit von mindestens 5%), Patient voll aufklären (s.o.).
   – *Reduzierte Aufklärung:* Der Umfang richtet sich nach folgenden Kriterien:
      • Dringlichkeit des Eingriffes.
      • Höhe des Risikos einer Bluttransfusion im Vergleich zum Gesamtrisiko der Operation.
      • Wahrscheinlichkeit einer Bluttransfusion.
   – *Dringliche Eingriffe:* Umfang individuell entscheiden. Wenn möglich (Zeit/Zustand des Patienten), knappe Aufklärung.
   – *Vitale Bedrohung und lebensrettende Eingriffe:* Aufklärung kann entfallen.

Verweigerung der Bluttransfusion bei Zeugen Jehovas

➤ Grundsätzlich ist eine Bluttransfusion gegen die ausdrückliche Weigerung des willensfähigen Patienten rechtlich unzulässig. Es gibt kein selbständiges, vom Willen des Patienten unabhängiges Heilbehandlungsrecht des Arztes.

➤ Zum Eingriff in das Selbstbestimmungsrecht kommt beim Zeugen Jehovas auch noch der Eingriff in die Religionsfreiheit hinzu, die durch Art. 4 des Grundgesetzes gewährleistet ist.

➤ Aus der Verweigerung einer Bluttransfusion aus religiösen Gründen darf der Arzt nicht ableiten, die Entscheidung des Patienten beruhe auf Irrtum oder irregeleitetem religiösem Gewissen.

➤ Grundsätzlich gilt, daß die Verweigerung einer Bluttransfusion die Hilfeleistungspflicht des Arztes als solche nicht tangiert, sondern lediglich seine Hilfeleistungsmöglichkeiten limitiert. Das bedeutet, daß der Arzt bei vitaler Indikation verpflichtet ist, trotz Verweigerung einer Transfusion einen Eingriff bzw. eine Narkose durchzuführen.

➤ Für **Kinder und Minderjährige** kann grundsätzlich keine lebensrettende Bluttransfusion von den Eltern verweigert werden. Im Konfliktfall kann den Eltern über das zuständige Vormundschaftsgericht vorübergehend das Sorgerecht entzogen werden. Kann wegen der Dringlichkeit einer Operation eine richterliche Entscheidung nicht abgewartet werden, muß der Arzt sich im Hinblick auf seine Hilfeleistungspflicht über eine Entscheidung der Sorgeberechtigten hinwegsetzen.

➤ **Für den Anästhesisten gilt** (nach Weissauer):

  – Ist der Eingriff vital indiziert und dringend und sind weiter die Voraussetzungen der allgemeinen Hilfeleistungspflicht oder der Garantenpflicht gegeben, so muß der Anästhesist an dem Eingriff mitwirken. Dabei darf er die Indikationsentscheidung des Operateurs im Rahmen und in den Grenzen des Vertrauensgrundsatzes akzeptieren.

  – Bei elektiven Eingriffen ist die Mitwirkung des Anästhesisten von dessen Zustimmung abhängig zu machen, da der Anästhesist für die intraoperative Bluttransfusion zuständig ist.

  – Forensisch gesehen handelt der Arzt rechtmäßig, wenn er nach kompromißloser Verweigerung durch den Patienten auch im äußersten Notfall auf eine Bluttransfusion verzichtet. Allerdings kann es zu einer Konfliktsituation kommen, in der die Gewissensentscheidung des Patienten gegen die Gewissensentscheidung des Arztes steht. In dieser Situation hat die Gewissensentscheidung des Patienten Vorrang.

  – Hat der Arzt seine Entscheidung für den Eingriff sorgfältig abgewogen und alles Erdenkliche getan, um eine Bluttransfusion zu vermeiden, steht er nun aber infolge einer Verkettung unglücklicher Umstände im Widerstreit zwischen der Pflicht, das Selbstbestimmungsrecht und die Glaubensüberzeugung des Patienten zu respektieren, und der ärztlich ethischen Grundverpflichtung, das Leben des Patienten zu retten, so wird man dem Arzt keinen Vorwurf machen können, wenn er sich für eine Transfusion entscheidet. Aus strafrechtlicher Sicht kommt hier die Berufung auf die rechtfertigende oder jedenfalls entschuldigende Pflichtenkollision in Betracht.

9.1 Eigenblutspende

Grundlagen

➤ **Ziel:** Die für den operativen Blutverlust erforderlichen Bluttransfusionen als autologe Konserven zur Verfügung zu stellen.
➤ **Voraussetzung:** Geplanter elektiver operativer Eingriff.
➤ **Organisation:**
  – Eine enge interdisziplinäre Zusammenarbeit ist erforderlich.
  – Nach Indikationsstellung zur OP (Operateur) Operationstermin festlegen, dann Patient in Anästhesie-Abteilung (bzw. Blutbank) vorstellen (Spendetauglichkeit?); je nach Eingriff 3 – 6 Wochen vor der geplanten OP.
  – Auch wenn die Eigenblutspende nicht von der Anästhesie organisiert wird, ist eine frühzeitige Vorstellung sinnvoll (perioperative Risiken? Narkosefähigkeit? Anzahl der benötigten Konserven?).
  – Bei Spendetauglichkeit (s. u.) Termine zur Eigenblutspende vereinbaren.
  – Ist die autologe Spendetauglichkeit nicht gegeben, wird der Patient zu seinem Hausarzt geschickt, um eine weitergehende Diagnostik bzw. Therapie zu veranlassen.

Spendetauglichkeit/Kontraindikationen der EBS

➤ **Kompensierte Organfunktion** (ggf. auch durch Dauermedikation): Kardiovaskulär, pulmonal, metabolisch, hämatopoetisch, Ausschluß eines akuten Allgemeininfektes bzw. von Bakteriämie, Sepsis).
➤ **Relevante Laborparameter im Normbereich:**
  – Hb > 11,4 g/dl bzw. Hkt > 34%.
  – Quick und PTT im Normbereich, Leukozyten $< 10 \times 10^9$/l, Thrombozyten $> 100 \times 10^9$/l.
  – Gesamt-Eiweiß > 60,0 g/l.
➤ Alter bzw. Dauermedikation stellen keine Ausschlußkriterien dar!
➤ **Kontraindikationen:**
  – Infektionen mit möglicher hämatogener Streuung, Sepsis.
  – Anämie (Hb < 11 g/dl).
  – Kardiovaskulär: Frischer Myokardinfarkt (< 3 Monate), instabile Angina pectoris, koronare Hauptstammstenose, klinisch relevante Aortenstenose, dekompensierte Herzinsuffizienz.
  – Synkopen unklarer Genese.

Praktisches Vorgehen der Blutentnahme

➤ **Vorbemerkung:** Das Eigenblut kann als Vollblutkonserve bei 4 °C im Kühlschrank gelagert werden. Heute wird üblicherweise eine Auftrennung in autologes Erythrozytenkonzentrat (AEK) und autologes Gefrierplasma (AFFP) durchgeführt (längere Haltbarkeit, weniger enthaltene Komplementfaktoren, weniger Lagerungsschäden fester Bestandteile).
➤ **Apparative Ausstattung:** Kühlzentrifuge, Plasmaquetsche, Folienschweißgerät, Blutseparator, Schockgefrierer, Tiefgefrierschrank.
➤ **Materialien:**
  – Doppelbeutel zur Auftrennung in autologes EK und autologes FFP.
  – Blutmischschaukel.
  – Plomben und Plombenzange oder Schweißgerät.
  – Patientenspezifische Etikettierung.
  – Kristalloides oder (besser) kolloides Volumenersatzmittel.
  – Zwei periphere Venenverweilkanülen.

➤ **Monitoring:**
- Standardmonitoring (EKG; NIBP; Sauerstoffsättigung), evtl. Sauerstoffgabe, schriftliche Dokumentation.

🔘 *Beachte:* Für eine Eigenblutspende muß eine komplette Notfallausrüstung für eine Reanimation vorhanden sein (s. S. 628).

➤ **Blutentnahme:**
- Zwei venöse Zugänge legen. Über den einen Zugang werden 500 ml Eigenblut entnommen, über den anderen Zugang zur Sicherstellung von Isovolämie 500 ml kolloidale Lösung infundiert.
- Anschließend erfolgt die Auftrennung in AEK und AFFP.

➤ **Spendeintervall:** In der Regel eine Woche, die letzte Blutentnahme findet üblicherweise eine Woche vor der Operation statt. Hb $\geq$ 10 g/dl.

➤ **Eisensubstitution:** Ab der ersten Entnahme. Optimal ist eine Dosis von 250–300 mg Fe^{2+}/Tag, diese relativ hohe Dosierung führt jedoch relativ häufig zu gastrointestinalen Beschwerden (s. S. 84).

Transfusion des Eigenbluts

➤ **Indikation:** Grundsätzlich wie für Fremdblutgabe. (s. S. 91), meist wird die Transfusionsgrenze etwas höher angesetzt. Dabei kann die untere Grenze der absoluten Indikation von 7 auf 8 Hb g/dl und die der relativen Indikation auf Hb-Werte von $\leq$ 10 g/dl verschoben werden.

➤ **Risiken:** Wie bei Fremdblutgabe: Bakterielle Kontamination bei unsterilem Arbeiten, Verwechslung von Konserven, wenn keine ausreichenden Sicherheitsmaßnahmen ergriffen worden sind.

➤ **Identität von Konserve und Empfänger sichern:**
- Vergleich von Namen, Vornamen, Geburtsdatum und Blutgruppe von autologer Konserve und Blutgruppenkarte des Patienten.
- Bed-side-Tests bei Patient und Konserve.

Supportive Erythropoetingabe

➤ **Physiologie:** Erythropoetin erhöht die Lebensfähigkeit und Vermehrung erythropoetischer Vorläuferzellen. Nach 3–4 Tagen steigen die Retikulozyten an.

➤ **Ziel:** Die präoperative Therapie mit Erythropoetin führt zu einer signifikanten Zunahme des gespendeten Erythrozytenvolumens (Ergebnisse hinsichtlich der Vermeidung homologer Transfusionen sind aber nicht einheitlich).

➤ **Indikationen:**
- Steigerung der Effektivität einer präoperativen Eigenblutspende.
- Präoperative Anhebung des Hb-Wertes bei Anämie: Um autologe Spendefähigkeit zu erreichen, oder bei ausgeprägter Anämie und primär nicht transfusionspflichtigen Operationen, um eine Transfusion zu vermeiden.
- Perioperative Steigerung der Erythropoese nach Blutverlusten.
- Evtl. zur präoperativen Steigerung des Erythrozytenvolumens bei Zeugen Jehovas (bisher nur Fallberichte, keine Studien!).

➤ **Kontraindikationen:** Nicht eingestellter Hypertonus, Thrombozytose, Prädisposition zu Thrombosen, Krämpfe.

➤ **Dosierung:**
- Steigerung der autologen Spendefähigkeit: 300–500 E/kg KG 3 × wöchentlich.
- Perioperative Anämietherapie: 300–500 E/kg KG vom 5. präoperativen bis zum 3. postoperativen Tag.

9.1 Eigenblutspende

➤ **Nebenwirkungen** (die meisten Untersuchungen hierzu wurden bei niereninsuffizienten Patienten durchgeführt):
  – Arterielle Hypertonie und zerebrale Krampfanfälle, treten wahrscheinlich nur bei Langzeittherapie auf (nicht im Rahmen autologer Transfusionen).
  – Thromboembolische Komplikationen.
  – Influenza-like Syndrome: Muskelschmerzen, Fieber, Schwitzen, Kopfschmerzen, abdominelle Beschwerden und Knochenschmerzen. Die Ursache ist unbekannt. Die Symptome treten 1 – 2 Std. nach der Applikation auf und dauern 10 – 12 Std. an. Das Auftreten nach intravenöser Gabe ist häufiger als nach subkutaner Gabe.
  – Eisenmangel (eher physiologische Begleiterscheinung, da Eisen für die gesteigerte Erythropoese benötigt wird) → supportive Eisentherapie, s. u.!

Supportive Eisentherapie

➤ **Physiologie:**
  – Gesamtbestand 4 – 5 g, davon sind 70 % im Hämoglobin gebunden. Täglich geringe Verluste über den Magen-Darm-Trakt (Ersatz über Nahrung).
  – *Nennenswerte Eisenverluste* durch Blutungen (chronisch, z. B. Menstruation; akut, z. B. perioperativ).
  – *Erhöhter Eisenbedarf:* Wachstum, Schwangerschaft, nach akuten Blutverlusten.
  – Resorption v. a. im Duodenum und oberen Jejunum (Resorptionsquote normal ca. 10 %, bei Eisenmangel kann sie auf 80 – 90 % gesteigert werden). Das resorbierte Eisen wird im Blut an Plasmatransferrin gebunden und weitertransportiert. Die Bindungskapazität des Transferrins ist normalerweise nur zu rund 30 % ausgenutzt. Bei voller Sättigung kann Transferrin lediglich 12 mg Eisen aufnehmen. Bei erheblichem Überangebot (z. B. nach Massentransfusion) wird nicht benötigtes Eisen als Ferritin in Depots von Leber, Milz und Knochenmark gelagert. Im Extremfall Hämosiderose der Leber und anderer Organe!

➤ **Indikationen:** Eisenmangelanämie, nach autologer Blutspende, Steigerung der Effizienz der Erythropoetintherapie.

➤ **Kontraindikationen:** Hämosiderose, akute gastrointestinale Blutungen.

➤ **Applikation:** Oral oder intravenös.
  – *Orale Gabe:* Wegen stark schwankender Resorptionsquoten ist die Effektivität unterschiedlich. Gastrointestinale Nebenwirkungen treten relativ häufig auf.
  – *Intravenöse Applikation:* Eine Reduzierung der Erythropoetindosis bei renaler Anämie ist nachgewiesen, bei einer präoperativen Eigenblutspende wird die intravenöse Gabe favorisiert.

➤ **Dosierung:** Oral: 100 – 200 (– 300) mg Fe^{++}/d in Einzeldosen von 50 mg (bessere Verträglichkeit). I.v.: 100 mg Eisensaccharat/d.

➤ **Nebenwirkungen:**
  – Gastrointestinale Beschwerden, Unbekömmlichkeit. Maßnahmen: Einnahme nach dem Essen, vermindert zwar die Resorption, verbessert aber die enterale Verträglichkeit. Evtl. Präparat wählen, das Eisen nur langsam abgibt (slow release).
  – Auslösung von paroxysmaler nächtlicher Hämaturie durch Bildung von komplementempfindlichen Erythrozyten.
  – Provokation einer erythropoetischen Porphyrie und einer Porphyria cutanea tarda.
  – V. a. bei intravenöser Applikation über einen längeren Zeitraum Gefahr der Organsiderosen.

Grundlagen

➤ **Ziel:** Präoperative Gewinnung von autologem Gefrierplasma zur intraoperativen Gerinnungstherapie.
➤ **Voraussetzungen:**
  – Elektiveingriffe mit planbarem Operationstermin.
  – *Spendetauglichkeit* des Patienten s. S. 82. Unterschied: Anämie ist kein Ausschlußkriterium, da keine Erythrozyten entnommen werden.
➤ **Indikationen:** In Kombination mit anderen Blutsparverfahren (wie Hämodilution, maschinelle Autotransfusion) zur Gerinnungstherapie, wenn ein größerer Blutverlust zu erwarten ist.
➤ **Kontraindikationen:** Wie zur Eigenblutspende, s. S. 82 (Ausnahme: Anämie). Zusätzlich: Präoperative Gerinnungsstörungen, Antikoagulationstherapie, Hypalbuminämie.

Vorbereitung und praktisches Vorgehen

➤ **Apparative Ausstattung:** Plasmaphereseeinheit, Schockgefrierer, Tiefgefrierschrank, Folienschweißgerät.
➤ **Materialien:** Einmalset für Plasmaphereseeinheit, patientenspezifische Etikettierung, kolloidales Volumenersatzmittel, intravenöse Kanülen.
➤ **Monitoring:** s. Eigenblutspende S. 83.
➤ **Praktisches Vorgehen:**
  – An beiden Armen je einen großlumigen venösen Zugang legen.
  – Über einen Zugang wird das Blut entnommen, in der Plasmaphereseeinheit in das Plasma und korpuskuläre Bestandteile aufgetrennt und anschließend intermittierend retransfundiert.
  – Das entnommene Plasmavolumen wird über den zweiten venösen Zugang durch ein kolloides Volumenersatzmittel ersetzt, z. B. 500 ml HAES 10%.
  – Pro Sitzung können max. 600–900 ml (3 Beutel) AFFP gewonnen werden. Das Spendenintervall beträgt mindestens 1 Woche!

9.3 Präoperative normovolämische Hämodilution ▬▬▬

Grundlagen ────────────────────────────

➤ **Prinzip:**
  - Entnahme von autologen Warmblutkonserven bei Erhaltung der Normovolämie durch Kolloide. Intraoperativ wird erythrozytenärmeres Blut verloren. Am Operationsende werden die entnommenen autologen Warmblutkonserven(AWB) in umgekehrter Reihenfolge wieder retransfundiert. Nach Blutstillung wird die zuerst entnommene (qualitativ hochwertigste) Konserve retransfundiert.
  - Bei einem Hämatokritwert von 40–45 % nimmt bei zunehmender Hämodilution trotz Abnahme des Sauerstoffgehaltes die Sauerstofftransportkapazität zu und erreicht ihr Maximum bei ca. 30 % Hämatokrit (weitere Dilution führt zur Abnahme der Sauerstofftransportkapazität).
➤ **Vorteil der Methode:** Verbesserte Rheologie, Abnahme des peripheren Widerstandes, Anstieg des Schlag- und Herzzeitvolumens (zunächst ohne Anstieg der Herzfrequenz).
➤ **Voraussetzungen:** Normovolämie und hämodynamische Stabilität.
➤ **Indikationen:** Einsparung von Fremdblutkonserven.
➤ **Kontraindikationen:**
  - Aortenstenose ($P_\Delta > 80$ mmHg, kritische Öffnungsfläche < 0,4 bis 0,8 cm^2).
  - Instabile Angina pectoris.
  - Manifeste respiratorische Insuffizienz bzw. PaO_2 < 65 mmHg, SaO2 < 90 % bei FiO_2 = 0,21 (Raumluft).
  - Manifeste Herzinsuffizienz (Ruhedyspnoe, pulmonale Stauung).
  - Florider Allgemeininfekt, Bakteriämie, Sepsis.
  - Gravierende Gerinnungsstörungen (PTT > 55 Sek., disseminierte intravasale Gerinnung, z. B. Verbrauchskoagulopathie, Hyperfibrinolyse, Marcumar-Therapie).
  - Hb ≤ 9 g/dl.

Vorbereitung ────────────────────────────

➤ Menge des durch normovolämische Hämodilution entnehmbaren Patientenblutes: 10–15 ml/kg KG. Dadurch fällt der Hämoglobinwert um 2,5–4 g/dl. In der Regel ist beim Erwachsenen die Entnahme von 1–2 Konserven à 500 ml möglich.
➤ **Material:**
  - 2 gut laufende dicklumige (14 G) Gefäßzugänge.
  - Blutbeutel mit Stabilisator (z. B. CPDA-1).
  - Plomben zum luft- und flüssigkeitsdichten Verschluß der Überleitungsschläuche.
  - Plombenzange.
  - Patientetiketten mit Hinweis „Eigenblut".
➤ **Verwendete Volumenersatzmittel:**
  - *Kolloidale Lösungen* zur normovolämischen Hämodilution:
    • Hydroxyäthylstärke (HAES 6%): Am häufigsten eingesetztes Volumenersatzmittel (vgl. S. 72). Wird nach durchgeführter Hämodilution mit HAES zum Ausgleich intraoperativer Blutverluste weiterhin Stärke eingesetzt, kann die empfohlene Tageshöchstmenge 20 ml/kg KG (1500 ml) überschritten werden. Dieser Umstand ist heute jedoch von untergeordneter Bedeutung und trifft nicht mehr auf alle Präparate zu (vgl. S. 72). Bei deutlicher Überschreitung muß durch Thrombozytencoating und Verdünnung mit Gerinnungsstörungen gerechnet werden.

- Gelatine: Geringerer Volumeneffekt als Hydroxyäthylstärke, daher müssen größere Volumina infundiert werden. Häufiger anaphylaktoide Reaktionen (< 1% vs. < 0,1% bei Hydroxyäthylstärke). Etwas kürzere Halbwertszeit als Hydroxyäthylstärke.
- *Humanalbumin* 5%.

Praktisches Vorgehen

➤ **Monitoring:**
- Standardmonitoring (EKG, NIBP, Sauerstoffsättigung), engmaschige Hb-/Hkt-Kontrolle nach jeweils 500 ml Spendevolumen.
- Bei extremer normovolämischer Hämodilution auf Hämatokritwerte von 18 – 19%: 5-Kanal-EKG, zentraler Venenkatheter, zentralvenöse Blutgasanalyse, arterielle Blutgasanalyse, Blasenkatheter, evtl. Pulmonaliskatheter. Extreme Hämodilution meist nur, wenn wegen des Eingriffes bereits invasives Monitoring notwendig ist (z. B. in der Kardiochirurgie) und sonst keine Kontraindikationen vorliegen.
- ◉ *Merke:* Extreme Hämodilution nur bei invasivem Monitoring. Normovolämie sicherstellen.

➤ **Praktisches Vorgehen:** Nach der Narkoseeinleitung vor Operationsbeginn:
- Zwei großlumige Zugänge legen, z. B. am linken und rechten Arm.
- Ausgleich des präoperativen Flüssigkeitsdefizits (10 ml/kg KG) durch Infusion von 500 – 1000 ml kristalloider Lösung (vgl. S. 72).
- Aktuellen Hämoglobinwert bestimmen.
- Nach Ausgleich des präoperativen Flüssigkeitsdefizits wird gleichzeitig Blut aus einer Seite entnommen und eine künstliche kolloidale Lösung (z. B. HA-ES) über die kontralaterale Seite zugeführt, so daß die Normovolämie erhalten bleibt.
- Das Blut wird in Beuteln aufgefangen, die CPDA-1-Stabilisator enthalten (für gleichmäßige Durchmischung die Beutel auf einer Wippe lagern). Die Füllmenge der CPDA-1-Beutel ist auf ein Blutvolumen von 500 ml berechnet.
- Jede entnommene Blutkonserve mit einer Plombe verschließen und patientenspezifisch etikettieren. Wichtig: Konserven numerieren, um die Transfusion in umgekehrter Reihenfolge der Entnahme durchführen zu können.
- *Lagerung* beim Patienten im Operationssaal bei Raumtemperatur. Nicht auf sich erwärmenden Geräten (z. B. Monitor) lagern!
- Das Blut ist 6 Std. verwertbar. Die Thrombozytenfunktion bleibt weitgehend erhalten.

➤ **Abbruchkriterien** (kritische Sauerstoffversorgung lebenswichtiger Organe):
- Therapierefraktäre, nicht auf Volumengabe ansprechende Tachykardie.
- Instabile Kreislaufverhältnisse mit systolischem und diastolischem Blutdruckabfall.
- Plötzlich und ohne erkennbare Ursache auftretende Bradykardie.
- Neuauftreten von Rhythmusstörungen, insbesondere von ventrikulären Extrasystolen.
- Auftreten von ischämiebedingten ST-Streckenveränderungen.
- ◉ *Merke:* Eine plötzlich auftretende Bradykardie mit Hypotonie ist ein äußerst kritisches Zeichen einer kardialen Minderperfusion!

9.3 Präoperative normovolämische Hämodilution ▬▬▬

➤ **Retransfusion:**
- Zunächst alle intraoperativen Blutverluste mit kolloidalen Lösungen ersetzen.
- Nach Blutstillung oder bei Unterschreiten eines kritischen Hämoglobinwertes (s. u.) Eigenblutkonserven in umgekehrter Reihenfolge der Entnahme retransfundieren. Dadurch erhält der Patient das Blut mit dem höchsten Anteil an Erythrozyten, Thrombozyten und Gerinnungsfaktoren zum Schluß des Eingriffes.
- Falls die Retransfusion nicht im Operationssaal oder nicht von demselben Arzt durchgeführt wird, der die Konserven abgenommen hat, muß die Blutgruppe vom Patienten und von den Konserven zuvor mittels Bedside-Test bestimmt werden.
- Keinen 40 μ-Filter verwenden (Schonung der Thrombozyten).

Fremdblutsparender Effekt ─────────────

➤ Hängt vom Ausgangshämatokrit ab. In verschiedenen Untersuchungen konnte der Fremdblutbedarf um ca. 2–4 Konserven reduziert werden.
➤ **Dilutionsanämie/tolerierbarer Hb-Wert:** Der untere, noch zu tolerierende Hb-Wert hängt stark von den individuellen Kompensationsmöglichkeiten des Patienten ab.
- Bei *gesunden Patienten* gilt eine Dilution auf einen Hb-Wert von 8 mg/dl als relativ sicher. Unterhalb von 8 g/dl kommt es zum Anstieg der perioperativen Mortalität. Junge und gesunde Patienten der ASA-Gruppen I und II tolerieren bei Normovolämie auch niedrigere Werte (Grenze für eine Transfusion bei 6 g/dl).
- *Koronarischämie:* Die untere theoretische Grenze, unter der es auch bei Koronargesunden zu koronarer Ischämie kommt, beträgt ca. 4,5 g/dl.

Grundlagen

➤ **Sonstige Bezeichnung:** Cell saver.
➤ **Prinzip – moderne Geräte (Klasse III):**
  – Das intraoperative Blutverlustvolumen wird weitestgehend unter Zufuhr eines Antikoagulans in ein Reservoir gesaugt. Nach einer Grobfiltration von Gewebeteilen u.ä. folgt eine Zentrifugation mit Zellseparation. Abschließend wird das Produkt gewaschen und feinfiltriert.
  – Resultat: Hochwertiges autologes Erythrozytenkonzentrat, aus dem der größte Teil an Zelldetritus, Thrombozyten, Granulozyten, Plasma und freiem Hämoglobin entfernt ist.
  – Die gewonnenen Erythrozyten weisen einen normalen 2,3-DPG-Gehalt, eine normale osmotische Resistenz und eine normale In-vivo-Lebensdauer auf. 2,3 DPG ist für eine Sauerstoffabgabe im Gewebe erforderlich.
➤ **Prinzip – ältere Geräte (Klasse II):** Das gesammelte Blut wird lediglich über einen Grob- und Feinfilter filtriert und dem Patienten ungewaschen zurückgegeben. Das Retransfusionsblut ist von minderer Qualität (enthält Gerinnungsfaktoren, Fibrinogen- bzw. Fibrinspaltprodukte etc.), so daß die Gerinnungskaskade aktiviert werden kann (evtl. Beeinträchtigung der Nierenfunktion). Diese Systeme sollten nicht mehr eingesetzt werden.
➤ **Indikationen:**
  – Prinzipiell bei allen aseptischen Eingriffen mit einem intra- und postoperativ zu erwartenden Blutverlust >1000 ml.
  – Insbesondere: Herz- und Gefäßoperationen, Eingriffe in der Orthopädie und Unfallchirurgie, Lebertransplantationen.
➤ **Kontraindikationen:** Eingriffe in infiziertem Wundgebiet, nicht sicher aseptische Eingriffe (wenn z.B. eine Osteomyelitis nicht sicher auszuschließen ist), Tumorchirurgie, Eingriffe mit Eröffnung des Darmlumens.

Praktisches Vorgehen

➤ **Geräte:** Verschiedene Modelle von unterschiedlichen Firmen (z.B. Dideco, Fresenius, Hämonetics). Das Aufbereitungs-Prinzip ist bei den unterschiedlichen Modellen ähnlich.
➤ **Absaugung:** Über einen speziellen Sauger, der steril ins Operationsgebiet gereicht wird, wird das Wundblut in ein Reservoir gesaugt. Um die Traumatisierung der Erythrozyten möglichst gering zu halten, Sog auf max. 100 mmHg begrenzen.
➤ **Heparinisierung:**
  – Kontinuierlich Heparin-Kochsalzlösung zugeben (meist 30 000 IE in 1000 ml NaCl) im Verhältnis 1:5 – 1:10 (bereits im Absaugschlauch). Ziel: Verhinderung relevanter Aktivierung von Gerinnung und Fibrinolyse.
  – Bei voller Antikoagulation (z.B. in der Herzchirurgie) nicht erforderlich.
➤ **Aufbereitung:**
  – Wundblut wird im Auffangreservoir (ca. 1000 ml) gesammelt und grob gefiltert. Bei ausreichender Füllung des Auffangreservoirs beginnt der Aufbereitungsprozeß (je nach Gerät intermittierend oder kontinuierlich): Dazu wird das Blut in einer Zentrifugenglocke mit Kochsalzlösung gewaschen (Erythrozyten werden zurückgehalten, das gesamte Plasma wird mit unerwünschten Bestandteilen abzentrifugiert).

9.4 Maschinelle Autotransfusion (MAT)

◉ *Tip:* Bei den meisten Geräten ist das Reservoir getrennt eingepackt. Ist nicht sicher, ob es zu einem retransfusionsbedürftigen Blutverlust kommt, kann zunächst nur das Reservoir aufgebaut werden. Die Glocke bleibt steril und kann anderweitig verwendet werden.

➤ **Retransfusion:**
 – Nach dem Waschen wird das Blut in einen Konservenbeutel gepumpt. Zur Retransfusion muß ein 40 μ-Filter verwendet werden.
 – Die Erythrozytenkonzentrate enthalten keinen Stabilisator und sollten so bald wie möglich retransfundiert werden. Eine Zwischenlagerung ist nicht möglich.
 – Das initial zugesetzte Heparin wird fast vollständig ausgewaschen, so daß bei Retransfusion keine systemische Heparinisierung des Patienten zu erwarten ist.

➤ **Postoperativ** können die Drainagen an den OP-Sauger angeschlossen werden, so daß im Aufwachraum oder auf der Intensivstation eine Aufbereitung des postoperativen Blutverlustes möglich ist.

◉ *Merke:* Retransfusionsblut aus der MAT III enthält keine Gerinnungsfaktoren und keine Thrombozyten! Bei massiver Blutung nach Laborkontrolle Thrombozyten substituieren!

Grundlagen

➤ **Indikationen für eine Bluttransfusion:**
  - Eine Bluttransfusion ist indiziert, wenn durch den Blutverlust eine Hypoxie der Organe zu befürchten ist. Dabei hängt der zu tolerierende Hb stark vom Allgemeinzustand und von Erkrankungen des Patienten ab. Näheres zum tolerierbaren Hb s. S. 83.
  - Transfusion bei Hb > 10 g/dl ist nur in Ausnahmefällen (bei Risikopatienten) erforderlich, z. B. bei Polyglobulie infolge chronischer respiratorischer Insuffizienz.

➤ **Blutgruppe – Kompatibilität:**
  - Eine Bluttransfusion sollte grundsätzlich AB0-identisch durchgeführt werden. Auf jeden Fall muß AB0-kompatibel transfundiert werden, vgl. Tab. 16.

Tabelle 16 AB0-Blutgruppen und kompatible EK, TK und Plasmen

Patient	natürlich vorhandene Antikörper	kompatible Blutgruppe (EK und TK)	kompatibles Plasma
A	Anti-B	A oder 0	A und AB
B	Anti-A	B oder 0	B und AB
AB	keine	AB, A, B (0 nur wenn keine Alternative)	nur AB
0	Anti-A und Anti-B	0	A, B, AB und 0

  - *Rhesusfaktoren:*
    • Rhesusnegative Empfänger (d) sollten kein rhesuspositives Blut (D) erhalten. V. a. bei Frauen im gebärfähigen Alter sollte auch im Notfall rhesusnegatives Blut gegeben werden. Auf keinen Fall rhesusnegativem Patienten, der Anti-D-Antikörper hat, rhesuspositives Blut transfundieren!
    • Möglichst auch Rhesus-C- und -E-kompatibel transfundieren (elektive Operationen).
  - *Kell-System:* Möglichst Kell-negativen Patienten kein Kell-positives Blut transfundieren.

Erythrozytenkonzentrate (EK)

➤ **Erythrozytenkonzentrat (EK):**
  - Wird durch Zentrifugation aus 400–500 ml Vollblut hergestellt, mit Stabilisator CPD (Citrat, Dextrose, Phosphat) oder CPD mit Zusatz von Adenin (CPDA-1) versetzt und in einem geschlossenen Blutbeutelsystem aufbewahrt.
  - *Indikationen:* Anämie, transfusionsbedürftiger Blutverlust.

➤ **Buffy coat-freies EK:**
  - Nach Entfernung des Leukozyten- und Thrombozyten-haltigen sog. buffy coats Resuspension mit autologem Plasma.
  - *Indikationen:* Anämie, transfusionsbedürftiger Blutverlust.

➤ **Buffy coat-freies EK in additiver Lösung:**
  - Nach Entfernung von buffy coat und Plasma Resuspension mit additiver Standardlösung, z. B. SAG-M oder PAGGS-M. Das EK hat ein größeres Volumen (ca. 340 ml) und enthält nur geringe Mengen Plasma (∼ 15 ml).

10.1 Grundlagen und praktisches Vorgehen

- – Heutzutage Standardpräparat zur Bluttransfusion. Vorteil: Nur geringe Belastung des Empfängers mit Fremdleukozyten und Fremdplasma.
  - *Indikationen:* Anämie, transfusionsbedürftiger Blutverlust.
- ➤ **Leukozyten-depletiertes EK**:
  - – Herstellung aus buffy coat-freiem EK in additiver Lösung durch zusätzliche Filtration über Leukozytenfilter.
  - – *Indikationen:*
    - • Langzeittransfundierte Patienten (z. B. bei hämatologischen Erkrankungen).
    - • Febrile Transfusionsreaktionen nach HLA-Immunisierung.
    - • Prävention einer Alloimmunisierung bei polytransfundierten Patienten, insbesondere bei potentiellen Empfängern einer Organ- oder Knochenmarkstransplantation.
    - • Prävention einer CMV-Infektion bei gefährdeten Patienten (z. B. Frühgeborene, Säuglinge, transplantierte Patienten).
    - • Patienten mit hämatologischen Erkrankungen (z. B. aplastische Anämie, Osteomyelosklerose, Panmyelopathie, Knochenmarksaplasie). Wahrscheinlich wird Leukozyten-depletiertes EK in Zukunft Standardpräparat.
- ➤ **Gewaschenes EK:**
  - – Durch mehrere Wasch- und Zentrifugationsvorgänge wird der größte Teil des Plasmas, der Leukozyten und der Thrombozyten entfernt. Nachteil: Theoretisch bakterielle Kontamination möglich. Fehlende Lagerungsmöglichkeit.
  - – *Indikationen:* Unverträglichkeit von Plasmaproteinen trotz der Verabreichung buffy coat-freier oder Leukozyten-depletierter EK. AK gegen IgA oder andere Plasmaproteine.
- ➤ **Kryokonserviertes EK:**
  - – Gewaschenes EK wird unter Zusatz eines Gefrierschutzmittels tiefgefroren. Nach dem Auftauen wird es erneut gewaschen und muß dann umgehend verwendet werden.
  - – Das Verfahren ist aufwendig und teuer und bleibt speziellen Indikationen vorbehalten (z. B. sehr seltene Blutgruppenkonstellation).
- ➤ **Bestrahltes EK:**
  - 🔘 *Beachte:* Da arzneimittelrechtlich die Bestrahlung von Konserven die gerichtete Herstellung eines Arzneimittels für einen bestimmten Patienten bedeutet, ist eine sorgfältige Dokumentation auf der Konserve, dem Begleitschein und den Patientenunterlagen (Narkoseprotokoll) erforderlich.
  - – Bestrahlte Konserven dürfen nur kurzfristig zwischengelagert werden. Wird die Konserve nicht benötigt, ist eine Transfusion bei einem anderen Patienten nicht zulässig.
  - – *Indikationen:*
    - • Gefahr der Auslösung einer Graft versus host-Reaktion durch die Transfusion immunkompetenter Lymphozyten (z. B. bei immunsupprimierten Patienten): Knochenmarkstransplantation, Lebertransplantation, schweres Immundefektsyndrom, Hochdosis-Chemotherapie und evtl. Ganzkörperbestrahlung bei Leukämien, malignen Lymphomen und anderen Tumoren.
    - • Intrauterine Transfusionen, Frühgeborene (< 37. Schwangerschaftswoche).
    - • Blutspenden unter Blutsverwandten.

Gefrierplasma (FFP = Fresh Frozen Plasma)

➤ FFP wird durch Zentrifugation von den korpuskulären Bestandteilen getrennt und schockgefroren.

➤ **Indikationen:**
  – Verlust- und Verdünnungskoagulopathie mit klinischer Blutungsneigung, v.a. bei Massivtransfusionen (vgl. S. 91, 96). Behandlung einer komplexen Störung des Blutgerinnungssystems mit manifester Blutung.

  🔵 *Beachte:* Mangel einzelner Faktoren (z.B. Hämophilie A oder B) kann nicht mit Gefrierplasma therapiert werden (riesige Volumina wären notwendig) → spezielle Gerinnungsfaktorkonzentrate verwenden, s. S. 94.

➤ **Kompatibilität:** FFP muß ABO-identisch oder zumindest ABO-kompatibel transfundiert werden (vgl. Tab. 16). Eine Kreuzprobe ist nicht erforderlich.

➤ **Bedarf berechnen:** Um die Konzentration der Gerinnungsfaktoren um 1 % anzuheben, muß ca. 1 ml Frischplasma pro kg KG verabreicht werden. Beispiel: Um bei einem 70 kg schweren Patienten die Konzentration eines Gerinnungsfaktors von 10 % auf 40 % anzuheben, sind 2100 ml Frischplasma erforderlich.

Thrombozytenkonzentrate (TK)

➤ Thrombozytenkonzentrate werden aus Spendervollblut durch maschinelle Thrombozytapherese mittels Zellseparatoren hergestellt.

➤ **Indikationen:**
  – Thrombopenien mit Blutungsneigung.
  – Thrombozytopenie nach Massivtransfusion.
  – Folgende Thrombozytenwerte sollten nicht unterschritten werden:
    • 80 000: Bei risikoreichen Eingriffen (z.B. Neurochirurgie, Augenoperationen) oder bei Notfalleingriffen nach ASS-Therapie.
    • 50 000: Bei allen übrigen Eingriffen, Organbiopsien etc.
    • 20 000: Bei allen Patienten, da unterhalb dieses Wertes spontane Blutungen (z.B. im Gehirn) auftreten können.

➤ **Kompatibilität:** ABO-kompatibel transfundieren. Bei vitaler Indikation evtl. auch nichtkompatible Transfusion (schwache antigene Wirkung).

➤ **Präparate:**
  – *Einzelspender-TK:*
    • Enthält $5-8 \times 10^{10}$ Thrombozyten in ca. 50 ml Plasma.
    • Indikationen: Thrombopenie (Näheres s. Verbrauchskoagulopathie).
  – *Thrombozytapherese-TK:*
    • Enthält $2-4 \times 10^{11}$ Thrombozyten eines einzelnen Spenders in bis zu 300 ml stabilisiertem Frischplasma.
    • Indikationen: Thrombopenie.
    • Hochwertiges Produkt, enthält mehr Thrombozyten als Einzelspender TK.
  – *Pool-TK:*
    • Durch Zusammenführen von 4–8 Blutgruppen-kompatiblen Einzelspender-TK hergestellt.
    • Indikationen: Thrombopenie, wenn keine Einzelspenderapherese-TK oder Einzelspender-TK vorhanden.

➤ **Praktische Hinweise:**
  – Über 200 µm-Filter transfundieren (Mikrofilter kann nicht passiert werden).
  – TK sofort verbrauchen. Eine Lagerung ist nur bei gleichmäßiger Bewegung und einer Temperatur von 20–24 °C möglich (so in der Blutbank max. 5 Tage haltbar).

10.1 Grundlagen und praktisches Vorgehen ▬▬▬▬

🔵 *Beachte:*
- Thrombozyten sollten erst nach chirurgischer Blutstillung und erfolgreicher Schocktherapie transfundiert werden, um eine möglichst hohe intravasale Verweildauer und Wirksamkeit zu erreichen.
- Bei manifester Verbrauchskoagulopathie werden die Thrombozyten sofort verbraucht, ohne daß es zum signifikanten Anstieg der Thrombozytenzahl im Blut kommt.

Gerinnungsfaktorenkonzentrate ▬▬▬▬▬▬▬▬

➤ Werden aus vielen tausend Einzelspenden gepoolt. Sie durchlaufen Virusinaktivierungsverfahren, die Hepatitis- und HIV-Viren vernichten. Eine Infektion mit sog. Slow-virus-Viren ist jedoch nicht sicher auszuschließen, da die Prionen die üblichen Inaktivierungsverfahren überstehen (Höhe des tatsächlichen Risikos ist zur Zeit noch nicht zu beurteilen).
➤ **Indikationen/Präparate/Dosierungen:**
   🔵 *Beachte:* Der Einsatz von Gerinnungsfaktoren sollte nur nach differenzierter Gerinnungsdiagnostik erfolgen (sog. „große Gerinnung").
   – AT III (Antithrombin III):
      • Bei AT III-Mangel. Bei Massivtransfusionen nach schweren Blutungen liegt oft eine disseminierte intravasale Gerinnung (DIC, Verbrauchskoagulopathie) vor. Ausreichend hohe AT III-Spiegel können den Verbrauch unterbrechen (Nachlassen der Blutungsneigung). Heparin kann bei DIC zu heparininduzierten Blutungen führen; AT III ist daher bei DIC Heparin oft überlegen.
      • Dosierung: 1000 G AT III initial, dann nach Laborkontrolle.
   – PPSB (Prothrombinkomplex: Faktoren II, VII, IX und X):
      • Zur Substitution von Faktoren des Prothrombinkomplexes, wenn eine Gabe von FFP nicht ausreicht oder wegen zu hoher Volumenbelastung nicht möglich ist. Zur Anhebung des Quickwertes nach Marcumartherapie nur bei unmittelbar bedrohlicher Situation, z.B. bei manifester, nicht beherrschbarer Blutung.
      🔵 *Cave:* Bei der Transfusion von PPSB werden auch aktivierte Gerinnungsfaktoren übertragen, die eine Verbrauchskoagulopathie unterhalten können. Daher vorher AT III-Kontrolle bzw. AT III-Substitution. Nach PPSB-Gaben sind akute Thrombosen mit Todesfällen aufgetreten, daher strenge Indikationsstellung!
      • Dosierung: 1 IE/kg KG hebt Quickwert um ca. 0,5 – 1 %.
   – Faktor VIII (antihämophiles Globulin):
      • Therapie der Hämophilie A.
      • Dosierung: Einheiten = 0,4 × kg KG × gewünschter Anstieg in Prozent.
   – Faktor IX (antihämophiler Faktor B):
      • Therapie der Hämophilie B.
      • Dosierung: 1 IE/Kg KG erhöht den Faktor IX Plasmaspiegel um ca. 0,5 – 1,5 %.
   – Faktor XIII (fibrinstabilisierender Faktor):
      • Bei Mangel (kongenital oder erworben), auch nach großen operativen Eingriffen und Massivtransfusion.
      • Dosierung: 0,6 × kg KG × gewünschter Anstieg in Prozent.

Tests vor der Transfusion

➤ Gemäß dem Transfusionsgesetz vom 01.07.98 besteht eine Chargendokumentationspflicht für Blut-, Plasma- und Serumkonserven sowie für Blutbestandteile und deren Zubereitungen (z. B. Humanalbumin). Es muß nicht nur die Chargennummer des verabreichten Präparates in den Krankenunterlagen dokumentiert werden, sondern auch ein Rückschluß von Chargennummern auf die Patienten möglich sein, die ein Präparat einer bestimmten Charge erhalten haben. Aus diesem Grunde müssen Dokumentationsbücher in der Blutbank oder (bei Humanalbumin) auf den Stationen geführt werden. Neben dem Datum muß nach dem neuen Gesetz auch die Uhrzeit der Transfusion dokumentiert werden.

➤ **Beim Empfänger:** AB0-Gruppe, Rhesus-Faktor, Antikörpersuchtest.

➤ **Kreuzprobe** (Blutprobe darf nicht älter als 24 Std. sein):
  – *Major-Test:* Kompatibilitätsprüfung zwischen Empfängerserum und Spendererythrozyten.
  – *Minor-Test:* Kompatibilitätsprüfung zwischen Empfängererythrozyten und Spenderserum.

➤ **AB0-Bedside-Test** von Empfänger und Konserve unmittelbar vor der Transfusion.

🔵 *Merke:* Die Kreuzprobe hat ab Entnahmezeitpunkt nur eine Gültigkeit für 72 Stunden. Nach Bluttransfusionen verkürzt sich diese Frist auf 24 Stunden.

Praktisches Vorgehen bei elektiven Eingriffen

➤ **Verfügbarkeit der Konserven überprüfen** (vor der Narkoseeinleitung):
  – Je nach Organisation des Hauses verbleiben die Konserven entweder in der Blutbank oder ein Teil wird zur schnellen Verfügbarkeit in einem speziellen Blutkühlschrank im OP-Trakt gelagert.
  – Kühlkette nicht > 30 Min. unterbrechen!
  – Konserven zusammen mit dem Konservenbegleitschein lagern.

➤ **Identifikation:**
  – Patientenname und Geburtsdatum auf Begleitschein mit dem Blutgruppenzettel und den Unterlagen des Patienten vergleichen.
  – Bedside-Test (s. o.) bei Konserve und Empfänger durchführen und mit dem Blutgruppenschein vergleichen.

  🔵 *Merke:* Konservenverwechslungen kommen wesentlich häufiger vor als falsche Blutgruppenbestimmungen!

➤ **Verfallsdatum prüfen.**

➤ **Unversehrtheit überprüfen** (keine Luftblasen, Gerinnsel oder Hämolyse).

➤ **Erwärmen:**
  – Nur bei Massivtransfusionen > Raumtemperatur aufwärmen (s. u.).
  – Nur in speziellen Blutwärmgeräten erwärmen! Das Aufwärmen im einfachen Wasserbad oder in der Mikrowelle ist wegen der Gefahr einer Kontamination bzw. einer Überhitzung mit Hämolyse nicht zulässig.

➤ **Resuspendierung in Standard-Additivlösungen** wie SAG-M oder PAGGS-M bietet optimale Fließeigenschaften, eine weitere Verdünnung mit NaCl ist nicht erforderlich und nicht indiziert (zudem besteht die Gefahr einer bakteriellen Kontamination).

➤ **Filter verwenden:** Standardfilter mit Porengröße 170 – 230 µm oder Mikrofilter mit Porengröße von 10 – 40 µm. Der Stellenwert der Mikrofilter ist noch nicht geklärt, die Anwendung ist bei Risikopatienten oder der Retransfusion größerer Mengen aufbereiteten Eigenblutes sicher sinnvoll.

10.1 Grundlagen und praktisches Vorgehen

➤ **Zugang für Transfusion:** Möglichst großen Zugang verwenden (ab 18 G).
➤ **Drucktransfusion:** Nur bei spezieller Indikation (s. Massentransfusion).
➤ **Während der Transfusion** auf Transfusionsreaktionen achten (s. u.).
➤ **Zeitraum/Dauer:** Eine Konserve muß innerhalb von 6 Std. transfundiert sein.
➤ **Dokumentation** im Narkoseprotokoll mit Konservennummer.

Notfalltransfusion

➤ **Nach Richtlinien der Bundesärztekammer:** Notfalltransfusionen auf vitale Indikationen beschränken. Transfusionen aus vitaler Indikation als solche dokumentieren. Verantwortung für das erhöhte Transfusionsrisiko beachten.
➤ **Praktisches Vorgehen:**
 – AB0-Identitätstest; AB0-kompatibel transfundieren (vgl. Tab. 16 S. 91).
 – Gleichzeitig mit der Blutgruppenbestimmung die Kreuzprobe abnehmen. Blutgruppenbestimmung dauert ca.10 Min.
 – Nach Bestimmung der Blutgruppe kann ungekreuztes gruppengleiches Blut transfundiert werden (für Blutgruppenbestimmung, Antikörpersuche und Kreuzprobe benötigt das Labor mindestens 30 – 45 Minuten). Die Kreuzprobe muß dann später nachgeholt werden.
 – Bei unmittelbarer Verblutungsgefahr (Blutgruppenbestimmung kann nicht abgewartet werden), können Konserven der Gruppe 0 Rh negativ neben adäquatem Volumenersatz transfundiert werden.
   🔵 *Merke:* Vor der Transfusion mit Konserven der Gruppe 0 Rh negativ unbedingt Blut für Blutgruppenbestimmung abnehmen, da sonst eine korrekte Bestimmung der Blutgruppe evtl. nicht mehr möglich ist!
 – Nach Bestimmung der Blutgruppe Weitertransfusion mit gruppengleichem Blut, auch wenn das Ergebnis der Kreuzprobe noch nicht vorliegt.
 – Identitätssicherung von Blutproben und Patienten! V. a. wenn kein Name des Patienten bekannt ist. Angaben über Geschlecht, ungefähres Alter des Patienten, Aufnahmenummer und Uhrzeit der Abnahme helfen bei der sicheren Identifizierung.
➤ **Bluttransfusion von Konserven anderer Häuser:** Transfusion mitgegebener Konserven (außer bei unmittelbar vital bedrohlicher Situation) nur nach erneuter Kreuzprobe!

Massivtransfusion (und auftretende Probleme)

➤ **Definition:** Transfusion von mehr als 10 Konserven in 24 Std.
➤ **Gerinnungsstörungen:** Da heutzutage fast ausschließlich Blutkomponenten verwendet werden, manifestiert sich mit steigender Zahl der transfundierten EK (ab 6 – 8 EK) ein Mangel an Faktoren, ab 10 – 15 EK an Thrombozyten.
 – *Maßnahmen:*
  • FFP-Gabe, wenn Quick-Wert und PTT auf das 1,5fache erhöht sind. Praktisches Vorgehen: Auf 3 EK eine Einheit FFP transfundieren. Im Verlauf der Massivtransfusion kann auch im Verhältnis 2 : 1 bis 1 : 1 (EK : FFP) transfundiert werden. Bei Lebertransplantationen wird wegen der fehlenden oder geringen Synthese von Gerinnungsfaktoren meist ein Verhältnis von 1 : 1 gewählt.
  • TK: Bei diffusen, nicht chirurgisch bedingten Blutungen evtl. zusätzlich Gabe von TK. Dies ist meist erst nach 10 – 15 Konserven und Thrombozytenzahlen < 50000/mm^3 notwendig, bei Risikoeingriffen wie in der Neurochirurgie oder Augenheilkunde < 80000 (Laborkontrolle).

- *Maßnahmen bei DIC*, in deren Verlauf ein massiver Verbrauch von Gerinnungsfaktoren und Thrombozyten entsteht (s. auch S. 583):
  - Kreislaufstabilisierung und Schockbekämpfung.
  - Unterbrechung des circulus vitiosus aus intravasaler Gerinnung und Lyse durch AT III-Substitution (s. S. 94). Erst bei ausreichender AT III-Aktivität ist eine Substitution mit Thrombozyten oder anderen Gerinnungsfaktoren sinnvoll, da anderweitig nur eine Beschleunigung der Verbrauchskoagulopathie resultieren würde.

► **Hypothermie:** Für die Massivtransfusion stehen spezielle Transfusionsgeräte zur Verfügung, die zum einen Blutkonserven anwärmen, zum anderen mit hoher Geschwindigkeit unter Druck transfundieren (z. B. SIMS Level I Inc. USA, Rockland). Voraussetzung ist ein sehr großer Zugang, z. B. eine 13 G Venenverweilkanüle, eine Pulmonalisschleuse oder ein Shaldonkatheter.

► **Elektrolytstörungen:**
  - *Hyperkaliämie:* Bedingt durch Kaliumfreisetzung aus zugrundegegangenen Erythrozyten enthalten v. a. Konserven, die > 7 Tage alt sind, Kalium in höherer Konzentration als das Plasma. Dies ist bei eingeschränkter Nierenfunktion relevant (z. B. auch im Rahmen eines Schockgeschehens), oder es kann bei Säuglingen zu einem lebensbedrohlichen Kaliumanstieg kommen (Therapie s. S. 579).
  - *Hypokalzämie:*
    - Ist bei Transfusion größerer Mengen citrathaltigen Blutes möglich (aber selten, da Citrat rasch metabolisiert wird). Regelmäßige Laborkontrolle, v. a. bei Säuglingen.
    - Therapie bei Erwachsenen: 10 ml 10%iges Calcium-Gluconat langsam über 2 – 3 Min. i. v. Nicht mit Blutkonserven über gemeinsamen Zugang geben!
    - Therapie bei Kindern s. S. 310.

► **Azidose:** Nach längerer Lagerung beträgt der Konserven-pH 6,5. Im Rahmen einer Massivtransfusion kann sich eine metabolische Azidose entwickeln. Eine Therapie mit Puffersubstanzen (z. B. Natriumbicarbonat) ist nur bei ausgeprägter Azidose (ph < 7,2) erforderlich, s. S. 76.

► **Beeinträchtigung der Erythrozytenfunktion:**
  - Lagerungsbedingt sinkt der 2,3 DPG-Gehalt in den EK. Wird bei Massivtransfusion ein großer Teil des Patientenblutes ersetzt, ist daher die Sauerstoffabgabe an die Gewebe vermindert.
  - Der DPG-Mangel kann durch die Transfusion von weniger als 5 Tage altem Blut vermieden werden. Jedoch ist dies bei hohem Bedarf an Blutkonserven kaum realisierbar.

► **Infektionsrisiko:** Das Infektionsrisiko für Hepatitis und HIV steigt bei Massivtransfusionen mit der Zahl der transfundierten Konserven, vgl. u.

► **Postoperative Störungen der Lungenfunktion:**
  - Respiratorische Insuffizienz bis hin zum ARDS (vgl. S. 550).
  - Ursache: Sequestration von Granulozyten in Lungenkapillaren und Aktivierung der Mediatorenkaskade.
  - Oft ist das Schockgeschehen im Rahmen eines erheblichen Blutverlustes Hauptursache einer postoperativen respiratorischen Insuffizienz. Bei der heute üblichen Transfusion von EK hoher Qualität spielen Mikroaggregate nur eine untergeordnete Rolle.

10.2 Risiken und Nebenwirkungen ▬▬▬▬▬▬▬▬

Infektionsrisiko ▬▬▬▬▬▬▬▬▬▬▬▬▬▬▬▬▬▬▬▬▬▬▬▬▬

➤ **Erreger**, die übertragen werden können:
  - *Viren:*
    • Hepatitis B-, C-, D-, G- und GB-Virus; HIV; HTLV I und II; Cytomegalie-Virus.
    • Geschätztes Infektionsrisiko s. Tab. 17.
  - *Bakterien:* Treponema pallidum (Erreger der Syphilis, nur bei der Übertragung von Warm- oder Frischblut), Brucella sp.
  - *Protozoen:* Toxoplasma gondii (Toxoplasmose), Trypanosoma cruzi, Plasmodium sp. (Malaria, in Europa zur Zeit ohne Bedeutung).

Tabelle 17   Geschätztes virales Infektionsrisiko pro transfundierter Fremdblut-einheit

Erreger	Infektionsrisiko
Hepatitis B	Ca 1 : 60 000
Hepatitis C	Ca.1 : 103 000
HIV-1	Ca.1 : 1 000 000 (USA: 1 : 493 000)
HTLV	Ca.1 : 640 000
CMV	1 : 100 (relevant für Immunsupprimierte)

Virusinfektionen durch Bluttransfusion – Krankheitsbilder ▬▬▬▬

➤ **Hepatitis B:**
  - Ausheilungsmöglichkeiten sind meist gut, in 5 – 10 % führt die Infektion jedoch zu chronisch aggressiver Leberentzündung. In 0,5 – 1 % fulminante Hepatitis. Ikterus ist häufiger (ca. 25 % d. F.) als bei Hepatitis C.
  - Impfung steht zur Verfügung.
➤ **Hepatitis C:**
  - In der Inkubationszeit und teilweise in der Akutphase können HCV-Infektionen nicht durch Antikörperbestimmungen erfaßt werden. In einigen Fällen sind Antikörper erst nach 9 Monaten nachweisbar. Daher besteht ein Restrisiko für die Transfusion von Blut und nichtinaktivierbaren Blutprodukten.
  - Ausheilende akute Hepatitis in 10 – 40 %, chronisch aktive Hepatitis in 30 – 90 %, Leberzirrhose in 5 – 30 (?) %.
➤ **Hepatitis D:** Abheilende akute Hepatitis in 50 – 80 %, fulminante Hepatitis in 1 – 3 – 25 %, chronisch aktive Hepatitis in 20 – 50 %, Leberzirrhose in ca. 10 %.
➤ **Hepatitis GB:**
  - Auslöser sind drei verschiedene Viren (GB-A, GB-B und GB-C), die eine Ähnlichkeit mit dem Hepatitis C-Virus zeigen. Die Übertragung erfolgt wahrscheinlich genauso wie bei Hepatitis C.
  - Nach einer japanischen Untersuchung waren 10 % der chronischen Dialysepatienten HGV positiv, wobei die Infektion eng mit Transfusionen in der Anamnese korrelierte.

- Bei HIV- und HBV-Koinfektion besteht ein signifikant erhöhtes Risiko, HGV-positiv zu sein (spricht für ähnliche Infektionswege).
- Ab 01.04.99 ist eine Polymerasekettenreaktion zur Untersuchung der Blutkonserven auf Hepatitis-Infektion vorgeschrieben. Man verspricht sich davon eine weitere Abnahme des Infektionsrisikos.

➤ **Zytomegalie:**
  - Die transfusionsbedingte CMV-Infektion hat bei sonst gesunden Patienten keine Relevanz und entzieht sich aufgrund der geringen Symptomatik der Diagnose (passageres Fieber).
  - Klinisch ist sie nur bei Immunsupprimierten (Frühgeborene, Transplantierte) von Bedeutung: Es kommt zu Transplantatabstoßungen und zu interstitiellen Pneumonien, bei Frühgeborenen zu Hepatosplenomegalie, Ikterus und ZNS-Störungen.
  - Ein Screening zur Identifizierung infizierter Blutprodukte wird nur bei den oben erwähnten Risikogruppen durchgeführt. Bei der Transfusion können spezielle Leukozytenfilter das Risiko einer Infektion vermindern.

➤ **HIV:**
  - Sehr hohe Sensitivität des Tests. Das Restrisiko beschränkt sich auf die diagnostische Lücke zwischen Infektion und Serokonversion.
  - Durch gezielten Ausschluß von Spendern aus Risikogruppen oder mit Risikoverhalten (z.B. durch Selbstausschluß) konnte das AIDS-Risiko bei Blutspenden weiter gesenkt werden (s. auch Kapitel AIDS).

Bakterielle Kontamination

➤ Sehr selten, da eine bakterielle Kontamination bei der Herstellung durch die heutigen Methoden praktisch ausgeschlossen ist, sofern Herstellungsmängel vermieden werden.
➤ Bei sachgemäßem Vorgehen bei der Transfusion ist eine Kontamination ebenfalls selten.

Immunologische Reaktionen bei Fremdblutübertragung

➤ Zusammenfassende Übersicht s. Tab. 18.
➤ **Immunmodulation:** Eine Fremdblutübertragung geht mit einer Immunsuppression einher (Ursachen sind weitgehend unbekannt). Transplantatüberlebenszeiten nach Nierentransplantationen sind dadurch verlängert, Tumorrezidivraten (Darmkarzinome) sind erhöht.

Fremdblut-Transfusionen

10

Tabelle 18 Immunologische Reaktionen bei Fremdblutübertragung, inkl. Therapie

Art	Ursache	Symptome	Inzidenz	Prophylaxe	Maßnahmen
Hämolytische Reaktion (Sofort-reaktion)	Alloantikörper gegen Erythrozyten (AB0-System)	Hämolyse Schock DIC	1 : 100 000	Verwechslungen verhindern	– *Verdacht:* Transfusion sofort einstellen, Zugang belassen, Je eine Blutprobe vom Patienten und von der Konserve zur Kreuzprobe in die Blutbank. Labor: Freies Hämoglobin? – *Gesichert:* Großzügige Volumengabe (z. B. HAES, Ringerlösung); ggf. Vasopressoren (Dopamin 3 – 10 μg/kg KG/Min., Suprarenin 0,1 – 1 μg/kg KG/Min.) ab mittlerem Druck < 65 mmHg trotz Volumengabe; Prednisolon 1 g; Sauerstoffgabe (initial über Gesichtsmaske), bei schwerem Schock Intubation und Beatmung; Diurese fördern: Volumengabe (1 000 ml kolloidales Volumenersatzmittel, z. B. HAES), Dopamin in Nierendosis (2 – 3 μg/kg KG/Min.), bei Normovolämie Furosemid, ggf. Sorbit (*Cave:* Hypervolämie bei Anurie); differenzierte Gerinnungsanalyse; Natriumbikarbonat bei Bedarf, vgl. S. 76 (*Cave:* Hypernatriämie bei Anurie); Gefahr der Hyperkaliämie bei massiver Hämolyse und eingeschränkter Nierenfunktion beachten; im weiteren Verlauf wiederholte Laborkontrollen (inkl. freies Hämoglobin, Bilirubin, LDH); bei schwerem Verlauf Hämodialyse
hämolytische Reaktion (verzögerte Reaktion)	Alloantikörper gegen Erythrozyten (Kell, Duffy, etc.)	Temperaturanstieg Hämoglobinabfall leichter Ikterus	1 : 10 000	Antikörpersuch-test Dokumentation aller Alloantikörper	Je eine Blutprobe vom Patienten und von der Konserve zur Kreuzprobe und Antikörpersuchtest in die Blutbank; Nierenfunktion überwachen

febrile, nicht-hämolytische Reaktion	Alloantikörper gegen Leukozyten	Fieber, Schüttelfrost Stunden nach der Transfusion	1:100	leukozytenarme Erythrozytenkonzentrate (s. S. 92)	– Bei intraoperativem Temperaturanstieg Transfusion unterbrechen, bis eine hämolytische Transfusionsreaktion ausgeschlossen ist (die febrile nicht-hämolytische Transfusionsreaktion ist klinisch von untergeordneter Bedeutung). ◉ Merke: Die „febrile Transfusionsreaktion" ist eine Ausschlußdiagnose!
allergische Reaktion	Alloantikörper gegen Plasmaproteine	Urtikaria anaphylaktischer Schock	1:100 1:3 000	Prophylaxe bei AG-AK-Reaktion nicht sicher. Bei bekannter allergischer Reaktion auf Konserven Prophylaxe mit Cortison, H_1 + H_2 Blockern sinnvoll	– Urtikaria: Antihistaminika (z. B. Clemastin 2 – 4 mg); Glukokortikoide (z. B. 1 g Prednisolon); Transfusion, wenn möglich, langsam fortsetzen. Bei generalisierter Urtikaria Infusion abbrechen. – Anaphylaktischer Schock (vgl. S. 573): Transfusion sofort abbrechen; großzügige Volumenzufuhr (initial 1 000 ml); Adrenalin *titrierend* applizieren (1 mg in 10 ml NaCl 0,9% → repetitive Bolusgaben von 0,5 ml); Prednisolon 1 g
Posttrans-fusions-Purpura	Alloantikörper gegen Thrombozyten	Purpura 5 – 10 d nach Transfusion mit Thrombozytensturz, evtl. lebensbedrohliche hämorrhagische Diathese	selten	nicht möglich	IgG hochdosiert i. v. bei vital bedrohlichen Gerinnungsstörungen; Glukokortikoidwirkung ist ungewiß; keine Transfusion von Fremdthrombozyten wegen möglicher schwerer Zwischenfälle!
Graft-versus-host-Reaktion	Immunkompetente Spender-Lympho-zyten	Exanthem Fieber Infekte Leberversagen Tod	sehr selten, erhöhtes Risiko bei immun-supprimierten Patienten	Bestrahlung von Blut und Blutkomponenten, Leukozytenfilter	keine spezifischen Maßnahmen möglich

11.1 Intravenöse Anästhetika

Pharmakokinetik und Pharmakodynamik der Dosierung

➤ **Wirkungsbeendigung:**
   – *Nach Bolusgabe* durch Umverteilung von einem zentralen in mindestens ein peripheres Kompartiment.
   – *Kontinuierliche Infusion:* Neuere Medikamente werden kontinuierlich infundiert, da die Aufrechterhaltung des therapeutischen Wirkspiegels dadurch wesentlich besser möglich ist als durch repetitive Bolusgaben. Je länger eine Infusion dauert, desto mehr wird der Konzentrationsabfall nach Infusionsende vom Ausmaß der Clearance (d.h. vom Metabolismus) sowie deren Verhältnis zum peripheren Verteilungsvolumen und um so weniger von Umverteilungsvorgängen bestimmt.

➤ **Kontextsensitive Halbwertszeit :** Dieses Konzept wurde speziell für die neuen intravenösen Anästhetika und Opioide entwickelt: Die kontextsensitive Halbwertszeit ist die Zeit, die benötigt wird, um von einer gegebenen Ausgangskonzentration um 50% (d.h. auf 50%) der Ausgangskonzentration abzufallen und zwar in Abhängigkeit von der Infusionszeit.

➤ **Eliminationshalbwertszeit:** Diese beschreibt häufig einen Konzentrationsbereich weit unterhalb der Wirkschwelle und ist daher in der Anästhesie nicht zur Beschreibung der Wirkungsdauer geeignet.

Propofol (Disoprivan)

➤ **Indikationen:** Zur Narkoseeinleitung, v.a. bei kurzdauernden Operationen; bei ambulanten und diagnostischen Eingriffen, in Kombination mit Opioiden zur Durchführung einer TIVA, zur Sedierung von Intensivpatienten.

➤ **Kontraindikationen:** Schock, Volumenmangel, schwere Herzinsuffizienz, schwere koronare Herzkrankheit. Für Kinder < 3 Jahren und in der Schwangerschaft nicht zugelassen.

➤ **Pharmakologie:** Wasserunlösliches Phenolderivat (Diisopropylphenol); Wirkungseintritt: 30 – 60 Sek.; Wirkdauer 5 – 8 Min.; Wirkbeendigung durch Umverteilung und Elimination. Elimination: $T_{1/2}$ ca. 60 – 90 Min. Nach Konjugation in der Leber Ausscheidung der Metaboliten durch die Niere, keine Beeinflussung der Leber- oder Nierenfunktion, z.T. extrahepatische Elimination.

➤ **Wirkung:** Tiefschlaf, Senkung von Hirndruck und Augeninnendruck, fehlende Histaminfreisetzung, keine Analgesie, antiemetisch.

➤ **Dosierung:**
   – *Narkoseeinleitung:* Bolus: 1 – 2 (– 2,5) mg/kg KG. Bei geriatrischen Patienten besser keine Bolusgabe, sondern Einleitung durch kontinuierliche Gabe über Perfusor (TCI). Initial 10 – 12 mg/kg KG/Std., vgl. Kapitel TIVA S. 124 oder „target controlled infusion".
   – *Narkoseunterhalt* s. Kapitel TIVA, S. 124.

➤ **Nebenwirkungen:**
   – Kreislaufdepression durch negative Inotropie, periphere Vasodilatation und Reduktion körpereigener zirkulierender Katecholamine: Blutdruckabfall mit Bradykardie.
   – Atemdepression.
   – Venenwandreizung.

Etomidat (Etomidat Lipuro, Hypnomidate)

➤ **Indikationen:** Zur Narkoseeinleitung, vor allem bei allergischem Asthma und kardialen und pulmonalen Vorerkrankungen.
➤ **Kontraindikationen:**
  – Nebenniereninsuffizienz (relative Kontraindikation bei singulärer Gabe). Zur Narkoseeinleitung einsetzbar, wenn Kontraindikationen für Ketamin oder Propofol bestehen.
  – *Schwangerschaft:* Propylenglykol (Lösungsvermittler) ist evtl. teratogen; Erfahrungen mit der Lipidemulsion fehlen.
➤ **Pharmakologie:** Karboxyliertes Imidazolderivat; Wirkungseintritt: 20–40 Sek.; Wirkdauer 5–8 Min.; Wirkbeendigung durch Umverteilung und z. T. durch Elimination $T_{1/2}$: 90–120 Min. nach Metabolisierung durch unspezifische Leber- und Plasmaesterasen, überwiegend renale Ausscheidung nicht aktiver Metaboliten.
➤ **Wirkung:** Tiefschlaf, keine Analgesie, keine Histaminfreisetzung, geringe Kreislaufdepression.
➤ **Dosierung:** 0,2–0,3 mg/kg KG i. v.
➤ **Nebenwirkungen:**
  – Exzitation und Myoklonie ohne EEG-Korrelat bei Einsatz als Monosubstanz in der Einleitung. Diese Nebenwirkungen treten nicht auf oder sind vermindert nach Vorgabe von Benzodiazepinen oder Opioiden.
  – Hemmung der Kortisolbiosynthese (wahrscheinlich klinisch relevant nur bei langdauernder Anwendung).
  – Venenwandreizung der propylenglykolhaltigen Lösung, gering ausgeprägt bei Lipidemulsion.

Thiopental (Trapanal)

➤ **Indikationen:** Zur Narkoseeinleitung, v. a. bei Rapid sequence induction (s. S. 121), Schädel-Hirntrauma (bei stabilem Kreislauf), Status epilepticus.
➤ **Kontraindikationen:** Porphyrie, Barbituratunverträglichkeit, Schock, akuter Myokardinfarkt, Perikardtamponade, schwere Herzinsuffizienz, schwere Leberschädigung, schweres Asthma bronchiale (Histaminausschüttung), Disposition zu Allergien.
➤ **Pharmakologie:** Barbiturat; Wirkungseintritt: 20–40 Sek.; Wirkdauer: 5–15 Min.; Wirkungsbeendigung durch Umverteilung. Elimination: $T_{1/2}$: 5–11 Std. nach hepatischer Metabolisierung. Wirkungsverstärkung durch andere zentral wirksame Substanzen (Benzodiazepine, Alkohol). Stark alkalische Lösung.
➤ **Wirkung:** Tiefschlaf, keine Analgesie, antikonvulsiv, senkt den Hirndruck, senkt den zerebralen Sauerstoffverbrauch.
➤ **Dosierung:**
  – 3–5 (–7) mg/kg KG über 30 Sek. als 2,5%ige Lösung i. v.
  – Infusionsdosierung: 100–200 mg/Std. (Indikation: Hirndrucksenkung, Hirnprotektion).
  – Dosis deutlich reduzieren bei schlechtem Allgemeinzustand, hohem Alter, eingeschränkter kardialer Reserve, Hypovolämie.
  ◧ *Merke:* Bei nicht aspirationsgefährdeten Patienten ist eine Kombination mit Opioiden sinnvoll, um eine bessere Dämpfung von kardiovaskulären Reflexen bei der Intubation zu erreichen.
➤ **Nebenwirkungen:** Histaminfreisetzung, anaphylaktische Reaktionen, Atemdepression, evtl. Laryngospasmus, evtl. Bronchospasmus.

11.1 Intravenöse Anästhetika ▬▬▬▬▬▬▬▬▬▬

➤ **Komplikationen:**
- Kreislaufdepression durch Abnahme der myokardialen Kontraktilität und periphere Vasodilatation mit Reflextachykardie.
- Venenwandreizung.
- Schwere Gewebeschäden bei paravenöser Injektion.
- Nekrosen bis zum Verlust der Extremität bei versehentlicher intraarterieller Injektion.

Methohexital (Brevimytal) ▬▬▬▬▬▬▬▬▬▬▬▬▬▬▬

➤ **Indikationen:**
- Zur Narkoseeinleitung bei kurzdauernden Eingriffen.
- In niedriger Dosierung (0,5 mg/kg KG) zur Provokation zerebraler Krampfanfälle in der Epilepsiechirurgie und zur Senkung der Krampfschwelle bei Elektrokrampftherapie in der Psychiatrie.

➤ **Kontraindikationen** s. Thiopental.

➤ **Pharmakologie:** Barbiturat; Wirkungseintritt nach 20–40 Sek.; Wirkdauer 5–8 Min.; Wirkungsbeendigung durch Umverteilung und z. T. durch Elimination ($T_{1/2}$: 3–5 Std. nach hepatischer Metabolisierung).

➤ **Wirkung:** Tiefschlaf, keine Analgesie, senkt Hirndruck, senkt zerebralen Sauerstoffverbrauch bei hoher Dosierung (burst-suppression-Muster im EEG).

➤ **Dosierung:**
- 1–1,5 mg/kg KG der 1%igen Lösung i. v.
- Infusionsdosierung: 400–600 mg/Std. (Indikation: Hirnprotektion).

➤ **Nebenwirkungen:** Wie Thiopental (s. u.), zusätzlich initial Senkung der Krampfschwelle bei niedriger Dosierung (0,5 mg/kg KG) ausgeprägte exzitative Nebenwirkungen (Muskelbewegungen, Husten, Schlucken).

Ketamin (Ketanest) ▬▬▬▬▬▬▬▬▬▬▬▬▬▬▬▬▬

➤ **Indikationen:**
- Analgesie in der Notfallmedizin, v. a. bei eingeklemmten Patienten.
- Narkoseeinleitung, v. a. im Schock (Ausnahme kardiogener Schock), bei Perikardtamponade, bei Polytraumatisierten oder Patienten mit schweren Verbrennungen, zur „rapid sequence induction" (s. S. 121, ggf. in Kombination mit einem Barbiturat), im Asthmaanfall, bei zyanotischen kongenitalen Vitien, i. m.-Einleitung bei sehr unkooperativen Patienten.

➤ **Kontraindikationen:**
- Schwerer Hypertonus, Eklampsie, drohende Uterusruptur, Nabelschnurvorfall, koronare Herzkrankheit, Aorten- oder Mitralstenose, Aortenisthmusstenose, pulmonale Hypertonie, Phäochromozytom, Wolff-Parkinson-White(WPW)-Syndrom, perforierende Augenverletzungen, Glaukom, schwere Psychosen.
- Isoliertes Schädel-Hirn-Trauma ist eine relative Kontraindikation: Die Wahrung der Kreislaufstabilität steht auch beim Schädel-Hirn-Trauma absolut im Vordergrund. Nach Ketamingabe jedoch kontrollierte Beatmung.

➤ **Pharmakologie:**
- Phenzyklidinderivat, gilt als Antagonist des NMDA-Rezeptors.
- Ketamin ist ein Razemat-Gemisch aus (S+) und (R-) Ketamin.
- Wirkungseintritt: Ca. 30 Sek. nach i. v.-Gabe, ca. 2–10 Min. nach i. m.-Gabe.
- Wirkdauer: 5–20 (–40) Min., nach i. m.-Gabe evtl. länger.
- Elimination: $T_{1/2}$: 2–4 Std. nach Biotransformation in der Leber.

➤ **Wirkung:**
- Amnesie 1 – 2 Std.
- Dysphorie bis zu mehreren Stunden.
- 🔘 *Beachte:* Unter Ketamin kommt es zu einer sog. dissoziativen Anästhesie durch Trennung zwischen thalamoneokortikalem und limbischem System mit der Gefahr von dysphorischen Mißempfindungen: Ketamin sollte nicht als Monosubstanz zur Anästhesie eingesetzt werden.
- Gute Analgesie.
- Bronchodilatation.
- Geringe Atemdepression (erst bei höherer Dosierung).
- Schutzreflexe bleiben relativ lang erhalten (aber: kein ausreichender Aspirationsschutz).
- Kreislaufstimulierende Wirkung durch Sympathikusaktivierung und Freisetzung von Katecholaminen.

➤ **Dosierung:**
- *Analgesie:* 0,2 – 0,5 mg/kg KG i. v.
- *Anästhesie:* 1 – 2 mg/kg KG i.v bzw. 4 – 6 mg/kg KG i. m.
- *Infusionsdosierung:* 30 – 150 mg/Std. (Indikation: TIVA [s.S.62], Daueranalgosedierung).
- *Dosisreduktion* bei Patienten in reduziertem Allgemeinzustand oder im Schock (0,5 – 1 mg/kg KG).

➤ **Nebenwirkungen:**
- Anstieg von myokardialem Sauerstoffverbrauch, Gefahr der myokardialen Ischämie bei KHK.
- Anstieg des Hirndrucks bei Spontanatmung.
- Anstieg des Augeninnendrucks.
- Hypersalivation (möglichst Kombination mit Atropin oder Glycopyrrolat).
- Halluzinationen, Alpträume bei Verwendung als Monosubstanz (diese treten nur selten auf, wenn Ketamin mit Benzodiazepinen kombiniert wird).
- Anstieg des Skelettmuskeltonus.

S(+)-Ketamin (Ketanest S)

➤ **Indikationen** und **Kontraindikationen** entsprechen dem Racemat Ketamin, s. o.
➤ **Pharmakologie und Wirkung** (auch im Vergleich zum Racemat Ketamin):
- S(+) Ketamin ist ein chirales Cyclohexanderivat mit starker analgetischer Wirkung.
- S(+) Ketamin erzeugt ebenfalls eine dissoziative Anästhesie, die Substanz sollte nicht als Monosubstanz zur Anästhesie eingesetzt werden.
- Die analgetische Wirkung tritt bereits bei niedriger Dosis auf und überdauert die Anästhesie.
- Lokalanästhesie am Rückenmark und an peripheren Nerven.
- Wirkungen auf Atmung und Kreislauf wie bei Ketamin.
- Wegen der besseren Analgesie und stärkeren hypnotischen Wirkung resultiert eine Dosisreduktion. Damit steigt die therapeutische Breite.
- Wirkdauer: Durch eine höhere Clearance kürzer (bessere Steuerbarkeit).

➤ **Dosierung:**
- Analgesie: 0,125 – 0,25 mg/kg KG i. v.
- Anästhesie: 0,5 – 1,5 mg/kg KG i. v. bzw. 2 – 4 mg/kg KG i. m.
- Infusionsdosierung: 15 – 100 mg/Std. (Indikation: TIVA, Daueranalgosedierung).

11.2 Opioide

Übersicht

➤ **Pharmakologie:**
- Opioide entfalten ihre Wirkung durch Bindung an Opioidrezeptoren. Je nach ihrer Fähigkeit, nach der Bindung mit dem Rezeptor den typischen Effekt auszulösen (intrinsic activity) unterteilt man die Opioide in Agonisten, Agonist/ Antagonisten und Antagonisten.
- Folgende Rezeptoren sind bekannt:
  - μ_1-Rezeptor: Supraspinale Analgesie.
  - μ_2-Rezeptor: Atemdepression, Sucht, Euphorie, gastrointestinale Effekte, Miose.
  - δ-Rezeptor: Modulation der μ-Rezeptoren, spinale Analgesie.
  - ϰ-Rezeptor: Spinale Analgesie.
  - σ-Rezeptor: Psychomimetische Effekte, Dysphorie, Tachykardie, erhöhter Muskeltonus.
  - ε-Rezeptor: Nicht geklärt.
➤ **Eingesetzte Substanzen (Allgemeinanästhesie):** Alfentanil, Fentanyl, Remifentanil, Sufentanil.

Alfentanil (Rapifen)

➤ **Indikationen:** Antinozizeption im Rahmen der Allgemeinanästhesie.
➤ **Kontraindikationen:** Keine spezifischen.
➤ **Pharmakologie:**
- Agonist; schneller Wirkungseintritt (< 60 Sek.); geringes Verteilungsvolumen (0,3 – 1 l/kg KG); Wirkdauer 15 – 45 Min.
- Eliminationshalbwertszeit 1 – 2 Std.
- Kontextsensitive Halbwertszeit (50%; vgl. S. 102): Das Maximum von 50 – 60 Min. wird bereits nach 2 Std. Infusionszeit erreicht (s. Kap. TIVA S. 124).
➤ **Wirkung:** Hochpotente Analgesie.
➤ **Dosierung:** 10 – 30 µg/kg KG als Bolus oder 3 – 9 mg/Std. als Infusion.
➤ **Nebenwirkungen:** Bradykardie und Thoraxrigidität nach Bolusgabe, Atemdepression, Apnoe, Emesis.

Fentanyl (Fentanyl Jansen)

➤ **Indikationen:** Antinozizeption in Anästhesie und Intensivmedizin.
➤ **Kontraindikationen:** Keine spezifischen.
➤ **Pharmakologie:**
- Agonist; Wirkungseintritt nach 3 – 5 Min.; großes Verteilungsvolumen (3,5 – 5,9 l/kg KG); Wirkdauer 30 – 90 Min. Eliminierung durch Metabolisierung in der Leber.
- Eliminationshalbwertszeit 3 – 6 Std.
- Kontextsensitive Halbwertszeit (50%; vgl. S. 102): 70 – 100 Min.; wird bereits nach 2 Std. Infusionszeit erreicht (vgl. TIVA S. 124).
➤ **Wirkung:** Hochpotente Analgesie.
➤ **Dosierung:** 2 – 5 µg/kg KG als Bolus oder 0,25 – 0,5 mg/Std. als Infusion.
➤ **Nebenwirkungen:** Atemdepression, Apnoe, Emesis (Therapie s. S. 199), Thoraxrigidität bei hoher Dosis.

Remifentanil (Ultiva)

➤ **Indikationen:** Kurz dauernde Eingriffe, v. a. im diagnostischen Bereich (und bei ambulanten Operationen, s. S. 224). Optimal steuerbare Komponente bei TIVA.
➤ **Kontraindikationen:** Keine spezifischen.
➤ **Pharmakologie:**
   - Agonist.
   - Wirkungseintritt innerhalb einer Kreislaufzeit (< 60 Sek.).
   - Sehr kleines Verteilungsvolumen (0,1 – 0,6 l/kg KG).
   - Wirkdauer ca. 5 Min.
   - Sehr kurze Eliminationshalbwertszeit (8 – 10 Min.), Spaltung durch unspezifische Esterasen.
   - Die kontextsensitive Halbwertszeit beträgt, unabhängig von der Infusionsdauer, ca. 5 Min.
➤ **Wirkung:** Optimal steuerbare Antinozizeption.
➤ **Dosierung:**
   - 🟢 *Beachte:* Wegen ausgeprägter Thoraxrigidität und Bradykardie bei Bolusgabe möglichst nur kontinuierlich infundieren. Wegen der sehr kurzen Halbwertszeit bereits intraoperativ die postoperative Schmerztherapie beginnen (s. S. 201).
   - 5 mg in 50 ml NaCl 0,9% oder Glukose 5% lösen (100 µg/ml).
   - *Initialdosis:* 0,5 µg/kg KG/Min. über 10 – 20 Min. Richtwert: Körpergewicht × 0,3 = ml/Std. (bei 100 µg/ml).
   - *Aufrechterhaltung:* Nach Intubation auf 0,25 µg/kg KG/Min. reduzieren.
   - *Bei Bedarf Dosiserhöhung* in Schritten von 0,25 µg/kg KG/Min. bis auf 1,0 µg/kg KG/Min. (vgl. Kapitel TIVA S. 124).
   - Prophylaktisch Atropin (0,5 mg) oder Glycopyrrolat (0,2 mg) geben.
➤ **Nebenwirkungen:** Atemdepression, Apnoe, Bradykardie, Thoraxrigidität (Bolusinjektion), Emesis.

Sufentanil (Sufenta)

➤ **Indikationen:** Antinozizeption in Anästhesie und Intensivmedizin. Für epidurale Anwendung in der Geburtshilfe zugelassen.
➤ **Kontraindikationen:** Keine spezifischen.
➤ **Pharmakologie:**
   - Agonist; potentestes Opioid (5 – 10 × potenter als Fentanyl). Wirkungseintritt nach 2 – 4 Min.; Verteilungsvolumen (1,7 l/kg KG); Wirkdauer 30 – 90 Min.
   - Eliminationshalbwertszeit 2 – 4 Std.
   - Kontextsensitive Halbwertszeit (50%; vgl. S. 102): Nach 2 Std. = 20 Min., nach 8 Std. = 40 – 50 Min.
➤ **Wirkung:** Höchstpotente Analgesie, deutliche sedierende Wirkung, ausgeprägte Dämpfung kardiovaskulärer Reflexe.
➤ **Dosierung:**
   - *Initialbolus* 0,25 µg/kg KG (10 – 20 µg).
   - *Erhaltungsdosis* 0,5 – 1 µg/kg KG/Std.
➤ **Nebenwirkungen:** Durch Dämpfung des kardiovaskulären Reflexes bei Herzinsuffizienz oder Schock ist ein deutlicher Blutdruckabfall möglich. Atemdepression, Apnoe, Emesis, Thoraxrigidität bei hoher Dosis.

11.3 Benzodiazepine

Midazolam (Dormicum)

➤ **Indikationen:** Prämedikation, Sedierung, Anxiolyse, in Kombination mit Opioiden zur balancierten Anästhesie (s. S. 120).
➤ **Kontraindikationen:** Muskelerkrankungen, Myasthenia gravis, Allergie, Frühschwangerschaft.
➤ **Pharmakologie:**
  – Kurzwirksames Benzodiazepin.
  – Verabreichung: i. v., i. m. oder oral.
  – Eliminierung über Glucuronidierung. Halbwertszeit (HWZ): 2 – 4 Std., HWZ des Metaboliten < 1 Std., bei Langzeitanwendung ist jedoch eine HWZ bis zu 24 Std. möglich.
➤ **Dosierung:**
  – *Prämedikation:* 3,75 – 7,5 mg oral.
  – *Co-Induktion:* 2,5 – 5 mg i. v.
  – *Narkoseeinleitung:* 0,15 – 0,3 mg/kg KG
  – *Anxiolyse:* 1 – 2,5 mg i. v.
◙ *Merke:* Zur Anxiolyse sind niedrige Dosierungen ausreichend; evtl. deutlich verlängerte Wirkung bei älteren Patienten.

Flunitrazepam (Rohypnol)

◙ *Beachte:* Wegen der schlechten Steuerbarkeit aufgrund der sehr langen Halbwertszeit wird Flunitrazepam in der Anästhesie nur noch selten eingesetzt.
➤ **Indikationen:** Prämedikation, Sedierung, in Kombination mit Opioiden zur balancierten Anästhesie (s. S. 120).
➤ **Kontraindikationen:** Muskelerkrankungen, Myasthenia gravis, Schwangerschaft.
➤ **Pharmakologie:**
  – Langwirksames Benzodiazepin.
  – Verabreichung: Intravenöse, intramuskuläre und orale Gabe möglich.
  – Eliminierung durch Metabolisierung zu mehreren aktiven Metaboliten.
  – HWZ: 15 – 25 Std.; HWZ der Metaboliten > 30 Std.
➤ **Wirkung:** Starke Sedierung, starke anterograde Amnesie, Atemdepression.
➤ **Dosierung:** 1 – 2 mg oral, 0,5 – 1 mg i. v.

Droperidol (Dehydrobenzperidol DHB)

➤ **Vorbemerkung:** Droperidol wurde von 1960 bis 1980 als Hauptkomponente der sog. Neuroleptanalgesie bzw. -anästhesie zusammen mit Fentanyl eingesetzt. Es ist das einzige Neuroleptikum, das als Begleitmedikation noch Bedeutung hat.
➤ **Indikation:** Antiemese.
➤ **Kontraindikationen:** Parkinsonismus, Epilepsie, maligne Hyperthermie.
➤ **Pharmakologie:** Butyrophenonderivat. HWZ 2,5 Std., die klinische Wirkung kann jedoch wesentlich länger anhalten. Elimination durch Metabolisierung in der Leber und Ausscheidung von inaktiven Metaboliten.
➤ **Wirkung:** Deutlich antiemetisch; sedierend, aber nicht Schlaf induzierend, keine Anxiolyse, keine Amnesie, Senkung der Körpertemperatur.
➤ **Nebenwirkungen:**
  – Extrapyramidalmotorische Störungen. Therapie: Sofort absetzen. Medikamentöse Therapie: Bei akuten Dyskinesien Biperiden (Akineton) 2,5 – 5 mg i.m. oder langsam i.v.
  – Antidopaminerger Effekt (Verschlechterung der Symptomatik bei Morbus Parkinson).
  – Senkung der Krampfschwelle.
  – Ausgeprägter Blutdruckabfall mit Reflextachykardie ist möglich.
  – Malignes neuroleptisches Syndrom (ähnelt maligner Hyperthermie, s. dort).
➤ **Dosierung:** 1,25 – 2,5 mg i.v.

11.5 Muskelrelaxantien

Depolarisierende Muskelrelaxantien: Succinylcholin (Lysthenon)

🔵 *Beachte:* Succinylcholin ist das in der Anästhesie eingesetzte Pharmakon mit dem höchsten Potential für fatale Nebenwirkungen und sollte deshalb nur noch in Ausnahmefällen gebraucht werden.

➤ **Indikationen:** Rapid sequence Induction (s. S. 121), schwierige Intubation (s. S. 62).

➤ **Kontraindikationen:** Hyperkaliämie, terminale Niereninsuffizienz, Verbrennung, Polytrauma, neuromuskuläre Erkrankungen, Paresen (Querschnitt, Hemiparese), bekannte maligne Hyperthermie-Prädisposition, verminderte oder atypische Plasmacholinesterase-Aktivität.

➤ **Vorteile:** Kürzeste Anschlagzeit aller Muskelrelaxantien, kürzeste Wirkdauer (bei normaler Plasmacholinesterase), optimale Intubationsbedingungen.

➤ **Nachteile:** Histaminfreisetzung, Bradykardie, Arrhythmie, Hyperkaliämie, Muskelschmerzen, Myoglobinämie, -urie, Anstieg des intraokulären Drucks, Triggerung einer malignen Hyperthermie.

➤ **Wirkdauer:** Abhängig von der Aktivität der Plasmacholinesterase.

Nichtdepolarisierende Muskelrelaxantien: Atracurium

➤ **Indikationen:** Zur Intubation bei mittellangen Eingriffen (ab 30 Min. bis 120 Min.).

➤ **Kontraindikationen:** Schwierige Intubation.

➤ **Vorteile:** Organunabhängige Elimination.

➤ **Nachteile:** Histaminausschüttung, toxische Metaboliten (Laudanosin).

Nichtdepolarisierende Muskelrelaxantien: Cis-Atracurium

➤ **Indikationen:** Mittellange und lange Eingriffe (ab 60 Min. bis zu mehreren Std.).

➤ **Kontraindikation:** Schwierige Intubation.

➤ **Vorteile:** 5fach höhere Potenz gegenüber Atracurium. Keine Histaminfreisetzung.

➤ **Nachteile:** Lange Anschlagzeit, toxische Metaboliten bei hohen Dosen (Laudanosin), relativ lange Wirkdauer.

Nichtdepolarisierende Muskelrelaxantien: Mivacurium

➤ **Indikationen:** Kurze und mittellange Eingriffe (20–60 Min.). Kurze Eingriffe, bei denen eine sichere Relaxierung erforderlich ist, z.B. Operationen am Auge.

➤ **Kontraindikationen:** Atypische Plasmacholinesterase, Neigung zu Allergien, schwierige Intubation.

➤ **Vorteile:** Kurze Wirkdauer, rasche Erholungszeit (gut steuerbar).

➤ **Nachteile:**
   – Histaminausschüttung (Blutdruck-Abfall um 20% möglich).
   – Abbau durch Plasmacholinesterase (Wirkungsverlängerung bei niedriger PChE Aktivität).
   – Deutlich längere Anschlagzeit als Succinylcholin und Rocuronium.

Nichtdepolarisierende Muskelrelaxantien: Rocuronium

➤ **Indikationen:** Zur Intubation bei mittellangen Eingriffen (ab 30 Min. bis 180 Min.). Alternative zu Succinylcholin bei rapid sequence induction, falls Kontraindikationen gegen Succinylcholin bestehen.

➤ **Kontraindikationen:** Schwierige Intubation, Verschlußikterus, Leberinsuffizienz (relative Kontraindikation).

➤ **Vorteile:** Kurze Anschlagzeit, keine Histaminausschüttung, keine toxischen Metaboliten.

➤ **Nachteile:** Relativ lange Wirkdauer; Elimination überwiegend über die Galle (d. h. Wirkungsverlängerung bei Leberinsuffizienz).

Nichtdepolarisierende Muskelrelaxantien: Vecuronium

➤ **Indikationen:** Mittellange Eingriffe (ab 30 Min. bis 120 Min.), Alternative zu Succinylcholin bei Kindern (nicht bei schwieriger Intubation!).
➤ **Kontraindikationen:** Schwierige Intubation, Verschlußikterus, Leberinsuffizienz (relative Kontraindikation).
➤ **Vorteile:** Keine Histaminausschüttung, keine toxischen Metaboliten.
➤ **Nachteile:** Elimination überwiegend über Galle, d. h. Wirkungsverlängerung durch Kumulation bei Leberinsuffizienz.

Nichtdepolarisierende Muskelrelaxantien: Pancuronium

🔘 *Beachte:* Pancuronium ist das Muskelrelaxans mit dem ungünstigsten Eliminationsprofil und einem hohen Potential von Kumulation sowie unerwünscht langer Nachwirkung.
➤ **Indikationen:** Sehr lange Operationen (> 120 Min. bis zu mehreren Stunden) mit der Möglichkeit der Nachbeatmung.
➤ **Kontraindikationen:** Schwierige Intubation, Vorbehandlung mit MAO-Hemmern und trizyklischen Antidepressiva.
🔘 *Merke:* Zur Intubation sollte Pancuronium wegen der langen Wirkdauer und der langsamen Erholung nicht verwendet werden.
➤ **Vorteile:** Bei langen Eingriffen sind selten Nachinjektionen erforderlich.
➤ **Nachteile:** Langsame Erholungszeit, die Elimination ist abhängig von der Nierenfunktion. Tachykardie, evtl. Blutdruckanstieg. Gefahr der Recurarisierung.

Dosierung der Muskelrelaxantien (Tab. 19)

Tabelle 19 Dosierung der Muskelrelaxantien

Medikament (Handelsname)	zur Intubation (mg/kg KG)	repetitive Dosierung (mg/kg KG)	Infusions-Dosierung (μg/kg/Min.)	Anschlagzeit [Min.]	Dauer [Min.] (bis 25% Erholung)	Erholungszeit [Min.] (25 – 75% Erholung)
Succinylcholin (Lysthenon)	1 – 1,5			0,5 – 1	5 – 10	
Atracurium (Tracrium)	0,5	0,2	10	2 – 3	40	10 – 15
Cis-Atracurium (Nimbex)	0,1	0,02		5	45	13
Mivacurium (Mivacron)	0,15 – 0,2	0,1	6 – 8	2,5	20	5 – 8
Rocuronium (Esmeron)	0,6	0,15	10 – 12	1,2 – 1,5	40	15 – 20
Pancuronium (Pancuronium)	0,1	0,02		3 – 5	60 – 90	30 – 40
Vecuronium (Norcuron)	0,1	0,02	1 – 2	1,5 – 2	30 – 40	10 – 15

11.6 Inhalationsanästhetika

Grundlagen und Übersicht

- ➤ **Indikationen:** Zur Allgemeinanästhesie, meist in Kombination mit anderen Substanzen (i. v.-Anästhetika zur Narkoseeinleitung sowie mit Opioiden und Muskelrelaxantien) im Sinne einer balancierten Anästhesie.
- ➤ **Kontraindikationen** s. einzelne Inhalationsanästhetika.
- ➤ **MAC-Wert** (s. Tab. 20) **und Dosierungsprinzip:**
    - MAC ist die minimale alveoläre Konzentration eines gasförmigen Anästhetikums, bei der 50 % der Patienten nach einem Hautschnitt keine Abwehrbewegung ausführen.
    - Da die Allgemeinanästhesie mit Inhalationsanästhetika normalerweise als Kombinationsnarkose (sog. balancierte Anästhesie) durchgeführt wird (s. o.), sind meist 50 % des MAC-Wertes ausreichend.
    - Die genaue Dosierung muß individuell ermittelt werden.
- ➤ **Blut/Gas-Verteilungskoeffizient:** Je größer der Blut/Gas-Verteilungskoeffizient, desto größer die Löslichkeit. Eine hohe Löslichkeit im Blut bedeutet ein langsames Anfluten im Gehirn (und umgekehrt).
- ➤ **Metabolisierungsrate** (s. Tab. 20) gibt den prozentualen Anteil der aufgenommenen Dosis wieder, die metabolisiert wird. Bei Metabolismus können toxische Metabolite entstehen, so daß grundsätzlich eine niedrige Metabolisierungsrate von Vorteil ist.

Tabelle 20   Wichtige Kenngrößen volatiler Inhalationsanästhetika

	Desfluran	Enfluran	Halothan	Isofluran	Sevofluran
MAC (minimale alveoläre Konzentration bei 1 atm)					
100 % O_2	6 %	1,7 %	0,75 %	1,3 %	2 %
60 – 70 % N_2O	2,8 % – 4 %	0,6 %	0,3 %	0,6 %	0,8 %
Blut/Gas-Verteilungskoeffizient					
	0,42	1,9	2,4	1,4	0,7
Metabolisierungsrate (%)					
	0,02 %	2 %	18 %	0,2 %	3 – 4 %

Desfluran

- ➤ **Kontraindikationen:** Maligne Hyperthermie.
- ➤ Desfluran ist bei niedrigem Blut/Gas-Verteilungskoeffizienten (d. h. geringer Blutlöslichkeit) sehr gut steuerbar.
- ➤ Wichtige Kenngrößen (MAC etc.) s. Tab. 20.
- ➤ **Anwendung:**
    - Applikation nur über Spezialverdampfer (Siedepunkt bereits bei 23,5 °C).
    - Anwendung im low flow, sonst sehr hohe Kosten (MAC 6 Vol %).

➤ **Wirkung/Nebenwirkungen:**
- Dosisabhängige Relaxation der Skelettmuskulatur.
- *Kardiovaskulär:* Negativ inotrop (geringgradig), Abnahme des Systemwiderstands, dosisabhängige Zunahme der Herzfrequenz.
- *Neurologisch:* Zunahme von Hirndurchblutung und Hirndruck, löst keine Krampfanfälle aus.
- Starke Atemwegsreizung, daher als Einleitungsanästhetikum in der Kinderanästhesie nicht geeignet.
- Evtl. maligne Hyperthermie (vgl. S. 578).

Enfluran

➤ **Kontraindikationen:** Maligne Hyperthermie.
➤ Wichtige Kenngrößen (MAC etc.) s. Tab. 20.
➤ **Wirkung/Nebenwirkungen:**
- Relaxation der Skelettmuskulatur, Abnahme der Leberdurchblutung (cave bei vorbestehendem Leberschaden!), evtl. maligne Hyperthermie bei Disposition (vgl. S. 578).
- *Kardiovaskulär:* Negativ inotrop (geringer als Halothan), der periphere Widerstand nimmt ab, die Herzfrequenz nimmt bei höherer Dosierung leicht zu.
- *Neurologisch:* Hirndurchblutung und Hirndruck nehmen zu. Hohe Dosen können im EEG Krampfpotentiale auslösen, klinisch können Krampfanfälle auftreten.

Halothan

➤ **Kontraindikationen:** Maligne Hyperthermie, Kombination mit Adrenalin (z. B. durch Operateur zur lokalen Vasokonstriktion), Wiederholungsnarkose (Risiko der Halothanhepatitis), schwere Herzinsuffizienz.
➤ Wichtige Kenngrößen (MAC etc.) s. Tab. 20.
➤ **Wirkung/Nebenwirkungen:**
- Evtl. Halothanhepatitis. Symptome: Massiver Transaminasenanstieg nach einer Halothannarkose, teilweise deutlich verzögert, evtl. Leberversagen. Risikofaktoren für die Entstehung einer Halothanhepatitis: Wiederholungsnarkosen mit Halothan im Abstand < 3 Monaten, vorbestehender Leberschaden, Adipositas, weibliches Geschlecht, Alter > 35 Jahre.
- Kardiovaskuläre Nebenwirkungen: Blutdruckabfall durch negative Inotropie, Abfall des Herzzeitvolumens, Herzrhythmusstörungen.
- Anstieg des intrakraniellen Drucks (Zunahme des intrakraniellen Blutvolumens).
- Milde bronchiale Dilatation.
- Relaxierung der Uterusmuskulatur (bei hoher Dosierung Gefahr der atonischen Blutung).
- Reduktion der renalen glomerulären Filtration durch Abnahme des HZV.
- Verstärkung der Wirkung von Muskelrelaxantien.
- Evtl. maligne Hyperthermie.

◉ *Merke:* Bei dem hohen Nebenwirkungspotential sollte Halothan in Anbetracht der überlegenen Alternativen nicht mehr verwendet werden.

11.6 Inhalationsanästhetika ▮▮▮▮▮▮▮▮▮▮▮

Isofluran

➤ Wichtige Kenngrößen (MAC etc.) s. Tab. 20.
➤ **Wirkung/Nebenwirkungen:**
  – Dosisabhängige Relaxation der Skelettmuskulatur.
  – Starke Atemwegsreizung, daher als Einleitungsanästhetikum in der Kinderanästhesie nicht geeignet.
  – Evtl. maligne Hyperthermie.
  – Bei einer Stoffwechselrate von 0,2 % sind keine nephrotoxischen Nebenwirkungen zu erwarten.
  – *Kardiovaskulär:* Geringgradig negativ inotrop, deutliche Abnahme des peripheren Widerstands, leichte Zunahme der Herzfrequenz.
  – *Neurologisch:* Hirndurchblutung und Hirndruck nehmen mit steigender Dosis zu; keine Krampfanfälle.

Sevofluran

➤ **Spezielle Indikation:** Einleitung per inhalationem bei Kindern, auch bei erwarteten schwierigen Atemwegen (Ersatz des hierzu früher verwendeten Halothans).
➤ **Kontraindikationen:** Maligne Hyperthermie. Keine Anwendung im low flow.
🔘 *Merke:* Sevofluran ist als Einleitungsanästhetikum für gesunde Kinder geeignet. Bei Früh- und Neugeborenen sowie bei kritisch kranken Kindern sollte Sevofluran aber wegen der eingeschränkten Glucuronidierung nicht eingesetzt werden (evtl. Kumulation von Fluoridionen)!
➤ Wichtige Kenngrößen (MAC etc.) s. Tab. 20.
➤ **Pharmakologie:**
  – Bei der Verstoffwechselung entstehen Fluoridionen (Fluorid und Hexafluoroisopropanol, HFIP), diese wirken nephrotoxisch. Die Ausscheidung von HFIP ist von der Glucuronidierung abhängig.
  – Instabilität in warmem Atemkalk (Natronkalk zur Absorption von CO_2): Es entsteht Compound A, dessen Metaboliten nephrotoxisch sind.
➤ Sevofluran ist durch einen niedrigen Blut/Gas-Verteilungskoeffizienten gut steuerbar.
➤ **Wirkung/Nebenwirkungen:**
  – Dosisabhängige Relaxation der Skelettmuskulatur.
  – Kardiovaskulär: Geringgradig negativ inotrop, Systemwiderstand nimmt ab, keine oder nur sehr geringe Zunahme der Herzfrequenz.
  – Neurologisch: Hirndurchblutung und Hirndruck nehmen zu, keine Auslösung von Krampfanfällen. Vor allem bei Kindern in der Aufwachphase vermehrt Unruhezustände.
  – Bei vorbestehendem Leberschaden evtl. Verschlechterung.
  – Evtl. maligne Hyperthermie.
➤ **Dosierung** s. Tab. 20.

Lachgas (Stickoxydul, N_2O)

➤ **Indikationen:** Supplementierung einer Allgemeinanästhesie und zur Einsparung von Inhalationsanästhetika und Opioiden.

➤ **Wichtige Kenngrößen:**
- MAC-Wert: 105 % (eine Narkose nur mit Lachgas/Sauerstoffgemisch ist nicht möglich).
- Blut/Gas Verteilungskoeffizient: 0,47.
- Fett/Gas-Verteilungskoeffizient: 1,4.

➤ **Eigenschaften/Pharmakologie:**
- Lachgas liegt in Flaschen als Flüssigkeit vor. Der Gasdruck ist auch bei deutlich reduziertem Inhalt noch relativ konstant, so daß bei Flaschenversorgung das Gewicht der Flasche und nicht der Manometerdruck mit dem Inhalt korreliert. Formel zur Berechnung des Flascheninhalts: N_2O [l] = (Istgewicht – Leergewicht) $\times$ 500.
- Schwaches Anästhetikum mit analgetischer Potenz.
- Aufgrund der sehr niedrigen Löslichkeit im Blut wird sehr schnell (in ca.15 Min.) ein Gleichgewicht zwischen der Konzentration in den Alveolen und im Gehirn erreicht. Beim Ausleiten flutet Lachgas ebenso schnell ab (s. u.).
- Geruchlos (im Gegensatz zu anderen Inhalationsanästhetika).
- Lachgas oxidiert Vitamin B_{12} irreversibel (Beeinträchtigung des Methionin- und Folsäurestoffwechsels); zahlreiche Nebenwirkungen!
- *Diffusion in Hohlräume:* Entsprechend dem Partialdruckgradienten diffundiert Lachgas solange in die Hohlräume, bis Partialdruckgleichheit mit dem Blut erreicht ist. Da Stickstoff wegen seiner geringen Blutlöslichkeit nicht mit der gleichen Geschwindigkeit entweichen kann, steigt der Druck in dem Hohlraum an.

➤ **Kontraindikationen:**
- Pneumothorax, Pneumomediastinum, Pneumenzephalus, Luftzirkulationsstörungen des Mittelohrs.
- Ileus (Gefahr der massiven Überblähung von Darmschlingen).
- Luftembolie (embolisierte Luftblasen werden durch diffundiertes Lachgas erheblich vergrößert).

➤ **Nebenwirkungen:**
- *Kardiovaskulär* (bei Herzinsuffizienz und bei pulmonalem Hochdruck relevant!): Negativ inotrop; zentrale Sympathikusstimulation (Anstieg des peripheren und pulmonalen Widerstands mit Zunahme des Pulmonalisdrucks).
- *Respiratorisch:*
  - Direkte Wirkungen auf die Atmung sind gering. Es kann jedoch zur Wirkungsverstärkung anderer Anästhetika kommen.
  - Durch das sehr schnelle Abfluten beim Ausleiten strömt N_2O in großer Menge in die Alveolen und verdünnt den dort vorhandenen Sauerstoff. Atmet der Patient nur Raumluft, kann es zur Diffusionshypoxie kommen.
  - ◉ *Merke:* Nach Beendigung der Lachgaszufuhr muß dem Patienten noch mindestens 10 Min. lang Sauerstoff zugeführt werden (z. B. über eine Maske).

– *Neurologisch:*
- Zentrale Sympathikusstimulation mit Aktivierung des zerebralen Stoffwechsels und Zunahme des Energieverbrauchs (unerwünscht bei Verletzungen oder operationsbedingten Beeinträchtigungen).
- Evtl. deutliche Verschlechterung neurologischer Krankheitsbilder (Folsäureantagonismus). Bei anamnestischen Hinweisen auf ernährungsbedingten Vitamin B$_{12}$- oder Folsäuremangel (z.B. bei Alkoholikern, strengen Vegetariern) Lachgas nicht einsetzen.

   👁 *Merke:* Es sind erste Fälle funikulärer Myelosen nach Lachgasanwendung bekannt.

– *Blutbildung:* Bei Langzeitanwendung evtl. Knochenmarksdepression mit megaloblastärer Anämie. Bei normalen Operationszeiten nicht relevant, bei Patienten mit Störungen des Knochenmarks kein Lachgas einsetzen.

– *Schwangerschaft:* Lachgas als Folsäureantagonist ist in der Frühschwangerschaft kontraindiziert (Gefahr von Spina bifida, Lippen-Kiefer-Gaumenspalten, wahrscheinlich auch von konnatalen Herzfehlern).

   👁 *Schwangere Anästhesistin:* Eine Gefährdung ist nicht 100%ig auszuschließen, aber wahrscheinlich gering. Der Folsäureantagonismus ist bei Einnahme von Folsäure irrelevant.

➤ **Zusammenfassung:**
- Lachgas hat als supplementierendes Anästhetikum in der Allgemeinanästhesie eine sehr weite Verbreitung. Neuere Untersuchungen belegen jedoch, daß sein Stellenwert z.T. weit überschätzt wurde.
- Daher sollte der generelle, unkritische Einsatz von Lachgas neu überdacht werden:
  1. Es ist mittlerweile eine Vielzahl von Nebenwirkungen und Kontraindikationen bekannt (s.o.).
  2. Es stehen seit einiger Zeit sehr gut steuerbare volatile Inhalationsanästhetika (Sevofluran, Seflurane), i.v.-Anästhetika (Propofol) und Opioide (Alfentanil, Remifentanil) zur Verfügung, die den Einsatz von Lachgas entbehrlich machen.
  3. Die Kosten für die baulichen Voraussetzungen beim Neubau eines Operationssaales allein für die Lachgasversorgung und die verschiedenen raumlufttechnischen Anlagen sowie deren Unterhaltung sind ausgesprochen hoch.

Ausstattung für eine Allgemeinanästhesie bei Erwachsenen ────

➤ **Beatmung:**
  - Narkosegerät.
  - Masken der Größen 2 und 3.
  - Güdeltuben 2 – 4.
  - Magillzange.
  - Intubationsbesteck mit Spatel 3 und 4.
  - Endotrachealtuben Größe 7 und 8.
  - Führungsstab.
  - Gleitmittel für Tubus.
  - Pflaster oder Mullbinde zur Fixierung des Tubus.
  - Blockerspritze.
  - Absauggerät mit verschiedenen Absaugkathetern.
  - Stethoskop.
  - Cuffdruckmesser.
  - Evtl. Atemwegsfilter (bei Wiederverwendung der Beatmungsschläuche).
  - Evtl. Magensonde mit Beutel (je nach speziellem Eingriff).
➤ **Kreislauf:**
  - Venenkanülen verschiedener Größen.
  - Infusionslösungen (kristalloid und kolloid).
  - Blutdruckmanschetten verschiedener Größen.
  - Atropin aufgezogen (0,5 mg/1 ml).
  - Notfallmedikamente in Bereitschaft, üblicherweise im Anästhesiewagen (s. S. 628).
  - Defibrillator im OP-Bereich in Bereitschaft.
  - Standard-Monitoring (vgl. S. 15): EKG, Blutdruck-Messung, SaO_2, $PetCO_2$, evtl. erweitertes Monitoring (vgl. S. 28).
➤ **Narkose:** Medikamente zur Einleitung einer TIVA (S. 124), balancierten Anästhesie (S. 120) oder einer rapid sequence induction (S. 121).

Sicherheitsmanagement ────────────────

➤ Vor dem Beginn der Narkoseeinleitung muß die gesamte Ausstattung auf Vollständigkeit und Funktionstüchtigkeit überprüft werden.
➤ **Checkliste Narkosegerät:**
  - Steckkupplungen für Sauerstoff, Lachgas, Druckluft und Narkosegasabsaugung überprüfen.
  - Bei Flaschenversorgung: Flaschenfüllung überprüfen.
  - Funktion und Dichte des Gerätes nach Angaben der Hersteller überprüfen.
  - Funktion von Sauerstoffmeßzelle und Atemwegsmonitoren überprüfen, evtl. kalibrieren.
  - Zustand des Atemkalks prüfen (bei Farbumschlag Atemkalk erneuern).
  - Sauerstoffflush überprüfen (Hebel oder Knauf, über den das System rasch mit Sauerstoff geflutet werden kann).
  - Vapor überprüfen: Korrekte Arretierung? Nullstellung? Ausreichende Füllung? Absaugung funktionsbereit?

12 Allgemeinanästhesie: Vorbereitung

➤ **Checkliste Monitoring:**
  - EKG funktionsbereit, Elektroden vorhanden.
  - Blutdruckmeßgerät vollständig und funktionsbereit.
  - Pulsoxymetrie mit Sensor vorhanden.
  - Kalibrierung der p_{et} CO_2-Messung abschließen (vgl. S. 21).
  - Bei erweitertem Monitoring Zubehör (z. B. Druckabnehmer) überprüfen und kalibrieren.
➤ **Checkliste Beatmung:**
  - Laryngoskop mit Spatel vollständig, Lichtquelle intakt?
  - Tubuscuff dicht?
  - Ausrüstung vollständig (s. o.)?
➤ **Checkliste Medikamente/Kreislauf:**
  - Narkosemedikamente vollständig vorhanden?
  - Notfallmedikamente vorhanden?
  - Infusion vorbereitet?

Vorbereitung des Patienten

🔄 *Beachte:* Alle Vorbereitungen sollten vor dem Eintreffen des Patienten abgeschlossen sein.
➤ Nach der Begrüßung Patienten identifizieren, geplante Operation überprüfen.
➤ Der Patient wird bei elektiven Eingriffen noch einmal ausdrücklich nach der letzten Nahrungs- oder Flüssigkeitsaufnahme gefragt.
➤ **Unterlagen auf Vollständigkeit prüfen:**
  - Einwilligung in operativen Eingriff und Anästhesie?
  - Liegen sämtliche präoperativen Befunde vor (Labor, Röntgenbilder, Untersuchungsbefunde)?
➤ **Infusion** legen und **Standardmonitoring** anlegen (s. S. 15). Punktionsort entsprechend der geplanten Operation und Lagerung wählen.
➤ Narkosegasabsaugung.

Indikationen

➤ Operationszeit > 2 – 3 Std.
➤ Nicht nüchterner Patient.
➤ Notwendige kontrollierte, maschinelle Beatmung.
➤ **Bestimmte Operationsverfahren:** Abdominelle Eingriffe, thorakale Eingriffe, neurochirurgische Eingriffe, Kieferchirurgische Eingriffe, Eingriffe im Hals-Nasen-Ohren-Bereich.
➤ **Bestimmte Operationslagerungen:** Bauch- und Seitenlagerung, sitzende Position.
➤ Erforderliche Muskelrelaxierung.
➤ Respiratorische Insuffizienz des Patienten.
➤ Schock.
➤ Schwere Gesichts/-Schädelverletzungen.
➤ Bewußtlosigkeit.
◉ *Intubation* s. S. 55.

Narkoseverfahren

➤ Balancierte Anästhesie (S. 120).
➤ TIVA = Totale intravenöse Anästhesie (S. 124).

13.2 Balancierte Anästhesie

Grundlagen

➤ Die balancierte Anästhesie kommt als Standardverfahren bei langdauernden Eingriffen zur Anwendung.

➤ Bei Erkrankungen des kardiovaskulären Systems, besonders bei Herzinsuffizienz, gewährleistet die balancierte Anästhesie eine hohe kardiovaskuläre Stabilität.

➤ **Definition:** Kombination von Einleitungshypnotika wie Opioid (z. B. Fentanyl), Benzodiazepin (z. B. Midazolam) und Hypnotikum (z. B. Etomidat oder Propofol) zur Narkoseeinleitung. Die Narkoseweiterführung erfolgt mit einem Inhalationsanästhetikum und repetitiver (Fentanyl, Sufentanil) oder kontinuierlicher (Alfentanil, Remifentanil) Opioidgabe.

Narkoseeinleitung

➤ **Präoxygenierung** über 2 – 3 Min. mit 100% Sauerstoff.

➤ **Priming** mit einer geringen Dosis eines nichtdepolarisierenden Muskelrelaxans. Dadurch wird die Mehrzahl der Rezeptoren besetzt, ohne daß es zu einer klinisch relevanten Muskelrelaxierung kommt. Wird nach 2 – 3 Min. eine 3 – 4fach höhere Dosis injiziert, kommt es zur Blockade der restlichen Rezeptoren und die klinische Wirkung tritt schnell ein, d. h. es werden relativ frühzeitig gute Intubationsbedingungen erreicht. Dosierung zum Priming: Z.B. Vecuronium 0,02 mg/kg KG.

➤ **Midazolam** (Dormicum) 2,5 – 5 mg i. v. zur sog. Co-Induktion optional, vor allem bei schwach wirkender Prämedikation.

➤ **Analgetikum** z. B. 0,1 – 0,3 mg Fentanyl i. v. (3 Min. vor Intubation), Alfentanil [Rapifen] 0,5 – 1,5 mg i. v. (1 Min. vor Intubation).

➤ **Hypnotikum:**
  – Bei stabilen Patienten Propofol (Disoprivan) 1,0 – 2,0 mg/kg KG i. v.
  – Bei alten und kreislaufinstabilen Patienten Etomidate 0,2 mg/kg KG i. v.

➤ **Zwischenbeatmung** mit 100% Sauerstoff.

➤ **Muskelrelaxation** zur endotrachealen Intubation:
  – Nichtdepolarisierendes Muskelrelaxans, s. S. 110.
  – oder 1 – 1,5 mg/kg KG Succinylcholin (depolarisierendes Muskelrelaxans, s. S. 110). Indikationen: Nicht nüchterner Patient, erwartete schwierige Intubation (s. S. 55), Laryngospasmus. Kontraindikationen s. S. 110.
  – wegen der längeren Anschlagzeit der nichtdepolarisierenden Muskelrelaxantien kann eine Wiederholungsgabe des Einleitungshypnotikums notwendig sein (halbe Dosis).

➤ **Laryngoskopie** und **endotracheale Intubation** unter Sicht (in der Regel oral).
  – Blockermanschette füllen, bis sie dicht ist.
  – Tubuslage durch Inspektion und Auskultation (Thorax bds. und über dem Magen) kontrollieren. Mundkeil einbringen und endotrachealen Tubus fixieren.
  – PetCO$_2$ anschließen (vgl. S. 21).
  – Cuffdruck kontrollieren (Soll: 17 – 23 mmHg).
  ☉ *Merke:* Die endotracheale Tubuslage ist nur durch PetCO$_2$ und die Bronchoskopie zu beweisen. Die Auskultation ist kein sicheres Zeichen!

➣ *Beachte:* Bei äußerst schwieriger oder unmöglicher Maskenbeatmung Patienten aufwachen lassen und bronchoskopisch intubieren. (Management der Situation „can not intubate/can not ventilate" s. Kapitel schwierige Intubation S. 65).

➣ **Indikationen zur nasotrachealen Intubation:** Operationen im Mund- und Rachenraum (z. B. MKG), bronchoskopische Intubation.

Alternative Narkoseeinleitung: Rapid sequence induction

➣ **Definition:** Schnelle Narkoseeinleitung ohne Zwischenbeatmung mit der Maske.

➣ **Synonym:** Ileuseinleitung, Crush induction.

➣ **Indikationen:** Akutes Abdomen (z. B. akute Cholecystitis, Magen- oder Darmperforation, Appendizitis, inkarzerierte Leistenhernie), Zenker-Divertikel, Zollinger-Ellison-Syndrom , Hiatus-Hernie, upside-down-stomach, stenosierendes Ösphaguskarzinom.

➣ Zunächst Mundöffnung prüfen.

➣ Ausreichende Präoxygenierung über die Maske (mind. 3 Min.) bei offenem Ventil des Kreissystems (Spontanatmung).

➣ **Priming**, dann abwarten, bis das Priming wirkt (Patient sieht verschwommen), zum Prinzip vgl. S. 120. Dosierung zum Priming: Atracurium 2,5 – 5 mg, Cis-Atracurium 1 – 2 mg, Vercuronium 1 – 2 mg, Rocuronium 2,5 – 5 mg.

➣ **„Crush-Induction":**
  - Thiopental (2 – 5 mg/kg KG) oder Ketamin (1 – 2 mg/kg KG) verabreichen. Succinylcholin(1,5 mg/kg KG) sofort, ohne Zwischenbeatmung, nachinjizieren.
  - ◐ *Merke:* Bei eingeschränkten Kreislaufverhältnissen kann Thiopental zu schwerem Blutdruckabfall führen. Daher entweder deutlich Dosis reduzieren oder mit Ketamin einleiten bzw. kombinieren.

➣ **Bis zur Intubation** auf Cricoid drücken lassen (Schwester/Pfleger), um eine passive Regurgitation zu verhindern (Sellick-Handgriff). Wirkungseintritt des Succinylcholins abwarten! Zu frühe Intubationsversuche können aktives Erbrechen auslösen.

➣ **Intubation**, dabei Tubus mit Mandrin verwenden (bei erschwerter Intubation geht keine Zeit für das Einführen eines Mandrins verloren).

➣ **Nach Intubation** ohne Zwischenbeatmung sofort Cuff blockieren. Tubus fixieren. Cuffdruck mit Hilfe eines Manometers kontrollieren.

➣ **Narkoseführung:** Narkose mit Opioiden vertiefen, als balancierte Anästhesie weiterführen, s. u.

➣ **Fehlschlagen der Intubation** bei „rapid sequence induction": Oxygenierung sicherstellen: Bei drohender Hypoxie vorsichtige Maskenbeatmung, Patienten aufwachen lassen und fiberoptisch nach intubieren. Bei nicht nüchternen Patienten sollte eine Lokalanästhesie des Kehlkopfes möglichst unterbleiben, damit die Schutzreflexe nicht beeinträchtigt sind.

➣ **Vorgehen bei akzidentieller Aspiration:**
  - Kommt es trotz aller Vorsichtsmaßnahmen zur Regurgitation, kann durch energischen Druck auf das Cricoid eine Aspiration verhindert werden.
  - Schnellstmöglich intubieren.
  - Mageninhalt sofort absaugen, möglichst bevor es zur Aspiration kommt.
    - ◐ *Merke:* Absauggerät mit großlumigem Katheter muß immer eingeschaltet bereitstehen.
  - Bei Aspiration während der Intubation Mageninhalt **sofort** aus der Lunge absaugen, bevor Beatmungshübe das Aspirat in die Peripherie drücken.

13.2 Balancierte Anästhesie

– Nach blindem Absaugen Patient beatmen, ausreichende Oxygenierung sicherstellen.
– Anschließend Bronchien unter Sicht mit dem Bronchoskop sorgfältig absaugen. Dabei Probe für eine pH-Analyse gewinnen. Bei pH < 2,5 droht die Ausbildung eines Mendelssohn-Syndroms.
– 👁 *Merke:* Eine bronchoalveoläre Lavage mit NaCl ist nicht indiziert. Durch Spülung wird lediglich saurer Magensaft in die Peripherie gespült.
– Bei ausgeprägtem Bronchospasmus diesen mit 1. Beta-Mimetika (z. B. Bronchospasmin, 0,09 mg über 5 Min.), 2. Theophyllinen (z. B. Bronchoparat, 3 – 5 mg/kg KG als initialer Bolus bei fehlender Vorbehandlung, dann Perfusor mit 10 mg/kg KG/24 Std.) und 3. Glukokortikoiden (z. B. 250 mg Urbason) therapieren.
– Beatmung: Mit PEEP (mind. 5 mmHg), FiO_2 je nach Sauerstoffsättigung.
– Bei schwerer Beeinträchtigung der Lungenfunktion müssen Operationen, die nicht unmittelbar lebensnotwendig sind, verschoben werden.
– 👁 *In jedem Fall* postoperative Intensivtherapie mit Beatmung. Röntgen-Thorax-Kontrollen zur Verlaufsdokumentation sind notwendig.

Narkoseführung

➤ **Inhalationsanästhesie** mit Sauerstoff/Raumluft-Gemisch (FiO_2 mind. 0.3; zum FiO_2 vgl. S. 25), evtl. Sauerstoff/Lachgas-Gemisch.
➤ **Atemfrequenz** 10 – 12/Min.
➤ **Normoventilation**.
➤ **Frischgasfluß:**
– Im steady-state bei den Geräten der neueren Generation Frischgasfluß von < 1 Liter anstreben (low flow). Vorteil: Geringe Temperaturverluste, reduzierter Verbrauch an Narkosegasen.
– Zum An- und Abfluten der Inhalationsanästhetika muß der Frischgasfluß erhöht werden.
– Bei älteren Geräten (z. B. Sulla, NS Spiromat) sollte der Frischgasfluß nicht < 3 Liter reduziert werden.
➤ **Inhalationsanästhetika** einsetzen: Enfluran, Isofluran, evtl. Sevofluran, Desfluran (MAC 0,5 – 1), vgl. S. 112.
➤ **Opioide** repetitiv je nach Operation und Operationsdauer verabreichen, vgl. S. 106. Bei kurzen Eingriffen und ambulanten Patienten: Alfentanil (S. 106), Repetitionsintervall 15 – 20 Min.; bei längeren Eingriffen Fentanyl oder Sufentanil (S. 107), Repetititonsintervall 30 – 40 Min.

Narkoseausleitung

➤ **Reduktion** der volatilen Anästhetika rechtzeitig vor OP-Ende: Je nach Inhalationsanästhetikum und Operationsdauer kann dies 5 – 15 Min. vor dem Operationsende erforderlich sein. Das Abschätzen des richtigen Zeitpunktes erfordert viel Erfahrung.
➤ Sicherstellen, daß Relaxanswirkung abgeklungen ist (neuromuskuläres Monitoring, s. S. 37).
➤ Evtl. Antagonisierung lang wirksamer Muskelrelaxantien wie Cis-Atracurium mit Atropin und Pyridostigmin, je nach Relaxometrie (s. S. 37). Dosierung: 0,5 – 1 mg Atropin; 10 mg Pyridostigmin (Mestinon). Vorsicht: Rekurarisierung!

➤ **Vor Extubation** Spontanatmung mit reinem Sauerstoff (FiO$_2$ 1,0).
➤ **Indikationen zur Extubation:**
  – Ausreichende Spontanatmung (Atemzugvolumen [AZV] 400 – 500 ml, Atemfrequenz [AF] mindestens 8/Min.).
  – Wiederkehren der Schutzreflexe.
  – Patient ansprechbar.
➤ Mund-Rachenraum und endotracheal absaugen, dann extubieren.
➤ **Antagonisierung von Opioiden:**
  – Nicht erwünscht wegen hoher Nebenwirkungsrate, z. B. Blutdruckanstieg und Tachykardien mit kardialer Gefährdung. Auf keinen Fall bei liegendem Tubus antagonisieren!
  – Ist nach der Extubation eine Antagonisierung erforderlich, erfolgt diese titrierend: 1 Amp. Narcanti (0,4 mg) werden auf 10 ml NaCl verdünnt und milliliterweise gegeben, bis der gewünschte Effekt eintritt. Beispiel für notwendige Antagonisierung: Bradypnoe ($<$ 8/Min.) und PetCO$_2$ $>$ 50.
  ◉ *Merke:* Um eine Antagonisierung von Opioiden zu vermeiden, sollte in den letzten 30 Min. vor OP-Ende kein Opioid mehr gegeben werden.
➤ **Indikationen zur Nachbeatmung:**
  – Große abdominelle, thorakale oder lang andauernde Eingriffe.
  – Temperatur des Patienten $<$ 35 °C.
  – Gestörter pulmonaler Gasaustausch (Beatmung mit $>$ 50% Sauerstoff oder $>$ 8 PEEP erforderlich, um eine Sättigung $>$ 96% zu erhalten).
  – Instabiler Patient.
  – Anästhesie-Überhang.

13.3 TIVA = totale intravenöse Anästhesie

Grundlagen

➤ **Unterschiede zur Inhalationsanästhesie:**
  – Die direkte intravenöse Anwendung macht die Narkoseführung unabhängig von der Lunge sowie einer ausreichenden Spontanatmung bzw. Ventilation.
  – Die Dosierung eines intravenösen Anästhetikums ist schwieriger als die eines Inhalationsanästhetikums (Ausnahme: TCI). Die Blutspiegel können nur anhand von Erfahrungswerten und dem Befolgen bestimmter Infusionsschemata abgeschätzt werden. Die Blutkonzentration kann nicht direkt gemessen werden (bei der Inhalationsanästhesie durch Messung der endexspiratorischen Konzentration zumindest näherungsweise möglich).

➤ **Indikationen:**
  – Bei allen Lungeneingriffen Narkoseverfahren der Wahl (Manipulationen am Lungengewebe führen zur Änderung der Ventilationsbedingungen und einer Verstärkung von Ventilations-Perfusions-Störungen, dadurch ist eine Steuerung der Narkose als Inhalationsanästhesie schlecht möglich).
  – Propofol, s. u., hat keinen oder nur geringen Einfluß auf die „hypoxisch pulmonale Vasokonstriktion" und ist daher besonders bei der Einlungenventilation der Inhalationsanästhesie vorzuziehen.
  – Methode der Wahl, wenn sich Anästhesist und Operateur den Zugang zu den Atemwegen teilen, z. B. bei Eingriffen am Larynx, Bronchoskopie etc.

⊙ *Beachte:* Die Durchführung einer TIVA als manuell gesteuerte Infusion bei längeren und größeren Eingriffen erfordert Erfahrung und pharmakokinetisches Wissen. Vergleichbar gut steuern wie die Inhalationsanästhesie läßt sich die TIVA mit Propofol nur bei Verwendung einer „Target Controlled Infusion". In Analogie zu den MAC-Werten müssen hier jedoch die entsprechenden Blutspiegel bekannt sein, die für den jeweiligen Eingriff erforderlich sind.

Propofol (Disoprivan)

➤ Intravenöses Hypnotikum, das durch seine hohe Clearance von ca. 20–30 ml/kg KG/Min. für die TIVA sehr gut geeignet ist.
➤ **Kontextsensitive Halbwertszeit:** Steigt in Abhängigkeit von der Infusionsdauer auf max. 30 Min. an, so daß auch bei langer Infusionsdauer und Beachtung der pharmakokinetischen und -dynamischen Eigenschaften von Propofol kurze Aufwachzeiten möglich sind.

Propofol: Bolusapplikation zur Einleitung

➤ **Einleitungsdosis:** Diese ist abhängig von Prämedikation, Dosierung des Opioids sowie Alter des Patienten. Bei Erwachsenen reichen in Kombination mit Opioiden 1,0–1,5 mg/kg KG meist aus, wenn man die Hysterese beachtet: Der maximale Effekt einer Propofoldosis tritt erst nach 2–3 Minuten ein.
➤ **Einleitungszeit:** Läßt sich durch Dosiserhöhung verkürzen. Dadurch verstärken sich aber auch die hämodynamischen Auswirkungen (vgl. S. 102).
➤ **Empfehlung:** Zunächst mit 1 mg/kg KG beginnen und bei nicht ausreichender Hypnose mit erneuten Bolusgaben von 20 mg titrieren, bis ein deutlicher hypnotischer Effekt eintritt.

Propofol: Infusionsdosierung (Erwachsene)

➤ **Indikation:** Bei einer erfahrungsgemäßen Dauer des Eingriffs > 15 Min. Propofol zur Narkoseunterhaltung nach dem Einleitungsbolus kontinuierlich infundieren.

➤ **Prinzipien:**
   – *Narkosevertiefung* am schnellsten durch zusätzliche Bolusgaben (10–20 mg).
   – *Initialer Blutdruckabfall* korreliert mit der Infusionsgeschwindigkeit der Einleitungsdosis, daher bei älteren Patienten Infusionsrate reduzieren.

➤ **Schema:** Das Infusionsschema entspricht ungefähr dem Infusionsverlauf einer „Target Controlled Infusion" (TCI) mit einer Zielkonzentration von 3,0 µg/ml bis zu 120 Min. Dauer.
   – Einleitungsbolus: 1 mg/kg KG, vgl. o.
   – Infusion von 10 mg/kg KG/Std. für die ersten 10 Min.
   – Reduktion auf 8 mg/kg KG/Std. für die nächsten 10 Min.
   – Reduktion auf 6 mg/kg KG/Std. ab 20 Min. bis Narkoseende. Bei Infusionsdauer > 120 Min. Erhaltungsinfusion schrittweise um 1 mg/kg KG/Std. reduzieren, solange keine klinischen Zeichen einer flachen Narkose auftreten. Infusion allerdings nicht auf < 4 mg/kg KG/Std. reduzieren = Sicherheitsgrenze, um eine unbeabsichtigte Wachheit zu vermeiden.

➤ **TCI: TCI-Infusionspumpe verwenden** (Abb. 21):
   – Nach Eingabe von Alter, Gewicht und Geschlecht des Patienten muß eine Zielkonzentration in µg/ml angegeben werden. Bei hämodynamisch gefährdeten Patienten, z.B peripherer AVK, mit 2,0 µg/ml als Zielkonzentration beginnen.
   – Nach Erreichen des Zielspiegels hypnotische Wirkung abwarten, dann Zielspiegel um jeweils 1,0 µg/ml erhöhen.
   – Bei gesunden Patienten kann mit 3,0 µg/ml begonnen werden. Bei kleineren Eingriffen sind Blutspiegel von 3,0–4,0 µg/ml, bei größeren Eingriffen 4,0–6,0 µg/ml erforderlich.
   – ◉ *Beachte:* Die angegebenen Blutspiegel gelten bei Prämedikation mit z.B. Midazolam und Supplementierung mit Opioid, s.u.

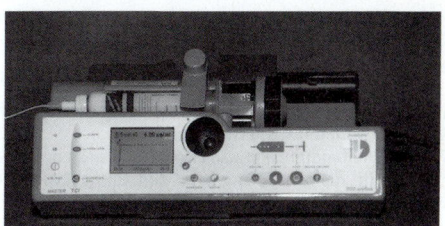

Abb. 21   TCI-Pumpe

13.3 TIVA = totale intravenöse Anästhesie

Propofol: Supplementierung mit Opioiden

➤ Propofol kann mit Alfentanil, Sufentanil, Fentanyl oder Remifentanil kombiniert werden, auch die Verwendung von Ketamin ist möglich. Lachgas ist nicht erforderlich und sollte wegen der Nachteile (s. o.) vermieden werden.

➤ **Effekt:** Vergleichbar der Reduktion des MAC-Werts der Inhalationsanästhetika bei der balancierten Anästhesie senken entsprechende Analgetikaspiegel die erforderlichen Propofolspiegel bei der TIVA.

➤ **Remifentanil und Alfentanil:**
  – Als kontinuierliche Infusion applizieren.
  – *Alfentanil* erreicht bereits nach 2 Std. seine maximale kontextsensitive Halbwertszeit von 50 – 60 Min. Diese steigt bei längerer Infusionsdauer nicht weiter an → Alfentanil ist sehr gut für eine TIVA < 2 – 3 Std. geeignet, wenn man die Alfentanilinfusion mindestens 30 Minuten vor Extubation beendet.
  – *Remifentanil* hat, unabhängig von der Infusionsdauer, eine maximale kontextsensitive Halbwertszeit von ca. 5 Min. → ideal steuerbar, auch für lange Eingriffe geeignet. Bei unklarer Dauer des Eingriffs (Probelaparotomie) ist Remifentanil gut geeignet, da die Narkose jederzeit schnell beendet werden kann.

➤ **Sufentanil:** Kann als kontinuierliche Infusion oder als Bolus appliziert werden. Die kontextsensitive Halbwertszeit von Sufentanil beträgt nach 2 Std. ca. 20 Min., nach 8 Std. 40 – 50 Min.

➤ **Fentanyl:** Nicht als kontinuierliche Infusion applizieren, da die kontextsensitive Halbwertszeit bereits nach 2 Std. Infusionsdauer sehr stark ansteigt (70 – 100 Min.), so daß mit einer stark verlängerten Aufwachzeit gerechnet werden muß. Repetitive Dosierung alle 30 – 40 Min. 0,1 – 0,15 mg.

TIVA mit Propofol/Alfentanil: Narkoseeinleitung und -führung

➤ **Narkoseeinleitung:**
  – Präoxygenierung.
  – Evtl. Priming mit einem nichtdepolarisierenden Muskelrelaxans (s. S. 120).
  – Propofol 1 mg/kg KG, evtl. titrierend Bolusgaben von 20 mg bis zum Bewußtseinsverlust.
  – Relaxation (s. balancierte Anästhesie S. 120).
  – Alfentanil: Mit 10 µg/kg KG beginnen, Bolus. Repetition bis 30 µg/kg KG titrieren.
  – Intubation.

➤ **Narkoseführung:**
  – Propofol 10 mg/kg KG/Std. für 10 Minuten, 8 mg/kg KG/Std. für die folgenden 10 Minuten, dann 6 mg/kg KG/Std. s. o.
  – Alfentanilinfusion nach Bolusgabe starten: Mit 25 – 50 µg/kg KG/Std. für 60 Min., dann 15 – 30 µg/kg KG/Std. für die zweiten 60 Min., dann 10 – 20 µg/kg KG/Std. für die restliche Infusionsdauer (entspricht ca. 100 – 300 ng/ml Alfentanil im Plasma).

➤ **Narkoseausleitung** s. u.

🔘 *Merke:* Bei ungenügender Antinozizeption kann die Infusionsrate von Alfentanil bis auf 100 µg/kg KG/Std. gesteigert werden. Dann kann allerdings eine postoperative Nachbeatmung nötig sein!

TIVA mit Propofol/Remifentanil: Narkoseeinleitung und -führung

➤ **Narkoseeinleitung:**
- Parasympathikolyse mit 0,5 mg Atropin oder 0,2 mg Glycopyrrolat (Robinul).
- Remifentanil-Perfusor starten mit: kg KG × 0,3 = Infusionsrate [ml/Std.] (entspricht 0,5 µg/kg KG/Min. bei einer Konz. von 100 µg Remifentanil/ml Infusionskonzentration).
- Propofol-Bolus 0,5 – 1,0 mg/kg KG, Hysterese abwarten (s. S. 124)!
- Propofol-Perfusor mit 6 mg/kg KG/Std. starten.
- Relaxierung (s. o.).
- Intubation.

➤ **Narkoseführung:**
- Remifentanil auf 0,25 µg/kg KG/Std. reduzieren (Hälfte der Infusionsrate bei Start). Um 0,25 µg/kg KG/Min.-Schritte bei klinischen Zeichen einer zu flachen Narkose erhöhen (bei zu tiefer Narkose entsprechend reduzieren).
- Propofol mit 6 mg/kg KG/Std. weiter infundieren, wenn notwendig Bolusgaben von 20 mg und Erhaltungsinfusion um 1 mg/kg KG/Std. nach Bedarf erhöhen.

➤ **Narkoseausleitung** s. u.

Narkoseausleitung

➤ **Zeitpunkt:** Rechtzeitig vor Operationsende muß die Infusion von Propofol und Opioiden abgestellt werden. Der Zeitpunkt ergibt sich aus der Dauer der Operation und der kontextsensitiven Halbwertszeit der verwendeten Medikamente. Meist liegt der Zeitpunkt für Propofol zwischen 5 und 10 Minuten vor OP-Ende. Opioide (außer Remifentanil!) sollten in der letzten halben Stunde der Operation möglichst nicht mehr gegeben werden, bei langen Eingriffen muß die Opioidinfusion noch wesentlich früher beendet werden, sollte eine baldige Extubation gewünscht sein.

➤ TCI Infusionspumpen zeigen die nach den berechneten Plasmaspiegeln vermutete Zeit an, nach der der Patient aufwacht. Interindividuelle Schwankung von 20 – 30 % berücksichtigen!

➤ **Remifentanil:** Wegen der extrem kurzen Halbwertszeit rechtzeitig vor dem OP-Ende eine Analgesie für die postoperative Phase beginnen.
- Große Eingriffe (Bauchoperationen): 20 Min. vor Ende der Operation z. B. 5 – 10 mg Piritramid (Dipidolor) i. v. geben.
- Liegt ein Periduralkatheter, wird dieser bei ausgeglichener Volumensituation und stabilen Kreislaufverhältnissen ca. 30 Min. vor OP-Ende beschickt (vgl. S. 152).
- Mittlere Eingriffe: 0,5 – 1 mg/kg KG Pethidin (Dolantin), sind, kombiniert mit 1 g Metamizol (Novalgin), als Kurzinfusion 20 Min. vor OP-Ende ausreichend, sofern keine Kontraindikationen bekannt sind. Vgl. auch Kap. Schmerztherapie S. 201.

➤ **Extubation** s. balancierte Anästhesie, S. 123.

Allgemeinanästhesie: Intubationsnarkose

13

14.1 Maskennarkose

Grundlagen

☑ *Beachte:*
- Masken verschiedener Größe, Guedeltuben, Intubationsbesteck, Endotrachealtuben, Magillzange sowie Absauggerät und -katheter müssen bei jeder Maskennarkose bereitgestellt werden.
- Bei flacher Narkose (z. B. Narkoseausleitung) kann durch einen zu großen Guedeltubus ein Laryngospasmus ausgelöst werden.
- Grundsätzlich besteht immer die Gefahr der „stillen Aspiration".

➤ **Indikationen:** Kurzdauernde periphere Eingriffe (bis 30 Min.)
➤ **Kontraindikationen:**
- Operationen im Kopfbereich, bei erhöhter Aspirationsgefahr (z. B. abdominelle Eingriffe), bei obligater maschineller Beatmung (z. B. Thoraxeingriffe).
- Nicht nüchterne Patienten, Risikopatienten, Säuglinge < 6 Monaten.
- Lagerungen: Bauch- und Seitenlagerung, sitzende Position.

Narkoseeinleitung

➤ Intravenösen Zugang legen. Basismonitoring (EKG, Blutdruckmessung, Pulsoximetrie) anschließen. Narkoseeinleitung erst in Anwesenheit des Operateurs. Präoxygenierung.
➤ **Medikamente zur Einleitung:**
- Propofol 1 – 2 mg/kg KG plus Alfentanil 0,5 – 1 mg.
- Alternativ Thiopental 3 – 5 mg plus Alfentanil 0,5 – 1 mg.
➤ **Nach Einleitung** Maskenbeatmung versuchen: Diese muß leicht und ohne hohe Beatmungsdrücke möglich sein.

☑ *Merke:* Treten wiederholt Schwierigkeiten bei der Maskenbeatmung auf, auf Intubationsnarkose übergehen.

Narkoseführung

➤ **Beatmung:** Kontrollierte manuelle oder assistierte Beatmung mit Sauerstoff/ Luft-Gemisch (FiO_2 0,3).
➤ **Aufrechterhaltung der Narkose:**
- 10 – 20 mg Propofol repetitiv nach Bedarf geben oder Propofol über Perfusor oder TCI, vgl. S. 125.
- Alternativ: Volatiles Anästhetikum. Aufgrund der Raumluftbelastung sollte die TIVA bevorzugt werden!
- Opioide: Bei Bedarf 0,5 – 1,0 mg Alfentanil (z. B. zum Operationsbeginn).

Narkoseausleitung

➤ Assistierte Spontanatmung mit FiO_2 1,0 am Ende der Operation.

Grundlagen

➤ Larynxmaskengrößen s. Tab. 21.
➤ **Indikationen:** Kürzere Eingriffe der Körperoberfläche und der Extremitäten, sowie Eingriffe in Urologie und Gynäkologie. Bei fehlgeschlagener Intubation zur Sicherung der Oxygenierung.
➤ **Absolute Kontraindikationen:**
  - Nicht nüchterne bzw. aspirationsgefährdete Patienten (z.B. Notfallpatienten, gastrointestinale Störungen, geburtshilfliche Patientinnen, alkoholisierte Patienten, urämische Patienten).
  - Extreme Adipositas (erhöhter intraabdomineller Druck).
  - Zu erwartende hohe Beatmungsdrücke (niedrige pulmonale Compliance, hohe pulmonale Widerstände).
  - Intraabdominelle Eingriffe, Thoraxeingriffe.
  - Eingriffe im HNO- und ZMK-Bereich (Blutungen).
  - Hochrisiko-Patienten.
➤ **Relative Kontraindikationen:** Säuglinge < 5 kg, Seitdrehung des Kopfes (Torquierung der Larynxmaske), Kieferankylose, bekannte schwierige Intubationsverhältnisse (dann primär bronchoskopische Intubation), Operationszeit sicher länger als 2–3 Std.

Tabelle 21   Larynxmasken-Größen

Größe	Alter	Füllvolumen des Pilotballons
1	Säuglinge bis 6,5 kg	≤ 5 ml
2	Kleinkinder bis 25 kg	≤ 10 ml
2,5	Kleinkinder bis 30 kg	≤ 20 ml
3	kleine Erwachsene	≤ 25 ml
4	Erwachsene	≤ 35 ml

Larynxmaske bei unerwartet schwieriger Intubation

➤ Bei einer unvorhergesehenen, schwierigen Intubation kann die Larynxmaske als „rettende" Alternative dienen (falls die Intubation weder konventionell noch fiberoptisch möglich ist).
➤ Eine sekundäre endotracheale Intubation über die liegende Larynxmaske ist unter endoskopischer Kontrolle mit einem Tubus der Größe ID 6,0 möglich (s. auch S. 65).

Praktisches Vorgehen: Einführen der Larynxmaske (Abb. 22)

➤ Maskenwulst entleeren (Faltenbildung vermeiden) und mit Wasser oder Gel anfeuchten.
➤ Mund öffnen, Larynxmaske am harten Gaumen entlang vorschieben ohne die Zunge nach hinten zu drücken. Der schwarze Längsstreifen am Tubus zeigt dabei zur Oberlippe.
➤ Nach dem Überwinden eines spürbaren Widerstandes von Gaumenring und Zungengrund wird die Larynxmaske vollständig vorgeschoben.

14.2 Narkosen mit Larynxmaske

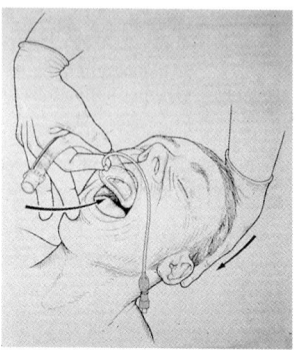
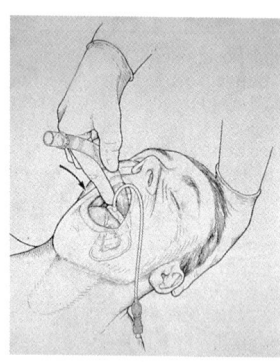
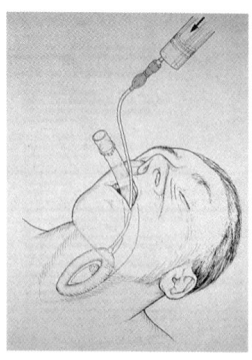
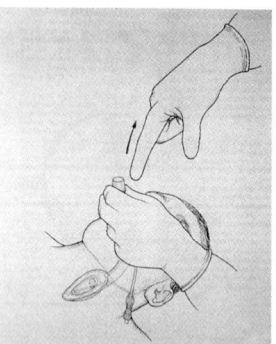
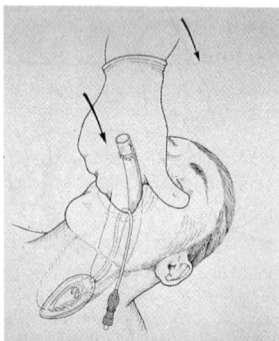

Abb. 22 Einführen der Larynxmaske

➤ Maskenwulst mit den angegebenen Volumina (Tab. 21) füllen. Dabei soll die Larynxmaske nicht festgehalten werden, damit evtl. eine selbsttätige Lagekorrektur durch die Maskenwulstinsufflation erfolgen kann.
➤ Beatmungsschläuche anschließen. Dabei darf der Tubus nicht verdreht werden (Gefahr der Maskendislokation).
➤ Beatmung kontrollieren (s. S. 19).
➤ Pflasterfixation.
➤ **Maßnahmen bei erschwerter Plazierung der Larynxmaske:**
  – Maskenwulst vor dem Einführen geringfügig aufblähen.
  – Kopf stärker überstrecken.
  – Larynxmaske mit leichten Drehbewegungen über der Zunge einführen, diagonal einführen.
  – Laryngoskop zur Hilfe nehmen.
  – Kleinere Maskengröße wählen.

Anästhesiologisches Management bei Verwendung der Larynxmaske

➤ Das Plazieren der Larynxmaske erfordert keine der endotrachealen Intubation vergleichbare Narkosetiefe. Ebenso bedarf es keiner Relaxation.
➤ **Propofol** ist anderen Einleitungshypnotika wegen seiner Reflexdämpfung auf Pharynx- und Larynxebene vorzuziehen.
➤ **Narkoseverfahren:** Prinzipiell kann sowohl eine TIVA (s. u.) als auch eine balancierte Anästhesie zum Einsatz kommen. Aufgrund der Umgebungsbelastung mit volatilen Anästhetika (Leckage) sollte die intravenöse Narkosetechnik bevorzugt werden.

TIVA mit Propofol und Alfentanil in Maskennarkose

➤ **Narkoseeinleitung:**
  – *Propofol-Bolus* (1 mg/kg KG) oder kontinuierlich, s. S. 125.
  – *Alfentanil:* 0,5 – 1,0 mg.
    ◼ *Merke:* Wird Alfentanil vor dem Hypnotikum gegeben, kann bei Atemstillstand aufgrund einer ausgeprägten Thoraxrigidität die Maskenbeatmung schwierig sein.
  – *Propofol-Infusion:* 7 – 10 mg/kg KG/Std. für 15 Min., 3 – 10 mg/kg KG/Std. als Erhaltungsdosis. TCI-Dosierung 3 – 5 µg/ml Zielspiegel.
  – *Larynxmaske* plazieren (s. o.).
➤ **Narkoseführung:** Propofol-Infusion (3 – 10 mg/Min.), TCI-Dosierung 3 – 5 µg/ml Zielspiegel, ggf. Alfentanil-Bolus (0,5 mg), kontrollierte Beatmung.
  ◼ *Merke:* Bei Beatmungsdrücken > 20 cm H_2O dichtet die Larynxmaske nicht mehr ausreichend ab (Leckage). Eine mögliche Mageninsufflation erhöht gleichzeitig das Risiko einer Aspiration.
➤ **Narkoseausleitung:**
  – *Absaugen:* Um pharyngeale Stimulationen zu vermeiden, Mund- und Rachenraum vor der Extubation bei noch ausreichender Narkosetiefe absaugen.
  – Bei abflachender Narkose in der Ausleitungsphase müssen Manipulationen an der Maske und am Patienten vermieden werden: Dislokation (Bewegung des Kopfes, Umlagerung) fördert das Aspirationsrisiko (Stimulation des Hypopharynx) bzw. kann einen Laryngospasmus auslösen.
  – *Extubation* des erwachenden Patienten, sobald Schluckbewegungen einsetzen. Absaugen im Lumen ist dabei nicht notwendig.

14.2 Narkosen mit Larynxmaske

TIVA mit Propofol und S-Ketamin (Spontanatmung)

➤ **Narkoseeinleitung:** Propofol-Bolus (1 mg/kg KG). S-Ketamin-Bolus (0,5 mg/kg KG).
➤ **Narkoseführung:** Propofol-Infusion s. o., S-Ketamin-Infusion 0,5 – 1,5 mg/Min.

Komplikationen

➤ **Aspiration:**
  – In 6 – 9% der Fälle schließt die Maskenöffnung den Ösophaguseingang mit ein, so daß eine Aspiration möglich ist. In diesen Fällen kann durch die direkte Umleitung des Aspirationsweges in die Trachea das Ausmaß der Aspiration verstärkt werden.
  – ◨ *Merke:* Ein sicherer Aspirationsschutz ist durch die Larynxmaske nicht gegeben. Keine Magensonde in Verbindung mit der Larynxmaske legen (Leitschiene der Aspiration).
  – *Begünstigende Faktoren:* Zu flache Narkose, hohe Beatmungsdrücke (Mageninsufflation), Fremdkörperreiz bei der Narkoseausleitung.
  – *Prophylaxe:* Larynxmaske tief genug plazieren, ausreichende Narkosetiefe, Vorsichtsmaßnahmen bei der Narkoseausleitung (Fremdkörperreiz vermeiden, keine Manipulationen am Tubus oder am Patienten während der Aufwachphase), Kontraindikationen beachten (s. o.).
  – *Verhalten bei Aspiration:*
    • Larynxmaske nicht sofort ziehen; Trachea und Rachen sofort absaugen.
    • Nach dem Absaugen Larynxmaske entfernen und endotracheal intubieren.
    • Gezielt bronchoskopisch absaugen (keine Bronchiallavage).
    • Beatmung: FiO_2 1,0; PEEP 5 cm H_2O initial, dann FiO_2 nach Bedarf.
➤ **Verlegung der Atemwege:**
  – Häufigste Ursache: Schlecht sitzende Maske.
  – Ursachen einer schlecht sitzenden Larynxmaske:
    • Dorsale Lage des Kehlkopfes (Larynxmaske läßt sich schlecht plazieren).
    • Raumforderungen im Hypopharynx (z. B. Tonsillenhyperplasie, Hypopharynxtumor, Struma).
    • Zu stark insufflierter Maskenwulst
  – Bei Säuglingen < 6 Monaten können Larynxmasken den weichen Kehlkopf komprimieren.
  – ◨ *Merke:* Ein nach der Plazierung nicht optimaler Sitz der Larynxmaske (Atemwegsstenose) kann nach Narkosevertiefung behoben sein (sog. Selbstkorrektur).
  – Bringt eine Narkosevertiefung keine Verbesserung des Maskensitzes, sollte die Maske neu plaziert werden (ggf. bronchoskopische Kontrolle). Evtl. muß eine andere, besser passende Größe gewählt werden oder auf eine Intubationsnarkose übergegangen werden.
➤ **Laryngospasmus:** Selten. Ursache: Nicht korrekt plazierte Larynxmaske.
➤ **Schädigung der Halsweichteile:**
  – Durch die Diffusion von N_2O kann das Füllvolumen des Maskenwulsts rasch zunehmen. Druckschäden (z. B. postoperative Halsschmerzen) kommen bei ca. 7% vor.
  – Epiglottisödem: Selten, ist bei einer Einklemmung im Larynxmaskentubus trotz der eingearbeiteten Stege zwischen Maske und Tubus möglich.

➤ **Leckage:** Unter Spontanatmung ist das Ausmaß der Leckage gering (vergleichbar einer endotrachealen Intubation). Unter kontrollierter Beatmung mit Beatmungsdrücken bis zu 20 cm H_2O beträgt die Leckage ca. 20 %.

Aufbereitung der Larynxmaske

➤ Larynxmasken sind teuer (und wiederverwendbar).
➤ **Reinigung:** Einlegen in Secusept 1 % für 15 Min., grobe Bestandteile unter Wasser abbürsten, Maskenwulst vollständig entleeren, thermische Sterilisation, (unsterile) Kunststoffverpackung.

15.1 Grundlagen/Lokalanästhetika

Pharmakologie der Lokalanästhetika

➤ **Zwei biochemische Gruppen:** Ester und Amide.
➤ **Wirkungsweise:**
  - Lokalanästhetika hemmen den Einstrom von Natrium-Ionen in die Zelle. Dazu müssen sie in die Nervenzelle eindringen.
  - Nur die ionisierte Form eines Lokalanästhetikums führt zu einer Unterbrechung der Nervenleitfähigkeit.
  - Das Ansprechen der Nervenfasern hängt ab von:
    - Eigenschaften der Nervenfasern (z. B. Dicke: Je dicker der Nerv, um so größer ist die erforderliche minimale Konzentration des Lokalanästhetikums); Menge, Konzentration und Lipophilie der Lokalanästhetika; pKa-Wert; Metabolisierungsgeschwindigkeit.
    - Myelinisierte Nerven benötigen für die Blockade eine wesentlich höhere Konzentration von Lokalanästhetika (Lokalanästhetikum diffundiert in die Myelinscheide).
    - Differentieller Block: Je nach Lage und Durchmesser der Nerven zueinander werden verschiedene Nervenfasern unterschiedlich schnell ausgeschaltet.
    - ◑ *Merke:* Eine bakterielle Infektion bewirkt eine pH-Verschiebung in den sauren Bereich. Folge: Abnahme des isonisierten Lokalanästhetika-Anteils und Wirkungsverlust.
  - *Normale Reihenfolge* der Blockade: Gefäßtonus > Schmerz > Kälte > Berührung > Druck > Motorik.
  - *Reihenfolge kann variieren* (je nach Lage der Nerven): Bei der Plexus brachialis-Anästhesie tritt zuerst eine Muskelschwäche ein, danach die Analgesie und zuletzt die Anästhesie. Daher kann der Patient evtl. die Desinfektion der Haut spüren, obwohl bereits die Analgesie eingetreten ist.
➤ **Metabolisierung:**
  - *Amid-Lokalanästhetika* werden zu über 90% in der Leber metabolisiert und nur zu 1–3% unverändert über die Niere ausgeschieden. Die hepatische Clearance ist hoch. Bei schwerer Einschränkung der Leberfunktion kann es zu deutlicher Wirkungsverlängerung kommen.
  - *Ester-Lokalanästhetika:* Bei deren Abbau durch Plasmacholinesterasen entsteht als Metabolit Paraaminobenzoesäure, eine Substanz mit hoher allergischer Potenz. Wegen der relativ hohen Inzidenz von allergischen Zwischenfällen bei der Verwendung von Ester-Lokalanästhetika werden diese im Rahmen der Anästhesie nur noch selten eingesetzt.

Substanzen und Eigenschaften

➤ **Substanzen** s. Tab. 22.
➤ **Eigenschaften:**
  - S. Tab. 23.
  - ◑ *Hinweise:*
    - Etidocain führt zu einer ausgeprägten motorischen Blockade. Da die sensorische Wirkung nicht immer komplett ist, sollte die Substanz in Kombination mit einem anderen Lokalanästhetikum, z. B. Carbostesin, eingesetzt werden.
    - Bupivacain hat von allen Lokalanästhetika die höchste kardiotoxische Nebenwirkung.

Tabelle 22 Lokalanästhetika

Substanz	Handelsname	Stoffgruppe
Bupivacain	Carbostesin	Amid
Etidocain	Dur-Anest	Amid
Lidocain	Xylocain	Amid
Mepivacain	Scandicain	Amid
Ropivacain	Naropin	Amid
Procain	Novocain	Ester

Tabelle 23 Eigenschaften der Lokalanästhetika

Substanz	Wirkungs- eintritt	Wirkdauer	analgetische Potenz (Procain = 1)	relative Toxizität (Procain = 1)
Bupivacain	langsam	2 – 5 Std.	8	8
Etidocain	mittel	2 – 6 Std.	6	4
Lidocain	schnell	1 – 2 Std.	2	2
Mepivacain	schnell	1,5 – 2 Std.	2	2
Procain	langsam	0,5 – 1 Std.	1	1
Ropivacain	schnell	3 – 5 Std.	0,75 %ig entspricht ca. 0,5 % Carbostesin	*

* Die Kardiotoxizität ist signifikant geringer als bei Carbostesin. Zentrale Nebenwirkungen treten im Gegensatz zu Bupivacain bei höheren Dosen auf

- Ropivacain ähnelt vom Wirkprofil Bupivacain. Der wichtigste Unterschied ist eine deutlich geringere kardiotoxische Wirkung. Die motorische Blockade ist bei Ropivacain geringer ausgeprägt und dauert kürzer an als bei Bupivacain.

Zusatz von Vasokonstriktoren (Adrenalin)

➤ **Prinzip/Indikation:** Verlängerte Wirkdauer, geringere systemische Resorption bei Zusatz von Adrenalin (durch Verminderung der Gewebeperfusion).
➤ **Kontraindikationen:**
  - In allen Endstromgebieten (Zehen, Finger etc.) kontraindiziert, da es zu schweren Gewebsnekrosen kommen kann.
  - Kardiale Risikopatienten! Darauf muß auch geachtet werden, wenn das Lokalanästhetikum vom Operateur gegeben wird (z. B. HNO-Klinik, Hautklinik).
  - Kombination mit Halothan kann zu schweren Rhythmusstörungen führen.
➤ **Nebenwirkungen:** Durch die Resorption (v. a. bei versehentlicher intravasaler Applikation) von Adrenalin kann es zu systemischen Kreislaufreaktionen kommen: Angst, Unruhe, Kammerflimmern.
➤ **Dosierung:** Handelsüblicher Zusatz 1 : 200 000, Lidocain 1 : 100 000 oder 1 : 80 000.

15.1 Grundlagen/Lokalanästhetika

Höchstdosen (Tab. 24)

Tabelle 24 Höchstdosen von Lokalanästhetika

Substanz	Höchstdosis ohne Adrenalinzusatz	Höchstdosis mit Adrenalinzusatz
Bupivacain	150 mg (oder 2 mg/kg KG)	150 mg (oder 2 mg/kg KG)
Etidocain	300 mg	300 mg
Lidocain	200 mg	500 mg
Mepivacain	300 mg	500 mg
Procain	500 mg	750 mg
Ropivacain	Vom Hersteller werden keine Höchstdosen angegeben. Statt dessen die für die verschiedenen Techniken empfohlenen Dosierungen einhalten (s. u.)	

Nebenwirkungen der Lokalanästhetika

➤ **Zentralnervöse Nebenwirkungen:**
  – Lokalanästhetika passieren die Blut-Hirnschranke und können schnell hohe Konzentrationen im ZNS erreichen. Die zentralnervöse Toxizität entspricht der lokalanästhetischen Potenz.
  – *Niedrige Plasmaspiegel:* Wirken dämpfend; Lidocain 2 mg/kg KG wirkt antikonvulsiv.
  – *Höherere Plasmaspiegel:* Exzitatorische Symptome treten auf: Unruhe, Schwindel, Mißempfindungen perioral und im Zungenbereich (metallischer Geschmack), akustische und visuelle Störungen, Tinnitus, verwaschene Sprache, Muskelzittern, evtl. generalisierte Anfälle.
  – *Hohe Plasmaspiegel:* Zentrale Atemparese.
◙ *Beachte:* Unruhe des Patienten ist oft ein erster Hinweis auf schwere zentralnervöse Nebenwirkungen.

➤ **Kardiovaskuläre Nebenwirkungen:**
  ◙ *Beachte:* Die kardiotoxischen Nebenwirkungen der Lokalanästhetika unterscheiden sich deutlich. Sie korrelieren mit der analgetischen Potenz. Bupivacain weist im Vergleich zu anderen Amid-Lokalanästhetika eine doppelt so hohe Kardiotoxizität auf.
  – *Direkt negativ inotrope Wirkung* mit Abnahme des Herzzeitvolumens um 25 % → evtl. schwerer Blutdruckabfall!
  – *Reizleitungssystem:* Verlangsamung der Reizleitung: Verbreiterung des QRS-Komplexes, Bradykardie, evtl. totaler AV-Block.
  – *Vasodilatation* (bereits bei therapeutischen Dosen bei rückenmarksnahen Leitungsanästhesien), dadurch Senkung von Vor- und Nachlast. Ist bei ausgeglichenem Volumenhaushalt und nicht wesentlich eingeschränkter Pumpfunktion in der Regel unproblematisch.
  – Kardiovaskuläre Nebenwirkungen von vasokonstriktorischen Zusätzen s. o.

➤ **Allergien:**
  – *Häufigkeit:* Allergien treten überwiegend bei Lokalanästhetika vom Ester-Typ auf. Antigen ist das Stoffwechselprodukt Para-Aminobenzoesäure (s. o.). Allergische Reaktionen auf Amid-Lokalanästhetika werden zwar beschrieben, sind jedoch ausgesprochen selten.

– *Allergieauslösende Substanzen:* Kreuzallergien treten mit dem Konservierungsmittel Methylparaben auf, das Stechampullen zur Mehrfachentnahme von Lokalanästhetika zugesetzt ist. Für den Zusatz Natriumdisulfit adrenalinhaltiger Lokalanästhetika sind ebenfalls Allergien beschrieben.

➤ **Methämoglobinämie (durch Prilocain):**
 – *Bei Prilocain* Gefahr der Methämoglobinbildung (Oxidation von Eisen II zu Eisen III): Bei höherer Dosierung (> 10 mg/kg KG) entstehen größere Mengen des Metaboliten o-Toluidin. O-Toluidin hemmt die Reduktion von Methämoglobin zu Hämoglobin durch die Glucose-6-Phosphatdehydrogenase.
 – *Kontraindikationen für Prilocain:*
   • Anämie, erheblich eingeschränkte Koronarfunktion, Herzinsuffizienz, erhebliche Störungen des pulmonalen Gasaustausches.
   ◉ *Beachte:* Bei Glucose-6-Phosphatdehydrogenase-Mangel ist Prilocain kontraindiziert!
 – *MetHb-Rate:* Bei 600 mg Prilocain beim Erwachsenen 3–10%. Bei höherer Dosierung können bis zu 20% Methämoglobin auftreten. Die klinische Relevanz ist abhängig vom Gesundheitszustand und dem Hb-Wert des Patienten (Met-Hb-Anteil von 10% bei Hb von 8 g/dl hat eine viel größere Relevanz als bei einem Hb von 13 g/dl).
 – *Symptome je nach MetHb-Rate* (erste Symtome = Zyanose bei einem Anteil von 3–5 g/l (ca.15–20%) Methämoglobin):
   • > 10%: Zyanose, Kopfschmerzen, Schwindel.
   • 30–40%: Übelkeit, Benommenheit, Dyspnoe, Tachypnoe, Tachykardie.
   • > 50%: Koma, Hypotension.
   • > 60%: Tod.
   ◉ *Beachte:* MetHb kann durch die handelsüblichen Pulsoximeter nicht gemessen werden. Es wird fälschlicherweise partiell als oxygeniertes Hämoglobin gemessen, so daß eine falsch hohe Sauerstoffsättigung resultiert. Die Messung ist nur an speziellen Blutgasgeräten möglich.
 – *Therapie:* Je nach Schwere der Methämoglobinämie:
   • Sauerstoffapplikation: Stellt die optimale Oxygenierung des verbliebenen Hämoglobins sicher.
   • Leichtere Fälle (MetHb < 15–20%, je nach Hb): Gabe von Vitamin C (10–20 mg/kg KG).
   • Schwerere Fälle (MetHb > 20%): Gabe von Methylenblau (1–3 mg/kg KG) führt zu einer schnellen Reduktion des Methämoglobins.
   • Bei Glucose-6-Phosphatdehydrogenase-Mangel Toluidinblau (2–4 mg/kg KG i. v.) verabreichen, da Methylenblau die Methämoglobinämie verstärken kann.

Ausstattung für Notfallsituationen

➤ Grundsätzlich gleiche Voraussetzungen wie für eine Allgemeinanästhesie: Sauerstoff, Beatmungsmöglichkeit, Intubationszubehör, Absaugung, i. v.-Anästhetika und Notfallmedikamente müssen bereitstehen. Ein Defibrillator muß vorhanden sein.
➤ Die Durchführung von Reanimationsmaßnahmen muß vom Arzt, der Regionalanästhesieverfahren anwendet, sicher beherrscht werden (s. S. 628).

15.1 Grundlagen/Lokalanästhetika

Überwachung des Patienten und Sedierung

➤ Um schwere Komplikationen der Regionalanästhesie frühzeitig erkennen und therapieren zu können, ist eine sorgfältige Überwachung des Patienten erforderlich!

➤ Immer intravenösen Zugang legen.

➤ Monitoring (vgl. S. 15): EKG, NIBP, SaO_2 (wünschenswert).

➤ Während der Injektion muß eine versehentliche intravasale oder unbeabsichtigte intraspinale Injektion (bei PDA) ausgeschlossen werden:

– Bei intravasaler Punktion wird Blut aspiriert. Nach Injektion der Testdosis (PDA, s. S. 152) mit adrenalinhaltigem Lokalanästhetikum kommt es zur Tachykardie.

– Bei intraspinaler Punktion kommt es zum Rückfluß von Liquor bzw. Liquor kann aspiriert werden. Liquor ist erkennbar an: Temperatur (körperwarm, NACl ist kalt), Rückfluß (deutlicher, anhaltender Rückfluß bei Liquor, wenige Tropfen bei NaCl), Glukosegehalt (Liquor enthält Glukose → Nachweis mit Teststäbchen).

➤ **Sedierung:** z. B. 1 – 2 mg Midazolam i. v. Die Gabe sollte fraktioniert erfolgen, um eine zu tiefe Sedierung mit Atemdepression und Aspirationsrisiko zu vermeiden.

Vor- und Nachteile der Regionalanästhesie

➤ Eine gute Regionalanästhesie, verglichen mit einer gut geführten Allgemeinanästhesie bei gleichem postoperativem Management, zeigt keine Unterschiede in der Mortalität und Morbidität bei den meisten Patientenpopulationen.

➤ **Vorteile gegenüber der Allgemeinanästhesie:**
- Keine Kreislaufreaktionen durch Intubationsreiz.
- Kein Aspirationsrisiko (z. B. bei Sectio caesarea).
- Geringe Beeinträchtigung der Atemfunktion.
- Geringe zentrale Interaktion (bei geriatrischen Patienten).
- Patient ist ansprechbar (z. B. für Diagnostik eines TUR-Syndroms).
- Postoperative Schmerzfreiheit; bei Kathetertechnik ist eine suffiziente postoperative Schmerztherapie möglich.
- Postoperative Nüchternheit ist in der Regel nicht erforderlich.
- Die Kosten liegen oft niedriger als bei der Allgemeinanästhesie.
- Frühzeitige Verlegung aus dem Aufwachraum ist möglich.

➤ **Nachteile der Regionalanästhesie:**
- Begrenzte Wirkdauer der Lokalanästhetika: Bei single shot-Technik (s. S. 146) muß bei unerwartet langer OP-Dauer auf eine Allgemeinanästhesie übergegangen werden. Auch bei Kathetertechniken kann dem Patienten in der Regel nicht zugemutet werden, länger als 2 – 3 Std. ruhig auf dem Operationstisch liegen zu bleiben.
- Regionalanästhesieverfahren sind zeitaufwendiger als die Intubationsnarkose: für Eingriffe mit hoher Dringlichkeit (z. B. Notsectio) sind sie daher nicht geeignet.
- Für ängstliche und unkooperative Patienten ungeeignet. Durch eine adjuvante Sedierung nach Anlegen der Regionalanästhesie ist aber oft eine ausreichende Kooperation zu erreichen (Dosierung s. o.).

- Regionalanästhesien führen nicht immer zu kompletter Schmerzausschaltung. Im Prämedikationsgespräch Patient darüber aufklären, daß bei Nichtdurchführbarkeit der Technik oder bei unzureichender Analgesie auf eine Vollnarkose übergegangen werden muß.
- Bei unzureichender Analgesie (inkomplette Blockade) durch Streßreaktionen Gefahr von Blutdruckanstieg, Tachykardie, kardialen Komplikationen.

Indikationen

➤ Grundsätzlich kann eine Regionalanästhesie durchgeführt werden, wenn sie für den geplanten operativen Eingriff möglich ist, der Patient eingewilligt hat und keine Kontraindikationen vorliegen.

Kontraindikationen

➤ **Infektionen** im Punktionsgebiet oder in der Nähe.
➤ **Gerinnungsstörungen:**
  - Hämatom-Gefahr bei der Punktion eines Gefäßes. Besonders bei rückenmarksnahen Regionalanästhesien auf aktuelle Gerinnungswerte achten (sonst Gefahr eines epiduralen Hämatoms mit Querschnittsparese).
  - *Grenzwerte:* Quick > 50%, PTT < 40 Sek. Thrombozyten > 80 000/µl. Beim HELLP-Syndrom ist auch der Verlauf der Thrombozytenwerte relevant (s. S. 466).
  - *Gerinnungshemmende Medikamente* (nach DGAI 1997) s. Tab. 25. Kontraindiziert sind: Vollheparinisierung, Marcumarisierung, Antifibrinolytika.
  - ◒ *Beachte:* Die Blutungsgefahr ist beim Entfernen eines Periduralkatheters genauso hoch wie bei der Punktion: Auch beim Entfernen des Katheters müssen die Gerinnungsparameter im Normbereich liegen.

Tabelle 25 Empfohlene Zeitintervalle zwischen Antikoagulantiengabe und epiduraler/spinaler Punktion bzw. dem Entfernen eines Katheter (Leitlinien der DGAI, Gogarten et. al. 1997)

	vor Punktion/ Katheterentfernung	nach Punktion/ Katheterentfernung	Laborkontrolle
unfraktioniertes Heparin (low dose)	4 Std.	1 Std.	Thrombozyten bei Therapie > 5 d
unfraktioniertes Heparin (high dose)	4 Std.	1 – 2 Std.	PTT, ACT, Thrombozyten
niedermolekulares Heparin (low dose)	8 Std.	4 Std.	Thrombozyten bei Therapie > 5 d
ASS (Acetylsalicylsäure)*	> 3 d	nach Entfernen	Blutungszeit ?
NSAR (nichtsteroidale Antipholgistika)	1 – 2 d	–	–
Vitamin K-Antagonisten	mehrere Tage	nach Entfernen	Quick, INR

* Einnahme von ASS low dose (100 mg/d) stellt keine Kontraindikation dar

15.1 Grundlagen/Lokalanästhetika

➤ **Vorerkrankungen des Patienten:**
- Volumenmangel (bes. bei rückenmarksnahen Anästhesieverfahren).
- Schwere Herzinsuffizienz mit fixiertem cardiac output: V.a. bei rückenmarksnahen Anästhesien kann es durch eine periphere Vasodilatation bei limitierter Herzauswurfleistung zum dramatischen Blutdruckabfall kommen.
- Respiratorische Insuffizienz, die eine Beatmung erforderlich macht.
- Sepsis.
- Neurologische Erkrankungen: Vorbestehende neurologische Ausfälle stellen eine relative Kontraindikation dar, da der Patient evtl. eine Verschlechterung der Symptomatik der Regionalanästhesie anlastet. Objektiv ist die Verschlechterung einer neurologischen Erkrankung durch Regionalanästhesieverfahren sehr unwahrscheinlich. Wünscht der Patient ausdrücklich eine Regionalanästhesie, sind eine sorgfältige präoperative Befunderhebung und Dokumentation (evtl. im Rahmen eines neurologischen Konsils) sowie eine ausführliche Aufklärung des Patienten erforderlich.
- Anatomische Veränderungen, die eine Regionalanästhesie undurchführbar machen: Z.B. Morbus Bechterew, schwere Skoliose.

➤ **Art und Dauer der Operation:**
- Langdauernde Eingriffe, unbequeme oder schmerzhafte Lagerungen.
- Kurze Eingriffe in Bauchlage (z.B. Naht einer Achillessehne) können zwar in Regionalanästhesie durchgeführt werden, jedoch muß bei Komplikationen oder beim Übergang auf eine Allgemeinanästhesie der Patient auf den Rükken gedreht werden. Im Einzelfall sollten dem Patienten Vor- und Nachteile der zur Verfügung stehenden Methoden genau erläutert werden.

Besonderheiten der Regionalanästhesie in der Schwangerschaft

➤ In der Schwangerschaft liegt ein erhöhter abdomineller Druck vor. Als Folge davon kommt es auch zum erhöhten Druck im Periduralraum. Dies ist ganz besonders bei Wehentätigkeit der Fall.
➤ Durch hormonelle Einflüsse sind die Bänder meist ziemlich aufgelockert, so daß das Identifizieren der anatomischen Strukturen bei der Punktion erschwert sein kann. Am Ende der Schwangerschaft verstärkt eine erhebliche Wassereinlagerung diesen Effekt.
➤ Näheres zu Indikationen, Kontraindikationen und Dosierung s. Kapitel Anästhesie in Gynäkologie und Geburtshilfe S. 460.

Grundlagen

➤ **Indikationen/Einsatz der Spinalanästhesie (SA):**
  – Grundsätzlich gibt es keine zwingende Indikation für eine Spinalanästhesie. Voraussetzung ist, daß der Eingriff in Spinalanästhesie durchführbar ist und der Patient mit der Methode einverstanden ist.
  – Folgende Eingriffe werden oft in Spinalanästhesie durchgeführt (Vorteil: Gute Muskelrelaxation): Operationen an der Hüfte, an Knie, Unterschenkel, Fuß. Eingriffe am Perineum, z. B. Analfissuren. Urologische Eingriffe wie Zystoskopie, TUR (transurethrale Resektion, s. S. 442).
➤ **Vorbereitung des Patienten;** Wie für eine Allgemeinanästhesie (s. S. 117).

Anatomie (Abb. 23)

➤ Die **Wirbelsäule** besteht aus 7 zervikalen, 12 thorakalen, 5 lumbalen und 4 – 5 coccygealen Wirbeln. Krümmungen: Hals- und Lendenlordose, Brustkyphose.
➤ **Bänder**, die bei der Punktion des Subarachnoidalraumes durchstochen werden (von außen nach innen):
  – Lig. supraspinale, Lig. interspinale, Lig. flavum.
  – Das Lig. supraspinale kann verknöchert sein, dann evtl. lateralen Zugang wählen, s. u.
  – Das Lig. flavum bietet der Nadel meist den größten Widerstand, gelegentlich kann eine starke Verknöcherung dieses Bandes eine Punktion sogar unmöglich machen.

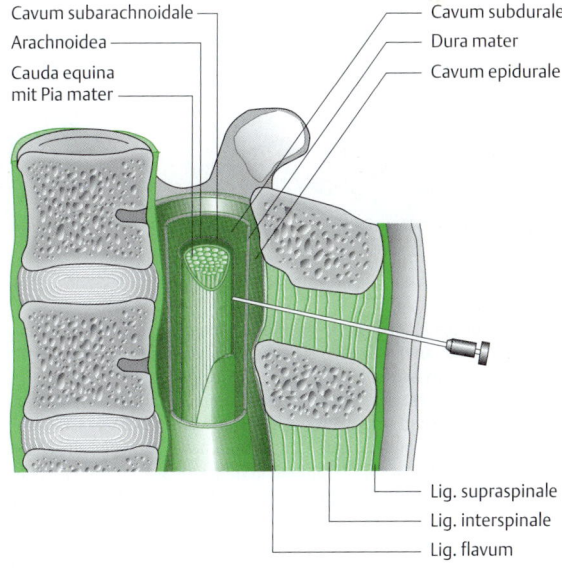

Cavum subarachnoidale
Arachnoidea
Cauda equina mit Pia mater

Cavum subdurale
Dura mater
Cavum epidurale

Lig. supraspinale
Lig. interspinale
Lig. flavum

Abb. 23 Anatomie des Wirbelkanals

15.2 Spinalanästhesie

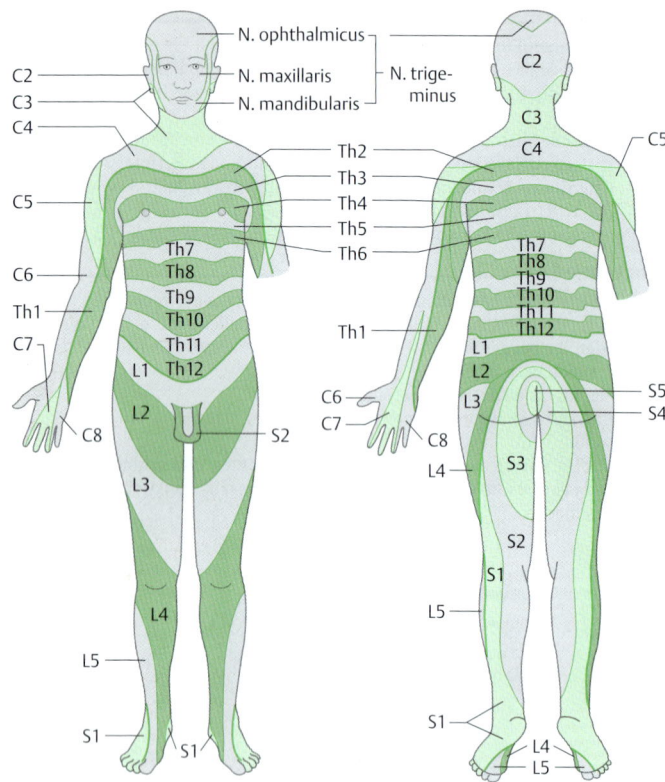

Abb. 24   Spinale Dermatome

➤ Das **Rückenmark** reicht vom Foramen magnum bis zum Oberrand des 2.–3. Lendenwirbels.

- *Conus medullaris:* Ende des Rückenmarks, endet bei 96 % der erwachsenen Europäer an der Grenze zwischen L1 und L2, bei ca. 4 % im Bereich der Bandscheibe zwischen L2 und L3.
- *Cauda equina:* Nervenfasern des Conus medullaris, erstrecken sich bis zum Steißbein und innervieren die Gewebe unterhalb von L1.
- *Hüllen* (von außen nach innen): Dura mater, Arachnoidea, Pia mater.
- *Spinalnervenpaare:* 31 Spinalnervenpaare stehen je über eine vordere und eine hintere Wurzel mit dem Rückenmark in Verbindung:
  • Vorderwurzel (radix anterior): Überwiegend efferente Impulse zu Muskeln, inneren Organen, Drüsen.
  • Hinterwurzel: Überwiegend afferente Impulse wie Schmerz, Temperatur, Lagesinn, Berührung; zudem vasodilatatorische Fasern.

➤ **Liquor cerebrospinalis:** Umspült Rückenmark und Gehirn, wird in den Plexus chorioidei-Ventrikel (v.a. Seitenventrikel) gebildet. Gesamtvolumen 120–150 ml, davon ca. 75 ml im Spinalkanal. Liquor enthält Glukose.

Material

➤ Desinfektionsmittel, sterile Abdecktücher, sterile Handschuhe, Kopfbedeckung, Mundschutz.
➤ Kanüle Nr. 1 zum Aufziehen, Kanüle Nr. 20 (27 G) zur Lokalanästhesie der Punktionsstelle, Spritzen 2 ml und 5 ml, Führungskanüle.
➤ **Spinalnadel** (Sprotte-Nadel) in den Größen 22–26 mit Führungsmandrin (um keine Hautzylinder in den Subarachnoidalraum zu verschleppen).
➤ **Lokalanästhetika:**
  – Mepivacain 1%ig für die Lokalanästhesie der Punktionsstelle.
  – Carbostesin 0,5%ig ohne Adrenalin isobar für die Spinalanästhesie.
  – Carbostesin 0,5%ig mit Adrenalin hyperbar für den Sattelblock (Ausdehnung der Spinalanästhesie von S1–S5).

Lagerung des Patienten

➤ **Vorbemerkung:** Die Punktion kann sowohl im Sitzen als auch im Liegen erfolgen. Die sitzende Lagerung ist vorteilhaft, da die Identifikation der Dornfortsätze einfacher ist und der Liquor besser abtropft.
➤ **Lagerung im Sitzen:** Der Patient soll einen „Katzenbuckel" machen und das Kinn auf die Brust nehmen: Dadurch wird die Lendenlordose abgeschwächt und die Interspinalräume werden größer. Die Hände werden auf die Oberschenkel gelegt, s. Abb. 25.
➤ **Lagerung im Liegen:** Kopf und Knie so weit wie möglich angenähert, s. Abb. 25.

Praktisches Vorgehen: Punktion

➤ Als **Leitlinie** dient eine gedachte Linie zwischen den beiden Beckenkämmen. Diese kreuzt meist den Dornfortsatz des 4. Lendenwirbels (s. Abb. 25).
➤ **Punktionsort:**
  – Knapp oberhalb der Leitlinie bei L3/L4. Eine tiefere Punktion bei L4/L5 ist ebenfalls möglich, häufig bestehen dort aber degenerative Veränderungen der Wirbelsäule mit Verknöcherungen der Bänder.
  – Wegen des Conus medullaris (s. o.) nicht oberhalb von L2 punktieren.
➤ Patient immer über die beabsichtigten Maßnahmen informieren!
➤ Benötigte Mengen an Lokalanästhetika aufziehen.
➤ **Hautdesinfektion:**
  – Patient nach Allergien auf Desinfektionsmittel fragen.
  – Punktionsstelle dreimal mit gefärbter Desinfektionslösung abwaschen.
  – Vor der Punktion muß das Areal trocken sein, um keine Desinfektionslösung in den Spinalraum zu verschleppen (mit sterilem Tupfer abtrocknen).
➤ **Lokalanästhesie:** Anschließend werden die Haut und das Gewebe zwischen den Dornfortsätzen mit 2–3 ml Scandicain 1%ig ohne Adrenalin infiltriert.
➤ **Danach mit der Führungskanüle punktieren:**
  – Der Einstich erfolgt meist senkrecht zum Rücken. Die Führungskanüle wird so weit vorgeschoben, daß sie sicher im Interspinalraum fixiert ist. Die korrekte Lage der Führungskanüle ist Voraussetzung für eine erfolgreiche Punktion.

15.2 Spinalanästhesie

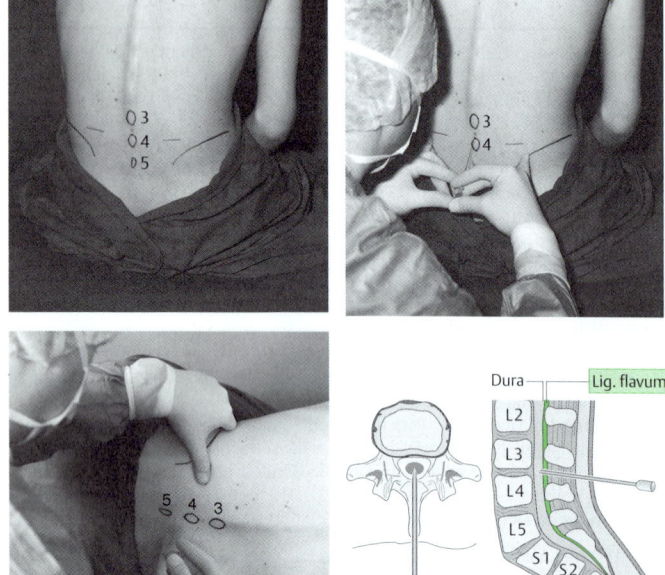

Abb. 25 a–d   Spinalanästhesie. a) Leitstrukturen (3 = LWK 3; 4 = LWK 4; 5 = LWK 5); b) Lumbale Punktion zur Spinalanästhesie in sitzender Position; c) SA in Seitenlage; d) Schema

> ● *Beachte:* Die Führungskanüle sollte sich problemlos vorschieben lassen. Abweichungen nach lateral müssen primär vermieden werden.
> – Bei verknöchertem Lig. supraspinale kann auch ein lateraler Zugang gewählt werden: Es wird ca. 1,5 cm neben der Medianlinie eingegangen und dann die Nadel nach medial ausgerichtet, so daß die Dura in der Mittellinie perforiert wird. Diese Technik setzt jedoch einige Erfahrung voraus.
> ➤ **Liquorraum punktieren:**
> – 24 G oder 26 G Sprotte-Nadel verwenden. Die Sprotte-Nadel hat die Öffnung an der Seite der Kanülenspitze. Vorteil: Während der Punktion werden keine Gewebebestandteile ausgestanzt und in den Spinalraum eingebracht!
> – 26 G-Nadeln weichen im Gewebe sehr leicht ab, so daß die Punktion mit dieser sehr dünnen Nadel bei älteren Patienten oft nicht gelingt.

– Die Öffnung der Nadelspitze soll bei der Punktion der Dura zur Seite zeigen (möglichst geringe Traumatisierung der Durafasern).

– Bei älteren Patienten (> 70 Jahre) kann es bei starker degenerativer Veränderung der Wirbelsäule erforderlich sein, mit einer 22 G-Nadel zu punktieren. In dieser Altersgruppe ist die Inzidenz des postspinalen Kopfschmerzes geringer (s. u.).

– *Erfolgreiche Punktion des Spinalraumes:* Liquor fließt aus der Nadel zurück. Bei der 26 G-Punktionsnadel tritt so wenig Liquor aus, daß der Rückfluß oft nur gerade eben am Konus sichtbar ist. Der Rückfluß ist langsam, so daß er oft erst nach einiger Verzögerung sichtbar wird.

🔵 *Merke:* Ohne Liquor keine Spinalanästhesie. Der Liquor muß klar sein: Bei blutigem Liquor, der nicht nach wenigen Tropfen klar wird, keine Spinalanästhesie! (V. a. Gefäßverletzung im Subarachnoidalraum.)

Praktisches Vorgehen: Spinalanästhesie steuern

➤ **Injektion:** Nach Identifikation des Spinalraumes vorbereitete Spritze mit dem Lokalanästhetikum aufsetzen. Dabei darauf achten, daß die Punktionsnadel nicht verrutscht. Evtl. zur Lagekontrolle leicht aspirieren; bei sehr dünnen Nadeln kann aber oft kaum Liquor aspiriert werden. Eine starke Durchmischung durch kräftiges Aspirieren und Spritzen (sog. Barbotage) kann die berechnete Ausdehnung deutlich verändern und ist nicht empfehlenswert.

➤ **Anschlagzeit:** Die Anschlagzeit ist äußerst kurz (3 – 5 Min.). Die Fixierung des Lokalanästhetikums (d. h. Bindung des LA im Gewebe) ist bei Lidocain und Mepivacain nach ca. 5 Min. erreicht, bei Bupivacain 0,5 % nach 5 – 10 Min. und bei Bupivacain 0,5 % hyperbar nach 10 – 30 Min.

➤ **Reihenfolge der Blockade:** Präganglionäre Sympathikusfasern (Vasodilatation) → Temperaturfasern → Fasern, die punktuellen, geringen Schmerz leiten → Fasern, die starken Schmerz leiten → Berührung → Tiefensensibilität → Motorik → Lageempfinden im Raum → Vibration.

➤ **Steuerung der Ausdehnung:** Je nach Operationsgebiet ist eine unterschiedlich hohe Ausdehnung der Blockade erforderlich.

– *Isobares Lokalanästhetikum:* Die Ausdehnung hängt ab von:
  • Punktionsort.
  • Position des Patienten: Stärkerer Aufstieg in flacher oder „Kopftief"-Lage, geringere kraniale Ausdehnung bei Lagerung mit erhöhtem Oberkörper.
  • Volumen und Konzentration des Lokalanästhetikums: Je höher Konzentration und Menge, desto größer die Ausdehnung.
  • Geschwindigkeit der Injektion: Je schneller die Injektion, desto höher die Ausdehnung.
  • Größe, Alter und Gewicht des Patienten. Bei fortgeschrittenem Lebensalter, Schwangerschaft, Adipositas und kleiner Körpergröße muß mit einer stärkeren Ausdehnung der Blockade gerechnet werden.

– *Hyperbares Lokalanästhetikum* sinkt der Schwerkraft nach ab.

15.2 Spinalanästhesie

Dosierung

➤ **Operative Analgesiezeiten** (Angaben bei Einzeldosierung):
  – Lidocain: 1,5 – 2,5 Std.
  – Mepivacain: 1,5,– 2,5 Std.
  – Prilocain: 1,5 – 2,5 Std.
  – Bupivacain: 3 – 4 Std.
➤ **Lösungen:**
  – *Isobare Lösungen:* Bupivacain 0,5 %, Lidocain 2 %, Prilocain 2 %.
  – *Hyperbare Lösungen (mit Glukosezusatz):* Bupivacain 0,5 %ig hyperbar, Lidocain 5 %ig, Mepivacain 4 %ig.
➤ **Dosierungsschema** s. Tab. 26.

Tabelle 26 Dosierungsschema für die Spinalanästhesie

OP-Gebiet	Anästhesieniveau	Dosierung isobar	Dosierung hyperbar
Analbereich	S3 (Sattelblock)		0,5 – 1 ml
untere Extremität ohne Blutsperre	Th12 (tiefe SA)	3 ml	1 – 1,5 ml
untere Extremität mit Blutsperre Leistengegend Hoden	Th10 (mittelhohe SA)	4 ml	1,5 – 2 ml
Unterbauch	Th6 (hohe SA)	5 ml	2 ml

SA = Spinalanästhesie
Diese Dosierungen sind nur Anhaltswerte für gesunde, normalgewichtige Patienten. Die Dosierung muß bei höherem Lebensalter, geringer Körpergröße, Adipositas oder Schwangerschaft reduziert werden

Frühkomplikationen und deren Management

➤ **Vasovagale Synkope:**
  – Beim Anlegen der Spinalanästhesie kann es zur vasovagalen Synkope mit Bradykardie und Blutdruckabfall kommen.
  – *Therapie:* Flachlagerung, Volumengabe, Atropin (0,5 – 1,5 mg), evtl. Vasokonstriktor (z. B. Akrinor 40 mg).
➤ **Blutdruckabfall:**
  – Durch die sehr schnell einsetzende Blockade der sympathischen Innervation (→ Vasodilatation) kann es zu schwerem Blutdruckabfall kommen. V. a. bei latentem Volumenmangel oder Herzinsuffizienz, die mit erhöhter sympathischer Stimulation einhergeht, kann der Blutdruckabfall erheblich sein.
  – *Therapie:* Volumengabe, Vasokonstriktor (z. B. Akrinor 40 mg, evtl. wiederholt).
  – *Prophylaxe:* Präoperativen Volumenmangel ausschließen bzw. beseitigen. Analgesieausdehnung möglichst niedrig halten. Bei ausgeprägter Herzinsuffizienz keine Spinalanästhesie durchführen.

➤ **Bradykardie:**
– V. a. bei hoher Spinalanästhesie kann es zur Blockade des Herzsympathikus (Nn. Accelerantes) mit ausgeprägter Bradykardie kommen. Typisch: Blutdruckabfall geht mit Bradykardie einher.
– *Therapie:* Atropin (0,5 – 1,5 mg) als Bolus oder Orciprenalin (0,1 mg). Orciprenalin kann durch β_2-mimetische Wirkung vasodilatierend wirken, muß evtl. mit einem Vasopressor kombiniert werden (z. B. Akinor 40 mg).
– *Prophylaxe:* Prophylaktisch Atropin geben, kraniale Ausdehnung möglichst gering halten.
➤ **Dyspnoe:**
– Bei hoher Spinalanästhesie kann durch Blockade der Interkostalmuskulatur Dyspnoe auftreten, auch wenn die Atmung objektiv nicht wesentlich beeinträchtigt ist. Eine Zwerchfellparese tritt erst bei extrem hoher Spinalanästhesie auf (C4).
– *Therapie:* Meist ist die Sauerstoffgabe über Nasensonde oder Maske ausreichend, evtl. assistierte Maskenbeatmung unter leichter Sedierung (z. B. Midazolam 1 – 2 mg i. v.).
◉ *Notfall:* Totale Spinalanästhesie; lebensbedrohlich. Zu Ursachen und Maßnahmen s. S. 124, 601.

Spätkomplikationen und deren Management

➤ **Blasenentleerungsstörungen:**
– Blockade der parasympathischen sakralen Segmente S2 –S4 führt zur Atonie der Blase und Ausschaltung des Harndranges. Der Harnblasensphinkter wird durch die Spinalanästhesie nicht relaxiert. Da die autonomen Fasern von S2 – S4 zuletzt ihre Funktion zurückerlangen, sind postoperative Blasenentleerungsstörungen relativ häufig.
– *Therapie:* Carbachol (Doryl) 0,125 – 0,25 mg s. c. Rechtzeitig Einmalkatheterisieren, wenn die volle Blase im Unterbauch tastbar ist und kein Spontanurin möglich ist.
– *Prophylaxe:* Adäquate Infusionsvolumina; möglichst kurze Blockade.
➤ **Postspinale Kopfschmerzen:**
– Meist 24 – 48 Std. nach einer Spinalanästhesie. Ursache: Wahrscheinlich anhaltender Liquorverlust über die Punktionsstelle. Bei jungen Patienten und bei Verwendung großer Punktionsnadeln (z. B. 22 G) höhere Inzidenz.
– *Typische Symptome:* Schmerzlokalisation vorwiegend an Hinterkopf und Nacken, Symptomatik nimmt im Stehen und Sitzen zu, Kopfschmerzen sind sehr stark.
– *Therapie:*
  • Allgemeine Maßnahmen: Bettruhe, Flüssigkeitszufuhr, Analgetika.
  • Spezielle Maßnahme: Blutpatch anlegen. Dazu auf Höhe der Punktionsstelle 5 – 10 ml Blut des Patienten in den Periduralraum injizieren. Im Anschluß daran bleibt der Patient 30 – 60 Min. auf dem Rücken liegen. Bei Bedarf nach 24 Std. wiederholen.
➤ **Rückenschmerzen:**
– Relativ häufig, Inzidenz ist nicht signifikant höher als bei Vollnarkosen.
– Therapie: Symptomatisch (z. B. Paracetamol 1000 mg rektal, Novalgin 1 g als Kurzinfusion).

15.2 Spinalanästhesie

> **Neurologische Komplikationen:** Schwere neurologische Komplikationen sind eine ausgesprochene Rarität, wenn die Kontraindikationen für rückenmarksnahe Anästhesieverfahren beachtet werden.
>   – Direkte traumatische Schädigung, z.B. durch Injektion des Lokalanästhetikums intraneural bei zu hoher Punktion.
>   – Epidurale Blutung z.B. bei Gerinnungsstörungen.
>   – Schädigung durch Reinigungs- oder Desinfektionsmittel.
>   – Bakterielle Kontamination und Infektion: Arachnoiditis, Myelitis, Enzephalitis, Epiduralabszeß.
>   – Cauda equina-Syndrom mit Harn- und Stuhlinkontinenz sowie Reithosenanästhesie (im Bereich der sakralen Segmente).
>   – Aseptische Meningitis durch unspezifische meningeale Reizung.
>   – Latente, noch nicht diagnostizierte neurologische Erkrankung, die zufällig perioperativ symptomatisch wird.
>   – *Differentialdiagnostisch* periphere Nervenschädigung durch eine mangelhafte Operationslagerung abgrenzen!
>   ◉ *Merke:* Bei geringstem Verdacht einer neurologischen Komplikation sofort neurologisches Konsil anfordern, um nicht wertvolle Zeit zu verlieren!

Grundlagen

➤ **Prinzip:**
  - Bei der Periduralanästhesie wird Lokalanästhetikum außerhalb der Dura in den Periduralraum (Syn.: Epiduralraum) injiziert. Es wird eine vorübergehende Blockade der neuronalen Leitung von den im Periduralraum verlaufenden Nerven erzielt.
  - Im Gegensatz zur Spinalanästhesie kann die PDA sowohl im lumbalen als auch im thorakalen Bereich erfolgen.

➤ **Bevorzugte Technik:**
  - Kathetertechnik (single shot-Technik ist auch möglich).
  - Vorteile der Kathetertechnik: Bessere Steuerung der Ausdehnung, die Verlängerung der Anästhesiedauer durch Nachinjektion ist möglich, postoperative Analgesie, Schmerztherapie (z. B. Geburtshilfe).

➤ **Indikationen/Einsatz:**
  - Indikationen sind im operativen Bereich grundsätzlich denen der Spinalanästhesie ähnlich. Der besondere Vorteil liegt darin, daß bei Kathetertechnik die Anästhesiezeit und die Ausdehnung durch repetitive Dosen steuerbar sind. Folgende Operationen werden oft in PDA durchgeführt: Gefäßchirurgische Eingriffe, Lithotripsie, Sectio caesarea.
  - Zusätzlich hat die PDA Indikationen in der Schmerztherapie (s. auch Schmerztherapie S. 203): Postoperativ, posttraumatisch (z. B. nach schwerem Thoraxtrauma), geburtshilfliche Anästhesie, chronische Schmerztherapie bei Krebspatienten.

Anatomie

➤ Der Periduralraum liegt zwischen dem Periost und der Dura mater spinalis. Nach dorsal wird er durch das Lig. flavum begrenzt (s. S. 141). Neben lockerem Bindegewebe und Fett enthält er vor allem die inneren Wirbelvenengeflechte (Plexus venosi vertebrales interni).

➤ Die Venengeflechte sind klappenlos und stehen mit der oberen und unteren Hohlvene in Verbindung.

➤ Bei Abflußstörungen über die Venae cavae oder über das Azygossystem kann es zu erheblicher Blutflußzunahme über den Venenplexus kommen.

➤ Über die Foramina intervertebralia kann Lokalanästhetikum aus dem Periduralraum abfließen.

Material

🔘 *Beachte:* Punktionsnadeln, Spritzen, Bakterienfilter und Abdecktücher sind meist in einem vorbereiteten Periduralset fertig abgepackt.

➤ Steriler Mantel, sterile Handschuhe, Kopfbedeckung und Mundschutz.

➤ 2 ml Spritze zur lokalen Infiltration, 5 ml Spritze für die Testdosis mit adrenalinhaltigem Carbostesin, 10 ml Spritze für 0,9%iges NaCl, 20 ml Spritze für die Wirkdosis des Lokalanästhetikums.

➤ Nadeln zur Infiltration der Haut des Bindegewebes, Nadel zum Aufziehen.

➤ Desinfektionsmittel (gefärbt), Kugeltupfer zur Desinfektion.

➤ Abdecktücher.

➤ 17 G Tuohy-Periduralnadel: Die Nadel hat einen Führungsmandrin, um die Verschleppung von Hautzylindern zu vermeiden; sie ist an der Spitze gekrümmt, um das Einführen eines Periduralkatheters zu erleichtern.

➤ Periduralkatheter (routinemäßig ohne Führungsdraht).

15.3 Periduralanästhesie (PDA)

➤ Bakterienfilter zum Aufschrauben auf den Periduralkatheter.
➤ Durchsichtiges Pflaster zum Verkleben des Katheters.
➤ 10 ml Nacl 0,9%ig.
➤ **Lokalanästhetika:** 5 ml Carbostesin 0,5%ig mit Adrenalin, 20 ml Carbostesin 0,5%ig ohne Adrenalin.

Praktisches Vorgehen: Lumbale PDA _____

➤ Grundsätzlich nur wache Patienten punktieren, um Reizungen oder drohende Verletzungen von Nerven sofort erkennen/vermeiden zu können.
➤ **Lagerung:** Punktion meist beim sitzenden Patienten. Ist dies nicht möglich oder für den Patienten unkomfortabel, kann die Punktion auch in Seitenlage erfolgen. Die Haltung mit rundem Rücken und vorgeneigtem Kopf ist identisch mit der Lagerung zur Spinalanästhesie (s. S. 144 und Abb. 26).
➤ **Punktion:**
  – Analog zur SA meist bei L3/L4 (s. S. 144).
  – Absolut steril arbeiten (s. Materialliste)!
  – Lokalanästhesie der Haut und des Bindegewebes.
  – Mittellinie identifizieren. Dann mit in rechtem Winkel zur Wirbelsäule des Patienten aufgesetzter Punktionsnadel punktieren.
  – Die Tuohynadel wird mit dem Mandrin bis in das Ligamentum interspinale eingestochen.
  – Dann Mandrin entfernen, mit NaCl 0,9% gefüllte 10 ml-Spritze aufsetzen.
  – Nadel weiter millimeterweise vorschieben, dabei kontinuierlicher Druck auf den Stempel der Kochsalzspritze. Hand, die die Nadel hält, am Rücken des Patienten abstützen.
  – Das Lig. flavum bietet oft einen großen Widerstand. Nach dessen Passage kommt es zum schlagartigen Widerstandsverlust am Spritzenstempel (sog. loss of resistance) → zeigt das Erreichen des Periduralraumes an.
  – Der Periduralraum wird normalerweise nach 6–9 cm erreicht.
  – Nach Erreichen des Periduralraumes darf die Nadel nicht mehr weiter vorgeschoben werden, da im Lumbalbereich nach ca. 3–5 mm die Dura mit dem dahinter liegenden Subarachnoidalraum folgt.
  – Nadel fixieren und Periduralkatheter über die Nadel vorschieben. Dies sollte ohne großen Widerstand möglich sein.
  – Punktionsnadel entfernen. Katheter dann soweit zurückziehen, daß er ca. 4–5 cm im Periduralraum liegt. Eine zu tiefe Katheterlage führt zum Abknicken oder Abweichen des Katheters nach lateral.
  - 🔵 *Cave:* Periduralkatheter darf nicht bei liegender Nadel zurückgezogen werden, die Katheterspitze könnte abscheren!
➤ **Schwierigkeiten und Irrtümer bei der Punktion:**
  – *Schmerzen bei der Punktion:* Schmerzen können durch Reizung des Periost hervorgerufen werden. Parästhesien oder ins Bein ausstrahlende Schmerzen weisen auf Wurzelirritationen hin. Die Punktionsrichtung muß in beiden Fällen korrigiert werden.
  – *Vortäuschung eines Widerstandsverlustes* durch:
    • Abweichen der Kanülenspitze aus dem Lig. interspinale nach lateral.
    • Erreichen eines aufgelockerten Teiles des Lig. interspinale.

– *Knöcherne Punktion:*
- Wird der Knochenkontakt schon ziemlich oberflächlich in der Mittellinie erreicht, handelt es sich meist um den Dornfortsatz des unteren Wirbelkörpers: Stichrichtung korrigieren.
- Knochenkontakt in der Tiefe bedeutet entweder das Erreichen des oberen Dornfortsatzes oder des stark verknöcherten Lig. flavum. Falls die Korrektur der Stichrichtung nicht zu erfolgreicher Punktion führt, kann die Punktion ein Segment höher (L2/L3) versucht werden.

🔵 *Merke:* Die Gefahr von Hämatomen oder Infektionen sind nach traumatischer Punktion deutlich erhöht. Den Wechsel auf alternatives Anästhesie- oder Schmerztherapieverfahren immer in Erwägung ziehen.

Praktisches Vorgehen: Thorakale PDA (Abb. 26)

➤ **Indikationen:** Schmerztherapie bei Operationen im Throraxbereich (z. B. Lungenoperationen, Ösophagusresektionen).
➤ **Vorteile:** Sehr gute Schmerzausschaltung ohne Beeinträchtigung der Beinmotorik. Eine schnelle Mobilisation der Patienten ist daher möglich. Evtl. wird auch das Outcome bei großen thorakalen Eingriffen verbessert.

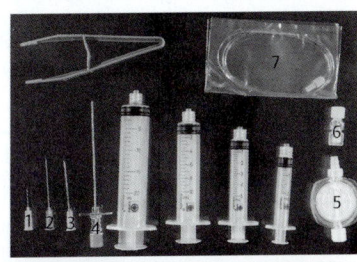

a

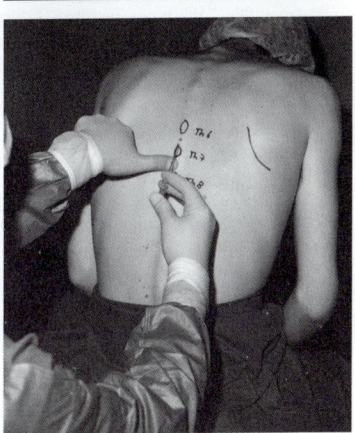

Abb. 26   a und b) Thorakale Periduralanästhesie. a) Zubehör zur PDA (1 = Nadel für Lokalanästesie der Haut; 2 = Nadel für LA subkutan; 3 = Nadel zum Aufziehen; 4 = PDA-Nadel; 5 = Bakterienfilter; 6 = Konnektor; 7 = Katheter); b) Punktionsstelle (Skapulaunterrand sowie die Brustwirbel Th6 –Th8 sind markiert)

b 15

15.3 Periduralanästhesie (PDA)

➤ **Anatomische Besonderheiten:** Thorakal stehen die Dornfortsätze steiler als lumbal, das Lig. flavum ist dünner, der Periduralraum ist mit ca. 3 mm deutlich schmaler als lumbal (hier 5 – 6 mm).

➤ **Material** s. o.; zusätzlich 18 G Venenverweilkanüle für die subkutane Tunnelung bereitlegen.

➤ **Lagerung und Vorbereitung** wie bei der lumbalen Technik, s. o.

➤ **Optimale Punktionsstelle** je nach Operationsgebiet: Thoraxeingriffe Th2 –Th 6; Oberbaucheingriffe Th6 –Th8.

➤ **Punktion** (Abb. 26):
  – Schräg mit nach kranial gerichteter Nadel punktieren.
  – Im Sitzen herrscht im Thoraxbereich praktisch immer ein negativer Druck im Periduralraum (Ausnahme: Emphysematiker, Asthmatiker). Daher ist neben der „loss of resistance"-Technik auch die Technik des „hängenden Tropfens" möglich, um den Periduralraum zu erkennen: Der Konus der Periduralnadel wird mit NaCl gefüllt, so daß ein Tropfen gut sichtbar hängt. Bei Erreichen des Periduralraumes wird dieser Tropfen durch den negativen Druck nach innen gezogen.
  – Katheter wie bei der lumbalen Technik plazieren (s. o.).
  – Tunnelung zur Infektionsprophylaxe ist empfehlenswert. Dazu Venenverweilkanüle 18 G von der Punktionsstelle aus nach lateral ausstechen und Mandrin entfernen. Anschließend Injektionskonus abschneiden. Der Katheter kann jetzt durch die Kanüle subkutan nach lateral ausgeleitet werden. Anschließend Verweilkanüle entfernen.

Dosierung bei lumbaler PDA

➤ **Testdosis:** Vor der Applikation der Wirkdosis wird ein adrenalinhaltiges Lokalanästhetikum in geringer Menge injiziert (z. B. 3 ml Carbostesin 0,5 %ig mit Adrenalin), um eine subarachnoidale Fehllage des Katheters auszuschließen:
  – Das Lokalanästhetikum enthält Adrenalin, damit eine versehentliche intravasale Lage an einer Tachykardie erkennbar wird (darauf achten!).
  ◙ *Cave:* Die Gabe einer Testdosis schließt weder eine intravasale noch eine (evtl. partielle) subarachnoidale Lage des Katheters 100 %ig aus.

➤ **Wirkdosis:**
  – Die Blockadeintensität ist abhängig von der Konzentration des Lokalanästhetikums, die Ausdehnung von der applizierten Menge. Beispiel Bupivacain: Je nach Konzentration wird erreicht:
    • Bupivacain 0,125 %ig: Sympathische Blockade.
    • Bupivacain 0,25 %ig: Sympathische und sensible Blockade.
    • Bupivacain 0,5 %ig: Sympathische, sensible und motorische Blockade.
  – Die Dosierung muß individuell für jeden Patienten ermittelt werden. Dosierungsbeispiel für Carbostesin 0,5 %ig und Ropivacain 0,75 %ig für normalgewichtige gesunde Patienten s. Tab. 27. Faktoren, die eine Dosisreduzierung erforderlich machen, s. u.
  – Faktoren, bei denen die Dosis reduziert werden muß, s. Tab. 28.
  ◙ *Tip:* Da eine Nachinjektion über den Periduralkatheter jederzeit möglich ist, im Zweifelsfall zunächst eine niedrig kalkulierte Dosis geben.

➤ **Postoperative Schmerztherapie** s. S. 203.

Tabelle 27 Dosierungsbeispiel für Carbostesin 0,5 %ig und Ropivacain 0,75 %ig für normalgewichtige gesunde Patienten

Alter (Jahre)	Dosierung
20	1,5 ml/Segment
40	1,3 ml/Segment
60	1,0 ml/Segment
80	0,7 ml/Segment

Tabelle 28 Dosisreduktion bei PDA

Faktor	Dosis reduzieren um
Arteriosklerose	20–30 %
Schwangerschaft	ca. 25 %
geringe Körpergröße (< 160 cm)	ca. 20 %
Adipositas (> 40 % Überschreitung des Idealgewichts)	20–30 %

Dosierung bei thorakaler PDA

➤ **Testdosis:** Testdosis mit niedrig konzentriertem Lokalanästhetikum, da sonst bei subarachnoidaler Gabe eine hohe Spinalanästhesie droht: Z.B. 2–3 ml Carbostesin 0,25 %ig mit Adrenalin oder 2–3 ml Ropivacain 0,5 %ig.
➤ **Wirkdosis:** Grundsätzlich liegt die Dosierung im Thoraxbereich um 30 % pro Segment niedriger als beim lumbalen Zugang. Prinzipiell gelten die gleichen Regeln für eine Dosisreduktion bei erhöhtem Alter oder Vorerkrankungen wie beim lumbalen PDK, s.o.
➤ **Postoperative Schmerztherapie** s.S. 203.

Frühkomplikationen und deren Management

➤ **Vasovagale Synkope** s. Spinalanästhesie S. 146.
➤ **Blutdruckabfall:** Wie bei der Spinalanästhesie werden sympathische Fasern blockiert, so daß es zur peripheren Vasodilatation kommt. Da die Blockade etwas langsamer einsetzt als bei der Spinalanästhesie, tritt der Blutdruckabfall meist mit einer Verzögerung von 10–20 Min. auf. Bei Volumenmangel oder schwerer Herzinsuffizienz ist die Schwere des Blutdruckabfalls jedoch nicht geringer als bei der Spinalanästhesie! Es gelten die gleichen Kontraindikationen (s.S. 140). Therapie und Prophylaxe s.S. 146.
➤ **Bradykardie** s. Spinalanästhesie S. 147.
➤ **Dyspnoe** s. Spinalanästhesie S. 147.
➤ **Duraperforation**:
  – Die Verletzung der Dura bei zu weitem Vorschieben der Nadel ist möglich. Über die Punktionsstelle fließt Liquor ab. Im Gegensatz zur Kochsalzlösung ist Liquor warm und enthält Glukose. Glukose kann mit einem Teststreifen nachgewiesen werden.
  – Bei erheblichem Liquorleck zur Vermeidung von postoperativen Kopfschmerzen Blutpatch anlegen (s.S. 147).

15.3 Periduralanästhesie (PDA) ▬▬▬▬▬▬▬

> 🔹 *Notfall:* Totale Spinalanästhesie bei versehentlicher Injektion in den Sub-
> arachnoidalraum möglich. Lebensbedrohliche Komplikation! Zu Ursachen
> und Maßnahmen s. S. 601.

> 🔹 *Beachte:* Vor der Injektion der periduralen Wirkdosis durch Aspiration und
> Gabe einer Testdosis die subarachnoidale Lage des Katheters ausschließen.

Spätkomplikationen und deren Management ▬▬▬▬▬▬▬

➤ **Kopfschmerzen:** Bei korrekter Durchführung ist die Häufigkeit nicht größer als
bei Allgemeinanästhesie. Typischer „spinaler" Kopfschmerz weist auf eine Duraperforation hin. Therapie s. Spinalanästhesie S. 147.

➤ **Rückenschmerzen** s. Spinalanästhesie S. 147.

➤ **Blasenentleerungsstörungen** s. Spinalanästhesie S. 147.

➤ **Neurologische Komplikationen:** Schwere neurologische Komplikationen sind
bei Beachtung der Kontraindikationen eine Rarität.

– *Verletzung des Rückenmarks* (extrem selten) bei versehentlicher subarachnoidaler Punktion oberhalb von L2.

– Epidurales Hämatom:
  • V. a. bei Gerinnungsstörungen, auch nach traumatischer Punktion.
  • Symptome: Nicht wiederkehrende Sensibilität und Motorik nach 4 – 7 Std.

– *Diagnostik:* Neurologisches Konsil, CT, MRT.

– *Therapie:* Operative Ausräumung (Neurochirurgie).

> 🔹 *Merke:* Nach Periduralanästhesie muß das Wiedererlangen der neurologi-
> schen Funktion überprüft werden. Bleibende neurologische Schäden durch
> epidurale Hämatome sind durch rechtzeitige Diagnostik vermeidbar!

➤ **Infektionen:**

– Infektion und Abszeßbildung im Periduralraum durch bakterielle Kontamination. Besonders gefährdet sind immungeschwächte oder immunsuppri-
mierte Patienten.

– Bei Abszessen in der Nähe der Punktionsstelle oder Septikämien ist die Periduralanästhesie absolut kontraindiziert.

– Prophylaxe: Streng aseptisch arbeiten, Bakterienfilter verwenden (s. o. Material), Katheter entfernen, wenn er nicht mehr benötigt wird, Tunnelung (s.
praktisches Vorgehen).

– Therapie: Neurochirurgisches Konsil, danach evtl. operative Sanierung, Antibiose.

➤ **Spinale Perfusionsstörungen (Spinalis anterior-Syndrom):**

– Die A. spinalis anterior ist eine funktionelle Endarterie. Bei ausgeprägter
Vasokonstriktion, v. a. in Kombination mit allgemeiner Hypotension, ist eine
ischämische Schädigung des Rückenmarks denkbar.

– Daher wird von der Anwendung adrenalinhaltiger Lokalanästhetika zur rük-
kenmarksnahen Anästhesie abgeraten (Ausnahme: Testdosis bei PDA).

▬▬ 15.4 Kombinierte Spinal- und Periduralanästhesie

Grundlagen

➤ Die Kombination von Spinal- und Periduralanästhesie hat den Vorteil eines sehr raschen Wirkungseintrittes der Spinalanästhesie.

➤ Die Dauer der Analgesie kann zudem je nach Bedarf intra- und postoperativ über den periduralen Teil verlängert werden.

Material und praktisches Vorgehen

➤ **Material:** Siehe PDA (S. 149). Zusätzlich wird ein spezielles Punktionsset für die kombinierte Technik benötigt. Es besteht aus Spinalnadel (26 G), Periduralkanüle (18 G), Spritze, Katheterkupplung und Bakterienfilter. Diese Sets werden von der Industrie fertig angeboten.

➤ **Praktisches Vorgehen:**
  - Die Punktion des Periduralraumes erfolgt mit der üblichen Technik des „loss of resistance" (s. S. 150). Nach Entfernen der Kochsalzspritze wird über die Periduralnadel die Spinalkanüle eingeführt und in den Subarachnoidalraum vorgeschoben. Nach Entfernen des Mandrins fließt bei korrekter Lage Liquor zurück.
  - Anschließend über die Spinalnadel ein Lokalanästhetikum in für Spinalanästhesie üblicher Dosierung injizieren (s. S. 146).
  - Im Anschluß an die Spinalanästhesie Spinalnadel entfernen. PDA-Katheter über die noch liegende Periduralnadel einführen und fixieren.
  - Vor Aufschrauben des Bakterienfilters aspirieren, um eine versehentliche subarachnoidale Lage des Katheters auszuschließen.
  - 💿 *Beachte*: Eine Testdosis zum Ausschluß einer subarachnoidalen Lage ist nach Spinalanästhesie nicht möglich! Bei intraoperativer Beschickung des PDK kleinere Mengen alle 5 Min. geben (fraktionierte Gabe).

Nebenwirkungen/Komplikationen

➤ Siehe Spinalanästhesie und Periduralanästhesie S. 146 bzw. 153.

15.5 Kaudalanästhesie

Grundlagen

- ➤ **Prinzip:** Die Kaudalanästhesie ist eine tiefe Periduralanästhesie, bei der das Lokalanästhetikum kaudal in den Canalis sacralis injiziert wird.
- ➤ **Indikationen:** Überwiegend zur Schmerztherapie bei Kindern bei größeren Operationen im Urogenitalbereich.
- ➤ **Kontraindikationen:** Wie bei der lumbalen Periduralanästhesie (s. S. 139, 146). Bei Fehlbildungen im Bereich der Wirbelsäule sollte keine Punktion erfolgen.

Anatomie

- ➤ Der Canalis vertebralis setzt sich im Sakralbereich ab S1 im Canalis sacralis fort, der wiederum zwischen Os sacrum und Os coccygeum endet.
- ➤ Der Canalis sacralis beinhaltet das Filum durae matris spinalis (das kaudale Ende des Durasackes), den 5. Sakralnerv und den N. coccygeus.
- ➤ Der Durasack endet zu 43 % bei S1 und S2, in 32 % in der Mitte von S2, zu 23 % zwischen S2 und S3 und in 2 % zwischen S3 und S4.
- ➤ Das Kreuzbein (Os sacrum) enthält in der Mittellinie die meist gut tastbare Crista sacralis medialis. Lateral davon befinden sich zwei Leisten (Cristae intermediae), die kaudal die sog. Cornua sacralis bilden. Diese begrenzen eine variabel gestaltete Öffnung (Hiatus sacralis, die untere Öffnung des Canalis sacralis).

Vorbereitung des Patienten

- ➤ Die Kaudalanästhesie zur kindlichen Schmerztherapie ist das einzige Regionalanästhesieverfahren, das in Vollnarkose durchgeführt wird.
- ➤ Bei Anlage zur perioperativen Schmerztherapie bei größeren Operationen erfolgen Monitoring und Narkoseeinleitung in üblicher Weise (s. S. 117, 120).

Material und praktisches Vorgehen

- ➤ **Material:**
  - Sterile Handschuhe, Desinfektionsmittel, sterile Abdecktücher etc. (s. S. 143).
  - Kanüle zum Aufziehen.
  - Für single shot: 26 G-Butterflynadel.
  - Für die kontinuierliche Methode: Kunststoffverweilkanüle (1,4 mm Durchmesser), 18 G-Periduralkatheter.
  - Zwei 10 ml-Spritzen.
  - Lokalanästhetikum (s. u. Dosierung).
- ➤ **Lagerung:**
  - In Bauchlage, dabei mit einem Kissen unter dem Becken das Becken anheben. Die Beine werden gespreizt und außenrotiert.
  - Perianalbereich sorgfältig reinigen, Punktionsbereich desinfizieren und steril abdecken.
- ➤ **Punktion** (Abb. 27):
  - Butterfly bzw. die Kanüle zwischen den Cornua sacralia einstechen und in den Hiatus sacralis vorschieben.
  - 💿 *Beachte:* Die Kanüle sollte nicht die Höhe von S3 überschreiten, um eine Duraperforation zu vermeiden. Besonders bei kleinen Kindern reicht der Durasack oft bis S2!
- ➤ Bei **single shot-Technik** wird nach negativem Aspirationstest zunächst eine Testdosis von adrenalinhaltigem Lokalanästhetikum injiziert, um eine intravasale Lage auszuschließen. Anschließend Wirkdosis injizieren (s. u.).

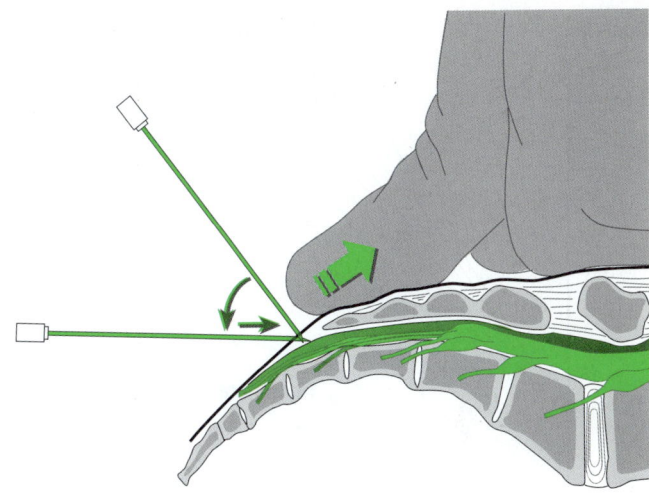

Abb. 27   Kaudalanästhesie

➤ Bei **Kathetertechnik** Kunststoffverweilkanüle in den Periduralraum vorschieben. Über diese Kanüle läßt sich bei richtiger Lage der Periduralkatheter leicht bis in Höhe der Lendenwirbelkörper vorschieben.

◉ *Merke:* Wegen der Infektionsgefahr sollte der Kaudalkatheter am Operationsende oder spätestens am 1. postoperativen Tag gezogen werden. Kinder mit liegendem Kaudalkatheter sollten postoperativ auf einer Intensivstation überwacht werden.

Dosierung

◉ *Beachte:* Bei Kindern dehnt sich die kaudal gestochene Periduralanästhesie relativ leicht nach kranial aus, so daß abhängig vom Volumen auch thorakale Segmente erreicht werden können!

➤ **Lokalanästhetikum:** Bupivacain 0,25%ig (z. B. Carbostesin). Ropivacain ist für Kinder noch nicht zugelassen.

➤ **Testdosis:** 0,5 – 2 ml Bupivacain 0,25%ig mit Adrenalin. Wie bei jeder PDA wird eine Testdosis gegeben. Da die Kinder allerdings in Allgemeinanästhesie sind, ist damit nur eine intravasale Lage auszuschließen. Auch nach Atropingabe ist der adrenalbedingt Herzfrequenzanstieg bei intravasaler Gabe noch deutlich.

➤ **Wirkdosis:**
  – Ausdehnung bis L1: 0,5 ml/kg KG Carbostesin 0,25%ig ohne Adrenalin.
  – Ausdehnung bis Th7: 1 ml/kg KG Carbostesin 0,25%ig ohne Adrenalin.
  – Bei langen und großen Operationen (z. B. Korrektur einer Blasenektrophie) können zur Verbesserung der Analgesiequalität 1 – 2 µg/kg KG Clonidin zusätzlich in den Periduralraum gegeben werden.
  – Altersgerechte Dosierung s. auch Diagramm nach Busoni (Abb. 28).

15.5 Kaudalanästhesie

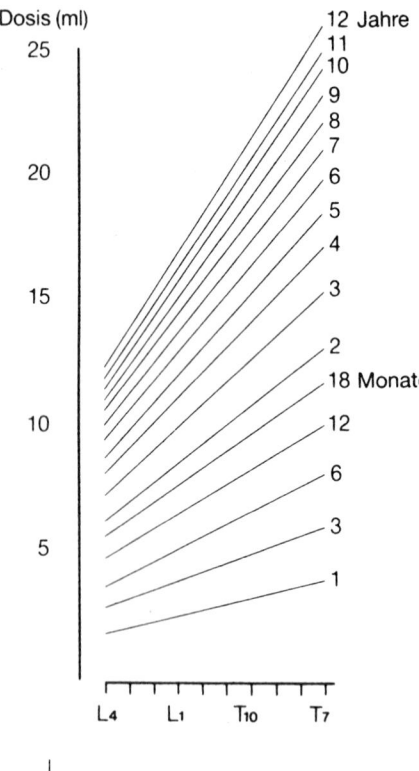

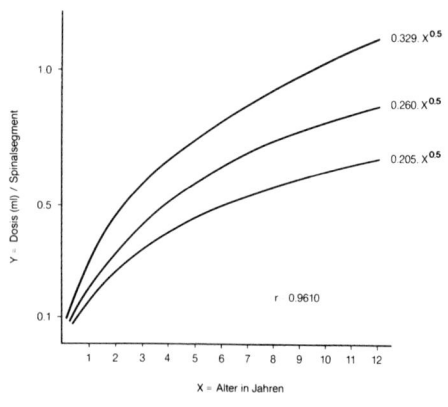

Abb. 28 a und b
Altersgerechte Dosierung nach Busoni.
a) Relation zwischen Dosis, Ausbreitung der Analgesie und Alter für verschiedene Segmenthöhen. Hiermit kann die Dosierung der LA bei kaudaler Einzelinjektion festgelegt werden; b) Relation zwischen Dosis und Alter zur Blockade eines Segments bei Injektion über einen kaudal eingelegten Epiduralkatheter, dessen Öffnung in Höhe der Lendenwirbel liegt. Die mittlere Linie ist der Erwartungswert für jedes Alter. Zur Errechnung des notwendigen Volumens des LA die hier erhobene Menge (gilt für ein Segment) mit der Anzahl der zu blockierenden Segmente multiplizieren

Komplikationen und deren Management

➤ **Vorbemerkung:** Die Komplikationen sind ähnlich wie bei der lumbalen PDA.
➤ *Notfall:* Totale Spinalanästhesie (zu Ursachen und Therapie s. auch S. 601):
  – Diese unmittelbar lebensbedrohliche Komplikation kann in Vollnarkose evtl. maskiert werden! Aus diesem Grund wiederholt die Pupillenweite kontrollieren, da weite, starre Pupillen der einzige Hinweis sein können.
  – *Therapie:* Beatmung mit 100% Sauerstoff, Volumensubstitution, evtl. Gabe von Katecholaminen (Dopamin 4 – 12 µg/kg KG/Min.; Adrenalin 0,1 – 1 µg/kg KG/Min.). Ggf. Reanimation.
➤ **Massiver Periduralblock:** Eine relative Überdosierung kann einer totalen Spinalanästhesie ähnliche Symptome hervorrufen. Therapie wie bei totaler Spinalanästhesie.
➤ **Schwere Bradykardie:**
  – Ist bei Kleinkindern besonders gefährlich, da das Herzzeitvolumen ganz überwiegend von der Herzfrequenz abhängt.
  – *Therapie:* Atropin 0,05 – 0,1 mg oder Orciprenalin 5 – 10 µg/kg KG (evtl über Perfusor mit initial 0,1 µg/kg KG/Min.).
➤ **Blasenfunktionsstörungen:** Wie nach lumbaler Spinalanästhesie können Blasenentleerungsstörungen auftreten. Gerade nach urologischen Operationen ist jedoch eine längere Ruhigstellung der Blase und eine Verhinderung von Blasenkrämpfen sogar erwünscht.
➤ **Katheterabriß:** Wie bei der lumbalen Periduralanästhesie darf der Katheter nie über eine Nadel zurückgezogen werden, da er abreißen kann.
➤ **Neurologische Schäden:** Schwere neurologische Schäden sind bei Beachtung der Kontraindikationen sehr selten, aber evtl. bei anatomischer Varianz möglich. Traumatische oder wiederholte Punktionen vermeiden.
➤ **Infektionen:** Wegen der Nähe zur Analregion Risiko der Keimbesiedlung mit drohender Katheterinfektion. Katheter daher am 1. postoperativen Tag ziehen!

15.6 Plexus brachialis-Anästhesie: Grundlagen

Indikationen und Kontraindikationen

- ➤ **Indikationen:** Operationen an der Hand und Unterarm mit einer Operationszeit von 2 – 3 Std.
- ➤ **Kontraindikationen:** Gerinnungsstörungen, Lymphangitis, Infektionen im Bereich der Punktionsstelle, präoperativ bestehende Nervenausfälle (relative Kontraindikation).

Anatomie

- ➤ Der Plexus brachialis wird aus den ventralen Ästen der Spinalnerven C5 –Th1 gebildet. Er tritt zwischen dem M. scalenus anterior und M. scalenus medius hindurch und reicht bis zum Humeruskopf.
- ➤ **Drei Primärstränge des Plexus brachialis:** Truncus superior, aus C5 und C6; Truncus medialis, aus C7; Truncus inferior, aus C8 und Th1.
- ➤ **Sekundärstränge:** Jeder Truncus teilt sich in einen dorsalen und einen ventralen Ast. Dorsale Äste → Fasciculus posterior; ventrale Anteile des oberen und mittleren Truncus → Fasciculus lateralis; unterer Truncus → Fasciculus medialis.
- ➤ **Aufteilung der Faszikel:**
  - *Fasciculus posterior:* N. axillaris (C5 –C6) und N. radialis (C5 –Th1).
  - *Fasciculus lateralis:* N. musculocutaneus (C4 und C7) und lateraler Medianusanteil (C6 –Th1).
  - *Fasciculus medialis:* Medianer Medianusteil, N. ulnaris (C8 und Th1), N. cutaneus brachii medialis (C8 und Th1) und N. cuntaneus antebrachii medialis (C8 und Th1).
- ➤ **Topographie** (Abb. 29):
  - Die drei Faszikel ziehen mit der A. subclavia kaudal der Klavikula in die Achselhöhle. Die Faszikel und die Arterie werden von einer Bindegewebsscheide umgeben. Unter M. pectoralis major gehen der N. axillaris und der N. thoracodorsalis (Ursprung oberhalb der Faszikel) ab.

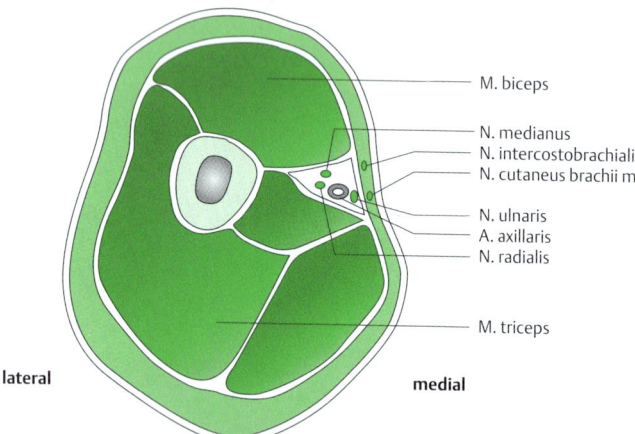

lateral

medial

Abb. 29   Topographie des Plexus brachialis

– Bei abduziertem Arm liegen die Nerven in folgender Relation zur A. axillaris (Abb. 29): N. radialis – hinter der Arterie; N. ulnaris – dorsal-kaudal der Arterie; N. medianus – direkt vor der Arterie.

➤ **Besonderheiten:**
– Der N. cutaneus brachii lateralis superior des N. axillaris versorgt die Haut über dem M. deltoideus sensibel. Wegen des hohen Abgangs wird bei der axillären Blockade die Sensibilität in diesem Areal nicht ausgeschaltet.
– Die Haut an der Oberarminnenseite wird im kranialen Anteil von den Nn. intercostobrachiales innerviert; sie werden bei der axillären Plexusblockade nicht erreicht.
– Der N. musculocutaneus innerviert den radialen Unterarm sensibel. Bei hohem Abgang ist manchmal keine axilläre Blockade möglich.

Vorbereitung des Patienten s. S. 117 ─────────

15.7 Plexus brachialis-Anästhesie: Axillärer Zugang ◼◼◼◼

Indikationen und Kontraindikationen

➤ **Indikationen:**
   – Operationen an der Hand und am Unterarm.
   – *Kontinuierliche Blockade:* OPs mit nicht genau kalkulierbarer OP-Zeit, postoperative Schmerztherapie zur Erleichterung von Physiotherapie.
➤ **Kontraindikationen:**
   – Infektionen im Punktionsgebiet oder an der Extremität.
   – Blutgerinnungsstörungen (Quick > 50 %, PTT > 40 Sek., Thrombozyten < 80 000/μl).

Material

➤ Sterile Handschuhe, Desinfektionsmittel, sterile Abdecktücher, Kopfbedeckung, Mundschutz, Kanüle zum Aufziehen, 24 G-Kanüle für die Hautquaddel, zwei 20 ml Spritzen, eine 5 ml Spritze, Stimulationsnadel mit stumpfem Schliff, Lanzette.
➤ Nervenstimulationsgerät, Neutralelektrode.
➤ 30–40 ml Lokalanästhetikum (s. u. Dosierung).
➤ **Für kontinuierliche Blockade** (s. u.): Stimulationskanüle mit vorschiebbarem Kunststoffkatheter (ähnlich wie eine Venenverweilkanüle), Plexuskatheter.

Zugangsweg (Abb. 30)

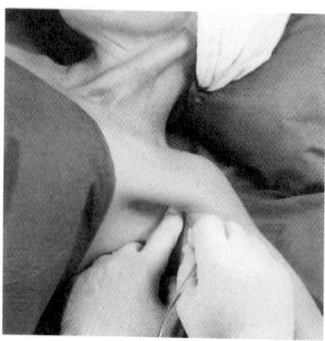

Abb. 30   Axillärer Zugang zum Plexus brachialis

Praktisches Vorgehen – single shot-Technik

➤ Zu operierenden Arm im rechten Winkel auslagern, die Achselhöhle, wenn noch nicht auf der Station geschehen, rasieren.
➤ Desinfizieren und steril abdecken.
➤ Danach A. axillaris in der Achselhöhle tasten. Leitmuskel ist der M. coracobrachialis unterhalb des M. biceps (Abb. 30).
➤ Oft können bereits beim Tasten Parästhesien an den die Arterie begleitenden Nerven ausgelöst werden.
➤ Auf Höhe der Arterie Hautquaddel anlegen (z. B. 2–3 ml Mepivacain 1%ig mit Kanüle Nr. 20 [27 G]). Dabei darauf achten, daß die Nadel in flachem Winkel zur Haut eingestochen wird (sonst könnten bereits Anteile des Plexus brachialis anästhesiert werden, so daß eine Nervenstimulation nicht mehr möglich ist).

➤ Anschließend die Haut mit einer Lanzette einritzen.
➤ **Punktion:**
  – Am besten mit einer stumpf geschliffenen Kanüle. Dadurch werden Nerven, die von der Kanüle getroffen werden, zur Seite gedrängt, so daß eine Verletzung der Nerven äußerst unwahrscheinlich ist.
  – Richtung der Punktionsnadel: Je nachdem, welcher Nerv analgesiert werden soll (vgl. Topographie der Nerven, Abb. 29, S. 160).
  – Das Erreichen der bindegewebigen Gefäßnervenscheide ist meist an einem deutlich Ruck zu spüren (kann aber durch Muskelfaszie vorgetäuscht werden). Darauf achten, daß die Nadel nicht dorsal die Gefäß-Nervenscheide wieder verläßt. Tip: Nadel langsam kontrolliert vorschieben.
➤ Dann **Nervenstimulatur** anschließen und schwache Stromstöße über die Nadel geben (Stromstärke 0,5 mA, max. 1 mA). Funktionen/Antworten:
  – N. radialis:
    • Motorisch: Extension im Ellenbogengelenk. Supination am Unterarm, Extension Handgelenk/Finger. Besonders N. radialis wegen seiner dorsalen Lage bei geplanten Operationen auf der Radialseite gezielt aufsuchen, da ansonsten eine unvollständige Blockade nicht selten ist.
    • Sensibel: Radiale Seite des Ober- und Unterarms (v.a. dorsal), Daumenrücken, proximale Glieder der $3^1/_2$ radialen Finger.
  – N. medianus:
    • Motorisch: Pronation am Unterarm, Flexion im Handgelenk, Opposition und Flexion der Finger I–III.
    • Sensibel: An der Hand palmar die $3^1/_2$ radialen Finger (also inkl. Mittelfinger), von dorsal Mittel- und Endglieder von Zeige- und Mittelfinger.
  – N. ulnaris:
    • Motorisch: Flexion im Handgelenk, Adduktion aller Finger, Flexion und Adduktion der Finger IV und V.
    • Sensibel: Kleinfinger, ulnarer Ringfinger.
  – N. musculocutaneus:
    • Motorisch: Flexion im Ellenbogengelenk.
    • Sensibel: Radiale Unterarmseite.
➤ Liegt die Punktionskanüle korrekt, Nadel mit einer Hand fixieren, aspirieren (Ausschluß einer intravasalen Injektion) und 30–40 ml Lokalanästhetikum injizieren. Bei korrekt appliziertem Lokalanästhetikum kommt es bereits nach wenigen Min. zur deutlichen Erwärmung des Arms.
➤ Die Blockade ist, abhängig vom Lokalanästhetikum, meist nach 15–20 Min. vollständig. Evtl. kann es jedoch auch ≥ 30 Min. dauern!
➤ Analgesieausdehnung durch Kältereize überprüfen. Keine Nadelstiche im OP-Gebiet!
◉ *Beachte:* Bei inkompletter Blockade darf der Plexus brachialis nicht ein zweites Mal punktiert werden: Wegen bereits teilweise vorhandener Analgesie wird eine evtl. nervale Läsion vom Patienten nicht bemerkt.

15.7 Plexus brachialis-Anästhesie: Axillärer Zugang ▬▬▬

Praktisches Vorgehen – zusätzlicher Ringblock ───────

➤ Wegen der anatomischen Verhältnisse (s. S. 160) kommt es bei der axillären Plexusanästhesie nicht zu einer vollständigen Schmerzausschaltung der Haut im Bereich der M. deltoideus-Oberarmaußen- und -innenseite. Die dort versorgenden Hautäste werden mit einer zirkulären Lokalanästhesie ausgeschaltet: Mit einer speziellen, sehr langen und flexiblen Kanüle werden 8 – 10 ml Lokalanästhetikum ringförmig subkutan unterhalb des M. deltoideus injiziert.

➤ **Alternativ:** Ca. 30 Min. vor Anlegen der Blutleere auf den Oberarm zirkulär Emla-Creme auftragen (mit durchsichtigem Pflaster fixieren; darauf achten, daß es nicht zu einer zirkulären Einschnürung kommt). Die Analgesiequalität ist mit der subkutanen Injektion vergleichbar.

Praktisches Vorgehen – kontinuierliche Blockade (sog. Katheterplexus) ───────

➤ Punktion mit Stimulationskanüle mit vorschiebbarer Kunststoffkanüle. Gefäßnervenscheide in kranialer Richtung punktieren, ansonsten wie oben beschrieben.

➤ Nach der Punktion Metallmandrin entfernen und die Kunststoffkanüle nach kranial vorschieben. Dies sollte ohne Widerstand möglich sein.

➤ Anschließend Plexuskatheter 3 – 4 cm weit in die Gefäß-Nervenloge einführen und fixieren.

➤ Überprüfung der korrekten Lage des Katheters: 2 – 3 ml kühlschrankkalte Kochsalzlösung injizieren (führt zu Parästhesien).

➤ Katheter mit durchsichtigem Verbandsmaterial verbinden, um die Einstichstelle kontrollieren zu können.

🔵 *Beachte:* Da der Katheter meist weiter nach kranial reicht als die Kanüle bei single shot-Technik, steigt das Lokalanästhetikum weiter auf, so daß die Haut an der Oberarminnenseite und über dem M. deltoideus meist ausreichend anästhesiert ist. Ein Ringblock ist deshalb nicht erforderlich.

Dosierung ─────────────────────────────

➤ Bei Operationen s. Tab. 29.
  🔵 *Hinweise:*
  • Bupivacain hat bei der Plexusanästhesie eine sehr lange Anschlagzeit. Am besten mit anderen Anästhetika kombinieren (z.B. 20 ml Bupivacain 0,5 %ig + 30 ml Mepivacain 1 %ig).
  • Höchstdosen für Lokalanästhetika unbedingt beachten (s. Tab. 24).
  • Ein Zusatz von Vasokonstriktoren ist in der Regel nicht erforderlich. Die systemische Resorption von Adrenalin könnte zu erheblichen Nebenwirkungen auf das Herz-Kreislauf-System führen!

➤ **Schmerztherapie:**
  – Bupivacain 0,125 % (bis 0,25 %ig) per Perfusor (6 – 10 ml/Std.) über Plexuskatheter. Oder
  – Ropivacain 0,2 %ig per Perfusor (6 – 10 ml/Std.) über Plexuskatheter.

Tabelle 29 Dosierung der Lokalanästhetika bei Plexus brachialis-Anästhesie

Lokalanästhetikum	single shot
Bupivacain0,375%ig – 0,5%ig	30 – (40) ml
Etidocain 1%ig	30 – 40 ml
Mepivacain 1 – 1,5%ig	30 – 40 ml
Prilocain 1 – 1,5%ig	30 – 40 ml
Ropivacain 0,75%ig	30 ml

Kontinuierliche Blockade nach Initialdosis: 6—8 ml/Std. Bupivacain 0,5%ig. Höchstdosis für Normalgewichtige: 30 mg/Std. bzw. 600 mg/d

Komplikationen und deren Management

➤ Axilläres Hämatom nach Punktion der A. axillaris: Bei normaler Gerinnung und nach manueller Kompression (5 Min.) selten relevant.
➤ Nervenläsionen: Bei Verwendung stumpfer Kanülen und korrekter Technik ausgesprochen selten.
➤ Methämoglobinbildung bei Verwendung von Prilocain (s. S. 137).
➤ Bei kontinuierlicher Blockade u. U. Infektion des Katheters.

15.8 Plexus brachialis-Anästhesie: Infra- und supraklavikulärer Zugang

Grundlagen

🔵 *Beachte:* Wegen der Möglichkeit von schweren Komplikationen wird die supraklavikuläre Technik nur noch relativ selten eingesetzt und sollte dem Erfahrenen vorbehalten bleiben. Durchgesetzt hat sich dagegen in jüngster Zeit die vertikale infraklavikuläre Plexusblockade (VIP).

➤ **Indikationen:** Operationen an Hand, Unterarm und Oberarm.

➤ **Kontraindikationen:** Gerinnungsstörungen, Infektionen im Punktionsbereich, kontralaterale Phrenicus- oder Recurrensparese, kontralateraler Pneumothorax oder sonstige schwere Beeinträchtigung des Gasaustausches der kontralateralen Lunge, bestehende neurologische Ausfälle (relativ).

➤ **Topographie:** Nach dem Verlassen der Skalenuslücke ziehen die drei Faszikel des Plexus brachialis dorsolateral der A. subclavia über die erste Rippe und unter der Klavikula zum Arm.

🔵 *Hinweise:*

- Wegen der hohen Blockade des Plexus brachialis reicht die Analgesiezone bis zur Schulter. Ein Ringblock ist nicht erforderlich.
- Aufgrund der räumlichen Nähe von Grenzstrang, N. phrenicus und N. recurrens können bei Ausdehnung des Lokalanästhetikums diese Nerven blockiert werden!

Material und praktisches Vorgehen

➤ **Material:**
- Sterile Handschuhe, Desinfektionsmittel, sterile Abdecktücher.
- Kanüle zum Aufziehen, 24 G-Kanülen für die Hautquaddel und die Punktion, zwei 20 ml Spritzen.
- 30–40 ml Lokalanästhetikum (s. u.).

➤ **Lagerung** (Abb. 31): Patient flach auf den Rücken lagern, Kopf zur kontralateralen Seite drehen. Der Arm auf der Punktionsseite wird an den Körper angelegt. Eine Hilfsperson kann durch leichten Zug am angelagerten Arm die Lagerung optimieren.

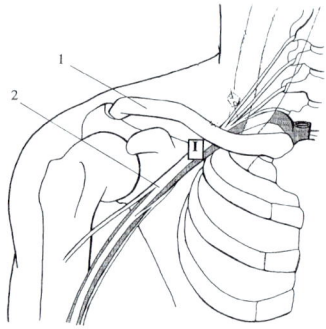

Abb. 31   Plexus brachialis-Anästhesie: Infraklavikulärer Zugang.
I = Injektionsstelle, 1 = Klavikula, 2 = Nervenstränge

➤ Haut desinfizieren, steril abdecken.
➤ **Perivaskuläre Technik:**
  – Leitpunkte tasten: A. subclavia oberhalb der Klavikula und Skalenuslücke.
  – Dorsolateral der A. subclavia Hautquaddel setzen.
  – Kanüle in latero-kaudaler Richtung parallel zur Gefäßnervenscheide vorschieben.
  – Nach Auslösen von Parästhesien und negativem Aspirationstest 30 – 40 ml Lokalanästhetikum injizieren (s. Tab. 29, S. 165).
➤ **Technik nach Kulenkampff:**
  – Leitpunkte tasten: A. subclavia oberhalb der Klavikula und Skalenuslücke.
  – Punktionsstelle ca. 1,5 cm lateral des lateralen Klavikula-Ansatzes des M. sternocleidomastoideus knapp oberhalb der Klavikula.
  – Kanüle senkrecht zur Haut auf die erste Rippe zuschieben. Nach Knochenkontakt die Kanüle vorsichtig entlang der ersten Rippe weiterführen, bis Parästhesien ausgelöst werden.
  – Nach negativem Aspirationstest langsam 30 – 40 ml Lokalanästhetikum injizieren.
➤ **VIP-Technik:**
  – Leitpunkte tasten: Sterno- und Akromioklavikulargelenk bzw. ventraler Akromionfortsatz und Oberkante des Sternums in der Fossa jugularis.
  – Punktionsstelle liegt infraklavikulär auf dem Mittelpunkt der Verbindungslinie zwischen diesen beiden Punkten.
  – Kanüle streng senkrecht unter ständiger Aspiration vorschieben.
  – Punktion erfolgt immer mit Nervenstimulator.
  – Muskelzuckungen distal des Ellbogengelenks zeigen die richtige Kanülenlage an (medialer Faszikel).
  – Nach negativem Aspirationstest langsam 40 – 50 ml Lokalanästhetikum injizieren.
➤ **Dosierung** siehe axillärer Zugang (Tab. 29, S. 165).

Komplikationen

➤ Hämatombildung, Infektion, Nervenläsion.
➤ Pneumothorax.
➤ Hohe Spinal- oder Epiduralanästhesie bei zu dorsaler Stichrichtung.
➤ Horner-Syndrom, Phrenicusparese, Recurrensparese.

Regionalanästhesieverfahren

15

15.9 Inguinale Blockade des Plexus lumbalis ▬▬▬

Grundlagen ────────────────────

➤ **Synonyma:** Inguinale paravaskuläre Blockade; 3 in 1-Block.
➤ **Indikationen:**
  – *Schmerztherapie* (dort hauptsächlich eingesetzt):
    • Mobilisation und Physiotherapie im Hüftgelenk.
    • Schenkelhalsfrakturen, Oberschenkelschaftfrakturen.
    • Stumpfschmerz nach Oberschenkelamputationen.
    • Postoperative Knieschmerzen, Mobilisation und Physiotherapie im Knie-
      gelenk.
    • Tumoren und Metastasen im kleinen Becken.
    • Beseitigung eines Adduktorenspasmus.
  – *Operativer Bereich:*
    • Wundversorgung im Oberschenkelbereich. Für größere operative Eingrif-
      fe ist eine Kombination mit einer N. ischiadicus-Blockade erforderlich.
    🔵 *Merke:* Bei der Kombination von 3-in-1-Block und Ischiadicuslock wer-
      den sehr hohe Plasmakonzentrationen von Lokalanästhetika erreicht.
      Eine rückenmarksnahe Regionalanästhesie ist vorzuziehen.
➤ **Kontraindikationen:** Gerinnungsstörungen, Infektionen im Bereich der Punk-
  tionsstelle und an der Extremität.

Anatomie ─────────────────────

➤ Der Plexus lumbalis entspringt aus den ventralen Ästen der Spinalnerven Th12
  bis L4. Er verläuft zwischen dem M. psoas major und dem M. quadratus lumbo-
  rum, im Becken zwischen M. psoas und M. iliacus in einer Faszienloge.
➤ N. femoralis ist der Hauptnerv (erhält Anteile aus vier Segmenten, L1 – L4).
➤ **Funktion:** Motorische Äste des Plexus lumbalis innervieren die Bauchmuskeln,
  die Extensoren und Adduktoren am Oberschenkel sowie die Kniestreckmusku-
  latur. Sensibel versorgt der Plexus lumbalis den unteren Teil der Bauchwand,
  den vorderen und lateralen Bereich der Oberschenkel und die vordere und
  mediale Seite der Unterschenkel bis zum Innenknöchel.
➤ **Nerven, die bei der 3-in1-Technik erreicht werden:** N. femoralis (L2 – L4), N.
  cutaneus femoris lateralis (L2 – L3), N. obturatorius (L2 – L4).
➤ **Nerven, die zusätzlich bei Kathetertechnik erreicht werden** (durch Vorschieben eines Katheters über die Nervenfaszienscheide des Nervus femoralis bis in
  das Verzweigungsgebiet des Plexus lumbalis):
  – N. iliohypogastricus (Th12 und L1).
  – N. ilioinguinalis (L1, evtl. noch Th12).
  – N. genitofemoralis (L1 – L2).

Vorbereitung des Patienten s. S. 138 ──────────────

Material und praktisches Vorgehen ─────────────

➤ **Material:**
  – Sterile Handschuhe, Desinfektionsmittel, sterile Abdecktücher.
  – Kanüle zum Aufziehen, 24 G-Kanülen für die Hautquaddel, zwei 20 ml-Sprit-
    zen, Lanzette, 18 G-Stimulationsnadel mit Scharfschliff und vorschiebbarem
    Verweilteil.
  – Neutralelektrode, Nervenstimulator.
  – Lokalanästhetikum (s. u. Dosierung).

➤ **Lagerung:** In Rückenlage mit um ca. 15° abduziertem Oberschenkel. Bei fixierter Beugestellung der Hüfte kann ein Polster unter die Gesäßhälfte der zu blockierenden Seite geschoben werden, damit die Faszienloge einen möglichst gestreckten Verlauf erreicht.

➤ **Leitpunkte:** Leistenband und A. femoralis. Die Punktion der Faszienloge des N. femoralis erfolgt ca. 1,5 cm lateral der Arterie (**IVAN: I**nnen **V**ene → **A**rterie → **N**erv) und etwa 2 cm distal des Leistenbandes.

➤ Haut desinfizieren, steril abdecken. Haut quaddeln und danach mit der Lanzette einritzen.

➤ Die Stimulationsnadel anschließend in einem Winkel von ca. 40° parallel zur A. femoralis nach kraniodorsal vorschieben.

➤ Bei korrekter Lage in der Loge lassen sich durch den Nervenstimulator Kontraktionen des M. quadriceps auslösen (Streckung im Kniegelenk). Die Verweilkanüle wird wie eine Venenverweilkanüle in die Faszienloge vorgeschoben. Dies sollte ohne großen Widerstand möglich sein.

➤ **Single shot-Technik:** Nach negativem Aspirationstest kann das Lokalanästhetikum für die single shot-Technik injiziert werden.

➤ **Kathetertechnik:** Ist die Anlage eines Katheters geplant, über die Verweilkanüle einen Mandrin vorschieben. Nach Entfernen der Kanüle kann der Plexuskatheter über den Mandrin plaziert werden. Nach 12 – 15 cm ist üblicherweise die korrekte Position erreicht. Nach negativem Aspirationstest kann das Lokalanästhetikum injiziert werden.

Dosierung

➤ **Operativer Bereich:**
- Bupivacain 0,5%ig: 30 –(40) ml.
- Etidocain 1%ig: 25 – 30 ml.
- Prilocain 1 – 1,5%ig: 30 – 40 ml.

➤ **Schmerztherapie:**
- *Initialdosis* mit 25 – 30 ml Etidocain. Durch die ausgelöste motorische Blockade kann die korrekte Katheterlage überprüft werden.
- *Bolusgabe:* Bupivacain 0,25%ig 25 – 30 ml alle 4 – 8 Std.
- *Kontinuierliche Gabe:*
  - Bupivacain 0,125%ig (bis 0,25%ig) auf 50 ml per Perfusor (6 – 10 ml/Std.) über Plexuskatheter. Oder
  - Ropivacain 0,2%ig auf 50 ml per Perfusor (6 – 10 ml/Std.) über Plexuskatheter.

15.10 Intravenöse Regionalanästhesie

Indikationen und Kontraindikationen

➤ **Indikationen:** Operationen an Arm oder Bein mit einer Operationszeit von max. 45 Min. Schmerztherapie bei Morbus Sudeck an Hand/Unterarm oder Fuß/Unterschenkel.

➤ **Kontraindikationen:** Bi- und trifazikulärer Block im EKG, Patienten mit Synkopen in der Anamnese, Infektionen an der Extremität, Epilepsie, Kontraindikationen gegen Tourniquets (Druckmanschetten zum Abbinden einer Extremität), z.B. Sichelzellanämie.

Vorbereitung des Patienten

➤ Die Vorbereitung erfolgt nach den üblichen Standards, s.S. 117.
➤ Zusätzlich venösen Zugang an der zu operierenden Extremität legen.

Material und praktisches Vorgehen

➤ **Material:** Doppelkammerige Druckmanschette, Esmarch-Bandage zum Auswickeln der Extremität (Abb. 32), 20 ml-Spritze, Lokalanästhetikum (s.u.).
➤ **Praktisches Vorgehen:**
  – Am Oberarm oder Oberschenkel Doppelmanschette anlegen und die Extremität auswickeln.
  – Anschließend die proximale Kammer aufblasen. Dabei muß der Druck 100 mmHg höher sein als der systolische Blutdruck des Patienten.
  – Esmarch-Bandage abwickeln und das Lokalanästhetikum in die Venenverweilkanüle injizieren. Manuelle Massage der Extremität kann die gleichmäßige Verteilung des Lokalanästhetikums begünstigen.
  – Nach 10–15 Min. wird vollständige Analgesie erreicht; Verweilkanüle entfernen.
  – Dann die distale Manschette aufblasen, die jetzt im analgetischen Bereich liegt. Nach vollständigem Aufblasen der distalen Manschette (obere Extremität max. 300 mmHg, untere Extremität max. 500 mmHg) die proximale Manschette ablassen.
  – Mit den Vorbereitungen zur Operation kann sofort begonnen werden.
  – Am Ende der Operation die Manschette zunächst intermittierend für 5 Sek. alle 30 Sek. öffnen. Nach 3–4 Min. kann die Manschette entfernt werden.
  ◉ *Merke:* Zwischen der Injektion des Lokalanästhetikums und dem Öffnen der Manschette müssen mindestens 20 Min. vergangen sein, um systemische toxische Wirkungen zu vermeiden.

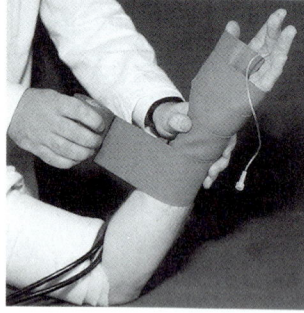

Abb. 32 Esmarch-Bandage

Dosierung

- **Operativer Bereich** (Tab. 30):
  - Prilocain ist das Lokalanästhetikum der Wahl, da es zu den niedrigsten Plasmakonzentrationen führt.
  - 👁 *Beachte:* Wegen in der Literatur beschriebenen Zwischenfällen mit tödlichem Ausgang dürfen langwirksame Lokalanästhetika nicht zur Anwendung kommen. Es dürfen keine Lokalanästhetika mit Vasokonstriktorzusatz verwendet werden!
- **Schmerztherapie** s. S. 201.

Tabelle 30   Dosierungen für die intravenöse Regionalanästhesie

Arm	
Lidocain 0,5%ig	max. 40 ml
Mepivacain 0,5%ig	max. 40 ml
Prilocain 0,5%ig	max. 40 ml
Bein	
Prilocain 0,5%ig	max. 60 ml

Komplikationen

- Akzidentielle vorzeitige Öffnung der Manschette mit Einstrom des Lokalanästhetikums in den Systemkreislauf. Schlagartige Symptome der Lokalanästhetikumintoxikation: Bradykarde Rhythmusstörungen, Unruhe, Tachypnoe, Schwindel, Übelkeit. Evtl. generalisierte Krämpfe, evtl. Atemstillstand.
- **Therapie:**
  - Extremität sofort abbinden
  - Sauerstoffgabe, z. B. 6 l über Maske.
  - Evtl. Sedierung (z. B. 10 mg Diazepam). Bei generalisierten Krämpfen Diazepam 10 mg repetitiv oder Clonazepam (Rivotril) 1 mg.
  - Evtl. Intubation und Beatmung, s. S. 55.
- **Prophylaxe:** Patient und Druckmanschette sorgfältig überwachen.

16 Stand-by

Grundlagen

➤ **Vorbemerkungen:**
  - Stand-by-Einsätze in der Anästhesie nehmen aufgrund der Änderung der Altersstruktur der Patienten stetig zu. Geriatrische Patienten mit multiplen Vorerkrankungen müssen sich immer häufiger kleineren Operationen unterziehen (z.B. Katarakt-OP, Herzschrittmacherimplantationen), die in Lokalanästhesie durchführbar sind.
  - Dabei tritt die Gefährdung durch den eigentlichen Eingriff in den Hintergrund, die Multimorbidität und die altersbedingten Einschränkungen von Organfunktionen des Patienten rücken in den Vordergrund.

➤ **Definition:** Überwachung und Sicherung der vitalen Körperfunktionen bei Patienten mit erhöhtem Narkoserisiko, ohne daß ein Narkoseverfahren durchgeführt wird (z.B. bei Endoskopien, s.u.). In vielen Fällen jedoch wird, neben dem Monitoring vitaler Funktionen, eine Sedierung des Patienten vorgenommen, um einerseits ein optimales Ergebnis zu ermöglichen und andererseits den Patienten vor streßinduzierten körperlichen Reaktionen zu schützen.

Indikationen

➤ Kleinere Eingriffe in Lokalanästhesie bei älteren Patienten mit schwerwiegenden Vorerkrankungen:
  - Kardiovaskuläre Erkrankungen (KHK, Z.n. Myokardinfarkt, Herzrhythmusstörungen, Hypertonie, Herzinsuffizienz).
  - Respiratorische Störungen (z.B. COPD).
  - Hepato-renale Leistungseinschränkung (z.B. Niereninsuffizienz).
  - Stoffwechselerkrankungen (z.B. Diabetes mellitus).
➤ Diagnostische und therapeutische Endoskopien.
➤ Radiologische Untersuchungen und Interventionen.
➤ Eingriffe oder Untersuchungen bei Patienten mit Allergieanamnese (z.B. Kontrastmittelallergie).
➤ Stereotaktische Operationen in der Neurochirurgie.
🔵 *Cave:* Wenn eine Kombination von Opioiden und Sedativa erforderlich ist, damit der Patient den Eingriff toleriert, ist eine Narkose oft sicherer und kontrollierter.

Prämedikationsvisite

➤ Alle Patientenunterlagen sichten.
➤ Aufklärung durchführen sowie Einverständnis für eventuelle anästhesiologische Maßnahmen einholen.
➤ Einhaltung der Nahrungskarenz (präoperative Nüchternheit) ist Voraussetzung.
➤ Ggf. weitere therapeutische oder diagnostische Maßnahmen anordnen, z.B. Lungenfunktionsdiagnostik mit Einleiten und Fortführen einer antiobstruktiven Therapie, Konsiliaruntersuchungen wie Langzeit-EKG bei Herzrhythmusstörungen).
➤ Medikamentöse Prämedikation (z.B. Benzodiazepine, s.S. 14).

Praktisches Vorgehen: Perioperativ muß sichergestellt sein

➤ Standardmonitoring: EKG, Blutdruck, SaO₂.
➤ Sicherer, leicht zu erreichender venöser Zugang.
➤ Sauerstoffapplikation (2–3 l über Nasensonde).
➤ Narkosearbeitsplatz (Beatmungsgerät, Narkosemedikamente, leistungsfähige Absaugung).

➤ Notfallmedizinische Standardausrüstung (Notfallmedikamente, Defibrillator).
➤ Jederzeit freier Zugang des Anästhesisten zum Patienten (Sicherung des Atemwegs).
🔵 *Merke:* Mit der Durchführung der Stand-by-Funktion übernimmt der Anästhesist die volle zivil- und strafrechtliche Verantwortung. Er ist verantwortlich für die Aufrechterhaltung der vitalen Funktionen, und ihm unterliegt die Behandlungskompetenz bei der Sedierung und medikamentösen Therapie der vitalen Funktionen. Daher besteht für den die Stand-by-Funktion durchführenden Anästhesisten Anwesenheitspflicht (keine Delegation an ärztliches Hilfspersonal) und die Pflicht der routinemäßigen Dokumentation.
➤ **Postoperativ:** Bei unzureichender Vigilanz postoperative Überwachung auf der Aufwachstation erwägen.

Praktisches Vorgehen: Medikamentöse Therapie

➤ **Vorbemerkung:** Neben der medikamentösen Intervention zur Sicherung der vitalen Funktionen steht die adäquate Sedierung des Patienten im Mittelpunkt der pharmakologischen Therapie.
➤ **Benzodiazepine:** Midazolam ist wegen der kurzen Wirkdauer besonders geeignet.
  – *Kontraindikationen:* Myasthenia gravis, Porphyrie, Benzodiazepinunverträglichkeit.
  – *Diazepam* (z. B. Valium):
    • Bei niedriger Dosierung kurzwirksames (ca. 15 Min.), bei höherer Dosierung wegen Kumulation längerwirksames ($>$ 3 h) Benzodiazepin.
    • Indikation: Sedierung, Anxiolyse.
    • Dosierung: Nach Wirkung 0,1–0,2 mg/kg KG i. v.; bei älteren Patienten Dosis reduzieren.
  – *Midazolam* (z. B. Dormicum):
    • Kurzwirksames Benzodiazepin mit rascher Elimination, Wirkdauer ca. 40 Min.
    • Indikation: Sedierung, Anxiolyse, ggf. retrograde Amnesie.
    • Dosierung: Nach Wirkung 0,05–0,1 mg/kg KG i. v.
🔵 *Cave:* V. a. geriatrische Patienten und Risikopatienten weisen eine erhöhte Empfindlichkeit gegenüber Benzodiazepinen auf ($\rightarrow$ Dosisreduktion). Bei zusätzlicher Applikation von Opioiden kommt es zu einer Wirkungsverstärkung mit Atemdepression.
🔵 *Tip:* Die Medikation sollte durch repetitive Bolusinjektionen von 1–2,5 mg i. v. titrierend an den individuellen Bedarf des Patienten angepaßt werden, bis eine adäquate Sedierung erreicht ist.
  – *Nebenwirkungen:* Paradoxe Benzodiazepinreaktion mit Unruhe- und Verwirrtheitszuständen, Atemdepression.
  – *Antagonisierung einer Benzodiazepinwirkung:*
    • Mit Flumazenil (z. B. Anexate) kann die Benzodiazepinwirkung antagonisiert werden. Dosierung: Bis zum gewünschten Effekt titrieren: Bolusinjektion mit 0,3 mg Flumazenil i. v., danach repetitive Titrationsdosen von 0,1 mg i. v.
🔵 *Beachte:* Flumazenil hat eine etwa 2–3 × kürzere Halbwertszeit als Midazolam, so daß die Möglichkeit einer erneuten Sedierung besteht $\rightarrow$ postoperative Überwachung ist erforderlich.

- ➤ **Propofol:**
  - Propofol zeichnet sich durch eine gute Steuerbarkeit und schnelle Aufwachphase aus.
  - *Indikation:* In niedriger Dosierung zur Sedierung geeignetes Hypnotikum.
  - *Kontraindikation:* Schock, Volumenmangel, schwere Herzinsuffizienz, schwere koronare Herzerkrankung, Kinder < 3 Jahren (keine Zulassung).
  - *Dosierung:*
    - Bolusinjektion 0,5 – 1,0 mg/kg KG i.v., dann
    - kontinuierlich 0,1 – 0,2 mg/kg KG/Std.
  - *Nebenwirkungen:* Atemdepression, Kreislaufdepression, Injektionsschmerz.

Gefahren und Komplikationen

- ➤ **Atemdepression**, insbesondere bei Analgosedierung.
- ➤ Verlegung der Atemwege, Aspiration.
- ➤ Beeinflussung des operativen Ergebnisses durch spontane Bewegungen (z.B. Augenchirurgie).
- ➤ Kreislaufdepression.
- ➤ Streßinduzierte Kreislaufreaktionen bei unzureichender Analgesie (Angina pectoris, hypertensive Krise).

Vorbemerkungen

➤ **Bedeutung der Aufwachphase:** Gerade bei Risikopatienten kommt der Aufwachphase eine besondere Bedeutung zu (große Gefahr pulmonaler und kardiozirkulatorischer Komplikationen). Statistisch treten die meisten Narkosekomplikationen postoperativ auf.

➤ **Planung der Aufwachphase** schon während der Prämedikationsvisite (Art, Stärke und Zeitpunkt der Prämedikation, postoperative Betreuung auf einer Wach- oder Intensivstation, Nachbeatmung).

Übergabe und Übernahme des Patienten im Aufwachraum

➤ Eine Übergabe des Patienten an die verantwortliche Pflegekraft bzw. den verantwortlichen Arzt muß gewährleisten, daß eine optimale postoperative Überwachung und Therapie durchgeführt werden kann.

➤ **Alle wichtigen Daten möglichst ohne Informationsverlust weitergeben:**
  – Vorerkrankungen, Vormedikation.
  – Art des Eingriffs, Drainagen.
  – Perioperativ applizierte Medikamente (einschließlich Prämedikation).
  – Narkoseverlauf, Komplikationen.
  – Volumentherapie, Transfusion, Urinausscheidung.
  – Intraoperative Labor- bzw. Blutgasanalysen.

➤ **Monitoring** im Aufwachraum:
  – *Standardmonitoring:* EKG, Blutdruckmessung (NIBP), Pulsoxymeter.
  – *Je nach Eingriff:* Invasive Blutdruckmessung, Labor.

17.2 Neurologische Störungen

Verzögerte Aufwachphase: Gemeinsamkeiten

➤ **Definition:** Der Patient ist nicht innerhalb von 15 Min. nach OP-Ende wach und ansprechbar.
➤ **Ursachen:**
- Narkoseüberhang (s.u.), respiratorische Störungen (Hypoxämie, Hyperkapnie), metabolische Störung (Hypothermie, Azidose, Elektrolytstörungen, Hypo- und Hyperglykämie), neurologische Komplikationen (zerebrale Ischämie bzw. Blutung, Hirnödem), zentral anticholinerges Syndrom (ZAS, s.S. 177).
- ◧ *Merke:* Kommt es nach neurochirurgischen Eingriffen zu einer verzögerten Aufwachphase, umgehend den Neurochirurgen informieren.
➤ **Diagnostik und Maßnahmen:**
- Vitalfunktionen sichern: Beatmung bis zum Abklingen der Narkosewirkung fortsetzen, Kreislauf stabilisieren (vgl. S. 588).
- Pulsoximetrische Überwachung des Patienten, bei pathologischer Sauerstoffsättigung ggf. Blutgasanalyse und Röntgenuntersuchung des Thorax.
- Blutzucker bestimmen.
- ◧ *Cave:* Antagonisten (Naloxon, Physostigmin, Flumazenil) kommen nur bei spezieller Indikation in Betracht: Z.B. zur Therapie eines ZAS, s.u., oder zur Diagnose eines Benzodiazepinüberhangs.

Verzögerte Aufwachphase: Narkoseüberhang

➤ **Ursachen:** Überhang von Sedativa und Opioiden. Narkoseüberhang tritt bei Überdosierung von Anästhetika im Alter, bei Nieren- und Leberinsuffizienz und bei primärer Hypertonie unter der Narkose auf.
➤ **Symptome:**
- Patient reagiert nur auf stärkere Stimuli; keine Spontanaktivität.
- Opioidüberhang: Enge Pupillen und wenige, tiefe Atemzüge.
- Überhang volatiler Anästhetika: U.a. frequente, flache Atemzüge (volatile Anästhetika werden dabei schlecht abgeatmet).
➤ **Prophylaxe:**
- Frühzeitige Prämedikation. Die Wirkung der Prämedikation sollte in der Aufwachphase bereits ausklingen.
- Bei Kreislaufreaktionen auf operative Stimuli trotz einer klinisch üblichen Anästhetika- und Opioid-Dosierung an eine primäre Hypertonie denken. Falls der Patient auf Opioid-Gabe und Narkosevertiefung nicht mit einer Normalisierung des Blutdrucks reagiert, ist eine antihypertensive Therapie indiziert (vgl. S. 585).
- Dosis der zur Anästhesie relevanten Pharmaka bei alten Patienten bei Leber- und Niereninsuffizienz reduzieren.

Erregungszustände

➤ **Ursachen:** Respiratorische Insuffizienz mit Hypoxämie, Hyperkapnie. Schmerzen, überfüllte Harnblase, überblähter Magen (Maskenbeatmung), Alkohol- oder Drogenentzug, zentral anticholinerges Syndrom.
➤ **Symptome:** Motorische Unruhe, Angstzustände, „Nestelzwang", Halluzinationen.

➤ **Maßnahmen:**
- Sauerstoffzufuhr 2 – 4 l/Min.
- Beatmung (ggf. Reintubation) bei respiratorischer Insuffizienz.
- Analgesie (z.B. systemische Opioidgabe, Lokalanästhetika oder Opioide über Periduralkatheter, s.S. 201).
- Ggf. Harnblase entleeren bzw. Magen über Magensonde absaugen.
- Nach Ausschluß aller anderen Ursachen: Physostigmin bei Verdacht auf ein zentral anticholinerges Syndrom.

▣ *Cave:* Vor der Therapie von Erregungszuständen im Aufwachraum mittels Analgetika oder Sedativa eine respiratorische Insuffizienz (Hypoxämie, Hyperkapnie) ausschließen!

Zentral anticholinerges Syndrom (ZAS)

➤ **Definition:** Störung der cholinergen Erregungsübertragung im ZNS, wobei es zu einer Blockierung von muskarin-cholinergen Rezeptoren kommt, einhergehend mit einer verminderten Freisetzung von Acetylcholin.

➤ **Auslösende Substanzen:** Belladona-Alkaloide (Atropin, Scopolamin), Neuroleptika (Dehydrobenzperidol etc.), Barbiturate, Opioide, Lokalanästhetika, Inhalationsanästhetika.

➤ **Symptome:**
- *Periphere Symptome:* Mydriasis, trockene, warme Haut, Tachykardie, Arrhythmie, Harnverhalt.
- *Zentrale Symptome:* Somnolenz (bis hin zum Koma), Erregungszustände, Halluzinationen.

▣ *Cave:* Vor der Diagnose eines ZAS müssen immer erst andere, vital bedrohliche Störungen im Aufwachraum ausgeschlossen werden (Narkoseüberhang, respiratorische Insuffizienz, metabolische Störungen).

➤ **Maßnahmen:**
- Physostigmin 0,04 mg/kg KG i.v.
  - Kontraindikationen beachten: Relativ: Asthma bronchiale, Bradykardie, Hypotonie. Absolut: Schädel-Hirn-Trauma, Muskeldystrophie.
  - Das ZAS kann nach Abklingen der Physostigminwirkung (Wirkungsdauer 30 – 60 Min.) erneut auftreten, dann repetitiv Physostigmin bis zu 2 mg verabreichen.
- Patient längerfristig überwachen (6 Std. postoperativ).

17.3 Respiratorische Störungen

Grundlagen

➤ **Pathophysiologische Aspekte:** Funktionelle Residualkapazität und Vitalkapazität sind postoperativ vermindert. Funktionelle pulmonale Rechts-Links-Shunts nehmen zu. Flache Atmung, Einschränkung des Hustenstoßes und Sekretretention fördern die Ausbildung von Atelektasen.

➤ **Ursachen**
- *Häufige Ursachen:*
  - Narkoseüberhang (s. S. 176).
  - Schmerzbedingte Schonatmung (besonders nach Eingriffen im Bereich des Thorax und des Oberbauches).
  - Relaxantienüberhang.
  - Schlafapnoesyndrom.
  - Bronchospasmus.
  - Obstruktion der oberen Atemwege nach der Extubation durch zurückfallende Zunge, Verlegung der Atemwege durch Sekrete oder Blut, Laryngospasmus, Schwellung nach chirurgischen Manipulationen im Bereich der oberen Atemwege (z. B. nach Schilddrüsen- und Karotisoperationen, nach kieferchirurgischen oder HNO-Eingriffen).
- *Seltene Ursachen:*
  - Lungenödem, Atelektase, Pneumothorax, Hämatothorax.
  - Aspiration von Sekreten, Blut oder Erbrochenem.
  - Hohe intraabdominelle Drücke (z. B. überblähter Magen nach schwieriger Maskenbeatmung); zu straffe Verbände im Bereich des Thorax oder des Oberbauchs.
  - Instabiler Thorax, Recurrensparese (z. B. nach Schilddrüsenoperationen), Phrenicusparese, Bronchopneumonie, Lungenembolie, Atemstörung aufgrund zerebraler Komplikationen (zerebrale Ischämie bzw. Blutung, Hirnödem).

Respiratorische Störungen vor der Extubation

➤ **Narkoseüberhang** s. S. 176.
➤ **Relaxantienüberhang:**
- *Ursachen:* Überdosierung langwirkender Substanzen, Nachrelaxierung kurz vor OP-Ende, erhöhte Empfindlichkeit, z. B. bei Myasthenie.
- *Symptome:*
  - Ruckartige, im Ansatz abbrechende Bewegungsabläufe.
  - Unfähigkeit, den Kopf von der Unterlage anzuheben.
  - Fehlende reaktive Muskelkontraktionen bei Anwendung des Nervenstimulators (Train-of-four-Technik, s. S. 37).
- *Maßnahmen:*
  - Wenn keine Vollrelaxation mehr vorliegt und keine Kontraindikation besteht: Neostigmin 1 mg in Kombination mit Atropin 0,5 mg.
  - Ansonsten: Patienten sedieren und bis zum Abklingen der Muskelrelaxation beatmen.
➤ **Schmerzbedingte Schonatmung:**
- *Vorkommen:* Besonders nach Eingriffen an Thorax und Oberbauch.
- *Symptome:* Schonatmung; Hypertonie und Tachykardie als möglichen Hinweis auf Schmerzen.
- *Maßnahmen:* Ausreichende Analgesie, s. S. 206 (Patient befragen und Symptomatik beachten).

Respiratorische Störungen nach der Extubation ⎯⎯⎯⎯⎯⎯

➤ **Obstruktion der oberen Atemwege nach der Extubation:**

– *Ursache:* Eine Obstruktion der oberen Atemwege geht meist mit einem Narkoseüberhang einher. Ursache ist in der Regel die durch mangelnden Tonus der Mundbodenmuskulatur zurückfallende Zunge. Patienten mit Schlafapnoesyndrom sind in der postoperativen Phase besonders gefährdet.

– *Symptome:* Fehlender Atemluftstrom, Bauchdeckenbewegungen ohne gleichzeitiges Heben des Thorax, Einziehungen der Interkostalräume und im Bereich des Jugulums, Schnarchgeräusche.

– *Maßnahmen:* Guedel- oder Wendeltubus einsetzen, CPAP-Maske.

◉ *Cave:* Zu tief liegende Pharyngealtuben können einen Laryngospasmus auslösen. Ein Guedeltubus kann beim wachen Patienten Erbrechen auslösen, Guedeltubus daher entfernen, wenn er nicht mehr toleriert wird. Alternative: CPAP-Maske (s. pulmonaler Risikopatient S. 252).

➤ **Laryngospasmus:** Der Laryngospasmus tritt meist unmittelbar nach der Extubation oder in der Aufwachphase auf. Häufige auslösende Faktoren sind Extubation im Exzitationsstadium (besonders bei Kindern), mechanische Reize (Manipulationen) und Irritationen der oberen Atemwege durch Sekret oder Blut, Guedel- oder Wendeltubus. Zu Symptomen, Maßnahmen und Prophylaxe s. S. 565.

➤ **Bronchospasmus:** Patienten mit vorbestehenden Atemwegserkrankungen (allergisches Asthma bronchiale, COPD) sind besonders gefährdet, intra- und postoperativ einen Bronchospasmus zu erleiden. Zu Symptomen, Maßnahmen und Prophylaxe s. S. 567.

➤ **Glottisödem, subglottisches Ödem:**

– *Ursachen:*
  • Traumatische Intubation, chirurgische Manipulation im Bereich der oberen Atemwege.
  • Bei Kindern: Zu groß gewählter Endotrachealtubus.

– *Symptome:* Stridor nach Extubation.

– *Maßnahmen:*
  • Sauerstoffzufuhr (2 – 4 l).
  • Inspirationsluft anfeuchten, ggf. Adrenalinlösung inhalieren.
  • Glukokortikoide, z. B. 200 mg Triamcinolon (Volon A) oder 250 mg Prednisolon (Solu-Decortin-H).
  • Bei Therapieresistenz und respiratorischer Insuffizienz mit einem kleineren Tubus reintubieren.

➤ **Recurrensparese:**

– *Ursache:* Meist chirurgische Manipulationen im Bereich der oberen Atemwege (z. B. Schilddrüsenoperationen).

– *Symptome:* Stridor und Heiserkeit nach Extubation.

– *Maßnahmen:*
  • Sauerstoffzufuhr 2 – 4 l.
  • Laryngoskopie (mit dem Bronchoskop, ggf. HNO-Konsil).
  • Bei Therapieresistenz und respiratorischer Insuffizienz mit einem kleineren Tubus reintubieren.

17.3 Respiratorische Störungen

Folgen von respiratorischen Störungen

➤ **Hypoxämie:**
- *Ursachen:* Hypoventilation (z.B. Narkoseüberhang, schmerzbedingte Schonatmung), Obstruktion der Atemwege, erhöhter Sauerstoffverbrauch (Kältezittern, Hyperthermie), intrapulmonaler Rechts-links-Shunt (z.B. bei Pleuraerguß, Atelektasen, Lungenödem, Aspiration, Pneumothorax), Diffusionshypoxie nach Absetzen von Lachgas (s. S. 115).
- *Begünstigende Faktoren:* Alter, Adipositas, vorbestehende Lungenerkrankungen, Eingriffe im Bereich von Thorax oder Oberbauch, lange Operationsdauer.
- *Monitoring:* Sauerstoffsättigung < 90 % Blutgasanalyse bei pathologischer Sauerstoffsättigung!
- *Maßnahmen:*
  • Sauerstoffzufuhr 2 – 4 l über Nasensonde oder Sauerstoffmaske, evtl. Intubation und Beatmung.
  • Analgesie bei schmerzbedingter Schonatmung.
  • Oberkörper hochlagern (Verbesserung der Atemmechanik).
  • Therapie von Pleuraerguß (Punktion), Atelektasen (bronchoskopisch Absaugen, incentive spirometry), Lungenödem (Diuretika, z.B. Lasix 40 mg i.v.; Nitrate, z.B. Nitroglycerin 30 µg/Min.), Aspiration (bronchoskopisch Absaugen), Pneumothorax (Punktion).
- Bei Therapieresistenz Reintubation und Beatmung.

➤ **Hyperkapnie:**
- *Ursachen:* Hypoventilation (z.B. Narkoseüberhang, Relaxantienüberhang, s.o.).
- *Begünstigende Faktoren:* Alter, Adipositas, vorbestehende Lungenerkrankungen, Eingriffe im Bereich von Thorax oder Oberbauch, lange Operationsdauer.
- *Symptome:* Hypertonie, Tachykardie, Eintrübung des Bewußtseins.
- *Monitoring:* Blutgasanalyse.
- *Maßnahmen:* Analgesie bei schmerzbedingter Schonatmung (s. S. 206), Oberkörper hochlagern (Verbesserung der Atemmechanik). Bei Therapieresistenz Reintubation und Beatmung.
- 🔘 *Cave:* Nebenwirkung bei Antagonisierung von Opioiden und Muskelrelaxantien bei Risikopatienten. Naloxon kann zu starker Streßreaktion mit Blutdruckanstieg und Tachykardie führen (Gefahr der Koronarischämie). Pyridostigmin: Bradykardie, Verstärkung von Bronchospasmus und Bronchialsekretion bei pulmonalen Risikopatienten.

Grundlagen

➤ **Vorkommen:** Kardiozirkulatorische Störungen gehören zu den häufigsten Komplikationen im Aufwachraum, besonders nach größeren Eingriffen (z. B. Oberbauch, Thorax) und bei kardiovaskulären Risikopatienten.

➤ **Kardiovaskuläre Risikopatienten** sind in besonderem Maße durch eine postoperative Myokardischämie und Herzinsuffizienz gefährdet. Bei kardiovaskulären Risikopatienten gesamtes Monitoring im Aufwachraum fortsetzen sowie kardiozirkulatorische Störungen konsequent behandeln.

➤ **Diagnostik:** Bei allen kardiozirkulatorischen Störungen zuerst Hypoxämie und Hyperkapnie ausschließen.

Hypotonie

➤ **Ursachen:** Hypovolämie, Herzinsuffizienz, Herzversagen, Herzrhythmusstörungen, Septikämie, Nebenniereninsuffizienz.

➤ **Hypovolämie** (häufigste Ursache einer Hypotonie im Aufwachraum):
  – *Ursachen:* Ungenügende intraoperative Volumenzufuhr, nicht vollständig korrigierte Verluste (Blutverluste, Verluste in Drainagen, Sekrete), postoperativ anhaltender Blutverlust.
  – *Symptome:* Hypotonie, Tachykardie (nicht bei alten Patienten, bei Einnahme von β-Blockern), Oligurie, niedriger zentralvenöser Druck, zentralisierter Kreislauf (kalte Peripherie, verminderte Kapillardurchblutung).
  – *Maßnahmen:* Trendelenburg-Lagerung (s. S. 439) oder Beine anheben (diagnostische Hilfe und Initialtherapie der Hypovolämie), Volumenzufuhr (s. S. 588), ggf. Bluttransfusion.

➤ **Herzinsuffizienz, Herzversagen:**
  – *Vorkommen:* Die Inzidenz in der Gruppe der Patienten mit auffälliger kardialer Anamnese besonders hoch.
  – *Ursachen:* Myokardischämien (Streß, erhöhter Sauerstoffverbrauch), Minderung der Myokardkontraktilität durch perioperative Anästhetika.
  – *Symptome:* Hypotonie, Tachykardie, Oligurie, hoher zentralvenöser Druck (Einflußstauung), zentralisierter Kreislauf, evtl. pulmonale Stauung (Dyspnoe, feuchte Rasselgeräusche, Stauungszeichen im Röntgen-Thorax).
  – *Maßnahmen:*
    • Furosemid 20 – 40 mg i. v.
    • Dobutamin 2 – 4 µg/kgKg/Min. bei Hypotonie in Kombination mit Dopamin 4 – 8 µg/kg KG/Min. bzw. Adrenalin 1 – 2 µg/Min.
    • Nitroglycerin ca. 30 µg/Min (50 mg/50 ml, 2 – 3 ml/Std.).
    • Volumenrestriktion, ggf. 12-Kanal-EKG zur Diagnose myokardialer Ischämien.

  ☑ *Merke:* Trendelenburg-Lagerung oder Anheben der Beine bewirkt bei Herzinsuffizienz keinen oder nur einen leichten, passageren Blutdruckanstieg.

Hypertonie

➤ **Ursachen:** Schmerzen, Hypoxämie, Hyperkapnie, Kältezittern, überfüllte Harnblase, erhöhter Hirndruck.

➤ **Begünstigender Faktor:** Vorbestehende, schlecht oder gar nicht eingestellte Hypertonie.

17.4 Kardiozirkulatorische Störungen

➤ **Symptome:**
  – Herzinsuffizienz, Herzrhythmusstörungen.
  – Myokardischämie (besonders bei Patienten mit KHK).
  – Apoplex bei Patienten mit zerebrovaskulärer Insuffizienz.
  – Blutungen im Bereich des Operationsgebietes nach gefäßchirurgischen Eingriffen.
  – Blutungen und Hirnödem nach intrakraniellen Eingriffen (postoperative Störung der Autoregulation).

➤ **Maßnahmen:**
  – *Therapie der Ursachen:* Bei Schmerz Analgesie, Sauerstoffzufuhr, bei Hypoxämie Beatmung, Pethidin bei Kältezittern, ggf. Harnblase entleeren.
  – *Therapie der Hypertonie:*
    • Nifedipin 10 mg p. o. (bei Bedarf nach 15 – 30 Min. wiederholen), nicht bei Angina pectoris oder zerebraler Insuffizienz.
    • Beta-Blockade mit kardioselektivem Betablocker (z. B. Metoprolol = Beloc), nicht bei ausgeprägter Herzinsuffizienz, Bradykardie, Asthma. Dosis: 2,5 – 5 mg langsam i. v. (1 Ampulle 5 mg auf 10 ml verdünnen und milliliterweise injizieren).
    • Urapidil 10 – 30 mg über 5 Min. titrierend applizieren, evtl. über Perfusor 10 – 30 mg/h.
  ◙ *Beachte:* Eine konsequente antihypertensive Therapie muß bei Patienten mit koronarer Herzerkrankung, zerebrovaskulärer Vorerkrankung und Hirndruck erfolgen.

Herzrhythmusstörungen

◙ *Hinweise:* Die Ursachen postoperativer Herzrhythmusstörungen sind differentialdiagnostisch äußerst wichtig, da sie bei der Behandlung der Arrhythmien eine entscheidende Bedeutung haben. An Hypoxämie, Hyperkapnie, Hypotonie, Hypertonie, Schmerzen, Elektrolytstörungen, Myokardischämie, zu tief liegender Zentralvenenkatheter und Störungen des Säure-Basen-Haushaltes (Azidose) muß gedacht werden!

◙ *Beachte:* Bei Herzrhythmusstörungen, die im Aufwachraum auftreten, müssen zuerst immer Hypoxämie und Hyperkapnie ausgeschlossen werden. Antiarrhythmika nur dann einsetzen, wenn Herzrhythmusstörungen hämodynamisch relevant oder Vorläufer bedrohlicher Arrhythmien (ventrikuläre Arrhythmie) sind.

➤ **Diagnostik und Therapie** s. S. 609 ff.

Grundlagen

➤ **Ursachen:** Übelkeit und Erbrechen sind multifaktorielle Ereignisse, für die neben der Anästhesie insbesondere die Art des operativen Eingriffs und auch individuelle Faktoren verantwortlich sind.
➤ **Inzidenz** von postoperativer Übelkeit und Erbrechen (PONV): Im Durchschnitt ca. 30%, kann jedoch in einzelnen Risikogruppen (s. u.) bis zu 80% betragen.
➤ **Begünstigende Faktoren:**
  – *Patient:* Neigung zu Kinetosen, weibliches Geschlecht, Alter < 16 Jahre, Angst, postoperatives Erbrechen in der Anamnese.
  – *Operation:* Strabismuschirurgie, intraabdominelle Eingriffe, HNO-Eingriffe (Adeno- und Tonsillektomie, Mittelohroperationen), Lagerungswechsel.
  – *Anästhesie:* Opioide, Lachgas, volatile Anästhetika, Hypotonie, Hypoxie, postoperative Schmerzen.

Komplikationen

➤ Aspiration bei nicht vollständig wiedergekehrten Schutzreflexen.
➤ Gefährdung des Operationserfolges (z. B. Nahtdehiszenz).
➤ Deutliche Beeinträchtigung der Befindlichkeit.
➤ Das Schmerzempfinden nimmt zu.
➤ Ungeplante stationäre Aufnahme bei ambulanten Operationen.

Maßnahmen

➤ Stabile Seitenlagerung bei unzureichenden Schutzreflexen.
➤ Erbrochenes absaugen.
➤ Medikamentöse Therapie s. S. 199.

17.6 Hypothermie

Grundlagen

➤ **Definition:** Temp. < 35 °C.
➤ **Ursachen:** Raumtemperatur < 21 °C, Narkoseeinleitung bei aufgedecktem Patienten, großflächige, chirurgische Hautdesinfektion, große Wundflächen, Verwendung kalter Infusionslösungen, zentrale Temperaturregulationsstörung durch Anästhetika: Die hypothalamische Regulation der Körpertemperatur wird durch Anästhetika beeinträchtigt.

Gefahren einer Hypothermie

➤ Gesteigerter peripherer Gefäßwiderstand; in der Folge Hypertonie, periphere Minderperfusion, metabolische Azidose und ggf. Maskierung einer Hypovolämie.
➤ **Bei Kindern:** Hypoglykämie, Hypoxämie, Azidose.
➤ Kältezittern mit erhöhtem Sauerstoffverbrauch bei Wiedererwärmung und Wiederkehr der zentralen Temperaturregulation im Aufwachraum (besondere Gefährdung kardiopulmonal vorerkrankter Patienten).

Maßnahmen

🔵 *Hinweis:* Die folgenden Maßnahmen sind besonders wichtig bei Kindern und bei längeren Eingriffen!
➤ Patienten bei der Vorbereitung zur Operation (Narkoseeinleitung, Lagerung) soweit möglich zugedeckt lassen.
➤ Wärmedecke (Bair-hugger, Abb. 33).
➤ Raumtemperatur erhöhen.
➤ Angewärmte Infusionslösungen verwenden.
➤ Bei Kältezittern Wärmezufuhr, Pethidin applizieren (12,5 – 25 mg).

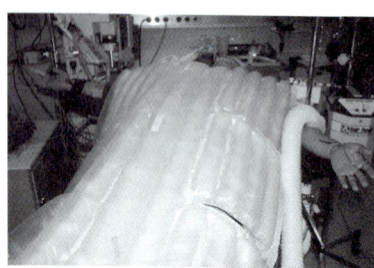

a

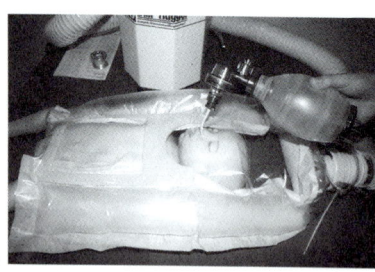

b

Abb. 33 a und b   Wärmedecke.
a) Erwachsene; b) Säugling

Grundlagen

➤ **Definition:** Tempereratur > 38 °C.
➤ **Vorkommen:** Die Hyperthermie ist eine seltene Komplikation im Aufwachraum, vor allem Kinder sind häufig betroffen.
➤ **Ursachen:**
  – Bei Kindern: Flüssigkeitsmangel.
  – Fieberreaktion auf Eingriff (z. B. nach Strumaresektion).
  – Septikämie.
  – Überdosierung von Anticholinergika (Atropin).
  – Zentral anticholinerges Syndrom (ZAS, s. S. 177).
  – Maligne Hyperthermie (s. S. 578).
  – Applikation von Pethidin oder Sympathikomimetika bei vorbestehender Therapie mit Monoaminooxydaseinhibitoren (MAO-Hemmer) → Kombination sollte generell vermieden werden.

Maßnahmen

➤ Maligne Hyperthermie ausschließen (s. S. 578).
➤ **Symptomatische Maßnahmen:**
  – Patienten aufdecken.
  – Externe Kühlung, z. B. feuchte Kompressen auf Stirn und Thorax legen.
  – Paracetamol (Säuglinge 125 mg, Kleinkinder 250 mg, Schulkinder 500 mg, 1000 mg bei Erwachsenen; jeweils rektal).
  – Novalgin (1 g als Kurzinfusion bei Erwachsenen), Kontraindikation beachten.
  – Physostigmin 0,04 mg/kg KG bei ZAS (vgl. S. 177).

17.8 Verlegung aus dem Aufwachraum ▬▬▬▬▬

Kriterien ▬▬▬▬▬▬▬▬▬▬▬▬▬▬▬▬

➤ **Nach Allgemeinanästhesie:**
   - Patient soll zur eigenen Person, örtlich und zeitlich orientiert sein.
   - Schutzreflexe sind vollständig wiedererlangt.
   - Stabile respiratorische und kardiozirkulatorische Verhältnisse.
   - Suffiziente Analgesie.
   - Therapie von Übelkeit und Erbrechen (vgl. dazu S. 199).
   - Keine zu erwartende nachhaltige Beeinträchtigung der Vitalfunktionen.
   - Keine operativen Komplikationen.
➤ **Nach Regionalanästhesie:** Stabile Herz-Kreislauf-Verhältnisse, Kontrolle und Dokumentation der motorischen und der sensiblen Blockade: Die Blockade sollte unterhalb Th12 sein bei stabilen Kreislauf-Verhältnissen.

Postoperative Visite ▬▬▬▬▬▬▬▬▬▬▬▬

➤ **Ziele/Inhalte:**
   - Die postoperative Visite dient der Qualitätskontrolle, Qualitätssicherung und der Verbesserung der Ergebnisqualität in der Anästhesie.
   - Sie ermöglicht einen Kontakt mit dem Patienten über die unmittelbar perioperative Phase hinaus und dient im wesentlichen der Evaluation und Dokumentation patientenbezogener, anästhesiologischer Störungen der Befindlichkeit des Patienten während der gesamten perioperativen Phase.
   - Darüber hinaus besteht die Möglichkeit, den Patienten über besondere Ereignisse (z. B. schwierige Intubation), die für weitere Anästhesien von großer Bedeutung sind, aufzuklären. Neben einem kurzen Gespräch dient ein Patientenfragebogen der Erfassung der wichtigsten Informationen.
➤ **Inhalte der postoperativen Befragung:**
   - Zufriedenheit mit der Wahl des durchgeführten Anästhesieverfahrens?
   - Präoperative Angst und deren Beeinflussung durch Prämedikation?
   - Intraoperative Wachheit?
   - Perioperative Schmerzen (Wundschmerz, Kopfschmerz, Halsschmerzen, Schmerzen im Bereich von Punktionen und Schmerzen anderer Lokalisation)?
   - Aufwachen aus der Narkose (Schmerzen, Übelkeit, Kältegefühl?).
   - Komplikationen in der postoperativen Phase (Übelkeit, Erbrechen, Kältegefühl, Muskelzittern)?

Schmerzdiagnose

➤ Vor der Therapie steht eine exakte Schmerzanamnese. Diese schließt die Erfassung von Schmerzursache, -lokalisation und -charakter ein sowie die Erfragung der subjektiven Schmerzintensität des Patienten.

➤ **Schmerzursache:** Postoperativ, tumorbedingt, degenerativ/mechanisch, entzündlich.

➤ **Einteilung der Schmerzen nach pathophysiologischen Kriterien:**
  – *Nozizeptorschmerz:* Direkte Erregung nozizeptiver Afferenzen.
    • Somatischer Schmerz: Erregung von Nozizeptoren im Skelettsystem, Haut, Bindegewebe, Muskulatur. Schmerzcharakter: Gut lokalisierbar, umschrieben, stechend.
    • Viszeraler Schmerz: Erregung viszeraler Nozizeptoren. Schmerzcharakter: Schwer lokalisierbar, dumpf, drückend, krampfartig.
  – *Neuropathischer Schmerz:* Bedingt durch Nervenschädigung; mit neurologischen Begleitsymptomen einhergehend. Schmerzcharakter: Brennend, einschießend.

➤ **Schätzung der Schmerzintensität:**
  – *Skalen:*
    • Verbale Ratingskala (VRS): keine, leichte, mäßige, starke, sehr starke Schmerzen.
    • Numerische Ratingskala (NRS): 0 = keine Schmerzen; 10 = maximal vorstellbare Schmerzen.
    • Visuelle Analogskala (VAS): Markierung auf einer Skala mit vorgegebenen Eckpunkten (0 = keine Schmerzen; 100 = max. vorstellbare Schmerzen).
  – Die numerische Ratingskala hat sich in der täglichen Praxis bewährt. Eine verbale Ratingskala kann eingesetzt werden, wenn der Patient nicht in der Lage ist, eine Angabe auf einer numerischen Ratingskala zu treffen. Visuelle Analogskalen sind als „Schieber" verfügbar und können ab dem Schulkindalter hilfreich sein. Die Schmerzintensität sollte in Ruhe und bei Belastung erfaßt werden. Einen Wert < NRS 5 bei Belastung anstreben.

Allgemeine Regeln zur Applikation in der Akut-Schmerztherapie

➤ Intravenöse Applikationsform vorziehen.
➤ Keine i.m.-Gabe.
➤ Orale Gabe soweit möglich.
➤ Subkutanen Applikationsweg nur bei ambulanten Patienten ohne intravenösen Zugang wählen.

18.2 Nichtopioidanalgetika

Saure NSAR

➤ **Pharmakologie:**
- Hemmung der Cyclooxygenase-Isoenzyme COX1 und COX2.
  - COX1: Ubiquitär; Schlüsselenzym der Gewebe-Prostaglandin-Homöostase.
  - COX2: Durch Zellmembranschädigung induzierbar, führt zur Bildung proinflammatorischer Prostaglandine.
- Wirkungen: Antiphlogistisch, antipyretisch und analgetisch.
- Periphere und zentrale Schmerzmodulation.
- Selektive COX2-Inhibitoren werden voraussichtlich ab dem Jahr 2000 verfügbar sein (B Celecoxib). Gastrointestinale und renale Nebenwirkungen sowie die Thrombozytenaggregationshemmung sind aufgrund der selektiven COX2-Hemmung praktisch nicht vorhanden.

➤ **Indikationen:** Somatische Schmerzen, chronisch-entzündliche Schmerzsyndrome, bei postoperativen Schmerzen in Kombination mit anderen Verfahren (balancierte Analgesie, s. S. 120).

➤ **Absolute Kontraindikationen:** Floride Magen-Darm-Ulzerationen, höhergradige Nierenschädigung (z. B. Niereninsuffizienz), starke Leberschädigung (z. B. Leberzirrhose), Koagulopathien (auch Verdacht auf intrazerebrale Blutung; traumatisch bedingte Schmerzen), virale Erkrankungen bei Kindern < 12 Jahren (Gefahr des Reye-Syndroms).

➤ **Relative Kontraindikationen:** Ulkusanamnese, allgemeine Allergieanamnese, ZNS-Dysfunktion (z. B. Exazerbation vorbestehender Epilepsie oder Morbus Parkinson), Autoimmunerkrankungen.

➤ **Nebenwirkungen – Prodromi einer Intoxikation:** Tinnitus, Benommenheit, Verwirrtheit, Bronchokonstriktion.

➤ **Nebenwirkungen am Gastrointestinaltrakt:**
- Direkte toxische Schädigung der Schleimhaut des Magen-Darmtrakts (nach enteraler oder rektaler Applikation), Schädigung der Schleimhaut des Magen-Darmtrakts auch nach systemischer Applikation.
- *Prävention:*
  - Kontraindikationen beachten, bei Ulkusanamnese keine NSAR zur postoperativen Schmerztherapie geben.
  - Gering gastrotoxische NSAR auswählen (z. B. Ibuprofen).
  - Bei Vorliegen mehrerer Risikofaktoren (Alter > 60 Jahre, parallele Kortikoidtherapie, schwere Komorbidität, Alkoholismus, Antikoagulation, Helicobacter pylori-Infektion) Omeprazol 20 mg/d geben. Misoprostol (Cytotec) ist ein wirkungsvoller Schutz bei NSAR-bedingten Magenulzera: 4 × 200 µg. Sucralfat ist wahrscheinlich wirkungslos.
- Therapie NSAR-bedingter Ulzera: Protonenpumpenhemmer (20–40 mg Omeprazol).

➤ **Nebenwirkungen an der Leber:** Dosisabhängige reversible Leberschädigungen (Enzymanstieg), allergisch-toxische Hepatitis.

➤ **Nebenwirkungen an der Niere:**
- In erster Linie bei vorbestehender Schädigung.
- Nephritiden, nephrotisches Syndrom, Nierenversagen.

➤ Thrombozytenaggregationshemmung.

➤ **Nebenwirkungen – Allergie:**
- Typ I: Bonchokonstriktion, Vasodilatation, Schock. Prodromi: Schweißausbruch, Juckreiz, Schwindel, Übelkeit.
- Typ II: Leukopenie, Agranulozytose, Thrombopenie, aplastische Anämie, autoimmunhämolytische Anämie. Prodromi: Fieber, Halsschmerzen, Mundhöhlenaphthen.
- Gemischt-allergisch-toxisch: Alveolitis, Lyell-Syndrom, Meningoenzephalitis, Myokarditis, Reye-Syndrom, Stevens-Johnson-Syndrom.
- T-Zell-vermittelte Reaktionen (Exanthem, Kontaktekzem).
- Pseudoallergische Reaktion: Bronchokonstriktion durch verminderte Bildung bronchodilatatorischer Prostaglandine und vermehrt anfallender bronchokonstriktorischer Leukotriene (COX1-vermittelt).
- Kreuzallergie ist möglich, daher sollten bei Allergie auf ein NSAR keine anderen Pharmaka dieser Gruppe eingesetzt werden.

➤ **Präparate/Anwendung** s. Tab. 31.

Nichtsaure NSAR s. Tab. 31

18.2 Nichtopioidanalgetika

Tabelle 31 Saure und nichtsaure NSAR (nichtsteroidale Antiphlogistika)

Substanz Wirkdauer (WD) Tageshöchstdosis (THD)	Handelsname	Galenik	Dosis (mg)	Standarddosierung für Erwachsene	Hinweise (NW = Nebenwirkungen)
Saure NSAR					
Ibuprofen WD 4–6 Std., retard 8–12 Std. THD 2 400 mg	Ibuprofen, Anco, Contraneural, Parsal, etc.	Tablette Retardtablette Suppositorium Brausegranulat Ampulle	200/400/600 mg 800 mg 500/600 mg 600 mg 234 mg	3–4 × 1 Tbl. 2–3 × 1 Ret.Tbl. 3–4 × 1 Supp. 3–4 × 1 Brausetbl. einmalig i. m./s. c.	– geringeres NW-Profil als ASS – als Dauermedikation geeignet (Retardmöglichkeit) – ab 400 mg rezeptpflichtig **Indikation:** Entzündungs-Schmerz, Knochenschmerz, Zahnextraktionen **NW:** Blutungsgefahr (geringer als bei ASS), gastrointestinale Beschwerden, aseptische Meningitis, nephrotoxisch **Gegenanzeigen** s. Text
Ketoprofen WD 6–8 Std., retard: > 12 Std. THD 300 mg	z. B. Orudis	Kapsel s.l.-Tablette Suppositorium Retardtablette Ampulle	50/100 mg 150 mg 100 mg 150/200 mg 100 mg	2–3 × 1 kps. 2 × 1 Tbl. 2–3 × 1 Supp. 1–2 × 1 Ret.Tbl. i. m.	– geringere NW als ASS – verschreibungspflichtig – kann kontinuierlich s. c. gegeben werden – Injektionslösung mit Morphin mischbar
Diclofenac WD 4–6 Std., retard 8–12 Std. THD 300 mg	Voltaren, Diclofenac, Allvoran, Voltaren Dispers, etc.	Kapsel Retardtablette Suppositorium Ampulle	15/50 mg 100 mg 12,5/25/50/100 mg 1 Amp.: 75 mg	3–4 × 1 Tbl. 2–3 × 1 Ret.Tbl. einmalig i. m./s. c.	– rezeptpflichtig – stärker ulzerogen als Ibuprofen – Dispers: lösliche Tablettenform (Sondengabel) – 12,5 mg Supp. Auch für Kleinkinder

Nichtsaure NSAR

Paracetamol WD 4 (6) Std. THD 6 000 mg 100 mg/kg/d	Paracetamol, Ben-u-ron, Sinpro N, PCM, etc.	Tablette Suppositorium Saft Brausegranulat	250/500 mg 125/250/500/ 1000 mg 1 Meßlöffel = 200 mg	4–6 × 1 Tbl. 4–6 × 1 Supp. 4–6 × 2 ML 4–6 × 1 Btl.	nicht antiphlogistisch, stimmungshebende Wirkung möglich **NW:** Hepatotoxisch. Grenze: Erwachsene 10–15 g, Kinder 100 mg/kg (4–6 Einzelgaben) Antidot: Acetylcystein (Fluimucil Antidot) Allergie (sehr selten) **Indikation:** Schwache bis mäßige Schmerzzustände ohne wesentliche Gewebsentzündung; Fieber **Kontraindikation:** Glucose-6-Phosphat-Dehydrogenasemangel
Metamizol WD 4 (6) Std. THD 6 000 mg 100 mg/kg/d	Novalgin, Nova- minsulfon, etc.	Tablette Suppositorium Tropfen Sirup Ampulle	500 mg 300/1 000 mg 20 (30) gtt = 500 mg 1 ml = 50 mg 1 ml = 500 mg	4–6 × 1 – 2 Tbl. 4–6 × 1 Supp. 4–6 × 20 (30)– 40 (60) gtt 4–6 × 1 g als Kurzinfusion	spasmolytisch, sehr schwach antiphlogistisch i. v. als Kurzinfusion geben (RR-Kontrolle) **Indikation:** Viszeraler kolikartiger Schmerz **NW:** Vasodilatation und Hypotension, Agranulozytose (Häufigkeit 1 : 1 000 000; Leukozytenkontrolle), Allergie **Kontraindikation:** Allergie, Granulozytopenie, Schwangerschaft, Behandlung mit Ciclosporin **Kompatibilität:** mischbar mit Morphin, Tramadol nicht mit Piritramid mischbar

Schmerztherapie

18

18.3 Opioidanalgetika

Pharmakologie (Tab. 32)

Tabelle 32 Pharmakologie der Opioidanalgetika

	Morphin	Pethidin	Piritramid	Tramadol	Bupre-norphin
Wirkmaximum (i. v.)	20 Min.	15 Min.	20 Min.	20 Min.	25 Min.
Wirkdauer (i. v.)	4 – 6 Std.	2 – 4 Std.	5 – 6 Std.	3 – 5 Std.	6 – 8 Std.
orale Bioverfügbarkeit	30 %	30 %	–	70 %	50 %
i. v.-Äquivalenz zu Morphin (vgl. auch Tab. 35 S. 200)	10 mg	100 mg	15 mg	100 mg	0,3 mg

Allgemeine Anwendungsregeln/Interaktionen beachten

➤ Wirkungsverstärkung (Sedierung, Atemdepression) bei Kombination mit anderen zentral wirksamen Substanzen.
➤ Gefahr der Hypotonie bei Anwendung starker Opioide unter antihypertensiver Therapie oder Volumenmangel.
➤ Auf reine μ-Rezeptoragonisten beschränken, gemischte Agonist-Antagonisten nur bei besonderer Indikation einsetzen (Zuordnung der einzelnen Opioide zu diesen Gruppen s. Tab. 33 und Tab. 34.
➤ Therapeutische Polypragmasie unbedingt vermeiden. Insbesondere kann eine parallele Gabe von reinen μ-Rezeptoragonisten und gemischten Agonist-Antagonisten die analgetische Wirkung abschwächen. Die Anwendung von gemischten Agonist-Antagonisten kann bei Dauertherapie mit reinen μ-Rezeptoragonisten einen akuten Opioidentzug bewirken.

Schwach wirksame Opioide (Tab. 33)

Stark wirksame Opioide (Tab. 34)

Tabelle 33 Schwach wirksame Opioide

Substanz Wirkdauer (WD) Tageshöchstdosis (THD)	Handelsname	Galenik	Dosis (mg)	Standarddosierung für Erwachsene	Hinweise (NW = Nebenwirkung)
Tramadol WD 4–6 Std. retard 8–12 Std. THD 600 mg	z. B. Tramal, Tramundin	Kapsel	50 mg	4–6 × 1 Kps.	– μ-Rezeptoragonist
		Suppositorium	100 mg	4–6 × 1 Supp.	– BTM-frei
		Tropfen	20 gtt = 50 mg	4–6 × 20 gtt.	– vorsichtige Dosierung bei Niereninsuffizienz
		Ampulle	50/100 mg	1 Ampl. Als Kurzinfusion!	**NW:**
	Tramundin ret	Retardtablette	100/150/200 mg (teilbar)	2–3 × 1–2 Tbl.	– Übelkeit, Erbrechen (v. a. bei Bolusgabe)
	Tramal long		100/150/200 mg	2–3 × 1–2 Tbl.	– Schwindel, Schwitzen, Mundtrockenheit
	Tramundin SL	zweischichtige Retardtablette	25 mg schnell und 75 mg langsam freisetzende s. Tramadol	2–3 × 1–2 Tbl.	– geringe Obstipation **Praktisches Vorgehen:** – i. v. als Kurzinfusion zur Vermeidung von Erbrechen – Kombination mit Metamizol sinnvoll – routinemäßige Gabe von Antiemetika bei kontinuierlicher Gabe nicht erforderlich
Tilidin (+Naloxon) WD 2–4 Std., retard 8–12 Std. THD 400–600 mg	Valoron N Valoron N ret	Tropfen Retardtablette	20 gtt = 50 mg 50/100/150 mg	4–6 × 20–40 gtt. 2–3 × 1–2 Tbl.	– Kombination von μ-Rezeptoragonist und Antagonist – BTM-frei **Besonderheiten:** – Zusatz von 4 mg/ml Naloxon – bei Opioidabhängigen Gefahr der Entzugssymptomatik bei i. v.-Gabe bzw. oraler Einnahme sehr hoher Dosen **NW** s. Tramadol

Fortsetzung Tabelle 33, S. 194 ▶

Schmerztherapie

18

Tabelle 33   Fortsetzung

Substanz Wirkdauer (WD) Tageshöchstdosis (THD)	Handelsname	Galenik	Dosis (mg)	Standarddosierung für Erwachsene	Hinweise (NW = Nebenwirkung)
Dihydrocodein WD 8 – 12 Std. THD 360 mg	DHC Mundipharma ret.	Retardtablette	60/90/120 mg (teilbar)	2 – 3 × 1 Tbl.	– BTM-frei – μ-Rezeptoragonist – Codein-Abkömmling **Besonderheiten:** – Abbau in Leber, Ausscheidung renal – äquianalgetisch zu oralem Morphin (1 : 4) – Tabletten teilbar, nicht zermörsern – antitussiv **NW:** Obstipation, Müdigkeit

Tabelle 34 Stark wirksame Opioide

Substanz Wirkdauer (WD) Tageshöchstdosis (THD)	Handelsname	Galenik	Dosis (mg)	Standarddosierung für Erwachsene	Hinweise
Morphin WD je nach Präparat, s. Standarddosierung THD: keine	Morphin Merck, MSI Mundipharma	Ampulle	10/20/100/200 mg	WD: 2 – 4 Std.	– μ-Rezeptoragonist – BTM-pflichtig, Höchstverschreibungsmenge 20 000 mg in 30 Tagen **Besonderheiten:** – orale Bioverfügbarkeit: ca. 30 % (30 mg p. o. = 10 mg i. v.) – aktiver Metabolit: Morphin-6-Glucuronid – bei Niereninsuffizienz erhöhte Konzentration der Metaboliten und erhöhte Inzidenz von Nebenwirkungen – Dosierung nach Wirkung und NW., keine Höchstdosis – Retardtabletten nicht brechen oder zermörsern – MST Retard Granulat ist sondengängig, kann über die Nahrung gestreut werden **NW:** Obstipation (> 90 %), Übelkeit, Erbrechen, Sedierung, Schwindel, Juckreiz, Miosis, Histaminausschüttung, Allergie, Harnverhalt **Überdosierung:** Atemdepression (AF ↓), Miosis, starke Sedierung
	Morphin Merck Tropfen 0,5 % und 2,0 %	Tropfen	Tr. 0,5 %: 1 Tr. = 0,31 mg Tr. 2,0 %: 1 Tr. = 1,25 mg	WD 2 – 4 Std.	
	Morphin HCl-Lösung	Tropfen	nach Zubereitung	WD 2 – 4 Std.	
	Sevredol	Tablette	10/20 mg	WD 2 – 4 Std.	
	MSR Mundipharma	Suppositorium	10/20/30 mg	WD 2 – 4 Std.	
	MST Mundipharma	Retardtablette	10/30/60/100/200 mg	WD (6 –) 8 – 12 Std.	
	MST-Continus	Retardkapsel	30/60/100/200 mg	WD (12 –) 18 – 24 Std.	
	MST Retard Granulat	Suspension	20/30/60/100/200 mg	WD 12 Std.	
	Kapanol	Retardkapsel	20/50/100 mg	WD (12 –) 18 – 24 Std.	
	Capros, M-Long	Ret. Pellets	10/30/60/100 mg	WD 8 – 12 Std.	

Fortsetzung Tabelle 34, S. 196 ▶

Schmerztherapie

18

Tabelle 34 Fortsetzung

Substanz Wirkdauer (WD) Tageshöchstdosis (THD)	Handelsname	Galenik	Dosis (mg)	Standarddosierung für Erwachsene	Hinweise
Fentanyl WD 30–60 Min. TTS 3 Tage THD: keine	Fentanyl Janssen Durogesic	Ampulle Pflaster	1 ml = 0,05 mg 25/50/75/100 µg/Std.	72 Std. = 1 Pfl.	– BTM-pflichtig; Höchstverschreibungsmenge 120 mg in 30 Tagen – µ-Rezeptoragonist – primär in der Anästhesie verwendbar – Bioäquivalenz von oralem Morphin zu Fentanyl i. v. = 100 : 1 – Pflaster: Bei gleichmäßigen, starken bis mittelstarken Tumorschmerzen
L-Methadon WD 4–6 Std., bei Dauergabe 8–24 Std. THD: keine	L-Polamidon	Tropfen	20 gtt = 5 mg	am 1. Tag 3–4 × 10–20 gtt, dann tgl. 1–2 × 1 Dosis	– µ-Rezeptoragonist – BTM-pflichtig, Höchstverschreibungsmenge 1 500 mg in 30 Tagen – orale Bioverfügbarkeit ca. 70–90 % (schneller Wirkungseintritt) – Kumulationsgefahr durch erhebliche individuelle Eliminationsunterschiede – bei Langzeittherapie: initial häufiger dosieren, dann *nach Wirkung* reduzieren; Einstellung ist schwierig **NW** s. Morphin
Piritramid WD 4–6 Std. THD: keine	Dipidolor	Ampulle	15 mg	4 × 1/2 Amp.	– µ-Rezeptoragonist – BTM pflichtig – Höchstverschreibungsmenge 6000 mg in 30 Tagen – durch Naloxon antagonisierbar; – äquianalgetisch zu Morphin: 1 : 1,5

Hydromorphon WD 4 Std., retard 8–12 Std. THD: keine	Dilaudid	Ampulle	2 mg	4–6 × 1 Amp.	– für die postoperative Schmerztherapie (PCA, Bolusgaben im Aufwachraum, Kurzinfusion auf Station) **NW:** s. Morphin, Sedierung ausgeprägter; geringere Histaminausschüttung als Morphin
	Dilaudid Atropin „schwach"		2 mg + 0,3 mg A.	4–6 × 1 Amp.	– μ-Rezeptoragonist – BTM pflichtig – Höchstver-schreibungsmenge 600 mg in 30 Tagen
	Dilaudid Atropin „stark"	Ampulle	4 mg + 0,5 mg A.		– Alternativpräparat zu Morphin – äquianalgetisch zu Morphin: 5–7 : 1 – rascher WE, gute Elimination
	Dilaudid Atropin	Suppositorium	4 mg + 0,5 mg A.	4–6 × 1 Supp.	– Bioverfügbarkeit bei oraler Einnahme 30–50 % – gut zur subkutanen Applikation geeignet
	Palladon	Retardkapsel	4/8/16/24 mg	2 × 1 Kps.	
Oxycodon WD 8–12 Std. THD: keine	Oxygesic	Retardtablette	10/20/40 mg	2 × 1 Tbl.	– μ-Rezeptoragonist – BTM-pflichtig – Höchstverschreibungsmenge 15 000 mg in 30 Tagen – kein Ceilingeffekt – Bioverfügbarkeit bei oraler Einnahme 60–90 % – rascher Wirkeintritt innerhalb 1 Stunde – äquianalgetisch zu Morphin: 2 : 1

Fortsetzung Tabelle 34, S. 198 ▶

18

Tabelle 34   Fortsetzung

Substanz Wirkdauer (WD) Tageshöchstdosis (THD)	Handelsname	Galenik	Dosis (mg)	Standarddosierung für Erwachsene	Hinweise
Buprenorphin WD 6–8 Std. THD 3–4 mg (s.l. Applikation)	Temgesic, Temgesic forte	Tablette s.l. Tablette s.l. Ampulle ab 2000 als Pflaster verfügbar	0,2 mg 0,4 mg 0,3 mg	4 × 1–2 Tbl. s.l. 4 × 1 Tbl. s.l. 4 × 1 Amp.	– partieller μ-Rezeptoragonist; nicht gleichzeitig mit reinen Opioidagonisten geben – BTM-pflichtig – Höchstverschreibungsmenge 150 mg in 30 Tagen – NICHT mit Naloxon antagonisierbar – Ceilingeffekt: 3–4 mg, darüber nehmen NW zu **NW** s. Morphin, Obstipation und Tonisierung des Sphincter oddi sind geringer

Therapie der Nebenwirkungen von Opioiden

➤ **Atemdepression:**
- *Naloxon:*
  - 1 Ampulle (1 ml = 0,4 mg) verdünnt auf 10 ml NaCl 0,9 % aufziehen. Titrierte Gabe von 0,04 mg Naloxon bis zum Eintreten einer suffizienten Spontanatmung.
  - Eine rasche Bolusgabe einer höheren Naloxondosis kann ein akutes Abstinenzsyndrom mit schweren kardiovaskulären Reaktionen provozieren (Lungenödem, Tachykardie, Hypertension).
  - Wegen der kurzen Wirkdauer von Naloxon (ca. 20 Min.) muß der Patient nach Antagonisierung intensiv überwacht werden. Ist ein Rebound der Opioidbedingten Atemdepression nicht ausgeschlossen, sollte ein Naloxon-Perfusor erwogen werden.
- *Naloxon-Perfusor:* 8 mg Naloxon (20 Ampullen à 0,4 mg) ad 50 ml NaCl 0,9 %; Laufrate 5 µg/kg KG/Std. (bei ca. 70 kg Körpergewicht: 2 ml/Std.).

➤ **Übelkeit/Erbrechen:** Neben zahlreichen anderen Faktoren wie Narkoseart, Operation und patientenbezogenen Faktoren können auch Opioidanalgetika postoperativ Übelkeit und Erbrechen verursachen.
- Zur Minimierung von opioidbedingter Übelkeit und Erbrechen: Opioidanalgetika titrierend geben oder kontinuierlich infundieren (gilt v. a. für Tramadol).
- *Therapie:*
  - Postoperative opioidbedingte Übelkeit und das Erbrechen werden vorrangig symptomatisch mit Antiemetika behandelt. Versagt die symptomatische Therapie, kommen eine Dosisreduktion des Opioids und Zusatz eines Nichtopioidanalgetikums, der Wechsel des Opioids oder ein Wechsel des Verfahrens in Betracht.
  - 1. Wahl: Metoclopramid 10 mg i. v. oder DHBP 1,25–2,5 mg i. v.
  - 2. Wahl: Dolasetron (Anemet) 12,5 mg i. v. oder Ondansetron (Zofran) 4–8 mg i. v.

➤ **Pruritus** (histaminunabhängig): In den meisten Fällen ist der Pruritus nur milde ausgeprägt, so daß keine weitere Therapie erforderlich ist. Tritt unter rückenmarknaher Opioidgabe ein stark störender Juckreiz auf, evtl. niedrigdosiert Naloxon verabreichen. Ein starker Juckreiz unter systemischer Opioidtherapie kann durch einen Opioidwechsel (Opioidrotation) umgangen werden, s. u.

➤ **Obstipation:** Im ersten Schritt Laxantien geben (Na-Picosulfat 1–3 × 20 gtt oder Lactulose 1–3 × 20–40 ml), im zweiten Schritt den Applikationsweg wechseln.

➤ **Sedation:** Dosisreduktion, balancierte Analgesie, Lokal-, Regionalanästhesie abwägen, evtl. Opioidrotation.

Opioidwechsel (Opioidrotation) – praktisches Vorgehen

1. Ermittlung der Äquipotenzdosierung des neuen Opioids zur Dosis der bisher verabreichten Opioids (s. Tab. 35).
2. Ggf. Reduktion der ermittelten Dosis um 30 %.
3. Verordnung eines nichtretardierten Opioids zur Bedarfsmedikation.
4. Erhöhung der retardierten Medikamentendosis bei regelmäßig zusätzlich erforderlicher Bedarfsmedikation.

18.3 Opioidanalgetika

Tabelle 35 Opioidumrechnungstabelle (Angaben in mg). Zugehörigen Wert zum bisher eingesetzten Medikament in der gleichen Spalte des anderen Medikamentes nachlesen

Tramadol (oral, rektal)	150	300	450	600						
Tramadol (s.c., i.m., i.v.)	100	200	300	400	500					
Tilidin/Naloxon (oral)	150	300	450	600						
Dihydrocodein (oral)	120	240	360							
Morphin (oral, rektal)	30	60	90	120	150	180	210	300	600	900
Morphin (s.c., i.m., i.v.)	10	20	30	40	50	60	70	100	200	300
Morphin (peridural)	2,5	5	7,5	10	12,5	15	17,5	25	50	75
Morphin (intraspinal)	0,25	0,5	0,75	1,0	1,25	1,5	1,75	2,5	5	7,5
Oxycodon (oral)	15	30	45	60	75	90	105	150		
Hydromorphon (oral)	4	8	12	16	20	24	28	40	80	120
Buprenophrin (s.l.)	0,6	1,2	1,8	2,4	3,0	3,6	4,2			
Buprenophrin (s.c., i.m., i.v.)	0,3	0,6	0,9	1,2	1,5	1,8	2,1			
Fentanyl TTS mg/24 Std.		0,6	–	1,2	–	1,8	–	3,0	–	9,0
Fentanyl Pflastergröße (cm²)		10	–	20	–	30	–	50	–	150

➤ **Beispiel:** Wechsel von 3 × 200 mg Tilidin/Naloxon auf Morphin:
1. 600 mg Tilidin/Naloxon entspricht 120 mg Morphin oral.
2. Dosisreduktion auf 90 mg Morphin: Verordnung von 3 × 30 mg retardiertem Morphin.
3. Bedarfsmedikation: z.B. Sevredol 10 mg.

Orale und rektale Analgesie

➤ **Indikationen:**
  - *Orale Applikation:* Methode der Wahl, sobald postoperativ eine orale Nahrungszufuhr möglich ist.
  - *Rektale Applikation:* Alternative zur oralen Applikation, z. B. bei Schluckstörungen, Übelkeit und Erbrechen.
➤ **Kontraindikationen:**
  - Notwendigkeit einer raschen Dosistitration der Analgetika, z. B. in der frühen postoperativen Phase, bei hoher Schmerzintensität.
  - Eingriffe, die den oralen/rektalen Applikationsweg ausschließen (anale, rektale, ösophageale Eingriffe).
➤ **Anwendung/Präparate** (Tab. 36):
  - Bei mittleren bis starken Schmerzen ist eine Einnahme nach einem festen Zeitschema vorteilhaft. Beispiel:
    6.00 h: Tramal Retardtablette 100 mg; Diclofenac retard 100 mg.
    14.00 h: Tramal Retardtablette 100 mg.
    18.00 h: Diclofenac retard 100 mg.
    22.00 h: Tramal Retardtablette 100 mg.
  - Zusätzlich können Schmerzspitzen mit schnellfreisetzenden Opioiden behandelt werden:
    • Tramadol oder Tilidin/Naloxon-Tropfen.
    • Schnellfreisetzendes Morphin (Sevredol, MSR-Suppositorien).

Tabelle 36   Präparate und Dosierungen zur oralen und rektalen Analgesie

Schmerzstärke	leicht	mittel	stark
Applikations-methoden	nach Bedarf	nach Bedarf oder nach Zeitschema	nach Zeitschema
Nichtopioide (Einzeldosis)	Ibuprofen 400 mg oder Metamizol 500 mg	Ibuprofen 600 mg oder Metamizol (500 – 1000 mg)	Ibuprofen 3 × 800 mg oder Metamizol 5 × 1000 mg
Opioidanalgetika (Einzeldosis)	–	Tramadol 100 – 200 mg oder Tilidin 50 – 150 mg	Morphin 2 – 3 × 30 (bis xxx) mg oder 4 – 6 × 30 mg Supp.

Kontinuierliche i. v.-Infusion über Perfusor

➤ **Indikationen:** Starke postoperative Schmerzen bei Kontraindikationen für eine PCA (vgl. S. 202); orale Schmerzmittelgabe nicht möglich.
➤ **Kontraindikationen:** Kontinuierliche Infusion starker Opioide ohne engmaschige Überwachung der Vitalparameter.
➤ **Anwendung/Präparate** s. Tab. 37.
  🔵 *Beachte:*
    • Kontinuierliche parenterale Applikation starker Opioide nur auf der Intensivstation oder durch den Schmerzdienst; Pulsoximeter!
    • Loading dose als Kurzinfusion (Novalgin 1 – 2,5 g) oder titrierte Bolusgabe (s. Aufwachraum S. 206).

18

18.4 Verfahren der postoperativen Schmerztherapie ▰▰▰

Tabelle 37 Präparate/Dosierungen zur kontinuierlichen i. v.-Infusion über Perfusor

Präparate	Dosierung	Perfusoreinstellung
Tramadol/Metamizol	Tramadol 500 mg + Metamizol 5 g	Laufrate 2 ml/Std.
Morphin/Metamizol	Morphin 50 mg + Metamizol 5 g	Laufrate 2 ml/Std.
Piritramid/Metamizol	Piritramid 60 mg Metamizol 5 g	getrennte Infusionspumpen verwenden, da die Mischung chemisch nicht stabil ist! Laufrate jeweils 2 ml/Std.

- Kontraindikationen für Metamizol beachten (Allergie, Granulozytopenie, Schwangerschaft).
- Vitalparameter und Vigilanz überwachen.
- Dosisanpassung in 2 – 4 stündigen Abständen.
- Bei unzureichender Analgesie unter Tramadol/Metamizol Verfahrenswechsel (z. B. PCA, s. u.).

Patientenkontrollierte Analgesie (PCA) ▬▬▬▬▬▬▬▬

➤ **Definition/Prinzip:**
  - Bedarfsweise Eigenapplikation von Analgetika durch den Patienten in einem vorgegebenen Rahmen.
  - Grundsätzlich ist das Prinzip der patientenkontrollierten Analgesie nicht an spezielle Geräte gebunden, sondern kann auch anders umgesetzt werden (z. B. Schmerzmedikation ans Bett stellen und genaue Anweisung zur bedarfsweisen Einnahme geben).
  - Zur postoperativen Analgesie wird unter PCA meist der Einsatz spezieller PCA-Pumpensysteme verstanden. Der Applikationsweg soll einen raschen Wirkungseintritt der verabreichten Substanz gewährleisten.
➤ **Indikationen:** Akute, insbesondere postoperative Schmerzen. Dosisfindung für eine Dauerschmerztherapie (z. B. mit transdermalem Fentanyl).
➤ **Kontraindikationen:** Suchtanamnese, fehlende Kooperation des Patienten (Sedierung, Intellekt), Kreislaufinstabilität, schwere respiratorische Insuffizienz, ungeschultes Personal.
➤ **Voraussetzungen:**
  - 24-Std.-Schmerzdienst.
  - Therapiestandards, d. h. einheitliche Programmierung und Befüllung der Pumpen.
  - Die standardisierte Überwachung von Vitalparametern, Sedierung und Schmerzwerten gemäß spezieller Protokolle ist obligat. Eine pulsoximetrische Überwachung ist wünschenswert.
  - Fortwährende Personalschulung.
➤ **Praktisches Vorgehen:**
  - PCA-Pumpe (Abb. 34) möglichst patientennah an den Venenkatheter anschließen, um eine rasche Applikation des Analgetikums zu gewährleisten.

18.4 Verfahren der postoperativen Schmerztherapie

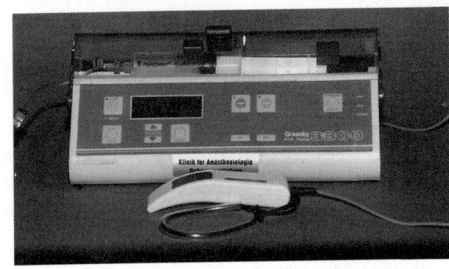

Abb. 34   PCA-Pumpe

Tabelle 38   Präparate/Dosierungen zur PCA (Erwachsene)

	Piritramid	Morphin	Pethidin
Bolusgröße	2 mg	2 mg	20 mg
Ausschlußzeit	10 Min.	10 Min.	10 Min.
Spritzenfüllung	120 mg/60 ml	100 mg/50 ml	1 000 mg/50 ml

- Rückschlagventil in Richtung einer parallel laufenden Schwerkraftinfusion einsetzen, um bei Katheterokklusion ein Zurücklaufen des Analgetikums in die Infusionsleitung zu verhindern (Gefahr von überhöhten Boli!).
- Antisogventil verwenden.
- Aufklärung über das Verfahren der PCA bereits präoperativ ist sinnvoll.
➤ **Anwendung/Präparate** (Tab. 38):
- Die applizierte Menge an Schmerzmittel wird durch die Höhe eines Bolus und die Ausschlußzeit nach einer erfolgreichen Anforderung eines Bolus bestimmt. Zur Erhöhung der Sicherheit kann eine 2/4-Std.-Maximaldosis einprogrammiert werden.
- Eine zusätzliche kontinuierliche Infusion kommt in der Regel nur für opioidgewohnte Patienten in Betracht.
- Trotz der Sicherheit von PCA-Systemen ist eine Überwachung der Atmung und Vigilanz des Patienten bei Verwendung starker Opioide unerläßlich.

Rückenmarknahe Analgesie (Periduralanästhesie)

➤ **Indikationen:** Thorakotomien, Zweihöhleneingriffe, große abdominalchirurgische Eingriffe, Amputationen der unteren Extremität, intensive, schmerzhafte Bewegungstherapie postoperativ (z.B. Kniegelenkersatz-Operationen).
➤ **Kontraindikationen/Strenge Indikationsstellung:**
- Sepsis, Septikämie sind Kontraindikationen.
- Strenge Indikationsstellung epiduraler Opioide bei Patienten > 70 Jahre (Dosis reduzieren oder nur Lokalanästhetika verwenden).
- Gerinnungsstörungen, Therapie mit gerinnungshemmenden Pharmaka:
  • Zeitabstände einhalten (s.S. 139).
  • Keine rückenmarknahe Analgesie bei Kombination mehrerer Risikofaktoren für peridurale Blutungen (Antikoagulantien, Dauertherapie mit Glukokortikoiden, Massivtransfusion).

18.4 Verfahren der postoperativen Schmerztherapie ▬▬

➤ **Voraussetzungen:**
- 24-Std.-Schmerzdienst.
- Therapiestandards: Einheitliches Vorgehen bei der Anlage und der postoperativen Versorgung der Katheter. Einheitliches Programmieren und Befüllen der Pumpen.
- Personalschulung.

◉ *Beachte:* Bei der postoperativen periduralen Schmerztherapie mit Opioiden muß die Überwachung des Patienten mittels Pulsoximeter auch auf der Station gewährleistet sein. Sättigungswerte und Sedierungsgrad auf einem Überwachungsprotokoll dokumentieren.

➤ **Vorteile gegenüber einer systemischen Analgesie:** Verminderte systemische Opioidnebenwirkungen wie Sedierung und Obstipation, sehr gute Analgesiequalität bei Kombination von Opioiden mit Lokalanästhetika. Vorteile durch die Sympathikolyse bei Verwendung von Lokalanästhetika: Verbesserung der Darmmotilität, Perfusionsverbesserung. Bei Amputationen: Präventiver Effekt gegenüber Phantomschmerzen.

➤ **Komplikationen der Katheterperiduralanalgesie:**
- Duraperforation, postspinaler Kopfschmerz (in 70–80% der Fälle nach Duraperforation mit 18 G Tuohy-Nadel).
- Infektion/Periduralabszeß.
- Traumatische Rückenmarksschädigung.
- Fehllage des Katheters (intravenös).
- *Peridurales/spinales Hämatom:*
  • Ein peridurales Hämatom kann beim Punktieren, Kathetereinführen oder -entfernen auftreten.
  • Inzidenz 1 : 190000 bis 1 : 200000. Unter den Regionalanästhesieverfahren hat die Katheterperiduralanästhesie das höchste Risiko.
  • Symptomatik: Rasche Entwicklung neurologischer Ausfallssymptomatik (z. B. Paresen), starke Kopfschmerzen sind häufig.
  • Risikofaktoren: Gerinnungsstörungen, blutige Punktion, technische Schwierigkeiten, Mehrfachpunktionen, hohes Alter, begleitende Antikoagulantieneinnahme.
  • Vorsichtsmaßnahmen: Nachbeobachtung, bis die Wirkung der Anästhesie deutlich rückläufig ist (Akutschmerzdienst). Auf persistierende sensorische oder motorische Ausfälle, Rückenschmerzen, Blasenentleerungsstörungen (cave: „painful paraplegia") achten. Bei begründetem Verdacht auf ein peridurales Hämatom sofort Kernspintomographie.
  • Therapie bei periduralem Hämatom: schnellstmögliche entlastende Laminektomie (innerhalb von 6–8 Std.).

➤ **Anwendungsregeln:**
- Liegedauer des Periduralkatheters sollte 5 Tage nicht überschreiten.
- Subkutane Tunnelung des PDKs vermindert das Risiko einer Infektion und Dislokation des Katheters (s. S. 152).
- Vor Einzelinjektionen: Aspirationsprobe.
- Bei intermittierender Bolusgabe: Erste Bolusgabe am Tag in Höhe einer Testdosis mit nachfolgender 30 minütiger Überwachung zum Ausschluß einer sekundären intravasalen oder intrathekalen Kathetermigration.

– Schrittweises Vorgehen bei unzureichender Periduralanalgesie:
  • Technische Fehler und Katheterdislokation ausschließen.
  • Schmerzursache ermitteln (s. S. 187).
  • Dosisoptimierung, zusätzliche Analgetika im Sinne einer balancierten Analgesie (s. S. 120).
  • Verfahren wechseln, s. u.
➤ **Periduralkatheter** in Höhe der betroffenen Segmente anlegen (s. S. 149).
➤ **Kontinuierliche Periduralanalgesie mit Morphin:**
  – *Vorteile:* Wegen des hydrophilen Charakters von Morphin kann ein lumbal gelegter Periduralkatheter auch bei Oberbaucheingriffen effizient sein.
  – *Nachteile:* Risiko einer verspäteten Atemdepression durch Transport des Morphins mit der Liquorzirkulation nach rostral.
  – *Präparate/Anwendung:* Perfusor: 5 mg Morphin ad 50 ml Bupivacain 0,125 %; Laufrate 4 – 6 ml/Std.
➤ **Patientenkontrollierte Epiduralanalgesie (PCEA)** s. Tab. 39.
➤ **Nebenwirkungen peridural applizierter Opioide und Lokalanästhetika** s. Tab. 40).

Tabelle 39 Präparate/Dosierungen zur patientenkontrollierten Epiduralanalgesie (PCEA)

	Sufentanil	Fentanyl
Konzentration	1 µg/ml	2 µg/ml
Bolusgröße	3 µg	6 µg
Ausschlußzeit	30 Min.	30 Min.
kontinuierliche Infusion	4 – 10 ml/Std.	4 – 10 ml/Std.
Mischung mit Ropivacain oder Bupivacain	0,2 % 0,125 %	0,2 % 0,125 %

Tabelle 40 Nebenwirkungen peridural applizierter Opioide und Lokalanästhetika

Lokalanästhetika	motorische Blockade der Atemhilfsmuskulatur, Hypotension, Bradykardie (Blockade Th3 – Th4), N. phrenicus-Blockade (C3 – C5), systemische Toxizität (z. B. Herzrhythmusstörungen, zerebraler Krampfanfall), Harnverhalt
Opioide	Atemdepression, Übelkeit/Erbrechen, Pruritus, Sedation, Harnverhalt

Nervenblockaden

➤ **Indikationen:**
  – Plexus brachialis-Blockade: Schmerzhafte Mobilisation von Gelenken, perioperativ bei geplanten Amputationen (Phantomschmerzprophylaxe), Perfusionsverbesserung der oberen Extremität.
  – 3 in 1-Block: Schmerzhafte Mobilisation von Hüft- oder Kniegelenk, Oberschenkelfraktur.
  – Interkostalblockade: Postoperativ nach Thorakotomien. Posttraumatisch (Rippenfrakturen). Bei liegenden Thoraxdrainagen.

18

18.4 Verfahren der postoperativen Schmerztherapie

➤ **Kontraindikationen:**
  – Sepsis, Septikämie.
  – Ablehnung der Methode durch den Patienten.
  🔵 *Beachte:* Keine beidseitigen Intercostalblockaden (Pneumothoraxrisiko!), keine Intercostalblockade bei Pneumothorax auf der Gegenseite.
➤ **Anwendung/Präparate** s. Tab. 41.

Tabelle 41   Nervenblockaden zur postoperativen Schmerztherapie

	intermittierende Bolusgabe	Perfusor
Plexus-brachialis-Block (Katheter), vgl. S. 149	20 – 30 ml Bupivacain* 0,125 % – 0,25 %	6 – 10 ml/Std. Bupivacain 0,125 % – 0,25 %
3-in-1-Block (Katheter), vgl. S. 168	30 – 40 ml Bupivacain* 0,125 % – 0,25 %	
Interkostalblockade	3 – 5 ml Bupivacain 0,25 %	
Maximaldosis Bupivacain/ Ropivacain	2,5 mg/kg KG (max. 9 mg/kg KG/d)	0,4 mg/kg KG/Std.

* oder Ropivacain 0,2 %

Schmerztherapie im Aufwachraum

➤ Piritramid bis zur ausreichenden Analgesie tritrierend geben. Kontrolle der Therapie mittels verbaler oder numerischer Ratingskala.
➤ Anwendung/Präparate s. Tab. 42.
  – Ausschlußzeit: 5 Min.
  – Übersteigt die Stundendosis 15 mg (5 Boli): Schmerzursache erneut ermitteln. Evtl. Wechsel des Verfahrens, balancierte Analgesie abwägen (s. S. 120).

Tabelle 42   Dosierung von Piritramid (Dipidolor) im Aufwachraum

Auflösen	Gewicht des Patienten	Bolus
1 Amp. (15 mg) Piritramid ad 10 ml NaCl 0,9 %	> 50 kg	3 mg (2 ml).
	20 – 50 kg	1,5 mg (1 ml)
bei Kleinkindern		
3 mg Piritramid ad 10 ml NaCl 0,9 %	20 kg	0,6 mg (2 ml)
	10 kg	0,3 mg (1 ml)
	5 kg	0,15 mg (0,5 ml)

Präemptive Analgesie

➤ Die periphere Gewebeschädigung kann neuronale Veränderungen induzieren, die lange über das schädigende Ereignis hinaus anhalten können (neuronale Plastizität). Ziel einer präemptiven Analgesie ist es, die Entstehung solcher sekundären Veränderungen im nozizeptiven System durch den Einsatz schmerztherapeutischer Maßnahmen vor dem Schmerzereignis zu vermeiden. Die klinischen Ergebnisse sind jedoch nicht so überzeugend wie die tierexperimentellen Befunde.

➤ **Anwendungsregeln:**
  – Amputationen sollten soweit wie möglich unter einer Kombination aus Allgemein- und Regionalanästhesie erfolgen.
  – Sind bereits präoperativ Schmerzen in der zu amputierenden Extremität vorhanden, sollte eine analgetische Vorbehandlung mittels kontinuierlicher Regionalanästhesie über drei Tage angestrebt werden.

Opioidgewohnte Patienten

➤ Patienten, die chronisch Opioide einnehmen, entwickeln eine Toleranz gegenüber bestimmten Opioidwirkungen. Dies betrifft vor allem die zentralen Effekte, Übelkeit/Erbrechen, Sedation und Atemdepression. Gegenüber peripheren Opioidwirkungen (z. B. Obstipation) und dem opioidbedingten Pruritus tritt keine nennenswerte Toleranz ein. Auch ist eine Toleranzentwicklung hinsichtlich der analgetischen Wirkung sehr selten.

➤ Opioidgewohnte Patienten weisen sehr häufig einen erhöhten postoperativen Analgetikabedarf auf. Die präoperative Opioiddosis ist in jedem Fall perioperativ weiter zu verabreichen, um Entzugssymptome zu vermeiden. Postoperative Schmerzen erfordern meist zusätzliche höhere Opioiddosierungen. Der Einsatz von regionalanästhesiologischen Verfahren und Nichtopioidanalgetika ist empfehlenswert. Ist eine Suchtanamnese ausgeschlossen, stellt die i. v.-PCA die geeignetste Methode dar, den schwer prognostizierbaren perioperativen Opioidbedarf zu decken (s. S. 202).

➤ Antagonisierung mit Naloxon unbedingt vermeiden, da das entstehende akute Entzugssyndrom für den opioidgewohnten Patienten lebensgefährlich sein kann.

Ehemals opioidgewohnte Patienten/ehemalige Drogenabhängige

➤ Ehemalige Drogenabhängige können bis zu 6 Monate nach Entzug weiter abgemilderte Entzugssymptome aufweisen. Eine vollständige Erholung von der Drogenkrankheit beinhaltet über die Abstinenz hinaus das Entwickeln neuer Lebensinhalte und Verhaltensstrategien und das Aufheben der sozialen Isolation.

➤ Akute posttraumatische und postoperative Schmerzen sollten primär mit regionalanästhesiologischen Verfahren und Nichtopioiden behandelt werden. Abhängig von der Art des Eingriffs kann jedoch ein Einsatz von Opioiden unvermeidbar sein, um negative Auswirkungen einer inadäquaten Analgesie zu vermeiden. In diesen Fällen ist eine kontinuierliche Opioidgabe oder die Gabe von Retardpräparaten vorzuziehen.

➤ Den Patienten über die postoperative Schmerztherapie präoperativ informieren. Aus forensischen Gründen empfiehlt es sich, sein schriftliches Einverständnis mit dem besprochenen Vorgehen einzuholen.

18.5 Postoperative Schmerztherapie bei Kindern

Patientenkontrollierte Analgesie (PCA)

- Die PCA kann, abhängig vom Entwicklungsstand des Kindes, ab etwa dem 6. Lebensjahr eingesetzt werden.
- **Indikationen:** Große thorakale, abdominelle, unfallchirurgische oder orthopädische Eingriffe. Verbrennungen.
- **Kontraindikationen:** Mangelnde Kooperation und Information von Kind und Eltern. Mangelnde Überwachung des Kindes.
- **Praktisches Vorgehen** zur PCA s. S. 202.
- **Anwendung/Präparate:** Ausschlußzeit: 10 Min. Langsame Bolusgabe über 2 Min. zur Verminderung der Übelkeit sowie des Injektionsschmerzes bei peripheren Venenzugängen.

Kontinuierliche Opioidanalgesie

- **Indikationen:** Wie bei PCA (s. o.), keine untere Altersgrenze.
- **Praktisches Vorgehen:** Tramadol/Metamizol-Perfusor (s. Tab. 43) ist unter regelmäßiger Überwachung der Vitalfunktionen auf Normalstationen sicher einsetzbar). Eine pulsoximetrische Überwachung ist wünschenswert.

Tabelle 43 Praktisches Vorgehen zur kontinuierlichen Opiodanalgesie

Spritzenpumpe: 100 mg Tramadol (evtl. + 1 g Metamizol) auf 40 ml NaCl 0,9 %: 2,5 mg/ml Tramadol, 25 mg/ml Metamizol

Gewicht [kg]	**Tramadol** [mg/Std.]	**Metamizol** [mg/Std.]	**Perfusoreinstellung** [ml/Std.]
10	2,5	25	1
20	5	50	2
30	7,5	75	3
40	10	100	4

Allgemeine Dosierungsempfehlungen zur Schmerztherapie bei Kindern

- **Opioide** s. Tab. 44.
- **Nichtopioidanalgetika** s. Tab. 45.

Tabelle 44 Opioide: Allgemeine Dosierungsempfehlungen bei Kindern

	Applikationsweg	**Einzeldosis [mg/kg KG]**	**kontinuierlich [mg/kg KG/Std.]**	**PCA-Bolus [mg/kg KG]**
Tramadol	oral/rektal oral retardiert i. v.	0,5 – 1,5 0,5 – 2,0 0,5 – 1,0	0,25	0,25
Morphin	oral/rektal oral retardiert i. v.	0,125 – 0,25 0,25 – 0,5 0,05 – 0,1	0,01 – 0,03	0,025
Piritramid	i. v.	0,075 – 0,15	0,02 – 0,04	0,03

▬▬▬ 18.5 Postoperative Schmerztherapie bei Kindern

Tabelle 45 Nichtopioidanalgetika: Allgemeine Dosierungsempfehlungen bei Kindern

	Einzeldosis [mg/kg KG]	kontinuierlich [mg/kg KG/Std.]
Paracetamol	15 – 25 (initial bis zu 35)	–
Ibuprofen	5 (– 10)	–
Diclofenac	1	–
Metamizol	5 – 15	1,5 – 3

Regionalanästhesie

➤ Die Anwendung von Lokalanästhetika zur Analgesie in der frühen postoperativen Phase soll soweit möglich durchgeführt werden.

➤ **Beispiele:**
  – Infiltration der Subkutis vor Wundverschluß.
  – Peniswurzelblock zur Circumcision.
  – Inguinaler Feldblock zur Leistenhernienoperation.

➤ **Dosierung**: Bupivacain 0,25%; maximal 1 ml/kg KG (2,5 mg/kg KG).

18.6 Behandlung spezieller Schmerzsyndrome ▬▬▬▬

Tumorschmerz ▬▬▬▬▬▬▬▬▬▬▬▬▬▬▬▬▬▬▬▬

➤ **Häufigkeit:** Während im Frühstadium von Tumorerkrankungen 30–40% der Patienten über Schmerzen klagen, ist in fortgeschrittenem Stadium und in der Terminalphase bei über 70% der Betroffenen mit Schmerzen zu rechnen. Viele dieser Patienten erhalten immer noch keine adäquate Schmerztherapie.

➤ **Ursachen:** Schmerzen im Rahmen von Tumorerkrankungen können differenziert werden in:
   – Tumorbedingte Schmerzen (z. B. viszerale Schmerzen, Knochenmetastasen).
   – Tumorassoziierte Schmerzen (z. B. Herpes zoster, Ödem, Thrombosen).
   – Therapiebedingte Schmerzen (Mucositis, radiogene Schädigung).
   – Tumorunabhängige Schmerzen.

➤ **Therapie – Grundlagen:**
   – Interdisziplinäre Therapieplanung.
   – Vorgehen nach dem WHO-Stufenschema, s. u.
   – Auswahl der Medikamente nach pathophysiologischer Schmerzursache und Schmerzstärke (s. S. 187).
   – Oralen Verabreichungsweg bevorzugen.
   – Medikamenteneinnahme nach einem festen Zeitschema.
   – Retardpräparate verwenden.
   – Bedarfsmedikation zur Behandlung von Schmerzspitzen.
   – Nebenwirkungen prophylaktisch behandeln.

➤ **Stufenschema der WHO** s. Abb. 35 und Tab. 46. Von der Weltgesundheitsorganisation (WHO) wurde 1987 ein Stufenkonzept zur Behandlung von Tumorschmerzen erstellt. Dieses Stufenkonzept sieht auf der untersten Ebene den Einsatz von Nicht-Opioidanalgetika vor. Ist damit keine ausreichende Analgesie zu erzielen, werden auf der 2. Stufe Nicht-Opioidanalgetika mit schwachen Opioiden kombiniert. Die 3. Stufe umfaßt schließlich den Einsatz von starken Opioiden zusammen mit Nicht-Opioidanalgetika. In Ergänzung zu der Auswahl der Analgetika hat sich der gezielte Einsatz von Adjuvantien, nichtmedikamentösen Verfahren und physikalischer Therapie auf allen drei Stufen bewährt.

➤ **Zur Therapie opiodbedingter Nebenwirkungen** und zum Opioidwechsel s. S. 199.

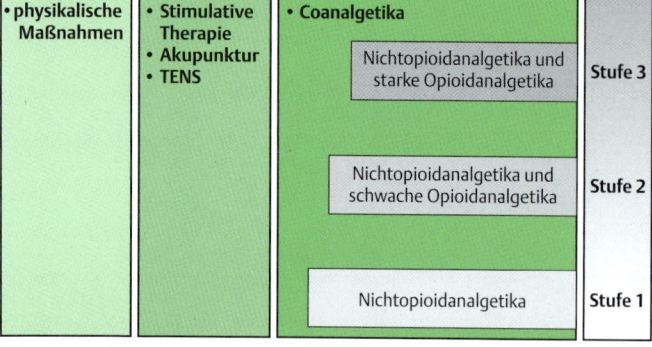

Abb. 35   Stufenschema der WHO

Tabelle 46 Bestandteile des Stufenschemas der WHO

Stufe 1: Nichtopioidanalgetika

Medikament	Tagesdosis	Indikation
Ibuprofen	$3 \times 600 - 800$ mg	somatische Nozizeptorschmerzen
Diclofenac	$2 - 3 \times 100$ mg	(vgl. S. 187)
Metamizol	$4 - 6 \times 500 - 1\,000$ mg	viszerale Nozizeptorschmerzen (vgl. S. 187)
Paracetamol	$4 - 6 \times 500 - 1\,000$ mg	Unverträglichkeit von Metamizol und NSAR

Stufe 2: Schwache Opioidanalgetika

Medikament	Tagesdosis	Tageshöchstdosis
Tramadol	2×100 mg	3×200 mg
DHC	2×60 mg	$2 - 3 \times 120$ mg
Tilidin (+ Naloxon)	2×100 mg	3×200 mg

Stufe 3 : Starke Opioidanalgetika

Medikament	Anfangsdosis	Tageshöchstdosis
Morphin (z. B. MST)	2×30 mg	unbegrenzt
Fentanyl (Durogesic)	25 µg/Std.	unbegrenzt, sinnvoll 300 µg/Std.
L-Methadon (L-Polamidon)	$2 - 3 \times 2,5 - 5$ mg	unbegrenzt
Oxycodon (Oxygesic)	2×10 mg	unbegrenzt
Hydromorphon (Palladon)	2×4 mg	unbegrenzt
Buprenorphin (Temgesic)	$3 \times 0,2$ mg	$3 - 4$ mg

Adjuvantien

Medikament	Tagesdosis	Indikation
Amitriptylin (Saroten)	1×25 mg (abends) – 150 mg/d verteilt	neuropathische Schmerzen mit brennendem Schmerzcharakter
Carbamazepin (Tegretal)	$2 - 3 \times 200 - 400$ mg	neuropathische Schmerzen mit einschießendem Schmerzcharakter
Dexamethason (Fortecortin)	Initial 40 – 100 mg p. i., dann 8 mg/d p. o.	Nervenkompression, Leberkapselschmerz, Weichteilkompression
Pamidronsäure (Aredia)	30 – 90 mg i. v. über 2 Std. in 2 – 4 wöchigen Abständen	Knochenmetastasen

18

18.6 Behandlung spezieller Schmerzsyndrome ▬▬▬▬

CRPS (Morbus Sudeck) ─────────────────────────

➤ **Definition:** Komplexes Regionales Schmerzsyndrom („complex regional pain syndrome").
  – Kriterien für CRPS I:
    1. Initial schädigendes Ereignis (fehlt in 10%).
    2. Symptome treten meistens distal an einer Extremität mit der Tendenz zur Generalisierung auf.
    3. Neurologische Trias: Autonome, motorische und sensible Störungen.
  – CRPS II beinhaltet zusätzlich zu den Kriterien für ein CRPS I die Schädigung eines Nerven.
➤ **Synonyma:** Sympathische Reflexdystrophie, Morbus Sudeck.
➤ **Häufigkeit:** Das CRPS kann in allen Altersgruppen auftreten. Ein Häufigkeitsgipfel findet sich zwischen dem 40. und 70. Lebensjahr.
➤ **Ursachen:** Auftreten der Symptome nach einem initialen Reiz (posttraumatisch, postoperativ, auch nach Bagatelltrauma).
➤ **Klinik:**
  – *Sensorische Symptome:* Induzierter Schmerz, Ruheschmerz, Hyperalgesie (Überempfindlichkeit gegenüber schmerzhaften Reizen), Allodynie (schmerzhafte Wahrnehmung nicht-schmerzhafter Reize).
  – *Motorische Symptome:* Kraftminderung, Tremor, Reflexsteigerung.
  – *Vegetative Symptome:* Schwellung, Temperaturdifferenz (im Frühstadium häufiger Überwärmung, später kühlere Temperatur im Seitenvergleich), Hyperhidrosis, verändertes Hautkolorit, Haarwachstum.
➤ **Diagnostik:**
  – Die Anamnese und klinische Untersuchung erlaubt in den meisten Fällen die Diagnosestellung.
  – *Ergänzende Untersuchungen:*
    • Temperaturmessung im Seitenvergleich.
    • Diagnostische Sympathikusblockaden (s.u.).
    • Skelettszintigraphie: in der Frühphase diffuse, periartikuläre Mehranreicherungen.
    • Röntgenaufnahmen im Seitenvergleich: In der Spätphase fleckförmige Entkalkungen.
➤ **Differentialdiagnosen:** Postoperative/posttraumatische Schmerzen, Infektion, Durchblutungsstörung.
➤ **Therapie:**
  – Die Methode der Wahl zur Behandlung von Frühfällen eines CRPS mit ausgeprägter Schmerzsymptomatik besteht aus anästhesiologischer Sicht in Sympathikusblockaden. Vorrangig werden wegen der geringsten Invasivität und ambulanten Durchführbarkeit Guanethidinblockaden vorgenommen (Injektion von 5–20 mg Guanethidin verdünnt auf 20 ml NaCl 0,9%). Bei Ansprechen auf eine initiale Testung wird eine Serie von insgesamt 10 Blockaden durchgeführt. Das weitere Vorgehen richtet sich dann nach dem verleibenden Beschwerdebild.
  – Flankierend zu den Sympathikusblockaden ist die physikalische Therapie und Krankengymnastik von großer Bedeutung. Symptomatisch muß eine medikamentöse Schmerztherapie angelehnt an das WHO-Stufenkonzept erfolgen (s.S. 210). In Einzelfällen läßt sich durch die Anwendung der TENS ein schmerzlindernder Effekt erzielen.

1. *Lokal/Regional:* Sympathikusblockaden: i.v.-Regionalanästhesie mit Guanethidin, Ganglion stellatum-Blockade, Plexuskatheter (s.S. 162), Periduralkatheter (s.S. 149).
2. *Physiotherapie:* Lymphdrainage, CO_2-Bäder, Kälteanwendung, Bewegungsübungen (schmerzfreie).
3. *Medikamentös:*
   - NSAR (z.B. Ibuprofen 3×600 mg).
   - Opioide (z.B. Tramadol ret 3×100 mg).
   - Antidepressiva (z.B. Amitriptylin 25 mg abends).
4. *Stimulativ:* Transkutane elektrische Nervenstimulation (TENS).

Phantomschmerzen/Stumpfschmerzen

➤ **Definition:** Unter Phantomschmerzen versteht man schmerzhafte Empfindungen in einem amputierten oder sensibel denervierten Körperteil. Als Stumpfschmerzen bezeichnet man Schmerzempfindungen im Bereich der Amputationsstelle.
➤ **Häufigkeit:** In etwa 60% der Fälle treten in der Frühphase nach Amputationen Stumpf- oder Phantomschmerzen auf. Ein Drittel dieser Patienten leidet unter sehr starken Schmerzen. Diese Gruppe beinhaltet häufiger Patienten, die bereits vor der Amputation Schmerzen hatten.
➤ **Ursachen:** Ausgelöst durch die Amputation kommt es zu peripheren und zentralen Sensibilisierungsprozessen, die zur Unterhaltung chronischer Phantom-/Stumpfschmerzen beitragen.
➤ **Klinik:**
   - Häufig einschießende, stechende Schmerzattacken (75%).
   - Brennender Dauerschmerz.
   - *Stumpfschmerzen:* Meist Dauerschmerz, dumpfer, brennender Schmerzcharakter.
   - *Nicht-schmerzhafte Phantomsensationen:*
     - Phantombewegungen (20–50%).
     - Teleskoping: Empfindung einer verkürzten amputierten Extremität (30–50%).
➤ **Diagnostik und Differentialdiagnose:**
   - Basisdiagnostik (Anamnese, körperliche Untersuchung).
   - *Abgrenzung zwischen:*
     - Nozizeptiven Stumpfschmerzen (Narben, Infektion, Druckschädigung).
     - Neuropathischen Stumpfschmerzen (Neurome).
   - *Weiterführende Untersuchungen:*
     - Röntgenaufnahme, z.B. bei vermutetem nozizeptivem Stumpfschmerz.
     - Diagnostische Nervenblockaden (zur Identifikation von Neuromen).
     - CT bei vermuteter Neurombildung.
➤ **Therapie:**
   - *Prophylaxe:*
     - Eine optimierte perioperative Schmerztherapie kann das Risiko einer Entwicklung von Phantomschmerzen vermindern. Optimales Verfahren für die untere Extremität ist die kontinuierliche lumbale Periduralanalgesie, für die obere Extremität eine kontinuierliche Plexus-brachialis-Blockade.
     - Die Regionalanästhesie wird 2–3 Tage präoperativ begonnen und postoperativ für mindestens 3–7 Tage fortgeführt. Von chirurgischer Seite ist auf eine ausreichende Weichteildeckung knöcherner und nervaler Struk-

18.6 Behandlung spezieller Schmerzsyndrome ▰▰▰▰

turen zu achten. Schließlich ist die Vorbereitung des Patienten auf das Leben mit einer fehlenden Extremität ebenso wichtig wie die Aufklärung über das Risiko von Phantomsensationen, Phantom- und Stumpfschmerzen.

- *Behandlung von Phantomschmerzen – Frühphase:*
  - Kontinuierliche Periduralanalgesie/Plexusblockade.
  - Calcitonin: $1 - 3 \times$ /d 200 IE als Infusion über 30 Min.
  - Analgetika: Vorgehen in Anlehnung an das WHO-Schema, s. S. 210.
  - Antikonvulsiva: Bei einschießenden Schmerzen mit elektrisierendem Schmerzcharakter z. B. Carbamazepin 2×200 mg bis 3×400 mg/d.
  - Antidepressiva: Bei brennendem Schmerzcharakter z. B. Amitriptylin $25 - 150$ mg/d.
  - Stimulative Verfahren (TENS, Akupunktur).
- *Behandlung von Phantomschmerzen – chronifizierte Phantomschmerzen:*
  - Analgetika: Vorgehen in Anlehnung an das WHO-Schema.
  - Antikonvulsiva: z. B. Carbamazepin 2×200 mg bis 3×400 mg/d.
  - Antidepressiva: z. B. Amitriptylin $25 - 150$ mg/d.
  - Stimulative Verfahren: TENS, Akupunktur, SCS (spinal cord stimulation).
  - Rückenmarksnahe Analgesie: Langzeitperiduralkatheter, implantierte Pumpen zur intrathekalen Opioidgabe.
- *Behandlung von Stumpfschmerzen:*
  - Nozizeptive Stumpfschmerzen: Behandlung der zugrundeliegenden Ursache, z. B. Prothesenanpassung, Infektsanierung, Stumpfrevision.
  - Neuropathische Stumpfschmerzen: Vergleichbares Vorgehen wie bei chronischen Phantomschmerzen. Kryotherapie von Neuromen nach vorhergehender erfolgreicher diagnostischer Blockade (Wirkdauer Tage bis Wochen). Chirurgische Neuromentfernung führt meist nicht zu einer anhaltenden Schmerzfreiheit (hohe Rezidivquote).

Herpes zoster und Post-Zoster-Neuralgie ━━━━━━━━

➤ **Definitionen:**
- *Herpes Zoster* (Syn.: Gürtelrose): Reaktivierung einer Infektion mit dem Varicella zoster-Virus, einhergehend mit schmerzhaften Effloreszenzen im Ausbreitungsgebiet somatischer Nerven.
- *Post-Zoster-Neuralgie:* Schmerzsyndrom nach einer Infektion mit dem Varicella zoster-Virus, welches über das Abheilen der Effloreszenzen hinaus bestehen bleibt.

➤ **Häufigkeit:** Die Erkrankung betrifft vor allem ältere Patienten und Patienten, die z. B. im Rahmen von Tumorerkrankungen immunsupprimiert sind. Etwa jeder fünfte Mensch erkrankt im Laufe seines Lebens an einem Herpes zoster. Das Risiko für eine Post-Zoster-Neuralgie steigt mit dem Lebensalter an.

➤ **Klinik:**
- *Akuter Herpes zoster:*
  - Prodromalstadium: $3 - 5$ Tage lang, mit unspezifischen Allgemeinsymptomen und gelegentlich Schmerzen in den betroffen Dermatomen.
  - Vollbild des akuten Herpes zoster: Typische herpetiform gruppierte Bläschen. Neuropathische Schmerzen in den betroffenen Dermatomen (brennender, einschießender Schmerzcharakter), Allodynie, Hyperalgesie. Meist Abklingen der Schmerzen nach $2 - 4$ Wochen mit dem Abheilen der Effloreszenzen.

– *Post-Zoster-Neuralgie:*
  - Brennender, gelegentlich einschießender Schmerz in den Dermatomen der durchgemachten Zosterinfektion.
  - Zusätzlich häufig Dysästhesien, Hyperalgesie, Allodynie, vegetative Störungen (z. B. Schweißsekretion).

➤ **Diagnostik und Differentialdiagnose:**
  – *Akuter Herpes zoster:*
    - Klinische Diagnosestellung über die charakteristischen vesikulären Effloreszenzen in Verbindung mit dermatomal begrenzten Schmerzen.
    - Differentialdiagnose zu Krankheiten mit ähnlicher Symptomatik (Herpes simplex, Coxsackie-Viren): Tzanck-Test: Mikroskopischer Nachweis von Riesenzellen auf dem Bläschengrund. Serologischer Nachweis von Antikörpern (FAMA-, ELISA-Test).
  – *Post-Zoster-Neuralgie:*
    - Meist klinische Diagnosestellung durch eine akute Herpes zoster-Infektion in der Anamnese oder auch narbige Residuen oder Pigmentverschiebungen im Schmerzgebiet.
    - Serologischer Nachweis von Antikörpern (FAMA-, ELISA-Test).

➤ **Therapie:**
  – *Akuter Herpes zoster:*
    - Virustatika (möglichst innerhalb von 48 Std. nach Beginn des Exanthems beginnen): Aciclovir 5 × 8 mg für 7 Tage, Famciclovir 3 × 250 mg für 7 Tage, Valaciclovir 3 × 1000 mg für 7 Tage. Brivudin 4 × 125 mg für 5 Tage.
    - Sympathikusblockaden mit Bupivacain 0,25 % oder ganglionäre lokale Opioidanalgesie (GLOA) in 1- bis 2tägigem Abstand (Ggl. cervicale superius, Ggl. stellatum, Periduralkatheter).
    - Analgetika (retardierte Opioide).
    - Antidepressiva (Amitriptylin).
    - In Ausnahmefällen: Kortikosteroide bei immunkompetenten Patienten.
  – *Post-Zoster-Neuralgie:*
    1. Medikamente: Antidepressiva (z. B. Amitriptylin 25 mg abends), Antikonvulsiva (z. B. Carbamazepin), Opioide (z. B. Tramadol ret. 3 × 100 mg).
    2. Lokal/regional: Kompressionsverband (z. B. „Schmerzgürtel") bei Allodynie. Topische Anwendung von Capsaicin oder EMLA (häufig kein guter Langzeiteffekt). Nervenblockaden (nach Wirkung).
    3. Stimulativ: Transkutane elektrische Nervenstimulation (TENS), Akupunktur.

Migräne

➤ **Definitionen (nach der International Headache Society, IHS):**
  – *Migräne ohne Aura:* Diagnostische Kriterien (mindestens 5 Attacken mit folgenden Charakteristika, mindestens 2 Kopfschmerzmerkmale, mindestens 1 vegetatives Begleitsymptom):
    - Attackendauer 4 – 72 Std.
    - Einseitige Lokalisation.
    - Pulsierender Schmerzcharakter.
    - Einschränkung der Alltagsaktivität.
    - Verstärkung durch körperliche Aktivität.
    - Übelkeit, Erbrechen.
    - Photophobie und/oder Phonophobie.
    - Ausschluß symptomatischer Kopfschmerzen.

18.6 Behandlung spezieller Schmerzsyndrome ▬▬▬▬

- – *Migräne mit Aura:* Diagnostische Kriterien: (mindestens 2 Attacken mit mindestens 2 der folgenden Charakteristika):
  - Vollständig reversible neurologische Symptome, die eindeutig der Hirnrinde oder dem Hirnstamm zuzuordnen sind.
  - Allmähliche Entwicklung der Symptome über 4 Min. oder Auftreten der Symptome in Folge.
  - Dauer der Aurasymptome < 60 Min, Zeitintervall zwischen Aura und Migräneattacke < 60 Min.
  - Ausschluß symptomatischer Kopfschmerzen.
- – Neben den zwei genannten Migränearten gibt es noch eine Reihe von Sonderformen, deren Diagnose dem Kopfschmerzspezialisten überlassen werden sollte.
- ➤ **Häufigkeit:** Etwa 14 % der Frauen, 7 % der Männer und 3 – 5 % der Kinder in den westlichen Industriestaaten leiden unter Migräne. Nur etwa die Hälfte der Patienten sucht wegen der Migräne jemals einen Arzt auf.
- ➤ **Ursachen:**
  - – Die Entstehung der Migräne ist nicht geklärt. Eine wesentliche pathophysiologische Rolle scheint einer neurogenen Entzündung zuzukommen, mit Ödem und Freisetzung von algetischen Neuropeptiden (Substanz P, „calcitonin gene related peptide", Neurokinin A).
  - – *Triggerfaktoren:* Hormonelle Schwankungen, Veränderungen des Schlaf-/Wachrhythmus, Streß und Emotionen, Nahrungsmittel (Alkohol, Südfrüchte, Käse, …), Medikamente (Nitropräparate, Ca-Antagonisten).
- ➤ **Diagnostik und Differentialdiagnose:**
  - – Die Diagnose ergibt sich aus der typischen Anamnese.
  - – Bildgebende Verfahren sind indiziert bei:
    - Hirndruckzeichen, Fieber, Meningismus, epileptischen Anfällen.
    - Fokal-neurologischen Ausfällen außerhalb der Migräneaura.
    - Erstmaligem Auftreten stärkster Kopfschmerzen (Ausschluß z. B. einer Subarachnoidalblutung).
    - Kontinuierlicher Verschlechterung der Kopfschmerzen.
    - Änderung des Schmerzcharakters der vorbestehenden Kopfschmerzen.
- ➤ **Therapie des akuten Migräneanfalls:**
  1. Verhaltensmaßnahmen: Reizabschirmung (abgedunkelter, lärmgeschützter Raum).
  2. Antiemetika: Metoclopramid 10 – 20 mg oder Domperidon 20 – 30 mg.
  3. Analgetikum: Acetylsalicylsäure 500 – 1000 mg oder Paracetamol 500 – 1000 mg oder Ibuprofen 400 – 800 mg (vorzugsweise Supp.).
  4. Spezifische Migränemittel (bei ausbleibender Schmerzlinderung): Sumatriptan 25 – 100 mg p. o. oder 6 mg s. c. oder Zolmitriptan 2,5 – 5 mg p. o. oder Naratriptan 2,5 – 5 mg p. o.
- ➤ **Migräneprophylaxe:**
  - – *Indikationen:*
    - Drei oder mehr Migräneanfälle im Monat, die nicht ausreichend behandelbar sind.
    - Attackendauer regelmäßig > 48 Std. und regelmäßig wiederkehrender Kopfschmerz nach Einnahme spezifischer Migränemittel.
    - Unerträgliche Schmerzintensität oder Nebenwirkungen der Therapie.
    - Gehäufte, langdauernde Auren.

– *Medikamentöse Prophylaxe:*
1. Wahl: Metropolol (Beloc): 25–150 mg/d, oder Flunarizin (Sibelium): 5–10 mg/d, oder Cyclandelat (Natil): 1200–1600 mg/d.
2. Wahl: z.B. Valproinsäure, Pizotifen, Lisurid (Einstellung durch Kopfschmerzspezialisten).
– *Nichtmedikamentöse Prophylaxe:*
• Streßbewältigungstraining.
• Progressive Muskelrelaxation nach Jacobsen (PMR): Verhaltenstherapeutisches Verfahren, welches Anspannung und Entspannung einzelner Muskelgruppen nacheinander in einem vorgegebenen Programm beinhaltet.
• Biofeedback.
• Akupunktur.

Spannungskopfschmerz

➤ **Definition (nach IHS):**
– *Episodischer Spannungskopfschmerz:* Diagnostische Kriterien: (mindestens 10 vorangegangene Episoden).
• Weniger als 180 Episoden/Jahr (weniger als 15/Monat).
• Dauer 30 Min. bis 7 Tage.
• Drückender, ziehender Schmerzcharakter.
• Leichte, mäßige Schmerzintensität.
• Beidseitige Lokalisation.
• Keine migränetypischen Merkmale (wie z.B. Verstärkung durch körperliche Aktivität, Photophobie, Phonophobie, Übelkeit, Ebrechen).
• Ausschluß symptomatischer Kopfschmerzen.
– *Chronischer Spannungskopfschmerz:* Diagnostische Kriterien wie episodischer Kopfschmerz; außer: Durchschnittliche Kopfschmerzhäufigkeit über 15 Tage/Monat (180 Tage/Jahr) seit mindestens 6 Monaten.
➤ **Häufigkeit:** 40–60% aller Menschen leiden unter episodischen, 3% unter chronischen Spannungskopfschmerzen.
➤ **Ursachen:** Die Pathophysiologie des Spannungskopfschmerzes ist unklar. Ein erhöhter Tonus der perikraniellen Muskulatur ist nicht regelmäßig vorhanden. Auslöser: Streß, Depression, Angstzustände.
➤ **Diagnostik und Differentialdiagnose:**
– Die Diagnose von Spannungskopfschmerzen wird durch Anamnese und klinische Untersuchung gestellt.
– Bei unklarer Symptomatik: Blutsenkung, Blutbild, Serologie, CT.
– Differentialdiagnose: Medikamenteninduzierter Kopfschmerz (s.S. 218), Kopfschmerzen im Rahmen struktureller Läsionen (Sinusitis, Hirntumoren, Subduralhämatom, Sinusvenenthrombose).
➤ **Therapie:**
– *Nichtmedikamentöse Verfahren zur Prophylaxe:* Regelmäßige sportliche Betätigung, Nikotin- und Koffeinabstinenz, regelmäßiger Lebensrhythmus (ausreichender Schlaf, regelmäßige Mahlzeiten), Streßbewältigungstraining, progressive Muskelrelaxation nach Jacobson (PMR), Biofeedback.
– *Medikamentöse Therapie* s. Tab. 47.

18.6 Behandlung spezieller Schmerzsyndrome ▬▬▬▬

Tabelle 47   Medikamentöse Therapie des Spannungskopfschmerzes

episodischer Spannungskopfschmerz	chronischer Spannungskopfschmerz:
Acetylsalicylsäure 500 – 1 000 mg	Amitriptylin 25 – 150 mg/d
Paracetamol 500 – 1 000 mg	Doxepin 25 – 100 mg/d
Ibuprofen 200 – 800 mg	
Metamizol 500 – 1 000 mg	

Medikamenteninduzierter Dauerkopfschmerz ▬▬▬▬▬▬

➤ **Definition/diagnostische Kriterien:**
  – Früher vorhandene Kopfschmerzform, wie Migräne oder Spannungskopf-schmerz.
  – Regelmäßige oder häufige Einnahme von Ergotaminpräparaten, Serotonin-agonisten oder Mischpräparaten.
  – Häufig oder täglich vorhandener Dauerkopfschmerz.
➤ **Häufigkeit:** Genaue Zahlen zur Häufigkeit des medikamenteninduzierten Dauerkopfschmerzes liegen nicht vor. In Spezialambulanzen ist mit einer Häu-figkeit dieser Kopfschmerzform von 5 – 10 % zu rechnen.
➤ **Ursachen:** Die Pathophysiologie ist nicht geklärt. Wahrscheinlich kommt es bei Kopfschmerzpatienten und entsprechender Disposition zu einer Zunahme der Erregbarkeit zentraler Rezeptoren (z. B. Serotonin).
➤ **Klinik:** Meist haben medikamenteninduzierte Dauerkopfschmerzen einen dumpf-drückenden Schmerzcharakter. Abhängig von den mißbräuchlich einge-nommenen Substanzen kommt es aber zu unterschiedlich akzentuierten Kopf-schmerzen. Neben den Schmerzsymptomen können spezifische Nebenwirkun-gen der eingenommenen Pharmaka auftreten (gastrointestinale Nebenwirkun-gen, erhöhte Leberwerte, Ergotismus).
➤ **Diagnostik und Differentialdiagnose:** Die Diagnose wird durch die Medika-mentenanamnese und den klinischen Befund gestellt.
➤ **Therapie – ambulanter Medikamentenentzug:**
  – *Indikationen:* Dauerkopfschmerz weniger als 2 Jahre, kein Mißbrauch psy-chotroper Pharmaka, hohe Motivation des Patienten, Unterstützung durch das soziale Umfeld.
  – *Praktisches Vorgehen:*
    • Abruptes Absetzen aller mißbräuchlich eingenommenen Substanzen.
    • Bedarfsweise Metoclopramid oder Domperidon 10 – 20 mg bei Übelkeit/ Erbrechen geben.
    • Nach dem Entzug: Prophylaxe des zugrundeliegenden Kopfschmerzes (s. o.).
➤ **Therapie – stationärer Medikamentenentzug:**
  – *Indikationen:* Dauerkopfschmerz länger als 5 Jahre, Mißbrauch von psycho-tropen Pharmaka oder Opioiden, mehrere erfolglose ambulante Entzüge, un-günstiges soziales Umfeld, hoher Leistungsanspruch, ausgeprägte Begleitde-pression, Ablehnung eines ambulanten Entzugs.
  – *Praktisches Vorgehen:*
    • Abruptes Absetzen mißbräuchlich eingenommener Substanzen.
    • Schrittweise Dosisreduktion von Benzodiazepinen und Opioiden um 10 – 20 % täglich.

- Therapie der Begleitsymptome des Entzugs (parenteral): Übelkeit/Erbrechen: Metoclopramid 10–20 mg. Entzugskopfschmerz: Acetylsalicylsäure 500–1000 mg/8 Std. Unruhezustände: Thioridazin (Melleril) 30–60 mg/d.
- *Nach dem Entzug:* Prophylaxe des zugrundeliegenden Kopfschmerzes (s.o.).

Rückenschmerzen

➤ **Definition:** Rückenschmerzen sind Symptom einer Vielzahl verschiedener Erkrankungen. Im Hinblick auf die Therapie ist die Unterscheidung akuter (Dauer < 3 Monate) und chronischer (> 3 Monate) Rückenschmerzen wichtig.

➤ **Häufigkeit:** Nach den Kopfschmerzen stellen Beschwerden im Bereich der Wirbelsäule die häufigste Ursache chronischer Schmerzen dar. 80–90% der Bevölkerung westlicher Industriestaaten leiden mindestens einmal an Rückenschmerzen. Akute Rückenschmerzen bessern sich bei 60% der Betroffenen innerhalb einer Woche, ein geringer Teil von 7% bleibt längerfristig nicht arbeitsfähig.

➤ **Klinik:**
- *Nicht-radikuläre Schmerzen:*
  - Schmerzcharakter: Dumpf, tiefsitzend, schlecht lokalisierbar.
  - Lokalisation: Einseitig oder beidseitig im Rücken-, Gesäßbereich, Oberschenkelrückseite.
  - Schmerzverstärkung bei Lagewechsel und längerer gleichbleibender Haltung.
  - Besserung durch Bewegung (z.B. morgens nach dem Aufstehen).
- *Bandscheibenbedingte radikuläre Schmerzen:*
  - Schmerzcharakter: Stechend, ziehend.
  - Lokalisation: Schmerzen im Bein sind meist stärker als Rückenschmerzen.
  - Bewegung verschlechtert häufig die Beschwerden.
- *Radikuläre Schmerzen infolge einer knöchernen Stenose:* Uneinheitlicher Schmerzcharakter. Neurogene Claudicatio: Zunehmende Schmerzen nach einer kurzen Gehstrecke. Besserung durch Entlordosierung der Lendenwirbelsäule.
- *Arthropathie des Iliosakralgelenks:* Schmerzprojektion ähnlich radikulärer Schmerzen oder Schmerzen bei Coxarthrose.

➤ **Diagnostik und Differentialdiagnose:**
1. Chronisch-entzündliche Erkrankungen der Wirbelsäule (z.B. Morbus Bechterew, Morbus Reiter). Diagnostik: Labor (Blutsenkung, HLA-B 27), Röntgen, Anamnese, Befund.
2. Lumbale Wurzelreiz- und Kompressionssyndrome. Diagnostik: Klinische Symptomatik, Befund, CT, NMR.
3. Maligne Erkrankungen (z.B. Plasmozytom, Metastasen), metabolische Knochenerkrankungen (z.B. Morbus Paget, Osteomalazie). Diagnostik: Röntgen, Szintigraphie, Laboruntersuchungen.
4. Mechanische oder statische Rückenschmerzen, Hypermobilität, Osteoporose. Diagnostik: Klinische Symptomatik, Befund, Röntgen.
5. Rückenschmerzen im Rahmen psychosomatischer Störungen bzw. neurotischer Entwicklung. Diagnostik: Anamnese, psychosomatischer Befund.
- Über 90% der Rückenschmerzen beruhen auf unspezifischen Ursachen (siehe 4. und 5.).
- Diagnostik radikulärer Syndrome s. Tab. 48.

18.6 Behandlung spezieller Schmerzsyndrome ▮▮▮▮▮

Tabelle 48   Diagnostik radikulärer Syndrome

Segment	1. abgeschwächte Muskelkraft	2. Sensibilitäts-störungen	Reflexe
L3	Hüftbeuger	Oberschenkel	Patellarsehnenreflex
L4	Kniestrecker (Quadriceps)	Knie-, Unterschenkel-innenseite	Patellarsehnenreflex
L5	Hackenstand, Fuß-Zehenheber	Schienbeinkante, Fußrücken	Tibialis posterior Reflex
S1	Zehenstand, Fußplantar-flexion	Fußaußenkante	Achillessehnenreflex

3. Schmerzen im Bein (Gesäß) stärker als im Rücken

4. Laségue-Zeichen < 50 % des gesunden Beines

- Zwei der diagnostischen Kriterien 1. – 4. der Tab. 48 müssen positiv sein.
- Bestätigung der Diagnose durch CT/MRT, EMG.
- 90 % aller lumbalen radikulären Syndrome betreffen die Wurzeln L5 und S1.
- Chronischen, radikulär bedingten Beschwerden fehlen oft eindeutige neurologische Ausfälle. Die Abgrenzung zu nichtradikulären Schmerzen ist schwierig.

➤ **Therapie:**
- *Akute unspezifische Rückenschmerzen:*
  1. Physikalisch: Bettruhe, Stufenbett, (maximal 1 Woche), Wärme/Kälte-Anwendung, Krankengymnastik.
  2. Medikamentös: Ibuprofen 3 × 400 – 800 mg/d (maximal 6 Wochen), Tetrazepam (Musaril) 2 – 3 × 50 mg/d (maximal 4 Wochen), Flupirtin (Katadolon) 3 – 4 × 100 mg/d.
  3. Stimulativ: TENS, Akupunktur.
- *Akute radikuläre Schmerzen:*
  4. Lokal/regional: Peridurale Gabe von 40 – 80 mg Triamcinolon (Kristallsuspension).
  5. Operative Dekompression: Absolute Indikation: Vorliegen eines Cauda equina-Syndroms oder schwerer, progressiver Paresen. Relative Indikation: Über 6 Wochen konservativ nicht beeinflußbare Beinschmerzen oder Paresen. (Insgesamt in nur 10 % der Fälle radikulärer Beschwerden indiziert.)
- *Chronische Rückenschmerzen:*
  1. Physiotherapeutisch: Aktive Krankengymnastik, Rückenschule.
  2. Medikamentös: Evtl. Amitriptylin 25 – 150 mg/d, Abwägen eines Vorgehens in Anlehnung an das WHO-Stufenschema (s. S. 210).
  3. Stimulativ: TENS, SCS (spinal cord stimulation).
  4. Psychosozial: Entspannungstechniken (PMR), Schmerzbewältigungstraining, Veränderungen am Arbeitsplatz, Fitnesstraining, Rückenschule.
- Um optimale Therapieerfolge zu erzielen, ist ein multimodales Gesamtkonzept erforderlich. Ziel derartiger Konzepte (z. B. Rückenintensivprogramme) ist die Veränderung des Krankheitsverhaltens hin zu mehr Aktivität und weg von häufiger Inanspruchnahme medizinischer Leistungen und hohen Arbeitsausfallszeiten.

Definition und Vorbemerkungen

➤ Unter ambulanten Operationen versteht man diagnostische und therapeutische Eingriffe, bei denen der Patient sowohl die Nacht vor als auch nach der Operation zu Hause verbringt.
➤ Die ambulante Durchführung operativer Eingriffe gewinnt auch in Mitteleuropa an Bedeutung. Neben den geringeren Behandlungskosten ist hierfür vor allem der größere Patientenkomfort ausschlaggebend. Es ist jedoch zu berücksichtigen, daß durch eine ambulant durchgeführte Anästhesie das Risiko für den Patienten im Vergleich zu einer Anästhesie mit stationärer Nachsorge nicht erhöht werden darf.

Auswahl der Patienten

➤ **Geeignet sind:**
  – Grundsätzlich Patienten der ASA-Risikoklassen I und II (vgl. S. 7), vorausgesetzt, die Patienten können den Aufwachraum voraussichtlich innerhalb von 1 Std. und das Krankenhaus innerhalb von 4 Std. verlassen.
  – In Ausnahmefällen auch Patienten der ASA-Risikoklasse III. Die besonderen Risiken bei ambulanten Operationen müssen streng gegen die Vorteile abgewogen werden.
➤ **Nicht geeignet sind:** Operationen mit Transfusion von Fremdblut, mit längerer postoperativer Überwachung (z. B. wegen Risiko der Nachblutung oder des Harnverhalts).
➤ **Eine ambulante Anästhesie verbietet sich bei** belasteter Eigen- oder Familienanamese (Narkosezwischenfälle, maligne Hyperthermie), schlechtem Allgemeinzustand, problematischem sozialem Umfeld (wenn keine Betreuung durch Angehörige möglich ist).
🔘 *Beachte:* Der Operateur legt fest, welche Art des Eingriffs er ambulant durchführt.

Präoperative Voruntersuchungen, Aufklärung, Einwilligung

➤ Erforderliche präoperative Untersuchungen sollen nach Möglichkeit bereits vom einweisenden Arzt durchgeführt werden. Eine Voruntersuchung mit Aufklärung (Anästhesiesprechstunde) erfolgt 1 – 8 Tage vor dem Eingriff.
➤ Anamnese und Befund wie üblich erheben (s. S. 6). EKG, Röntgen- und Konsiliaruntersuchungen nach klinischer Indikation.
➤ Aus juristischen Gründen ist der Patient zum frühestmöglichen Zeitpunkt bis spätestens zum Vorabend der Operation im Sinne der Stufenaufklärung zu informieren (s. S. 12). Über die Eingriffsaufklärung hinaus bei ambulanten Operationen insbesondere hinweisen auf:
  – Das prä- und postoperative Verhalten (Merkblatt für ambulante Operationen).
  – Die Einschränkung der Straßenverkehrsfähigkeit.
  – Mögliche, insbesondere postoperative, Komplikationen
  – Begleit- und/oder Betreuungspersonen soweit erforderlich in die Aufklärung einbeziehen.
  – Telefonnummer, unter der Tag und Nacht ein Arzt für den Patienten erreichbar ist.
  – Die Einwilligung kann noch bis zum Anästhesiebeginn widerrufen werden. Empfehlenswert ist eine telefonische Rückfrage am Vortag der OP. Änderungen des Gesundheitszustands (respiratorischer Infekt!) erfragen!

19.1 Grundlagen

Operationstag

➤ Der Patient findet sich spätestens eine Stunde vor Anästhesiebeginn in der Klinik ein. Die Prämedikationsmedikamente werden wegen der nötigen Überwachung erst in der Wartezone appliziert, nicht bereits vor dem Transport.

Grundregeln zum praktischen Vorgehen bei ambulanter Anästhesie

➤ Ambulante Anästhesien werden nach Facharztstandard erbracht. Im allgemeinen als Regionalanästhesien (z.B. axillärer Armplexus), Allgemeinanästhesie oder als Kombinationsanästhesie.

➤ Atemweg: Maske, Larynxmaske, Intubation (die Eingriffe werden je nach OP-Gebiet als Maskennarkose, mit Larynxmaske oder als Intubationsnarkose durchgeführt).

➤ Kurze, periphere Eingriffe werden im ambulanten Bereich oft in Spontanatmung durchgeführt. Monitoring: EKG, SaO_2, Blutdruck, Atemwegsmonitoring (in- und exspiratorisches O_2, CO_2, Inhalationsanästhetika).

➤ Zugriff auf die Notfallausrüstung (Defibrillator, Notfallmedikamente) muß gewährleistet sein.

➤ Geeignete Medikamente auswählen: Ziel anästhesiologischer Maßnahmen bei ambulanten Operationen ist es, eine maximale, unmittelbar postoperative Vigilanz der Patienten mit einer möglichst niedrigen Inzidenz postoperativer Komplikationen (Übelkeit, Erbrechen, starke Schmerzen) zu erzielen. Daher sind Medikamente mit kurzer Wirkungsdauer, guter Steuerbarkeit und geringer Inzidenz postoperativer Nebenwirkungen besonders geeignet (s.u.).

Besonderheiten bei Kindern

➤ Zu **Lebendimpfungen** Abstand von 2 Wochen, bei anderen Impfungen mindestens 3 Tage. Bei Impfkomplikationen verlängern sich die Wartezeiten entsprechend den Verläufen.

➤ Bei **Infekten der Atemwege** kann der Eingriff erst 2 – 3 Wochen nach Abklingen der spastischen bronchitischen Atemgeräusche stattfinden.

➤ Bei **Säuglingen** letzte Nahrungsaufnahme ca. 3 – 4 Std. vor der Operation als Teefläschchen. Kinder > 2 Jahren nehmen feste Nahrung noch bis zu 6 Std. vor OP-Beginn zu sich, gezuckerter Tee ist bis 4 Std. vor OP-Beginn erlaubt. Sofern keine operative Kontraindikation besteht, können Säuglinge und Kleinkinder gezuckerten Tee ab 2 Std. nach OP-Ende, feste Nahrung ab 4 Std. nach OP-Ende einnehmen.

Benzodiazepine: Midazolam (Dormicum)

➤ Zu Midazolam vgl. auch S. 108.
➤ **Anwendung:** Wegen seiner kurzen HWZ (150 Min.) ist Midazolam zur Prämedikation geeignet.
➤ **Kontraindikationen:** Muskelerkrankung, Myasthenie.
➤ **Dosierung:**
  – Erwachsene: 7,5 mg p.o.
  – Kinder: 0,5 mg/kg KG p.o. (als Saft) oder rektal.
➤ **Nebenwirkungen:** Atemdepression, besonders bei zusätzlicher Opioidgabe.

Hypnotika

➤ **Propofol (Disoprivan)** (vgl. auch S. 102):
  – *Anwendung:* Mittel der Wahl für kurze Eingriffe und ambulante Operationen.
  – *Kontraindikation:* Hypotension. Bei Kindern unter 3 Jahren nicht zur Narkose zugelassen!
  – *Dosierung:* 1,5 – 2 mg/kg KG i.v. Infusionsdosierung, optimal: TCI, vgl. auch S. 125.
  – *Nebenwirkungen:* Injektionsschmerz, Blutdruckabfall, Apnoe, Bradykardien, selten zerebrale Krämpfe noch Stunden nach der Entlassung (Aufklärung!).
➤ **Methohexital (Brevimytal)** (vgl. auch S. 104):
  – *Anwendung:* Für alle Altersstufen geeignet.
  – *Kontraindikation:* Porphyrie.
  – *Dosierung:* 1 – 2 mg/kg KG i.v.; Maximaldosis 500 mg.
  – *Nebenwirkungen:* Tachykardie, Blutdruckabfall, Singultus, Apnoe.
➤ **Etomidat (Etomidat-Lipuro)** (vgl. auch S. 103):
  – *Anwendung:* Mittel der Wahl bei eingeschränkter kardiovaskulärer Reserve bzw. allergischer Diathese. Einleitungshypnotikum.
  – *Kontraindikationen:* Porphyrie, Schwangerschaft.
  – *Dosierung:* 0,2 – 0,3 mg/kg KG i.v.
  – *Nebenwirkungen:* Myokloni (bei Einsatz als Monosubstanz), Venenreizung, kurzfristige Hemmung der Cortisolsynthese.
➤ **S-Ketamin und Ketamin (Ketanest)** (vgl. auch S. 104):
  – *Anwendung:* Ist im ambulanten Bereich selten indiziert. Evtl. nur i.m.-Einleitung bei extrem unkooperativen Kindern.
  – *Kontraindikationen:* Hirndruck, Hypertonie.
  – *Wirkung:* Gute Analgesie, keine Kreislaufdepression, geringe Atemdepression.
  – *Dosierung:* 1 mg/kg KG i.v.; S-Ketamin 0,5 mg/kg KG i.v.
  – *Nebenwirkungen:* Tachykardie, Blutdruckanstieg, Hypersalivation, vermehrte Bronchialsekretion, Spontanbewegungen.
  - ◙ *Merke:* Möglichst nicht als Mononarkotikum verwenden (Angstträume). Ruhiges Zimmer für die Aufwachphase vorhalten.

Muskelrelaxantien

➤ **Succinyldicholin** (vgl. auch S. 110):
  – *Anwendung:* Relaxation zur raschen Intubation bei kurzdauernden Eingriffen.

– *Kontraindikationen:* Neuromuskuläre Erkrankungen (Gefahr der Auslösung einer malignen Hyperthermie), Langzeitimmobilisation, Hyperkaliämie (cave Dialysepatienten), ältere Verbrennungen (> 7 Tage), Z. n. Bestrahlung, Cholinesterasemangel.

▣ *Merke:* Succinycholin ist kein Routinemedikament, daher kritische Indikationsstellung! Succinyldicholin wird nicht mehr routinemäßig für die Kinderanästhesie empfohlen.

– *Wirkung:* Kurz wirksames depolarisierendes Muskelrelaxans.

– *Dosierung* zur endotrachealen Intubation: 1 – 2 mg/kg KG i. v.

– *Priming:* Gabe eines nichtdepolarisierenden Muskelrelaxanz (ca. $1/4$ der relaxierenden Dosis); zur Verminderung von Faszikulieren, Myalgie, CK- und Kaliumanstieg.

– *Nebenwirkungen:* Bradykardie (Atropin!), Hyperkaliämie, Myoglobinurie (besonders bei wiederholten Einzelgaben). Selten, aber lebensgefährlich: Maligne Hyperthermie (s. S. 578), Rhabdomyolyse, Herzstillstand (s. S. 628).

▶ **Mivacurium (Mivacron)** (vgl. auch S. 110):

– *Anwendung:* Relaxation bei Eingriffen ≥ 15 Min. Dauer.

– *Kontraindikationen:* Allergische Diathese.

– *Wirkung:* Kurz wirksames nichtdepolarisierendes Muskelrelaxans mit rascher Erholung.

– *Dosierung:*
   • 0,15 – 0,2 mg/kg KG i. v. als Intubationsdosis.
   • 0,05 – 0,1 mg/kg KG i. v. als Repetitionsdosis.

– *Nebenwirkungen:* Histaminliberation, Blutdruckabfall.

▣ *Cave:* Verlängerte Wirkdauer bei Leber- und Niereninsuffizienz; stark verlängerte Wirkdauer bei atypischer Plasmacholinesterase (3 – 4 Std. bei homozygoter Form).

▶ **Vecuronium (Norcuron)** (vgl. auch S. 111):

– *Anwendung:* Bei Eingriffen von ≥ 20 Min. Dauer; für alle Altersklassen geeignet.

– Kontraindikationen: Keine.

– *Wirkung:* Mittellang (15 – 20 Min.) wirksames nichtdepolarisierendes Muskelrelaxans.

– *Dosierung:*
   • 0,05 – 0,1 mg/kg KG i. v. Initialdosis (z. B. Intubation).
   • 0,025 mg/kg KG i. v. Repetitionsdosis.

– *Nebenwirkungen:* Kaum vorhanden, selten Bradykardie, besonders nach Fentanyl-Gaben.

Analgetika

▶ **Alfentanil (Rapifen)** (vgl. auch S. 106):

– *Anwendung:* Mittel der Wahl für kurze Eingriffe (< 15 Min.).

– *Kontraindikationen:* Keine.

– *Dosierung:* 15 – 20 µg/kg KG i. v.

– *Nebenwirkungen:* Thoraxrigidität, Atemdepression, Bradykardie.

▶ **Remifentanil (Ultiva)** (vgl. auch S. 107):

– *Anwendung:* Wegen der sehr guten Steuerbarkeit sehr gut für ambulante Eingriffe geeignet.

- *Wirkung:* Ultrakurzwirksames Opioid mit rascher Elimination (Spaltung durch unspezifische Esterasen).
- *Dosierung:* Als kontinuierliche Infusion:
  - Einleitungsdosis: 0,5 µg/kg KG/Min. über 10 – 20 Min.
  - Erhaltungsdosis: 0,25 µg/kg KG/Min., ggf. Dosis erhöhen (näheres s. TIVA S. 124).
- *Nebenwirkungen:* Bradykardie, Thoraxrigidität, besonders nach Bolusgabe. Postoperative Analgesie sicherstellen (s. S. 201).

Inhalationsanästhetika

➤ **Desfluran (Suprane)** (vgl. auch S. 112):
  - *Anwendung:* Sehr gut steuerbares Inhalationsanästhetikum, ist grundsätzlich für ambulante Anästhesien geeignet, hat jedoch eine stark atemwegsreizende Wirkung (nicht zur Maskeneinleitung geeignet, erhöhte Inzidenz von Atemwegsirritationen in der Kinderanästhesie).
  - *Kontraindikation:* Disposition zur malignen Hyperthermie.
  - *Dosierung:* Altersabhängig, s. Tab. 49.
  - *Nebenwirkungen:* Zunahme der Herzfrequenz (dosisabhängig), Abnahme des Systemwiderstands, Atemwegsirritation.

Tabelle 49 Dosierung von Desfluran zur ambulanten Anästhesie

Alter [Jahre]	Desfluran in O_2	Desfluran in 65% N_2O/O_2
18 – 30	7,25%	3,7%
31 – 60	6,0	2,8%

➤ **Sevofluran** (vgl. auch S. 114):
  - *Anwendung:* Durch niedrigen Blut/Gas-Verteilungskoeffizienten bedingt sehr gut steuerbares Inhalationsanästhetikum, das wegen seines angenehmen Geruches auch zur Maskeneinleitung verwendet werden kann. Rasches An- und Abflutungsverhalten insbesondere für ambulante Operationen von Vorteil.
  - *Kontraindikation:* Disposition zur malignen Hyperthermie.
  - *Dosierung:* Altersabhängig, s. Tab. 50.
  - *Nebenwirkungen:* Entstehung von Compound A, Interaktion mit trockenem Absorberkalk.
➤ **Isofluran (Forene)** (vgl. auch S. 114):
  - *Anwendung:* Gute hypnotische und mäßige analgetische Wirkung, Bronchodilatator, gute Muskelrelaxation. Für Inhalationseinleitung weniger geeignet.
  - *Kontraindikation:* Disposition zur malignen Hyperthermie.
  - *Dosierung:* 0,5 – 2,0 Vol% in der Inspirationsluft bei einem Frischgasfluß von 3 Litern.
  - *Nebenwirkungen:* Dosisabhängige Kreislaufdepression, Vasodilatation, keine Arrhytmien, Atemdepression, Hypersalivation. Wg. stechendem Geruch Atemwegsirritation, Husten.

19.2 Geeignete Medikamente

Tabelle 50 Dosierung von Sevofluran zur ambulanten Anästhesie

Alter [Jahre]	Sevofluran in O_2	Sevofluran in 65% N_2O/O_2
< 3	3,3 – 2,6%	2,0%
3 – 4	2,5%	1,8%
5 – 12	2,4%	1,6%
13 – 25	2,5%	1,4%
35	2,2%	1,2%
40	2,4%	1,1%
50	1,8%	0,98%
60	1,6%	0,87%
80	1,4%	0,7%

Frischgasfluß

➤ Ambulante Narkosen werden nicht nur in der Klinik, sondern v. a. in Praxen niedergelassener Fachärzte durchgeführt.
➤ Die Sauerstoffversorgung erfolgt in der Regel durch Flaschen → vor jeder Einleitung und intraoperativ wiederholt den Flaschendruck überprüfen.
➤ Aus Kostengründen sowie logistischen Gründen werden ambulante Narkosen meist im low flow bis minimal flow durchgeführt.

Vorbemerkung

➤ Die postoperative Überwachung ambulanter Patienten erfolgt in gleicher Weise wie bei stationären Patienten. Neben dem üblichen Monitoring von EKG, SaO_2, Temperatur (Kinder), Blutdruck und Vigilanz kommt der Überwachung von postoperativen Komplikationen, wie Blutung im OP-Gebiet, Übelkeit und Erbrechen oder nur schwer beherrschbare postoperative Schmerzen, besondere Bedeutung zu.

Verlauf der postoperativen Erholung (drei Phasen)

➤ **Frühphase (immediate recovery):** Ende der Anästhetikazufuhr bis zur Wiederherstellung des Bewußtseins, der Schutzreflexe und der motorischen Aktivität, Phase der Narkoseausleitung und der postanästhesiologischen Überwachung auf der Aufwachstation.
➤ **Intermediärphase (intermediate recovery):** Wiederherstellung der sensomotorischen Funktionen, Nachlassen des Gefühls der Benommenheit, Fähigkeit, frei zu stehen und mit Hilfe zu gehen kehrt zurück, Phase der postnarkotischen Erholung auf Normalstation bzw. Ruheraum.
➤ **Späte postoperative Erholung (long-term recovery):** Vollständige Wiederherstellung der körperlichen und geistigen Leistungsfähigkeit, bis mindestens 24 Std. postoperative Betreuung durch verantwortungsvolle Bezugsperson erforderlich, keine aktive Teilnahme am Straßenverkehr.

Klinische Verlegungskriterien aus dem Aufwachraum

➤ Suffiziente Spontanatmung.
➤ Selbstständiges Freihalten der Atemwege.
➤ Klares Bewußtsein.
➤ Stabile Herz-Kreislauf-Funktion.
➤ Schutzreflexe.
➤ Frühestens 20–30 Min. nach letzter i.v.-Gabe von Opioiden bzw. Sedativa.
➤ Normale SaO_2-Werte ohne Sauerstoffgabe für mindestens 15–20 Min.
➤ Operative Komplikationen (z.B. Nachblutung) ausgeschlossen.

Entlassung des Patienten

➤ Nach der Anästhesie sind die Patienten für 24 Std. nicht straßenverkehrstauglich und eingeschränkt rechtsfähig. Für die Heimfahrt (Taxi, Angehöriger) und die nächsten 24 Std. ist eine Begleitperson vorzusehen. Die ärztliche Zuständigkeit für postoperative Notfälle im häuslichen Bereich ist im Gesundheitsstrukturgesetzt nicht geregelt. Es ist daher zu klären, wer die postoperative (vertragsärztliche) Betreuung übernimmt. Der Anästhesist muß sonst damit rechnen, für Lücken in der häuslichen Versorgung auch strafrechtlich zu Verantwortung gezogen zu werden. Daher: Patienten Telefonnummer mitgeben, unter der ein Anästhesist erreicht werden kann. Dem Patienten unmittelbar bei Entlassung eine Kurzinformation für den weiterbehandelnden niedergelassenen Arzt aushändigen.
➤ **Klinische Kriterien für die Entlassung nach Hause:**
  – Stabilität der Vitalfunktionen über 30–60 Min.
  – Kontinuierlich ausreichende Vigilanz und Orientierung zu Ort, Zeit und Person.
  – Keine operativen Frühkomplikationen.
  – Gehfähigkeit.
  – Keine Übelkeit, kein Erbrechen seit mehr als 30 Min.

19.3 Aufwachphase/Verlegung

- Postoperative Schmerzen durch orale Applikation von Analgetika beherrschbar (s. u.).
- Toleranz oraler Flüssigkeitsaufnahme.
- Spontanurin.

Risiken

➤ Bei Komplikationen müssen die Patienten stationär aufgenommen werden. Der Großteil der Ereignisse ist operativ bedingt (Erweiterung des operativen Verfahrens, Blutungen, Schmerzen).

➤ Anästhesiezwischenfälle und Narkoseüberhänge sind selten.

🔵 *Merke:* Der Begriff Komplikation ist im Rahmen ambulanter Operationen weit zu fassen. Beim Auftreten perianästhesiologischer Komplikationen muß die Indikation einer stationären Überwachung des Patienten großzügig gestellt werden.

➤ **Aufnahmegründe:**
- Nausea, Erbrechen (können noch Stunden nach Entlassung auftreten und zur Krankenhauseinweisung führen, Patienten aufklären!).
- Postoperative Blutung.
- Postoperative Schmerzen, die durch Applikation von Analgetika (oral, rektal) und physikalischen Maßnahmen vom Patienten nicht beherrscht werden.
- Orthostaseprobleme.

Schmerztherapie nach ambulanten Operationen (Tab. 51)

Tabelle 51 Schmerztherapie nach ambulanten Operationen

	postoperativ	postoperativ zu Hause
Nichtopioid-analgetika	bei OP-Ende – Ketoprofen (Orudis) 50 mg i. m. – Paracetamol 500 – 1000 mg rektal (ggf. präoperativ) – Metamizol (Novalgin) 500 – 1000 mg als Infusion	bei Bedarf: – Ibuprofen (z. B. Anco-Granulat) 1 Btl. à 600 mg p. o. – Paracetamol 500 – 1 000 mg rektal – Metamizol (Novalgin) 20 – 40 Tropfen
Opioide	Piritramid (Dipidolor) 1,5 – 3 mg titrierend i. v.	bei Bedarf: Tramadol 40 Tropfen

Grundlagen

➤ **Häufigste Herzerkrankungen:**
  - *Koronare Herzkerkrankung (KHK).* Risikofaktoren für die Entwicklung einer Arteriosklerose mit koronarer Herzkrankheit: Hypertonus, Hypercholesterinämie, familiäre Disposition, Diabetes mellitus, terminale Niereninsuffizienz, Nikotinabusus, Streß.
  - *Klappenfehler.*
  - *Kardiomyopathie.*
➤ **Mögliche Folgen:** Myokardinfarkt, Rhythmusstörungen, Herzinsuffizienz, kardiogener Schock, Multiorganversagen.

Prämedikationsvisite

➤ **Ziel:** Einschätzung der für das perioperative Risiko relevanten Faktoren; Festlegung des perioperativen Managements.
➤ **Anamnese:** Wesentlich für die präoperative Einschätzung ist die gezielte und sorgfältige Anamnese. Fragen nach: Belastbarkeit (Belastungsdyspnoe, Angina pectoris), Dyspnoe bei flacher Lagerung, Ödemen, Nykturie, Rhythmusstörungen.
➤ **Risikoeinschätzung:**
  - Zur Quantifizierung des perioperativen Risikos wird üblicherweise ein multifaktorieller Risikoindex nach Goldmann und Detsky zugrunde gelegt. Für einzelne Erkrankungen und Symptome werden Punkte vergeben, je nach erreichter Punktzahl erfolgt eine Zuordnung in vier Risikoklassen, s. Tab. 52.
  - Der Index kann nur eine grobe Einschätzung liefern, nach der eine weitere Differenzierung anhand spezieller präoperativer Untersuchungen erforderlich ist (s. u.). Erst anhand dieser Untersuchungsbefunde kann das individuelle Risiko des Patienten bei einem bestimmten Eingriff ermittelt werden.

Tabelle 52   Modifizierter multifaktorieller Risikoindex

Risikofaktor	Punkte
Koronare Herzkrankheit:	
Myokardinfarkt < 6 Monate	10
Myokardinfarkt > 6 Monate	5
Angina pectoris (AP) NYHA III	10
Angina pectoris NYHA IV	20
instabile AP in den letzten 6 Monaten	10
Herzinsuffizienz:	
Lungenödem innerhalb einer Woche vor der OP	10
Lungenödem jemals zuvor	5
Verdacht auf **Aortenstenose**	20
Arrhythmien:	
kein Sinusrhythmus (im letzten präoperativen EKG)	5
> 5 ventrikuläre Extrasystolen (VES)/Min.	5
schlechter Allgemeinzustand	5
Alter > 70 Jahre	5
Notfalloperation	10

20.1 Grundlagen und präoperatives Management

Stufendiagnostik bei KHK

➤ **Anamnese:**
  – *Bei nicht bekannter KHK:* Klassische Angina pectoris-Beschwerden? Belastbarkeit? Risikofaktoren (s.o.)? Rhythmusstörungen?
  – *Bei bekannter KHK:*
    • Belastbarkeit: Bei sehr guter Belastbarkeit bei stabiler Angina pectoris geringe Wahrscheinlichkeit einer schweren KHK (z.B. problemloses Treppensteigen über 2 Stockwerke, Bergwanderungen).
    • Zurückliegende Infarkte?
    • Rhythmusstörungen?
➤ **Körperliche Untersuchung:** Suche nach Zeichen der Herzinsuffizienz: Ödeme? Pulmonale Stauung (feuchte RGs, vor allem basal)? Systolikum durch relative Mitralinsuffizienz?
➤ **Apparative Diagnostik:** Bei bekannter KHK oder bei V.a. KHK:
  – Ruhe-EKG (Sensitivität 50%).
  – Belastungs-EKG (Sensitivität 80–90%). Falls nicht durchführbar: Langzeit-EKG mit ST-Segmentanalyse. Indikation: V.a. KHK.
  – Röntgen-Thorax (Kardiomegalie? Pulmonale Stauung?). Indikation: Präoperative Diagnostik bei V.a. Herzerkrankung.
  – Streßechokardiographie. Indikation: Durch Kardiologen, vgl. Abb. 36.
  – Koronarangiographie. Indikation: Durch Kardiologen, vgl. Abb. 36.

Diagnostik bei Klappenerkrankungen

➤ **Anamnese:** Belastungsdyspnoe? Belastungsangina (Hypertrophie)? Rheumatisches Fieber in zurückliegenden Jahren?
➤ **Körperliche Untersuchung:** Vitientypisches Geräusch? Rhythmusstörungen, evtl. Galopprhythmus? Periphere Ödeme? Pulmonale Stauung? (feuchte RGs.).
➤ **Apparative Diagnostik:** EKG, Röntgen-Thorax (vitiumtypische Herzkonfiguration), Echokardiographie, Linksherzkatheter, Rechtsherzkatheter. Invasive Diagnostik nach kardiologischem Konsil, s.u.

Diagnostik zur präoperativen Einschätzung der myokardialen Pumpfunktion

➤ **Anamnese:** Die Angaben zur Belastbarkeit sind sehr sensitiv!
➤ **Echokardiographie:** Shortening fraction (SF): Normalwert > 30%. Kontraktilität unter Belastung? (Streßecho).
➤ **Herzkatheter:**
  – Füllungsdrücke und enddiastolisches Volumen.
  – Ermittlung der Ejektionsfraktion (EF) = $[(EDV−ESV)/EDV] \times 100$. Dabei ist EDV = enddiastolisches Volumen, ESV = endsystolisches Volumen.
    • Normalwert: > 60%.
    • Hohes Risiko: EF ≤ 30%. Größere chirurgische Eingriffe müssen gegen das kardiale Risiko abgewogen werden.
    • Mittleres Risiko: EF 30–45%. Narkose- und Operationstechnik individuell modifizieren. Außerdem die Dynamik der EF unter Belastung analysieren. Eine Kombination mit Rhythmusstörungen erhöht das perioperative Risiko.
☑ *Merke:* Die Indikation zu invasiver kardiologischer Diagnostik wird in der Regel durch einen konsiliarisch hinzugezogenen Kardiologen gestellt.

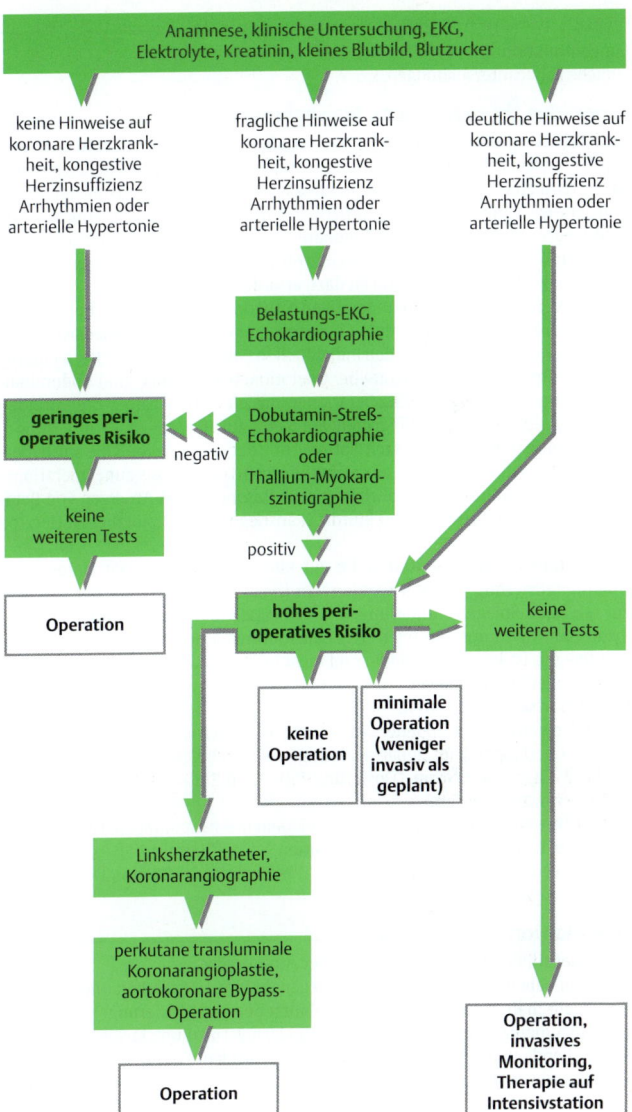

Abb. 36 Präoperative Einschätzung des kardialen Risikos

20.1 Grundlagen und präoperatives Management

Weitere Untersuchungen

➤ Lungenfunktion, s. S. 10.
➤ Übliche Laboruntersuchungen, s. S. 7.

Präoperative therapeutische Maßnahmen

➤ Nach Erhebung aller klinischen Befunde erfolgt in Absprache mit dem Kardiologen die Entscheidung über das weitere therapeutische Vorgehen. In den meisten Fällen wird eine Optimierung der medikamentösen Therapie ausreichend sein. Gelegentlich kann es jedoch erforderlich sein, herzchirurgische Eingriffe wie Klappenersatz oder ACVB (Aortokoronarer Bypass) einem eigentlich geplanten, elektiven Eingriff vorzuziehen. Eine enge Absprache mit dem Chirurgen über Art und Dringlichkeit der Operation ist dazu erforderlich.

➤ Ist eine Verbesserung der präoperativen Situation durch eine Vorbehandlung nicht zu erwarten, sollte mit dem Chirurgen die operative Vorgehensweise besprochen werden, um den für den individuellen Patienten schonendsten Eingriff durchzuführen. Die Reinfarktrate bei Operationen im Thorax- und Abdominalbereich und bei großen Gefäßoperationen mit einer Dauer über drei Stunden steigt gegenüber kürzeren Eingriffen von 3–6 % auf 16 %.

➤ **Fortführung der Therapie:** Nach Optimierung der Therapie muß die antihypertensive, antiischämische und antiarrhythmische Therapie bis zum Operationstag ohne Einschränkung gewährleistet sein. Besonders das Absetzen von Betablockern kann zu krisenhaftem Blutdruckanstieg und zum plötzlichen Herztod führen.

➤ Bei **digitalisierten Patienten** sollte auf klinische Zeichen einer Unter- oder Überdigitalisierung geachtet werden. Ein Digitalisspiegel ist nur bei Verdacht auf relevante Spiegelveränderungen indiziert (z. B. bei Niereninsuffizienz, Bradykardien, Rhythmusstörungen etc.). Eine routinemäßige Bestimmung des Digitalisspiegels ist kostenaufwendig und nicht erforderlich. Wichtig ist ein ausreichend hoher Kaliumspiegel.

➤ **Marcumarisierte Patienten:**
  – Nach einem Kunstklappenersatz werden marcumarisierte Patienten präoperativ überlappend auf Heparin i. v. eingestellt. Ziel: Verlängerung der PTT auf das 2–3fache der Norm. (Dosierung 750–1500 E/h →muß individuell nach PTT ermittelt werden.)
  – Das Thromboserisiko unterliegt individuellen Schwankungen, ist jedoch erhöht bei: Klappenersatz in Mitralposition, Vorhofflimmern, EF < 35 %, LVEDD (linksventrikulärer enddiastolischer Durchmesser) > 70 mm, Durchmesser des linken Vorhofs > 45 mm.

Prämedikation

➤ Vertrauensbildendes Gespräch in ruhiger Atmosphäre.
➤ Daneben haben sich Benzodiazepine wegen ihrer anxiolytischen und sedierenden Eigenschaften bei guter Kreislaufstabilität bewährt. Dosierung: Je nach Alter und Allgemeinzustand des Patienten 10–20 mg Dikaliumclorazepat (Tranxilium) abends und 3,75–7,5 mg Midazolam (Dormicum) oder 10–20 mg Dikaliumclorazepat (Tranxilium) morgens oral.

Endokarditisprophylaxe s. Tab. 53

Tabelle 53 Endokarditisprophylaxe (aus: Hahn J.M. Checkliste Innere Medizin. Stuttgart: Georg Thieme; 1998)

*	Risiko	keine Penicillinallergie	Penicillinallergie
A	standard	Amoxicillin 3 g p. o. 1 Std. vor Eingriff (i. v.: 2 g Amoxicillin oder Ampicillin)	Clindamycin 600 mg p. o. 1 Std. vor Eingriff
	hoch	+ 1 g p. o. nach 8 und 16 Std.	+ 300 mg p. o. nach 8 und 16 Std.
B	standard	Amoxicillin 3 g p. o. 1 Std. vor Eingriff (i. v.: 2 g Amoxicillin oder Ampicillin)	Vancomycin 1 g i. v. als Infusion über 1 Std., Beginn 1 Std. vor Eingriff
	hoch	+ 1 g p. o. nach 8 und 16 Std.	+ 1 g i. v. nach 12 Std.
C	standard	Di- oder Flucloxacillin 2 g p. o. 1 Std. vor Eingriff	Clindamycin 600 mg p. o. 1 Std. vor Eingriff
	hoch	+ 500 mg p. o. nach 8 und 16 Std.	wie B

Bei hospitalisierten Patienten i. v.-Gabe, zusätzlich Gentamicin 1,5 mg/kg KG i. v. 30 Min. vor dem Eingriff, dann 1 mg/kg KG nach 8 und 16 Std.
A Operationen im Mund- und Rachenraum, Bronchoskopie, Sklerosierung von Ösophagusvarizen
B Operationen, Endoskopien am Gastrointestinal- und Urogenitaltrakt
C Eingriffe an infizierten Herden (z. B. Hautabszeß, Phlegmone)

20.2 Praktisches Vorgehen

▣ *Beachte:* Der Anstieg von Blutdruck und Herzfrequenz führt zu einer dramatischen Zunahme des Sauerstoffverbrauchs.

Ziel

➤ „Hypodyname Anästhesie": Eine Optimierung der hämodynamischen Determinanten der Sauerstoffbilanz durch Vermeidung sympathikoadrenerger Streßreaktionen steht dabei im Vordergrund. Eine Tachykardie führt zum einen zum erhöhten Sauerstoffverbrauch, zum anderen durch die Verkürzung der Diastole zum reduzierten Sauerstoffangebot. Bei ausreichender Basisnarkose erfolgt die Blutdruckeinstellung durch den frühzeitigen Einatz von Vasodilatantien oder Vasopressoren.

Wahl des Narkoseverfahrens

➤ Periphere Eingriffe (z. B. Extremitäteneingriffe) können sowohl in Allgemein- als auch in Regionalanästhesie durchgeführt werden.
➤ **Allgemeinanästhesie:**
  – *Vorteile:* Sichere Atemwege, kontrollierter Gasaustausch, Bewußtseinsausschaltung und somit Streßabschirmung, Ausschaltung der Atemarbeit, Reduktion von Vor- und Nachlast, problemlose Nachbeatmung.
  – *Nachteile:* Streßreaktion bei Ein- und Ausleitung, evtl. unzureichende postoperative Analgesie, Abfall des HZV durch Narkotika und Beatmung, evtl. postoperative respiratorische Insuffizienz.
➤ **Regionalanästhesie:**
  – *Vorteile:* Gute intra- und postoperative Analgesie, Vor- und Nachlastsenkung, geringe Inzidenz von postoperativer Ateminsuffizienz.
  – *Nachteile:* Bei rückenmarksnahen Anästhesien bei fixiert eingeschränktem HZV ist ein schwerer Blutdruckabfall möglich, daher keine Regionalanästhesie bei deutlich erniedrigtem HZV präoperativ (z. B. schwerer Mitralstenose). Psychische Streßreaktionen sind möglich. Kontraindikation bei antikoagulierten Patienten. Lokalanästhetika haben kardiodepressive Eigenschaften (negativ inotrop, arrhythmogen, evtl. AV-blockierend).
➤ **Kombinationsverfahren Allgemeinanästhesie und thorakale Periduralanästhesie:** Es gibt Hinweise, daß die Kombination von thorakaler Epiduralanästhesie mit Allgemeinanästhesie bei großen abdominellen und thorakalen Eingriffen zu einer Reduktion von sympathoadrenergen Streßreaktionen führen kann. Ein endgültiger Nachweis der Verbesserung des Outcome durch prospektive Studien steht jedoch noch aus.

Medikamentenauswahl (für die Allgemeinanästhesie)

➤ **Benzodiazepine:** Midazolam wird meist eingesetzt, ist wegen weitgehender Kreislaufstabilität geeignet. Bei reduziertem Allgemeinzustand oder höherem Lebensalter ist jedoch ein Überhang möglich. Dosierung s. S. 108.
➤ **Opioide:** Opioide sind unverzichtbar für eine gute Analgesie und Streßabschirmung bei kardialen Risikopatienten. Ein Frequenzabfall ist meistens günstig für den Sauerstoffverbrauch und ist selten therapiebedürftig. Dosierung s. S. 106.
➤ **I.v.-Anästhetika:**
  – *Etomidat:* Aufgrund seiner Kreislaufstabilität ein geeignetes Anästhetikum. Eine Kombination mit Opioiden ist jedoch wegen der besseren Streßabschirmung erforderlich. Dosierung s. S. 102.

– *Propofol:* Es gibt keine kontrollierten Studien, die die Überlegenheit von balancierter Anästhesie oder TIVA hinsichtlich des Outcome bei kardialen Risikopatienten führen. Entscheidend ist weniger die Pharmakodynamik der Medikamente als vielmehr die Beibehaltung der kardiovaskulären Stabilität. Bei deutlich eingeschränktem HZV und hohen endogenen Katecholaminspiegeln kann Propofol evtl. zu schwerem Blutdruckabfall und Kreislaufinstabilität führen.
– *Barbiturate:* Grundsätzlich erscheinen Barbiturate aufgrund der negativ inotropen Eigenschaften als Routinemedikament bei kardialen Risikopatienten weniger geeignet. Bei speziellen Indikationen, wie z. B. der „rapid sequence induction" (S. 121), ist der Einsatz in reduzierter Dosierung möglich.
– Ketamin: Aufgrund der Katecholaminfreisetzung und des damit verbundenen Anstiegs von Herzfrequenz und Blutdruck ist Ketamin wenig geeignet. Ausnahme: Akute Perikardtamponade.

➤ **Inhalationsanästhetika:**
  – *Halothan* ist wegen seiner von allen Inhalationsanästhetika stärksten negativ inotropen und arrhythmogenen Wirkung für kardiale Risikopatienten nicht geeignet.
  – *Enfluran, Isofluran, Sevofluran und Desfluran* führen zur Vasodilatation und sind in hoher Dosis negativ inotrop. Ein vor Jahren bei Hunden gefundenes „coronary steal"-Phänomen konnte im üblichen Dosisbereich von 0,4 – 0,8 Vol % beim Menschen nicht bestätigt werden.
  – Hochdosierte Applikation von Inhalationsanästhetika ist beim kardialen Risikopatienten nicht sinnvoll. Im Rahmen einer balancierten Anästhesie haben die Inhalationsanästhetika aber einen festen Platz, da eine adäquate Streßunterdrückung mit Opioiden oder Benzodiazepinen allein nicht immer möglich ist.

➤ **Muskelrelaxantien:**
  – Vecuronium, Atracurium, Cis-Atracurium und Rocuronium sind gleichermaßen für den Einsatz bei kardiovaskulären Risikopatienten geeignet.
  – Succhinylcholin sollte wegen seiner proarrhythmogenen Wirkung nur bei spezieller Indikation eingesetzt werden.
  – Pancuronium kann aufgrund der Freisetzung endogener Katecholamine zum Anstieg der Herzfrequenz und damit zur Zunahme des myokardialen Sauerstoffverbrauchs führen.
  – Mivacurium kann durch Histaminfreisetzung, besonders bei zu rascher Injektion, zum Blutdruckabfall führen.

Perioperative Volumentherapie

➤ Die Kompensation größerer Volumenverschiebungen ist kardialen Risikopatienten nicht möglich.
➤ Während Hypertoniker und Koronarkranke oft präoperativ einen intravasalen Volumenmangel aufweisen, ist das Herz bei Patienten mit Klappeninsuffizienzen und/oder deutlich eingeschränkter Pumpfunktion bereits volumenbelastet. Eine sorgfältige Überwachung der Volumensituation und eine exakte Bilanzierung ist dabei wesentlich.
➤ Bei Eingriffen, die mit größeren Volumenverschiebungen einhergehen, sollte die Indikation für ein erweitertes Monitoring (TEE, Pulmonaliskatheter) großzügig gestellt werden.

Narkoseführung

➤ Die **Narkoseeinleitung** des nüchternen Patienten erfolgt nach Standardverfahren der Anästhesie.
➤ **Monitoring:**
  - ◐ *Merke:* Durch invasives hämodynamisches Monitoring und entsprechende Kontrolle der hämodynamischen Parameter kann die Reinfarktrate von 28 % auf 3,8 % gesenkt werden (nach Rao et al.).
  - Standard-Monitoring (s. auch S. 15):
    • EKG: 5-Kanal (Ableitung II und V5 intra- und postoperativ). Sensitivität für ischämische Reaktionen 80 %. Automatische ST-Segmentanalyse.
    • Blutdruck-Messung: NIBP. Aber Indikation zur invasiven RR-Messung großzügig stellen. Gefährdung des Patienten durch Zunahme oder Abfall des Blutdrucks um > 20 %.
    • Kapnometrie.
    • Sauerstoffsättigung.
  - *Erweitertes Monitoring:* Je nach Operation und Allgemeinzustand der Patienten, im Einzelfall Nutzen/Risiko abwägen.
    • Invasive Blutdruckmessung.
    • BGA-Kontrollen, Elektrolyt- und Hb-Kontrollen.
    • Blasendauerkatheter oder Cystofix Indikation: Bei allen Eingriffen > 3 Std., Eingriffen mit erheblichen Volumenverschiebungen).
    • Transösophageale Echokardiographie (TEE): Frühzeitige Erkennung von Ischämien durch Erfassung von Wandbewegungsstörungen (semiinvasives Verfahren, großzügige Indikationsstellung).
    • Pulmonalarterienkatheter: Indikation: Große Operationen bei Risikopatienten (hämodynamisch wirksame KHK, > zweitgradige Klappenstenosen oder -insuffizienzen, eingeschränkte Pumpfunktion). Messung von PAP, PCWP, CO/CI, SvO_2 (vgl. S. 31). Berechnung von PVRI, SVRI. Geringe Spezifität für Ischämien bei Veränderungen des PCWP.

Postoperatives Management

➤ **Postoperative Problematik:** Zusätzlich zu unmittelbaren Auswirkungen von Narkose und Operation addieren sich postoperative Risikofaktoren wie Streß, Schmerz, Volumenverschiebungen, Hypothermie und respiratorische Beeinträchtigungen. Die Inzidenz stummer Ischämien ist in der postoperativen Phase höher als zu jedem anderen Zeitpunkt.
➤ **Monitoring:**
  - Weiterführung des intraoperativen Monitorings auf einer Intensiv- oder intermediate care-Station (Ischämien?). Besonders relevant ist die Weiterführung der ST-Strecken-Analyse in II und V_5 (vgl. o.).
  - Postoperative Blut- und Volumenverluste sorgfältig bilanzieren und rechtzeitig ersetzen. Rückläufige Urinausscheidung kann nicht nur Zeichen eines Volumenmangels, sondern auch Folge eines niedrigen HZV sein.

➤ **Schmerztherapie:**
   – Die postoperative Schmerztherapie hat entscheidenden Einfluß auf das Ausmaß der sympathikoadrenergen Stimulation.
   – *Verfahren:* Kontinuierliche Verfahren, patientenkontrollierte i.v.-Analgesie oder Analgesie über den Periduralkatheter sind dabei der klassischen „Demand"-Bolusgabe vorzuziehen (zur postoperativen Schmerztherapie s. S. 201).
   👁 *Cave:* Eine postoperative Atemdepression mit Hypoxämie muß durch ausreichende Überwachung unbedingt vermieden werden.

➤ **Gasaustausch:**
   – Vorbestehende pulmonale Veränderungen, z. B. durch chronische pulmonale Stauung, in Kombination mit Störungen des Gasaustausches durch Narkose und Operation, können zu erheblicher Beeinträchtigung der postoperativen Lungenfunktion führen. Eine erhöhte Atemarbeit kann durch vermehrte Katecholaminausschüttung zum Auftreten postoperativer Ischämien führen.
   – Indikation zur Nachbeatmung großzügig stellen.

➤ **Dauer der postoperativen Überwachung:**
   – Gefährdung bis zum 3. oder 4. postoperativen Tag. Nach unkomplizierten Eingriffen ist es nur selten möglich, den Patienten drei Tage lang intensivmedizinisch zu überwachen.
   – Auf jeden Fall intensivmedizinische Überwachung über die erste postoperative Nacht hinweg. Treten in dieser Phase keine Komplikationen von kardialer oder chirurgischer Seite auf, kann eine Verlegung auf die Normalstation erwogen werden. Dort sollten aber eine engmaschige klinische Überwachung, eine Messung der Sauerstoffsättigung sowie eine regelmäßige Puls- und Blutdruckkontrolle durchgeführt werden.

➤ Suffiziente Schmerztherapie auf der Normalstation weiterführen!

20.3 Pat. mit Schrittmacher/Defibrillator

Systeme

➤ **NBG-Code** der nordamerikanischen und britischen Gesellschaft für Schrittmacher und Elektrophysiologie beschreibt die Schrittmacherfunktionen.

– Der Code besteht aus einem System von fünf Buchstaben, in dem die ersten drei Buchstaben die antibradykarden Funktionen, die letzten zwei die Programmierbarkeit und die antitachykarden Funktionen beschreiben, s. Tab. 54.

– *Im klinischen Alltag* werden meist die letzten zwei Positionen nicht angegeben, wenn keine Programmierbarkeit vorhanden ist (z. B. VVI statt VVIOO).

– *Fixierte, nicht synchronisierte Modi* sind VOO, AOO und DOO.

   ◎ *Beachte:* Besonders bei myocardialer Ischämie und Elektrolytstörungen kann im Modus VOO ein R auf T Phänomen mit Kammerflimmern ausgelöst werden.

– *Demand- oder synchronisierte Modi* sensen den atrialen und/oder ventrikulären Eigenimpuls. Der Schrittmacherimpuls wird dann entweder unterdrückt (inhibiert) oder synchronisiert mit dem Eigenimpuls abgegeben (getriggert).

– *Rein getriggerte Systeme* wie AAT oder VVT verbrauchen relativ viel Batterieleistung, so daß bei der Programmierung meistens die inhibierten Funktionen (AAI und VVI) oder eine duale Funktion eingestellt werden.

– *Reines Vorhofpacing* ist nur bei intakter AV Überleitung möglich. (z. B. Sick sinus syndrom, Sinusarrest).

– *Reines Ventrikelpacing* wird bei supraventrikulären Arrhythmien, vor allem beim Vorhofflimmern, eingesetzt.

– *Bei erhaltener atrialer Kontraktion* werden in der Regel Zweikammersysteme eingesetzt, da die Prognose bei artifizieller Ausschaltung der koordinierten Vorhoffunktion schlechter ist. Ein DDD Schrittmacher hat eine Sensing-Funktion für Vorhof und Kammer, bei einem vorgegebenen AV Intervall werden Vorhof- und Kammerimpulse sowohl inhibiert als auch getriggert abgegeben.

– *Frequenzadaptation:*

   • In den letzten Jahren sind intelligente Schrittmachersysteme entwickelt worden, die über einen Anstieg der Herzfrequenz bei Belastung ein höheres HZV ermöglichen.

   • Verschiedene Sensoren sind zu diesem Zweck entwickelt worden: Messung der Muskelaktivität, Bewegung durch ein piezoelektrisches Kristall, Atemminutenvolumen über thorakale Impedanzänderungen, Temperatur, dp/dt im rechten Ventrikel etc.

   • Neue Systeme kombinieren zwei Meßfunktionen, z. B. Impedanzmessung mit piezoelektrischem Kristall, um artefaktbedingte Schrittmacher-Tachykardien auszuschalten.

➤ **Klassifikation der implantierbaren Kardioverter-Defibrillatoren** (AICD) im NBD Code s. Tab. 55. Neuere Systeme können verschiedene Energiestufen für ventrikuläre Tachykardien und Kammerflimmern abgeben. Meist werden VT durch antitachykarde Funktionen beendet. Normalerweise ist ein Hintergrund-Pacing im VVI Modus einprogrammiert.

Tabelle 54 NBG-Schrittmacher-Code

Position	I	II	III	IV	V
Kategorie	gepacete Kammer (n)	gesenste Kammer (n)	Antwort auf Sensing	Programmierbarkeit Frequenzadaptation	antitachykarde Funktionen
	O = keine A = Atrium V = Ventrikel D = dual (A+V)	O = keine A = Atrium V = Ventrikel D = dual (A+V)	O = keine T = getriggert I = inhibiert D = dual (I+T)	O = keine P = einfach programmierbar M = multiprogrammierbar C = kommunizierend R = Frequenzadaptation	O = keine P = Pacing S = Schock D = dual

Tabelle 55 NBG-Code für implantierbare Kardioverter-Defibrillatoren (AICD)

Position	I	II	III	IV
Kategorie	Schock Kammer	antitachykarde Schrittmacherkammer	Tachykardie-Detektion	antibradykarde Schrittmacherkammer
	O = keine A = Atrium V = Ventrikel D = dual (A+V)	O = keine A = Atrium V = Ventrikel D = dual (A+V)	E = EKG H = Hämodynamik	O = keine A = Atrium V = Ventrikel D = dual (A+V)

Schrittmacherpaß (angegebene Einstellungen)

➤ **Pacingrate:** Basale und maximale.
➤ **Impulsstärke** (in mV oder mA) und Impulsbreite (ms).
➤ **Sensingsensibilität** (in mV): Normalerweise sensing bei niedrigerer Stromstärke im Vorhof als in der Kammer.
➤ **Mode:** AAI, VVI oder DDD (s.o.).
➤ **Refraktär- und „Blanking"-Perioden:** Im DDD-Modus ist kurzfristig das ventrikuläre Sensing außer Kraft gesetzt, wenn ein atrialer Impuls abgegeben wird, um eine Eigentriggerung zu verhindern. Zu Beginn einer ventrikulären Stimulation ist das Sensing in beiden Bereichen kurzfristig refraktär.
➤ **Hysterese:** Ventrikuläre Schrittmacher können so programmiert werden, daß sie bei einem Sinusrhythmus, der nur wenig unter der basalen Impulsrate liegt, nicht aktiv werden, um die atriale Füllung der Ventrikel zu erhalten. Diese Funktion kann ein- oder ausgeschaltet sein.
➤ **Polarität:** Manche Schrittmacher können von bipolar auf monopolar umgeschaltet werden.
➤ **Frequenzadaptation:** Kann an- oder ausgeschaltet werden.
➤ **Antitachykarder Modus:** Kann an- oder ausgeschaltet werden.

20.3 Pat. mit Schrittmacher/Defibrillator

Prämedikationsvisite

➤ Im Vordergrund stehen die allgemeinen Vorerkrankungen und der Allgemeinzustand des Patienten.
➤ **Wichtige Informationen:**
  – Indikation für die Schrittmacherimplantation: Kardiale Erkrankungen wie KHK, Klappenerkrankungen, kongenitale Vitien.
  – Schrittmacher-Typ und Programmierung (s. o.).
  – Lage des Schrittmacheraggregats.
  – Zeitpunkt der Implantation.
  – Zeitpunkt der letzten Schrittmacherkontrolle.
  – Begleiterkrankungen wie Diabetes, Hypertonie.
➤ **Präoperative Diagnostik** nach den Standards für kardiale Risikopatienten, s. S. 229.
➤ **Schrittmacherkontrolle** durch einen Kardiologen präoperativ ist erforderlich bei:
  – Patienten ohne Eigenrhythmus, wenn die letzte Kontrolle > 3 Mon. zurückliegt.
  – Patienten mit Eigenrhythmus, wenn die letzte Kontrolle > 6 Mon. zurückliegt.
➤ **Antitachykarde und frequenzadaptive Funktionen** sollten präoperativ ausgeschaltet werden, da es sonst intraoperativ zu Interferenzen kommen kann. Ist eine antitachykarde Funktion nicht abgeschaltet (z. B. bei Notfallpatienten), kann die Diathermie-Aktivität fälschlicherweise als tachykarde Herzaktion gesenst werden und eine antitachykarde Stimulation auslösen.

Praktisches Vorgehen

➤ **Wahl des Narkoseverfahrens:** Alle Standardverfahren wie TIVA, balancierte Anästhesie oder Regionalanästhesie sind durchführbar.
➤ Die **Narkoseeinleitung** erfolgt nach Standardverfahren, s. S. 120.
➤ **Besonderheiten bei Patienten mit implantiertem Defibrillator:** Hochfrequenzkoagulation kann von AICD mit Kammerflimmern verwechselt werden und Elektroschocks auslösen. Aus diesem Grunde sollte vor einer Operation mit Verwendung von Elektrokautern die Defibrillationsfunktion ausgeschaltet und nur die Schrittmacherfunktion beibehalten werden. Dann muß ein Defibrillator in unmittelbarer Bereitschaft stehen!
➤ **Monitoring:**
  – Wesentlich bei Schrittmacherpatienten ist die Überwachung des tatsächlichen myokardialen Auswurfs. Das EKG liefert nur Informationen über die elektrische Aktivität.
  – Überwachung des peripheren Pulses mittels Pulsoximeter und, bei entsprechender Indikation, mit invasiver Blutdruckmessung, vgl. S. 28.
  ◉ *Für Notfälle* sollte bei jeder Narkose ein externer Schrittmacher zur Verfügung stehen.
◉ *Tip:*
  – Ist ein *Cava-Katheter* erforderlich, sollte der Guide nicht mit dem gebogenen Ende zuerst eingeführt werden, es kann sonst zur Verwicklung des Guides mit der Schrittmachersonde kommen. Bei frisch gelegten Sonden ist die Luxationsgefahr besonders hoch, in diesem Fall ist äußerste Vorsicht angebracht. Cava-Katheter unter Bildwandlerkontrolle legen!

– *Pulmonaliskatheter:* Indikation zurückhaltend stellen. Besonders bei Vorhof- und Kammersonden kann es zu Verwicklungen mit dem Einschwemmkatheter kommen.

Intraoperative Störquellen

➤ **Elektromagnetische Interferenz:**
  – *Monopolare hochfrequente Elektrokautergeräte* sind die häufigste Ursache. Strom fließt zwischen einer aktiven und einer neutralen Elektrode. Diese Aktivität kann von Demand-Schrittmachern fälschlicherweise als Eigenimpuls gesenst werden, es kommt zum Schrittmacherausfall für die Zeit der Koagulation. Bei sehr hohen Stromstärken kann der Schrittmacher in einen „Noise mode", ein Sicherheitsprogramm mit fixierter Rate, umspringen.
  – Liegt die Schrittmachersonde im direkten Stromfluß zwischen den Elektroden des Kauters, kann es zum Stromfluß über die Sonde mit Verbrennungen des Endokards kommen. Folge: Reizschwellenerhöhung, die bis zum Block des Schrittmacherimpulses führen kann.
  – *Maßnahmen:*
    • Selbstklebende, gut haftende Neutralelektrode so weit wie möglich vom Schrittmacheraggregat entfernt anbringen. Der Stromfluß sollte möglichst im rechten Winkel zur Schrittmachersonde liegen.
    • Stromstärke auf ein möglichst niedriges Maß begrenzen.
    • Wenn möglich, bipolare Koagulation.
    • Bei ausgeprägter Interferenz, wenn möglich, Eigenrhythmus stimulieren (z. B. mit Atropin 0,5 mg).
➤ **Interferenz mit peripheren Nervenstimulatoren, TENS-Geräten und Monitoring evozierter Potentiale:**
  – Evozierte Potentiale können von DDD-Schrittmachern mit Vorhofaktionen verwechselt werden und zur Schrittmachertachykardie führen. Eine Inhibition von Demandschrittmachern ist sehr selten.
  – Maßnahmen: Falls evozierte Potentiale unverzichtbar sind, DDD-Schrittmacher evtl. auf VVI-Funktion umprogrammieren.
➤ **Externe Defibrillation:**
  – Schrittmacheraggregate können durch externe Defibrillation geschädigt werden. Moderne Geräte sind aber meist ausreichend geschützt.
  – Über defekte oder beschädigte Schrittmachersonden kann Strom über die Sonde abfließen und zu endokardialen Verbrennungen führen.
  – Maßnahmen: Die Elektroden des Defibrillators sollten, wenn möglich, so angelegt werden, daß der Strom nicht durch das Aggregat fließt. Eine Schrittmacherkontrolle nach externer Defibrillation ist empfehlenswert.
➤ **Sonstige Geräte:**
  – *Magneten:* Durch Magnetauflage werden Schrittmacher auf fixierte Stimulation umgeschaltet (VOO Modus). Dies kann therapeutisch durchgeführt werden, z. B. bei anhaltender Inhibition durch Diathermie. Eine fixierte Stimulation kann zum R- auf -T-Phänomen führen! Eine unbeabsichtigte Umschaltung durch die Auflage einer magnetischen Instrumentenmatte ist beschrieben worden.
  – Durch viele elektronische Geräte sind theoretisch Störmöglichkeiten vorhanden. Die Inzidenz ist jedoch bei neueren Schrittmachersystemen sehr viel geringer geworden. Z.B. bei Mobiltelefonen: Inzidenz von 1 : 100 000.

➤ **Sonstige Störmöglichkeiten:**
– *Lithotrypter:* Da die Lithotrypsie EKG-getriggert durchgeführt wird, gibt es normalerweise keine Interferenzen. Der Focus sollte sich jedoch in ausreichendem Abstand zum Aggregat befinden ($> 15\,cm$).
– *MRT:* Bei Schrittmacherpatienten kontraindiziert.
– *Strahlentherapie:* Therapeutische Bestrahlung kann Schrittmacher beschädigen. Falls präoperativ eine Bestrahlung stattfand, sollte der Schrittmacher überprüft werden.
– *Elektrodendislokation:* Durch extreme Lagerungen, Faszikulationen (Succinylcholin!) Krampfanfälle, Cava-Katheter oder künstliche Beatmung kann es zur Elektrodendislokation und damit zum totalen Schrittmacherausfall kommen.
– *Elektrolytstörungen:*
  • Hypokaliämie senkt das Ruhepotential und kann zum Verlust der Impulsübernahme durch das Myokard führen.
  • Akute Hyperkaliämie kann die ventrikuläre Irritabilität erhöhen.
– *Fehlermöglichkeiten bei frequenzadaptiven Schrittmachern:* Erfolgt die Frequenzabstimmung nur über einen Parameter, kann es intraoperativ zu artefaktbedingten Schrittmachertachykardien kommen. Es sind zwei Fälle beschrieben, bei denen es durch höhere Atemzugvolumina und der damit hervorgerufenen Änderung der Impedanz intraoperativ zu Schrittmachertachykardien gekommen ist.

Möglichkeiten des notfallmäßigen Pacings

➤ **Nichtinvasives transthorakales Pacing (NTP):** Methode der Wahl bei Schrittmacherausfall ohne suffizienten Eigenrhythmus. Die Elektroden werden auf ventraler und dorsaler Seite des Rumpfes in gegenüberliegender Position angebracht. Normalerweise ist eine Stromstärke von mindestens $80\,mA$ erforderlich, um eine Herzaktion auszulösen. Wegen schmerzhafter Muskelartefakte ist bei wachen Patienten zumindest eine Analgesierung und Sedierung erforderlich; evtl. Vollnarkose.

➤ **Temporäres transvenöses Pacing (TTP):** Effektive Methode, um schnell einen VOO- oder VVI-Modus erreichen zu können. Die Methode setzt aber Routine in der Punktion zentraler Venen voraus. Die Sonde besitzt einen Ballon und wird wie ein Pulmonaliskatheter in den rechten Ventrikel eingeschwemmt. Voraussetzung ist ein ausreichendes HZV. Die Plazierung der Sonde kann zeitaufwendig sein. Transvenöse Schrittmacher werden zur Überbrückung oft bei Patienten im Herzkatheterlabor über die Katheterschleuse gelegt, wenn eine notfallmäßige Bypassoperation erforderlich ist.

➤ **Transösophageales Pacing:** Da der linke Vorhof direkt an den Ösophagus angrenzt, ist eine elektrische Stimulation des Vorhofs über eine Ösophaguselektrode möglich. Voraussetzung ist jedoch eine intakte AV-Überleitung, was den Einsatz limitiert. Außerdem ist eine korrekte Fixierung der Sondenlage schwierig.

Einfluß von Anästhesie und Operation auf die Lungenfunktion

➤ **Vorbemerkung:** Patienten mit bronchopulmonalen Vorerkrankungen haben ein erhöhtes Risiko für eine postoperative respiratorische Insuffizienz, besonders nach Eingriffen im Bereich des Oberbauches und des Thorax.

➤ **Bildung von Atelektasen:**
 – Allgemeinanästhesie (Rückenlage, Relaxation des Zwerchfells, pulmonale Kompression durch die Abdominalorgane) und die Art des Eingriffes (Oberbauch, Thorax) reduzieren die Lungenvolumina intra- und postoperativ. Die Reduktion der funktionellen Residualkapazität (FRC) führt zu Atelektasenbildung, sobald das Lungenvolumen in den Bereich des „closing volume" (Verschluß der kleinen Atemwege) abfällt.
 – Atelektasen führen zu pulmonalen Shunts und Pneumonien.

➤ **Ventilations/Perfusions-Mißverhältnis:**
 – *Allgemeinanästhesie:*
 • Perfusion: Entspricht weitgehend den Verhältnissen im Wachzustand, wobei durch Narkotika die HPV (hypoxische pulmonale Vasokonstriktion) z. T. beeinträchtigt wird, s. S. 351.
 • Ventilation: Die Ventilationsverhältnisse ändern sich in Narkose entscheidend. Während beim wachen Patienten die Ventilation zu den unteren Teilen der Lunge zunimmt (wenn auch nicht so stark wie die Perfusion), nimmt in Narkose die Ventilation der oben liegenden Lungenabschnitte zu: In Narkose ist daher das Ventilations/Perfusions-Verhältnis von einem „mismatching" geprägt: Die oberen Lungenanteile werden besser belüftet, die unteren besser durchblutet als im Wachzustand. Die Folge ist ein funktioneller Rechts-links-Shunt.

➤ **Ziliarfunktion:** Die Zilien des Respirationstraktes tragen zur bronchialen Sekret-Clearance bei. Beatmung mit trockenem Atemgas während einer Allgemeinanästhesie führt zur Sekreteindickung und zur Einschränkung der Zilienfunktion. Anwendung einer Low- oder Minimal-Flow-Technik und/oder Anfeuchtung der Atemgase kann diese Phänomene vermindern.

➤ **Art des Eingriffes:** Die Art des Eingriffes hat einen wesentlichen Einfluß auf die postoperative Störung der Lungenfunktion:
 – *Oberbaucheingriffe:* Oberbaucheingriffe stellen ein erhebliches Risiko für postoperative pulmonale Komplikationen dar. Die Vitalkapazität ist nach Oberbaucheingriffen um etwa 40 – 50 % reduziert. Eine suffiziente postoperative Analgesie ist unerläßlich.
 – *Herzoperationen:* Die postoperativen Lungenfunktionsstörungen nach Operationen mit medianer Sternotomie und Herz-Lungen-Maschine sind bedingt durch Postperfusionssyndrom (Mediator-Aktivierung durch extrakorporale Zirkulation), reduzierte kardiale Pumpfunktion und mechanische Beeinträchtigung der Brustwand. Die präoperative Lungenfunktion sagt nur wenig über die postoperative pulmonale Komplikationsrate aus.

- *Thoraxeingriffe:*
  - Thorax- bzw. Lungeneingriffe werden meist auf Grund eines Bronchialkarzinoms durchgeführt. Da bei diesem Patientenkollektiv oft ein langjähriger Nikotinabusus besteht, sind chronisch obstruktive Erkrankungen nicht selten.
  - Zur präoperativen Risikoeinschätzung müssen Lungenfunktionstest, Perfusionsszintigraphie und Ausmaß der geplanten Lungenresektion berücksichtigt werden (Kalkulation der voraussichtlichen postoperativen Lungenfunktion, s. Thoraxchirurgie S. 356).
- *Oberflächen- und Extremitäteneingriff:* Geringste Störung der Lungenfunktion.

➤ **Verlauf der postoperativen Lungenfunktionsstörung:**
- Die Störungen der Lungenfunktion sind 24 – 48 Std. postoperativ am meisten ausgeprägt.
- Bei unkompliziertem postoperativem Verlauf nimmt die Lungenfunktion nach 3 Tagen etwa wieder präoperative Werte an.
- Nach Oberbaucheingriffen normalisiert sich die Lungenfunktion jedoch erst nach 2 Wochen.

➤ **Hustenstoß:**
- Ein effizienter Hustenstoß ist die Voraussetzung für die bronchiale Sekret-Clearance. Ein postoperativ eingeschränkter Hustenstoß führt zu Sekretverhalt und in der Folge zu Atelektasen (s.o.).
- Ursachen für einen eingeschränkten Hustenstoß: Schmerzen im Bereich des Abdomens und des Thorax, Reduktion der Lungenvolumina (bes. FRC). Eine insuffiziente postoperative Analgesie verstärkt die Störung der Lungenfunktion!

Prämedikationsvisite

➤ **Anamnese:** Frühere broncho-pulmonale Vorerkrankungen sowie deren Therapie? Nikotinanamnese? (Belastungs)-Dyspnoe? (ist kein spezifischer Hinweis auf eine Lungenerkrankung).

◉ *Merke:* Koronare Herzerkrankung und Herzklappenerkrankungen kommen häufig in Verbindung mit pulmonalen Erkrankungen vor.

➤ **Körperliche Untersuchung:**
  – Hinweise auf eine Einschränkung der Lungenvolumina (FRC): Adipositas, Kyphoskoliose, Schwangerschaft, Aszites.
  – Hinweise auf eine chronisch obstruktive Lungenerkrankung: Faßthorax (vergrößerter sagittaler Durchmesser), weite Zwischenrippenräume, verstärkte juguläre und supraklavikuläre Einziehungen, verlängerte Exspirationszeit, Exspiration gegen die „Lippenbremse", hypersonorer Klopfschall, auskultatorisch schwaches Atemgeräusch, ggf. Giemen und/oder Brummen.
  – Hinweise auf eine respiratorische Insuffizienz: Dyspnoe, Tachypnoe, Zyanose, paradoxe Atmung oder Schaukelatmung (Bauchwand bewegt sich bei der Inspiration statt nach außen paradoxerweise einwärts), Einsatz der Atemhilfsmuskulatur (Abstützen mit den Armen bei tiefem Atmen).
  – Zeichen eines respiratorischen Infektes: Husten, gelblicher Auswurf, Fieber.
  – Zeichen einer Rechtsherzinsuffizienz: Obere Einflußstauung, periphere Ödeme, Hepatomegalie, Aszites.

➤ **EKG,** kann Hinweise geben, nicht spezifisch:
  – Zeichen einer Rechtsherzbelastung? Z.B. Rechtsdrehung der Herzachse (Steiltyp oder Rechtstyp), P-pulmonale (P-Welle > 2,5 mm), Rechtsschenkelblock, Zeichen einer rechtsventrikulären Hypertrophie (hohe R-Zacke in V_2, tiefe S-Zacke in V_5).
  – Hinweis auf kardiale Begleiterkrankungen? Z.B. Ischämiezeichen.

➤ **Röntgen-Thorax:** Hochspezifische Untersuchungsmethode in der Diagnostik pulmonaler Vorerkrankungen.
  – Hinweise auf eine chronisch-obstruktive Lungenerkrankung: Tiefstehende Zwerchfelle, „transparente" Lunge (Rarifizierung des Lungengewebes), schlanker Herzschatten, vergrößerter retrosternaler Luftraum in der Seitaufnahme (Lungengewebe teilweise präkordial).
  – Hinweise auf eine pulmonale Hypertonie: Prominente Hili (dilatierter Pulmonalishauptstamm), Kalibersprung der pulmonalen Gefäße von zentral nach peripher, stärker gefüllte apikale Pulmonalgefäße, ggf. verbreiterter Herzschatten.
  – Sonstige Veränderungen, nach denen u.a. gefahndet werden sollte: Pleuraerguß, Verdichtungen (Atelektasen, Tumore, spezifische Herde), Zeichen für Veränderungen des Lungenparenchyms (Fibrose), Emphysembullae, Verlagerungen und Einengungen der Trachea, Rundherde, Hinweise auf alte oder frische Tuberkulose.

➤ **Lungenfunktionstest:**
  – Hochspezifische Untersuchungsmethode in der Diagnostik pulmonaler Vorerkrankungen, s.S. 10.
  – Blutgasanalyse, s.S. 75.

21.2 Praktisches Vorgehen

– *Relevanz für das anäshesiologische Management:*
- Ein präoperativer Lungenfunktionstest gibt Hinweise für das Auftreten postoperativer pulmonaler Komplikationen (kritische Werte, s. S. 10).
- Den weitaus größten Einfluß auf die Komplikationsrate haben jedoch die Art des Eingriffes (Thorax, Oberbauch), Alter, Rauchgewohnheiten und Grad der Adipositas.
- Eine bronchodilatative Therapie ist indiziert, wenn im Rahmen des Lungenfunktionstests nach probatorischer Gabe von Bronchodilatatoren eine Steigerung der FEV_1 und der $MEF_{25-75\%}$ von mindestens 15 % eintritt (Hinweis auf eine reversible Obstruktion).

Präoperative Maßnahmen

➤ **Präoperativ Rauchen einstellen:**
- Die präoperative Einstellung des Rauchens ist ein zwar erstrebenswertes, aber meist unrealistisches Ziel.
- Vorzugsweise sollte das Rauchen 6 – 12 Wochen vor der Operation eingestellt werden, da sonst unerwünschte Effekte auftreten können: Angst und Unruhezustände können zunehmen (Gefährdung beim KHK-Patienten), bronchiale Hypersekretion kann bei mangelnder bronchialer Clearance zu Obstruktionen führen, ggf. perioperativ erhöhte Gefahr einer Venenthrombose, wenn das Rauchen unmittelbar präoperativ eingestellt wird.

➤ **Therapie von Infektionen:**
- *Indikationen:* Akute pulmonale Infektionen präoperativ antibiotisch behandeln, Elektiveingriffe bis zum Abklingen des Infektes verschieben.
- *Antibiose:* Bei ambulant erworbenen Infektionen ist meist die Therapie mit einem Breitbandpenicillin ausreichend (z. B. Amoxicillin + Clavulansäure [z. B. Augmentan] 3 × 500 mg oral, 2 × 2,2 g i. v.). Bei Hospitalkeimen Antibiogramm zur Keimidentifizierung und Resistenztestung.

➤ **Physiotherapie:** Incentive Spirometry (s. S. 251) ist ein effektives und sehr kostengünstiges Verfahren zur Prophylaxe postoperativer Komplikationen. Alle Patienten, die sich großen Eingriffen im Thorax oder Abdomen unterziehen müssen, sollten präoperativ in die Anwendung eingewiesen werden.

Spezielle medikamentöse präoperative Therapie

➤ **β_2-Sympathikomimetika:**
- Hoch wirksame Medikamente in der bronchodilatatorischen Therapie des akuten und chronischen Bronchospasmus. Eine präoperativ eingeleitete Therapie wird perioperativ fortgesetzt:
- Dosierung: Fenoterol (Berotec), Salbutamol (Sultanol), Terbutalin (Bricanyl): 4 × 1 – 2 Hübe.
- Bei schwerer Obstruktion auch i. v.-Gabe; Dosierung s. S. 568.

➤ **Theophylline:**
- Bei Patienten, die präoperativ auf Theophylline eingestellt sind, wird die Therapie perioperativ fortgesetzt.
- Dosierung: 3 mg/kg KG beim nicht vorbehandelten, max. 2 mg/kg KG beim vorbehandelten Patienten. Kontinuierliche Gabe: 10 mg/kg KG in 24 Std.
- *Indikation:* COPD, präoperative Theophyllinmedikation.

➤ **Glukokortikoide:**
– Bei Patienten, die präoperativ auf Glukokortikoide eingestellt sind, ist eine perioperative Substitution erforderlich.
– Ansonsten sollten Kortikosteroide präoperativ bei schwerer Obstruktion eingesetzt werden, wenn die Therapie mittels Bronchodilatation allein nicht zum gewünschten Erfolg führt.
– Dosierung: 75 – 125 mg z. B. Methylprednisolon in den ersten 24 Std. 6-stündlich, Reduktion zur Erhaltungsdosis in 9 – 12 Tagen (meist 4 – 16 mg/d).

➤ **Sekretolyse:**
– Anfeuchtung der Atemwege mittels Vernebler ist die effektivste Methode. (Beachte: Kalte Atemgase aus Ultraschallverneblern können bei Asthmapatienten einen Bronchospasmus auslösen).
– Zusätzlich perorale oder intravenöse (Re-)Hydrierung des Patienten, s. S. 71.
– Acetylcystein als Inhalationszusatz, oral oder i. v.

➤ **Bronchiale Clearance:** Physiotherapie (Abklopfen, Vibrax, „Lagerungsdrainagen"), Abhusten fördern, Atemgymnastik (s. postoperative Therapie S. 251).

Medikamentöse Prämedikation

➤ Die medikamentöse Prämedikation erfolgt unter Berücksichtigung der präoperativen Lungenfunktion und des Alters.
➤ Bei guter Lungenfunktion kommen Standardmedikamente zum Einsatz (z. B. Midazolam, Dikaliumclorazepat [Tranxilium], vgl. S. 14).
➤ Auf Opioide sollte verzichtet werden (Atemdepression).
➤ Bei eingeschränkter Lungenfunktion Dosisreduktion. Alternativ: Geringe Dosis eines Neuroleptikums (z. B. Promethazin [Atosil] 12,5 – 25 mg oral).
➤ Patienten mit Hypoxämie ($PaO_2 < 60$ mmHg) und Hyperkapnie ($PaCO_2 > 45$ mmHg) erhalten keine Prämedikation.
➤ Auf anitcholinerge Substanzen (Atropin) verzichten (Sekreteindickung).

Wahl des Narkoseverfahrens bei obstruktiven Lungenerkrankungen (COPD, Asthma bronchiale, Lungenemphysem)

➤ **Regionalanästhesie:**
– Intubationsreiz ist einer der stärksten Trigger für einen Bronchospasmus, daher besteht die Tendenz, eine Allgemeinanästhesie zu vermeiden.
– Bei schwer eingeschränkter Lungenfunktion können jedoch auch Regionalanästhesieverfahren die respiratorische Funktion deutlich beeinträchtigen: Bei rückenmarksnahen Regionalanästhesieverfahren führt eine Blockade der mittleren thorakalen Segmente durch Paralyse der Interkostalmuskeln zu einer Verminderung der Vitalkapazität von ca. 60 %, zusätzlich beeinträchtigt der Funktionsverlust der Abdominalmuskulatur die Fähigkeit zu effektivem Hustenstoß.
– Falls eine rückenmarksnahe Anästhesie durchgeführt wird, sollte ein möglichst niedriges Niveau angestrebt werden. Bei unbeabsichtigter hoher Blockade bei schwerer Beeinträchtigung der respiratorischen Funktion die Indikation zu Intubation und Beatmung großzügig stellen.
– Jede adjuvante Sedierung bei Regionalanästhesieverfahren kann zur Atemdepression führen.

21.2 Praktisches Vorgehen

➤ **Allgemeinanästhesie:**
– *Vorteil:* Sicherstellung des Gasaustausches durch Intubation und Beatmung.
– *Nachteile:*
  • Auslösung von Bronchospasmus durch Intubation und chirurgische Manipulation bei zu flacher Narkose.
  • Postoperative Atemdepression durch Opioide und Narkotika.
  • Postoperative Beeinträchtigung der Atmung bei Schmerzen, Relaxansüberhang und Sedierung.
– Die Beatmung sollte nicht nach den üblichen Normalwerten, sondern den präoperativen Werten des Patienten ausgerichtet werden. Bei chronischer Hyperkapnie führt eine Hyperventilation auf Normalwerte zu einer schweren metabolischen Alkalose mit Behinderung der Sauerstoffabgabe im Gewebe.

Medikamente bei obstruktiven Lungenerkrankungen

➤ **I.v.-Anästhetika:**
– Ketamin und Propofol haben direkt bronchodilatatorische Wirkungen und sind daher zur Einleitung bei obstruktiven Patienten geeignet, sofern keine anderen Kontraindikationen bestehen (z.B. signifikante KHK als Kontraindikation für Ketamin).
– Etomidat und Midazolam können zur Einleitung verwendet werden.
– Medikamente, die eine Histaminfreisetzung hervorrufen, sind weniger geeignet (z.B. Succinylcholin, Mivacurium).
– Opioide sind zum Erreichen einer adäquaten Analgesie und Streßabschirmung unverzichtbar. Dabei Substanzen mit einer geringen oder fehlenden Histaminfreisetzung bevorzugen (Fentanyl bei langen Eingriffen, Alfentanil oder Remifentanil bei kurzen Eingriffen).
– ◉ *Merke:* Vor dem Intubationsreiz muß eine ausreichende Narkosetiefe erreicht sein, um keinen Bronchospasmus auszulösen.

➤ **Muskelrelaxantien:**
– *Geeignet sind* Substanzen mit geringer Wirkung auf eine Histaminfreisetzung wie Vecuronium und Rocuronium.
– *Pancuronium* muß wegen seiner langen Halbwertszeit praktisch immer antagonisiert werden. Cholinergika wie Pyridostigmin lösen jedoch Bronchospasmus aus. Aus diesem Grund erscheint Pancuronium trotz seiner minimalen Histaminausschüttung wenig geeignet.
– *Succinylcholin und Mivacurium*, in geringerem Maße auch Atracurium, führen zu Histaminfreisetzung und sollten möglichst vermieden werden.

➤ **Inhalationsanästhetika:** Inhalationsanästhetika haben eine bronchodilatatorische Wirkung und sind daher bei pulmonaler Obstruktion grundsätzlich geeignet. Dabei beachten:
– Um eine adäquate Narkosetiefe bei Kreislaufstabilität zu erreichen, ist eine Kombination mit Opioiden erforderlich.
– Bei schwerer Beeinträchtigung der Lungenfunktion besteht ein Nebeneinander von Totraumventilation und Shuntperfusion, so daß die Steuerbarkeit der Inhalationsanästhetika eingeschränkt ist.
– Bei hoher Konzentration führt die Vasodilatation im Bereich der pulmonalen Gefäße zu einer Aufhebung der hypoxisch-pulmonalen Vasokonstriktion. Die Folge ist ein Abfall der arteriellen Sauerstoffsättigung.

- Halothan sollte wegen seiner negativ inotropen Wirkung und der Sensibilisierung gegenüber Katecholaminen möglichst vermieden werden, ganz besonders, wenn β_2-Mimetika eingesetzt werden.
- Viele Patienten mit chronischen Lungenerkrankungen haben eine latente oder manifeste Rechtsherzinsuffizienz, die sich durch negativ inotrope Anästhetika verschlechtern kann (bei hoher Dosierung volatiler Anästhetika).
- Der bronchodilatierende Effekt von Halothan ist relativ gering und in der Vergangenheit oft überschätzt worden.

Narkoseführung bei obstruktiven Lungenerkrankungen ────────

➤ **Monitoring:**
- Standardmonitoring.
- Indikation zu invasiver Blutdruckmessung wegen der gleichzeitigen Möglichkeit der Blutgasanalyse großzügig stellen.
- 🔘 *Merke:* Wegen des Nebeneinanders von überblähten und hypoventilierten Lungenabschnitten und einem Mißverhältnis von Ventilation und Perfusion besteht eine z. T. erhebliche Differenz zwischen petCO$_2$ und pCO$_2$.

➤ **Intubation:**
- Zur Intubation muß eine ausreichende Narkosetiefe erreicht sein.
- Patient sollte mit einem nichtdepolarisierenden Muskelrelaxans vollständig relaxiert sein. (Kontraindikationen wie erwartete schwierige Intubation beachten!)
- Keine Schleimhautanästhesie im Bereich des Kehlkopfes mittels Lidocain-Spray, da ein Laryngo- bzw. Bronchospasmus ausgelöst werden kann.
- Zur Reflexdämpfung kann 1 mg/kg KG Lidocain i. v. injiziert werden.

➤ **Beatmung:**
- Modernes Beatmungsgerät verwenden, so daß das Atemminutenvolumen mit relativ geringem Spitzendruck zugeführt werden kann.
- Verhältnis Inspiration/Exspiration = 1 : 2.
- Keine PEEP-Beatmung:
  - Bei deutlicher Überblähung kann es bei der Exspiration zur Kompression der kleinen Atemwege kommen, die Folge ist eine unvollständige Exspiration (sog. air trapping).
  - In überblähten Lungenarealen baut sich infolge der unvollständigen Exspiration ein relevanter Auto-PEEP auf, der am Barometer des Narkosegerätes nicht ablesbar ist. Hämodynamisch kann der Auto-PEEP durch Behinderung des venösen Rückflusses und Erhöhung des rechtsventrikulären Afterloads zum Blutdruckabfall führen. Eine zusätzliche PEEP-Beatmung würde diesen Effekt verstärken.
- Atemgase nach Möglichkeit anwärmen und anfeuchten. Das ist im Operationsbetrieb nur durch Rückatmung realisierbar, also in low-flow oder minimal-flow-Technik.

➤ **Sonstiges:**
- Chronisch hypoxämische Patienten haben aufgrund einer gesteigerten Erythropoetinproduktion kompensatorisch einen erhöhten Hämatokrit. Daher auf ausreichende Flüssigkeitszufuhr achten. Wegen einer oft bestehenden Rechtsherzinsuffizienz ist eine genaue Bilanzierung notwendig, um eine Überinfusion zu vermeiden.
- Niedrige Hämoglobinwerte bei Patienten mit deutlich eingeschränkter Lungenfunktion vermeiden. Je nach Schweregrad der chronischen Hypoxämie Hb-Wert von 11 – 12 g/dl nicht unterschreiten.

21.2 Praktisches Vorgehen

➤ **Narkoseausleitung:**
– Falls vom Eingriff her möglich, ist eine frühzeitige Extubation möglichst am Operationsende anzustreben, da Patienten mit chronischen Atemwegserkrankungen sich sonst sehr schnell an den Respirator „gewöhnen".
– *Voraussetzungen für die Extubation:*
  • Vollständiges Abklingen der Muskelrelaxation.
  • Dem Normwert des Patienten entsprechende Sauerstoffsättigung bzw. Blutgasanalyse.
  • Normothermie (Muskelzittern steigert den Sauerstoffverbrauch um über 200%).
  • Suffiziente Spontanatmung ohne akuten Bronchospasmus.
  • Ausreichende Analgesie.

🔘 *Merke:* Wachen Patienten zügig extubieren und lange Spontanatmung über den Tubus vermeiden (wg. erhöhter Atemarbeit und erhöhter Totraumventilation).

Wahl des Narkoseverfahrens bei restriktiven Lungenerkrankungen (z.B. Lungenfibrose, Sarkoidose)

➤ **Regionalanästhesieverfahren** haben, wie bei obstruktiven Erkrankungen, Vorteile:
– Erhaltung der Spontanatmung des Patienten.
– Keine „Gewöhnung" an den Respirator.
– Geringeres Risiko einer pulmonalen Infektion bei Spontantmung.
– Es gelten jedoch die gleichen Einschränkungen, vor allem für rückenmarksnahe Verfahren, wie bei den obstruktiven Erkrankungen (s.o.).
➤ **Allgemeinanästhesie:** Unter Berücksichtigung sonstiger Vorerkrankungen kommen Standardverfahren der Allgemeinanästhesie wie balancierte Anästhesie oder TIVA zur Anwendung.

Narkoseführung bei restriktiven Lungenerkrankungen

➤ Prämedikation: Benzodiazepine in reduzierter Dosierung oder Neuroleptika einsetzen, Opioide vermeiden (Atemdepression). Bei schwerer Einschränkung der Lungenfunktion keine Prämedikation.
➤ Intraoperativ ist der Atemwegsdruck wegen der reduzierten Compliance oft erhöht.
➤ Intraoperative Komplikationen sind relativ selten. Die Problematik liegt in dem deutlich erhöhten Risiko einer postoperativen respiratorischen Insuffizienz.
➤ Atemdepressive Wirkung von Opioiden und Muskelrelaxantien müssen am Operationsende vollständig abgeklungen sein.
➤ Die postoperative Überwachung über 24 h auf einer Wach- oder Intensivstation ist erforderlich, um eine frühzeitige Therapie einleiten zu können.

Anästhesie bei Schlafapnoe

➤ Schlafapnoe ist ein relativ häufiges Krankheitsbild. Bedingt durch nächtliche hypoxämische Phasen besteht oft eine pulmonale Hypertonie. Die Therapie besteht in nächtlichem CPAP über eine Gesichtsmaske. Patienten mit bekannter oder vermuteter Schlafapnoe haben ein erhöhtes Risiko postoperativer respiratorischer Störungen. Gegenüber Sedativa und Narkotika besteht eine erhöhte Sensitivität.
➤ **Prämedikation:** Bei bekannter Schlafapnoe sollte darauf verzichtet werden.

➤ **Wahl des Narkoseverfahrens/Narkoseführung:**
  – Regionalanästhesieverfahren haben den Vorteil, daß keine zentral wirkenden Sedativa verabreicht werden müssen.
  – Bei Allgemeinanästhesie sollten Medikamente mit kurzer Halbwertszeit und guter Steuerbarkeit bevorzugt werden (Propofol, Alfentanil, Remifentanil).
  – Monitoring: Standardmonitoring.
➤ **Postoperativ** in der Aufwachphase ist die CPAP-Maskenatmung sinnvoll. Pulsoximetrische Überwachung in den ersten 24 Std. postoperativ sollte auch auf der Station weitergeführt werden.

Postoperatives Management (unabhängig von der Art der Erkrankung)

➤ **Allgemeine Maßnahmen:**
  – Bei Narkoseüberhang (Opioide, Muskelrelaxantien) Indikation zur Nachbeatmung großzügig stellen.
  – *Nach Extubation:*
    • Oberkörper hochlagern (verbessert die funktionelle Residualkapazität).
    • Suffiziente Analgesie während der gesamten Aufwachphase sicherstellen, damit tiefe Atemzüge und Husten möglich sind.
    • Sauerstoffzufuhr über Nasensonde (4 l/min).
➤ **Monitoring/Diagnostik:**
  – Standardmonitoring incl. Pulsoximeter.
  – Evtl. Blutgasanalyse bei SaO_2 < 95 und V.a. Hyperkapnie (obstruktive Atmung, Schläfrigkeit).
  – Bei Ateminsuffizienz Röntgen-Thorax zur Differentialdiagnose (z.B. pulmonale Stauung, Pneumothorax, Atelektasen).
➤ **Physiotherapie/Atemgymnastik** (Methoden s.u.): Frühzeitige Mobilisierung, Abklopfen, Vibrax, „Lagerungsdrainagen", Abhusten fördern.
➤ **Bronchoskopie:** Bei starker Verschleimung und Unfähigkeit des Patienten, Bronchialsekret abzuhusten, ist eine bronchoskopische Absaugung indiziert. Bei eitrigem Sekret gleichzeitig eine Probe für die Bakteriologie entnehmen.

Atemgymnastik

➤ **Incentive Spirometry:**
  – *Synonym:* SMI-Therapie (sustained maximal inspiration).
  – Geräte zur incentive Spirometry dienen dazu, den Patienten zu einer maximalen Inspiration zu motivieren. Der während der Inspiration erzeugte Flow oder das eingeatmete Volumen werden angezeigt. Die meisten Geräte stehen als bedside-Geräte zur Verfügung und ermöglichen eine häufige Anwendung.
  – *Ziel:* Durch intermittierende tiefe Atemzüge (Seufzer) kleinere Atemwege freihalten, Atelektasen vermeiden.
  – *Voraussetzungen:* Kooperativer Patient, Fähigkeit des Patienten zur willkürlichen tiefen Inspiration, große Atemwege sind weitgehend frei von Sekret und Schleim.
  – *Indikationen:* Postoperativ zur Prophylaxe von Komplikationen.
  – *Anwendung:* Mindestens 10 maximale Atemzüge pro Stunde.
  – *Kontraindikation:* Keine bekannt (natürliches Atemmanänöver).

21.2 Praktisches Vorgehen

➤ **IPPB (intermittend positive pressure breathing):**
  – IPPB ist die therapeutische Anwendung von Inspirationen mit positivem Atemwegsdruck über einen druckgesteuerten Inspirator. Die Inspiration wird von Patienten getriggert, die Atemarbeit wird dann vom Respirator übernommen.
  – *Physiologische Effekte* der IPPB-Therapie:
    • Anstieg des mittleren Atemwegsdruckes.
    • Abnahme der Atemarbeit.
    • Anstieg des Atemzugvolumens.
    • Mechanische Bronchodilatation.
    • Zunahme der kollateralen Ventilation.
  – *Ziele:* Verbesserung der Ventilation, Prophylaxe von Atelektasen, Sekretmobilisierung, Unterstützung des Hustenmechanismus.
  – *Voraussetzungen:*
    • Vitalkapazität < 15 ml/kg KG.
    • Patient erreicht mit IPPB größere Atemzugvolumina als spontan.
    • Alternativen (z.B. incentive spirometry) sind weniger effektiv.
    • Patient kommt mit der Methode zurecht und verspürt subjektiv Besserung.
    • Gerät ist technisch und hygienisch immer in einwandfreiem Zustand.
    • Indikation wird täglich überprüft.
  – *Indikationen:*
    • Alveoläre Hypoventilation aufgrund kleiner Atemzugvolumina.
    • Mukostase aufgrund kleiner Atemzugvolumina, unzureichendem Husten, zähem Bronchialsekret und Atemwegsobstruktion.
    • Atelektase aufgrund kleiner Atemzugvolumina und Mukostase.
    • Bronchospasmus, der mit einer Aerosoltherapie ohne positiven Atemwegsdruck nicht erfolgreich behandelt werden kann.
    • Lungenödem mit schaumigem Sekret.
  – *Kontraindikationen:*
    • Frühe Phase nach Lungenoperationen: Gefahr der Bronchusstumpfinsuffizienz und eines Pneumothorax oder sogar Spannungspneumothorax.
    • Nicht drainierter Spontanpneumothorax.
    • Haut- und Mediastinalemphysem.
    • Bullöse Lungenerkrankungen.
    • Fehlende Akzeptanz durch den Patienten.

➤ **CPAP (Continus positive airway pressure):**
  – Anwendung von positivem Atemwegsdruck während des gesamten Atemzyklus bei Spontanatmung. Der klinische Effekt entspricht dem von PEEP.
  – *Indikationen:* Behandlung einer Hypoxämie, wenn eine Beatmung vermeidbar erscheint, Schlafapnoe.
  – *Kontraindikationen:* nicht drainierter Pneumothorax.
  – *Anwendung über* Mundstück, Gesichts- oder Nasenmaske (müssen eine breiten, weichen Rand besitzen und gut abdichten), Trachealkanüle.
  – *Dauer der Anwendung:* 20 Min. alle 4–6 Std.
  – *Vorteile:* CPAP über eine dicht sitzende Gesichtsmaske scheint der incentive spirometry in Hinsicht auf die Prophylaxe von Atelektasen überlegen zu sein. Bereits vorhandene Atelektasen können evtl. wieder eröffnet werden.
  – *Nachteile:* Z.T. geringe Akzeptanz durch die Patienten, hoher apparativer und personeller Aufwand.

Ursachen und Epidemiologie

➤ Die chronische Niereninsuffizienz ist die Folge einer dauerhaften Verminderung der glomerulären und tubulären Funktion des Nephrons sowie der endokrinen Funktionen beider Nieren.

➤ **Inzidenz und Prävalenz** in Deutschland: 145 neue Dialysepatienten pro Mio. Einwohner/Jahr bzw. 511 Patienten pro Mio. Einwohner/Jahr an der Dialyse.

➤ **Ursachen:** Zahlreiche Nierenerkrankungen münden in eine chronische Niereninsuffizienz und zeigen letztendlich in ähnlicher Ausprägung die Symptome der Niereninsuffizienz: Glomerulopathien (primäre sowie sekundäre bei Systemerkrankungen), Diabetes mellitus (bis zu 30 % der Dialysepatienten), tubulointerstitielle Erkrankungen, hereditäre Nierenerkrankungen, Hypertonie unterschiedlicher Genese, vaskuläre Nephropathien, obstruktive Uropathie.

Klinik

➤ **Folgen der Niereninsuffizienz:**
  – Verminderte Exkretion von Stoffwechselabbauprodukten und damit vor allem ein Anstieg von Stickstoffmetaboliten: Harnstoff, Kreatinin, Harnsäure (Azotämie).
  – Gestörte Ausscheidung von Wasser, Elektrolyten und Protonen: Ödeme, Hyperkaliämie, Hyperphosphatämie, Azidose.
  – Beeinträchtigung der Sekretion von renalen und nichtrenalen Hormonen bzw. dem Auftreten von Hormonresistenzen: Erythropoetin, Renin, 1,25-Vitamin-D3, Geschlechtshormone, Schilddrüsenhormone, u. a.

➤ **Stadien der Niereninsuffizienz:**
  – Kompensiertes Stadium: GFR vermindert, aber normale Retentionswerte.
  – Kompensierte Retention (präurämisch): Kreatininerhöhung in der Regel auf 6 mg/dl, aber keine Urämiesymptome.
  – Präterminale Niereninsuffizienz: Kreatininerhöhung in der Regel auf 6 mg/dl, zusätzlich Urämiesymptome: Übelkeit, morgendliches Erbrechen, Leistungsknick, Pruritus, Konzentrationsschwierigkeiten, Dyspnoe, Dysästhesien, Krämpfe.
  – Terminale Niereninsuffizienz: Kreatininwerte > 10 mg/dl (GFR < 10 ml/Min.), Azidose, schnell fortschreitende Urämiesymptomatik, Dialysepflichtigkeit.

➤ **Relevante Komorbiditäten** bei chronischer Niereninsuffizienz:
  – *Kardiovaskuläres System:* Renaler arterieller Hypertonus, Herzinsuffizienz, urämischer Perikarderguß, Herzklappenaffektionen.
  – *Lunge:* Bei fortgeschrittener Niereninsuffizienz und Hyperhydratation kommt es zur interstitiellen Wassereinlagerung („fluid lung").
  – *Chronische Anämie* (gestörte Hämatopoese, chronische Hämolyse, Folsäure- und Eisenmangel): Erhöhtes HZV, Rechtsverschiebung der O_2-Bindungskurve zur Aufrechterhaltung der O_2-Transportkapazität.
  – *Säure-Basen-Haushalt/Elektrolytstörungen:* Metabolische Azidose, Hyperkaliämie, Hyponatriämie, Hypermagnesiämie, Hypokalzämie.
  – *Koagulopathie:* Thrombozytenfunktionsstörungen, evtl. Antikoagulation, chronische Heparinisierung.
  – *Endokrine Störungen:* Diabetes mellitus, sekundärer Hyperparathyreoidismus ($\rightarrow$ Osteoporose).
  – *Immunologische Störungen:* Infektanfälligkeit (Glukokortikoidtherapie), Vaskulopathien.
  – *Infektionen:* Hepatitis, Cytomegalie.

22.2 Praktisches Vorgehen

Prämedikationsvisite

➤ **Anamnese:**
  – Restdiurese?
  – Zeitpunkt der letzten Dialyse: Bei elektiven Eingriffen 12–24 Std. präoperativ, bei Notfalleingriffen bei erhöhtem K^+.
  – Begleiterkrankungen?
  – Medikamente?
➤ **Körperlicher Befund:** Lokalisation und Funktion des Shunt-Arms.
➤ **Labor:**
  – Elektrolyte.
  – *Nierenfunktionsparameter:*
    • Plasma-Kreatinin.
    • Plasma-Harnstoff.
    • Kreatinin-Clearance. Normwerte: Männer 95–140 ml/Min.; Frauen 85–125 ml/Min. Leichte Niereninsuffizienz: 50–80 ml/Min. Mäßige Niereninsuffizienz: < 25 ml/Min. Schwere Niereninsuffizienz: < 10 ml/Min.
    • Fraktionelle renale Na^+-Extraktion: Nützlicher Parameter zur frühen Differenzierung zwischen hypovolämiebedingtem prärenalem Nierenversagen und einem akuten Nierenversagen, jedoch nach der Applikation von Diuretika nicht verwertbar. Die diagnostische und prognostische Bedeutung ist jedoch nicht allgemein akzeptiert.
      Berechnung: $FE_{Na} = (U_{Na} \times P_{Krea}) / (P_{Na} \times U_{krea}) \times 100$ [%]. Dabei sind: U_{Na} = Natrium-Urinkonzentration, U_{Krea} = Kreatinin-Urinkonzentration, P_{Na} = Natrium-Plasmakonzentration, P_{Krea} = Kreatinin-Plasmakonzentration.
      Normalwert: $FE_{Na} < 1$; prärenales Nierenversagen $FE_{Na} > 1$, intrarenales Nierenversagen $FE_{Na} > 3{,}0$.
  – Blutbild, Gerinnung, Blutzucker.
➤ **Apparative Diagnostik:**
  – EKG: Zeichen von Elektrolyt-Veränderungen, Herzrhythmusstörungen.
  – Röntgen-Thorax: Zeichen der Hyperhydratation.

Medikamentöse Prämedikation

➤ Benzodiazepine (z.B. Midazolam, Dikaliumclorazepat, s.S. 14).

Spezielle anästhesiologische Probleme

➤ **Prävention eines intraoperativen Nierenversagens bzw. einer progredienten Funktionseinschränkung:**
  – *Wichtig:* Frühzeitige Erkennung der Symptome, richtige Diagnose (schwierig) und unverzügliche Einleitung therapeutischer Maßnahmen.
  – *Indikatoren:*
    • Zunehmende Oligurie: Harnzeitvolumen < 500 ml/d bzw. < 0,5 ml/kg KG/Std. oder Anurie (< 200 ml/d).
    • Anstieg der fraktionierten Na^+-Extraktion, s.o.
➤ **Applikation von depolarisierenden Muskelrelaxantien:** Ist beim niereninsuffizienten Patienten problematisch, da es nach der Gabe zu einem Anstieg der Plasma-Kalium-Konzentration von 0,5–1 mmol/l kommt. Succinylcholin ist bei $K^+ > 5{,}5$ mmol/l kontraindiziert.

➤ **Beeinflussung der Pharmakokinetik** von Medikamenten und Anästhetika , die der renalen Elimination unterliegen:
  – Die Plasma-Clearance von Pancuronium, Vecuronium und anderen Muskelrelaxantien ist vermindert. Die Wirkdauer von Muskelrelaxantien, die der Metabolisierung durch Hofmann-Elimination (spontaner Zerfall in Laudanosin + quartäres Monoacrylat) unterliegen (Atracurium, cis-Atracurium) oder mittels Esterhydrolyse abgebaut werden (Mivarurium), ist nicht verändert (Relaxantien der ersten Wahl).
  – Morphinmetaboliten können akkumulieren.
➤ **Shunt-Arm:** Präoperative und postoperative Kontrolle (tastbares Schwirren) dokumentieren. Polstern (z. B. mit Watte), sorgfältige Lagerung, keine venösen Zugänge oder arteriellen Kanülierungen.
➤ **Hyperkaliämie:**
  – Ursache von Reflexsteigerungen, Herzrhythmusstörungen und EKG-Veränderungen (hohe spitze T-Wellen).
  – Auslösende Ereignisse: Grunderkrankung, Succinylcholin (s. o.) und Einschwemmung von K^+-haltigen Infusions- und „Nierenschutzlösungen" (Collins-Lösung im Rahmen von Nierentransplantationen).
➤ **Therapie** s. Nierentransplantation, Nephrologie.

Regionalanästhesie

➤ Insbesondere bei der Anlage von arterio-venösen Shunts zur Dialyse (Cimino-Shunt) Blockade des Plexus brachialis (s. S. 162).
◉ *Cave:* Bei der Verwendung von Prilocain entstehendes Methämoglobin kann bei gleichzeitiger ausgeprägter Anämie zu einer kritischen Reduktion des Sauerstofftransportes führen.
➤ Die Gefahr toxischer Reaktionen ist bei metabolischer Azidose erhöht.
➤ Sonstige Regionalanästhesien sind unter Beachtung von Kontraindikationen (z. B. Gerinnungsstörungen) möglich.

Allgemeinanästhesie

➤ **Narkoseeinleitung:**
  – Ausreichende Präoxygenierung.
  – Wenn möglich, auf die Gabe von Succinylcholin verzichten (cave Hyperkaliämie, Kontraindikation).
➤ **Verfahren:** Balancierte Anästhesie (s. S. 120) oder TIVA (s. S. 124).
➤ **I. v.-Anästhetika:**
  – Thiopental: Dosisreduktion wegen geringerer Plasmaproteinbindung, renale Elimination < 1 %.
  – Etomidat: Problemlose Anwendung wegen rascher Metabolisierung.
  – Propofol: Metabolisierung in der Leber, inaktive Abbauprodukte werden zu > 80 % renal eliminiert, gut steuerbar.
  – Benzodiazepine: Wirkungsverlängerung bei Niereninsuffizienz (Akkumulation aktiver Metabolite).

22.2 Praktisches Vorgehen

➤ **Inhalationsanästhetika:**
  – Enfluran: Metabolisierungsrate 2%, Abbauprodukt Fluorid mit nephrotoxischem Potential bei Konzentrationen > 50 mol/l (werden nur bei extrem hohen Dosierungen und Adipositas erreicht).
  – Sevofluran: Metabolisierungsrate 3–6%, Abbau zu Fluoridionen, Reaktion mit Atemkalk (→ Compound A, s. S. 114, Nephrotoxizität derzeit nicht belegt).
  – Andere: Isofluran, Desfluran, Lachgas: Geringe Metabolisierungsraten, keine Beeinflussung der Nierenfunktion.
➤ **Opioide:** Sufentanil und Morphin: Aktive Metabolite werden renal ausgeschieden. Renale Elimination anderer Opioide < 10% → keine Akkumulation.
➤ **Muskelrelaxantien:** Atracurium, cis-Atracurium und Mivacurium sind aufgrund der nierenunabhängigen Elimination besonders geeignete Substanzen, alle anderen unterliegen in unterschiedlicher Ausprägung einer renalen Elimination (z.B. Rocuronium 10–30%; Vecuronium 40–50%; Pancuronium 85%).
➤ **Infusionen:**
  – Bei terminaler Niereninsuffizienz K^+-freie Lösung verwenden (z.B. NaCl 0,9%ig).
  – Bei eingeschränkter Nierenfunktion keine Gabe von Hydroxyäthylstärke → Verschlechterung der Nierenfunktion möglich. (Kann bei terminaler Niereninsuffizienz gegeben werden, hier Verlängerung der Wirkdauer.)

Monitoring

➤ Nach Maßgabe des operativen Eingriffs.
➤ ZVK mit Messung des ZVD (s. S. 35), Blasendauerkatheter bei Restdiurese und Nierentransplantation (s. S. 40), arterielle Kanülierung der A. radialis nur in Ausnahmesituationen (wegen des Shunts), ggf. A. femoralis-Katheter.

Postoperatives Management

➤ Häufig Blutdruckprobleme (Hypertension).
➤ Engmaschige Kontrollen der Serum-Elektrolyte (Hyperkaliämie) und des Säure-Basen-Haushaltes (Azidose).
➤ Respiratorische Probleme bei übermäßiger Infusionstherapie (Röntgen-Thorax, „fluid-lung" → Dialyse.

Epidemiologie und Bedeutung für die Anästhesie

➤ Die **Inzidenz** der Lebererkrankungen hat sich in den letzten drei Jahrzehnten nahezu verdoppelt, nicht zuletzt aufgrund des hohen Alkoholkonsums in der Bevölkerung.
➤ Die **Mortalität und Morbidität** des Patienten mit vorbestehenden Lebererkrankungen ist in der perioperativen Phase, insbesondere bei abdominalchirurgischen Eingriffen, erhöht.
➤ Sowohl chirurgischer Eingriff als auch Anästhesie sind ursächlich an einer Verschlechterung der Leberfunktion beteiligt. Dabei spielt die Verminderung der Leberperfusion, bei einer hohen Vulnerabilität des Organs gegenüber einer Hypoxie, pathogenetisch eine entscheidende Rolle.

Pathophysiologische Veränderungen bei Leberinsuffizienz

➤ **Störungen der Leberfunktion:**
  – *Einschränkung der Syntheseleistung:*
    • Hypoalbuminämie, Dysproteinämie (Erhöhung der Wirksamkeit proteingebundener Anästhetika z. B. Thiopental).
    • Erniedrigung der Plasmacholinesterase (Wirkungsverlängerung von Mivacurium, Succinylcholin, esterartigen Lokalanästhetika).
    • Verminderte Produktion von Gerinnungsfaktoren.
  – *Einschränkung der metabolischen und exkretorischen Funktion:*
    • Glukoseimbalancen (Hypoglykämie, Diabetes mellitus).
    • Erniedrigung der Harnstoffsynthese (NH_3-Anstieg).
    • Verminderte Laktat-Clearance (Laktatazidose Typ A).
    • Erniedrigter Arzneimittelmetabolismus.
    • Reduzierte Elimination von Plasminogenaktivatoren und aktivierten Gerinnungsfaktoren.
➤ **Störungen anderer Organsysteme:**
  – *Herz-Kreislauf-System:* Hyperdynames Kreislaufsyndrom (erhöhtes HZV, erniedrigter peripherer Gefäßwiderstand, erhöhtes Plasmavolumen durch Hyperaldosteronismus), Neigung zu Hypotension, gesteigerter Sympathikotonus (erhöhte Noradrenalinspiegel).
  – *Pulmonales System:* Intrapulmonale Shunts bis zu 70 % des HZV, verminderte FRC (Pleuraergüsse, Aszites), primäre pulmonale Hypertonie.
  – *Renales System:* Na^+- und Wasser-Retention, verminderte GFR, Oligurie, Gefahr des akuten Nierenversagens (ANV), Tubulusnekrose.
  – *ZNS:*
    • Hepatische Enzephalopathie (endogene Neurotoxine, NH_3, Mercaptane).
    • Gesteigerte Permeabilität der Blut-Hirn-Schranke.
    • Gesteigerte Empfindlichkeit gegenüber Benzodiazepinen (GABA-Tonus erhöht) und Opioiden.
  – *Gerinnungssystem:* Verminderte Synthese der Vitamin K-abhängigen Gerinnungsfaktoren II, VII, IX und X ($\rightarrow$ Quick ↓) und der AT III-Produktion. Thrombopenie (bedingt durch Splenomegalie), Thrombopathie.

23.2 Praktisches Vorgehen

Prämedikationsvisite

➤ **Anamnese:** Ursache der Lebererkrankung (Infektion, Medikamente, Alkohol, Toxine), frühere Anästhesien (Halothan-Exposition?), s. u.

➤ **Körperliche Untersuchung:**
- Allgemein- und Ernährungszustand.
- Zeichen der Leberzirrhose: Spider naevi, Palmarerythem, Dupuytren-Kontraktur, Gynäkomastie.
- Zeichen der Enzephalopathie: Gedächtnis-, Merk- und Konzentrationsstörungen, Tremor.
- Zeichen der portalen Hypertension: Umgehungskreislauf, Ösophagusvarizen.

➤ **Labor:**
- Elektrolyte, Blutzucker, Harnstoff, Kreatinin, Blutbild (Hb, Hk, Leukozyten, Thrombozyten), Gerinnung (PTZ, PTT, TZ).
- *Erweiterte Labordiagnostik:* Albumin, Ammoniak, BGA, Fibrinspaltprodukte, D-Dimer, Virus-Serologie (Infektiosität?), Transaminasen (SGOT, SGPT), AP, LDH, γ-GT.
- Differentialdiagnose von Lebererkrankungen s. Tab. 56.
- 🔘 *Merke:* Bei Erhöhung leberspezifischer Transaminasen im Serum > 100 U/l bei Patienten ohne Lebererkrankungen in der Anamnese elektive chirurgische Eingriffe verschieben und serologisch eine akute Hepatitis ausschließen (wegen erhöhter perioperativer Mortalität).

Tabelle 56 Differentialdiagnose von Lebererkrankungen

	parenchymatös/infektiös	cholestatisch
Transaminasen (SGOT, SGPT) Normalwert: < 20 U/l	leicht erhöht bis > 200 U/l/ schwere Virushepatitis > 1 000 U/l	< 200 U/l
Alkalische Phosphatase (AP) Normalwert: 20 – 90 U/l	40 – 180 U/l	40 – 360 U/l
γ-GT Normalwert: < 24 U/l	normal bis stark erhöht	stark erhöht
Gesamt-Bilirubin Normalwert: < 18 μmol/l bzw. < 1,1 mg/dl	40 – 180 μmol/l bzw. 2 – 10 mg/dl	180 – 500 μmol/l bzw. 10 – 30 mg/dl
Quick Normalwert: 70—100 %	normal bis stark erniedrigt	normal bis leicht erniedrigt
Albumin Normalwert: 35 – 50 g/l	normal bis stark erniedrigt	normal

➤ **Apparative Diagnostik:**
- EKG (Zeichen der Kardiomyopathie bei Alkoholabusus?).
- Röntgen-Thorax (Pleuraerguß, Kardiomegalie?).
- Ggf. Echokardiographie. Indikation: Bei Kardiomyopathie, z.B. Pumpfunktion?

➤ **Präoperative Risikoeinschätzung:** ASA-Status (s. S. 7), OP-Risiko-Klassifikation bei Leberzirrhose nach Child (s. Tab. 57).
➤ Planung und Organisation der postoperativen Überwachung (Intensivstation).

Tabelle 57 Child-Kriterien zur präoperativen Risikoeinschätzung bei Patienten mit Leberzirrhose

Parameter	Gruppe A	Gruppe B	Gruppe C
Bilirubin (mg/dl)	< 2,3	2,3 – 2,9	> 2,9
Albumin (g/dl)	> 3,5	3,0 – 3,5	< 3,0
Aszites	nicht vorhanden	leicht zu therapieren	kaum zu therapieren
Ernährungszustand	sehr gut	gut	schlecht
Enzephalopathie	keine	geringgradig	fortgeschritten, komatös
OP-Risiko	tolerabel	erhöht	sehr hoch

Medikamentöse Prämedikation

➤ Orale Prämedikation mit Benzodiazepinen in reduzierter Dosis, z. B. Dikaliumclorazepat 10 mg p. os, Midazolam 3,75 – 5 mg p. os.
➤ Keine Prämedikation bei hepatischer Enzephalopathie.

Regionalanästhesie

➤ Bei chirurgischen Eingriffen, die in Regionalanästhesien durchführbar sind, diese bevorzugt einsetzen (s. S. 139).
➤ Störungen der Blutgerinnung beachten!
🔘 *Beachte:* Der Abbau von Lokalanästhetika ist bei Leberinsuffizienz vermindert, die Gefahr toxischer Begleiterscheinungen steigt.

Allgemeinanästhesie

➤ Die intraoperative Vermeidung von Organhypoxie und Minderperfusion der Leber sind das wichtigste Ziel der Anästhesie, um eine Verschlechterung der Leberfunktion zu vermeiden.
➤ **Narkoseeinleitung:**
  – Rapid sequence induction (S. 121) und Oberkörperhochlagerung bei erhöhter Aspirationsgefahr (Magenentleerungsstörung, Aszites).
  – Reduzierte Einleitungsdosis für Thiopental (erniedrigte Proteinbindung → höhere Wirksamkeit), vgl. S. 103.
  🔘 *Beachte:* Intravenöse Anästhetika, mit Ausnahme von Ketamin, setzen die Leberdurchblutung herab (Dosis reduzieren!). Die Wirkdauer von Ketamin und Etomidat ist deutlich verlängert.
➤ **Narkoseverfahren:** Balancierte Anästhesie oder TIVA.

23

➤ **Narkoseführung:**
  – Hypotensionen vermeiden, ggf. Volumenzufuhr, frühzeitig die Leberperfusion durch Katecholamine (Adrenalin, Dopamin, Dopexamin) sicherstellen.
  – *Medikamente:*
    ◉ *Beachte:* Grundsätzlich spielt die Wahl des Anästhetikums im Vergleich zu anderen Faktoren, die eine Verminderung der Leberdurchblutung und Leberfunktion induzieren, eine untergeordnete Rolle.
    • Inhalationsanästhetika: Auf Halothan verzichten (s. u.). Geeignete Inhalationsanästhetika: Enfluran, Isofluran, Sevofluran, Desfluran (geringe Metabolisierungsrate). Merke: Unter Isofluran kommt es bei Abnahme der Pfortaderdurchblutung zu einem kompensatorischen Anstieg des Blutflusses in der Leberarterie.
    • Muskelrelaxantien: Cave: Wirkungsverlängerung von Muskelrelaxantien mit hepatischer Metabolisation (z. B. Pancuronium). Atracurium und cis-Atracurium sind wegen nichtenzymatischem, hydrolytischem Abbau unabhängig von Leber- und Nierenfunktion und daher die Relaxantien der Wahl.
  – *Ventilation:*
    • Abnahme der Leberdurchblutung durch kontrollierte Beatmung, (Abnahme des HZV → Abfall der mesenterialen Durchblutung).
    • Hoher PEEP führt zu einer Abnahme des Lebervenenflusses (erhöhter intrathorakaler Druck (→ Lebervenenstauung).
    ◉ *Cave:* Hyperventilation: Hypokapnie reduziert den hepatischen Blutfluß.
    • Sicherung des O_2-Angebots. Cave: Anämie, Hypoperfusion.

Monitoring

➤ Blutungsverhalten (OP-Gebiet, Blutbild, Gerinnungsstatus), ggf. frühzeitige Substitution von FFP, Thrombozyten und Gerinnungfaktoren.
➤ Monitoring und Therapie der Nierenfunktion (Blasendauerkatheter, Diurese, Bilanz).

Postoperatives Management

➤ Möglichst intensivmedizinische Betreuung und Überwachung (wg. möglicher Komplikationen).
➤ Verzögertes Erwachen und Störung der Spontanatmung bei veränderter Pharmakokinetik und erhöhter Empfindlichkeit gegenüber Hypnotika, Sedativa und Opioiden oder Verschlechterung einer hepatischen Enzephalopathie.
➤ Rasche Extubation wegen negativer Auswirkungen der Beatmung auf Leberperfusion anstreben.
➤ Bei Gerinnungsstörungen Gefahr der postoperativen Nachblutung (Kontrolle von Drainagen).

Halothan-Hepatitis

1. **Leichte Leberschädigung durch Halothan:**
   – *Inzidenz:* Ca. 20% der Patienten nach Halothannarkosen (auch ohne vorangegangene Halothanexposition).
   – *Pathogenese:* Zerstörung intrazellulärer Lipide durch Radikale, die bei der Metabolisierung von Halothan im reduktiven Stoffwechselweg entstehen (Metabolisierungsrate von Halothan 20 – 40%).
   – *Klinik/Labor:* Klinisch häufig asymptomatisch, passagerer Anstieg der Leberenzyme 1 – 3 Tage nach Halothanexposition.

2. **Schwere Leberschädigung:**
   - *Inzidenz:* 1 : 229 – 1 : 36 000 Anästhesien.
   - *Pathogenese:* Immunologische Prozesse, Bildung von „halothanassoziierten Antikörpern" gegen Antigene der Leberzellmembran.
   - *Prädisponierende Faktoren:* Wiederholte Halothan-Exposition, Adipositas, Alter > 35 – 40 Jahre, weibliches Geschlecht, genetische Faktoren, Enzyminduktion der Leber (z. B. durch Antiepileptika).
   - *Klinik/Labor:*
     - 6 – 14 Tage nach Exposition treten Fieber, Oberbauchschmerzen, Übelkeit und Kopfschmerz auf. Serumtransaminasen und Bilirubin steigen.
     - Selten schwere Verlaufsform mit totaler Leberzellnekrose, Letalität bis zu 80 %.
➤ **Therapie:** Intensivtherapie.

24.1 Diabetes mellitus

Grundlagen

➤ **Prävalenz:** Diabetes mellitus ist eine häufige Erkrankung (ca. 2 % der Bevölkerung, jeder 7. chirurgische Patient).
➤ **Typen:**
  – Typ I mit absolutem Insulinmangel.
  – Typ II: Hier sind die Plasmaspiegel an Insulin normal oder erhöht, aber für den Blutglukosespiegel relativ zu niedrig.

Begleiterkrankungen

➤ Arteriosklerose (KHK, AVK, zerebrovaskuläre Insuffizienz, Niereninsuffizienz).
➤ Diabetische Mikroangiopathie.
➤ Periphere und autonome Neuropathie (Gastroparese, unbalancierte vagale Reflexe, Verlust der Reflextachykardie, schmerzlose kardiale Ischämien).
➤ Infektanfälligkeit, Wundheilungsstörungen.

Akute Komplikationen

➤ **Ketoazidose:**
  – Komplikation beim Typ I-Diabetiker.
  – Klinik: Polyurie mit Volumenmangel und Dehydratation, Bewußtseinsstörungen und Kussmaul-Atmung (Ketongeruch).
  – Labor: Erhöhte Laktatspiegel, Ketonkörper und Elektrolytimbalancen.
  – Therapie: Titrierende i.v.-Gabe von Insulin unter Volumen- und Elektrolytzufuhr (Kalium!).
➤ **Hyperosmolares Koma:**
  – Komplikation beim Typ II-Diabetiker.
  – Klinik: Osmotische Polyurie mit meist ausgeprägten Volumen- und Elektrolytverlusten sowie Bewußtseinsstörungen bis hin zum Koma.
  – Therapie: Primäres Ziel ist der Ausgleich der Volumen- und Elektrolytverluste. Vorsichtige Insulinzufuhr (Kaliumkontrolle, Gefahr eines Hirnödems bei raschem Ausgleich einer Hyperosmolarität).
➤ **Hypoglykämie:** Komplikation bei Fortführung der Antidiabetika- bzw. Insulintherapie unter Nahrungskarenz. Sowohl bei oralen Antidiabetika als auch bei Depot- oder Retard-Insulinen lange Halbwertszeiten beachten! Bewußtseinsstörungen bei Blutzuckerwerten $< 40-50$ mg/dl.
➤ **Perioperatives Nierenversagen:** Besonders bei vorbestehender diabetischer Nephropathie (präoperativ Nierenfunktion überprüfen, vgl. S. 254).
➤ **Störungen der Herz-Kreislauf-Funktion bei autonomer Neuropathie:** Funktionsstörung des sympathischen Nervensystems. Verstärkt Arrhythmien (Tachykardien, Bradykardien), die durch ß-Blocker bzw. Atropin schwer zu beeinflussen sind. Verstärkte Hypotoniegefahr durch eingeschränkte Kompensationsmechanismen bei Hypovolämie (selbst relative Hypovolämie wird schlecht toleriert).
➤ **Periphere Neuropathie:** Rechtliche Bedeutung bei perioperativer Verschlechterung einer Neuropathie im Zusammenhang mit einer Regionalanästhesie (neurologischen Status präoperativ dokumentieren!).

Prämedikationsvisite

➤ **Anamnese:**
– Diabetestyp
– Antidiabetische Therapie: Diätetisch, oral eingestellt, Insulin? Welche Antidiabetika (HWZ)? Welches Insulin (Schwein, Rind, Mensch, mittellang oder langwirkend)?
– Blutzuckertagesprofile außerhalb des Krankenhauses, Disziplin innerhalb der Therapie.
– Begleiterkrankungen erfragen (s. o.).
➤ **Präoperative Diagnostik:**
– Labor: Routine, zusätzlich erweiterte Labordiagnostik: Blutzuckertagesprofil, Nierenfunktionsdiagnostik.
– EKG, Thoraxaufnahme.
– Bei entsprechenden klinischen Hinweisen Abklärung von Herz-, Gefäß- und Nierenerkrankungen im Rahmen eines Fachkonsils erwägen.

Prä- und intraoperatives Management (v. a. Blutzuckereinstellung)

➤ **Ziele:**
– Blutzuckerspiegel (BZ) 80 – 250 mg/dl.
– Vermeidung von akuten Komplikationen (Hypo- und Hyperglykämie, Ketoazidose, Hyperosmolarität).
– Um zu lange Nüchternzeiten zu vermeiden, sollten Diabetiker am frühen Morgen operiert werden.
   ◉ *Merke:* Oft überblicken Diabetiker ihre eigene Stoffwechsellage und ihren Insulinbedarf am besten. Eine genaue Absprache der präoperativen Vorbereitung mit dem (kooperativen) Patienten ist daher unerläßlich.
➤ **Diätetisch eingestellter Diabetes mellitus:** Eine Ergänzung der Routinevorbereitung durch eine präoperative morgendliche Blutzuckermessung ist meist ausreichend (bei verzögertem Operationstermin in 4stündlichem Abstand wiederholen).
➤ **Oral eingestellter Diabetes mellitus:**
– Verzicht auf die morgendliche Einnahme des Antidiabetikums, Glibenclamid (Euglucon) sollte wegen seiner langen Halbwertszeit schon am Vorabend nicht mehr eingenommen werden.
– Blutzuckermessung präoperativ morgens.
– Sofern der Eingriff frühzeitig durchgeführt wird und der Blutzuckerspiegel im Toleranzbereich liegt, sind in aller Regel keine speziellen Maßnahmen erforderlich. Bei verzögertem Operationstermin in 4stündlichem Abstand Blutzucker messen.
– Bei Hyperglykämien > 250 mg/dl 4 – 8 IE Alt-Insulin i. v. (BZ-Verlaufskontrolle).
   ◉ *Merke:* Insulintherapie beim oral eingestellten Diabetiker möglichst vermeiden (Gefahr der Immunisierung, Entwicklung einer Insulinabhängigkeit, erhöhtes Hypoglykämierisiko).
   ◉ *Cave:* Orale Antidiabetika können bis zu 50 Std. nach der letzten Applikation eine Hypoglykämie verursachen.

24.1 Diabetes mellitus

➤ **Insulinpflichtiger Diabetes mellitus:** Zwei Möglichkeiten des perioperativen Blutzuckermanagements:

1. *Klassische nichtstrenge Einstellung.*
   - Indikationen: Kleinere Eingriffe und Typ II-Diabetiker.
   - Ziel: Prävention von Hypoglykämie, Ketoazidose und hyperosmolarem Status.
   - Keine morgendliche Insulingabe, BZ nüchtern auf der Station messen.
   - Intraoperativ: 2 stündlich BZ- und Elektrolytkontrolle.
   - Bolusgabe von Altinsulin nach folgendem Schema:
     BZ < 180 mg/dl: keine Insulingabe.
     BZ 180 – 230 mg/dl: 4 I.E. Altinsulin s. c.
     BZ 230 – 290 mg/dl: 6 I.E. Altinsulin s. c.
     Eine Stunde nach Insulingabe BZ-Kontrolle. Falls BZ > 250 mg/dl auf Insulinperfusor umstellen: 50 I.E./50 ml. Beginn mit 4 I.E./Std. Bei fallendem BZ-Spiegel Dosis reduzieren, bei steigendem BZ Dosis schrittweise bis auf max. 10 I.E./Std. steigern.
   - 🔵 *Cave:* Bei Schock oder Zentralisation (Hypothermie im OP) kann Insulin nicht subkutan resorbiert werden. Nach Stabilisierung des Kreislaufs oder Aufwärmen kommt es dann zu verzögerter Resorption mit schwerer Hypoglykämie.
   - Therapie der Hypoglykämie (BZ < 60 mg/dl): 20 ml Glucose 40 %ig.
2. *Strenge Einstellung:*
   - Indikationen: Große Operationen, Typ I-Diabetiker bei > 2 Std. OP-Zeit, Schwangere, in der Neurochirurgie und Herzchirurgie.
   - Ziel: BZ 80 – 200 mg/dl.
   - Vorgehen: Bei Diabetikern, die an erster Stelle auf dem OP-Programm stehen, ist eine alleinige morgendliche Blutzuckermessung ausreichend. Alle weiteren Maßnahmen zur Kontrolle des Blutzuckers erfolgen im Operationssaal.
     Glucose 10 %ig infundieren (6 g/h).
     Insulin-Perfusor initial 2 E/h, anpassen an BZ (s. o.).
     Stündliche BZ-Kontrolle, Insulindosis so anpassen, daß BZ 100 – 200 mg/dl ist.
   - Therapie der Hypoglykämie (BZ < 60 mg/dl) mit 20 ml Glucose 40 %ig. Insulininfusion stoppen.

➤ **Pharmakologische Hinweise:**
   - Am Operationstag Depot- bzw. Retard-Insuline durch entsprechendes Altinsulin ersetzen. Dabei kann statt Schweine- oder Rinderinsulin, wenn dieses nicht als Altinsulin beschafft werden kann, zur Not Humaninsulin verwendet werden.
   - Mischinfusionen mit einem fixen Verhältnis von Glukose und Altinsulin sind auf Grund ihrer schlechten Steuerbarkeit nicht indiziert.
   - Ein perioperativer Blutzuckerspiegel im Toleranzbereich verbessert die Wundheilung.
   - In der Geburtshilfe kommt es nach Entfernung der Plazenta zum drastischen Abfall des Insulinbedarfs.

➤ **Intraoperativ** müssen neben dem Blutzucker regelmäßig die Elektrolyte kontrolliert werden. Je nach Eingriff und Erkrankung des Patienten Blutgase (BGA) zum Ausschluß einer metabolischen Azidose kontrollieren.

Postoperatives Management

➤ Therapie im Aufwachraum oder auf der Intensivstation fortsetzen. Blutzucker und Elektrolyte 4 stündlich kontrollieren.
➤ Baldige Wiederaufnahme der oralen Nahrungszufuhr anstreben. Sofern dies schon am Operationstag möglich ist (kleinere Eingriffe, keine Darmoperationen), kann 50 % der Abenddosis als Altinsulin s. c. appliziert werden.
◉ *Cave:* Hyper- und Hypoglykämie können intraoperativ unerkannt bleiben (fehlende Symptome) sowie postoperativ fehlgedeutet werden (Interpretation z. B. als Narkoseüberhang oder zentral anticholinerges Syndrom).

24.2 Adipositas – Grundlagen

Definitionen

➤ **Body Mass-Index (BMI):** Gewicht in kg/(Körpergröße in m)^2, s. Tab. 58.
➤ **Broca-Index** (s. Tab. 58):
  – *Männer:* (Körpergröße in cm – 100) – 10 % = ideales Körpergewicht (in kg).
  – *Frauen:* (Körpergröße in cm – 100) – 15 % = ideales Körpergewicht (in kg).

Tabelle 58   Body Mass-Index und Broca-Index

	Body Mass Index	Broca-Index
Idealgewicht	< 25	s. o.
Übergewicht	25 – 28	Idealgewicht + ≤ 20 %
Adipositas	> 28	Idealgewicht + ≥ 20 %
Krankhafte Fettsucht	> 35	Idealgewicht + > 100 %

Bedeutung der Adipositas für die Anästhesie

➤ Übergewicht bedingt einen deutlichen Anstieg der perioperativen Mortalität und Morbidität. Bereits Routineeingriffe sind bei übergewichtigen Patienten mit einem höheren Risiko belastet als bei normalgewichtigen Patienten. Gründe dafür: Allgemein: Nahtinsuffizienzen, Wundinfektionen, postoperative Pneumonien, Thrombosen, Embolien.
➤ **Spezielle anästhesiologische Probleme:**
  – Lagerungen (z.B Trendelenburglagerung, Gefahr schwerer Hypoxämien).
  – Reduzierte kardiale und respiratorische Reserve, verschlechtert sich bei Flachlagerung weiter.
  – Aspirationsrisiko.
  – Schwierige Punktionen bei peripherem Venenkatheter, ZVK sowie Regionalanästhesien.
  – Intubationsprobleme.
  – Veränderte Pharmakokinetik (deutlich verlängerte Elimination und Wirkdauer von lipophilen Substanzen).
  – Veränderte metabolische Reserve (z.B. erhöhte Fluoridkonzentrationen bei adipösen Patienten durch Inhalationsanästhetika, insbesondere Enfluran).

Prämedikationsvisite

➤ **Anamnese:**
  – Zeichen der kardiorespiratorischen Einschränkung (körperliche Belastbarkeit, NYHA-Klassifikation)?
  – Ausmaß körperlicher Aktivität/Inaktivität?
  – Atemwegsobstruktion, Schlafapnoe (Schnarchen, imperative Schlafattacken am Tag)?
  – Symptome eines ösophagealen Refluxes (Sodbrennen, Aufstoßen) → Aspirationsrisiko.
➤ **Körperliche Untersuchung:** Wichtig: Identifikation möglicher Intubationsschwierigkeiten (Einteilung nach Mallampati, Mundöffnung, HWS-Mobilität usw., s. S. 55).
➤ **Apparative Diagnostik:** EKG, Röntgen-Thorax, Lungenfunktion, BGA, ggf. radiologischer oder endoskopischer Nachweis einer Hiatushernie (Aspirationsrisiko).
➤ **Prämedikation:** Dosierung von Sedativa nicht nach dem realen Körpergewicht, zur Verringerung der Magensaftproduktion und -azidität medikamentöse Aspirationsprophylaxe (Metoclopramid, Ranitidin). Dosierung primär nach Idealgewicht.

Regionalanästhesie

➤ Häufig ist die Punktion schwierig.
➤ Dosis bei Spinal- und Periduralanästhesie reduzieren (wg. erhöhtem intraabdominalem Druck und daher größerer Ausbreitung). Dosisreduzierung um 20–30 % gegenüber Normalgewichtigen.

Allgemeinanästhesie

➤ **Einleitung:** Rapid sequence induction (RSI, s. S. 121) bei erhöhtem Aspirationsrisiko, Oberkörperhochlagerung. Immer Intubationsnarkose mit kontrollierter Beatmung; keine Maskennarkose.
  🔵 *Cave:* Häufig schwierige Atemwege (sowohl für Maskenbeatmung als auch für Intubation) bei erhöhter Aspirationsgefahr.
➤ **Medikamente:** Dosis von lipophilen Anästhetika reduzieren (z. B. Opioide), kurz wirksame, gut steuerbare Substanzen sind von Vorteil (vgl. S. 106).
➤ **Monitoring:** EKG, RR (adäquate Manschettenbreite), Pulsoxymetrie, Kapnometrie, Relaxometrie; Indikation für arterielle Kanüle/ZVK großzügig stellen.
➤ **Ausleitung** der Narkose in Oberkörperhochlagerung und erst bei vollständig aufgehobener Muskelrelaxation (Antagonisierung), um eine optimale Atemmechanik zu gewährleisten.
➤ **Extubation** nur bei ausreichender Vigilanz, suffizienter Spontanatmung (Cave: Atemdepression durch Opioide) und wiederhergestellten Schutzreflexen (sind zwar allgemeine Kriterien, diese sind aber bei Adipositas von ganz besonderer Bedeutung!).

Postoperatives Management

🔵 *Cave:* Verlegung der Atemwege: Bei Problemen: Oropharyngeal- oder Nasopharyngealtuben bzw. CPAP-Maske verwenden (s. S. 252).
➤ Oberkörper hochlagern bzw. sitzende Position zur Verbesserung der Atemmechanik wählen.
➤ **Schmerztherapie:** Peripher wirksame Analgetika einsetzen oder Opioide titrierend zur Vermeidung von schmerzbedingter Schonatmung anwenden (Hypoventilation, Atelektasen, Pneumonien).

24.4 Porphyrie – Grundlagen

Definition, Epidemiologie, Formen und Auslöser

➤ **Definition:** Seltene hereditäre Krankheiten des Porphyrinstoffwechsels, die auf einem Defekt bestimmter Enzyme der Häm-Synthese beruhen.

➤ **Epidemiologie:**
- Die häufigsten und für anästhesiologische Aspekte bedeutendsten Formen sind die hepatischen Porphyrien, insbesondere die akut intermittierende Porphyrie. Häufigkeit in Deutschland 1 : 50000 bis 1 : 100000 bei einer Prävalenz von 5 – 10/100000.
- Erstmanifestation meist im dritten Lebensjahrzehnt.
- Frauen sind 3 mal häufiger betroffen als Männer.

➤ **Einteilung:**
- *Hepatische Porphyrien:* Akut intermittierende Porphyrie, hereditäre Koproporphyrie, Porphyria variegata.
- *Kutane Porphyrie:* Porphyria cutanea tarda.
- *Erythropoetische Porphyrien:* Kongenitale erythropoetische Porphyrie, erythropoetische Protoporphyrie.

Klinik

➤ **In der latenten Phase** sind Porphyrien häufig symptomlos oder von vegetativer Labilität geprägt.

➤ **Auslöser eines akuten Schubes:** Medikamente (s. u.), Streß, Schmerzen, Alkohol, Fastenperioden, Infektion, Sepsis, hormonelle Veränderungen (hohe Östrogenspiegel).

➤ **Symptome im akuten Schub:**
- Akute abdominelle Schmerzattacken, Übelkeit, Erbrechen, Obstipation, Elektrolytveränderungen, Oligurie, Anurie, Zeichen eines Ikterus, Temperaturanstieg.
- *Motorische, sensorische und autonome Neuropathie:*
  - Motorische: Hemiplegie, Quadriplegie, bulbäre Paralysen.
  - Sensorische: Hyper- oder Parästhesie.
  - Autonome: Labiler Hypertonus, Tachykardie, orthostatische Hypotension, Schwitzen.
- *Neuropsychiatrische Symptome:* Abnormes Verhalten, Konfusion, Krämpfe, Koma.

Diagnostik und Therapie der akuten Porphyrie

➤ **Diagnostik:** Nachweis erhöhter Konzentrationen von Gesamtporphyrinen, δ-Aminolävulinsäure und Porphobilinogen im 24-Std.-Sammelurin.

➤ **Symptomatische Therapie:** Behandlung von Schmerzen und abdominellen Krämpfen (ASS, Morphin, Buscupan), bei Tachykardie und Hypertonie Beta-Blocker (Propanolol, Esmolol), bei Oligurie Etacrynsäure.

➤ **Spezifische Therapie:** Hochdosierte Glukose-Infusion 300 – 500 g/d. Bei schwerem Verlauf oder neurologischen Komplikationen: Hämatin-Gabe (Normosang) zur Hemmung der δ-Aminolävulinsäure-Synthetase. Dosierung: 3 mg/kg KG/d über 20 Min. für 4 – 7 Tage.

Spezielle anästhesiologische Probleme

➤ Von anästhesiologischem Interesse sind im wesentlichen die hepatischen Porphyrien, bei denen durch die Gabe von auslösenden Substanzen ein akutes Stadium ausgelöst werden kann.

➤ Bei kutanen Formen besondere Vorsicht bei mechanischen Belastungen der Haut.

Medikamente bei akut intermittierender Porphyrie (Tab. 59)

◉ *Tip:* Die vorhandenen Daten zur Verwendung von Medikamenten bei Porphyrie sind in einigen Fällen sehr widersprüchlich. In Zweifelsfällen helfen Recherchen im Internet z. B. unter folgender Adresse: http://www.uq.edu.au/porphyria.

Tabelle 59   Medikamente und akut intermittierende Porphyrie

Gruppe	sicher	umstritten	ungeeignet/auslösend
Hypnotika / Sedativa	Temazepam Propofol Chloralhydrat	Ketamin Midazolam	Barbiturate Etomidat Diazepam Clonazepam Flunitrazepam
Inhalations-anästhetika	Lachgas Diäthyläther	Isofluran Halothan	Enfluran
Opioide	Fentanyl Morphin Pethidin Buprenorphin Kodein	Alfentanil Sufentanil	Pentazocin
Muskelrelaxantien	Succinylcholin Tubocurarin	Cis-Atracurium Atracurium Vecuronium	Alcuronium Pancuronium
Neuroleptika	Droperidol Promethazin		
Lokalanästhetika	Procain Bupivacain	Prilocain	Lidocain Mepivacain
periphere Analgetika	Ibuprofen Acetylsalicylsäure Paracetamol Indometazin		Diclofenac Phenylbutazon
Anticholinergika	Atropin	Scopolamin Glycopyrolat	
Cholinesterase-Hemmer	Neostigmin		
Sympatholytika	Propanolol Esmolol Labetalol		Phenoxybenzamin Dihydralazin
Sympathomimetika	Adrenalin Dopamin		

Fortsetzung Tabelle 59, S. 270 ▶

24.5 Porphyrie – Praktisches Vorgehen

Tabelle 59   Fortsetzung

Gruppe	sicher	umstritten	ungeeignet/auslösend
Antihypertensiva	Labetalol Nitroglycerin Nitroprussid		Clonidin Captopril Enanapril
Diuretika	Etharynsäure Acetazolamid		Furosemid
Antiarrhythmika	Procainamid	Lidocain	Verapamil Nifedipin Diltiazem
Antibiotika	Penicilline Cephalosporine Aminoglykoside	Chloramphenicol Tetrazykline	Sulfonamide Metronidazol Griseofulvin
Antikonvulsiva	Magnesiumsulfat		Barbiturate Carbamazepin Ethosuximid Phenytoin Primidon
Antidiabetika	Insuline Biguanide		Sulfonylharnstoffe
Verschiedene	Digoxin Oxytocin Heparin Dicumarol		Theophyllin Östrogene

Prämedikationsvisite

➤ **Anamnese:** Typ der Porphyrie (anästhesiologische Relevanz haben hepatische Porphyrien).
➤ **Körperliche Untersuchung:** Neurologischer Status, kutane Beteiligung (Photosensibilisierung durch UV-Licht). Cave: Mechanischer Druck und Scherkräfte, die auf die Haut einwirken (z.B. bei Maskennarkosen), können Hautläsionen verursachen.
➤ **Labor:** Porphyrine und Präkursoren im 24-Std.-Urin bestimmen.
➤ **Prämedikation** mit sicheren Substanzen, z.B. Promethazin (Atosil), vgl. Tab. 14 .
➤ **Operationstermin** bei elektiven Eingriffen morgens früh organisieren, um eine überlange Nahrungskarenz (Auslösemechanismus!) zu vermeiden.
➤ **Präoperative Glukoseinfusion** (Glukose 10% 200 ml/h) mit Blutzuckerkontrollen.

Regionalanästhesie

➤ Regionalanästhesien sind mit Einschränkung bestimmter Lokalanästhetika (Lidocain und Mepivacain gelten als nicht sichere Substanzen) möglich. Sie sind jedoch aus rechtlichen Gründen problematisch, da bei bestehender Neuropathie eine Verschlechterung der Symptomatik der Lokalanästhesie zugeschrieben werden könnte.
➤ Geeignete Lokalanästhetika: Bupivacain, Procain.

Allgemeinanästhesie

➤ Klassische Neuroleptanästhesie mit Dehydrobenzperidol, Fentanyl und Lachgas/O_2.

➤ **TIVA mit Propofol:** Bolusgabe erscheint sicher, Zweifel bestehen bezüglich einer hohen Gesamtdosis (maximale Gesamtdosis > 700 mg wurde erfolgreich ohne Induktion eines akuten Schubes eingesetzt). Über die Sicherheit von Ketamin wird kontrovers diskutiert.

➤ **Medikamente** (vgl. auch Tab. 59):

  ◉ *Merke:* Substanzen, von denen sicher bekannt ist, daß sie einen akuten Anfall auslösen können, dürfen keinesfalls verabreicht werden (vgl. Tab. 59). Auf die Applikation umstrittener Substanzen möglichst verzichten.

  – *Analgetika:* Sichere Substanzen: Fentanyl, Morphin. Umstrittene Substanzen: Alfentanil, Sufentanil.

  – *Relaxantien:* Sichere Substanzen: Succinylcholin, Tubocurarin. Mit Einschränkung: Atracurium.

Monitoring

➤ Standardmonitoring.

Postoperatives Management

➤ Suffiziente Schmerztherapie (s. S. 201).

➤ Neurologischer Status.

➤ Labordiagnostik der Porphyrie: Nachweis erhöhter Konzentrationen von Gesamtporphyrien, 5-Aminolävolinsäure und Porphobilinogen im 24 h-Sammelurin.

24.6 Hyper- und Hypothyreose

Schilddrüsenfunktion

➤ **Normalwerte Schilddrüsenhormone** s. Tab. 60.
➤ **Screening der Schilddrüsenfunktion** und Interpretation s. Tab. 61.

Tabelle 60 Normalwerte der Schilddrüsenhormone

Test	Normwert (konventionell bzw. SI-Einheit)
T_4-Test	4,5 – 12 µg/dl bzw. 60 – 160 nmol/l
Ria T_3	100 – 200 ng/dl bzw. 1,5 – 3,0 nmol/l
TSH (Ria-TSH)	0,1 – 3,5 µU/ml
freies T_4	0,5 – 2,3 ng/dl bzw. 7 – 30 pmol/l
freies T_3	3,0 – 6,0 pg/ml bzw. 5 – 9 pmol/l

Tabelle 61 Screening zur Schilddrüsenfunktion und Interpretation

	T_4	RT_3	TSH
Hyperthyreose	↑	↑	↓ oder –
Hypothyreose (primär)	↓	↓	↑
Hypothyreose (sekundär)	↓	↓	↓
Gravidität	↑	↓	–

Hyperthyreose

➤ **Vorkommen:** Autonomes Adenom, Autoimmunthyreoiditis.
➤ **Klinik:**
  – Im Vordergrund steht ein Hypermetabolismus: Tachykardie mit Rhythmusstörungen, Unruhe, Wärmeintoleranz, Anstieg der Körpertemperatur, Hyperhidrosis, Gewichtsverlust, Diarrhö, Erbrechen.
  – Bei länger bestehender Hyperthyreose ist eine schwere Herzinsuffizienz die Folge.
➤ **Medikamentöse Prämedikation:** Eine ausreichende Sedierung ist unbedingt erforderlich, z. B. Dikaliumclorazepat 20 mg abends und morgens.
➤ **Einleitung:**
  – Aufgrund einer Struma kann es, v. a. bei Tracheomalazie, zu erheblichen Intubationsschwierigkeiten kommen. In der Regel liegen Tracheazielaufnahmen vor, die Informationen über den Grad der Trachealverlagerung geben.
  – Die Einleitung erfolgt deshalb immer wie bei zu erwartender schwieriger Intubation (s. S. 63) z. B. mit einer niedrigen Dosis Thiopental (s. S. 103).
➤ **Narkoseverfahren:** Nach erfolgreicher Intubation wird die Narkose als balancierte Anästhesie oder als TIVA weitergeführt.

➤ **Medikamente:**
  – Auf Medikamente verzichten, die eine Katecholaminfreisetzung hervorrufen: Halothan, Pancuronium und Ketamin sind kontraindiziert.
  – Bei Lokalanästhetika auf Adrenalin verzichten.
  – Wegen des gesteigerten Metabolismus erscheint Isoflurane wegen der niedrigsten Metabolisierungsrate als geeignetes Inhalationsanästhetikum.
➤ **Monitoring:** EKG, SaO_2, $petCO_2$, NIBP, Relaxometer (vor allem bei thyreogener Myopathie), Temperatursonde.

Hypothyreose

➤ **Vorkommen:** Jodmangel, Z. n. Radiatio, genetischer Defekt (häufig bei Trisomie 21), Schädigung der Hypophyse, Überdosierung von Thyreostatika.
➤ **Klinik:**
  – Lethargie, mentale Verlangsamung, Adipositas, trockene, kalte Haut, erniedrigte myokardiale Kontraktilität (CO ↓, HZV ↓), evtl. Kardiomegalie, Kälteintoleranz, NNR-Suppression.
  – Die Empfindlichkeit gegenüber exogenen Katecholaminen, Sedativa, Opioiden und Narkotika ist erhöht. Bei schwerer manifester Hypothyreose muß eine elektive Operation zurückgestellt werden.
➤ Eine i.v.-Substitution mit Schilddrüsenhormonen ist nur beim hypothyreotem Koma indiziert: Die Nebenwirkungen wie Tachykardien und Myokardischämien sind hoch.
➤ **Prämedikation:** Eine Dosisreduktion wegen erhöhter Empfindlichkeit ist erforderlich, z.B. 10 mg Dikaliumclorazepat abends und morgens geben.
➤ **Einleitung:**
  – Wie bei zu erwartender schwieriger Intubation (s. S. 63).
  – Bei Bradykardien sollte primär Atropin 0,5 – 1 mg gegeben werden.
➤ **Narkoseverfahren:** Die Weiterführung nach Intubation erfolgt als balancierte Anästhesie oder als TIVA.
➤ **Monitoring** s. Hyperthyreose.
➤ **Komplikationen:** Intraoperativ ist durch die gestörte Temperaturregulation ein erheblicher Wärmeverlust möglich. Postoperativ kann es durch gesteigerte Opioidempfindlichkeit zu einer Atemdepression kommen. In schweren Fällen kann eine Nachbeatmung erforderlich sein. Auf jeden Fall muß eine ausreichende postoperative Überwachung von 2 – 3 Std. gewährleistet sein.

24.7 Hyperparathyreoidismus

Ursachen

➤ **Primär:** Adenom, Hyperplasie der Nebenschilddrüse, Karzinom, multiple endokrine Neoplasien.
➤ **Sekundär:** Chronische Niereninsuffizienz, Störung des Vitamin D-Stoffwechsels.

Prämedikation

➤ Bei der Prämedikationsvisite darauf achten, daß sich der Calcium-Spiegel im Normbereich befindet. Eine Hypercalcämie liegt vor, wenn das Serum-Calcium über 2,8 mmol/l liegt. Eine Hypercalcämie wird zunächst mit forcierter Diurese (Furosemid + Nacl 0,9%) therapiert. In schweren Fällen kann Kalzitonin 500 – 1000 I.E./24 Std. gegeben werden. Ist die Hypercalcämie durch ossäre Metastasen bedingt, sind Osteoklastenhemmer indiziert.
➤ Übliche medikamentöse Prämedikation (s. S. 14).

Narkoseführung

➤ **Einleitung:** Bei der Intubation beachten, daß forcierte Manöver an der HWS zu pathologischen Frakturen führen können.
➤ **Monitoring:** EKG, SaO$_2$, petCO$_2$, NIBP, Relaxometer, Elektrolytkontrollen.

Ursachen

➤ **Chronisch:**
- – Hochdosierte Glukokortikoidtherapie.
- – Morbus Addison (ACTH ist erhöht).
- – Autoimmunerkrankungen (Autoimmunadrenalitis).
- – Hypophyseninsuffizienz.
- – Adrenogenitales Syndrom (AGS).

➤ **Akut:**
- – Einblutungen in die NNR (z. B. Meningokokken-Sepsis, Marcumar-Therapie).
- – Metastasen in NNR.
- – Bilaterale Adrenalektomie.

Substitutionstherapie

➤ Zur Substitutionstherapie mit Glukokortikoiden s. Tab. 62.

Tabelle 62	Susbtitutionstherapie bei Nebenniereninsuffizienz
	Dosis Hydrocortison
OP-Tag	100 – 300 mg kont./24 Std. i. v.
2. – 3. Tag	100 mg kont./24 Std. i. v.
4. Tag	60 mg oral (30 – 20 – 10)
5. Tag	40 mg oral (20 – 15 – 5)
6. Tag	30 mg oral (15 – 10 – 5)
ab 7. Tag	Dosis wie präoperativ

25.1 Epilepsie

Grundlagen

➤ **Definition:** Die Epilepsie ist eine chronische Erkrankung. Sie ist durch ein anfallsartiges Auftreten folgender Symptome gekennzeichnet: Bewußtseinsstörungen (Bewußtseinstrübung, Bewußtlosigkeit), abnorme motorische Erscheinungen (Stereotypien, Zuckungen, tonische und klonische Krämpfe).
➤ **Häufigkeit** etwa 5/1000 Einwohner.
➤ **Formen** s. Tab. 63, 64.

Tabelle 63 Epilepsie-Formen

Hauptformen	fokale Anfälle	primär generalisierte Anfälle
Unterformen	einfache fokale Anfälle (z. B. Jackson-Anfälle) psychomotorische Anfälle (komplexe fokale Anfälle)	Absencen Grand mal Petit mal myoklonische, klonische, tonische und atonische Anfälle Blick-Nick-Salaamanfälle (BNS-Anfälle)

➤ **Krampfauslösende Faktoren:**
  – Medikamenten-, Schlaf- und Alkoholentzug.
  – Visuelle und akustische Stimuli.
  – Metabolische Entgleisung (Hypoglykämie, Alkalose, Sepsis, Leber- und Nierenversagen etc.).
  – Intoxikationen (Methanol, Äthanol, Pharmaka, etc.).
  – Akute Hirnschädigung (Blutung, Trauma).
  – Eklampsie.
  – Hyperventilation.

Therapie der Epilepsie

➤ Antikonvulsiva wie Barbiturate, Hydantoine, Carbamazepine oder Benzodiazepine kommen zum Einsatz (Tab. 63, 64).
➤ *Beachten,* daß die jeweilige Medikation innerhalb des therapeutischen Bereichs beibehalten wird und daß bei den meisten zum Teil erhebliche Interaktionen mit Anästhetika auftreten.

Prämedikationsvisite

➤ **Anamnese:** Art der Anfälle, Anfallshäufigkeit, Medikation, Nebenwirkungen von Antikonvulsiva.
➤ **Labor:** Plasmaspiegel der applizierten Antikonvulsiva.
➤ **Antikonvulsive Medikation** bis zum Operationstermin fortsetzen, evtl. auf intravenöse Applikation umsetzen, wenn die orale Zufuhr nicht gewährleistet bzw. nicht möglich ist (z. B. Ileus-Nahrungskarenz).
➤ Ggf. neurologisches Konsil.
➤ **Prämedikation:** Ausreichende präoperative Sedierung mit Benzodiazepinen. (Beachte die Medikamenteninteraktion mit Antikonvulsiva, s. Tab. 63, 64: Verstärkung einer sedierenden Wirkung oder rasche Elimination bei Enzyminduktion durch Phenobarbital.)

Tabelle 64 Medikamente bei Epilepsie und deren anästhesiologische Bedeutung

Wirkstoff	Handelsname	Serumspiegel [μg/ml]	anästhesiologische Bedeutung
Carbamazepin	Sirtal Tegretal Timonil	5–10	Nebenwirkungen: Tremor, Ataxie, Vigilanzstörungen (Sedation), Hautausschlag
Clonazepam	Rivotril	0,02–0,06	Enzyminduktion: Biotransformation und Abbau von Anästhetika beschleunigt Hypersalivation, vermehrte Bronchialsekretion
Ethosuximid	Petnidan Pyknolepsinum	40–100	Übelkeit, Erbrechen, Sedation, Thrombozytopenie, Hyponatriämie
Phenobarbital	Luminal Phenaemal	15–40	Enzyminduktion: Biotransformation und Abbau von Anästhetika beschleunigt, Anämie
Phenytoin	Epanutin Phenhydan Zentropil	15–25	Resistenz gegen nichtdepolarisierende Muskelrelaxantien, Gingivahypertrophie, Anämie
Primidon	Liskantin Mylepsinum Resimatil	5–15	Verzögerter Abbau von Thiopental, Ataxie, Nystagmus, Sedation, Thrombozyto- und Leukopenie
Valproinsäure	Convulex Ergenyl, Orfiril	60–100	Gerinnungsstörungen, Thrombozytopenie

Praktisches Vorgehen

➤ **Narkoseverfahren:** Balancierte Anästhesie bzw. TIVA. Regionalanästhesie möglich, jedoch hohe Konzentrationen vermeiden! (Auslösung von Krämpfen.)
➤ **Medikamente:**
 – Einige Anästhetika weisen neben antikonvulsiven auch leicht prokonvulsive Effekte auf und zeigen im EEG ein vermehrtes Auftreten von Krampfpotentialen. Die Wirkungen auf das EEG sind in der Regel dosisabhängig.
 – *Enfluran:* Hohe Konzentrationen vermeiden (Krampfpotentiale im EEG).
 – *Etomidat:* Tonisch-klonische Muskelaktivitäten (selten Krampfpotentiale), geringere Inzidenz bei Applikation nach Benzodiazepinen und Opioiden.
 – *Ketamin:* Erniedrigung der Krampfschwelle (keine Ketamin-Mononarkose).
 – *Methohexital:* Provokation von Krampfaktivitäten bei niedriger Dosis.
 – *Propofol:* Sowohl prokonvulsive als auch antikonvulsive Eigenschaften beschrieben.
➤ Perioperative Faktoren, die die Inzidenz von Krampfanfällen erhöhen und ggf. vermieden werden müssen:
 – Hypoxie, Hyperventilation.
 – Metabolische Entgleisungen.
 – Entzug von Medikamenten, Alkohol und Drogen.
 – Erhöhung der Körpertemperatur.
➤ **Monitoring:** Standardmonitoring.

Postoperatives Management

➤ Rasche Wiederaufnahme der antikonvulsiven Therapie.

25.2 Morbus Parkinson

Grundlagen

➤ **Epidemiologie:** Morbus Parkinson ist eine Erkrankung des höheren Lebensalters. Inzidenz: 1 % der > 65jährigen Patienten. Männer sind häufiger betroffen als Frauen. Es besteht familiäre Disposition zur Erkrankung.

➤ **Definitionen:**
  – *Morbus Parkinson:* Hypokinetisch-hypertones Syndrom mit Bewegungsstörungen, vegetativen und psychopathologischen Begleitsymptomen, bedingt durch eine progressive Degeneration nigrostriataler dopaminerger Neurone.
  – *Parkinsonismus:* Sekundäre Formen verschiedener Ursache:
    • Medikamente (Metoclopramid, Phenothiazine).
    • Intoxikationen (Kohlenmonoxid, Mangan, Blei, Quecksilber, Phosgen, Methylalkohol etc.).
    • Infektionen (Enzephalitiden).
    • Degenerative ZNS-Erkrankungen (Morbus Alzheimer).
    • Posttraumatisch (Schädel-Hirn-Trauma, Boxsport).
    • Raumfordernde Prozesse (Tumor).

➤ **Klinik:** Rigor, Tremor, Akinese, Hypersalivation und bronchiale Hypersekretion, Hyperhidrosis und Störung der Temperaturregulation, Depressionen, Psychosen, Demenz, Schluckstörungen.

Therapieprinzipien des Morbus Parkinson

➤ **Anticholinergika**, z. B. Benzatropinmesilat (Cogentinol), Biperidin (Akineton), Trihexyphenidyl(Artane, Pergitan), Metixen (Tremarit).
  – Dosierung: Tagesdosis 6 – 12 mg oral.
  – Nebenwirkungen: Mundtrockenheit, Mydriasis, Akkomodationsstörungen, Tachykardie, Obstipation, Miktionsstörungen, Verwirrtheitszustände, Psychosen.

➤ **Medikamente mit dopaminerger Wirkung:**
  – *L-DOPA (Larodopa):*
    • Wird häufig in Kombination mit DOPA-Decarboxylase-Hemmstoffen wie Benserasid (Madopar) oder Carbidopa (Nacom) verabreicht (verhindern die Umwandlung von DOPA zu Dopamin in der Peripherie, daher geringere Nebenwirkungen und höhere Konzentrationen des Dopamins im Gehirn).
    • Dosierung von L-DOPA: Tagesdosis 200 – 1000 mg oral.
    • Nebenwirkungen: Übelkeit, Erbrechen, Orthostaseprobleme, Herzrhythmusstörungen, Dyskinesien, etc.
  – *Amantadin (Symmetrel, PK-Merz):*
    • Beachte: Renale Elimination, akkumuliert bei Niereninsuffizienz.
    • Dosierung: Tagesdosis 200 – 300 mg oral bzw. 200 – 600 mg i. v.
    • Nebenwirkungen: Erythem, verwaschene Sprache, Schlaflosigkeit, gastrointestinale Beschwerden.
  – *Dopaminagonisten: Bromocriptin (Pravidel):*
    • Dosierung: Tagesdosis 7,5 – 50 mg oral.
    • Nebenwirkungen: Blutdrucksenkung, Arrhythmien, psychomotorische Unruhe, Übelkeit, pleuropulmonale Fibrosen, Magenblutungen.
  – *MAO-B-Inhibitoren:* Deprenyl (Deprenyl), Selegilin (Antiparkin, Movergan, Selegam):
    • Dosierung: Tagesdosis 5 – 10 mg oral.
    • Nebenwirkungen: Verstärkung von Dyskinesien.

Prämedikationsvisite

➤ Antiparkinsontherapie bis zum Operationstag fortsetzen (Absetzen von L-DOPA kann zur Auslösung eines malignen neuroleptischen Syndroms führen).
➤ Ösophagusmotilitätsstörungen (Reflux, Aspirationsrisiko?) abklären (Schluckstörungen oder Sodbrennen in der Anamnese?).
➤ Röntgen-Thorax und Lungenfunktion (Atelektasen, restriktive Ventilationsstörung).

Praktisches Vorgehen

➤ **Narkoseverfahren:** Prinzipiell sind alle anästhesiologischen Verfahren möglich. Bei der Anlage von Regionalanästhesien können jedoch Probleme durch den Tremor und die motorische Gebundenheit (Rigor, Akinese) oder durch mangelnde Kooperation bei dementen Patienten auftreten.
➤ **Medikamente:** Die Gabe antidopaminerger Substanzen (z.B. Neuroleptika wie Phenothiazine oder Butyrophenone) ist kontraindiziert, da sie zur Verstärkung der Parkinson-Symptome führen.
➤ **Monitoring:** Aufgrund der Störung der Thermoregulation sollte die Temperaturmessung im Monitoring enthalten sein. Ansonsten Standardmonitoring.
➤ **Probleme:** Durch die Applikation von Opioiden kann es zu einer verstärkten Thoraxrigidität mit Beatmungsproblemen kommen. Hypersalivation und vermehrte bronchiale Sekretion können die Atemwege verlegen und Intubation und Beatmung komplizieren.

Postoperatives Management

➤ Möglichst bald Fortführung der Medikation anstreben. Ist die orale Applikation der Medikamente nicht möglich, muß die Therapie mit Levodopa oder Levodopa-Carbidopa (Nacom) oder Amantadin (PK-Merz) i.v. erfolgen, um Komplikationen (Parkinson-Krise) zu vermeiden.
➤ Bei Übelkeit und Erbrechen keine Neuroleptika und kein Metoclopramid (Verstärkung von Parkinson-Symptomen). Geeignete Alternative: Domperidon.

25.3 Störungen der Motorik (Paresen, Hemiplegien)

Grundlagen

➤ **Vorbemerkung:** Patienten mit Paresen und einer dadurch bedingten ausgeprägten Atrophie der betroffenen Muskulatur sind im Rahmen der Anästhesie, insbesondere bei der Narkoseeinleitung mit depolarisierenden Muskelrelaxantien, besonders gefährdet. Verantwortlich für diese besondere Gefährdung ist die chronische Denervation der Muskulatur, die zu einer exzessiven Zunahme extrasynaptischer Acetylcholin-Rezeptoren führt.

➤ **Definitionen:**
  – Paresen sind Störungen der Motorik, die mit einer Lähmung einzelner Muskeln bzw. Muskelgruppen der Extremitäten oder des Rumpfes verbunden sind.
  – Plegie oder Paralyse: Vollständiger Funktionsausfall.

➤ **Pathogenetisch** unterscheidet man Läsionen des ersten motorischen Neurons (zentrale Paresen) und Läsionen des zweiten motorischen Neurons (periphere Paresen). Bei letzteren kommt es je nach Ausmaß und Lokalisation der Läsion nur zu motorischen Ausfällen einzelner Muskelgruppen.

Zentrale Paresen

➤ **Ätiologie:** Blutungen, Ischämien, Tumoren, Schädel-Hirn-Trauma.

➤ **Formen:**
  – *Monoparese:* Läsion durch einen umschriebenen rindennahen Prozeß (Tumor) ruft eine kontralaterale Monoparese, z. B. der Hand, hervor.
  – *Mantelkantensyndrom:* Eine Läsion im Bereich der Mantelkante führt zu einer beinbetonten kontralateralen Lähmung.
  – *Bilaterales zentrales Mantelkantensyndrom:* Beidseitige Mantelkantenläsion mit Paraparese der Beine.
  – *Kontralaterale Hemiplegie:*
    • Unterbrechung der Pyramidenbahn im Bereich der Capsula interna.
    • Häufigste Ursache: Infarkt der A. cerebri media oder Massenblutung. Aufgrund der topographischen Nachbarschaft der Fasern des Tractus corticospinalis für die obere Extremität und der Fasern des Tractus corticonuclearis ist bei kleineren Herden die Halbseitenlähmung brachiofazial betont.
  – *Tetraparesen:* Läsionen des Hirnstamms und des hohen Halsmarks (s. u.) mit Lähmung der oberen und unteren Extremitäten.

➤ **Spezielle anästhesiologische Probleme – Denervation:**
  – Proliferation von atypischen extrasynaptischen nikotinergen Rezeptoren (ACh), die sehr empfindlich auf agonistische Substanzen (Succinylcholin) reagieren. Eine Aktivierung kann einen massiven Kaliumausstrom mit der Gefahr eines Herz-Kreislauf-Stillstandes bewirken.
  – Nichtdepolarisierende Muskelrelaxantien werden an extrasynaptischen Rezeptoren schlechter gebunden → Resistenz der betroffenen Muskeln gegenüber nichtdepolarisierenden Muskelrelaxantien.

Chronische Querschnittslähmung ─────────────────────

➤ **Definition:** Bei Läsionen des gesamten Rückenmarksquerschnitts spricht man vom Transversal-Syndrom oder der vollständigen Querschnittslähmung.

➤ **Symptome:** Bei akut einsetzender Querschnittslähmung infolge Trauma oder anderer Destruktion resultiert zunächst ein spinaler Schock, der durch schlaffe Paresen unterhalb der Läsion gelegener Strukturen mit Erlöschen der Reflexe, Blasen- und Mastdarmlähmung und vegetativen Ausfällen charakterisiert ist. Im Verlauf von Tagen und Wochen wird die Lähmung in abhängigen Partien zunehmend spastisch, es treten spinale Automatien mit unwillkürlichen Beugebewegungen und automatischer Blase auf.

➤ **Querschnittssyndrome:** Die Höhe der spinalen Läsion charakterisiert das Bild der einzelnen Querschnittssyndrome, wobei das obere sensible Segment häufig nicht der tatsächlichen Läsionshöhe entspricht.
  − *Zervikale Querschnittssyndrome:*
    • In Höhe von C1 –C4 durch Lähmung der Thorax- und Zwerchfellmuskulatur bedingter Atemstillstand.
    • Bei tieferliegenden Querschnittssyndromen respiratorische Insuffizienz durch Beteiligung der Interkostalmuskulatur möglich.
    • An den Armen kombiniert schlaffe (in Höhe der Läsion) und spastische Lähmung (unterhalb der Läsion).
  − *Thorakale Querschnittssyndrome:* Spastische Parese der Beine, Lähmung der Bauchmuskulatur, Gefahr des paralytischen Ileus (oberes Thorakalmark).
  − *Lumbale Querschnittssyndrome:* Spastische Parese beider Beine, Blasen- und Mastdarmlähmung.
  − *Konussyndrom:* Schlaffe Blasenlähmung (Überlaufblase), Stuhlinkontinenz, Impotenz, Sensibilitätsstörungen im Reithosenareal, Fehlen der Analreflexe.
  − *Kaudasyndrom:* Schlaffe, atrophische Paresen und Reflexausfälle, oft Blasen- und Mastdarmlähmung.

➤ **Spezielle anästhesiologische Probleme:** Durch die Läsion des Rückenmarks kommt es zu spezifischen Veränderungen, die in der perioperativen Versorgung beachtet werden müssen. Sie sind bedingt durch die fehlende Innervation unterhalb der Läsion einerseits und durch die fehlende supraspinale Inhibition andererseits. Dabei kommt es in verschiedenen Organsystemen zu pathologischen Veränderungen:
  − *ZNS:* Autonome Hyperreflexie, spastische Lähmungen, gesteigerte Reflexe.
  − *Kardiozirkulatorisches System:*
    • Lagerungabhängige Hypotension: Bei fehlenden kardialen Reflexen (Läsion oberhalb Th 4) erhöhtes Risiko intraoperativer Hypotensionen wegen fehlender Gegenregulation (Cave: Hypovolämie, Narkoseeinleitung, Anlage von Regionalanästhesien).
    • Autonome Hyperreflexie (reflektorische Sympathikusaktivierung s. u.).
  − *Respiratorisches System:* Veränderung von Lungenfunktionsparametern (Vitalkapazität, Residualkapazität, exspiratorisches Reservevolumen), pulmonale Infektionen.
  − *Urogenitalsystem:* Rezidivierende urogenitale Infektionen, Hydronephrose, parenchymatöse Niereninfektionen, Niereninsuffizienz.

25.3 Störungen der Motorik (Paresen, Hemiplegien)

- *Sonstige:*
  - Erhöhtes Thromboembolierisiko wegen Immobilisation.
  - Muskulatur: Vermehrte Bildung und Expression von extrasynaptischen ACh-Rezeptoren in denervierten Muskelgruppen, s.o.
  - ☒ *Cave:* Die Applikation von depolarisierenden Muskelrelaxantien (Succinylcholin) ist bei Querschnittssyndromen mit Muskelatrophien kontraindiziert (s.o.).

Autonome Hyperreflexie

➤ **Definition:** Massive Sympathikusaktivierung ohne Gegenregulation, die durch einen körperlichen, taktilen oder nozizeptiven Stimulus unterhalb des Niveaus einer chronischen Rückenmarksläsion ausgelöst wird.

➤ **Auslösende Ereignisse:**
  - Dehnung von Blase und Hohlorganen.
  - Stimulation des unteren Gastrointestinaltrakts.
  - Manipulationen im Bereich des Urogenitaltraktes (Katheterisierung, Zystoskopie).
  - Eingriffe an Rektum und Kolon.
  - Wehentätigkeit unter der Geburt.
  - Erholung von Allgemein- oder Regionalanästhesie.
  - Zu flache Narkose bzw. unzureichende Regionalanästhesie.

➤ **Symptome:**
  - Paroxysmale, akute Hypertension.
  - Reflektorische Bradykardie, aber auch Tachykardien und Arrhythmien.
  - Vermehrtes Schwitzen, Vasodilatation und Rötung im Bereich oberhalb der Läsion.
  - Mydriasis, Rötung der Konjunktiven.
  - Muskelkontraktionen, Piloerektion und viszerale Spasmen unterhalb der Rückenmarksläsion.

➤ **Komplikationen:**
  - Zerebrale Schädigung (Blutung, Krampfanfälle, Koma, hypertensive Enzephalopathie).
  - Supraventrikuläre und ventrikuläre Arrhythmie, EKG-Veränderungen.
  - Myokardischämien, Infarkt.
  - Lungenödem.
  - Vermehrter operativer Blutverlust.

Prämedikationsvisite

➤ **Anamnese:** Ursache, Höhe und Auswirkungen der Rückenmarksläsion, Frage nach autonomer Hyperreflexie (sympathische Aktivierung), Inzidenz, auslösende Ereignisse.

➤ **Körperliche Untersuchung:** Neurologischer Status (Verteilungsmuster von Paresen), ggf. neurologisches Konsil, Auskultation (pulmonaler Infekt?).

➤ **Labor:** Infektionsparameter, Nierenfunktionsparameter.

➤ **Apparative Diagnostik:** EKG (Hypertrophiezeichen, Arrhythmien?), Röntgen-Thorax, Lungenfunktion (pulmonale Infekte, restriktive Ventilationsstörung?), BGA, präoperative Blutdruckwerte.

➤ Medikamentöse Prämedikation mit Benzodiazepin (S. 14).

Praktisches Vorgehen

➤ **Narkoseverfahren:**
  – Alle Formen der Anästhesie sind möglich. Bei Eingriffen unterhalb der Läsion auf eine ausreichend tiefe Narkoseführung bzw. komplette Regionalanästhesie achten, um eine autonome Hyperreflexie zu verhindern.
  – ☑ *Cave:* Keine depolarisierenden Muskelrelaxantien verabreichen!
➤ **Monitoring:** Neben dem Standard-Monitoring sollte ein erweitertes Monitoring von invasivem Blutdruck, ZVD, Temperatur und Urinproduktion bedarfsadaptiert an die Art des Eingriffs, die Inzidenz und das Ausmaß einer autonomen Hyperreflexie (s. o.) durchgeführt werden.
➤ **Bei Patienten mit zervikalem Querschnittssyndrom** (z. B. traumatisch) immer auch an die Gefahr einer schwierigen Intubation denken (daher fiberoptische Intubation!).
➤ **Probleme bei Regionalanästhesien:**
  – Beurteilung der sensiblen Ausbreitung ist sehr schwierig.
  – Inkomplette Blockaden oder das Nachlassen einer Regionalanästhesie kann eine Sympathikusaktivierung auslösen.
  – Schlechte Kompensation einer hypotonen Phase durch mangelnde kardiale Reflexantwort.

Postoperatives Management

➤ **Probleme:** Ateminsuffizienz, Atelektasenbildung, pulmonale Infektion.
  – Bei respiratorischer Insuffizienz intensivmedizinische Überwachung, ggf. Nachbeatmung. Sonst postoperative Überwachung mit kontinuierlicher SaO_2-Messung und intermittierender BGA.
  – Frühzeitiger Beginn mit Atemtherapie und -gymnastik.

Anästhesie bei neuromuskulären Erkrankungen und Myopathien

Grundlagen

➤ **Definition:** Humoral vermittelte Autoimmunerkrankung, bei der Antikörper gegen postsynaptische ACh-Rezeptoren an der motorischen Endplatte gebildet werden.
➤ **Pathogenetisch** kommt dem Thymus offensichtlich eine große Bedeutung zu, da Thymome oder Thymushyperplasien in nahezu 80% der Fälle nachweisbar sind.
➤ **Häufigkeit:** 1 : 20000 Erwachsene.
➤ **Klinik:**
  – Leitsymptom ist die krankhafte Ermüdung der Muskulatur bei Belastung, die charakteristischerweise im Laufe des Tages zunimmt.
  – Die Symptomatik ist abhängig von der Lokalisation der betroffenen Muskelgruppen.
    • Initial in > 50% der Fälle Beteiligung der Muskulatur im Versorgungsgebiet der Hirnnerven: Okuläre Symptome (Ptose, Doppelbilder), faziopharyngeale Symptome: Paresen der mimischen Muskulatur, Schluckstörungen (Dysphagie), Sprachstörungen (Dysarthrie).
    • Rumpf und Extremitäten: Halte- und Bewegungsstörungen (Kopfheben, Treppensteigen).
    • Respiratorische Symptome: Lähmung der Atemmuskulatur, alveoläre Hypoventilation, Abnahme der Vitalkapazität, respiratorische Insuffizienz.
  – Schweregrade (nach Ossermann):
    • Stadium I: Okuläre Symptomatik.
    • Stadium IIa: Leichte, generalisierte Symptomatik.
    • Stadium IIb: Mäßige Generalisierung und bulbäre Symptomatik.
    • Stadium III: Akute schwere Bulbärsymptomatik.
    • Stadium IV: Schwere bulbäre und generalisierte Symptomatik.
➤ **Differentialdiagnose:** Idiopathische oder paraneoplastische Störung der neuromuskulären Übertragung mit ähnlicher Symptomatik; kommt v. a. bei kleinzelligem Bronchial-Ca vor.

Therapie

1. Beeinflussung des Autoimmunprozesses: Thymektomie, Glukokortikoide, Immunsuppressiva (Azathioprin = Immurek), Plasmapherese.
2. Erhöhung der Muskelkraft durch Steigerung der Acetylcholinkonzentration an der motorischen Endplatte mittels Cholinesterase-Hemmer (s. Tab. 65).

Tabelle 65   Therapie der Myasthenia gravis

Medikament	orale Dosis	parenterale Dosis	Einnahmeintervall
Pyridostigmin (Mestinon)	60 – 80 mg 180 – 720 mg (retard)	2 – 6 mg	4 Std. 8 Std.
Neostigmin (Prostigmin)	15 – 30 mg	0,5—1, 0 mg	4 Std.

Prämedikationsvisite

➤ **Anamnese:** Symptome und Schwere der Erkrankung (Ossermann-Klassifikation, s.o.), medikamentöse Therapie (Cholinesterasehemmer, Glukokortikoide, Immunsuppressiva)?

➤ **Neurologisches Konsil.**

➤ **Apparative Diagnostik:** Lungenfunktion, Röntgen-Thorax (Thymom, pulmonale Infektion, Atelektase?).

➤ **Organisation:** Operationstermin wenn möglich früh morgens (Zunahme der Muskelschwäche im Tagesverlauf), ggf. bei medikamentöser Prämedikation präoperative Überwachung sicherstellen, postoperative intensivmedizinische Betreuung (Möglichkeit der Nachbeatmung) organisieren.

➤ **Prämedikation:**
– Keine Benzodiazepine!
– In leichten Fällen ist eine Prämedikation mit Phenotiazinen möglich (z.B. Prometazin = Atosil 25 mg oral), es muß jedoch eine engmaschige Überwachung des Patienten gewährleistet sein (Vigilanz, Atemmechanik, SaO$_2$).
– Ab Stadium II keine Prämedikation, Patienten darüber aufklären!
– Pyridostigmin (Mestinon)-Substitution muß präoperativ fortgeführt werden. Bei Umstellung auf parenterale Applikation entsprechen 30 mg orales Pyridostigmin 1 mg der i.v.-Dosis.
– Glukokortikoidtherapie in der bisherigen Dosierung fortsetzen.

Praktisches Vorgehen

➤ **Regionalanästhesie:**
– Wegen fehlender Beeinträchtigung der Atemmuskulatur ist die Regionalanästhesie eine Alternative. Bei rückenmarksnahen Verfahren Blockaden, die die Atemmuskulatur beeinträchtigen (höher als Th4), vermeiden.
– Keine Verwendung von esterartigen Lokalanästhetika wegen der Interaktion mit Esterase-Inhibitoren (höhere Toxizität, verlängerte Wirkdauer).

➤ **Allgemeinanästhesie:**
– *Keine Maskennarkosen* wegen des erhöhten Aspirationsrisikos (bei Bulbärsymptomatik) und des starken Speichelflusses unter der Therapie mit Cholinesterasehemmern.
– *Narkoseverfahren:* Sowohl die TIVA als auch balancierte Anästhesie sind gängige Verfahren der Allgemeinanästhesie bei Patienten mit Myasthenia gravis, wobei die muskelrelaxierende Wirkung der Inhalationsanästhetika bei notwendiger Relaxation Vorteile bietet.
– *Narkoseführung:*
• Nach Narkoseeinleitung ist eine Muskelrelaxation zur Intubation oft nicht zwingend notwendig. Bei der Verwendung nichtdepolarisierender Muskelrelaxantien muß die Dosis deutlich reduziert werden. Eine titrierende Applikation unter Kontrolle der neuromuskulären Blockade mittels Relaxometrie (TOF = train-of-four) ist sinnvoll.
• Bei Patienten mit Bulbärsymptomen (Schluckstörungen) Magensonde legen und bis zur vollständigen Erholung postoperativ belassen.
– *Narkoseausleitung* nur bei suffizienter Spontanatmung, ausreichender muskulärer Funktion und adäquater Vigilanz (Aspirationsrisiko). Im Zweifelsfall immer nachbeatmen. Cave: Die unkontrollierte Antagonisierung einer Muskelrelaxation kann insbesondere bei mit Cholinesterase-Hemmern vorbehandelten Patienten zum Auslösen einer cholinergen Krise (s.u.) führen.

– *Perioperative Glukokortikoid-Substitution* bei Patienten mit einer Dauermedikation mit Glukokortikoiden (iatrogene NNR-Insuffizienz). Schema s. S. 275.

☑ *Merke:* Bei unklarer Muskelerkrankung sind depolarisierende Muskelrelaxantien immer gefährlich. Nichtdepolarisierende Relaxantien können zwar zu einer nicht kalkulierbar verlängerten Wirkdauer führen, sind aber ungefährlich!

Postoperatives Management

➤ Verlegung und Nachbetreuung auf Intensivstation.
➤ Beginn der Cholinesterase-Hemmer-Therapie parenteral (1/30 der oralen Tagesdosis Pyridostigmin (Mestinon) über 24 Std. kontinuierlich i. v.).
➤ Nachbeatmung nur so lange wie nötig, möglichst rasche Extubation.
➤ Lange postoperative Überwachung gewährleisten (spät einsetzende muskuläre Erschöpfung nach Extubation ist möglich).
➤ **Komplikationen:**
   – Postoperative Ateminsuffizienz durch Muskelschwäche.
   – Postoperative Aspiration bei ungenügenden Schluckreflexen.
   – Bronchospasmus und vermehrte bronchiale Sekretion durch Cholinesterase-Hemmer.
   – Bradykardie.
   – Cholinerge Krise bei Überdosierung von Cholinesterase-Hemmern.
   – Myasthene Krise/cholinerge Krise, s. Tab. 66.

Tabelle 66   Myasthene Krise und cholinerge Krise bei Myasthenia gravis

	myasthene Krise	cholinerge Krise
Ursache	Verschlechterung einer Myasthenie durch Streß, Infekt, Operation, Schwangerschaft, Medikamente, Unterdosierung von Cholinesterase-Hemmern	Überdosierung von Cholinesterase-Hemmern
Symptome	muskuläre Schwäche, Dyspnoe, respiratorische Insuffizienz (bedingt durch Muskelschwäche), Aspirationsgefahr, Bewußtseinsstörung, Tachykardie, kalte, blasse Haut	muskuläre Schwäche, Dyspnoe, respiratorische Insuffizienz (bedingt durch Hypersalivation, Bronchospasmus und Muskelschwäche), Aspirationsgefahr, Bewußtseinsstörung, Bradykardie, warme, gerötete Haut, Miosis, Bauchkrämpfe, Diarrhoe, Faszikulieren, Muskelkrämpfe
Tensilon-Test*	positiv (Muskelkraft nimmt innerhalb von 1 – 3 Min. zu)	negativ (Muskelschwäche bleibt unverändert)
spezifische Therapie	0,5 mg Prostigmin (Neostigmin) i. v., dann 8 – 24 mg Pyridostigmin (Mestinon) kontinuierlich über 24 Std. i. v.	Cholinesterase-Hemmer für 2 – 3 Tage absetzen, Atropin bzw. Ipratropiumbromid (Itrop) 0,5 – 1,0 mg i. v. repetitiv (nach muskarinergen Symptomen)

* Tensilon-Test: Zunächst 0,5 mg Atropin i. v., anschließend Edrophonium (Tensilon) 10 mg/70 kg KG über 1 Min. i. v

Grundlagen

➤ **Definition:** Gruppe von angeborenen Muskelerkrankungen, die durch eine gestörte Dekontraktion des Skelettmuskels bei hereditärer Störung der Chloridkanäle in der Muskelfasermembran charakterisiert sind. Durch die verzögerte Erschlaffung der Muskulatur kommt es zu einer erheblichen Beeinträchtigung des Bewegungsablaufes.
➤ **Klinik:** Leitsymptom der Myotonie ist eine nach Willkürbewegung, Beklopfen oder elektrischer Stimulation über mehrere Sekunden bis Minuten andauernde Muskelkontraktion.
➤ Diagnostisch weisen Dauerkontraktionen (im Sinne eines Tetanus bei niedrigen Stromstärken) und salvenartige Spontanentladungen mit ständigen Frequenz- und Amplitudenwechseln nach elektrischer Stimulation im EMG auf die Erkrankung hin.
➤ **Systematik** myotoner Syndrome s. Tab. 67.

Tabelle 67 Systematik der Myotonien

Form	Symptome	Erbmodus und Erkrankungsalter
Myotonia congenita (Thomsen)	Steifigkeit der Beinmuskulatur, Augenmotilitätsstörungen, myotone Reaktionen der Zungen- und Kaumuskulatur	autosomal-dominant 1.–3. Lebensjahr
Myotonia congenita (Becker)	Hypertrophie der Muskulatur des Schultergürtels, der Ober- und Unterschenkel, athletischer Körperbau	autosomal-rezessiv 5.–11. Lebensjahr
Paramyotonia congenita (Eulenburg)	myotone Verkrampfungen der Gesichts- und Handmuskulatur gefolgt von schlaffen Paresen, besonders bei Kälteexposition	autosomal-dominant von Geburt an
dystrophische Myotonie (Curschmann-Steinert)	Nebeneinander von Symptomen der Myotonie und der Muskeldystrophie, zusätzlich hormonelle Störungen und Augenbeteiligung	autosomal-dominant 20.–40. Lebensjahr

➤ **Besonders relevant für die Anästhesie:** Häufigste und wichtigste Erkrankung ist die Dystrophia myotonica (Curschmann-Steinert) mit einer Prävalenz von 5,5/100000 Einwohner, wobei Männer häufiger betroffen sind. Charakteristischerweise findet man ein Nebeneinander von Symptomen der Myotonie und der Muskeldystrophie:
  – Paresen der Mm. tibiales anteriores, Atrophien der Gesichtsmuskulatur (Facies myopathica), myotone Reaktionen verschiedener Muskeln (Extremitäten, Kaumuskulatur, Zunge).

26.2 Myotonien

- – Mäßiggradige CK-Erhöhung.
- – Endokrine Störungen (Stirnglatze, Hodenatrophie mit Potenzstörungen, Menstruationsstörungen).
- – Augenveränderungen (Katarakt).
- – Kardiale Beteiligung (in bis zu 70 % der Fälle, Arrhythmien).
- – Störungen der Magen-Darm-Passage (Aspirationsrisiko).

Spezielle anästhesiologische Probleme

- ➤ Disposition zur malignen Hyperthermie, s. u.
- ➤ Myokardiale Beteiligung, s. o.
- ➤ Respiratorische Insuffizienz.
- ➤ Aspirationsrisiko.
- ➤ Myotone Reaktionen (auslösende Faktoren: Cholinesterase-Hemmer, Kälte, Shivering).

Prämedikationsvisite

- ➤ **Anamnese:** Familienanamnese: Muskelerkrankungen in der Familie, besondere Vorkommnisse bei Anästhesien?
- ➤ **Neurologischer Status**, Verteilungsmuster von Muskelatrophien und Paresen.
- ➤ **Apparative Diagnostik:** Röntgen-Thorax, Lungenfunktion, EKG (ggf. Langzeit-EKG, Echokardiographie).
- ➤ **Labor** inkl. CK (Creatinkinase).

Praktisches Vorgehen

- ⊘ *Cave:* Bei Patienten mit dystrophischer Myotonie (Curschmann-Steinert) besteht ein erhöhtes Risiko der malignen Hyperthermie. Eine perioperative Exposition mit Triggersubstanzen (depolarisierende MR, Inhalationsanästhetika) muß unbedingt vermieden werden, s. S. 28.
- ➤ **Narkoseverfahren: TIVA:**
  - ⊘ *Cave:* Succinylcholin kann myotone Reaktionen (Muskelkrämpfe) auslösen (Intubationsschwierigkeiten), Triggerung MH.
  - – Nichtdepolarisierende Muskelrelaxantien nach Bedarf. (Das Monitoring der neuromuskulären Blockade bietet bei Myotonien nicht immer sichere zusätzliche Informationen.)
  - – Wärmeerhaltende Maßnahmen (Auslösen von myotonen Reaktionen durch Kälteexposition).
  - – Keine Cholinesterase-Hemmer (myotone Reaktionen).
  - – Bei myokardialer Beteiligung erweitertes (invasives) Monitoring, s. S. 578.
- ➤ **Therapie myotoner Reaktionen:**
  - – Procainamid i. v. (Cave: Kontraindikationen: AV-Blockierungen II. und III. Grades, long QT-Syndrom, Hypokaliämie, Überempfindlichkeit gegen Amid-Lokalanästhetika). Dosierung: 25 – 50 mg i. v.
  - – Lokalanästhetika direkt intramuskulär. Dosierung: z. B. Procain 1 % 100 – 200 mg bzw. Lidocain 1 % 50 – 100 mg in die betroffene Muskulatur.

Postoperatives Management

- ➤ Großzügige Indikation zur Nachbeatmung.
- ➤ Vermeidung bzw. rasche Therapie von Shivering (Muskelzittern) durch Pethidin (z. B. 25 mg i. v.).

Grundlagen

➤ **Definition:** Hereditäre, degenerative muskuläre Systemerkrankungen, bei denen Membrandefekte in der Pathogenese eine entscheidende Rolle spielen.
➤ **Formen:** Einteilung nach der Art des Vererbungsmodus und der Lokalisation der betroffenen Muskelgruppen. Häufigste schwere Form (Häufigkeit 10/100 000 Einwohner) ist die *Muskeldystrophie Typ Duchenne*:
  – X-chromosomal-vererbte Erkrankung, die von Geburt an besteht und sich in den ersten Lebensjahren manifestiert.
  – *Symptome:* Gangunsicherheit, Paresen der Becken- und Rückenmuskulatur. Bei Fortschreiten der Krankheit werden die Muskeln des Schultergürtels und der Beine involviert. Sehr frühzeitig kommt es zur Herzbeteiligung, an deren Folge 50 % der Patienten im Alter von ca. 20 Jahren versterben.
  – *Weitere Formen:* Typ Becker-Kiener, Typ Emery-Dreyfuß, Leyden-Möbius, De Lange, Landousy-Dejerine, Erb, Welander, s. Lehrbücher der Pädiatrie und der Neurologie.
➤ **Klinik:** Leitsymptom der Muskeldystrophie ist die über Jahre zunehmende Schwäche einzelner Muskelgruppen mit korrespondierender Abschwächung oder Aufhebung von Muskeleigenreflexen und Atrophien.
  – Schwäche und Atrophie der betroffenen Muskelgruppen.
  – Pseudohypertrophie der Muskulatur durch Umbau in Fettgewebe (z. B. Typ Duchenne).
  – Ausbildung von Kontrakturen durch Fibrosierung (Typ Emery-Dreyfuß).
  – Erhöhung von Muskelenzymen (CK bis 8000 U/l bei Typ Duchenne, leicht erhöht auch bei Konduktorinnen unter körperlicher Belastung).
  – Myokardiale Beteiligung (dilatative Kardiomyopathie, Arrhythmie, Mitralklappenprolaps), in ca. 50% der Fälle Todesursache bei Typ Duchenne.

Spezielle anästhesiologische Probleme

➤ Assoziation mit maligner Hyperthermie.
➤ Erhöhte Sensibilität gegenüber nichtdepolarisierenden Muskelrelaxantien.
➤ Myokardiale Beteiligung.
➤ Beteiligung der gastrointestinalen Muskulatur.

Prämedikationsvisite

➤ **Anamnese:** Familienanamnese: Muskelerkrankungen in der Familie, besondere Vorkommnisse bei Anästhesien? Ergebnisse von Muskelbiopsien?
➤ **Körperliche Untersuchung:** Verteilungsmuster von Muskelatrophien und Paresen.
➤ **Apparative Diagnostik:**
  – Röntgen-Thorax, Lungenfunktionsdiagnostik.
  – EKG (ggf. Langzeit-EKG, Echokardiographie).
➤ **Labor** mit CK, LDH, Myoglobin.
➤ **Prämedikation** mit kurzwirksamen Benzodiazepinen (Cave bei eingeschränkter Lungenfunktion!).

Praktisches Vorgehen

- ⊙ *Cave:* Erhöhtes Risiko der malignen Hyperthermie. Eine perioperative Exposition mit Triggersubstanzen (depolarisierende MR, Inhalationsanästhetika) unbedingt vermeiden!
- ➤ Triggerfreie Narkose (s. Kapitel maligne Hyperthermie S. 578).
- ➤ **Narkoseverfahren: TIVA:**
  - Nichtdepolarisierende Muskelrelaxantien nach Bedarf (Cave erhöhte Sensibilität: Monitoring der neuromuskulären Blockade).
  - Bei myokardialer Beteiligung oder pulmonalen Problemen arterielle Blutdruckmessung und BGA.
  - Magensonde wegen Gastroparese und Aspirationsrisiko.

Postoperatives Management

- ➤ Großzügige Indikation zur Nachbeatmung.
- ➤ Wegen möglicher postoperativer Komplikationen (pulmonale Insuffizienz, Herzrhythmusstörungen etc.) muß eine langfristige postoperative Überwachung über 24 Std. gewährleistet sein.

Grundlagen

➤ **Häufigkeit:** Die Zahl alkoholabhängiger Patienten wird in den alten und neuen Bundesländern auf ca. 5 Millionen geschätzt.
➤ **Relevante Komorbiditäten:**
  – *Nutritiv-toxischer Leberparenchymschaden* (Leberzirrhose, Fettleber):
    • Gerinnungsstörungen (Faktoren II, VII, IX, X), Quick erniedrigt.
    • Synthesestörungen (Hypoproteinämie, Plasmacholinesterase erniedrigt).
    • Verminderter Glykogengehalt der Leber, Gefahr von Hypoglykämien steigt.
    • Portale Hypertension, Ösophagusvarizen.
  – *Nervensystem:* Periphere Polyneuropathie, Wernicke-Enzephalopathie (Merk-, Gedächtnis- und Konzentrationsstörungen).
  – *Herz-Kreislaufsystem:* Kardiomyopathie, Rhythmusstörungen, Hypervolämie mit Hypertonie, Gefäßerweiterung.
  – *Lunge:* COPD (hohe Koinzidenz mit Nikotinabusus), verminderte Lungenvolumina bei Aszites, Zunahme des Rechts-links-Shunts.
  – *Magen-Darmtrakt:* Verminderter Tonus des unteren Ösophagussphinkters, akute und chronische Pankreatitis, Ösophagusvarizenblutung.
  – *Blut und Serum:* Hyperchrome, megaloblastäre Anämie, Hypokaliämie, Hypernatriämie, erhöhte Serumlipide.

Prämedikationsvisite

➤ **Anamnese:** Trinkgewohnheiten, Menge.
➤ **Labor:** Transaminasen (v. a. γ-GT), Blutbild, BZ, Elektrolyte, Leberfunktion (Syntheseleistung: Albumin, Plasmacholinesterase), Gerinnungsstatus (Quick, PTT, TZ).
➤ **EKG:** Zeichen einer (alkoholinduzierten) Kardiomyopathie? Ggf. kardiologisches Konsil.
  – Lagetypveränderung.
  – QRS-Verbreitung.
  – Hypertrophiezeichen (Sokolow-Lyon-Index).
  – ST-Veränderungen.
➤ **Prämedikation** und Prophylaxe des akuten Abstinenzsyndroms: Clonidin (Catapresan) 0,15 – 0,3 mg oral. Bei Bedarf zusätzlich Benzodiazepine (s. Kap. Prämedikation).

Praktisches Vorgehen

➤ **Wahl des Narkoseverfahrens:**
  – *Regionalanästhesie:* Generell sind Regionalanästhesieverfahren beim alkoholabhängigen Patienten von Vorteil, jedoch müssen Kontraindikationen wie Gerinnungsstörungen bei Leberparenchymschaden und Probleme bezüglich der Kooperation des Patienten beachtet werden.

– *Allgemeinanästhesie:*
- Im Rahmen der Allgemeinanästhesie ist mit höheren Einleitungs- und Aufrechterhaltungsdosen von Anästhetika zu rechnen (wegen der häufigen Enzyminduktion).
- Beim chronisch alkoholabhängigen Patienten mit Störung der Leberfunktion (Hypoproteinämie, Verringerung der Proteinbindung von Anästhetika) sollten Anästhetika mit hoher Proteinbindung (z. B. Barbiturate) in reduzierten Dosen verabreicht werden.
- Wegen des größeren Verteilungsvolumens und einer relativen Opioidresistenz werden bei der balancierten Anästhesie höhere Dosen von Opioiden und Muskelrelaxantien benötigt. Da die Biotransformation einiger dieser Substanzen von der Leberfunktion abhängig ist, ist mit einer verzögerten Elimination und damit längeren Wirkdauer zu rechnen.

➤ **Balancierte Anästhesie oder TIVA** (erhöhter Narkosemittelbedarf):
  – *Inhalationsanästhetika:* Verzicht auf Halothan (Leberschädigung). Cave bei alkoholinduzierter Kardiomyopathie: Erniedrigung der therapeutischen Breite von Inhalationsanästhetika, ausgeprägte negativ inotrope Effekte.
  – *Opioide:* Erhöhter Bedarf, verlängerte Wirkdauer bei verzögerter Elimination (Opioidüberhang). Remifentanil (Ultiva) ist wegen seines Abbaus durch unspezifische Esterasen vorteilhaft.
  – *Muskelrelaxantien:* Atracurium und Cis-Atracurium sind von der Lebermetabolisation unabhängig. Sonstige: Wirkungsverlängerung durch reduzierte hepatische Metabolisierung bei Leberfunktionsstörung. Cave bei Succinylcholin und Mivacurium (Wirkungsverlängerung bei erniedrigter Plasmacholinesterase).
  – *Einleitung:* Großzügige Indikationsstellung zur RSI (rapid sequenz induction) wegen chronischer Gastritis mit Erhöhung der Säureproduktion, verlängerter Magenentleerungszeit, Tonuserniedrigung des unteren Ösophagussphinkters (insbesondere bei akut alkoholisierten Patienten).

➤ **Monitoring:**
  – *Intraoperative Laboruntersuchungen:* BZ, Gerinnungsparameter, Blutbild.
  – Erweitertes invasives Monitoring bei Kardiomyopathie (s. S. 121).
  – ◨ *Cave:* Ösophageale Manipulationen bei Ösophagusvarizen (Magensonde, ösophageale Temperatursonde, TEE).

Postoperatives Management

➤ Erhöhte Gefahr postoperativer Nachblutungen aufgrund der Veränderungen des Gerinnungssystems.

➤ **Abstinenzsyndrom:**
  – *Alkoholdelir* (Delirium tremens), kann vital bedrohlich sein: Schwere Form einer akuten exogenen Psychose.
  – *Zeitverlauf:* Leichte Formen des Alkoholdelirs treten bereits 6 – 8 Std. nach Abstinenz auf, schwerere Verlaufsformen (Letalität bis zu 15 %) nach 48 – 72 Std. Die Dauer beträgt in der Regel 4 – 8 Tage, selten länger.
  – Symptome des Alkoholentzugs: Grobschlägiger Tremor, Verwirrtheit, Aggressivität, Halluzinationen, Hyperhidrosis, Tachykardie, Arrhythmie, Hypertension, Hyperreflexie, Parästhesien, Übelkeit und Erbrechen, Grand mal-Anfall.

➤ **Postoperative Delirprophylaxe:**

🔵 *Merke:* Die Alkoholinfusion ist praktisch möglich, kann aber das Delir, auch in hohen Dosen, oft nicht sicher verhindern. Nach Einsetzen des Delirs ist die Alkoholinfusion unwirksam.

– Clonidin (Catapresan):
  • Bolusinjektion: 0,15 – 0,3 mg fraktioniert i.v.
  • Kontinuierliche Infusion: 0,6 – 2,4 mg/24 Std.
  • Nebenwirkung: Blutdruckabfall, Bradykardie, Sedierung, Mundtrockenheit, Obstipation.

➤ **Therapie im Delirium tremens:**

– Intensivmedizinische Behandlung und Monitor-Überwachung von Puls, RR, Atmung und Bilanz. Kontrolle von Blutzucker, Blutgasen, Elektrolyten, EKG, Röntgen-Thorax (Pneumonie?).

– *Clomethiazol* z.B. Distraneurin 800 mg/100 ml Inf.-Lsg.: initial 50 – 100 ml als Bolus innerhalb von 5 – 10 Min., dann 50 – 100 ml/Std. (max. 2000 ml/d).
  Ziel: schläfriger, auf Schmerzreize erweckbarer Patient. Nebenwirkungen: Atem- und Kreislaufdepression, bronchiale Hypersekretion. Bei sehr starker Bronchialsekretion evtl. zusätzlich 0,5 mg (=1 Amp.) Atropin 4stdl. i.v. oder s.c.

– Bei Clomethiazol-Risikopatienten (häufig!! z.B. chronisch obstruktive Lungenerkrankung, Pneumonie) alternativ (evtl. in Kombination miteinander):
  • *Haloperidol* z.B. Haldol 5 mg Amp.: initial 2 Amp. i.v. dann als Perfusor (z.B. 25 mg = 5 Amp. auf 50 ml NaCl 0,9%, 1 – 4 ml/Std.).
  • *Clorazepat* z.B. Tranxilium 50/100 mg/Amp.: 4 × 50 – 100 mg i.v.
  • *Clonidin* (S. 271) z.B. Catapresan 0,15 mg Amp.: als Perfusor (4 Amp./ 50 ml, S. 646) initial 30 ml/Std., bei fallender Tendenz von Pulsfrequenz und RR bzw. Eintritt einer leichten Schläfrigkeit Dosisreduktion in Abhängigkeit von der Symptomatik auf durchschnittlich 3 – 6 ml/Std.

– O$_2$-Substitution nach BGA, ggf. Intubation und Beatmung.

– Parenterale Ernährung, Vitamin B$_1$.

– Thromboseprophylaxe z.B. mit 2 × 7500 IE Heparin s.c.

– Streßulkusprophylaxe z.B. mit Ranitidin (z.B. Sostril, Zantic) 50 mg/d i.v.

Anästhesie bei akuter Alkoholintoxikation

➤ Präoperativer Blutalkoholspiegel – toxische Dosis:
  – Beim Erwachsenen: 5 – 8 g/kg KG.
  – Bei Kindern: 3 g/kg KG.
  – Bei chronischem Abusus wesentlich mehr.

➤ Rapid sequence induction (RSI, S. 121) wegen Aspirationsgefahr.

➤ Reduzierter Anästhetikabedarf bei Narkoseeinleitung und -aufrechterhaltung.

➤ Postoperative Beeinträchtigung von Vigilanz und Kooperation des Patienten.

27.2 Opioidabhängiger Patient

Grundlagen

➤ **Heroin** ist das am häufigsten illegal konsumierte Opioid. Daneben werden in den letzten Jahren sog. Designerdrogen (chemische Abwandlungen von bereits bekannten Opioiden, z.B. Fentanyl, Pethidin) konsumiert.

➤ **Übersicht:**
  - Heroin, Morphin, Codein.
  - Disigner-Derivate des Fentanyl: Acethyl-Alpha-Methyl-Fentanyl, Alpha-Methyl-Fentanyl, Alpha-Methyltio-Fentanyl, Para-Fluoro-Fentanyl u.a.
  - Disigner-Derivate des Pethidin: 1-Methyl-4-Phenyl-4-Piperidin-Proponeat.
  - Methadon (im Rahmen von Entziehungsprogrammen).

➤ **Symptome des Opioidentzugs:** Entzugssymptome treten in unterschiedlichem Zeitabstand und unterschiedlicher Intensität nach der letzten Opioideinnahme auf und sind dabei abhängig von der Art, der Dosis und der Häufigkeit der Einnahme der verwendeten Substanz.
  - Schwitzen, Mydriasis, Hypertension, Tachykardie.
  - Gähnen, Tränen- und Nasenfluß.
  - Tremor, Gänsehaut, Glieder- und Muskelschmerzen.
  - Insomnie.
  - Hyperthermie, Dehydratation, metabolische Azidose.
  - Bauchkrämpfe, Übelkeit, Erbrechen, Diarrhö.

➤ **Relevante Komorbiditäten:**
  - Lokale und systemische Infektionen, oberflächliche Hautabszesse, septische Thrombophlebitiden, bakterielle oder mykotische Endokarditis, Hepatitis (A, B, C), HIV-Infektion.
  - Unterernährung, Mangelernährung, Panzytopenie.
  - Chronische Aspirationspneumonie und Atelektasen.
  - Polytoxikomanie (Alkohol, Sedativa etc.).

Prämedikationsvisite

➤ **Anamnese:** Drogenmenge, zusätzliche Substanzen, Infektionen (HIV, Hepatitis).

➤ **Apparative Diagnostik:**
  - Röntgen-Thorax: Infektionszeichen, Aspirationszeichen, Lymphadenopathie.
  - EKG bis zu 50% verändert (langes QT-Intervall).

➤ **Prophylaxe des Abstinenzsyndroms:** Opioidsubstitution, z.B. Methadon bis max. 40 mg oral oder 10–20 mg Morphin i.v.

➤ **Präoperative Komplikationen:**
  - Thrombophlebitiden und perivenöse Abszesse können die Anlage eines venösen Zugangs erschweren.
  - Nadelstichverletzungen und Kontamination mit Körpersekreten bergen die Gefahr der Übertragung von Infektionen (HIV, Hepatitis).

Praktisches Vorgehen

➤ Regionalanästhesie ist bei Fehlen von Kontraindikationen (neurologische Symptome, systemische Infektionen) und guter Kooperation des Patienten möglich.

➤ Ansonsten werden Allgemeinanästhesien in Form der balancierten Anästhesie oder der TIVA durchgeführt. Hierbei sind, aufgrund der Toleranzentwicklung und der häufig gleichzeitig bestehenden Polytoxikomanie (Enzyminduktion), erheblich höhere Dosierungen von Opioiden und Hypnotika nötig.

Postoperatives Management

➤ Erhöhter postoperativer Schmerzmittelbedarf, dabei sind patientenkontrollierte Analgesieverfahren bei Opioidabhängigen nicht geeignet. Alternative: regionale kontinuierliche Analgesieverfahren ggf. mit rückenmarksnaher Opioidapplikation (vgl. S. 251).
➤ Atelektasenbildung (→ Atemtherapie, s. S. 588).
➤ **Akutes Abstinenzsyndrom:**
  – Ist in der perioperativen Phase bei Fortführung der Opioidzufuhr nicht zu erwarten.
  – 🔘 *Cave:* Durch die Applikation einer Kombination von Agonisten/Antagonisten (z. B. Pentazocin, Nalbuphin, Buprenophin) oder eines reinen Antagonisten, Naloxon oder Naltrexon, kommt es zur sofortigen Induktion eines Entzugssyndroms.

Ehemals opioidabhängiger Patient

➤ Nach erfolgreicher Entwöhnung von Opioiden ist der ehemals abhängige Patient durch die Möglichkeit eines Rückfalls in die Opioidabhängigkeit gefährdet.
➤ Wann immer möglich, sollten operative Eingriffe in Lokal-, Regional- oder Kombinationsanästhesie ohne die Applikation von Opioiden durchgeführt werden.
➤ Bei großen operativen Eingriffen ist eine Opioidgabe jedoch meist unumgänglich.

27.3 Amphetamine, Ecstasy u. a. Designer-Drogen

Grundlagen und Übersicht

➤ **Amphetamine:** Amphetamin (Bezedrin), Metamphetamin (Pervitin), Propylhexedrin (Eventin), Amphetaminil (AN 1), Fenetyllin (Captagon).
➤ **Ecstasy und synthetische Derivate:**
  – Werden derzeit in Deutschland von ca. 200 000 Menschen regelmäßig eingenommen, wurden bereits von > 700 000 versuchsweise konsumiert.
  – Gehören (wie Kokain), zur Gruppe der Psychostimulantien („uppers") und erlangten in den letzten Jahren vor allem als „Freizeit- und Partydroge" auf Großparty-Veranstaltungen (Techno, Raves etc.) an Bedeutung.
  – Konsumierte Substanzen aus dieser Gruppe (Designerdrogen):
    • Ecstasy (3,4-Methylendioxid-N-Methylamphetamin = MDMA).
    • Eve (3,4-Methylendioxid-Ethylamphetamin = MDE).
    • 3,4-Methylendioxid-Amphetamin (MDA).
    • 3,4-Methylendioxid-N-Methyl-1-(1,3-Benzodioxazolylbutanamin) (MBDB).
    • Dimethoxy-Methyamphetamin (DOM).
    • N,N-Diethyl-Tryptamin (DET).
    • Dimethyl-Tryptamin (DMT).
  – Wirkungen von Ecstasy: Freisetzung von Neurotransmittern (Noradrenalin, Dopamin, Serotonin) im Gehirn, zudem Hemmung der Monoaminoxidase (verminderter Abbau der Neurotransmitter). Folge ist eine zentrale sympathische Stimulation mit psychischen und physischen Effekten:
    • Physische Effekte: Appetitlosigkeit, Schlaflosigkeit, Mundtrockenheit, Hypertonie, Tachykardie, Arrhythmien, Schwitzen, Hyperthermie, Übelkeit, Muskelschmerzen, Muskelspasmen, Ataxie.
    • Psychische Effekte: Emphatie, Ekstase, milde Euphorie, Gefühl der Geborgenheit und seelischen Ausgeglichenheit, Gefühl der unerschöpflichen Energie, Antriebssteigerung, verändertes Zeitempfinden.

Anästhesierelevante Probleme

➤ **Probleme bei chronischem Ecstasy-Abusus:** Verminderter Narkosemittelbedarf infolge entleerter zentraler Noradrenalin- und Serotoninspeicher (verminderte Aktivität des Wachzentrums) mit Hypotonie, vermindertem Ansprechen auf indirekte Sympathikomimetika, Beeinträchtigung der postoperativen Vigilanz, Narkoseüberhang.
➤ **Probleme bei akuter Ecstasy-Intoxikation:**
  – Ecstasy weist eine geringe „therapeutische" Breite auf, dadurch steigt das Risiko von Intoxikationen mit zum Teil lebensbedrohlichen Nebenwirkungen.
  – Besonders gefährdet sind Personen mit Vorerkrankungen von seiten des Herz-Kreislauf-Systems, insbesondere mit Hypertonie, Herzinsuffizienz und koronarer Herzerkrankung. Aber auch Patienten mit Hyperthyreose, Asthma bronchiale, Diabetes mellitus und Anfallsleiden weisen ein erhöhtes Risiko zur Manifestation von Komplikationen auf.
  – *Komplikationen der Ecstasy-Intoxikation:*
    • Agitation, Halluzination, Angstzustände, zerebrale Krampfanfälle, Ischämien, Hämorrhagien.
    • Arterielle Hypertonie, Tachykardie, Angina pectoris, arterielle Hypotonie (Folge der Dehydratation).
    • Hyperthermie mit Tempertursanstieg > 42 °C.
    • Akutes Nieren- und Leberversagen, disseminierte intravasale Gerinnung.

Prämedikationsvisite

➤ **Anamnese:** Art und Menge der zugeführten Drogen, komplizierende Vorerkrankungen (z. B. Epilepsie, KHK, arterielle Hypertonie, s. o.).
➤ **Apparative Diagnostik:** Standard: EKG, Rö-Thorax, Lungenfunktion.
➤ **Sedierung** präoperativ bei Agitation, Halluzination (z. B. Benzodiazepine, Haloperidol).

Praktisches Vorgehen

➤ **Anästhesieverfahren:** Balancierte Anästhesie und TIVA sind geeignete Narkoseverfahren.
➤ **Bei Allgemeinanästhesie** verminderten Anästhetika-Bedarf bei chronischem Abusus beachten. Bei akuter Intoxikation erhöhter Narkosemittelbedarf.
➤ **Monitoring:** Erweitertes perioperatives Monitoring (abhängig von Symptomen): Kontinuierliche Temperaturmessung, Flüssigkeitsbilanz (Blasenkatheter), invasive Blutdruckmessung, ggf. Pulmonaliskatheter.
➤ **Therapie intraoperativer Komplikationen:**
  – *Hypertonie:* Esmolol (Brevibloc 0,5 mg/kg KG), Urapidil (Ebrantil 25 – 50 mg i. v.).
  – *Hypotonie:* Volumenzufuhr, Akrinor 1 Amp. fraktioniert, Dopamin, Noradrenalin (s. S. 588).
  – *Hyperthermie-Syndrom:* Kühlende physikalische Maßnahmen (Magen- und Blasenlavage mit kalten Spüllösungen, gekühlte Infusionen etc., s. maligne Hyperthermie S. 578. Dantrolene wurde in einzelnen Fällen eingesetzt, keine generelle Empfehlung.

Postoperatives Management

➤ Bei Auftreten von Komplikationen (s. o.) Verlegung auf Intensivstation. Z.B.: Kardiozirkulatorische Instabilität, kardiale Ischämie, Hyperthermie-Syndrom, Nieren- und Leberversagen, disseminierte intravasale Gerinnung (DIC, s. S. 583).

Grundlagen

➤ **Definition/Charakteristika:** Infektion mit HIV (humane immunodeficiency virus), das zur Gruppe der Retroviren gehört. Zielzellen von HIV sind die CD4-rezeptortragenden Zellen des Menschen: T-Helfer-Zellen und Zellen des Monozyten-Makrophagensystems (Langerhans-Zellen der Epidermis und des Darms, Gliazellen des ZNS, antigenpräsentierende Zellen u.a.).

➤ **Epidemiologie:**
  – Weltweite Verbreitung von HIV schreitet fort, insbesondere in den Entwicklungsländern. Nach WHO und Joint United Nations Programme on HIV/AIDS (UNAIDS) von 1998 ist mit einer Gesamtzahl von über 30 Millionen HIV-infizierten Menschen weltweit zu rechnen. Bereits 11,7 Millionen Menschen sollen an AIDS verstorben sein.
  – In Deutschland sind 50000–60000 Menschen mit HIV infiziert, davon sind über 20000 Menschen bisher an AIDS erkrankt und mehr als 15000 bereits verstorben.
  – Die Zahl der täglichen Neuinfektionen weltweit wird auf ca. 16000 geschätzt.

➤ **Verlauf:** Nach der primären Infektion folgt ein Stadium der Latenz von mehreren Jahren, in denen der Virusträger nahezu symptomlos bleibt, bis sich schließlich das Vollbild des AIDS (= Acquired Immune Dificiency Syndrome) manifestiert. Dieses ist gekennzeichnet durch tiefgreifende funktionelle Störungen des Immunsystems mit Infektionen durch opportunistische Erreger und spezifisch Malignomen.

Spezielle anästhesiologische Probleme

➤ **Pulmonale Infektionen:** Pneumocystis-carinii-Pneumonie, Herpes simplex-Bronchitis, Pneumonie, Candida-Befall von Bronchien, Trachea und Lunge, Tuberkulose.

➤ **Zerebrale Störungen:** Enzephalitiden (Toxoplasma, Herpes simplex), HIV-Enzephalopathie, progressive multifokale Leukenzephalopathie.

➤ **Reduzierter Allgemeinzustand:**
  – Wasting-Syndrome (Schwäche, Gewichtsabnahme, Hypovolämie).
  – Infektanfälligkeit, Leukopenie, Thrombopenie, Anämie (oft auch bedingt durch antiretrovirale Therapie).

➤ **Infektionsgefahr** durch Exposition mit infiziertem Material:
  – Mit einer Serokonversion ist in 0,3% der Fälle von beruflicher HIV-Exposition zu rechnen.
  – Ein höheres Risiko einer Infektion besteht bei:
    • Tiefen Stich- und Schnittverletzungen (ca. 10fach erhöhtes Risiko).
    • Bei sichtbaren Blutspuren auf dem verletzenden Instrument (ca. 5fach erhöhtes Risiko).
    • Bei Verletzungen mit Kanülen, die zuvor in einem Blutgefäß eines HIV-Patienten lagen (ca. 5fach erhöhtes Risiko).
    • Bei hoher Viruskonzentration im Blut von HIV-Patienten (besonders Primär- und Finalstadium), ca. 6fach erhöhtes Risiko.
  ◙ *Postexpositionsprophylaxe* s.u.

Prämedikationsvisite

➤ **Anamnese:** Begleiterkrankungen, Medikamente, Drogen, neurologische Störungen.
➤ **Apparative Diagnostik:** EKG, Röntgen-Thorax (pulmonale Infekte?).
➤ **Labor:** Blutbild (Anämie, Thrombopenie?).
➤ **Prämedikation:** Je nach physischem und psychischem Zustand des Patienten.

Praktisches Vorgehen

➤ Die Wahl des Anästhesieverfahrens und der eingesetzten Narkosemedikamente sind von untergeordneter Bedeutung. Wichtig ist eine Orientierung am physischen Zustand des Patienten:
  – Bei pulmonalen Infekten sind Einschränkungen des pulmonalen Gasaustausches möglich.
  – Vorsichtige Lagerung und ausreichende Polsterung bei ausgeprägtem Wasting-Syndrom (Nervenläsionen, Druckstellen).
  ◉ *Cave:* Reduzierte Immunkompetenz des HIV-infizierten Patienten: Bei allen invasiven Maßnahmen sorgfältig Asepsis einhalten.
◉ *Cave Infektionsrisiko:*
  – Schutzkleidung, Handschuhe, Schutzbrille.
  – Möglichst Einmalartikel verwenden, die dann gesondert entsorgt werden müssen.
  – Sorgfältiger Umgang mit allen potentiell infektiösen Sekreten (Blut, Speichel, Urin) und Materialien (besondere Vorsicht bei Kanülen, Nadeln, Skalpellen).
  – Information aller beteiligten Mitarbeiter.

Verhalten bei akzidenteller HIV-Exposition (und anderem infektiösem Material)

➤ Blutung anregen, Blutstauung der betroffenen Extremität, Fremdmaterial entfernen.
➤ Schnittwunde spreizen, Desinfektion mit alkoholischen Desinfektionslösungen; ausreichend lange Einwirkzeit (3–5 Min.).
➤ Bei Schleimhautkontakt mehrere Minuten spülen:
  – *Mund:* Schleimhautantiseptikum, z.B. Alkohol 20–30% oder PVP-Jod, verdünnt.
  – *Augen:* NaCl 0,9% oder H_2O.
➤ Infektionsgefahr abschätzen: Patientenanamnese, Material, Menge, Verletzungsart, Indikation zur antiretroviralen Therapie (vgl. u.)?
➤ D-Arzt-Verfahren einleiten bzw. Dokumentation des Unfalls und des weiteren Vorgehens gewährleisten.
➤ HIV- sowie Hepatitis B- und C-Antikörper-Test bzw. entsprechender Nachweis bei **Patienten.**
➤ HIV- sowie Hepatitis B- und C-Antikörper-Test bei **Verunfallten** am Tag des Ereignisses (Nachweis eines negativen Antikörperstatus), dann HIV-Test nach 6 Wochen, 3 und 6 Monaten. HIV-DNA-Nachweis bei grippeähnlicher Symptomatik innerhalb von 2 Monaten.
➤ Bei anti-HBs < 10 IU Nachimpfen bzw. Stimulationsimpfung (HBV-Hyper-Ig, HBs-Ag).
➤ Kein ungeschützter Sexualkontakt, bis der 3-Monats-Test negativ ist.

> **Antiretrovirale Postexpositionsprophylaxe einleiten:**
  - Rücksprache mit einem in der HIV-Behandlung erfahrenen Arzt.
  - ◉ *Innerhalb von 30 – 60 Min.* Postexpositionsprophylaxe einleiten (möglichst), keinesfalls später als 12 Stunden.
  - Nach derzeitigem Wissensstand mit folgenden Medikamenten (Empfehlung des Center for Disease Control, CDC Atlanta und des Robert-Koch-Instituts, Berlin):
    • Retrovir (2 × 250 mg/d) für 2 – 4 Wochen.
    • Epivir (3 TC, 2 × 150 mg/d) für 2 – 4 Wochen.
    • Crixivan (Indinavir, 3 × 800 mg/d) für 2 – 4 Wochen.
    • Nach neuesten Daten scheint auch Viramune (Nevirapin 1 – 2 × 200 mg/d) statt Crixivan als drittes Kombinationspräparat äußerst wirksam zu sein.
  - Die Wirksamkeit dieser Behandlung ist nicht erwiesen, über diese Tatsache und die Nebenwirkungen der Therapie sollte der Verunfallte unbedingt umfassend aufgeklärt werden. Nebenwirkungen: Anämie, Leukopenie, Übelkeit, Kopfschmerz, Hautausschlag, Lebererkrankungen, Pankreatitis.

Epidemiologie

➤ Bei abnehmender Gesamtbevölkerung nimmt die relative Zahl alter Menschen zu. Ca. $^1/_3$ der über 65jährigen müssen sich einem operativen Eingriff unterziehen.
➤ Die fünf häufigsten Operationen im Alter: Kataraktextraktion, Cholezystektomie, Herniotomie, transurethrale Resektion, Hüftoperationen.
➤ Zunehmend erfolgen auch sehr große Operationen bei geriatrischen Patienten.

Spezielle anästhesiologische Probleme

➤ Das perioperative Risiko hängt wesentlich von Begleiterkrankungen ab. Nur ca. 3% der über 75jährigen und 7% der über 65jährigen haben keine weiteren Vorerkrankungen außer der OP-Indikation.
➤ Häufigste Erkrankungen:
  – Myokardiale Erkrankungen (KHK, Myokardinfarkt, Herzinsuffizienz), ca. 55%.
  – Respiratorische Störungen, ca. 40%.
  – Hypertonie, 30–35%.
  – Dysrhythmie, ca. 30%.
  – Diabetes mellitus 15–20%.
➤ Perioperative Mortalität bei über 65jährigen ca. 2%. Nach Notfalleingriffen steigt sie jedoch auf ca. 18% bei 60–75jährigen und auf ca. 25% bei den über 75jährigen.

Pathophysiologie des Alters

➤ **Herz und Kreislauf:**
  – Koronarsklerose (verminderte Koronarreserve), Linksherzhypertrophie, Complianceabnahme des Herzmuskels, reduzierte Ansprechbarkeit auf Katecholamine.
  – Gegenüber Jüngeren geringere Herzfrequenzanstiege bei Belastung (körperliche Aktivität, Streß in Narkose), Hypoxie, Hyperkapnie, Hypo- und Hypertonien und Katecholamingabe. Intraoperativ Neigung zu Bradykardien, die sich oft nur unzureichend mit Atropin behandeln lassen.
  – *Blutdruck:* Systolischer Altershypertonus, Neigung zu orthostatischen Hypotonien.
  – *Gefäßwiderstand:* Nachlast im Alter erhöht (Elastizitätsabnahme der Arterien).
  – *Myokardfunktion:*
    • Funktionelle kardiale Reserve ist im Alter eingeschränkt. In Ruhe ist die kontraktile Funktion erhalten. Bei Belastung ist gegenüber Jüngeren geringere Steigerung des HZV möglich. Folge: Linksventrikulärer enddiastolischer Druck steigt, Herz dilatiert, Ejektionsfraktion sinkt.
    • HZV-Steigerung bei eingeschränkter Fähigkeit zur maximalen Herzfrequenzsteigerung zunehmend durch Dilatation des Herzens (Frank-Starling-Mechanismus) und Erhöhung des Schlagvolumens.
    • Reduzierte Organperfusion bei verringertem basalen HZV bzw. bei eingeschränkter Fähigkeit zur HZV-Steigerung (Anpassung an Sauerstoffbedarf).
    • Verlängerung der Kreislaufzeit für Pharmaka bei verringertem HZV.

> ☑ *Merke:* Tachykardien werden schlecht toleriert, da das HZV vorwiegend über den Frank-Starling-Mechanismus aufrechterhalten wird. Daher muß für die (verlangsamte) diastolische Füllung ausreichend Zeit zur Verfügung stehen. Die subendokardiale Durchblutung bei Tachykardie ist kritisch eingeschränkt.

➤ **Atmung:**
   – *Atemmechanik:* Compliance des Thorax nimmt zu (Emphysem), Atemarbeit steigt. Verminderte Kraft der Atem(hilfs)muskulatur, verminderter Hustenstoß (reduzierte bronchiale Clearance).
   – *Lungenvolumina:* Residualvolumen und funktionelle Residualkapazität nehmen auf Kosten der Vitalkapazität zu. Reduzierte Vitalkapazität (VK), reduzierte Sekundenkapazität FEV_1, früherer Verschluß der terminalen Luftwege (Erhöhung des „Closing volume").
   – *Gasaustausch:* Verminderung der Alveolaroberfläche, Abnahme des PaO_2 bzw. Zunahme der $AaDO_2$ (Arterio-alveoläre Sauerstoff-Druck-Differenz) auf Grund von: Zunahme des Ventilations-Perfusions-Mißverhältnisses bei frühem Verschluß der (entsprechend der Schwerkraft) basalen Alveolen.
   – *Atemantrieb:* Eingeschränkte Reaktion auf Hypoxie und Hyperkapnie.

☑ *Merke:*
   – Erhöhte Gefahr der perioperativen respiratorischen Insuffizienz, wird durch Anästhesie noch verstärkt, besonders wenn postoperativ zusätzlich Atelektasen oder ein Lungenödem auftreten.
   – Erhöhte Gefahr einer postoperativen Pneumonie (reduzierte bronchiale Clearance, Neigung zu Atelektasen).

➤ **Nervensystem:**
   – *ZNS:* Hirnatrophie, Zahl der Opioidrezeptoren nimmt ab, daher erhöhte Opioidempfindlichkeit.
   – *Autonomes Nervensystem:* Beeinträchtigung der zentralen Thermoregulation (Neigung zur Auskühlung), eingeschränkte Schutzreflexe (Aspirationsgefahr), Modulation der Herzfrequenz bei Änderungen des Kreislaufes eingeschränkt, Baroreflex abgeschwächt. (Barorezeptoren befinden sich im Carotissinus und Aortenbogen. Bei Blutdruckanstieg werden in der Medulla oblongata parasympathische Strukturen aktiviert. Folge: Abnahme der Herzfrequenz, Abnahme Vasomotorentonus, Abnahme Kontraktilität → Senken des Blutdrucks. Bei Blutdruckabfall erfolgt die Gegenregulation umgekehrt.)

➤ **Niere:**
   – Nierendurchblutung, GFR, Sekretions- und Reabsorptionsleistungen sind im Alter vermindert.
   – Eingeschränkte Fähigkeit, konzentrierten Urin zu produzieren: Neigung zur Dehydratation, Ausscheidung harnpflichtiger Substanzen über Steigerung des Urinvolumens.
   – Eingeschränkte Fähigkeit, Natrium zu retenieren: Abnahme des extrazellulären Volumens, Neigung zur Dehydratation.
   ☑ *Merke:* Geriatrische Patienten sind perioperativ in höherem Maße durch ein Nierenversagen gefährdet, Störungen des Wasser- und Elektrolythaushaltes treten perioperativ häufiger auf (beachte besonders präoperative Dehydratation); ggf. verlängerte Wirkung renal eliminierter Pharmaka.

➤ **Leber:** Leberdurchblutung im Alter vermindert, Abbau und Elimination von Pharmaka sind verzögert, Albuminkonzentration i.S. ist vermindert (geringere Plasmaeiweißbindung, Verstärkung der Pharmakawirkung).

➤ **Endokrines System:** Glukoseintoleranz bzw. Diabetes mellitus sind häufig.

Pharmakologie im Alter

➤ **Pharmakokinetik:**
- Verminderte Clearance bei eingeschränkter hepatischer Metabolisierung und renaler Ausscheidung, Eliminationshalbwertszeit und Wirkungsdauer steigen.
- *Erhöhtes Verteilungsvolumen für lipophile Substanzen* (prozentuale Zunahme des Fettgewebes), Eliminationshalbwertszeit und Wirkungsdauer steigen (je größer das Verteilungsvolumen, desto länger die Eliminationshalbwertszeit).
- *Vermindertes Verteilungsvolumen für hydrophile Substanzen* (prozentuale Abnahme des Gesamtkörperwassers).
- *Verminderte Serumalbuminkonzentration* (Plasmaeiweißbindung geringer) → Konzentration der freien (aktiven) Substanz steigt → Wirkungverstärkung.

➤ **Pharmakodynamik:**
- Verlängerte Kreislaufzeit für Pharmaka im Alter (wg. des verringerten HZVs).
- Erhöhte Empfindlichkeit gegenüber Pharmaka (Abnahme der Rezeptorzahl).

➤ **Besonderheiten bei den einzelnen Substanzen:**
- *Inhalationsanästhetika:* Reduktion der MAC-Werte → Dosis um ca. 20 % reduzieren.
- *Barbiturate, Etomidat, Propofol:* Verstärkte und verlängerte Wirkung (Dosisreduktion um 20 – 50 %).
- *Opioide:* Höhere Empfindlichkeit gegenüber Opioiden, daher Dosisreduktion. Ausgeprägtere Thoraxrigidität (Remifentanil: Dosisreduktion um 50 %). Verlängerte Aufwachphase und Atemdepression sind möglich.
- *Muskelrelaxantien:*
  • Pancuronium: Verlängerung von Eliminationshalbwertszeit und Wirkungsdauer (Applikationsintervalle größer). Pancuronium-Bedarf ändert sich dagegen nicht.
  • Vecuronium: Wirkungsverlängerung bei Cholestase.
  • Atracurium/Cis-Atracurium: Keine Veränderung des Wirkprofils im Alter (Hoffmann-Elimination).
- Benzodiazepine: Hohe Empfindlichkeit gegenüber Benzodiazepinen! (Dosisreduktion um 20 – 50 %).
- Neuroleptika: Dopaminantagonisten, daher bei Morbus Parkinson kontraindiziert (Gefahr extrapyramidal-motorischer Störungen).
- Atropin: Verminderte oder fehlende Herzfrequenzsteigerung im Alter.
- Propranolol: 2 – 3fach höhere Blutspiegel aufgrund der reduzierten Leberdurchblutung (geringerer First pass-Effekt). Dosisreduktion um 50 %. Besser: Kardioselektive Beta-Blocker (z. B. Metoprolol, Beloc) verwenden.

◨ *Merke:* Im Alter müssen Pharmaka niedriger dosiert und titrierend (langsam, nach Wirkung) appliziert werden. Unerwünschte Wirkungen treten im Alter häufiger auf (z. B. Atem- und Kreislaufdepression, paradoxe Reaktionen).

Anästhesie beim geriatrischen Patienten

Leitfaden zur Narkoseführung bei geriatrischen Patienten (Einzelheiten s. u.)

➤ Dosisreduktion anästhesierelevanter Pharmaka (ca. 50%).
➤ Großzügige Indikation für invasives Monitoring.
➤ Hyperventilation vermeiden.
➤ Extremstellungen des Kopfes vermeiden.
➤ Hypothermie vermeiden.
➤ Vor der Narkoseeinleitung bei ausreichender Herzfunktion eine Hypovolämie korrigieren (500–750 ml Vollelektrolytlösung, vgl. S. 71).
➤ Präoperative Atemgymnastik forcieren.
➤ Großzügige Indikation zur postoperativen Überwachung auf der Wach- oder Intensivstation.

Prämedikationsvisite

➤ **Häufige Begleiterkrankungen** im Alter bei Anamnese und Untersuchung beachten:
  – *Koronare Herzerkrankung* (s. auch S. 229): Häufigste Herzerkrankung im Alter (70% der 70–80jährigen weisen eine Koronarsklerose auf), nur 20% der KHK manifestieren sich (Angina pectoris, Myokardinfarkt).
  – *Hypertonie* (s. auch S. 229):
    • Ca. 50% der 65jährigen haben eine Hypertonie.
    • Hypertonie prädisponiert zu KHK, Herzinsuffizienz und Apoplex.
    • Beim geriatrischen Patienten mit Hypertonie ist die Steigerung des peripheren Widerstandes und die Abnahme des intravasalen Volumens ausgeprägter als bei jüngeren (perioperative Blutdruckinstabilität!).
    • In Abwesenheit sonstiger Begleiterkrankungen ist das Anästhesierisiko bei mäßigem Hypertonus, behandelt oder unbehandelt, nicht erhöht. Der Eingriff muß in diesem Fall, auch bei unbehandeltem Hypertonus, nicht verschoben werden. Operativer Eingriff muß zwecks antihypertensiver Therapie nur dann verschoben werden, wenn eine schwere unbehandelte Hypertonie vorliegt und es sich um einen elektiven Eingriff handelt.
  – Herzinsuffizienz (s. auch S. 229).
  – Herzrhythmusstörungen.
  – Chronisch-obstruktive Lungenerkrankung.
  – Diabetes mellitus.
➤ **Apparative Diagnostik:** Ruhe-EKG, Röntgen-Thorax, Lungenfunktion bei klinischem oder anamnestischem Hinweis auf pulmonale Erkrankung.
➤ **Medikamentöse Prämedikation:** Falls geriatrische Patienten unter einer Dauermedikation mit Sedativa oder Psychopharmaka stehen, sollen diese auch morgendlich statt einer Routineprämedikation eingenommen werden. Ansonsten Benzodiazepine mit kürzeren Halbwertszeiten bevorzugen:
  – Midazolam (hohe Potenz) sehr vorsichtig, d. h. mit reduzierter Dosis, oral einsetzen.
  – Eine Alternative stellen nebenwirkungsärmere Benzodiazepine wie Oxazepam, Lormetazepam oder Clorazepat (Tranxilium) dar, s. S. 14.

Wahl des Narkoseverfahrens

◨ *Merke:* Hinsichtlich der perioperativen Morbidität und Mortalität scheinen keine relevanten Unterschiede zwischen den Narkoseverfahren zu bestehen. In einigen Bereichen hat jedoch die Regionalanästhesie Vorteile.

➤ **Eingriffe, bei denen eine Regionalanästhesie günstig ist:**
  – Transurethrale Prostata-Resektion und andere urogenitale Eingriffe (vgl. S. 442).
  – Operationen an Fuß und Unterschenkel.

➤ **Eingriffe, bei denen eine Regionalanästhesie möglich ist:**
  – Hüftchirurgie (TEP). Beachte: Belästigung der Patienten durch Bewegungen und Instrumentiergeräusche (Fräsen, Einschlagen der Prothese).
  – Herniotomie. Beachte: Schmerzen bei Manipulationen am Samenstrang sind möglich.
  – Gefäßeingriffe an der unteren Extremität (z. B. Femoralis-Poplitea-Bypass). Beachte: Bei Blutungen Gefahr der Blutdruckinstabilität.

➤ **Mögliche Vorteile der Regionalanästhesie (kontroverse Diskussion):**
  – *Intraoperativ:* Überwachung der zerebralen Funktion möglich, geringerer Blutverlust (geringeres Blutdruckniveau reduziert Blutungen z. B. bei Hüft-TEP), geringere Stoffwechselalteration.
  – *Postoperativ:* Evtl. verminderte Inzidenz von Verwirrtheitszuständen, weniger ausgeprägte Beeinträchtigung des pulmonalen Gasaustausches, Thrombose- und Thromboembolierate reduziert, frühzeitige Mobilisation.
  ◨ *Cave:* Bei zusätzlicher (bes. stärkerer) Sedierung und unzureichender Anästhesie gehen die Vorteile der Regionalanästhesie verloren.

Regionalanästhesie

➤ Auf Grund von degenerativen Veränderungen der Wirbelsäule kann die technische Durchführung einer rückenmarksnahen Regionalanästhesie schwierig sein.
➤ Ausbreitung und Wirkungsdauer der Lokalanästhetika nehmen im Alter zu. Angaben für den Bedarf an Lokalanästhetika bei der Periduralanästhesie schwanken zwischen 0,35 und 1,05 ml/Segment.
➤ Die auf Grund der Sympathikusblockade einsetzende Hypotonie ist bei geriatrischen Patienten ausgeprägter (reduzierte kardiovaskuläre Kompensationsmechanismen).
➤ Nach Spinalanästhesie beträgt die Häufigkeit des postspinalen Kopfschmerzes 2 – 4%.

Allgemeinanästhesie

➤ **Lagerung:**
  – Sorgfältige Lagerung, da degenerative Gelenkveränderungen im Alter häufig sind (Gefahr von Lagerungsschäden steigt).
  – Extremlagerungen der HWS (Seitdrehung, Überstreckung) vermeiden, um die zerebrale Durchblutung nicht zu beeinträchtigen (Aa. vertebrales).

➤ **Narkoseeinleitung:**
– *Problematik:*
  • Bei Zahnlosigkeit oft schwierige Maskenbeatmung.
  • Unvollständiges Gebiß und lockere Zähne sind nicht selten, daher Gefahr von Zahnschäden bei der Intubation.
  • Bei degenerativen Veränderungen kann die Beweglichkeit der HWS eingeschränkt sein → Intubationsschwierigkeiten.
  • Aspirationsgefahr beim geriatrischen Patienten erhöht (höhere Inzidenz von Hiatushernien, verzögerte Magenentleerung, verminderte Schutzreflexe).
  • Blutdruckinstabilität (besonders bei Verwendung von Thiopental und Propofol) durch Hypotonie nach Gabe des Einleitungshypnotikums sehr häufig (präoperative Hypovolämie, zusätzlich eingeschränkte autonome Blutdruckregulationsmechanismen); durch Hypertonie während der Intubation (unzureichende Narkosetiefe bei stärkerer Dosisreduktion des Einleitungshypnotikums) und Hypotonie nach der Intubation (persistierende Hypovolämie).
– *Praxis:*
  • Relaxation zur Intubation mit nichtdepolarisierendem Muskelrelaxans (Succinylcholin kann ebenfalls verwendet werden, die Kontraindikationen müssen beachtet werden; beachte: Hohes Arrhythmiepotential).
  • Analgesie mit Fentanyl oder Alfentanil (Standarddosierung).
  • Einleitungshypnotikum: Etomidat bevorzugen. Thiopental und Propofol bedingen oft ausgeprägte Hypotonien und sollten in einer um 50% reduzierten Dosis langsam appliziert werden.
  • Midazolam hat im hohen Alter eine unvorhersehbar lange Wirkdauer und sollte, wenn überhaupt, nur in sehr niedriger Dosis eingesetzt werden.

➤ **Aufrechterhaltung der Narkose:**
– *Problematik:*
  • Postoperativer Narkoseüberhang, falls Anästhetikadosierung nicht dem Alter angepaßt werden.
  • Neigung zu Blutdruckinstabilität, besonders bei Blutverlusten.
  • Intraoperativ angestrebte Blutdruckwerte sollten sich nicht an „Normwerten", sondern an den präoperativen Werten orientieren. Blutdruckabfall um mehr als 30 mmHg oder über eine Dauer von mehr als 10 Min. steigert die perioperative Morbidität und Mortalität.
  • Patienten neigen zur Auskühlung.
  • Zerebrale Vasokonstriktion bei Hyperventilation kann postoperative Verwirrtheitszustände hervorrufen oder verstärken.
– *Praxis:*
  • Fentanyl, Alfentanil oder Remifentanil in reduzierter Dosis (20–50%) (Cave postoperative Atemdepression!).
  • Dosierung der Inhalationsanästhetika um 20–30% reduzieren.
  • Propofol kontinuierlich in reduzierter Dosis.
  • Beatmung: Normoventilation (petCO$_2$ > 35 mmHg!) mit Sauerstoff-Luft-Gemisch (Sauerstoff-Stickoxidul-Gemisch), FiO$_2$: 0,5. Ggf. Korrektur durch BGA.
  • Relaxation mit nichtdepolarisierendem Muskelrelaxans (Repetitionsintervalle größer, Dosisreduktion bei geringer Muskelmasse). Zur exakten Dosierung Nervenstimulator verwenden (s. Monitoring).

Monitoring

➤ Basismonitoring (EKG, automatische Blutdruckmessung, Pulsoximetrie, Kapnometrie, Temperatur).

➤ Großzügige Indikation für ein erweitertes Monitoring bei „größeren" Eingriffen: Intraarterielle Blutdruckmessung, Zentralvenenkatheter, Blasenkatheter.

Narkoseausleitung, Aufwachraum

➤ **Problematik (s. auch Kapitel Aufwachraum S.** 175 ff):
  – *Atemdepression:* Besonders durch Opioid- und Relaxantienüberhang nach fehlender Altersanpassung der Dosierung.
  – *Verzögerte Aufwachreaktion:* Meist durch Narkoseüberhang bedingt, besonders bei großzügigem Einsatz von Benzodiazepinen. Differentialdiagnostisch abgrenzen:
    • Hypoxie, Hyperkapnie: BGA.
    • Hypo- und Hyperglykämie: BZ-Bestimmung.
    • Hypothermie: Temperaturmessung.
    • Apoplex, intrakranielle Blutung: Klinische neurologische Untersuchung, evtl. CT.
    • Azidose, Elektrolytstörungen: BGA, Elektrolytbestimmung.
    • Zentral anticholinerges Syndrom (ZAS, vgl. S. 177).
    • TUR-Syndrom nach transurethraler Prostata-Resektion, vgl. S. 439.
  – Hypertonie.
  – Unruhe- und Verwirrtheitszustände: Differentialdiagnostisch abgrenzen:
    • Hypoxie: SaO_2, evtl. BGA.
    • Zentral anticholinerges Syndrom (ZAS, vgl. S. 177).
    • Durchgangssyndrom: Ausschlußdiagnose.
    • Psychotische Zustände: Nach anamnestischen Hinweisen auf Verwirrtheitszustände suchen (z.B. Angehörige).
  ◨ *Merke:* Die häufigsten Komplikationen bei geriatrischen Patienten im Aufwachraum betreffen das respiratorische System.

➤ **Praxis:**
  – Bei respiratorischer Insuffizienz Nachbeatmung im Aufwachraum, um das Abklingen der Anästhetikawirkung abzuwarten (ggf. Sedierung mit kleinen Dosen Propofol). Keine Antagonisierung von Relaxantien oder Opioiden! Wenn die respiratorische Insuffizienz persistiert, Ursachen eruieren (z.B. Röntgenaufnahme des Thorax, Blutgasanalyse) und großzügige Indikation zur Nachbeatmung auf der Intensivstation stellen.
  – Therapie der Hypertonie nach Ausschluß von unzureichender Analgesie mittels Nitro-Spray, ggf. Nifedipin als Kapsel (s. auch Kap. Aufwachraum S. 175 ff).

30.1 Grundlagen

Definitionen/Lebensalter

➤ **Frühgeborene:** Tragezeit < 260 Tage bzw. KG < 2500 g.
➤ **Neugeborene:** 1.– 28. Lebenstag.
➤ **Säuglinge:** Bis 1. Lebensjahr.
➤ **Kleinkinder:** 2. – 5. Lebensjahr.
➤ **Schulkinder:** 6.– 14. Lebensjahr.

Respiratorisches System

➤ **Anatomische Besonderheiten:**
  – Relativ großer Kopf, kurzer Hals, große Zunge.
  – Nasengänge und tiefergelegene Luftwege sind relativ eng (engste Stelle bis im Alter von 8 – 10 J. subglottisch in Höhe des Ringknorpels).
  – Der Kehlkopf steht höher als beim Erwachsenen, die Epiglottis ist lang und V-förmig, die Trachea kurz (bei Neugeborenen ca. 5 cm), die Bronchusabgänge gleichwinkelig.
➤ **Physiologische Besonderheiten:**
  – *Surfactant-Faktor:* Frühgeborene neigen auf Grund eines Surfactantmangels zur Ausbildung von Atelektasen.
  – Die Schleimhäute der tiefergelegenen Luftwege sind sehr irritabel (rasche Ödembildung).
  – Die Zwerchfellatmung dominiert → Behinderung der Spontanatmung bei Ileus oder Oberbauch-Tumor.
  – *Atemregulation:* Die zentrale Atemregulation erfolgt wie beim Erwachsenen über den PaO_2, $PaCO_2$ und über die H^+-Konzentration (Hyperventilation bei Hyperkapnie, Hypoxie, Azidose). Diese Regulationsmechanismen sind jedoch umso instabiler, je jünger das Kind ist. Bei Früh- und Neugeborenen ist die zentrale Atemregulation unreif (periodische Atmung). Längere Apnoephasen (5 – 10 Sek.) können mit einer Bradykardie einhergehen.
  ▣ *Cave:*
    • Neugeborene und junge Säuglinge können auf eine Hypoxie mit einer paradoxen Apnoe reagieren, besonders bei begleitender Hypothermie (unreifes medulläres Atemzentrum).
    • Bei Frühgeborenen kann eine Hyperkapnie eine Atemdepression bewirken, ebenso eine Hyperoxämie (Sauerstoffzufuhr mit PaO_2-Anstieg über 100 mmHg).
    • Narkotika, Sedativa, Hypothermie und Hypoxie können die periodische Atmung Neugeborener in der postoperativen Phase verstärken.
  ▣ *Merke:* Aufgrund einer geringen Compliance und funktionellen Residualkapazität sowie einem relativ hohen Closing volume besteht besonders bei Neugeborenen und jungen Säuglingen die Gefahr einer Störung des Ventilations-Perfusions-Verhältnisses in Narkose. → Kinder immer assistiert oder kontrolliert beatmen.
  – *Ventilation:* Das Atemzugvolumen pro kg KG bei Säuglingen und Erwachsenen ist gleich. Gegenüber Erwachsenen 3fach höhere alveoläre Ventilation aufgrund eines höheren Sauerstoffverbrauchs (Erhöhung der alveolären Ventilation durch Atemfrequenzsteigerung).
  ▣ *Merke:* Ein reduziertes inspiratorisches Sauerstoffangebot führt um so schneller zu einer Hypoxämie, je jünger das Kind ist (ungünstigeres Verhältnis zwischen alveolärer Ventilation und funktioneller Residualkapazität).

Herz-Kreislauf-System

➤ Das Myokard eines Neugeborenen enthält weniger kontraktile, dafür mehr bindegewebige Fasern. Eine Steigerung des Herzzeitvolumens über das Schlagvolumen ist auf Grund einer mangelnden Dehnbarkeit des linken Ventrikels nur begrenzt möglich (HZV-Steigerung fast ausschließlich über die Herzfrequenz).
➤ Reduktion von Compliance und Kontraktilität prädisponiert das Säuglingsherz für eine Insuffizienz bei Volumenbelastung.

◉ *Merke:*
   – Neugeborene und Säuglinge reagieren auf eine Hypoxie mit einer Bradykardie (fehlende initiale Tachykardie wie beim Erwachsenen), bei jeder Bradykardie eine Hypoxie ausschließen.
   – Bei Neugeborenen kann eine Druckerhöhung im kleinen Kreislauf durch Hypoxie ($PaO_2 < 50$ mmHg) und Azidose (pH < 7,25) zu einer Wiedereröffnung fetaler Shunts und Shuntumkehr führen.

➤ **Blutdruck:** Bei Neugeborenen, Säuglingen und Kleinkindern ist der Blutdruck ein guter Parameter zur Abschätzung der Volumensituation. Die systolischen Blutdruckwerte liegen bei kleinen Kindern deutlich unter den Erwachsenenwerten. Der mittlere arterielle Blutdruck sollte jedoch 50 mmHg nicht unterschreiten (unreife Frühgeborene nicht unter 30 mmHg).
➤ **Hämoglobin:** 70–90% des Hämoglobins besteht bei Neugeborenen aus fetalem Hämoglobin. Eine schlechtere Sauerstoffabgabe des HbF an die Gewebe (Linksverschiebung der Sauerstoffbindungskurve) bedingt bei Neugeborenen einen kompensatorisch erhöhten Hämatokritwert. Die physiologische Trimenon-Anämie wird dagegen durch eine bessere O_2-Abgabe des adulten Hämoglobins (Rechtsverschiebung) an die Gewebe kompensiert.
➤ **Hämodynamische Parameter** s. Tab. 68.
➤ **Blutbild** s. Tab. 69.

Tabelle 68 Hämodynamische Parameter bei Kindern

Alter	Herzfrequenz [Schläge/Min.]		Blutdruck [mmHg]	
	Mittelwert	unterer Grenzwert	Normwert (wache Kinder)	unterer Grenzwert (MAD)
Frühgeborene < 1500 g	120–170	100	35–60/15–40	30
> 1500 g	120–170	100	40–70/20–45	30
Neugeborene	120	80	80/45	50
2. Lebenswoche	120	80		50
3. Lebensmonat	120	80	85/60	50
2 Jahre	110	80		50
4 Jahre	100	80	85/60	50
6 Jahre	100	75	90/60	60
8 Jahre	90	70		60
10 Jahre	90	70	100/65	60

30.1 Grundlagen

Tabelle 69   Blutbild bei Kindern

Alter	Hämatokrit [%]		Hämoglobin [g/dl]	Blutvolumen [ml/kg]
	Normwert	unterer Grenzwert	Normwert	
Neugeborene	45 – 66	45	19,0	80 – 85
2. Lebenswoche	42 – 66	42	17,3	80
3. Lebensmonat	31 – 41	30	10,7	75
Ältere Kinder	34 – 42	30	13,0	72

Wasser- und Elektrolythaushalt

➤ Der **relative Wasseranteil** des Körpergewichtes ist bei Neugeborenen und Säuglingen mit 70 – 80 % höher als bei Erwachsenen (60 %).

➤ Mit 40 % des Körpergewichtes ist der Extrazellulärraum des Neugeborenen doppelt so groß wie derjenige des Erwachsenen. Die Nieren des Neugeborenen müssen im Gegensatz zum Erwachsenen einen erheblich größeren Extrazellulärraum kontrollieren und regulieren.

➤ Der Flüssigkeitsumsatz des Neugeborenen und des Säuglings ($1/3$ bis $1/4$ des Extrazellulärvolumens) ist deutlich höher als beim Erwachsenen ($1/7$). Dies erklärt sich durch die hohe alveoläre Ventilation und die Notwendigkeit zur Ausscheidung harnpflichtiger Substanzen. Hinzu kommt ein erhöhter Flüssigkeitsbedarf bei Anwendung von Wärmelampen und Phototherapie.

➤ Die Nierenfunktion des Neugeborenen weist in quantitativer Hinsicht Einschränkungen gegenüber Erwachsenen auf (niedrigere GFR, niedrigere Harnstoff-Clearance, eingeschränkte Rückresorption von Natrium, mangelnde Fähigkeit, konzentrierten Urin auszuscheiden).

➤ *Merke:* Die Kompensationsbreite bei Abweichungen im Flüssigkeits- und Elektrolythaushalt ist gering. Aufgrund einer eingeschränkten Fähigkeit zur Natriumretention kann es bei Natriumverlusten rasch zu einer Hyponatriämie kommen. Andererseits kann eine überhöhte Natriumzufuhr rasch eine Hypernatriämie und Hypervolämie nach sich ziehen (exakte Bilanzierung!).

➤ Die renale Regulierung des Säure-Basen-Haushaltes ist beim Neugeborenen und beim Säugling eingeschränkt. Eine metabolische Azidose kann rascher auftreten.

➤ Hypokalzämien sind in der Neugeborenenperiode häufig (besonders bei kranken Kindern, z.B. nach Transfusion, nach Ausgleich einer metabolischen Azidose). Ein Gesamtcalcium < 1,75 mmol/l, bzw. eine Konzentration von ionisiertem Ca < 0,7 mmol/l muß mit 10 % Ca-Glukonat (10 mg/kg KG) substituiert werden.

➤ Tagesbedarf s. Tab. 70.

Tabelle 70 Tagesbedarf im Wasser- und Elektrolythaushalt bei Kindern

Alter	H_2O [ml/kg]	Na+ [mmol/kg]	K+ [mmol/kg]	Glukose [g/kg]
1. Lebenstag	50 – 70			
2. Lebenstag	70 – 90			
3. Lebenstag	80 – 100			
1. Lwoche	100	2	2	5
1. Ljahr	120	3	2 – 3	5
2. LJ	100	3 – 4	2 – 3	5
3. – 5. LJ	90			
ab 6. LJ	70	3 – 4	2	5

Metabolische Funktionen

➤ Bei gestreßten Neugeborenen, insbesondere aber bei Früh- und Mangelgeborenen sowie Kindern diabetischer Mütter, treten häufig Hypoglykämien auf → engmaschige Blutzucker-Kontrollen. Bei Werten < 40 mg/dl Infusion von 10 % Glucose (6 mg/kg KG/Min).

Thermoregulation

➤ Aufgrund ihrer relativ großen Körperoberfläche im Vergleich zum Gewicht und aus Mangel an wärmespeicherndem subkutanem Fettgewebe kühlen Neugeborene und Säuglinge in kalter Umgebung schnell aus. Zudem verhindern die meisten Anästhetika die periphere Vasokonstriktion, so daß über die gut durchblutete Körperoberfläche vermehrt Wärme abgegeben wird.

➤ **Faktoren, die die Auskühlung fördern:**
  – Niedrige Saaltemperatur (< 23 °C).
  – Entkleiden des Kindes ohne Wärmeschutzmaßnahmen (Wärmelampe, Wärmedecke, vgl. S. 184).
  – Beatmung mit kalten, trockenen Narkosegasen.
  – Chirurgische Hautdesinfektion.
  – Hautkontakt mit feuchten Tüchern.
  – Geöffnetes Peritoneum bzw. Pleurahöhle.

➤ **Gefahren der Hypothermie:**
  – Aufgrund einer Stoffwechselsteigerung durch den Kältereiz wird Glykogen sehr schnell abgebaut, so daß bei inadäquater Kohlenhydratzufuhr rasch eine Hypoglykämie entstehen kann.
  – Hypoventilation bei Spontanatmung mit der Gefahr einer Hypoxie und Azidose.

30.1 Grundlagen

Pharmakologie

➤ Aufgrund der bei Neugeborenen erniedrigten hepatischen und renalen Clearance kann es zu einer verlängerten Medikamentenwirkung kommen. Die Clearance erreicht im Alter von 4–6 Monaten den Erwachsenenwert und kann bei älteren Kindern höher sein. Durch eine erniedrigte Proteinbindung bei Neugeborenen und Säuglingen kann die pharmakologische Wirkung verstärkt sein. Medikamente, die sich im Extrazellulärraum verteilen (z. B. Succinylcholin) müssen höher dosiert werden. Die zuverlässigste Applikationsform ist die intravenöse Gabe. Notfallmedikamente können intraossär bzw. endobronchial verabreicht werden.

➤ **Inhalationsanästhetika:**
   – Je kleiner das Kind, desto schneller erfolgt die alveoläre Aufnahme volatiler Anästhetika (erhöhte alveoläre Ventilation, FCR niedrig). Eine hohe Dosierung kann bei Säuglingen und Kleinkindern schwere Hypotensionen hervorrufen!
   – Standardinhalationsanästhetika, insbesondere zur Inhalationseinleitung, sind Sevofluran und Enfluran. Nach i. v.-Einleitungen kann auch Isofluran eingesetzt werden (geringere myokardiale Depression).

Prämedikationsvisite

➤ **Regeln:**
 – Bei ambulanten kinderchirurgischen Eingriffen erfolgt die Visite in der anästhesiologischen Ambulanz.
 – Für alle Prämedikationsvisiten bei elektiven Eingriffen gilt: Aufklärung und das Einholen der Einverständniserklärung muß bis spätestens 20 Uhr des OP-Vortages erfolgt sein.
➤ **Anamnese:** Im Rahmen der üblichen Anamneseerhebung spielen bei Kindern folgende Faktoren eine besondere Rolle:
 – Akuter Atemwegsinfekt.
 – Disposition für eine maligne Hyperthermie (z. B. Muskelerkrankungen, Fieberreaktionen).
 – Neigung zu Pseudokruppattacken.
 – *Zeitlicher Abstand zu Impfungen:* 2 Wochen bei Lebendimpfungen (Masern, Röteln, Mumps, Polio oral, Pocken, Gelbfieber, Tuberkulose) und 3 Tage bei Impfungen mit Totimpfstoffen (Diphterie, Tetanus, Pertussis, Typhus, Cholera, Polio s.c., Haemophilus-Influenzae, Hepatitis B, Frühsommer-Meningoenzephalitis).
  ◖ *Merke:* Säuglinge erhalten meist Kombinationsimpfungen: Bei U4 (3.–4. Lebensmonat) z. B. DPPTH, Wiederholung 8 Wochen später. Ab dem 15. Lebensmonat Masern-Mumps-Röteln. Da mindestens 1 Lebendimpfstoff enthalten ist, muß der Abstand zur Narkose bei Elektiveingriffen mindestens 2 Wochen betragen
 – Kontakt mit ansteckenden Kinderkrankheiten.
➤ **Zusatzuntersuchungen:**
 – *Bei kleineren, v. a. ambulanten Eingriffen* in der Kinderchirurgie (z. B. Herniotomie, Orchidopexie) und sonst gesunden Kindern ist kein Labor notwendig. Bei zusätzlichen pädiatrischen Krankheitsbildern können die Laborwerte in Abhängigkeit der OP bis zu zwei Wochen alt sein.
 – *Bei größeren Eingriffen* (z. B. Darmresektionen, AP-Anlagen, Thoraxeingriffe) sind obligat: Kleines Blutbild, Elektrolyte (Calcium!), Blutzucker, Quick, PTT und Thrombozyten. Röntgen-Thorax bzw. EKG sind nur bei entsprechenden Krankheitsbildern notwendig.

Medikamentöse Prämedikation

➤ **Grundregeln:**
 – Verfahren der Wahl sind die rektale und die orale Prämedikation (gute Bioverfügbarkeit, kein „Applikationstrauma").
 – Zwischen 3 u. 6 Monaten Prämedikation bei besonderer Indikation (kontinuierliche Überwachung obligat!). Früh-, bzw. Neugeborene und Säuglinge < 3 Monaten erhalten keine Prämedikation.
➤ **Medikamente/Dosierungen** s. Tab. 71.
➤ EMLA-Pflaster (Öl/Wasser-Emulsion von 2,5 % Lidocain und 2,5 % Prilocain) zur Erleichterung der Venenpunktion auf Handrücken auftragen (60–90 Min. vor Einleitung).

30.2 Praktisches Vorgehen

Tabelle 71 Medikamentöse Prämedikation bei Kindern – Dosisempfehlungen für Midazolam (Dormicum) nach Applikationsmodus/Rezeptur

Alter	Dormicum oral		Dormicum rektal	Dormicum nasal
	Saft	Tablette		
1.–6. Mo			0,3 mg/kg KG	
7. Mo– 5 Jahre*	0,5 mg/kg KG	20–30 kg: 7,5 mg	0,5 mg/kg KG	0,2 mg/kg KG
7–12 Jahre**	0,3 mg/kg KG	35–45 kg: 11,25 mg		
> 12 Jahre***	0,1 mg/kg KG	7,5 mg		

* Kinder zwischen 6 Monaten und Schulalter erhalten vorzugsweise Dormicum rektal (0,5 mg/kg KG) oder Dormicum liquid oral (0,5 mg/kg KG), 30–45 Min. vor dem Eingriff.
** Ab 6. Lebensjahr Applikation wahlweise rektal oder oral.
*** Kinder > 12 Jahre erhalten alternativ Dikaliumclorazepat (Tranxilium) (10 mg) p. o.

Tabelle 72 Tubus- und Maskengrößen

Alter	Tubusgröße[3]		Tubuslänge		Masken-größe	Güdel-Tubus[4]
	Charrière[1]	Innen-Durch-messer[2]	nasal (cm)	oral (cm)		
Neugebo-rene	14	3	13	11	1	1
3–6 Mon.	16	3,5	14	12		
6–12 Mon.	18	4	14–15	12–13		
1–2 J.	18–20	4–4,5	15	13–14	2	2
2–4 J.	20–22	4,5–5	15–17	14–15		
4–5 J.	22–24	5–5,5	17–18	15–16		
5–6 J.	24–26	5,5–6	18–19	16–17	3	3
6–7 J.	26–28	6–6,5	19–20	17		
7–9 J.	28	6,5	20–21	18		
10–11 J.	28–30	6,5–7	22	19		

[1] Berechnung: 18 + Alter; [2] Berechnung: 4 + Alter/4; [3] Faustregel: Kleinfingerdicke des Kindes; [4] Faustregel: Abstand Mundwinkel bis Ohrläppchen

Narkosevorbereitung

➤ Die **Vorbereitungen** sollen bei Eintreffen des Kindes abgeschlossen sein.
➤ Saal aufwärmen (mindestens 24 °C, bei Neugeborenen und Säuglingen 26 – 28 °C).
➤ Wärmegerät (z.B. Bair-Hugger, s. S. 184) bereitstellen, bei kürzeren Eingriffen vorgewärmte Tücher und Folien/Wärmewatte.
➤ Medikamente (für Neugeborene und Säuglinge zur besseren Dosierbarkeit in 1 ml-Spritzen) aufziehen.
➤ Infusion (unbedingt auf luftfreie Applikation achten) am besten als Perfusor.
➤ Narkosegerät überprüfen, Masken, Tuben und Spatel altersentsprechend auswählen (s. Tab. 72).

Narkoseeinleitung: Grundregeln

➤ Die Narkoseeinleitung sollte zügig und ruhig erfolgen. Früh- und Neugeborene erst kurz vor Narkoseeinleitung aus dem Inkubator nehmen (Inkubator während Operation warm halten).
➤ Als **Monitoring** zur Narkoseeinleitung unkomplizierter Kinder ist mindestens die Pulsoximetrie bzw. eine EKG-Ableitung notwendig.

Intravenöse Narkoseeinleitung

➤ Die intravenöse Narkoseeinleitung ist das sicherste Verfahren. Sie ist obligat für Risikokinder und Kinder mit erhöhter Aspirationsgefahr.
➤ Standardverfahren für Kinder im Schulalter (Kooperation erforderlich)
➤ Bei Neugeborenen und Säuglingen empfiehlt sich eine intravenöse Narkoseeinleitung aus Sicherheitsgründen (Handhabung der Maskenbeatmung erfordert Erfahrung)
➤ **Peripher-venöse Zugänge legen:**
  – *Geeignete Punktionsstellen:*
    • Handrücken, Palmarseite des Handgelenks (häufig als letzte Alternative bei speckigen Kindern, da gut sichtbar. Cave: Punktion sehr schmerzhaft, die Venen sind oft sehr kurz). Fußinnenknöchel, Fußaußenrand.
    • Bei Säuglingen auch am Schädel: Vorherige Palpation ist obligat, da es am Schädel viele oberflächliche Arterien gibt, deren Aussehen sich häufig nicht von einer Vene unterscheidet. Falls nach Injektion von NaCl die Kopfhaut um das Punktionsgebiet weiß wird, handelt es sich um eine Arterie!
  – *Kanülen:* Bei Neugeborenen und Säuglingen 24 G- bzw. 22 G-Kanülen verwenden, bei Kleinkindern und Schulkindern Kanülen mit einem Außendurchmesser von 0,8 bzw. 1,0 mm entsprechend blauer bzw. rosafarbener Kennfarbe.
  – *Bereits liegende Zugänge* müssen vor Narkoseeinleitung überprüft werden (Verbände entfernen, venöser oder arterieller Zugang?, Zugang durchgängig?)
  – *Bei größeren Abdominaleingriffen* Zugänge nur an den oberen Extremitäten legen.
  ◨ *Zugang im akuten Notfall* (falls nichts anderes verfügbar ist): V. subclavia, V. femoralis, intraossäre Punktion 1 – 3 cm unterhalb der Tuberositas tibiae mit einer speziellen Punktionsnadel.
➤ Pharmaka applizieren (s. u.), dann intubieren (s. S. 319).

30.2 Praktisches Vorgehen

Pharmaka zur intravenösen Narkoseeinleitung, bzw. -aufrechterhaltung

➤ **Atropin:**
- *Indikationen:* Standardmedikament zur Intubation von Kindern (bei Neugeborenen und Säuglingen obligat). Prophylaxe pharmakologischer Nebenwirkungen (Succinylcholin) bzw. vagaler Reflexe bei der Intubation.
- *Kontraindikation:* Disposition zur malignen Hyperthermie.
- *Dosierung:* 0,01–0,02 mg/kg KG:

➤ **i.v.-Anästhetika: Thiopental (Trapanal):**
- Neugeborene und Frühgeborene: 2–4 mg/kg KG (eingeschränkter Metabolismus, unreife Blut-Hirn-Schranke).
- Säuglinge: 6–7 mg/kg KG.
- Ab Kleinkindalter: 4–5 mg/kg KG.

➤ **i.v.-Anästhetika: Propofol (Disoprivan):**
- Erst ab 3. Lebensjahr zugelassen! Findet in der Praxis allerdings auch bei jüngeren Kindern weitverbreitete Anwendung.
- Einleitung: 2–4 mg/kg KG als Bolus.
- Aufrechterhaltung: Bolus: 0,5–1,5 mg/kg KG/5–10 Min.
- Kontinuierliche Infusion: Nach Einleitungsbolus initial: 9–15 mg/kg KG/Std., nach 60 Min. Reduktion auf 4–9 (i.d. Regel 6) mg/kg KG/Std nach 60 Min.

➤ **i.v.-Anästhetika: Etomidate (Etomidat Lipuro):** 0,15–0,3 mg/kg KG. Nur bei besonderer Indikationsstellung, z.B. hämodynamisch instabile Kinder

🔹 *Beachte:* Alle i.v.-Anästhetika sollten zur Einleitung titrierend, d.h. nach Wirkung, unter Berücksichtigung der maximalen Dosis verabreicht werden.

➤ **Opioide: Fentanyl (Fentanyl Janssen):**
- Kann zur Intubation bzw. Supplementierung der Narkose in allen Altersklassen eingesetzt werden. Cave jedoch bei Früh- und Neugeborenen: Unreife Leberfunktion mit verlängerter Wirkungsdauer (Halbierung der Dosis und/oder Verdoppelung der Zeitspanne zwischen letzter Applikation und OP-Ende, je nach OP).
- Bei kurzen Eingriffen reicht oftmals die einmalige Gabe vor Intubation zur ausreichenden intraoperativen und unmittelbar postoperativen Analgesie.
- Als alleiniges Analgetikum in einer Dosierung von 7–15 µg/kg KG, Repetition nach ca. 60–90 Min.
- Bei Narkosen mit N_2O:
  - Empfohlene einmalige Dosis vor Intubation bei kurzen kinderchirurgischen Eingriffen (ca. 30 Min) z.B. Herniotomie, Nabelbruchverschluß: 4 µg/kg, 2 µg/kg bei Früh- und Neugeborenen. Repetition alle 30 Min. Letzte Applikation bei geplanter Extubation: 30 Min vor OP-Ende.
  - Längere Eingriffe (1–2 Std.) mit geplanter Extubation: 4–8 µg/kg initial. Repetition: 2–4 µg/kg KG alle 30 Min.
  - Große Eingriffe ohne Extubation: 20–50 µg/kg initial. Repetition: 4 µg/kg alle 20–30 Min.

➤ **Opioide: Alfentanil (Rapifen):**
- Initialdosis: 20–40 µg/kg. Repetition: 20 µg/kg bei Inhalationsnarkosen mit N_2O.
- TIVA: Initialdosis: 80 µg/kg. Repetition: 40 µg/kg. Kontinuierlich: 40–80 µg/kg/Std.

– Rapifen als Bolus eignet sich hauptsächlich für Eingriffe, bei denen postoperativ *keine bzw. nur leichte* Schmerzen erwartet werden.

➤ **Opioide: Remifentanil (Ultiva):**
– Ab 2 Jahren zugelassen.
– Nur als Dauerinfusion, kein Bolus (ausgeprägte Thoraxrigidität, Atemdepression).
– Einleitung: 0,5 µg/kg/Min. Um diese Dosis in ml/Std. bei einer Konzentration von 100 µg/ml (entspricht 5 mg/50 ml oder 2 mg/20 ml) zu errechnen, wird das Körpergewicht mit 0,3 multipliziert. Bei einer Konzentration von 50 µg/ml mit 0,6.
– Narkoseaufrechterhaltung: 0,25 – 2 µg/kg KG/Min.
– ☑ *Cave:* Ausgeprägter Rigor nach Bolusinjektion von Remifentanil und Alfentanil, aber auch Fentanyl bei Früh- und Neugeborenen ohne vorherige Muskelrelaxation!

➤ **Muskelrelaxantien: Vecuronium (Norcuron):**
– Muskelrelaxans der Wahl in allen Altersklassen.
– Bei Neugeborenen und Säuglingen längere Wirkungsdauer (auf noch unreife Leberfunktion zurückzuführen).
– Neugeborene und Säuglinge: 0,05 mg/kg KG (Wirkungsdauer: ca. 30 – 40 Min.).
– Kinder ab 2 Jahre: 0,08 – 0,1 mg/kg KG (Wirkungsdauer 20 Min).
– Wiederholungsdosis: 0,02 mg/kg KG.
– Norcuron zur Blitzintubation: 0,2 – 0,3 mg/kg KG ca 15 Sek. *vor* dem Hypnotikum. Durchschnittliches Zeitintervall bis zur Intubation: 45 Sek.

➤ **Muskelrelaxantien: Rocuronium (Esmeron)**
– Muskelrelaxans der Wahl für größere und kleinere Eingriffe. Nicht geeignet für sehr kurze Eingriffe.
– Zur Einleitung: 0,5 – 0,6 mg/kg KG. Erst applizieren, wenn das Kind tief schläft, da die Injektion stark brennen kann !! Kanüle und Infusionsschlauch zwischen Hypnotika- und Esmerongabe gut spülen, da die Substanz sonst ausflockt.
– Wiederholungsdosis: 0,1 – 0,3 mg/kg KG. Cave sehr große individuelle Variabilität in der Wirkdauer bei repetitiven Applikationen.

➤ **Muskelrelaxantien: Mivacurium (Mivacron)**
– Geeignet für kurze Eingriffe.
– Zur Einleitung: 0,2 mg/kg KG.
– Wiederholungsdosis: 0,03 – 0,06 mg/kg KG. Wirkungsdauer: ca 10 min. Langsam injizieren, da ansonsten lokale Histaminausschüttungen vorkommen können.

➤ **Muskelrelaxantien: Pancuronium:**
– Eignet sich nur für lange Operationen < 2 h oder bei Kindern, die nicht extubiert werden sollen.
– Neugeborene und Säuglinge 0,05 mg/kg KG initial.
– Ab Kleinkindalter: 0,1 mg/kg KG.
– Wiederholungsdosis: 1/4 der Initialdosis nach 30 – 60 Min. (altersabhängig).

➤ **Muskelrelaxantien:** Succinylcholin 1 % (Lysthenon) 2 mg/kg KG.
– ☑ *Cave:* Succinylcholin sollte nur noch im Notfall verwendet werden (z. B. Blitzintubation bei Ileuseinleitung, falls keine Erfahrung mit Esmeron, Norcuron oder Intubation unter Spontanatmung vorhanden, oder zum Durchbrechen eines Laryngospasmus).

– *Nebenwirkungen:* Rhythmusstörungen, initial oft Bradykardie (Atropin!), anschließend Tachykardie. Anstieg des Magen- und Augeninnendrucks, Triggersubstanz für maligne Hyperthermie, Hyperkaliämie. Myoglobinämie (bei 40% aller Kinder!) kann durch Präkurarisierung reduziert werden.

Narkoseeinleitung per Inhalationem

➤ Nur wenn die venöse Punktion im Wachzustand nicht möglich ist (z. B. unkooperative Kinder).
➤ Maskenbeatmung prinzipiell mit dem Ulmer System (s. S. 321) bis 20 kg KG, dann mit Kreissystem für Erwachsene.
➤ Maskengröße s. Tab. 72, S. 314.
➤ **Inhalationsnarkotika:** Sevofluran oder Enfluran.
➤ **Praktisches Vorgehen:**
   – Hohen Frischgasfluß wählen, damit Änderungen der Narkosegaskonzentration ohne wesentliche Verzögerung zur Wirkung kommen.
   – Direkte Inhalation der maximalen Narkosegaskonzentration (8 Vol % bei Sevofluran) bei aufgesetzter Maske (Kreissystem vorher füllen!) für max. eine Minute, anschließend Reduktion auf 5 – 3 Vol % und nach einer weiteren Minute auf auf die gewünschte Zielkonzentration. Vorteil: Wesentlich rascheres Einschlafen, in der Regel schon nach 20 – 30 Sek.. Erfordert jedoch Übung mit der Maskenbeatmung.
   – Venenkanülierung bei ausreichender Narkosetiefe, dann Infusion anschließen.
   – Applikation von 0,01 mg/kg KG Atropin. Nach Einsetzen der Atropinwirkung, Verfahrensweise wie bei i. v.-Einleitung, s. S. 315.
   ◐ *Merke:* Zur Vermeidung von Abwehr- und Reflexreaktionen (Laryngospasmus) muß die Inhalationsanästhesie bei der Venenpunktion bzw. Intubation ausreichend tief sein. Die ist erreicht, wenn die Bulbi mittelständig, die Pupillen nicht mehr maximal eng und die Atemzüge gleichmäßig sind. Bei ausreichend tiefer Inhalationsanästhesie ist die zusätzliche Applikation von Hypnotika und Opioiden zur Einleitung oft nicht notwendig.

i. m.-Einleitung

➤ Nur in Ausnahmefällen (z. B. Versagen der Standardverfahren, pulmonal vorbelastete Kinder).
➤ Praktisches Vorgehen: Ketamin 4 – 5 mg/kg KG bzw. S-Ketamin 2 – 3 mg/kg KG, Atropin 0,01 mg/kg KG oder Glykopyrrolat 0,005 mg/kg KG, Midazolam 0,1 mg/kg KG unmittelbar nach der Einleitung.

Narkoseeinleitung bei nicht nüchternen Kindern

➤ Neugeborene und Säuglinge werden entweder wach unter direkter Laryngoskopie nasal intubiert, oder es wird nach Legen, Absaugen und Entfernen einer Magensonde eine Blitzeinleitung durchgeführt (Oberkörper hochlagern, keine Zwischenbeatmung, Krikoiddruck), vgl. S. 121.
◐ *Beachte:* Die Wachintubation kann zu starker Streßreaktion führen.

Intubation

➤ **Indikationen:** Alle Eingriffe > 20 Min. (Ausnahme: Larynxmasken, S. 129), Säuglinge < 6 Mon.
➤ Tubusgrößen s. Tab. 72, S. 314.
➤ **Grundregeln:**
  – Nasale Intubation bis zum 3. Lebensjahr.
  – Orale Intubation primär ohne Führungsstab.
  – Cuff frühestens ab dem 8. Lebensjahr blocken. Kontinuierlicher Cuff-Druck-Manometer ist dabei obligat.
➤ **Praktisches Vorgehen:**
  – Kopf in Schnüffelstellung bringen (ggf. Kopf auf einen Ring legen).
  – Für Neugeborene und Säuglinge können gerade Spatel (Foregger, Miller) verwendet werden, um die Epiglottis mit der Spatelspitze anzuheben.
  – Die engste Stelle der oberen Atemwege ist der subglottische Bereich. Die Tubusgröße ist richtig gewählt, wenn diese Stelle leicht passiert werden kann und bei Beatmung mit einem Druck > 15 mbar eine minimale Paraventilation auftritt.
  ◖ *Cave:* Bei der nasalen Intubation von Kleinkindern und Schulkindern können durch Abscherung von Rachenmandeln Blutungen ausgelöst werden.
  – Beim Vorschieben des Tubus durch die Stimmritze muß auf die korrekte Intubationstiefe (Entfernung Stimmritze–Tubusspitze) geachtet werden. Dabei dienen die Längenmarkierungen als Orientierung. Intubationstiefe: Neugeborene, Säuglinge: 2 cm; Kleinkinder: 3 – 4 cm; Schulkinder: 4 cm.
  – *Tubuslage* vor und nach der Fixierung durch Inspektion und Auskultation kontrollieren. Die sicherste Methode zur Kontrolle der korrekten Tubuslage ist die erneute Einstellung der Glottis mit dem Laryngoskop nach endgültiger Fixierung und Lagerung. Die korrekte Intubationstiefe ist erreicht, wenn die schwarze Längsmarkierung soeben noch sichtbar ist.
  ◖ *Beachte:* Nach jeder Beugung und Streckung des Kopfes muß die Tubuslage erneut kontrolliert werden. An Abknickungsgefahr denken!

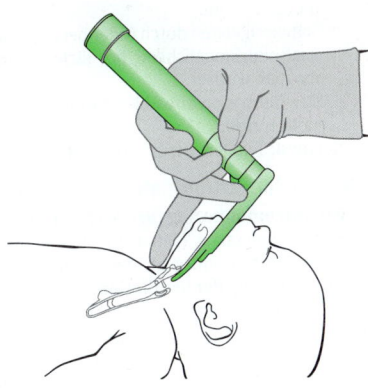

Abb. 37   Intubation von Kindern

30

> 🔵 *Tip:* Schwierigkeiten bei der Positionierung des Tubus (Beatmungsschwierigkeiten, seitenungleiche Beatmung) lassen sich oftmals durch Drehen des Tubus, ggf. zusätzlich durch vorsichtiges Ändern der Intubationstiefe unter Sicht, beseitigen.

> ➤ **Larynxmasken** können ab dem 1. Lebensjahr eingesetzt werden, s. S. 129.

Einleitung/Intubation mit Hilfe der modifizierten Jet-Ventilation

➤ **Indikationen:**
  - Intubationsschwierigkeiten (Stimmritzenverschluß, Tubus läßt sich nicht vorschieben, Zeit verloren beim Einstellen der Glottis mit anschließendem Sättigungsabfall etc.), v.a. wenn keine Zwischenbeatmung mit der Maske möglich/erlaubt ist.
  - D.h. bei allen nicht nüchternen Kindern, sei es durch zu geringe Nahrungskarenz oder Ileussymptomatik. Dazu gehören auch: Enterothorax, Zwerchfellhernie, Omphalozele, Gastroschisis, Pylorusstenose, NEC, ösophagotracheale Fistel.

➤ **Praktisches Vorgehen:**
  - Den Tubus nicht aus dem Rachenraum entfernen, Intubationssitus mit Laryngoskop im Blickfeld lassen.
  - Mit der Magill-Zange den Tubus so nah wie möglich vor dem, besser noch im Glottiseingang fixieren. Dabei darauf achten, daß mit der Magill-Zange nicht das Tubuslumen verschlossen wird.
  - Ein Helfer fixiert mit einer Hand den Tubus am Mund, bei nasaler Intubation (bessere und sicherere Methode) an der Nase.
  - Mit der anderen Hand wird die Beatmung aufgesteckt und anschließend mit hoher Frequenz unter Einsatz des O_2-Bypasses mit möglichst niedrigem Beatmungsdruck beatmet.
  - Nach ausreichender Oxygenierung, erneuter Intubationsversuch (z.B Drehen des Tubus, Anheben des Kopfes, Tubuswechsel, Stimmritze „macht auf").

➤ **Vorteile:**
  - Geringer oder kein SaO_2-Abfall, der häufig bei Umstellen auf Maskenbeatmung entsteht.
  - Schwierigkeiten durch (oder bei Zwischenbeatmung mit) Maske entfallen.
  - Beatmungsmöglichkeit bei nicht nüchternen Kindern, bis die Intubation möglich wird.
  - Der Intubationssitus bleibt immer im Blickfeld bzw. muß nicht neu eingestellt werden.

➤ **Nachteil:** Teamarbeit, die einige Übung und gute Koordination erfordert.

Überwachungsmaßnahmen während der Narkose

➤ **Patientenmonitoring** (vgl. auch S. 15 ff): EKG, Pulsoximetrie, oszillometrische Blutdruckmessung (Dinamap), Kapnometrie (< 2 kg KG spezieller Adapter), Temperatur (ösophageal oder rektal).

➤ **Überwachung der Ventilation:**
  - Präkordiales Stethoskop zur Überwachung von Ventilation und Herzaktion.
  - *Beatmungsdruck* (dient als Stenose- und Diskonnektionsalarm): Die Beatmung wird je nach Altersgruppe mit einem ösophagealen oder präkordialen Stethoskop überwacht. Der Beatmungsdruck wird bei Früh- und Neugeborenen auf 15 mbar, bei Säuglingen und Kleinkindern auf 20 mbar begrenzt (normale Lungencompliance vorausgesetzt).

  🔵 *Cave:* Barotrauma bei hohen Beatmungsdrücken.

- *Kapnometrie* (vgl. S. 21):
  - Hilft bei der Früherkennung einer malignen Hyperthermie (CO_2-Anstieg) und einer Luftembolie (CO_2-Abfall)
  - Bei Messung im Hauptstrom (z. B. Hewlett-Packard, Siemens) spezielle Kinderküvette mit reduziertem Totraum verwenden.
  - Bei Messung im Nebenstrom mit Hilfe der Absaugmethode minimale Absaugrate einstellen.
  - 👁 *Cave:* Bei Verwendung von Absaugsystemen mit hoher Absaugrate (z. B. 200 ml/Min) besteht für beatmete Säuglinge die Gefahr einer Hypoventilation und Hypoxie.

➤ **Überwachung der Herz-Kreislauf-Funktion:**
  - EKG.
  - *Blutdruckmessung*:
    - Oszillometrisch (z. B. Dinamap). Die Manschettenbreite muß $2/3$ der Oberarmlänge betragen (falsch hohe Werte bei zu schmaler Manschette).
    - Bei Neugeborenen, Säuglingen und Kleinkindern ist der Blutdruck ein guter Parameter zur Abschätzung der Volumensituation.
    - Blutverluste können nur abgeschätzt werden (Tupfer als Anhalt für Blutverlust wiegen).

Narkoseführung: Narkosesysteme

➤ **Ulmer System:** Das Prinzip entspricht dem des halbgeschlossenen Erwachsensystems (Kreissystem). Die Schläuche und Endstücke sind jedoch in Bezug auf Totraum (3 ml) und kompressibles Volumen minimiert. Das Ulmer System kann in allen Altersgruppen einschließlich bei Neugeborenen eingesetzt werden. Bei Kindern ab 20 kg können Erwachsenensysteme verwendet werden.

➤ **Kuhn-System:** Halboffene Nichtrückatmungssysteme wie das Kuhn-System werden nur noch selten verwendet. Vorteilhaft sind geringer Atemwiderstand und Totraum. Der Nachteil ist die fehlende Erwärmung und Anfeuchtung der Atemgase. Der Frischgasfluß muß das 3fache des Atemminutenvolumens betragen. Narkosegase entweichen in den Raum, dadurch hohe Belastung am Arbeitsplatz.

Narkoseführung: Beatmungsparameter

➤ Enge Tuben bei Neugeborenen und Säuglingen bedingen hohe Atemwiderstände. Besonders bei Beatmung mit hohen Frequenzen kommt kein Druckausgleich zwischen Beatmungssystem und Lunge zustande, sodaß die inspiratorisch gemessenen Spitzendrücke meist über den Druckverhältnissen in der Lunge liegen. Das AMV so einstellen, daß der $PaCO_2$ bei 30 – 36 mmHg liegt.

➤ Je kleiner das Kind, desto größer die Diskrepanz zwischen Totraum des Beatmunssystems und dem Atemzugvolumen. Der Totraum der Atemwege ist größen- bzw. gewichtsabhängig (etwa 2,2 ml/kg), der Totraum des Beatmungssystems (Tubus bis Y-Stück) bleibt jedoch konstant (Kinderküvette). Das Atemzugvolumen sollte das 3fache des gesamten Totraumes betragen.

➤ Bei Früh- und Neugeborenen sollte wegen der Gefahr der retrolentalen Fibroplasie ein PaO_2 von 50 – 70 mmHg entsprechend einer SaO_2 von 90 – 95 % angestrebt werden.

30.2 Praktisches Vorgehen

Tabelle 73   Beatmungsparameter bei Kindern

Alter	Beatmungsfrequenz [min⁻¹]	Atemzugvolumen [ml/kg]	Atemminutenvolumen [ml/kg/Min.]
Neugeborene	40–50	10	150
Säuglinge	30–40	10	150
Kleinkinder	20–30	10	150
Schulkinder	10–20	10	150

Narkoseführung: Aufrechterhaltung der Anästhesie

➤ Die Narkoseführung mit einem Gemisch aus Enfluran, Isofluran oder Sevofluran-Lachgas-Sauerstoff stellt das Standardverfahren dar.
➤ Bei Bedarf können zusätzlich Opioide/Muskelrelaxantien eingesetzt werden (s. S. 316), wobei auch bei kleinen Eingriffen der Einsatz eines Opioids zum Standard gehören sollte. Frühzeitig geben bzw. rechtzeitig vor OP-Ende (ca. 30 Min) applizieren. Dosisreduktion bei unreifer Leberfunktion. Dosierungen: s. S. 316 .
➤ **TIVA** ist das Verfahren der Wahl beim Einsatz der Larynxmaske (z. B. bei Nabelbruchkorrekturen, Herniotomien, Metallbügelentfernung nach Trichterbrustkorrektur). Dosierungen s. S. 316.

Narkoseausleitung

➤ Bei Säuglingen und Kleinkindern das Bett vorwärmen.
➤ Um Husten, Pressen bzw. Laryngo- und Bronchospasmus zu vermeiden, bei noch ausreichender Narkosetiefe Mund- und Rachenraum, evtl. auch Magen (Luft, Sekrete) absaugen.
  🔵 *Merke:* Ein geblähter Magen nach Maskenbeatmung zur Narkoseeinleitung behindert die Zwerchfellexkursion bei Spontanatmung.
➤ Nach Beenden der Zufuhr von Anästhetika so lange assistiert beatmen, bis das Kind ausreichend tiefe Atemzüge entwickelt.
🔵 *Cave:* Bei flacher Spontanatmung (zu früh beendete assistierte Beatmung) werden volatile Anästhetika ungenügend abgeatmet, so daß die Kinder durch Hyperkapnie, prolongierte Atemdepression und Hypoxämie gefährdet sind.
➤ Wenn die Narkosetiefe abnimmt, alle Manipulationen (z. B. Verbände, Umlagern, Kopfbewegungen, Absaugen) unterlassen. So kann ein frühes Husten und Pressen während des Exzitationsstadiums oft verhindert werden, und die Kinder tolerieren den Tubus meist so lange, bis sie wieder im Vollbesitz ihrer Schutzreflexe sind.
➤ Bei ausreichender Spontanatmung wird das Narkosesystem diskonnektiert, um eine suffiziente Atmung unter Raumluft zu prüfen (Pulsoximeter).
➤ Die **Extubation** sollte entweder in tiefer Narkose bei ausreichender Spontanatmung oder nach Durchlaufen des Exzitationsstadiums beim wachen Kind durchgeführt werden (suffiziente Spontanatmung, Schutzreflexe). Dazu wird das Narkosesystem kurz konnektiert, um das Kind nach einem aufgezwungenen Atemzug in der Exspirationsphase zu extubieren. Durch dieses Vorgehen kann die wichtigste Komplikation nach der Extubation, der Laryngospasmus, meist verhindert werden.

Blutverluste, Transfusionen

➤ Das gesamte Blutvolumen beträgt beim Neugeborenen 90 ml/kg KG, beim Säugling 80 – 90 ml/kg KG und bei älteren Kindern 75 – 80 ml/kg KG.
➤ Für einen Elektiveingriff einen normalen Hb-Wert (> 10 g/dl bzw. 14 g/dl bei Neugeborenen) anstreben, evtl. sind präoperativ Erythrozytenkonzentrate zu transfundieren. Bei schwerer Dehydratation und Hypovolämie Transfusion von Blut (10 ml/kg), falls nicht verfügbar Humanalbumin 5 % (20 ml/kg KG).
➤ **Blutverlust/Bedarf einschätzen:**
  – Bei Säuglingen ist der systolische Blutdruck der zuverlässigste Indikator. Blutverluste können durch Wiegen von Tupfern, Abdecktüchern und anhand des abgesaugten Blutvolumens abgeschätzt werden. Ab einem Verlust von 15 % des Gesamt-Blutvolumens bei sonst gesunden Kindern ist eine Transfusion erforderlich.
  – Die erforderliche Menge an Transfusionsblut (V) läßt sich berechnen:
    • $V = (Hkt_{gewünscht} - Hkt_{ist}) \times$ Blutvolumen des Kindes$/Hkt_{des\ zu\ transf.\ Blutes}$ (bei EKs 60 % also 0,6).
    • Faustregel: 4 ml/kg KG transfundiertes Blut erhöhen den Hb-Wert um etwa 1 g%.
➤ Blut auf 37 °C erwärmen, mit Transfusionsfilter bestücken und mit einer Spritze (10 – 20 ml) applizieren. Bei Frühgeborenen Bolusgaben vermeiden.
➤ Besteht bei Säuglingen trotz adäquater Volumensubstitution weiterhin eine Hypotonie, sollten 10 % Ca-Glukonat (10 mg/kg KG) verabreicht werden.
➤ Bei **Massivtransfusion** (> 75 % des Blutvolumens) Gerinnungsparameter überprüfen. Bei Bedarf **FFP** (20 ml/kg KG) und **Thrombozytenkonzentrate** transfundieren (Thrombozytenwerte > 100 000/µl anstreben). Eine Einheit Thrombozytenkonzentrat pro 5 kg erhöht den Thrombozyten-Wert um 30 – 40 000/ml.

Perioperative Infusionstherapie

➤ **Regeln:** Streng auf luftfreie Applikation von Flüssigkeit und Pharmaka achten (Luftembolie schon bei kleinen Lufteinschlüssen). Bei Neugeborenen und Säuglingen sollten Luftfilter benutzt werden. Verlängerungen sollten so kurz wie möglich gehalten werden.
➤ **Determinanten der perioperativen Flüssigkeitszufuhr:** Die perioperative Flüssigkeitszufuhr ergibt sich aus:
  1. Präoperativem Flüssigkeitsdefizit (Nahrungskarenz, Flüssigkeitsverluste).
  2. Täglichem Erhaltungsbedarf (Basisbedarf pro Stunde).
  3. Intraoperativen Verlusten (Perspiratio insensibilis, Blutverlust, Verluste in dritte Räume z. B. bei ausgedehnten Manipulationen am Darm, Verluste von Magen- und Darminhalt).
  4. Lokalisation des Eingriffs.
  5. Alter des Kindes.
  ◉ *Fieber* vermehrt den Wasserverlust um durchschnittlich 12 % je 1 °C.

30.2 Praktisches Vorgehen

1. **Präoperatives Flüssigkeitsdefizit:**
   - Präoperative Nahrungs- und Flüssigkeitskarenz: (Säuglinge nachts wekken!):
     - Säuglinge < 6 Monate; Stillperiode: 4 Std.
     - Säuglinge > 6 Monate): Nahrungsaufnahme bis 6 Std. präoperativ, Trinken von klarer Flüssigkeit (z.B. Tee, Wasser, Apfelsaft. Keine Milch, keinen Orangensaft) 4 Std. präoperativ.
     - Kleinkinder > 2 Jahre: 8 Std. präoperativ nichts essen, bis 4 Std. vorher klare Flüssigkeit einnehmen.
     - Schulkinder: 8 Std. Nahrungskarenz.
   - Präoperatives Flüssigkeitsdefizit = Nahrungskarenz (Std) × Erhaltungsbedarf (ml/kg KG/Std.).
     - Extrarenale Verluste und eine vor der präoperativen Nahrungskarenz bestehende Dehydratation (verminderter Hautturgor, eingesunkene Fontanelle, trockene Schleimhäute) müssen berücksichtigt werden.
     - Die Hälfte des Flüssigkeitsdefizites sollte innerhalb einer Stunde vor der Narkoseeinleitung zugeführt werden.
   - Präoperativ muß eine Infusion angelegt werden, wenn jeglicher Flüssigkeitsentzug unmöglich ist (z.B. Polyzythämie, angeborener Herzfehler). Neugeborene und Säuglinge sollten ebenfalls präoperativ eine Infusion bekommen, um einer Hypoglykämie und Hypovolämie vorzubeugen.
2. **Täglicher Erhaltungsbedarf** s. Tab. 74.

Tabelle 74   Täglicher Erhaltungsbedarf bei Kinderm

Alter	Bedarf [ml/kg KG/Std.]
Frühgeborene	4 – 6
Neugeborene	3
Säuglinge 4 – 10 kg	4
Kleinkinder 11 – 20 kg	40 + 2 ml/kg KG > 10
Kinder ab 20 kg	60 + 1 ml/kg KG > 20

3. **Intraoperative Verluste:**
   - Perspiratio insensibilis: 2 ml/kg KG/Std.
   - Verluste in dritte Räume, z.B. bei ausgedehnten Manipulationen am Darm: 2 – 3 ml/kg/Std.
4. **Flüssigkeitszufuhr** in Abhängigkeit von der Lokalisation des Eingriffes: Bei Operationen der Körperoberfläche wird die niedrige, bei Thoraxoperationen die mittlere und bei Eingriffen im Bauchraum die hohe Dosierung aus unten angeführter Auflistung gewählt.
5. **Altersabhängige intraoperative Flüssigkeitszufuhr** (Basisbedarf ohne Verluste):
   - Neugeborene: 4 – 6 ml/kg Kg/Std.
   - 1. – 5. Lebensjahr: 6 – 8 ml/kg KG/Std. (max. 10 ml/kg KG/Std,. z.B. bei Ileus).
   - 6.– 10. Lebensjahr: 4 – 6 ml/kg KG/Std.
   - 11.– 14. Lebensjahr: 2 – 4 ml/kg KG/Std.

➤ **Basisinfusionslösung, Ausgleich von Dehydratationszuständen:** Standardinfusionslösung ist eine kinderadaptierte Basislösung, z. B. Jovosthenil Päd III, bis 10 kg über Perfusor zugeführt. Neugeborene sollten Infusionslösungen mit einem Natriumanteil von höchstens 40 mval/l erhalten (z. B. Pädiag I) (unreife Nierenfunktion mit mangelnder Ausscheidungsfähigkeit für Natrium). Defizite bei Dehydratationszuständen langsam ersetzen (über 24 Std.). Je nach Schwere der Exsikkose zusätzlich zum Basisbedarf 25–100 ml/kg KG/Tag infundieren.

➤ **Hypovolämie, Schock:**
  – Zur Behandlung einer Hypovolämie werden Vollelektrolytlösungen, Humanalbumin oder Blut verwendet. Elektrolytfreie Lösungen sind wegen der Gefahr einer hypotonen Hyperhydratation mit Hirnödem kontraindiziert.
  – Ein Schock führt bei Kindern meist zu einer Hypokaliämie. Initial kann diese bei einer Azidose maskiert sein. Kaliumkontrollen und -substitution [$(K^+_{soll} - K^+_{ist}) \times KG \times 0{,}2$].

Das Kind im Aufwachraum

➤ Kind in Seitenlage legen. Zur postoperativen Überwachung reicht meistens das Pulsoxymeter.
➤ Applikation von Sauerstoff nach der Extubation ist bei unkomplizierten Fällen meist nur für einige Minuten notwendig und wird vom Kind auch bald nicht mehr toleriert.
➤ Venösen Zugang ausreichend sichern, ggf. Infusion diskonnektieren und Zugang mit einem Stopfen versehen.
➤ Postoperative Analgesie s. S. 208.
➤ Bei notwendiger Antagonisierung von nichtdepolarisierenden Muskelrelaxantien: Neostigmin: 0,08 mg/kg KG, Atropin 0,02 mg/kg KG

Postoperative Nahrungs- und Flüssigkeitskarenz

➤ Nach kleinen Eingriffen in der Kinderchirurgie (mit Ausnahme von Eingriffen im Bauchraum):
  – Säuglinge, die gestillt werden oder die Flasche erhalten: $^1/_2$ Std. (primär Tee, anschließend bei guter Verträglichkeit Milch).
  – Säuglinge, die schon feste Nahrung zu sich nehmen: Flüssigkeit, wie oben, Brei nach 4–6 Std.
  – Kleinkinder: 6 Std.
➤ Während dieser Zeit sollte die perioperative Flüssigkeitstherapie fortgeführt werden, s. S. 323.

31.1 Besonderheiten

Aspiration

➤ **Vorbemerkung:** Vornehmlich in der Abdominalchirurgie ist die übliche präoperative Nahrungskarenz keine Garantie für einen leeren Magen, denn durch gastrointestinale Erkrankungen oder durch Pharmaka kann die Magenentleerung verzögert sein oder die Funktion des unteren Ösophagussphinkters beeinträchtigt werden.

➤ **Aspirationsgefahr aufgrund gastrointestinaler Erkrankungen:** Akutes Abdomen (jeglicher Genese), Ileus, Magenausgangsstenose, Hiatushernie (funktioneller Ösophagussphinkter nicht intakt), Ösophagusdivertikel (Regurgitation von Divertikelinhalt).

➤ **Beeinträchtigung des unteren Ösophagussphinkters durch Pharmaka:**
  – *Atropin* i. v. senkt den Sphinktertonus (größere Gefahr der Regurgitation).
  – *Pancuronium* (s. S. 111) steigert den Sphinktertonus.
  – *Opioide* (s. S. 106) senken den Sphinktertonus und wirken zudem emetisch.
  – *Succinylcholin* (s. S. 110) steigert den intragastralen Druck, gleichzeitig aber auch den Sphinktertonus.

➤ **Narkoseeinleitung:** Bei Patienten mit erhöhter Gefahr der Aspiration sollte eine sog. rapid sequence induction (s. S. 121) erfolgen.

◖ *Cave:* Eine liegende Magensonde entlastet zwar den Magen, kann aber auch als Leitschiene für eine Regurgitation dienen!

Störungen des Wasser- und Elektrolythaushaltes

➤ **Ursachen für präoperative Flüssigkeitsdefizite:** Nahrungskarenz, OP-Vorbereitung des Darms (Laxantien, Darmspülungen, dies kann zu einem Volumendefizit von 1 – 2 l führen), Erbrechen, Diarrhö, Fieber, Aszites, Ileus und Peritonitis führen zu einer Sequestration von Flüssigkeit in den dritten Raum mit teilweise sehr ausgeprägten Elektrolytstörungen, ferner gastrointestinale Blutungen.

➤ **Ursachen für präoperative Elektrolytstörungen:**
  – *Hypokaliämie:* Anhaltendes Erbrechen, Diarrhoen, Darmfisteln, Ileus, Peritonitis, Laxantienabusus und Diuretika können zu ausgeprägten Kaliumverlusten führen.
  – *Hypochlorämie:* Rezidivierendes Erbrechen führt zu einer hypochlorämischen Alkalose.
  – *Hyponatriämie:* Nach intestinalen Natriumverlusten durch Darmfisteln, Drainagen oder Diarrhö kann es wegen einer Reduktion des onkotischen Drucks zu einer vermehrten Wasserausscheidung mit daraus resultierender (hyponatriämischen) Dehydratation kommen.

➤ **Ursachen für intraoperative Flüssigkeitsdefizite:** Blutungen, Verdunstung über die freiliegende Darmoberfläche, Sequestration in den dritten Raum, z.B. durch Manipulation an Darm und Peritoneum.

  ◖ *Merke:* Mit großen intraoperativen Volumenverlusten muß, bedingt durch den Eingriff, besonders bei folgenden Operationen gerechnet werden: Leberteilresektion (s. S. 337), Operationen bei portaler Hypertension (s. S. 337), Operationen des Pankreas (s. S. 336), abdomino-sakrale Rektamputation (s. S. 339), Gastrektomie (s. S. 335), Dickdarmresektion (s. S. 339).

➤ **Ursachen für postoperative Flüssigkeitsdefizite:** Blutungen, Drainageverluste.

Körpertemperatur

➤ **Ursachen:** Inbesondere bei länger dauernden abdominalchirurgischen Eingriffen kann es zu einem erheblichen Abfall der Körpertemperatur kommen. Ursachen sind: Niedrige Umgebungstemperatur, Wärmeverluste über die freiliegende Darmoberfläche, größere Mengen kalter Infusionslösungen, Beatmung mit trockenen, kalten Atemgasen (high flow-Anästhesie, Beeinträchtigung der Temperaturregulation durch Pharmaka (s. S. 184).

➤ **Prophylaktische Maßnahmen** zur Aufrechterhaltung der Körpertemperatur:
  – Temperatur in Einleitungsraum und OP-Saal bei 23° C halten.
  – Anwärmen der Infusionslösungen (evtl. Blutwärmegerät verwenden).
  – Den Patienten mit warmen Tüchern zudecken oder eine Wärmedecke verwenden.
  – Low flow-Anästhesie (s. S. 122) bzw. Beatmung mit hohem Rückatmungsanteil.

Perioperative respiratorische Funktion

➤ **Ursachen für intraoperative Beeinträchtigung der respiratorischen Funktion:**
  – Kompression des Zwerchfells durch eingebrachte Haken, Sperrer und/oder Bauchtücher, durch Kopftieflage.
  – SaO_2-Abfall durch Eventrationssyndrom (s. S. 328).
  – *Septische Reaktionen* durch Operationen in infiziertem Gebiet und bakterielle Einschwemmung, Translokation von Darmbakterien (durch mesenteriale Minderperfusion, z. B. ausgelöst durch hämorrhagischen Schock, Polytrauma oder Verbrennung, kommt es zum Zusammenbruch der intestinalen Mukosabarriere. Ursache ist ein vermindertes Sauerstoffangebot und eine daraus resultierende Produktion von OH⁻ sowie eine Azidose. Die Folge ist ein Verlust der Membranintegrität und eine Störung der tight junctions).

➤ **Ursachen für postoperative Beeinträchtigung der respiratorischen Funktion:**
  – Reflektorische Zwerchfellruhigstellung.
  – Schmerzbedingte Schonatmung, besonders nach Oberbaucheingriffen.
  – Narkoseüberhang (Relaxantien, Opioide).
  – Erhöhter intraabdomineller Druck (Verschluß der Bauchdecken bei geblähẗem Darm (N_2O) oder durch abdominelle Sequestration von Flüssigkeit).

Perioperative kardiozirkulatorische Störungen

➤ Eine Kompression der V. cava inf. durch Haken oder Bauchtücher führt über eine Verminderung des venösen Rückstroms zu einem Blutdruckabfall.
➤ Intraoperative vegetative Reflexreaktionen durch viszerale Stimulation können zu Blutdruckanstieg oder Reflexbradykardie führen.
➤ Eventrationssyndrom (s. S. 328).
➤ Intraoperativ können Bakterien und Toxine aus dem Darm in die Blutbahn eingeschwemmt werden. Im Sinne einer septischen Reaktion kann es hierbei zu Hautrötung, Kreislaufinstabilität (bis zum Schock), respiratorischer Insuffizienz, Oligurie und Temperaturanstieg kommen.

31.1 Besonderheiten

Eventrationssyndrom

➤ Durch intraoperative Manipulation am Darm kommt es zu erheblicher Freisetzung von Mediatoren wie TNF und Interleukin 6.
➤ Die Folgen sind Kreislaufreaktionen mit Blutdruckabfall und Tachykardie. Durch Öffnung intrapulmonaler Shunts kann es zu einem Abfall der Sauerstoffsättigung kommen. Oft ist die akute Vasodilatation an einem Flush im Gesicht des Patienten zu erkennen.
➤ *Beachte:* Die Symptome sind meist passager und selten therapiebedürftig. Evtl. Volumengabe und/oder Gabe von Vasopressoren, z. B. Akrinor 40 mg.

Notfalleingriffe

➤ Notfalleingriffe sind gerade in der Abdominalchirurgie häufig, z. B.: Magen- oder Darmperforationen, Ileus, Entzündung von Bauchorganen (z. B. Appendizitis, Cholezystitis, Pankreatitis, Peritonitis), intraabdominelle Blutungen, gastrointestinale Blutungen.

Sonstige Gesichtspunkte

➤ **Hypalbuminämie:** Sie findet sich häufig bei einem Ileus, Verlusten durch Drainagen oder Aszites oder beeinträchtigter Leberfunktion (Synthesestörung).
➤ **Gerinnungsstörungen:** Sie treten häufig bei Patienten mit beeinträchtigter Leberfunktion (Zirrhose, länger bestehende extrahepatische Cholestase) und bei septischen Prozessen auf, ebenso nach massiven Blutungen.
➤ *Tip:* Patienten mit Morbus Crohn, die sich einer Darmresektion unterziehen müssen, stehen oft unter Dauermedikation mit Kortikosteroiden; hier ist eine perioperative Substitutionstherapie erforderlich.

Operationen mit Darmanastomosen

➤ Bei Operationen mit einer Anastomosierung des Darmes besteht immer die Gefahr der postoperativen Anastomoseninsuffizienz, vor allem bei erhöhten intraabdominellen Drücken (z. B. Ileus), bei Motilitätssteigerungen (z. B. Cholinesterasehemmer) und bei verminderter gastrointestinaler Durchblutung und erhöhtem intraabdominellem Druck.
➤ **Erhöhtes Risiko postoperativer Anastomoseninsuffizienz:**
  – Nach intraoperativen hypotensiven Phasen (MAD < 50 mmHg) mit mehr als 15 minütiger Dauer.
  – Applikation vasokonstriktorischer Substanzen (z. B. Adrenalin > 10 µg/Min., Noradrenalin schon in niedriger Dosierung).
  – Eingriffe mit hohen Blutverlusten und Bluttransfusionen.
➤ **Abnahme der Splanchnikusperfusion durch Einfluß von Pharmaka auf die Durchblutung des Splanchnikusgebietes:** Über eine Senkung des Herzzeitvolumens (HZV) sinkt auch die Durchblutung des Splanchnikusgebietes, dabei bleibt der Anteil der Splanchnikusperfusion am HZV prozentual gleich. Ketamin (s. S. 104) senkt aber z. B. die Splanchnikusperfusion durch Vasokonstriktion. Folgende Medikamente führen durch einen Abfall des HZV zu verminderter Perfusion: Halothan, Enfluran, Barbiturate, Propofol.

➤ Eine **Steigerung der Splanchnikusperfusion** ist erstrebenswert, da durch eine ausreichende Perfusion von Leber und Darm wahrscheinlich das Risiko einer ischämiebedingten bakteriellen Translokation vermieden oder zumindest vermindert werden kann.

– Verschiedene *Medikamente* sind mit diesem Ziel eingesetzt worden:
  - Prostaglandine führen zu einer Vasodilatation, jedoch besteht die Gefahr, daß der arterielle Mitteldruck stark abfällt (unter 70 mmHg), so daß hieraus wieder eine Minderperfusion resultieren kann.
  - Dopexamin kann eventuell die Splanchnikusperfusion verbessern, der endgültige Nachweis, vor allem bei prophylaktischer Gabe, steht jedoch noch aus.
  - Am wichtigsten scheint eine weitgehende Homöostase der Volumensituation und die Vermeidung von hypotonen Phasen zu sein.
– Folgende *Narkoseverfahren* erscheinen geeignet:
  - Balancierte Anästhesie mit Isofluran und Opioiden.
  - TIVA mit Propofol und Opioiden, wenn keine großen Volumenverluste zu erwarten sind.

31.2 Praktisches Vorgehen

Prämedikationsvisite

➤ Sorgfältige Anamnese (oft handelt es sich um ältere Patienten mit z.T. erheblichen kardiozirkulatorischen und pulmonalen Vorerkrankungen, s.S. 301).
➤ Korrektur von Störungen des Wasser- und Elektrolythaushaltes (s.S. 71).
➤ Einschätzung des Aspirationsrisikos (s.S. 326).

Auswahl des Narkoseverfahrens

➤ Für die Erlangung der Qualitäten Amnesie, Analgesie, Hypnose, Muskelrelaxierung, Reflexdämpfung und Erhalt der sympathischen Gefäßregulation (Gegenregulation von massiven Volumenverlusten) eignet sich nur die Allgemeinanästhesie.
➤ Bei Eingriffen im Unterbauch oder im Rektal- oder Dammbereich (z.B. Analfistel, Hämorrhoiden) ist auch eine Regionalanästhesie möglich.
➤ Bei großen Eingriffen (z.B. Leberresektion, Gastrektomie, Ösophagusresektion, Pankreasoperation, Rektumamputation, Prostatektomie) ist die Anlage eines Periduralkatheters (PDK) zur intraoperativen Kombination von Regional- und Allgemeinanästhesie und zur postoperativen Schmerztherapie oft sinnvoll. Dabei wird der PDK zweckmäßigerweise im sensorischen Zentrum des Operationsortes gelegt, also lumbal bei ausgedehnten Unterbaucheingriffen und thorakal bei Eingriffen in Oberbauch und Thorax.
  ◙ *Cave:* Eine peridurale Analgesie kann bei einem Volumenmangel zu einem schweren Blutdruckabfall führen; die Kompensationsmechanismen sind stark eingeschränkt (Sympathikusblockade).

Narkoseeinleitung

➤ **Periduralkatheter:** Ist ein PDK indiziert, so erfolgt die Anlage (s.S. 149) vor der Narkoseeinleitung bei erhaltener Kooperation des Patienten (sicherer Ausschluß einer akzidentellen spinalen Lage, Vermeidung neurologischer Komplikationen bei Punktion und Katheterinsertion).
➤ **Einleitung:** Die Einleitung der Narkose erfolgt nach Standardverfahren (s.S. 120), bei Aspirationsgefahr (s.S. 326) wird nach Entleeren des Magens eine Blitzeinleitung durchgeführt (rapid sequence induction, s.S. 121).
  ◙ *Tip:* Bei vorbestehenden Volumenmangelzuständen können bei der Narkoseeinleitung erhebliche Hypotonien auftreten, daher sollten Störungen des Wasser- und Elektrolythaushaltes möglichst präoperativ korrigiert werden.
➤ **Magensonde:** Bei den meisten abdominellen Eingriffen ist eine Magensonde indiziert (ggf. Absprache mit dem Operator), sie ist obligat bei allen gastrointestinalen Obstruktionen, eingeschränkter Darmmotilität, zu erwartender postoperativer Darmparalyse und intraoperativen Kopftief- und Seitenlagen. Bei voraussichtlich längerer Liegedauer sollte primär eine doppelläufige Salemsonde gelegt werden.
➤ **Salemsonde:** Liegedauer > zwei Tage. Eine doppelläufige Magensonde ist sinnvoll, da durch das zweite Lumen die Drainage von Magensekret erleichtert ist. Ferner kommt es beim Absaugen nicht so leicht zum Ansaugen an die Schleimhaut wie bei einlumigen Sonden.
➤ **Zentraler Venenkatheter (ZVK):** Sollte gelegt werden bei der Notwendigkeit einer postoperativen parenteralen Ernährung, bei Operationen mit voraussichtlich großen Volumenverlusten (ZVD-Messung) und bei Risikopatienten. Sind größere Blutverluste zu erwarten, ist die Anlage eines 8F–Doppellumenkatheters sinnvoll.

➤ **Arterielle Kanülierung:** Bei Zweihöhleneingriffen (abdomino-thorakal), Operationen mit voraussichtlich großen Blutverlusten und bei Patienten mit eingeschränkter kardialer oder pulmonaler Reserve.

➤ **Blasenkatheter:** Ein Blasenkatheter ist, evtl. nach Rücksprache mit dem Operateur, bei allen Operationen erforderlich, die länger als zwei Stunden dauern. Alternativ Cystofix vom Operateur anlegen lassen.

➤ **Temperatursonde:** Bei allen längerdauernden Operationen (> 2 Std.) sollte eine Temperatursonde gelegt werden.

Narkoseführung

➤ Zur Aufrechterhaltung der Narkose eignen sich balancierte Anästhesie (s. S. 120) oder TIVA (s. S. 124).

➤ Bei erweiterten Darmschlingen (Ileus, Spiegelbildung in Abdomenübersichtsaufnahme) darf N_2O nicht eingesetzt werden (Gefahr der Volumenzunahme von Darmanteilen um das 2 – 4fache).

➤ Besonders bei längeren Eingriffen sollten Maßnahmen zur Vermeidung einer Auskühlung des Patienten getroffen werden (s. S. 184).

➤ **Volumentherapie:** Die Beurteilung der Volumensituation des Patienten erfolgt an Hand von Herzfrequenz, Blutdruck, Urinausscheidung und ZVD. In der Regel enstehen durch Verdampfung und Sequestration beim Erwachsenen Volumenverluste von 8 – 10 ml/kg KG/Std., die mit kristalloiden Substanzen ersetzt werden sollten. Zusätzliche Verluste durch Blutungen und Sekretverlust können durch kolloidalen Volumenersatz und Bluttransfusionen ausgeglichen werden.

➤ **Ventilation:** Am besten erfolgt eine kontrollierte Ventilation in ausreichender Relaxation und ggf. mit Einsatz von PEEP (z. B. 5 cm H_2O). Bei Leberresektionen sollte wegen der Beeinträchtigung der Leberdurchblutung auf einen PEEP verzichtet werden; bei Eröffnung großer Lebervenen kann ein PEEP zur Vermeidung einer Luftembolie allerdings sinnvoll sein.

➤ **Muskelrelaxation:** Zur Optimierung der Operationsbedingungen (Exploration der Bauchorgane, Bauchdeckenverschluß) ist meist eine Muskelrelaxation (s. S. 110) erforderlich, vor allem bei Oberbaucheingriffen (z. B. bei Gastrektomie, Splenektomie). Der Relaxationsgrad sollte mittels NMT-Monitor überwacht werden, um Über- oder Unterdosierungen zu vermeiden. Manchmal kann der Bauchdeckenverschluß ohne Relaxation schwierig sein, besonders bei Zunahme des Darmvolumens durch sequestrierte Flüssigkeit oder Gasansammlung (N_2O!).

   👁 *Tip:* Um einen späteren Relaxansüberhang wegen später Nachdosierung zum Bauchdeckenverschluß zu vermeiden , kann eine kurzfristige Vertiefung der Narkose mit volatilen Anästhetika den Bauchdeckenverschluß erleichtern. Bei geblähten Darmschlingen sollte N_2O frühzeitig abgesetzt werden (evtl. Darminhalt über Magensonde absaugen, Ausstreichen des Darmes durch den Chirurgen); eine überstreckte Lagerung sollte zum Bauchdeckenverschluß rückgängig gemacht werden (*Vorsicht:* Am Rektumtisch kann dabei die angelegte Hand eingeklemmt werden!).

➤ **Singultus:** Ein auftretender Singultus kann durch Vertiefung der Narkose, Absaugen des Mageninhaltes sowie pharmakologisch durch Lidocain, Promethazin oder Triflupromazin behandelt werden.

➤ Postoperativ treten nach intraabdominellen Eingriffen häufig Übelkeit und Erbrechen auf; Propofol kann durch seinen antiemetischen Effekt die Inzidenz von Übelkeit und Erbrechen senken, Lachgas deren Inzidenz steigern.

31.2 Praktisches Vorgehen

Narkoseausleitung

➤ **Nachbeatmung:** Eine Nachbeatmung ist indiziert bei
  – Hypothermie ($< 35\,°C$ bei sonst gesunden Patienten).
  – Narkose- bzw. erheblichem Relaxantienüberhang (NMT-Monitoring).
  – zu erwartender respiratorischer Insuffizienz, z. B. nach sehr großen Operationen wie Whipple-OP, Ösophagusresektion, abdomino-thorakale Gastrektomie, ausgedehnte Leberresektion.
➤ **Extubation:** Die Regel ist die Extubation im Wachzustand, besonders bei aspirationsgefährdeten Patienten. Zur Schonung der Operationsnähte sollten Patienten nach Hernienoperationen möglichst nicht husten.
➤ **Antagonisierung:** Antagonisten der nichtdepolarisierenden Muskelrelaxantien (s. S. 122) fördern die Darmmotilität und können theoretisch die Darmnähte gefährden. Diese Wirkkomponente des Antagonisten kann durch Atropin abgeschwächt bzw. aufgehoben werden.
💿 *Tip:* Den Antagonisten gemeinsam mit Atropin in einer Spritze aufziehen, z. B. 5 mg Pyridostigmin mit 0,25 mg Atropin, und gleichzeitig verabreichen.

Ileus

➤ **Anästhesiologische Besonderheiten:**
 – Der Ileus ist ein lebensbedrohliches Krankheitsbild mit dringlicher Operationsindikation. Es liegen immer ausgeprägte Störungen des Wasser-, Elektrolyt- und Säure-Basen-Haushaltes vor (Hypovolämie, Hypokaliämie, metabolische Azidose), die vor Beginn des Eingriffes einer Behandlung bedürfen. Diese Störungen sind beim Dünndarmileus besonders ausgeprägt, beim Dickdarmileus geringer.
 – Durch die Ansammlung von Darmsekreten vor einem möglichen Passagehindernis kommt es zu einer Überdehnung des Darmes mit der Gefahr von Durchblutungsstörungen, in deren Folge sich Darmwandnekrosen, Darmperforationen, eine Peritonitis und eine Sepsis entwickeln können.

 👁 *Cave:*
 – Patienten mit hohem Dünndarmileus sind besonders aspirationsgefährdet!
 – Bei unzureichender Korrektur von Volumendefiziten können bei der Narkoseeinleitung erhebliche Hypotonien auftreten.

➤ **Vor der Narkoseeinleitung:**
 – Bestimmung der aktuellen Laborparameter, evtl. mit Säure-Basen-Status.
 – Infusionstherapie zur Korrektur von Flüssigkeits- und Elektrolytdefiziten.
 – Kontrolle der Volumentherapie mittels ZVD (bei liegendem Zentralvenenkatheter) und Urinausscheidung.
 – Nach Anschluß des Standardmonitorings (s. S. 15) wird der Patient mit erhöhtem Oberkörper gelagert.
 – Eine leistungsfähige Saugung wird eingeschaltet, ein großlumiger Absaugkatheter aufgesteckt und in unmittelbarer Nähe des Patienten bereitgelegt.
 – Beim Ileus ist es obligat, vor der Narkoseeinleitung den Mageninhalt über eine Magensonde abzusaugen (dies gilt nicht unbedingt für den nicht nüchternen Patienten nach Nahrungsaufnahme). In der Regel liegt bereits eine Magensonde, wenn dies nicht der Fall ist, muß vor der Einleitung eine Sonde gelegt werden. Nach Absaugen des Mageninhaltes wird die Sonde unmittelbar vor der Einleitung wieder zurückgezogen, da sie sonst als Leitschiene für eine Regurgitation dienen kann.

 👁 *Tip:* Eine eventuell liegende nasobiliäre Sonde muß belassen werden; diese sind in der Regel so dünn, daß der untere Ösophagussphinkter nicht beeinträchtigt wird.

➤ **Narkoseeinleitung:**
 – Die Narkoseeinleitung erfolgt in Form einer rapid sequence induction (s. S. 121).
 – Nach der Intubation werden entsprechend den Grundsätzen für langdauernde Eingriffe mit größeren Blutverlusten folgende zusätzliche Maßnahmen getroffen: Magensonde (möglichst großlumig, z. B. Durchmesser 1,2 cm), Zentralvenenkatheter, Blasenkatheter, mehrere großlumige venöse Zugänge (z. B. zwei Kanülen 14 oder 16 G). Arterielle Kanülierung je nach Zustand des Patienten.

➤ **Narkoseführung:**
 – Wegen der Gefahr einer weiteren Überdehnung des Darmes sollte auf eine N_2O-Zufuhr verzichtet werden, sonst Weiterführung der Narkose als balancierte Anästhesie (s. S. 120).

– Fortführung der Substitution von Flüssigkeit und Elektrolyten und Überwachung der Volumenzufuhr anhand von RR, Pulsfrequenz, Urinausscheidung und ZVD.

◉ *Cave:* Die mangelnde Flüssigkeitszufuhr ist häufiger als eine Überinfusion!

– Engmaschige Elektrolytkontrollen.

➤ **Narkoseausleitung/postoperative Überwachung:**

– Stabile Patienten sollten nur im Wachzustand nach vollständiger Rückkehr der Schutzreflexe extubiert werden.

– Postoperativ ist, je nach Operation und Allgemeinzustand des Patienten, häufig eine Verlegung auf eine Intensivstation erforderlich.

Ösophagusresektion bei Ösophaguskarzinom

➤ **Anästhesiologische Besonderheiten:**

– Die meisten Patienten, die zur Ösophagusresektion anstehen, finden sich in reduziertem Allgemeinzustand; eine Alkoholanamnese ist häufig. Für die perioperative Risikoeinschätzung ist eine sorgfältige präoperative Evaluierung des Patienten entscheidend.

– Der operative Zugangsweg ist in den meisten Fällen abdomino-thorakal (Zweihöhleneingriff); seltener wird ein transhiataler Zugang gewählt. Beim abdomino-thorakalen Zugang kann eine Ein-Lungen-Ventilation über einen Doppellumentubus (s. S. 358) nach Absprache mit dem Operateur angezeigt sein. In dieser Situation ist eine TIVA vorteilhaft (s. S. 124 ff).

– Der Eingriff hat mit 14–24 % eine relativ hohe perioperative Letalität; Hauptursachen sind meist postoperative respiratorische Komplikationen und Sepsis bei Anastomoseninsuffizienz.

– Wärmeverluste sind aufgrund der langen Eingriffszeiten und der großen Wundfläche häufig.

➤ **Narkoseeinleitung:** In der Regel kommen die Standardverfahren der Allgemeinanästhesie zur Anwendung. Entsprechend den Grundsätzen für langdauernde Eingriffe mit größeren Blutverlusten werden folgende zusätzliche Maßnahmen getroffen:

– Thorakaler Periduralkatheter zur postoperativen Analgesie (Kontraindikationen beachten).

– Mehrere großlumige venöse Zugänge (z. B. 2–3 Kanülen der Größe 14 oder 16 G).

– Doppellumentubus.

– Zentralvenenkatheter (Zweilumenkatheter), invasive arterielle Blutdruckmessung, Blasenkatheter, Temperatursonde, Magensonde intraoperativ nach Absprache mit dem Operateur.

– Bereitstellung von Blutkonserven (z. B. 8 Erythrozytenkonzentrate).

➤ **Narkoseführung:**

– Die Narkose wird als balancierte Anästhesie (s. S. 120) bzw. TIVA (s. S. 124 ff) weitergeführt. Der präoperativ gelegte Periduralkatheter (PDK) sollte intraoperativ mit Zurückhaltung bedient werden, da es sonst bei Blutverlusten wegen der Sympathikusblockade und der fehlenden Gegenregulation zu starken Blutdruckeinbrüchen kommen kann.

– Durch intrathorakale Manipulationen kann es zu Kreislaufinstabilität und Rhythmusstörungen kommen. Hier ist eine enge Absprache mit dem Operateur erforderlich.

– Die Lymphdrainage der Thoraxorgane ist operationsbedingt vor allem bei der stumpfen Dissektion eingeschränkt. Dadurch entwickelt sich perioperativ häufig ein interstitielles Lungenödem mit einer respiratorischen Insuffizienz, das eine Nachbeatmung erforderlich macht. Daher sollte intraoperativ auf eine ausgeglichene Volumenbilanz geachtet werden; sowohl eine zu großzügige (Gefahr des Lungenödems) als auch eine zu sparsame (periphere Minderzirkulation, Mikrozirkulationsstörungen) Volumenzufuhr sollte vermieden werden.

➤ **Postoperative Maßnahmen:**
– Die Patienten werden postoperativ auf die Intensivstation verlegt und in der Regel nachbeatmet.
– Die Volumentherapie sollte eher restriktiv sein, um einem Lungenödem vorzubeugen (evtl. müssen Diuretika eingesetzt werden).
– Die Patienten werden mit erhöhtem Oberkörper gelagert, da nach dem Eingriff ein erhöhtes Aspirationsrisiko besteht.
– Zur mechanischen Dekompression der thorakalen Anastomose sollte die intraoperativ gelegte Magensonde unbedingt in situ verbleiben.
◉ *Cave:* Nach der Anastomosennaht darf an der Magensonde wegen der Perforationsgefahr nicht mehr manipuliert werden!

Gastrektomie

➤ **Anästhesiologische Besonderheiten:**
– Der operative Zugangsweg ist in der Regel abdominal, selten linksthorakal.
– Bei einer Magenausgangsstenose und/oder blutenden Ulzera besteht eine erhöhte Aspirationsgefahr.
– Im Vordergrund stehen größere Flüssigkeits- und Wärmeverluste (Sequestration in den dritten Raum, größere Blutungen).

➤ **Narkoseeinleitung:**
– In der Regel kommen die Standardverfahren der Allgemeinanästhesie (s. S. 120) zur Anwendung. Bei erhöhter Aspirationsgefahr erfolgt eine rapid sequence induction (s. S. 121).
– Zusätzliche Maßnahmen: Thorakaler Periduralkatheter zur postoperativen Analgesie, mehrere großlumige venöse Zugänge (z. B. 2 – 3 Kanülen der Größe 14 oder 16 G), ZVK (Zweilumenkatheter), invasive arterielle Blutdruckmessung bei Risikopatienten und bei abdomino-thorakalem Zugang, Blasenkatheter, Temperatursonde, Magensonde, Bereitstellung von Blutkonserven (z. B. 6 Erythrozytenkonzentrate).

➤ **Narkoseführung:**
– Die Narkose wird in der Regel als balancierte Anästhesie (s. S. 120) bzw. TIVA (s. S. 124 ff) fortgeführt.
– Der präoperativ gelegte Periduralkatheter sollte wegen der Gefahr der Blutung intraoperativ zurückhaltend bedient werden.
– Nach der Gastrektomie erfolgt nach Rücksprache mit dem Operateur evtl. die intraoperative Anlage einer Duodenalsonde. Postoperativ ist bei eingeschränkter Peristaltik hierüber eine Drainage von Dünndarmsekret möglich.

➤ **Postoperative Maßnahmen:**
– Abhängig vom Allgemeinzustand des Patienten und der Größe des Eingriffs erfolgt eine Verlegung auf die Intensivstation mit eventueller Nachbeatmung.
◉ *Cave:* Nach der Anastomosennaht sollte an der Duodenalsonde wegen der Perforationsgefahr nicht mehr manipuliert werden!

31.3 Abdominalchirurgische Eingriffe

Whipple-Operation

➤ **Vorbemerkung:** Die Whipple-Operation ist das operative Verfahren bei Papillen- oder Pankreaskopfkarzinomen (Duodenopankreatektomie, Magenantrumresektion, End-zu-Seit-Gastrojejunostomie, End-zu-End-Choledochostomie, End-zu-Seit-Pankreatikojejunostomie).

➤ **Anästhesiologische Besonderheiten:**
- Im Vordergrund stehen größere Flüssigkeits- und Wärmeverluste (Sequestration in den dritten Raum, größere Blutungen).
- Eine chronische rezidivierende Pankreatitis kann präoperativ, eine totale Pankreatektomie postoperativ zu einem Diabetes mellitus führen.
- Durch intraoperativ freigesetzte Pankreasenzyme kann es zu entzündlichen Reaktionen im Bauchraum mit erheblicher Flüssigkeitssequestration kommen (SIRS, systemic inflammatory response syndrome), was Hypotonie und Tachykardie zur Folge haben kann.
- Intraoperativ wird auf Wunsch des Operateurs meisten eine Ampulle Sandostatin (100 mg) s. c. gegeben: Komplikationen nach Pankreaschirurgie sind eng verbunden mit der exokrinen Funktion der Bauchspeicheldrüse. Das Hormon Somatostatin kann die exokrine Pankreasfunktion erheblich herabsetzen, vor allem die Sekretion von Proteasen. Durch die Gabe von Sandostatin kann die Inzidenz von postoperativen Komplikationen wie Fisteln, Abszesse, Sepsis, postoperative Pankreatitis und respiratorische Insuffizienz signifikant gesenkt werden.

➤ **Narkoseeinleitung:** In der Regel kommen die Standardverfahren der Allgemeinanästhesie (s. S. 120) zur Anwendung. Zusätzliche Maßnahmen wie bei Ösophagusresektion, s. S. 334.

➤ **Narkoseführung:**
- Die Narkose wird in der Regel als balancierte Anästhesie (s. S. 122) bzw. TIVA (s. S. 124 ff) fortgeführt.
- Der präoperativ gelegte Periduralkatheter sollte wegen der Gefahr der Blutung intraoperativ zurückhaltend bedient werden.

➤ **Postoperative Maßnahmen:** Abhängig vom Allgemeinzustand des Patienten und der Größe des Eingriffs erfolgt eine Verlegung auf die Intensivstation, evtl. Nachbeatmung.

Offene Cholezystektomie

➤ **Anästhesiologische Besonderheiten:**
- Opioide erhöhen den Tonus der Gallenwege. Im Falle eines Spasmus des Sphincter Oddi kann die Opioidwirkung durch Ceruletid (Takus) evtl. aufgehoben werden; dies kann ggf. bei der intraoperativen Cholangiographie notwendig sein.
- Bei Cholestase kann die Wirkung von Vecuronium (Norcuron, s. S. 111) verlängert sein.
- Durch intraoperativ eingesetzte Sperrer, Haken und Abstopfungen können sich Atelektasen besonders der rechten Lunge entwickeln.

➤ **Narkoseeinleitung:**
- In der Regel kommen die Standardverfahren der Allgemeinanästhesie zur Anwendung.
- Bei einer Cholezystitis in Verbindung mit einem akuten Abdomen ist eine rapid sequence induction (s. S. 121) erforderlich.

➤ **Narkoseführung:** Die Fortführung der Narkose erfolgt als balancierte Anästhesie oder TIVA (s. S. 120 ff).

Leberteilresektion

➤ **Anästhesiologische Besonderheiten:**
- Patienten, die zur Leberteilresektion kommen, haben in der Regel präoperativ keine gravierenden Leberfunktionsstörungen.
- Operationsindikation sind meist Tumoren, solitäre Metastasen oder Echinokokkuszysten. Bei Echinokokkuszysten besteht die Gefahr eines anaphylaktischen Schocks, wenn sich Zysteninhalt in die freie Bauchhöhle entleert. Bei einer bestehenden Jodallergie kann es durch Verwendung eines jodhaltigen Desinfektionmittels ebenfalls zu einem anaphylaktischen Schock kommen. Eine Prophylaxe sollte bei Echinokokkuszysten durch eine Vorbehandlung mit H_1- und H_2-Blockern erfolgen (orale Prämedikation mit 300 mg Ranitidin am Vorabend; bei Einleitung 250 mg Prednisolon, 4 mg Clemastin, 100 mg Ranitidin jeweils i. v.).
- Bei ausgedehnten Leberteilresektionen können erhebliche Blutverluste auftreten.
- Wegen der Dauer der Operation und der Größe der Wundfläche muß mit intraoperativen Wärmeverlusten gerechnet werden.

➤ **Narkoseeinleitung:**
- In der Regel kommen die Standardverfahren der Allgemeinanästhesie (s. S. 120 ff) zur Anwendung.
- Zusätzliche Maßnahmen: Thorakaler Periduralkatheter zur postoperativen Analgesie (Kontraindikationen beachten), mehrere großlumige venöse Zugänge (z. B. 2 – 3 Kanülen der Größe 14 – 16 G), ZVK (8 F Doppellumen), invasive arterielle Blutdruckmessung, Magensonde, Blasenkatheter, Temperatursonde, Bereitstellung von Blutkonserven (z. B. 8 Erythrozytenkonzentrate).

➤ **Narkoseführung:**
- Die Fortführung der Narkose erfolgt in der Regel als balancierte Anästhesie (s. S. 122) bzw. TIVA (s. S. 124 ff).
- Der hepatische Blutfluß sollte durch Normokapnie, angepaßte Narkoseführung und Vermeidung von Hypotension und Volumenmangel möglichst konstant gehalten werden. Im Hinblick auf den hepatischen Blutfluß gilt Isofluran (s. S. 114) als das sicherste volatile Anästhetikum.
- Katecholamine, vor allem Noradrenalin und Adrenalin sollten wegen der Reduzierung der Splanchnikusperfusion nur mit größter Zurückhaltung eingesetzt werden.
- Auf eine Beatmung mit PEEP sollte nach Möglichkeit verzichtet werden.

➤ **Postoperative Maßnahmen:**
- Postoperativ sollte der Patient auf einer Wach- oder Intensivstation überwacht und ggf. nachbeatmet werden.
- Nach ausgedehnten Leberresektionen (mehr als 50%) sind relevante Leberfunktionsstörungen meist ab dem 2. postoperativen Tag zu erwarten.

Shuntoperationen bei portaler Hypertension

➤ **Anästhesiologische Besonderheiten:**
- Bei gastrointestinalen Blutungen infolge einer portalen Hypertension können Shuntoperationen als Notfalleingriffe indiziert sein; die Blutverluste sollten nach Möglichkeit vor der Narkoseeinleitung ausgeglichen sein.

– Häufig finden sich präexistente Gerinnungsstörungen, ein Aszites und eine Hypalbuminämie (s. auch Leberinsuffizienz, S. 257). Es besteht eine erhebliche Blutungsgefahr, daher sollten Erythrozytenkonzentrate, ggf. fresh frozen Plasma, Thrombozytenkonzentrate und Gerinnungsfaktorenpräparate bereitstehen.
– Die Letalität dieser Eingriffe ist in der Regel hoch.
– Es gibt verschiedene Operationstechniken.
  • *Portokavaler Shunt:* Anastomose zwischen V. portae und V. cava inferior; dieser ist operationstechnisch relativ einfach, hat aber ein hohes Risiko von postoperativer Enzephalopathie und Leberversagen.
  • *Distaler splenorenaler Shunt (Warren-Shunt):* Anastomose zwischen dem distalen Ende der V. lienalis und V. portae; dieser ist operationstechnisch schwierig, aber bei einer Pfortaderthrombose eine Alternative zum portokavalen Shunt, vor allem , wenn wegen Hypersplenismus die Milz extirpiert werden muß. Das Risiko der postoperativen Enzephalopathie und des Leberversagens ist geringer, der Shunt hat allerdings ein hohes Thromboserisiko.
  • *Mesenterikokavaler Shunt:* Anastomose zwischen V. mesenterica superior und V. cava inferior; dieser ist technisch als Alternative bei einer Pfortaderthrombose einfacher, es fehlt aber die Drainage aus dem Abflußgebiet der V. mesenterica inferior und der V. lienalis.

▶ **Narkoseeinleitung:**
– In der Regel kommen die Standardverfahren der Allgemeinanästhesie (s. S. 120 ff) zur Anwendung.
– Zusätzliche Maßnahmen:
  • Mehrere großlumige venöse Zugänge (z. B. 2 – 3 Kanülen der Größe 14 – 16 G), alternativ dazu kann auch ein Shaldonkatheter (s. S. 45) oder die Schleuse eines Pulmonaliskatheters (s. S. 52) in eine zentrale Vene gelegt werden.
  • ZVK (8 F Doppellumen), invasive arterielle Blutdruckmessung (je nach Zustand des Patienten), Magensonde, Blasenkatheter, Temperatursonde.
– Die Auswahl und die Dosierung der Medikamente sollte an die Leberfunktion angepaßt sein (s. S. 259).

▶ **Narkoseführung:** Die Narkose wird als balancierte Anästhesie (s. S. 122) fortgeführt. Bei einer Leberresektion sollte aus folgenden Gründen auf Lachgas (N_2O) verzichtet werden:
– Theoretisch ist eine Luftembolie möglich.
– Ausgeprägte Blähung der Darmschlingen kann bei Beatmung mit Lachgas/ Sauerstoffgemisch resultieren.
– Lachgas als Folsäureantagonist kann die neurologische Situation bei hepatischer oder Wernicke-Enzephalopathie verschlechtern.

▶ **Postoperative Maßnahmen:**
– Der Patient sollte auf einer Wach- oder Intensivstation überwacht werden.
– Besondere Gefährdung besteht durch: Respiratorische Insuffizienz, Blutungen (u. a. durch Gerinnungsstörungen), Nierenversagen (hepatorenales Syndrom), Leberversagen (v. a., wenn die Leberperfusion präoperativ überwiegend aus der Pfortader erfolgte), hepatische Enzephalopathie (v. a. nach gastrointestinalen Blutungen).

Splenektomie

➤ **Anästhesiologische Besonderheiten:**

– Bei elektiven Operationen erfolgt einige Tage präoperativ eine *Pneumokokkenimpfung*, da nach einer Splenektomie die Patienten in größerem Maße durch eine grampositive Sepsis, insbesondere durch Pneumokokkeninfektionen, gefährdet sind. Bei Notfalloperationen wird einige Tage postoperativ geimpft, eine Impfung am OP-Tag ist wegen der Immunsuppression durch das Operationstrauma nicht sinnvoll.

– Bei Hypersplenismus können ausgedehnte *Thrombozytopenien* vorliegen, die Thrombozytenzahl steigt jedoch postoperativ meist rasch spontan an. Bei Thrombozytenzahlen $< 20\,000/\mu l$ können z. B. bei Hypertonie, Husten und Pressen intrakranielle Blutungen auftreten. Eine Thrombozytensubstitution vor der Splenektomie bringt meist keinen klinisch relevanten Anstieg, da eine rasche Sequestration in der Milz stattfindet. Bei Vorliegen einer schweren Thrombozytopenie im Rahmen einer idiopathischen thrombozytopenischen Purpura (ITP) können Kortikosteroide und γ-Globuline vom Typ IgG einen passageren Anstieg der Thrombozytenzahl bewirken.

➤ **Narkoseeinleitung:**

– In der Regel kommen die Standardverfahren der Allgemeinanästhesie (s. S. 120) zur Anwendung.

– Zusätzliche Maßnahmen:

• Mehrere großlumige venöse Zugänge (z. B. 2 – 3 Kanülen der Größe 14 – 16 G).

• Zentralvenenkatheter (8 F Doppellumen). Für einen adäquaten Volumenersatz sollten großlumige peripher-venöse Zugänge gelegt werden: nur bei schlechten peripheren Venenverhältnissen ist ein großlumiger zentraler Zugang erforderlich (z. B. Shaldonkatheter).

• Muskelrelaxation, um bei hohem Blutungsrisiko optimale Operationsbedingungen zu schaffen.

• Magensonde, Blasenkatheter, invasive arterielle Blutdruckmessung je nach Zustand des Patienten, Bereitstellung von Blutkonserven (z. B. 6 Erythrozytenkonzentrate).

➤ **Narkoseführung:** Die Narkose wird als balancierte Anästhesie oder TIVA fortgeführt. Intraoperativ ist auf eine ausreichende Muskelrelaxierung zu achten.

Kolorektale Operationen

➤ **Anästhesiologische Besonderheiten:**

– Häufig findet sich eine vorbestehende (Tumor-)Anämie.

– Bei abdomino-sakralen Rektumamputationen sind große Blutverluste möglich.

– 🔵 *Cave:* Die bei der analen Präparation des Rektums auftretenden Blutverluste erscheinen oft nicht im Sauger!

– Rektumoperationen finden in Steinschnittlagerung statt. Auf die korrekte Lagerung der Fibulakopfbereiche (Peroneusläsion) ist zu achten (differentialdiagnostische Abgrenzung neurologischer Schäden gegenüber Komplikationen durch einen Periduralkatheter!).

– Es kann ein mechanischer Dickdarmileus (s. S. 333) vorliegen.

➤ **Narkoseeinleitung:**
  – In der Regel kommen die Standardverfahren der Allgemeinanästhesie (s. S. 120) zur Anwendung.
  – Zusätzliche Maßnahmen: Mehrere großlumige venöse Zugänge (z. B. 2 – 3 Kanülen der Größe 14 – 16 G), ZVK, Magensonde, Blasenkatheter oder Cystofix intraoperativ, Temperatursonde, invasive arterielle Blutdruckmessung je nach Zustand des Patienten, evtl. lumbaler Periduralkatheter (PDK) bei ausgedehnten Resektionen zur postoperativen Analgesie, Bereitstellung von Blutkonserven (z. B. 4 Erythrozytenkonzentrate).

➤ **Narkoseführung:**
  – Die Narkose wird in der Regel als balancierte Anästhesie oder TIVA fortgeführt.
  – Ein evtl. präoperativ gelegter PDK kann intraoperativ zur kombinierten Regional- und Allgemeinanästhesie genutzt werden. Allerdings ist hierbei Vorsicht geboten, durch die Sympathikolyse kann es bei einer plötzlichen Blutung wegen der fehlenden Gegenregulation zu ausgeprägten Blutdruckabfällen kommen.

Akute gastrointestinale Blutung

➤ Ursachen für Blutungen im oberen GI-Trakt: Z.B. Ulcus ventriculi, Ulcus duodeni, Ösophagusvarizen, Tumoren, z. B. des Ösophagus oder Magens.
➤ Ursachen für Blutungen im unteren GI-Trakt: Z.B. Colitis ulcerosa, Kolon- oder Analtumoren, Divertikulitis, Angiodysplasie.
➤ Ursachen für Blutungen in die freie Bauchhöhle, z. B. Leberruptur, Milzruptur, rupturiertes Bauchaortenaneurysma (s. S. 432).
➤ **Anästhesiologische Besonderheiten:**
  – Es handelt sich um Notfalleingriffe bei in aller Regel nicht nüchternen Patienten (vor allem Blutungen im oberen Gastrointestinaltrakt).
  – Die Sicherung der Vitalfunktionen hat Priorität.
  – 🔵 *Merke:* Eine Anämie wird besser toleriert als eine Hypovolämie. Die Wiederherstellung des intravasalen Volumens kann bis zur Verfügbarkeit von Erythrozytenkonzentraten durch kristalloide und kolloidale Lösungen erfolgen!

➤ **Narkoseeinleitung:**
  – Auswahl und Dosis der anästhesierelevanten Medikamente sollten dem Zustand des Patienten angepaßt sein (z. B. Ketamin, S. 104) bei Patienten im hämorrhagischen Schock).
  – Bei nicht nüchternen Patienten (diese sind die Regel) erfolgt eine rapid sequence induction (s. S. 121).
  – Zusätzliche Maßnahmen:
    • Mehrere großlumige venöse Zugänge (Dies hat Vorrang vor allen anderen Maßnahmen!). Bei starker Zentralisation oder schlechten peripheren Venenverhältnissen kann primär die Anlage eines großlumigen zentralen Zugangs erwogen werden (Shaldonkatheter, Schleuse eines Pulmonaliskatheters).
    • Invasive arterielle Blutdruckmessung, ZVK, Magensonde, Blasenkatheter.
    • Bereitstellung von High flow-Infusionsgeräten (z. B. Level I System 250).
    • Bereitstellung von Retransfusionsgeräten, z. B. Cats oder Cell saver, s. S. 89.

◉ *Merke:* Bei einer massiven intraabdominellen Blutung darf bei der Narkoseeinleitung keine Zeit verloren werden, die Kanülierung der zentralen Vene und der Arterie kann auch intraoperativ erfolgen. Ein rasches Abklemmen großer Gefäße kann lebensrettend sein!

➤ **Narkoseführung:**
  – Die Fortführung der Narkose erfolgt in der Regel als balancierte Anästhesie (s. S. 122).
  – Die Retransfusionsgeräte dürfen nur dann genutzt werden, wenn keine Darmverletzung, bakterielle Besiedlung oder tumoröses Geschehen vorliegt!

➤ **Postoperative Maßnahmen:** Postoperativ wird der Patient auf die Intensivstation verlegt. Häufig ist eine Nachbeatmung indiziert (Hypothermie, großer Blutverlust).

Laparoskopische Eingriffe

➤ **Anästhesiologische Besonderheiten:**
  – Um laparoskopische Operationen durchführen zu können, erfolgt die Anlage eines Pneumoperitoneums mit CO_2. Bei unveränderter Ventilation entwickelt sich aufgrund einer peritonealen CO_2-Resorption und einer Ventilationsbehinderung (hoher intraabdomineller Druck) eine Hyperkapnie. Wegen des hohen intraabdominellen Drucks werden laparoskopische Operationen immer in Allgemeinanästhesie mit Intubation und kontrollierter Ventilation durchgeführt.
  – Durch den Zwerchfellhochstand bzw. die eingeschränkte Zwerchfellbeweglichkeit durch das Pneumoperitoneum und eine evtl. Trendelenburglagerung kann es zu respiratorischen Komplikationen kommen; der Beatmungsdruck steigt an, die pulmonale Compliance ist reduziert.
  – Bei hohen intraabdominellen Drücken (> 20 mmHg) nimmt die Vorlast ab und die Nachlast zu, wodurch ein ausgeprägter Blutdruckabfall möglich ist. Bei Patienten mit einer fixierten Einschränkung des HZV kann es zur Dekompensation kommen.
  – Bei anhaltend hohen intraabdominellen Drücken von > 20 mmHg kann die Perfusion abdomineller Organe (Leber, Darm und Niere) beeinträchtigt werden; bei vorbestehenden Organfunktionseinschränkungen kann es zu einer Dekompensation kommen.
  – *Typische Komplikationen laparoskopischer Operationen* sind Hypotonie, Bradykardie (vagaler Reflex), Regurgitation und mögliche Aspiration, Luftembolie, intraabdominelle Verletzungen (z.B. Blutungen, Verletzung von Hohlorganen), retroperitoneale Blutungen durch eine Perforation großer Gefäße mit dem ersten Trokar (lebensbedrohlich!), Pneumothorax und Pneumomediastinum.

◉ *Merke:* Kritisch kranke Patienten erholen sich nach laparoskopischen Eingriffen deutlich schneller als nach offenen Operationen, die kardiovaskuläre Stabilität ist jedoch intraoperativ beim laparoskopischen Vorgehen wesentlich stärker beeinträchtigt.

➤ **Narkoseeinleitung:**
  – In der Regel kommen die Standardverfahren der Allgemeinanästhesie (s. S. 120 ff) zur Anwendung.
  – Das Legen einer Magensonde nach der Intubation ist obligat.

➤ **Narkoseführung:**
  – Die Fortführung der Narkose erfolgt in der Regel als TIVA (s. S. 122).

31.3 Abdominalchirurgische Eingriffe

- Vor dem Eingriff kann der Mageninhalt über die Magensonde abgesaugt werden, um das Risiko einer akzidentellen Magenperforation durch den Trokar zu senken.
- Die Atemzeitvolumina sollten im Laufe der Operation gesteigert werden (Kapnometrie!), um das peritoneal resorbierte CO_2 zu eliminieren.
- Die Beatmung kann mit einem PEEP von 5 cmH$_2$O erfolgen. Eine Muskelrelaxation ist sinnvoll, um den intraoperativen Druck adäquat zu halten und optimale Operationsbedingungen zu schaffen.
- Der intraabdominelle Druck sollte auf max. 20 cm H$_2$O begrenzt werden.
- Hypotonie und Oligurie (bei liegendem Blasenkatheter) zeigen einen behandlungsbedürftigen Volumenmangel an.

➤ **Postoperative Maßnahmen:**
- Übelkeit und Erbrechen treten nach laproskopischen Operationen mit hoher Inzidenz auf, symptomatische Therapie mit Metclopramid oder Triflupromazin; die Verwendung von Propofol scheint ebenfalls einen positiven Effekt zu haben.
- Ebenfalls häufig sind Myalgien des Armes und der Schulter.
- 🔵 *Cave:* Bei nicht vollständiger Entleerung des Pneumoperitoneums kann die Spontanatmung behindert sein!

Herniotomie

➤ Der Eingriff kann in Allgemein- oder Regionalanästhesie durchgeführt werden. Die Patienten sollten möglichst nicht husten oder pressen, um die frischen Nähte nicht zu gefährden. Dies kann vermieden werden durch ein regionales Verfahren, die Verwendung von Larynxmasken (s. S. 129) oder auch die Ausleitung in Inhalationsnarkose (S. 122).

Appendektomie

➤ Die Patienten gelten prinzipiell als nicht nüchtern (akutes Abdomen); es muß also eine rapid sequence induction (s. S. 121) durchgeführt werden.

Hämorrhoiden, Analfisteln

➤ Grundsätzlich sind sowohl eine Allgemeinanästhesie als auch regionale Anästhesieverfahren möglich. Als Allgemeinanästhesieverfahren kann bei kurzen Eingriffen eine Masken- oder Larynxmaskennarkose erfolgen.
➤ Der Eingriff wird in Steinschnittlagerung durchgeführt. Wenn zusätzlich eine Kopftieflagerung gewünscht wird, sollte aufgrund einer erhöhten Regurgitationsgefahr eine Allgemeinanästhesie mit Intubation erfolgen.
➤ Die initial durchgeführte Sphinkterdehnung ist sehr schmerzhaft, eine tiefe Narkose ist erforderlich.
➤ 🔵 *Cave:* Unter einer zu flachen Allgemeinanästhesie kann es bei der Sphinkterdehnung zu vagalen Reflexen mit schwerer Bradykardie, Erbrechen und Laryngospasmus kommen. Dies hätte bei einer Maskennarkose fatale Komplikationen zur Folge!
➤ Ein eventuell auftretender Sphinkterspasmus kann durch eine Vertiefung der Narkose oder bei Bedarf mit Succinylcholin behandelt werden.

Periproktitischer Abszeß

➤ Wegen des Infektionsrisikos sollte auf ein rückenmarksnahes Anästhesieverfahren verzichtet werden.

Indikationen

➤ **Erwachsene:**
- *Terminale Leberinsuffizienz unterschiedlicher Genese:* Z.B. primär biliäre Zirrhose, chronisch aktive Hepatitis, primär sklerosierende Cholangitis, nutritiv-toxischer Leberparenchymschaden, autoimmunologische Lebererkrankungen etc.
- *Akutes Leberausfallskoma:* Akute Hepatitis, toxisch bedingt z.B. Paracetamol, Knollenblätterpilz.
- *Metabolisch* (Morbus Wilson, α_1-Antitrypsin-Mangel).
- Tumoren.

➤ **Kinder:**
- *Angeborene Defekte:* Gallengangsatresie, -hypoplasie, familiäre Cholestase, kryptogene Zirrhose, Neugeborenenhepatitis.
- Akutes Leberausfallskoma: Hepatitis, Toxine, s.o.
- *Metabolisch:* Glykogenspeicherkrankheiten, Tyrosinämie, Morbus Wilson etc.
- Tumoren.

Pathophysiologie der Leberinsuffizienz s. S. 257

Prämedikationsvisite

➤ **Erste präoperative Visite:** Die erste anästhesiologische Visite wird bereits bei der Evaluation des Patienten zur Lebertransplantation durchgeführt und dient der Anamneseerhebung, orientierenden Untersuchung des Patienten, Evaluation von Risikofaktoren (ASA-Status, Child-Klassifikation, s. S. 259), Absprache weiterer diagnostischer und therapeutischer Maßnahmen mit dem Operateur, Aufklärung und Einwilligung des Patienten.

➤ **Zweite Visite:**
- Unmittelbar vor der Operation sollte neben dem aktualisierendem Prämedikationsgespräch, bei dem vor allem eine zwischenzeitliche Verschlechterung des Allgemeinzustandes erfragt werden sollte, nochmals die Aufklärung des Patienten erfolgen und die Einwilligung zur Anästhesie eingeholt werden.
- *Diagnostik:* Zusätzlich werden sämtliche aktuellen Untersuchungsergebnisse gesichtet und mit denen der ersten anästhesiologischen Visite verglichen:
  - EKG, Röntgen-Thorax, Lungenfunktion, BGA.
  - Laboruntersuchungen: Hämatologie, sämtliche Leberenzyme, Elektrolyte, Nierenretentionswerte, Gerinnungswerte mit Einzelfaktoren.

Personelle Voraussetzungen zur Lebertransplantation

➤ Zur Anästhesie bei der Lebertransplantation ist die Anwesenheit von 2 Anästhesisten und 2 Anästhesiepflegekräften zu fordern. Diese Kräfte werden durch eine spezielle Rufbereitschaft gestellt.

➤ Die Alarmierung erfolgt durch den chirurgischen bzw. anästhesiologischen Transplantationskoordinator, dieser legt auch den Zeitpunkt der Anästhesieeinleitung fest.

Vorbereitung

➤ Blutbank informieren (Bereitstellung von genügend Erythrozyten- und Thrombozytenpräparaten und FFP).

➤ Eine **medikamentöse Prämedikation** ist nicht zwingend geboten. Sie sollte sich am physischen und psychischen Status des Patienten orientieren und keinem fixen Schema folgen.

31.4 Anästhesie bei Lebertransplantation

Monitoring und apparative Voraussetzungen

➤ In Abhängigkeit vom Allgemeinzustand des Patienten kann die arterielle Kanülierung vor der eigentlichen Narkoseeinleitung erfolgen, um ein möglichst lückenloses Kreislaufmonitoring zu gewährleisten.
➤ Von Beginn an auf konsequenten Schutz vor Auskühlung achten. Dazu sollten Wärmedecken (z. B. Bair-Hugger, s. S. 184) eingesetzt werden.
➤ EKG: Möglichst 2-Kanal-EKG mit Ableitung II und V_5.
➤ Pulsoxymetrie, Kapnometrie, NIBP.
➤ Kontinuierliche ZVD-Messung.
➤ Invasive Blutdruckmessung (z. B. A. radialis).
➤ Temperatur (über Blasenkatheter).
➤ HZV (kontinuierlich oder intermittierend).
➤ PAP, Wedge-Druck.
➤ Kontinuierliche SvO2 Messung (Swan-Ganz Oximetriekatheter).
➤ Sauerstoffverbrauch (VO_2): Präanhepatisch, anhepatisch und postanhepatisch. Wichtig für die initiale Transplantatfunktion: Ein Anstieg des O_2-Verbrauchs um 40–50 % nach der Reperfusion zeigt eine gute initiale Transplantatfunktion an.
  – $VO_2 = (caO_2 - cvO_2) \times HZV \times 10$ [ml/Min.].
   $CaO_2 = (1{,}39 \times Hb \times SaO_2) + (0{,}003 \times paO_2)$.
   $CvO_2 = (1{,}39 \times Hb \times SvO_2) + (0{,}003 \times pvO_2)$.
   SaO_2 = arterielle O_2-Sättigung [Absolutwert z.B. 0,95].
   SvO_2 = gemischtvenöse O_2-Sättigung (aus Pulmonalarterie).
➤ Neuromonitoring mittels EEG.
➤ **Cell-saver** bei Fehlen von Kontraindikationen (Infektion, maligne Tumore).
➤ **Rapid infusion-System** mit Anwärmen der zu infundierenden Lösungen.
➤ **Zusätzlich:**
  – Blasenkatheter (mit Thermometer), stündliche Diureserate.
  – Magensonde (Cave: Ösophagusvarizen).
  – Wärmedecke, z. B. Bair-Hugger (Unterleib, Beine, Oberkörper).
  – Stündliches Labormonitoring mit: BGA, Blutbild, Gerinnung, BZ und Elektrolyten.
➤ **Venöse Zugänge:**
  – 2-Lumen-Shaldon-Katheter.
  – Pulmonalis-Katheter über Schleuse.
  – 4-Lumen-Cava-Katheter.
  – Mehrere periphervenöse großlumige Verweilkanülen (z. B. 13 oder 14 G) oder alternativ 2-Lumen-Cava-Katheter.
  – ◨ *Merke:* Bei Lebertransplantation mit venovenösem Bypass sollten die Venenzugänge nicht im Abflußbereich der V. cava inferior liegen. Die linke Leistenregion bleibt der Bypasskanüle vorbehalten, das gleiche gilt für den linken Oberarm bis in die Axilla.

Narkoseeinleitung

➤ Alle Patienten gelten wegen gastraler Entleerungsstörungen (häufig auch Aszites) als nicht nüchtern bzw. aspirationsgefährdet. Zu empfehlen ist eine Ileuseinleitung (rapid sequence induction) nach Präoxygenierung in Oberkörperhochlagerung.
➤ **Hypnotika:** Propofol oder Etomidat, Ketamin.

➤ **Muskelrelaxantien:** Atracurium oder Cis-Atracurium wegen ihrer organunabhängigen Elimination.
➤ **Analgetika:** Fentanyl, Sufentanil, Alfentanil, Remifentanil.

Narkoseführung

➤ Der Patient wird mit O_2 und Luft beatmet, Lachgas sollte wegen der Gefahr von Luftembolien und der Möglichkeit der enteralen Überblähung nicht angewendet werden.
➤ Gegen PEEP-Drucke von 5 cm H_2O bestehen keine Bedenken, man sollte sich aber des potentiell nachteiligen Effektes auf die Leberperfusion bewußt sein. Vor- und Nachteile einer PEEP-Beatmung sollten mit Hilfe objektiver Meßgrößen (BGA, SvO_2, HZV) abgewogen werden.
➤ Während der anhepatischen Phase AMV um ca. 30% reduzieren (Kontrolle durch BGA), posthepatisch wieder auf Ausgangsbereich anheben.
➤ Der $paCO_2$ sollte 35–40 mmHg betragen.
➤ **Balancierte Narkose** mit Isoflurane, supplementiert mit Opioiden (Fentanyl, Sufentanil oder Alfentanil) und Muskelrelaxation mit Cis-Atracurium.
➤ **TIVA** mit Propofol, Alfentanil bzw. Remifentanil und Cis-Atracurium. Dabei muß die Infusionsrate einer TIVA wegen der Kumulationsgefahr in der anhepatischen Phase um 30–50% reduziert werden.
  – Propofol-Perfusor: 3–8 mg/kg KG/Std., Dosisreduktion in der anhepatischen Phase um ca. 30–50%.
  – Alfentanil-Perfusor: 30–50 µg/kg KG/Std., Dosisreduktion in der anhepatischen Phase um ca. 50%.
  – Remifentanil-Perfusor: 25–50 µg/kg KG/Std.
  – Cis-Atracurium-Perfusor: 0,06–0,12 mg/kg KG/Std., unter Kontrolle der neuromuskulären Blockade mittels Nervenstimulator.
➤ Mit **Beginn der neohepatischen Phase** die Dosierungen der zunehmenden Metabolisierung durch das neue Organ anpassen, d.h. nach klinischer Wirkung erfolgt Dosisanpassung bzw. Neuromonitoring. Ein rasch zunehmender Propofolbedarf deutet auf gute Funktion des transplantierten Organs hin.

Erhalt der Homöostase

➤ Das primäre Ziel der Anästhesie ist der Erhalt der Homöostase. Die Standardprozedur bei der orthopen Lebertransplantation läßt sich in 3 Phasen einteilen, welche die (Patho)-physiologischen Randbedingungen definieren.
  – Phase 1, die präanhepatische Phase, erstreckt sich von Narkoseeinleitung bis zur kompletten Unterbrechung der Leberperfusion.
  – Phase 2, die anhepatische Phase, erstreckt sich von der Devaskulierung der eigenen bis zur Perfusionsfreigabe der Transplantatleber.
  – Phase 3, die neohepatische Phase, erstreckt sich von der Perfusionsfreigabe bis Operationsende.
➤ **Herz-Kreislaufsystem:** Die wichtigsten Veränderungen der Herz-Kreislauffunktion während orthotopen Lebertransplantation sind in Tab. 75 dargestellt.
➤ **Phase 1 (Präanhepatisch):** Vorbereitung der Empfängerleber zur Explantation. Zum Teil erhebliche Blutverluste. Persistierendes hohes HZV und niedriger peripherer Widerstand. Rezidivierende Hypotensionen (Hypovolämie, Kompression großer Gefäße).

31.4 Anästhesie bei Lebertransplantation

Tabelle 75 Herz-Kreislaufsystem

Variable früh/spät	Phase 1 früh/spät	Phase 2	Phase 3
MAP [mm Hg]	70	–/↓	↓/–
HF [l/Min.]	90	–/↑	↓/–
HZV [l/Min.]	8	–/↑	↕/–
ZVD [mm Hg]	10	–/↓	↑/–
PCWP [mm Hg]	10	–/↓	↑/–
TPR [dyn s/cm^5]	600	–/↑	↓/–

➤ **Phase 2 (Anhepatisch):**

– Die Hepatektomie und die Gefäßanastomosen können mit und ohne Hilfe eines veno-venösen Bypasses durchgeführt werden.

– Ohne Bypass resultiert aus dem Abklemmen von V. cava inferior und Leberpforte eine Abnahme des venösen Rückstromes um bis zu 50% mit dementsprechendem HZV- und Blutdruckabfall sowie einer reflektorischen Tachykardie. In diesen Situationen ist vor Anlegen der Gefäßklemmen auf optimale Volumenverhältnisse zu achten, um deletäre hämodynamische Verschlechterungen zu verhindern. Abklemmen ohne Bypass erhöht ferner den portalen und renalen Venendruck. Dies verstärkt chirurgisch bedingte Blutungen und kann zur Hämaturie führen.

– Die Anwendung eines veno-venösen Bypasses minimiert diese hämodynamischen und renalen Folgen erheblich. Der Bypass leitet Blut aus dem portalen und dem unteren cavalen System (einschließlich Niere!) über die linke V. axillaris in die systemische Zirkulation. Hämodynamische Veränderungen nach Abklemmen bleiben minimal, wenn der Bypassfluß ca. 40% des HZV beträgt.

– Bei der neueren Operationstechnik ohne veno-venösen Bypass wird vor dem Absetzen der Lebergefäße ein temporärer portocavaler Shunt geschaffen, der die Drainage venösen Blutes aus dem Pfortaderstromgebiet gewährleistet und zu einer geringeren hämodynamischen Beeinträchtigung führt. Im weiteren Verlauf wird bei Piggyback-Technik die V. Cava nur partiell ausgeklemmt und mit der V. Cava der Spenderleber Seit-zu-Seit anastomosiert. Die Anlage eines venovenösen (meist femoro-axillären Bypasses) entfällt dabei, sodaß die Gefäßzugänge sowohl im Bereich der unteren Körperhälfte als auch an den oberen Extremitäten angelegt werden können.

➤ **Phase 3 (neohepatische Phase):**

– Die Reperfusion der Transplantatleber beginnt mit der sequentiellen Freigabe der V. cava und der V. portae. Transiente aber heftige kardiovaskuläre Reaktionen sind die Folge. Diese hämodynamischen Veränderungen, das sogenannte Postreperfusionssyndrom, ist gekennzeichnet durch:

• Hypotension, Abfall des systemischen Blutdruckes um ca. 30%.

• Herzrhythmusstörungen (Bradykardie, supraventrikuläre und ventrikuläre Arrhythmien etc.).

• Erniedrigten peripheren Widerstand.

• Erhöhte kardiale Füllungsdrücke (ZVD ↑, PAP ↑).

Homöostase: Ursachen und Therapie des Reperfusionssyndroms

➤ **Ursachen:** Akute Hyperkaliämien (bis 7–12 mmol/l), Azidose, Absinken der Körpertemperatur (um bis zu 2 °C) und Hypokalzämie.

➤ Bradykardien sollten primär mit Atropin behandelt werden.

➤ Hypotensionen (> 30 % der Ausgangswerte): Gabe von Katecholaminen. Bei niedrigem peripherem Widerstand Noradrenalin 2–8 µg/Min., Dopamin 2–8 µg/kg KG/Min. oder bei niedrigem HZV Suprarenin 2–10 µg/Min. Cave: Hohe Dosen von Suprarenin beeinträchtigen die Leberperfusion.

➤ Calciumchlorid (1–3 g) kann zur Behandlung der Hypotension v.a. bei begleitender Hyperkaliämie mit Erfolg eingesetzt werden.

➤ Bikarbonat (nach BGA) bei der Kombination Azidose und Hyperkaliämie.

➤ Während der Reperfusion auftretende Rhythmusstörungen sind meist supraventrikulare Arrhythmien bis hin zum Vorhofflimmern. Diese Störungen sprechen nicht auf die konventionelle Antiarrhythmikabehandlung an und limitieren sich in aller Regel von selbst. Andere Rhythmusstörungen werden entsprechend den allgemein üblichen Standards medikamentös oder elektrisch behandelt.

➤ Im allgemeinen erholen sich die Patients innerhalb von 15–45 Minuten von diesem Postreperfusionssyndrom, eine begonnene Katecholamintherapie sollte aber trotzdem nicht abrupt beendet werden.

➤ Volumenüberladung während dieser Phase strikt vermeiden, um eine Kongestion der transplantierten Leber zu verhindern (ZVD < 10 mmHg).

Homöostase: Renales System

➤ Falls nicht schon präoperativ ein Nierenversagen (hepatorenales Syndrom) manifest ist, läßt sich eine normale renale Ausscheidung in der Regel aufrechterhalten.

➤ Nur bei Operationen ohne veno-venösen Bypass und entsprechenden renalen Stau sind Oligurie und Hämaturie nahezu die Regel.

➤ Therapie der Oligurie: Low-dose Dopamin (1–3 µg/kg/Min.), Mannitol (0,25–0,5 g/kg KG) und Schleifendiuretika (z. B. Furosemid: Bolus 20–40 mg, kontinuierlich 125 mg in 3–4 Std.).

Homöostase: Elektrolyt-, Säure-Basen-, Glukosehaushalt

➤ **Hypokalzämie und Zitratintoxikation** (Massentransfusionen, Ausfall des hepatischen Zitratmetabolismus): Wegen der direkten Folgen auf Gerinnung und Herzfunktion selbst bei moderatem Calciummangel (< 0,6 mmol ionisiertes Ca^{++}/l), muß Calcium mindestens stündlich gemessen und normalisiert werden.

➤ **Akute Hyperkaliämien** (7–12 mmol/l) treten auf, wenn die Transplantatleber nach Reperfusionsbeginn von der Konservierungsflüssigkeit und angehäuften Metaboliten freigespült wird (Euro-Collins oder UW-Lösungen). Symptomatische Hyperkaliämien werden wie beschrieben behandelt (Calcium, Puffer, s.o.). Weniger ausgeprägte Hyperkaliämien (6–8 mmol/l) können bei Massentransfusionen jederzeit auftreten, insbesondere bei eingeschränkter Nierenfunktion. Therapie: Infusion von Glukose-Insulin, Katecholamine mit β_2-Wirkung, s. Nereninsuffizienz S. 451.

➤ **Hypokaliämien** (< 3 mmol/l) können 2–3 Stunden nach Reperfusion als Folge von Umverteilungsprozessen (Neuspeicherung der transplantierten Leber) auftreten. Kalium dementsprechend substituieren.

31.4 Anästhesie bei Lebertransplantation

➤ Eine **metabolische Azidose** tritt während der anhepatischen Phase in wechselnder Ausprägung in Erscheinung. Sie wird durch Wegfall des hepatischen Laktatmetabolismus, Freisetzung saurer Metabolite aus der Transplantatleber und durch Bluttransfusionen hervorgerufen. Metabolische Azidosen werden entsprechend den üblichen Standards gepuffert (s. S. 76). Hochdosierte Gabe von Natriumbikarbonat kann allerdings zur erheblichen Hypernatriämie führen. Unter diesen Umständen sollte mit Tris-Puffer weitergearbeitet werden (0,3 molare THAM in ml = kg KG × BE).

➤ **Metabolische Alkalosen** werden manchmal zu OP-Ende gemessen und bedürfen nur selten einer Therapie.

➤ Die **Serum-Osmolarität** ist in der Regel während der neohepatischen Phase erhöht. Ursächlich ist meist die Gabe größerer Mengen von Natriumbikarbonat bei gleichzeitiger Nierenfunktionseinschränkung und Reperfusionshyperglykämie. Die Osmolarität normalisiert sich meist bei Operationsende von allein.

➤ **Hypoglykämien** in der prä- und anhepatischen Phase (fehlende Glukoneogenese und Glykogenolyse): Akut auftretende Hyperglykämien und Glukosurien werden mit Reperfusionsbeginn beobachtet, wenn aus der Transplantatleber Glukose ausgeschwemmt wird. Diese Postreperfusionshyperglykämie ist dabei weitgehend insulinresistent. Andauernde Hyperglykämien sind ein Hinweis auf mangelhafte Funktion der transplantierten Leber. Innerhalb von 24 Std. sollten sich die Glukosespiegel normalisiert haben.

Homöostase: Körpertemperatur

➤ Ein progressives Absinken der Körpertemperatur ist trotz aller Gegenmaßnahmen unvermeidlich. Der Temperaturverlust ist in der anhepatischen Phase am größten, da der Metabolismus erniedrigt ist.

➤ Ein plötzlicher Temperatursturz (1 – 2 °C) tritt auf, wenn die Perfusion der Transplantatleber freigegeben wird.

Homöostase: Blut- und Flüssigkeitszufuhr

➤ **Massentransfusionen** sind oft bei Lebertransplantationen erforderlich. Ziel der Transfusionstherapie ist die Aufrechterhaltung der Sauerstofftransportkapazität, des intravaskulären Volumens und der Gerinnung. Maschinelle Autotransfusionssysteme (s. S. 89) reduzieren die Anzahl notwendiger Erythrozytenpräparate und damit die Infektionsgefährdung. Die Kontraindikationen gegen eine Autotransfusion sollten beachtet werden (Sepsis, Nachweis von Hepatitis-Antigen, bakterielle Peritonitis, eine vorangegangene Fehltransplantation und Neoplasmen). Um Kontaminationen zu vermeiden, beginnt die Blutgewinnung nach Drainage eines Aszites und endet vor der Rekonstruktion der Gallenwege. Das System ist in der Lage, 30 – 50 % des Blutverlustes abzufangen. Das retransfundierte Blut ist hinsichtlich Zusammensetzung, Zellmorphologie und Gerinnungsfaktoren von ausreichender Qualität.

➤ **Intraoperative Gerinnungsänderungen:**
  – Dilutionskoagulopathie, Fibrinolyse und Heparineffekte.
  – Ziel der Gerinnungstherapie ist es, mit einem Minimum von gerinnungsaktiven Substanzen die Gerinnungsfähigkeit aufrechtzuerhalten. Eine Dilutionskoagulopathie tritt bereits mit Operationsbeginn in Erscheinung, und die Konzentration von Gerinnungsfaktoren sowie die Thrombozytenzahl nimmt weiterkontinuierlich ab, bis die transplantierte Leber ihre Funktion aufnimmt. Rechtzeitig Infusion bzw. Transfusion von Erythrozyten, Thrombozyten und FFP läßt die Gerinnung aber nur selten in den kritischen Bereich abfallen.

– Zusätzliche Blutkomponenten sollten nur an Hand von gezielten Gerinnungsanalysen gegeben werden.

➤ Bis zu 80 % aller Patienten zeigen Symptome der **Hyperfibrinolyse**, wobei bei 20 % der Patienten eine therapeutische Intervention nötig wird, insbesondere in der anhepatischen Phase und nach Freigabe der Reperfusion. Zur Prophylaxe der Hyperfibrinolyse wird eine antifibrinolytische Therapie mit dem Proteaseninhibitor Aprotinin (Trasylol) empfohlen (2 Mio. KIE Trasylol unmittelbar nach Narkoseeinleitung und als Erhaltungsdosis 500 000 KIE/Std.).

➤ **AT III** sollte bei der Lebertransplantation > 70 % betragen, da es außer Thrombin noch weitere aktivierte Proteasen inhibiert, dieses macht eine regelmäßige Kontrolle und Substitution erforderlich.

➤ **Heparinwirkungen** werden vornehmlich zu Beginn der anhepatischen Phase auftreten, da das Füllvolumen der Bypasspumpe mit 500 IE/500 ml beschickt wird, um Thrombenbildungen während der Venenkanülierung zu verhindern. Dieser Heparineffekt limitiert sich allerdings selbst und bedarf keiner Behandlung. Stärkere Heparineffekte werden auch nach Beginn der Reperfusion beobachtet, wenn Heparin aus der transplantierten Leber ausgeschwemmt wird. Diese Effekte müssen unter Umständen mit der Gabe von Protaminsulfat behandelt werden (0,5 – 1,0 mg/kg).

Postoperatives Management

➤ Alle Patienten werden unter kontinuierlichem Monitoring von EKG und Blutdruck beatmet auf die Intensivstation verlegt. Intraoperativ nicht benötigte Blutkonserven und Gerinnungsfaktoren mitgeben.

➤ Eine ausführliche Übergabe des Patienten mit Darstellung der wichtigsten Vorerkrankungen, des gesamten operativen Verlaufs und der zuletzt durchgeführten Maßnahmen und Therapien (z. B. Beatmung, Katecholamine, Sedierung) ist für die weitere Behandlung von großer Bedeutung.

32.1 Besonderheiten

Verteilung von Ventilation (V) und Perfusion (Q) in Seitenlage

➤ **Wachzustand:**

– *Perfusion:* In der untenliegenden Lunge ist die Perfusion gemäß der Schwerkraft größer als in der oberen Lunge. Bei Lungengesunden erhält im Stehen die rechte Lunge 55%, die linke Lunge 45% des HZV. In Seitenlage erhält als obenliegende Lunge die rechte Seite nur 45%, die linke Seite nur 35% des HZV.

– *Ventilation:* Im Wachzustand nehmen Ventilation und Perfusion im Stehen nach kaudal hin zu; die Perfusion nimmt jedoch stärker zu als die Ventilation. Daher ist das Ventilations-Perfusions-Verhältnis (V/Q) an der Lungenbasis < 1, an der Lungenspitze jedoch > 3. Entsprechend ist in Seitenlage V/Q in der unteren Lunge < 1, in der oberen Lunge > 3, was bedeutet, daß die untere Lunge stärker perfundiert als ventiliert (*Shuntperfusion*) und die obere Lunge stärker ventiliert als perfundiert wird (*Totraumventilation*). Diese Veränderungen werden jedoch bei Gesunden durch die *hypoxische pulmonale Vasokonstriktion* (HPV, s. S. 351) weitgehend kompensiert. Ursachen hierfür sind:

• Eine effektivere Zwerchfellkontraktion im Bereich der untenliegenden Lunge durch eine größere Vorspannung wegen des nach kranial gerichteten abdominellen Drucks.

• Die kleinen Alveolen in den untenliegenden Partien können bei gleichem intraalveolären Druckanstieg mehr Volumen aufnehmen als die großen Alveolen in den obenliegenden Partien.

🔵 *Beachte:* Im Wachzustand ist der Gasaustausch in gesunden Lungenarealen in Seitenlage nicht gestört.

➤ **Narkose, geschlossener Thorax:**

– *Perfusion:* Sie entspricht weitgehend den Verhältnissen im Wachzustand, wobei die HPV durch Anästhetika evtl. beeinträchtigt wird.

– *Ventilation:* In Narkose nimmt die Ventilation der obenliegenden Lungenabschnitte zu. Gründe hierfür sind:

• Die untenliegende Lunge wird durch das Gewicht des Mediastinums (oben), der Abdominalorgane (kaudal) und durch das Lagerungsmaterial (unten) komprimiert.

• Bei kontrollierter Beatmung bietet die Vorspannung des Zwerchfells keine Vorteile mehr.

• Durch Volumenverluste der Lunge (reduzierte funktionelle Residualkapazität in Narkose) befinden sich die Alveolen der obenliegenden Lunge in einem für die Ventilation besseren physikalischen Zustand, so daß sie bei gleichem intraalveolären Druckanstieg mehr Volumen aufnehmen können als die Alveolen in den untenliegenden Partien. In den basalen Abschnitten kommt es dagegen gehäuft zum Atemwegskollaps, so daß Atelektasen entstehen können.

🔵 In Narkose kommt es zu einem Mißverhältnis von Ventilation und Perfusion mit der Folge eines *funktionellen Rechts-links-Shunts*.

➤ **Narkose, eröffneter Thorax:**

– *Perfusion:* Sie ändert sich gegenüber den Verhältnissen bei geschlossenem Thorax kaum.

– *Ventilation:* Die Eröffnung des Thorax bedingt eine verbesserte Compliance der oberen Lunge und damit eine weitere Umverteilung der Ventilation mit einer Vergrößerung des Rechts-links-Shunts.

➤ **Narkose, Ein-Lungen-Beatmung:** Sobald die obenliegende Lunge nicht mehr ventiliert wird, bedeutet jeglicher Blutfluß in dieser Lunge einen zusätzlichen Rechts-links-Shunt.

➤ **Zusammenfassung:** Das Ventilations/Perfusions-Mißverhältnis (Rechts-links-Shunt) in Seitenlage unter Narkosebedingungen ist durch eine anästhesieinduzierte Umverteilung der Ventilation zugunsten der obenliegenden Lunge und eine partielle Aufhebung der HPV bedingt.

Sauerstoffaufnahme und CO_2-Elimination

➤ CO_2 besitzt eine höhere Diffusionskapazität als Sauerstoff. Daher kann die ventilierte untere Lunge bei der Ein-Lungen-Beatmung genügend CO_2 abgeben, um den Ventilationsausfall der oberen Lunge zu kompensieren. In bezug auf die Sauerstoffaufnahme findet eine solche Kompensation nicht statt.

Hypoxische pulmonale Vasokonstriktion

➤ Die hypoxische pulmonale Vasokontriktion (HPV, auch Euler-Liljestrand-Reflex) ist der einzige bisher bekannte Regelmechanismus, der zu einer Umverteilung der Perfusion aus hypoxischen Arealen in besser oxigenierte Abschnitte der Lunge führt. Hierbei dient der Myozyt der präkapillären Arteriole sowohl als Sensor als auch als Effektor. Eine Abnahme der alveolären O_2-Konzentration sowie eine Abnahme des gemischtvenösen O_2-Partialdrucks führen zu einer Vasokonstriktion in diesen Gebieten mit der Folge einer Blutumverteilung in besser ventilierte Areale.

➤ Eine HPV in größeren Lungenarealen führt zum pulmonalen Hochdruck.

➤ Durch HPV kann bei der Ein-Lungen-Beatmung der Shunt um 50 % reduziert werden; er liegt dann bei 20 – 30 % (physiologischer Rechts-links-Shunt: 2 – 5 %). Wird die HPV ausgeschaltet, so erhöht sich der Shunt auf 40 – 50 % und es kann zu einer Hypoxämie kommen. Ziel des anästhesiologischen Managements ist es, die HPV möglichst zu erhalten.

➤ **Beeinflussung der HPV:**
  – *Geringer Einfluß auf HPV:* Hydralazin, Dopamin, Theophyllin, Ketamin, Thiopental, Propofol, Opioide, Diazepam.
  – *HPV-Abschwächung:* Nitroglyzerin, Nitroprussid-Natrium, Calciumantagonisten (nicht Verapamil und Diltiazem), ACE-Hemmer, Magnesium, Prostaglandine, β_2-Sympathomimetika (z. B. Orciprenalin, Salbutamol, Isoprenalin, Dopexamin), Lachgas, alle volatilen Anästhetika.
  – *HPV-Verstärkung:* Calcium, Clonidin, Alkohol, nicht-steroidale Antiphlogistika, NO-Inhibitoren.
  – Bei einer generalisierten hypoxisch bedingten Vasokonstriktion (COLD, Pulmonalismitteldruck > 18 mmHg) kommt es zum irreversiblen Gefäßumbau mit fixierter pulmonaler Hypertonie; hier ist die HPV regional nicht mehr wirksam. In solchen Fällen sind negative Effekte durch den Einsatz von Vasodilatatoren während der Ein-Lungen-Beatmung geringer.
  – Chirurgische Manipulationen können durch die Freisetzung vasodilatierender Prostaglandine der HPV entgegenwirken.
  – Hohe Atemwegsmitteldrücke in der unteren Lunge (Ein-Lungen-Beatmung mit Hyperventilation, großen Atemzugvolumina, PEEP) wirken der HPV direkt entgegen, da es zu einer Umverteilung des Blutflusses in die obere Lunge kommt.
  – Ein alkalischer pH wirkt an der oberen Lunge vasodilatierend, eine Hyperventilation kann die HPV beeinträchtigen.

Perfusion der untenliegenden Lunge

➤ Infolge der Schwerkraft und der HPV (s. S. 351) der obenliegenden Lunge fließt während der Ein-Lungen-Beatmung der größte Teil des HZV durch die untenliegende Lunge. Zu einer Umverteilung des Blutflusses zugunsten der oberen Lunge mit einer Vergrößerung des Shuntvolumens kann es kommen, wenn der Gefäßwiderstand der unteren Lunge erhöht ist. Ursachen hierfür sind:
  - HPV in der untenliegenden Lunge:
    - Kompressionsatelektasen (mediastinaler und abdomineller Druck, Lagerungsmaterial).
    - Resorptionsatelektasen bei hoher FiO_2 bei Vorliegen schlecht ventilierter Bezirke in der unteren Lunge (z. B. Mangelbelüftung des rechten Oberlappens bei Tubusfehllage).
    - Atelektasen durch Sekretverhalt.
    - Minderbelüftete bzw. atelektatische Areale bei Zunahme des extravasalen Lungenwassers mit frühem Verschluß der kleinen Luftwege.
  - Vasokonstriktoren (wirken vornehmlich im normoxischen Gefäßgebiet der untenliegenden Lunge) wie Sympathomimetika mit α-Wirkung (z. B. Noradrenalin, Adrenalin und Dopamin in höherer Dosierung).
  - Hypothermie.
  - Erhöhter Pulmonalisdruck (Pulmonalismitteldruck >18 mmHg).

Beeinflussung des Rechts-links-Shunts

➤ **Beeinflussung der Perfusion:**
  - Nutzung der hypoxischen pulmonalen Vasokonstriktion (Euler-Liljestrand-Reflex) in der oberen Lunge.
  - Chirurgische Manipulationen (z. B. manuelle Kompression, Haken).
  - Abklemmen oder Ligieren der Pulmonalarterien (ggf. frühzeitig bei der Pneumonektomie, s. S. 364).
➤ **Beeinflussung der Ventilation:**
  - *Applikation von PEEP (s. S. 362) an der untenliegenden Lunge*; hierdurch kann es zu einer Verbesserung des PaO_2 durch Aufdehnung von Atelektasen kommen, allerdings kann auch eine Perfusionsumverteilung zugunsten der nicht belüfteten oberen Lunge mit einer Shuntvergrößerung stattfinden. Daher sollte PEEP nur titrierend angewandt werden. Als Indikator kann der PaO_2 bei einer FiO_2 von 0,5 herangezogen werden: liegt dieser unter 80 mmHg, ist eine positive Wirkung des PEEP zu erwarten. Führt eine kurzfristige Steigerung der FiO_2 zu einem Anstieg des PaO_2, liegt eine Ventilationsstörung, z. B. durch Atelektasen, vor und eine Verbesserung des Gasaustausches durch PEEP ist zu erwarten. Kommt es nicht zum Anstieg des PaO_2, so handelt es sich um eine Perfusionsstörung, bei der eine Verbesserung durch PEEP unwahrscheinlich ist.
  - *Inspiratorische O_2-Konzentration in der unteren Lunge:*
    - Eine *hohe FiO_2* verhindert bei guter Ventilation eine HPV, in schlecht ventilierten Arealen können jedoch bei FiO_2 >0,8 Resorptionsatelektasen entstehen.
    - Bei einer *zu niedrigen FiO_2* ist eine HPV auch in gut ventilierten Arealen möglich. Folge ist eine verminderte Perfusion gut ventilierter Bereiche, was zum Abfall der SaO_2 führt.

– *Atemzugvolumen der untenliegenden Lunge (Ein-Lungen-Beatmung):*
- Ein zu hohes AZV kann durch eine Gefäßkompression der untenliegenden Lunge bei gesteigertem Atemwegsmitteldruck eine Umverteilung des Blutflusses in die obenliegende Lunge bewirken (Shuntvergrößerung).
- Treten durch zu niedrige Atemzugvolumina Atelektasen auf, kann eine hypoxische pulmonale Vasokonstriktion in der untenliegenden Lunge den Shunt vergrößern.

– *Spitzendruck:* Ein zu hoher peak inspiratory pressure (PIP) kann zu atemzugweisen Nachlasterhöhungen führen und eine Umverteilung des pulmonalen Blutflusses von unten nach oben bewirken. Daher sollte das Beatmungsmuster so gewählt werden, daß möglichst geringe Spitzendrücke auftreten (z. B. niedriger Inspirationsflow, I : E 1 : 1). Bei reiner druckkontrollierter Beatmung ist bei chirurgischen Manipulationen die Zufuhr eines ausreichenden AZV evtl. nicht mehr gewährleistet.

– Die *Atemfrequenz* sollte eher hoch gehalten werden (16 – 18/Min.), da dies einen Pumpeffekt auf das Gefäßbett hat.

Präoperative Maßnahmen

➤ **Vorbemerkung**: Vor elektiven Eingriffen kann eine konsequente Behandlung zur Optimierung der Lungenfunktion zu einer Senkung der postoperativen Morbidität und Letalität führen.

➤ **Rauchen**: Das Rauchen sollte der Patient rechtzeitig vor der Operation einstellen. Schon innerhalb von 1–2 Tagen nimmt die Konzentration von Carboxyhämoglobin ab, die Sauerstoffbindungskurve zeigt eine Rechtsverschiebung (verbesserte Sauerstoffabgabe ans Gewebe) und nikotinbedingte Tachykardien treten seltener auf. Die Ziliarfunktion bessert sich nach 3–4 Tagen und die Produktion zähen Schleimes geht nach 1–2 Wochen zurück. Das Einstellen des Rauchens kann auch unerwünschte Effekte mit sich bringen:
  – *Zunahme von Angst- und Unruhezuständen*; hierdurch können z. B. Patienten mit KHK gefährdet sein. Eine Sedierung ist oft hilfreich.
  – *Bronchiale Hypersekretion* kann bei mangelnder bronchialer Clearance zu regionalen Obstruktionen führen, daher sollte eine Physiotherapie initiiert werden.
  – Perioperativ kann die *erhöhte Gefahr einer Venenthrombose* bestehen; dieses Risiko kann durch Antikoagulation minimiert werden.

➤ **Patienten mit pulmonalen Infekten:** Konsequente anitbiotische Behandlung pulmonaler Infekte. Initialtherapie z. B. mit Amoxicillin + Clavulansäure (Augmentan) bei nicht hospitalen Infekten; bei hospitalen Infekten sollte die Behandlung idealerweise nach Erregernachweis und Antibiogramm erfolgen.

➤ **Patienten mit bronchospastischer Komponente:**
  – Medikamentöse Bronchodilatation sollte man bei Vorliegen einer bronchospastischen Komponente (klinische Diagnose, Lungenfunktionsprüfung vor und nach Gabe von Bronchodilatatoren) mit β_2-Sympathomimetika oder Theophyllin vornehmen. Bronchodilatatoren erleichtern die Sekretmobilisation (verbesserter Hustenstoß) und verbessern die Ziliarfunktion; allerdings muß man kardiale Nebenwirkungen (Rhythmusstörungen, Erhöhung des myokardialen Sauerstoffverbrauchs) berücksichtigen.
  – Hilfreich ist auch eine Sekretolyse. Diese kann medikamentös (z. B. Acetylcystein oral oder i. v.), über eine Anfeuchtung der Atemluft mittels Vernebler (evtl. mit Acetylcystein als Inhalationszusatz) und über Physiotherapie zur Sekretlösung, Sekrettransport und Sekretelimination (Abklopfen, Abhusten, Vibrax, Lagerungsdrainagen) erfolgen. Gleichzeitig sollte man den Patienten oral oder i. v. rehydrieren, um die Sekretolyse zu erleichtern.

➤ **Atemgymnastik**: Mit den Methoden der Atemgymnastik sollte der Patient bereits präoperativ vertraut gemacht werden. Bei obstruktiven Atemwegserkrankungen kommen sog. exspiratorisch betonte Atemübungen (z. B. Lippenbremse) zur Anwendung, sonst Maßnahmen der alveolären Expansion (nicht bei Emphysematikern), z. B. Incentive Spirometry, COACH, IPPB, CPAP (s. S. 251).

Präoperative Diagnostik

➤ **Klinische Einschätzung des Patienten:** Bei der Anamnese und körperlichen Befunderhebung sollte man besonders auf folgende Symptome achten:
  – Zeichen von respiratorischer bzw. kardialer Insuffizienz (z. B. Dyspnoe, Tachypnoe, Zyanose).
  – Zeichen eines respiratorischen Infektes (z. B. Husten, Auswurf, Fieber).

– Zeichen einer chronisch obstruktiven Lungenerkrankung mit bronchospastischer Komponente (z. B. spastisches Atemgeräusch, radiologische Emphysemzeichen, Orthopnoe).
– Zeichen einer Rechtsherzinsuffizienz (z. B. obere Einflußstauung, periphere Ödeme, Hepatomegalie, Aszites).
– Gewichtsverlust und schlechter Allgemeinzustand sind besonders bei Patienten mit Bronchialkarzinom häufig anzutreffen. Dysphagie und Horner-Syndrom sprechen für ein ausgedehntes, infiltratives Wachstum.

➤ **EKG:** Bei der Beurteilung des EKG sollte besonders beachtet werden:
– Zeichen der Rechtsherzbelastung (z. B. P-pulmonale > 2,5 mm, Rechtsdrehung der Herzachse, hohe R-Zacke in V_2, tiefe S-Zacke in V_5, T-Negativierung in den Brustwandableitungen).
– Zeichen kardialer Begleiterkrankungen (z. B. Ischämiezeichen, Rhythmusstörungen, Blockbilder).

➤ **Radiologische Diagnostik:**
– *Röntgen-Thorax:*
  • Direkte Emphysemzeichen (periphere Gefäßrarifizierung).
  • Indirekte Emphysemzeichen (tiefstehendes Zwerchfell, schlankes Herz, großer retrosternaler Luftraum, großer Zwischenrippenabstand).
  • Zeichen der pulmonalen Hypertonie (dilatierter Pulmonalishauptstamm, Kalibersprung der pulmonalen Gefäße, stärker gefüllte apikale Pulmonalgefäße).
  • Herzgröße und -konfiguration.
  • Winkel der Trachealbifurkation.
  • Pleuraerguß.
– *CT des Thorax:* Ausdehnung eines Tumors, Durchmesser der Trachea bzw. der Hauptbronchien.

➤ **Lungenfunktion** s. S. 10.

➤ **Lungenfunktionsprüfung – Einschätzung des postoperativen Outcome:** Präoperative Untersuchungen müssen immer in Relation zum klinischen Befund gesetzt werden. Bei optimaler prä- und postoperativer Betreuung ist eine präoperativ deutlich reduzierte Lungenfunktion nicht zwangsläufig mit einem hohen Risiko verbunden.
– *Einschätzung bei Eingriffen ohne Substanzminderung* (s. Tab. 76): Eine Einschätzung bei Eingriffen ohne Verlust von Lungenparenchym erfolgt anhand der präoperativen Lungenfunktion.

Tabelle 76 Risikobeurteilung thorakaler Eingriffe ohne Parenchymverlust

Risiko	FEV$_1$ (l)	FEV$_1$ (% Soll)	paO$_2$	paCO$_2$
nicht erhöht	> 2,0 l	> 70 %		
erhöht	0,8 – 2 l	40 – 70 %	> 50 mmHg	< 50 mmHg
stark erhöht	0,8 – 2 l	40 – 70 %	< 50 mmHg	> 50 mmHg
stark erhöht	< 0,8 l	< 40 %		

– *Einschätzung bei Eingriffen mit Substanzminderung:* Für eine Einschätzung des Risikos bei Eingriffen mit Verlust von Lungenparenchym sind die präoperative FEV_1 unter optimalen Vorbedingungen (ggf. nach Vorbehandlung) und ein quantitatives Lungenperfusionsszintigramm mit seitengetrennter Erfassung des Ober-, Mittel- und Unterlappens erforderlich. Durch einen Lungenfunktionstest allein kann die postoperative Lungenfunktion nicht exakt vorhergesagt werden, da der Anteil des zu resezierenden Lungenparenchyms an der Lungenperfusion daraus nicht hervorgeht. Im Zusammenhang mit einer Ventilations-Perfusionsszintigraphie kann jedoch näherungsweise die postoperative FEV_1 postop als Kriterium des Risikos der postoperativen Ateminsuffizienz berechnet werden.

- *Berechnung:*

$$FEV_{1\,postop} = FEV_{1\,präop} \times \frac{(100 - A - 0.37 \times B)}{100}$$

A = Perfusionsanteil des Resektats.

B = Perfusionsanteil des Restes der operierten Seite (bei Pneumonektomie = 0).

0,37 = Empirischer Faktor für die frühe postoperative Funktionsminderung der operierten Seite.

- *Beispielberechnung:* Geplante Lobektomie linker Oberlappen $FEV_{1\,präop}$ = 1,3 l, Lungenszintigramm: rechts 54 %, links 46 %, linkes Oberfeld 18 %, linkes Mittelfeld 12 %, linkes Unterfeld 16 %.

  A = 18 % + 6 % (^{1}/$_2$ des linken Mittelfeldes) = **24 %**

  B = 16 % + 6 % (^{1}/$_2$ des linken Mittelfeldes) = **22 %**

$$FEV_{1\,postop} = \frac{1,3\,l \times (100 - 24 - 0.37 \times 22)}{100}$$

$FEV_{1\,postop}$ = 1,3 l × 0,68 = 0,88 l

➤ **Lungenfunktion – Risikoeinschätzung mit Belastungstests:** 6 Min. Gehstrecke (> 300 m) ohne Pause möglich bedeutet kein erhöhtes Risiko. Treppensteigen von > 44 Stufen ohne Pause möglich bedeutet kein erhöhtes Risiko.

| Tabelle 77 | Risikoeinschätzung vor Lungenparenchymresektionen |

Risiko	Parameter	Lobektomie	Pneumektomie	zusätzl. Parameter
nicht erhöht	$FEV_{1\,postop}$	>1,75 l > 60 % Soll	> 2,5 l > 80 % Soll	DLCO/VA normal
erhöht	$FEV_{1\,postop}$	1,2 – 1,7 l > 40 % Soll	1,5 – 2,5 l > 50 % Soll	DLCO/VA > 60 %
stark erhöht	$FEV_{1\,postop}$	0,8 – 1,2 l 30 – 40 % Soll	1,0 – 1,5 l 40 – 50 % Soll	$VO_{2\,max}$ > 15 ml/kg KG
inoperabel	$FEV_{1\,postop}$	< 0,8 l < 30 % Soll	< 1,0 l < 40 % Soll	PaO_2 < 50 mmHg $VO_{2\,max}$ < 15 ml/kg KG

DLCO/VA: Transferfaktor der Lunge für CO/alveoläre Ventilation; $VO_{2\,max}$: Maximale Sauerstoffaufnahme unter Belastung

Medikamentöse Prämedikation

➤ **Prinzip:** Die medikamentöse Prämedikation erfolgt unter Berücksichtigung der Lungenfunktion und des Alters. Auf atemdepressive Medikamente sollte verzichtet werden.
➤ **Bei guter Lungenfunktion:** Standardmedikamente z. B. Midazolam (Dormicum) Dikaliumclorazepat (Tranxilium).
➤ **Patienten mit Hypoxämie (paO$_2$ < 60 mmHg) und Hyperkapnie** (p$_a$CO$_2$ > 45 mmHg) erhalten keine Prämedikation mit Benzodiazepinen. Hier ist Promethazin (Atosil) 25 mg p. o. eine gute Alternative. Von Vorteil sind die antihistaminartige Wirkung (Risiko des Bronchospasmus sinkt), die relativ hohe therapeutische Breite und die fehlende Atemdepression, nachteilig ist die fehlende Anxiolyse.

Wahl der Anästhetika für thoraxchirurgische Eingriffe

➤ **Vorbemerkung:** Die Patienten sind oft starke Raucher, weisen eine chronisch obstruktive Lungenerkrankung auf und sind perioperativ durch Bronchospasmen, besonders bei der Intubation und bei zu flacher Narkose, gefährdet.
➤ **Volatile Anästhetika:**
  – *Vorteile:* Sie bewirken im Rahmen einer balancierten Anästhesie (s. S. 120) eine starke Reflexdämpfung der Atemwege bei chirurgischer Stimulation und wirken bronchospasmolytisch.
  – *Nachteile:* Sie können in höherer Dosierung die hypoxische pulmonale Vasokonstriktion (HPV) aufheben und eine Hypoxämie verstärken (z. B. > 0,5 MAC für Inhalationsanästhesie in O$_2$). Die Steuerung ist bei gestörten Ventilations/ Perfusionsverhältnissen eingeschränkt.
  – Isofluran scheint wegen der geringen Metabolisierungsrate am ehesten geeignet zu sein.
➤ **Muskelrelaxantien:** Verzichtet werden sollte möglichst auf Relaxantien, die Histamin freisetzen (z. B. Succinylcholin, Mivacurium).
➤ **Opioide:** Die HPV wird durch Opioide nicht reduziert, Fentanyl ist das Medikament der Wahl. Alfentanil kann zu einer verstärkten Thoraxrigidität bei Narkoseeinleitung führen, ist aber auch geeignet ebenso wie Remifentanil.
➤ **Totale intravenöse Anästhesie (TIVA, s. S. 124):** Hat den Vorteil, daß die HPV nicht beeinträchtigt wird und die Steuerung unabhängig von der Ventilation ist.

Narkoseeinleitung

➤ Unter Berücksichtigung der Vorerkrankungen kommen die Standardverfahren der Allgemeinanästhesie (s. S. 120) zur Anwendung. Geeignete Medikamente zu Narkoseeinleitung und -führung sind Propofol, Etomidat, Midazolam, Fentanyl, Vecuronium oder Cis-Atracrurium (bei schwieriger Intubation auch Succinylcholin), Isofluran.
➤ **Monitoring:**
  – Standardmonitoring (s. S. 15).
  – Invasive arterielle Blutdruckmessung (die Arterie der nicht operierten Seite kanülieren!).
  – 1 – 2 großlumige periphere Zugänge (bei Punktion der V. jugularis externa sollte auf der Seite der Thorakotomie punktiert werden, da diese Seite dann oben zu liegen kommt).
  – Zentralvenenkatheter (am sinnvollsten Punktion der V. jugularis interna, bei Wahl der V. subclavia auf der zu operierenden Seite punktieren).

- Temperatursonde.
- Magensonde.
- Blasendauerkatheter (je nach zu erwartender OP-Dauer).

➤ **Wahl des Tubus:**
- In der Regel kommen bei thoraxchirurgischen Eingriffen Doppellumentuben vom Robertshaw-Typ (Ch. 35 – 39) zum Einsatz. Tuben mit einem Carinasporn (Carlens-Typ) sollen bei der korrekten Plazierung des Tubus helfen, jedoch sind die Nachteile des Sporns (Larynxtrauma, schwierige Larynxpassage, Spornabsicherung) klinisch von größerer Bedeutung.
- Standard ist die Wahl eines linksseitigen Doppellumentubus auch bei Operation der rechten Seite, da bei rechtsseitigen Doppellumentuben häufiger Probleme mit der Ventilation des rechten Oberlappens auftreten.
- Eine Absprache mit dem Operateur bezüglich des Managements der Atemwege ist vor der Narkoseeinleitung in jedem Fall anzuraten (z. B. ob Doppellumentubus erforderlich ist).

➤ **Indikationen des Doppellumentubus:**
- *Absolute Indikationen:* Isolierung einer Lunge erforderlich (z. B. Abszeß, Infektion, Blutung, Lavage). Große Lungenfisteln, zu erwartende Eröffnung großer Luftwege.
- *Relative Indikationen:*
  • Operationstechnik, d. h. der Operateur benötigt ein ruhiges Operationsfeld, was nur bei nicht-ventilierter Lunge vorhanden ist.
  • Pneumonektomie, Lobektomie, Segmentresektion.
  • Erleichterung der Operationsbedingungen (z. B. thorakales Aortenaneurysma, Ösophagusresektion).

➤ **Kontraindikationen des Doppellumentubus:**
- Erhöhtes Aspirationsrisiko (Rapid sequence induction [s. S. 121] erforderlich).
- Läsionen im Tubusbereich.
- ARDS oder sonstige Limitierung des Gasaustauschs, die keine Beatmungspausen erlaubt.
- Zu erwartende schwierige Intubation.

➤ **Intubation mit einem Doppellumentubus (Robertshaw-Typ):**
- *Vorbereitungen:*
  • Kontrolle der Blockmanschetten (bronchial 5 ml Spritze, tracheal 10 ml Spritze).
  • 🔵 *Tip:* Die Blockmanschette des bronchialen Anteils ist blau gefärbt!
  • Gleitmittel auf den vorderen Tubusanteil aufbringen.
  • Beatmungsschlauch für seitengetrennte Beatmung und Tubuskonnektoren bereitlegen.
- *Intubation:*
  • Der Patient muß zur Intubation voll relaxiert sein, da sonst ein erhöhtes Risiko der Stimmbandverletzung besteht.
  • Bei der Larynxpassage muß das distale Tubusende (bronchialer Anteil) nach ventral ausgerichtet werden. Dann erfolgt unter vorsichtigem Vorschieben eine Tubusrotation um 90° nach links; wenn diese vollendet ist, wird der Tubus so weit vorgeschoben, bis ein Widerstand spürbar wird.
  • Das Laryngoskop wird entfernt, der Tubuskonnektor aufgesetzt und der Beatmungsschlauch angeschlossen.
  • Kontrolle der Lage durch Auskultation (Abb. 38) und Bronchoskopie.

Lagekontrolle des Doppellumentubus (klinisch, DLT nach links)

	Maßnahmen	Erfolgskontrolle
Schritt 1	• nur trachealen Cuff blocken • tracheale und bronchiale Seite beatmen	• einseitige Ventilation links ⇒ zu tiefe Intubation nach links ⇒ zurückziehen, bis beide Lungen ventiliert sind • einseitige Ventilation rechts ⇒ zu tiefe Intubation nach rechts (falsche Seite) ⇒ neuer Intubationsversuch • primär beidseitige Ventilation ⇒ DLT liegt (vorerst) korrekt ⇒ **Schritt 2**
Schritt 2	• bronchialen Cuff ebenfalls blocken • zuführenden Beatmungsschlauch zur trachealen Seite abklemmen und von Tubus diskonnektieren • bronchiale Seite beatmen	• einseitige Ventilation links, kein Luftstrom aus dem trachealen Tubusanteil ⇒ DLT liegt (vorerst) korrekt ⇒ **Schritt 3** • einseitige Ventilation links, Luftstrom aus dem trachealen Tubusanteil (bei ausreichend geblocktem bronchialen Cuff) ⇒ DLT ist wahrscheinlich nicht weit genug vorgeschoben ⇒ beide Blockmanschetten entblocken, Tubus weiter vorschieben und erneut bei **Schritt 1** beginnen • einseitige Ventilation rechts ⇒ falsche Seite intubiert ⇒ neuer Intubationsversuch • beidseitige Ventilation, ggf. auch Luftstrom aus der trachealen Seite ⇒ DLT ist nicht weit genug vorgeschoben ⇒ beide Blockmanschetten entblocken, Tubus weiter vorschieben und erneut bei **Schritt 1** beginnen
Schritt 3	• zuführenden Beatmungsschlauch zur bronchialen Seite abklemmen und vom Tubus diskonnektieren • tracheale Seite beatmen	• einseitige Ventilation rechts, kein Luftstrom aus dem bronchialen Tubusanteil ⇒ DLT liegt korrekt ⇒ Tubus fixieren • einseitige Ventilation rechts, Luftstrom aus dem bronchialen Tubusanteil (bei ausreichend geblocktem bronchialen Cuff) ⇒ DLT ist wahrscheinlich nicht weit genug vorgeschoben ⇒ beide Blockmanschetten entblocken, Tubus weiter vorschieben und erneut bei **Schritt 1** beginnen • Beatmung nicht oder kaum mehr möglich ⇒ bronchial entblocken ⇒ einseitige Ventilation links ⇒ zu tiefe Intubation nach links ⇒ zurückziehen bis beide Lungen bei tracheal und bronchial geblocktem Cuff beatmet sind, danach **Schritt 3** wiederholen
Schritt 4	• ist ein Doppellumentubus auch beim dritten Intubationsversuch nicht korrekt zu plazieren, wird eine erneute Intubation unter endoskopischer Sicht vorgenommen.	

Abb. 38   Klinische Lagekontrolle des Doppellumentubus

- 📘 *Cave:* Während des gesamten Intubationsvorgangs muß die Laryngoskopie fortgeführt werden, da sonst die Rotation des Tubus durch den Mundboden behindert werden kann.
- Bei 170 cm Körpergröße ist meist eine Intubationstiefe von 29 cm ab Zahnreihe korrekt. Für je 10 cm Abweichung von dieser Körpergröße kann man 1 cm addieren bzw. subtrahieren.
- Der linke Hauptbronchus ist ca. 5 cm, der rechte allerdings nur ca. 2,2 cm lang.
- Um die bronchiale Blockmanschette adäquat zu blocken, reichen meist 3 ml Luft aus.

- 📘 *Cave:* Veränderungen der Tubuslage sind auch bei Flexion und Extension in der Halswirbelsäule möglich. Wird der Kopf auf die Brust geführt, kann der Tubus bis zu 3 cm tiefer rutschen, somit ist eine *Verlegung des Oberlappens* möglich. Bei Überstrecken des Kopfes kann der Tubus bis zu 3 cm herausrutschen, somit wird der bronchiale Tubusanteil in die Trachea zurückgezogen.

- *Endoskopische Lagekontrolle des Doppellumentubus:* Nach der Intubation und dann wieder nach Abschluß der Lagerungsmaßnahmen muß die korrekte Lage des DLT bronchoskopisch überprüft werden. Trotz klinisch korrekter Tubuslage können durch eine Bronchoskopie noch Tubusfehllagen entdeckt werden (in einer Untersuchung von Smith et al. aus dem Jahr 1986 lag die Inzidenz in Rückenlage immerhin bei 48%).

- *Durchführung der endoskopischen Lagekontrolle:*
  - Bronchoskopie über den trachealen Tubusanteil: Bei korrekter Tubuslage sollte die Carina sowie der proximale Anteil der bronchialen Blockmanschette (blau) gerade eben hinter der Carina zu sehen sein. Die bronchiale Blockmanschette sollte nicht so stark geblockt sein, daß eine Herniation zur Gegenseite oder eine Verlagerung der Carina zur trachealen Seite erfolgt.
  - Bronchoskopie über den bronchialen Tubusanteil: Der Abgang des linken Oberlappens muß sichtbar sein, sonst liegt der bronchiale Anteil zu tief.

➤ **Komplikationen bei Intubation mit einem Doppellumentubus:**
- *Überblähung der bronchialen Blockmanschette:* Hierdurch kann die Ventilation beider Lungen beeinträchtigt werden. Möglich ist dies durch
  - Herniation der bronchialen Blockmanschette zur Gegenseite mit (partieller) Verlegung der über den trachealen Tubusanteil zu beatmenden Luftwege.
  - Stenose des bronchialen Tubusanteils durch Kompression der zu stark geblockten bronchialen Blockmanschette. → Manschette komplett entblocken und Vorrichtung neu blockieren.
- *Zu tiefe Lage des Doppellumentubus:* Dies kann zu einer Minderbelüftung des Oberlappens auf der bronchial intubierten Seite führen. Besonders häufig ist diese Komplikation bei der bronchialen Intubation der rechten Lunge (kurzer rechter Hauptbronchus, Spezialtuben mit Fenster zur Belüftung des rechten Oberlappens). → Lagekorrektur unter bronchoskopischer Sicht.
- *Verletzungen des Larynx* (z.B. durch Führungsstab, falsch gewählte Tubusgröße) und *des Tracheobronchialbaumes* (Tubusbewegungen beim Umlagern, Fehllagen, Blockmanschette überbläht). → Postop HNO-Konsil.
- Doppellumentubus an den bronchialen Resektionsrändern festgenäht. → Operateur verständigen.

➤ **Lagerung zur lateralen Thorakotomie**:
   – Eine weiche Rolle unter der Achsel schützt den Gefäß-Nerven-Strang vor Kompression gegen den Thorax.
   – Der unten liegende Arm wird auf einer Armschiene gelagert. Dabei muß darauf geachtet werden, daß der Sulcus ulnaris frei bleibt. Stufen in der Unterlage auf Höhe des Oberarmes können den N. radialis schädigen.
   – Der obere Arm wird in 90° Elevation an einer Querstange festgebunden. Dabei können Plexusschäden durch Zug am Oberarm oder durch dessen Gewicht bei unzureichender Fixation auftreten. Darauf achten, daß Haut und Metall nicht direkt miteinander in Kontakt kommen, da sonst Verbrennungen resultieren können (HF-Chirurgie).
   – Der Kopf wird in Neutral-Null-Position bezüglich der Wirbelsäule auf einer weichen ringförmigen Unterlage gelagert. Augen und Ohren dürfen nicht direkt aufliegen.
   - ☑ *Tip:* Bei der Umlagerung darauf achten, daß Tubus und Kopf des Patienten ohne Lageveränderungen mitgeführt werden. Nach der Umlagerung die Tubuslage erneut bronchoskopisch kontrollieren!

Narkoseführung

➤ In der Regel kommt eine TIVA (Propofol, Fentanyl, s. S. 126) zur Anwendung. Üblicherweise wird auf Lachgas verzichtet. Falls Lachgas eingesetzt wird, muß dies beim Übergang auf die Ein-Lungen-Ventilation zugunsten einer höheren inspiratorischen Sauerstoffkonzentration reduziert werden. Dann muß zur Sicherung einer adäquaten Narkosetiefe die Fentanyldosierung erhöht werden.

➤ Ein ausgeglichener Volumenhaushalt mit der Vermeidung von Volumenmangel und Überinfusion ist anzustreben. Nach Ausgleich des präoperativen Flüssigkeitsdefizits sind meist stündliche Infusionsmengen von 5 – 7 ml/kg KG ausreichend.

➤ Besonders bei Patienten mit schlechter Lungenfunktion (z. B. COLD) sind niedrige Hämoglobinwerte zu vermeiden. Bei diesen Patienten erfolgt die Sicherung der Sauerstofftransportkapazität über die Sauerstoffträger und über das HZV; es sollten Hämoglobinwerte von 11 – 12 g/dl angestrebt werden.

Praxis der Ein-Lungen-Ventilation

➤ **Atemfrequenz:**
   – Da das Atemzugvolumen gegenüber der Zwei-Lungen-Beatmung reduziert ist, muß die Atemfrequenz kompensatorisch erhöht werden. Initial kann die Frequenzsteigerung etwa 20 % betragen.
   – Die Beatmungsfrequenz sollte so eingestellt werden, daß der $paCO_2$ 40 mmHg beträgt.
   - ☑ *Cave:* Aufgrund des Rechts-links-Shunts korreliert der endexspiratorische CO_2-Partialdruck ($petCO_2$) nicht mit dem arteriellen ($paCO_2 > petCO_2$)! Wiederholte Blutgasanalysen sind daher unerläßlich!
   – Eine Hypokapnie ist zu vermeiden, da sie der hypoxischen pulmonalen Vasokonstriktion entgegenwirkt (s. S. 351).

➤ **Inspiratorische Sauerstoffkonzentration (FiO_2):**
   – *Bedeutung:* Eine hohe FiO_2 bewirkt eine Vasodilatation in der untenliegenden Lunge. Dadurch kann die Effektivität der hypoxischen pulmonalen Vasokonstriktion im Bereich der obenliegenden Lunge erhöht werden (Shuntreduktion). Bei hoher FiO_2 über 0,8 entstehen andererseits im Bereich schlecht ven-

tilierter Areale Resorptionsatelektasen. Dies kann zu einer hypoxischen pulmonalen Vasokonstriktion im Bereich der untenliegenden Lunge führen (Shuntvergrößerung). Insgesamt überwiegen die Vorteile einer Beatmung mit hoher FiO_2 bei weitem die Nachteile, wie direkte Sauerstofftoxizität oder die Gefahr von Resorptionsatelektasen.

– *Praktisches Vorgehen:* Meist wird zu Beginn der Ein-Lungen-Beatmung die FiO_2 auf 1,0 erhöht. Je nach Sauerstoffsättigung kann die FiO_2 dann auf 0,7 – 0,5 reduziert werden. Hierbei ist zu bedenken, daß eine FiO_2 von 0,5 – 0,9 im Hinblick auf die Oxygenierung meist schon ausreicht, durch den Restgehalt von 10 – 20 % Stickstoff jedoch der Entstehung von Resorptionsatelektasen entgegenwirkt.

➤ **Atemzugvolumen:**

– *Bedeutung*: Die Technik der Ein-Lungen-Beatmung hat einen wesentlichen Einfluß auf die Größe des Rechts-links-Shunts. Mit steigenden Atemwegsdrücken (z. B. hohe Atemzugvolumina, PEEP) kann sowohl der Entwicklung von Atelektasen in der untenliegenden Lunge entgegengewirkt werden (Shuntreduktion) als auch eine Perfusionsumverteilung in die obenliegende Lunge stattfinden (Shuntvergrößerung). Das Atemzugvolumen sollte so gewählt werden, daß sich Nutzen und Risiko der applizierten Beatmungsdrükke die Waage halten.

– *Praktisches Vorgehen:* Zu Beginn der Ein-Lungen-Ventilation wird ein Atemzugvolumen von 8 – 10 ml/kg KG gewählt. Allerdings muß das optimale Atemzugvolumen für jeden einzelnen Patienten während des Eingriffs individuell ermittelt werden (wiederholte Blutgasanalysen bei Variation des Beatmungsmusters). Atemzugvolumina unter 8 ml/kg KG sollten allerdings wegen der Gefahr der Atelektasenbildung nicht angewendet werden.

➤ **Applikation von PEEP (untenliegende Lunge):**

– *Bedeutung:* Grundsätzlich kann gesagt werden, daß bei der Ein-Lungen-Ventilation einer vorerkrankten Lunge die positiven Effekte des PEEP (Wiederherstellung der FRC, Aufdehnen von Atelektasen) überwiegen. Bei der Ein-Lungen-Ventilation einer gesunden Lunge stehen die negativen Effekte von PEEP (Umverteilung der Perfusion zugunsten der obenliegenden Lunge) im Vordergrund. Die Anwendung von selektivem PEEP auf die untenliegende Lunge hat keinen Einfluß auf das HZV; ändern kann sich lediglich die Perfusionsverteilung zwischen unten- und obenliegender Lunge.

– *Praktisches Vorgehen:* Zu Beginn der Ein-Lungen-Ventilation wird kein PEEP eingestellt. Bei Komplikationen s. u.

➤ **Applikation von CPAP (obenliegende Lunge):**

– *Bedeutung*: Bei Problemfällen kann ein kontinuierlicher Sauerstofffluß bei einem positiven Atemwegsdruck von 5 – 10 cm H_2O in der obenliegenden Lunge eine Hypoxämie während einer Ein-Lungen-Ventilation wirksam bekämpfen, ohne dabei das chirurgische Vorgehen zu behindern. Um effizient zu sein, muß CPAP in die Exspirationsphase eines größeren, die Lunge voll entfaltenden Beatmungshubes appliziert werden; der Sauerstofffluß selbst kann den zur Eröffnung atelektatischer Atemwege notwendigen Druck nicht aufbringen.

– Praktisches Vorgehen: s. u.

➤ **Zusammenfassung:** Einstellungen zu Beginn der Ein-Lungen-Ventilation:
  – $FiO_2 = (0,8-)1,0$.
  – Atemzugvolumen $(8-)10\,ml/kg$ KG.
  – Steigerung der Atemfrequenz um ca. 20% (Ziel: $paCO_2$ von $40\,mmHg$).
  – Kein PEEP.
  – Wiederholte Blutgasanalysen.
➤ **Komplikationen: Hypoxämie:** Bei einer unter Ein-Lungen-Ventilation auftretenden Hypoxämie empfiehlt sich ein stufenweises Vorgehen.
  – *Schritt 1:*
    1. Tubusfehllage ausschließen (am besten endoskopisch, da die klinische Beurteilung intraoperativ schwierig ist).
    2. Beatmungsmuster der untenliegenden Lunge optimieren (Atemzugvolumen variieren).
    3. FiO_2 erhöhen.
    4. Ausschalten von volatilen Anästhetika (evtl. das Narkoseverfahren wechseln auf TIVA).
    5. Ausschluß einer Herz- bzw. Kreislaufinsuffizienz (z.B. Volumenmangel).
  – *Schritt 2:* PEEP $5\,cm\,H_2O$ auf die untenliegende (beatmete) Lunge applizieren.
  – *Schritt 3:* PEEP $10\,cm\,H_2O$ auf die untenliegende (beatmete) Lunge applizieren.
  – *Schritt 4:*
    1. CPAP $10\,cm\,H_2O$ auf die obenliegende (nicht beatmete) Lunge applizieren.
    2. PEEP $10\,cm\,H_2O$ auf die untenliegende (beatmete) Lunge applizieren.
  – *Schritt 5:* Zusätzlich wird nach Absprache mit dem Operateur die obenliegende Lunge intermittierend beatmet und bei einer Pneumonektomie (s. S. 364) die A. pulmonalis so früh wie möglich unterbunden.
➤ **Komplikationen: Bronchospasmus:**
  – *Ursache:* Bronchospasmen entstehen oft wegen mangelnder Narkosetiefe bei chirurgischen Manipulationen an den Atemwegen.
  – *Vorgehen:* Abhilfe schafft eine Erhöhung der FiO_2 und die Vertiefung der Narkose z.B. mit Propofol oder Fentanyl. Bei ausgeprägtem Bronchospasmus kann ein β_2-Sympathomimetikum (Berodual Spray, Bronchospasmin i.v. gegeben werden. Tritt keine Besserung ein, wird Theophyllin ($3\,mg/kg$ KG beim nicht vorbehandelten, max. $2\,mg/kg$ KG beim vorbehandelten Patienten, kontinuierlich $10\,mg/kg$ KG/24h) appliziert und ggf. Kortikosteroide (z.B. $250\,mg$ Solu-Decortin H). Näheres s. roter Teil.
➤ Bevor die nicht ventilierte Lunge wieder beatmet wird, muß bronchial abgesaugt werden (Ansammlung von Blut und Schleim). Dazu sind dem Doppellumentubus spezielle Absaugkatheter beigelegt.
➤ Nach Beendigung der Resektion werden die Atelektasen der operierten Lunge unter Sicht mittels Handbeatmung aufgedehnt.

32.3 Spezielle thoraxchirurgische Eingriffe

Pneumonektomie

➤ Zuerst sollten die A. pulmonalis, dann die Venen abgesetzt werden. Die umgekehrte Reihenfolge führt zu einer Sequestration von Blut im Resektat.
➤ Bei hilusnaher Präparation sind durch chirurgische Manipulationen Beeinträchtigungen der kardialen Funktion wie Arrhythmien oder eine Hypotonie durch Cava-Kompression möglich.
➤ Hypoxämien unter Ein-Lungen-Ventilation lassen sich durch frühes Absetzen der A. pulmonalis beheben, da hiermit der Shunt über die zu resezierende Lunge entfällt.
➤ Häufig werden postoperative Nachblutungen durch Bronchialarterien verursacht.
➤ Je nach Ausdehnung des Tumors wird Perikard reseziert.
  ◯ *Cave:* Größere Perikardlücken, die intraoperativ nicht gedeckt werden, können postoperativ zu einer Herzluxation (s. S. 366) mit Herz-Kreislauf-Stillstand führen!

Lobektomie, Klemmenresektion

➤ Lobektomien werden meist bei Tumoren der Lunge durchgeführt.
➤ Unterlappenresektionen sind technisch schwieriger, Oberlappenresektionen einfacher. Klemmenresektionen sind in der Regel kurzdauernde Eingriffe.

Resektion von Emphysembullae

➤ Meist handelt es sich um Patienten mit einer chronisch-obstruktiven Lungenerkrankung. Unter der Ein-Lungen-Ventilation besteht hier die Gefahr von Hypoxämie, Hyperkapnie und Pneumothorax der beatmeten Seite (besonders bei Bullae beidseits).
➤ Lachgas sollte vermieden werden, da eine Expansion der Bullae möglich ist und ein Air-trapping akzentuiert wird.
➤ Die Ein-Lungen-Ventilation sollte mit möglichst niedrigen Atemwegsdrücken erfolgen.

Thorakoskopische Eingriffe

➤ Thorakoskopische Eingriffe kommen bei Lungenbiopsien und bei der Resektion kleiner peripherer Rundherde zum Einsatz.
➤ Der Verlauf des Eingriffs wird wesentlich bestimmt durch eine gut kollabierte zu operierende Lunge. Zu diesem Zweck kann bei Bedarf ein temporärer Sog an die nicht ventilierte, obenliegende Lunge angeschlossen werden.

Thoraxdrainage

➤ In der Regel werden nach Thoraxeingriffen (außer nach Pneumonektomien) *zwei* Thoraxdrainagen zur Ableitung von Luft und von Flüssigkeit gelegt (s. S. 607). Die Drainage erfolgt unter einem Sog von 15 – 20 cm H_2O.
➤ Nach einer Pneumonektomie wird nur *eine* Thoraxdrainage zur Ableitung von Luft gelegt. Die Ansammlung von Sekret ist erwünscht, um einer Mediastinalverschiebung in Richtung des operierten (leeren) Hemithorax vorzubeugen.
  ◉ *Cave:* Daher darf an diese Drainage auch kein Sog gelegt werden, ausgeprägte Hypotonien oder gar Herz-Kreislauf-Stillstand können die Folge sein! Zeigt sich postoperativ trotzdem eine klinisch relevante Mediastinalverschiebung, so kann in Absprache mit dem Operateur die Thoraxdrainage intermittierend geöffnet werden, um Luft einzulassen.

Unmittelbare postoperative Phase und Extubation

➤ Primär ist die Extubation im Operationssaal anzustreben, da so das Risiko einer Nahtinsuffizienz durch Überdruckbeatmung verringert wird. Wenn eine Nachbeatmung erforderlich ist, muß auf einen normalen Tubus umintubiert werden.
➤ Im Aufwachraum muß eine Absaugung für die Thoraxdrainage bereitstehen. Patienten nach Pneumonektomie werden auf die Intensivstation verlegt.
➤ Zur Extubation sollte der Oberkörper hochgelagert und ein Narkose- oder Relaxansüberhang ausgeschlossen sein. Eine suffiziente Analgesie während der gesamten Ausleitungsphase sollte gewährleistet sein, damit tiefe Atemzüge und Husten möglich sind. Vor der Extubation wird eine Bronchialtoilette durchgeführt. Routinemäßige Bronchoskopie ist nicht zu empfehlen, da die Gefahr besteht, durch Manipulationen eine Nahtinsuffizienz herbeizuführen. Bronchoskopie nur bei spezieller Indikation, wie großen Sekretmengen, frisch-blutigem Sekret (zur Diagnostik).
➤ Im Aufwachraum wird in jedem Fall eine Laborkontrolle und eine Röntgenaufnahme des Thorax durchgeführt. Die Thoraxdrainage muß regelmäßig kontrolliert werden.

Postoperative Analgesie

➤ **Systemische Analgesie:** In der unmittelbaren postoperativen Phase kommen reine Opioidagonisten mit mittlerer Wirkdauer zum Einsatz. Mittel der Wahl ist *Piritramid* (Dipidolor). Unerwünschte Wirkungen einer Opioidanalgesie, die nach Thoraxeingriffen von besonderer Bedeutung sind, betreffen die Atemdepression (bei suffizienter Analgesie ist ein $paCO_2$-Anstieg um ca. 20% möglich) und den antitussiven Effekt (Reduktion der bronchialen Clearance). Der postoperative Analgetikabedarf kann stark variieren (Narkoseüberhang, individuell unterschiedlicher Analgetikabedarf). Daher sollten Opioide titrierend appliziert werden, um eine suffiziente Analgesie bei gering ausgeprägten unerwünschten Wirkungen zu gewährleisten. Die patientenkontrollierte Analgesie (PCA, s. S. 202) hat hier einen besonderen Stellenwert.
➤ **Kryoanalgesie:** Hierbei werden am OP-Ende die interkostalen Nerven in Höhe der chirurgischen Intervention und 2 – 3 Segmente darüber und darunter bei -60°C vereist. Die Applikation von Kälte führt zu einer Degeneration des Axons, ohne das Axolemm zu schädigen. Das Axon, die Schwannschen Zellen und Kapillaren können entlang des Neurolemm nachsprossen. Bei einer Applikationsdauer von 30 s beträgt die Anästhesiedauer 1 – 3 Monate. Wenige Patienten leiden langfristig an Dysästhesien oder an einer Paralyse der Interkostalmuskulatur,

wobei nicht geklärt ist, ob die Kryoanalgesie oder die chirurgischen Manipulationen Ursache hierfür sind.

➤ Die **thorakale PDA** ist das am besten geeignete Verfahren zur postoperativen Schmerztherapie bei großen thoraxchirurgischen Eingriffen. Näheres s. Schmerztherapie S. 201.

Komplikationen

➤ **Postoperatives Lungenödem:**
  – In der untenliegenden Lunge kann sich nach langen Eingriffen in Seitenlage ein Lungenödem entwickeln, in der obenliegenden Lunge aufgrund des chirurgischen Traumas.
  – *Prädisposition:*
    • Großzügige Volumentherapie.
    • Pneumonektomie (hoher Filtrationsdruck in der Restlunge, verminderte Lymphdrainage).
    • Chronisch obstruktive Lungenerkrankung.
    • Vorbestehende Bronchopneumonie.
  – *Maßnahmen:* Postoperative Nachbeatmung, Therapie einer Herzinsuffizienz, Anstreben einer negativen Flüssigkeitsbilanz.

➤ **Bronchusstumpfinsuffizienz:**
  – *Symptome* sind ein großes Fistelvolumen über die Thoraxdrainage, Hyperkapnie und Hypoxämie.
  – *Maßnahmen:* Sog an der Thoraxdrainage reduzieren, seitengetrennte Beatmung (Doppellumentubus in die intakte Lunge) und chirurgische Revision.

➤ **Rechtsherzinsuffizienz:**
  – *Vorbemerkung:* Diagnose und Differentialtherapie einer Herzinsuffizienz (Rechts-, Links- oder Globalinsuffizienz) ist nur mit Hilfe eines Pulmonaliskatheters exakt durchführbar.
  – Nach einer Lungenresektion kann sich aufgrund eines erhöhten pulmonalen Gefäßwiderstandes (reduzierter Querschnitt des Lungengefäßbettes) eine akute Rechtsherzinsuffizienz entwickeln. Begünstigt werden kann diese Komplikation durch eine großzügige intraoperative Volumenzufuhr.
  – *Maßnahmen bei isolierter Rechtsherzinsuffizienz:* Optimierung der Füllungsdrucke (ggf. Flüssigkeitsrestriktion, Diuretika, Nitroglyzerin unter ZVD-Messung), Dobutamin wegen der pulmonalen Vasodilatation und der myokardialen Kontraktilitätssteigerung.

➤ **Postoperative Herzluxation nach Perikardresektion:**
  – Eine radikale Pneumonektomie kann eine Perikardresektion erfordern. Wird der Perikarddefekt nicht verschlossen, kann das Herz luxieren. Meist tritt diese Komplikation unmittelbar nach der Umlagerung in die Rückenlage (75 % nach Benumof), oder innerhalb der ersten postoperativen Stunden auf.
  – Eine Herzluxation wird begünstigt durch die Lagerung auf der operierten Seite, hohe Atemwegsdrücke bei Beatmung der Restlunge, Sog an der Thoraxdrainage nach Pneumonektomie und Husten des Patienten.

– *Symptome:*
  • Hypotonie bis zum Herz-Kreislauf-Stillstand (gestörter venöser Rückfluß).
  • Myokardischämie, Arrhythmie.
  • Stridor (Trachea oder Hauptbronchus können ebenfalls torquiert sein).
– *Maßnahmen:* Chirurgische Revision als vordringliche Maßnahme.
– *Verbesserung der kardialen Funktion bis zum Transport in den Operationssaal:*
  • Lagerung auf die nicht operierte Seite.
  • Beatmung der Restlunge mit kleinen Atemzugvolumina und möglichst geringen Atemwegsdrücken (PEEP absetzen). Alternativ: Druckkontrollierte Beatmung.
  • 1 – 2 l Luft oder körperwarme, isotone, sterile Kochsalzlösung in den operierten, leeren Hemithorax einbringen.
  • Volumengabe.
➤ **Rechts-links-Shunt über ein offenes Foramen ovale:**
  – Die Inzidenz eines nicht dauerhaft verschlossenen Foramen ovale beträgt beim Erwachsenen ca. 20 – 30 %. Normalerweise sind die Drücke im linken Vorhof größer als die im rechten, so daß das Foramen verschlossen bleibt. Kehrt sich dieser Druckgradient um, so kann sich das Foramen öffnen. Eine Querschnittsreduktion des Lungengefäßbettes infolge einer Resektion von Lungenparenchym kann eine solche Umkehrung hervorrufen. Begünstigend wirken Beatmung mit hohen Atemwegsdrücken (PEEP) und vorbestehende Lungenerkrankungen (COLD, pulmonale Hypertonie).
  – Der Verdacht auf ein offenes Foramen ovale besteht, wenn trotz eines normalen Thoraxbefundes eine Hypoxämie besteht, die aufgrund der präoperativen Befunde nicht zu erwarten war. Ebenfalls hinweisend ist eine progressive Verschlechterung der Lungenfunktion, die durch PEEP induziert wird.
  – Die Verdachtsdiagnose kann durch eine Echokardiographie (z. B. TEE) gesichert werden.
  – Die konservative Therapie dieser Komplikation konzentriert sich auf die Optimierung der rechtsventrikulären Füllungsdrücke (z. B. Flüssigkeitsrestriktion, Diuretika, Nitroglycerin unter ZVD-Messung) und auf eine pulmonale Vasodilatation (Dobutamin, Phosphodiesterasehemmer).

33.1 Besonderheiten

Anästhesiologische Besonderheiten

➤ **Dringlichkeit:** Eingriffe am Bewegungsapparat sind in den seltensten Fällen vital indiziert. Dringliche Indikationen zum Erhalt der Organfunktion sind z.B. offene Frakturen, Luxationsfrakturen, Wirbelsäulenfrakturen mit neurologischen Ausfällen, Hüftluxation, Schenkelhalsfraktur (relativ dringlicher Eingriff).

➤ **Narkoseverfahren:** Der hohe Anteil von Eingriffen an den Extremitäten macht neben der Allgemeinanästhesie die Anwendung von Regionalverfahren in vielen Fällen sinnvoll. Zur Anwendung kommen
  – Spinalanästhesie (s. S. 141).
  – Periduralanästhesie (Single-Shot oder Kathetertechnik, s. S. 149).
  – Blockade des Plexus brachialis über den axillären Zugang (s. S. 162).

➤ **Analgesie:** Erkrankungen des Bewegungsapparates gehen prä- und postoperativ häufig mit bewegungsabhängigen Schmerzen (u. a. bei der Umlagerung) einher. Gezielte Maßnahmen zur Analgesie sollten daher im Aufwachraum großzügig angewandt werden (s. S. 206).

Lagerung

➤ Spezielle Lagerungstechniken in der Unfallchirurgie erfordern sowohl bei der initialen Lagerung als auch im weiteren Verlauf ein besonders sorgfältiges anästhesiologisches Vorgehen. Dazu zählen:
  – *Seitenlagerung* (z.B. für TEP).
  – *Lagerung auf Extensionstisch* (z.B. für Verfahren der Markraumnagelung).
  – *Bauchlagerung* (z.B. bei Spondylodesen, Skoliosekorrektur, Bakerzyste, Achillessehnenruptur, Abb. 46, S. 492).
    • Der Kopf wird bei der Bauchlagerung in einen Kopfring gelagert. Druckstellen an den Weichteilen des Kopfes sind unbedingt zu vermeiden. Die Augen und Ohren müssen absolut kompressionsfrei gelagert sein.
    • ◙ *Cave:* Eine Kompression des Auges kann über eine Einschränkung der Druchblutung der A. centralis retinae zur Erblindung führen! Daher z.B. Augenpflaster mit Schale aufkleben, bevor der Patient gedreht wird.
    • Die Zunge darf wegen der Gefahr des Druckschadens nicht zwischen den Zahnreihen liegen.
    • Extreme Flexions- oder Extensionsstellungen der Halswirbelsäule müssen vermieden werden.
    • Das Abdomen muß frei bleiben (Behinderung der Atmung und des venösen Rückstroms mit Hypotension und vermehrten Blutverlusten).
    • Knie und Fußspitzen dürfen wegen der Gefahr von Druckschäden nicht direkt auf der Unterlage aufliegen.
  – *Halbsitzende Lagerung* (z.B. Schulterarthroskopien, Frakturen im Akromioklavikularbereich, habituelle Schulterluxation).
    • Beim Aufsetzen des Patienten kann es zu ausgeprägten Hypotonien kommen, daher sollte vorher ausreichend Volumen zugeführt werden.
    • Es besteht die Möglichkeit der Luftembolie. Die Operationen an der Schulter sind weniger riskant als z.B. Operationen der hinteren Schädelgrube, daher ist ein tief liegender Zentralvenenkatheter hier nicht erforderlich, wohl aber ein Monitoring des endexspiratorischen CO_2.

Blutsperre bzw. Blutleere

➤ Eine Blutsperre bzw. -leere wird häufig bei Eingriffen an den Extremitäten angelegt. Die Dauer dieser Blutsperre ist aufgrund einer zeitabhängigen Druckschädigung der Weichteile unter der Manschette und der Azidose, die sich in der Extremität entwickelt, begrenzt. Blutsperren bis zu einer Dauer von 2 Std. gelten als sicher.

➤ Der in der Manschette erforderliche Druck ist abhängig vom Durchmesser der entsprechenden Extremität und dem systolischen Blutdruck des Patienten. Richtwerte sind ca. 300 mmHg für die obere und ca. 450 mmHg für die untere Extremität.

➤ Die eingestellten Druckwerte und die Dauer der Blutsperre sind zu dokumentieren.

➤ Nach ca. 45minütiger Dauer der Blutsperre können trotz Anästhesie Schmerzreaktionen auftreten. Unter einer Regionalanästhesie werden dumpfe Schmerzen angegeben; hier kann eine zusätzliche Sedierung Abhilfe schaffen. Während einer Allgemeinanästhesie können Blutdruck- und Herzfrequenzsteigerungen beobachtet werden; hier ist eine Vertiefung der Narkose angezeigt.

➤ Nach Eröffnung der Blutsperre kommt es zu einer passageren metabolischen Azidose und Hyperkapnie. Zu deren Therapie ist eine adäquate Steigerung der Ventilation meist ausreichend; bei vorbestehender Azidose sollten jedoch frühzeitig Puffersubstanzen eingesetzt werden.

➤ **Komplikationen:**
  – *Myokardiale Depression* durch eine ausgeprägte metabolische Azidose nach Eröffnung der Blutsperre, besonders bei kardialen Risikopatienten (hier ist sogar eine Asystolie möglich).
  – *Ablösen eines Thrombus* bei tiefer Beinvenenthrombose mit nachfolgender Lungenarterienembolie (besonders bei Traumapatienten).
  – Arterielle Spasmen, Venenthrombose und Nervenläsionen durch direkte Druckschädigung der Manschette.
    🔵 *Cave:* Hier ist eine differentialdiagnostische Abgrenzung gegenüber Schäden nach einer Regionalanästhesie wichtig! Exakte Befunderhebung durch neurologische Konsiliaruntersuchung.

Fremdblutsparende Maßnahmen

➤ Sinnvoll sind folgende blutsparende Maßnahmen in der Unfallchirurgie:
  – Anlegen einer Blutsperre.
  – Einsatz von Blutaufbereitungsgeräten wie Cell saver (S. 89) oder Cats.
  – Präoperative Herstellung autologer Erythrozytenkonzentrate und autologen GFPs, s. S. 82.

33.2 Praktisches Vorgehen

Prämedikationsvisite

➤ Präoperativ sollte die Fähigkeit zur Mundöffnung und die Beweglichkeit der Halswirbelsäule geprüft werden, ggf. ist eine seitliche Röntgenaufnahme der Halswirbelsäule anzufertigen.

➤ Nach schweren Traumata finden sich häufig Anämien und Thrombozytopenien.

➤ Patienten mit einer chronischen Polyarthritis (PCP) erhalten oft eine Dauermedikation mit Kortikosteroiden, hier ist eine perioperative Substitution erforderlich.

➤ Senile Patienten sind z.T. nur bedingt geschäftsfähig. Daher muß bei der Prämedikationsvisite die Einwilligungsfähigkeit eingeschätzt werden. Bei nicht dringlichen Eingriffen muß unter Umständen vom Vormundschaftsgericht ein Betreuer bestellt werden.

   👁 *Cave:* Die Unterschrift der nächsten Angehörigen ist zwar in den meisten Häusern üblich, rechtlich aber nicht korrekt!

Schwierige Intubation

➤ Zahlreiche **Grunderkrankungen** führen zu einer eingeschränkten Beweglichkeit der Wirbelsäule und der Gelenke, z.B. rheumatische Systemerkrankungen (z.B. PCP, Morbus Bechterew), Frakturen, Nucleus pulposus-Prolaps, extreme Deformitäten (z.B. Skoliosen, ossifizierende Myositis).

➤ **Ursachen für eine erschwerte Intubation:**
   - *Eingeschränkte Mundöffnung.*
   - *Eingeschränkte Beweglichkeit* der Halswirbelsäule.
   - *Instabilität der oberen HWS* mit sich daraus ergebender Gefahr der atlantoaxialen Subluxation (Gefahr der Rückenmarksschädigung).
   - *Trachealverlagerung.*

➤ **Maßnahmen:**
   - Orthopädische Hilfsmittel (z.B. Schanz-Krawatte) werden in situ belassen oder in Anwesenheit des Operateurs entfernt.
   - Sind Intubationsschwierigkeiten vor der Narkoseeinleitung offensichtlich, empfiehlt sich die fiberoptische Intubation des wachen, spontanatmenden Patienten unter Schleimhautanästhesie (s. S. 63).
   - Die Fortführung der Narkose erfolgt als balancierte Anästhesie (s. S. 122) oder als TIVA (s. S. 124).
   - Prinzipiell sind auch Regionalanästhesieverfahren möglich; hierbei müssen die üblichen Kontraindikationen beachtet werden (s. S. 139). Argumente, die gegen eine Regionalanästhesie sprechen, sind eine pathologisch veränderte Wirbelsäule (schwierige Lagerung und Punktion) oder beschwerliches Liegen auf dem Operationstisch.

Postoperative Phase

➤ Maßnahmen zur Analgesie sollten im Aufwachraum großzügig eingesetzt werden (s. S. 206).

➤ Bei Gipsen und Verbänden muß regelmäßig (alle 30 Min.) die Durchblutung und Sensibilität der operierten Extremität geprüft und dokumentiert werden.

Besonderheiten

➤ Präoperativ können – bedingt durch das Einschleusen und die Lagerung auf dem harten Operationstisch – Schmerzen auftreten. Deshalb erfolgt die Narkoseeinleitung bei Patienten mit Frakturen der Wirbelsäule oder der unteren Extremität im Bett, wenn die organisatorischen Voraussetzungen gegeben sind. Sollte dies nicht möglich sein, muß eine suffiziente Analgesie zur Umlagerung sichergestellt sein. Zudem sollte die Narkose ohne Verzögerung eingeleitet werden.

➤ Die Lagerung auf dem OP-Tisch erfolgt nach Narkoseeinleitung in Zusammenarbeit mit dem Operateur.

➤ Nach Beendigung des Eingriffs sollte die Narkose erst nach Abschluß aller chirurgischen Maßnahmen ausgeleitet werden:
  – Nach Anlegen von Verbänden.
  – Nach Anlegen von Gips- oder Kunststoffschalen.
  – Nach Öffnen der Blutsperre.

33.3 Spezielle Eingriffe in Traumatologie und Orthopädie ■

Hüftgelenkstotalendoprothese (Hüft-TEP)

➤ **Vorbemerkungen:**
- Hüftprothesen gehören zu den häufigsten endoprothetischen Operationen und werden zementiert oder als sog. Titanprothese zementfrei implantiert.
- 85% der Patienten sind älter als 60 Jahre, daher stehen neben den Blutverlusten die Begleiterkrankungen im Vordergrund der anästhesiologischen Überlegungen.

➤ **Lagerung:** Je nach operativem Zugangsweg wird der Patient auf den Rücken (ant. Zugang) oder die Seite (post. Zugang) gelagert.

◎ *Cave:* Bei Seitenlagerung kann es, besonders bei intraoperativen Lageveränderungen (z. B. Repositionsmanöver), zu Armplexusschäden kommen! Ebenso sind Augenschäden durch Druckeinwirkung möglich.

➤ **Blutverluste:**
- Die perioperativen Blutverluste können 1000–1500 ml betragen. Hierbei kann ein erheblicher Anteil auf die postoperativen Blutungen entfallen. Daher müssen mindestens 2 Erythrozytenkonzentrate, im Idealfall Eigenblutkonserven (s. S. 82), präoperativ bereitgestellt werden.
- Bei Prothesenwechseln sind die Blutverluste meist größer, in diesen Fällen ist die Bereitstellung von 4 Erythrozytenkonzentraten sinnvoll.
- Bei zementfreien Prothesen und Prothesenwechseln sollte ein Blutaufbereitungssystem (Cell saver oder Cats) bereitgestellt werden, bei zementierten Prothesen ist dies in der Regel nicht erforderlich.
- Die Vermeidung von Fremdblutkonserven ist primäres therapeutisches Ziel, dabei ist eine Kostenersparnis sekundär.

➤ **Besonderheiten bei der Implantation von Zementprothesen:**
- Flüssige Methylacrylat-Monomere aus dem Zement werden bei der Prothesenimplantation in den Kreislauf geschwemmt. Die direkte Folge sind Vasodilatation und myokardiale Depression, die klinisch als Hypotonie und Tachykardie imponieren. Gleichzeitig können Luft- und Fettembolien auftreten, die die Kreislaufsituation zusätzlich verschlechtern. Diese Kreislaufreaktionen treten unmittelbar nach der Implantation auf und dauern in der Regel nicht länger als 5 Min. an
- Schwere Reaktionen sind sehr selten. Bei anamnestisch bekannter Reaktion können bei OP der 2. Seite Cortison sowie H_1 und H_2-Blocker gegeben werden (Dosis s. S. 577).
- Dieselben pathophysiologischen Mechanismen können zu einer Beeinträchtigung der Lungenfunktion führen (Abfall des PaO_2); diese überdauert jedoch die Kreislaufreaktion (bis zu 30 Min.).

➤ **Narkoseverfahren:** Grundsätzlich ist ein Regionalanästhesieverfahren möglich, wegen der seitlichen Lagerung jedoch wenigen Ausnahmefällen vorbehalten.

➤ **Narkoseeinleitung und -führung:**
- Prinzipiell kommen nach Anschluß des Standardmonitoring (s. S. 15) die Standardverfahren der Allgemeinanästhesie (s. S. 120) zur Anwendung; je nach Begleiterkrankung muß das Verfahren evtl. modifiziert werden.
- Bei Seitenlagerung ist nach der oralen Intubation das Legen einer Magensonde empfehlenswert.
- Es sollten mindestens zwei peripher-venöse Zugänge gelegt werden, einer davon sollte großlumig sein. Ein Zentralvenenkatheter ist nur in Ausnahmefällen (stark reduzierter AZ, problematische Venenverhältnisse) erforderlich.

– Nach der Narkoseeinleitung sollte rechtzeitig vor dem Hautschnitt die Antibiotikaprophylaxe gegeben werden, dabei die Allergieanamnese beachten.
– Bei zementierten Prothesen ist eine ausreichende Volumensubstitution vor dem Einbringen des Zements zur Prophylaxe einer Hypotonie sinnvoll. Tritt trotzdem ein Blutdruckabfall auf, kann dieser mit Vasopressoren (z. B. Akrinor 200 mg mit NaCl 0,9% auf 10 ml verdünnen, fraktionierte Gabe) und zusätzlicher Volumengabe behandelt werden.

Kniegelenkstotalendoprothese (Knie-TEP)

➤ **Vorbemerkungen:** Im wesentlichen gelten die gleichen Anmerkungen wie für die Hüft-TEP; auch Knie-TEPs sind überwiegend zementfrei.
➤ **Lagerung:** In der Regel wird der Patient in Rückenlage operiert, die Arme werden seitlich auf Armschienen ausgelagert.
➤ **Narkoseverfahren:**
– Eine Durchführung des Eingriffs in Regionalanästhesie ist in den seltensten Fällen sinnvoll, da Gelenkpfanne und Schaft handgefräst werden, was meist zu einer Belästigung der Patienten durch die Bewegungen und Instrumentationsgeräusche führt.
– Zur postoperativen Schmerztherapie und Frühmobilisation ist allerdings ein Periduralkatheter sehr sinnvoll. Dieser wird vor der Narkoseeinleitung gelegt und getestet (s. S. 149).
➤ **Narkoseeinleitung und -führung:**
– Prinzipiell kommen nach Anschluß des Standardmonitoring (s. S. 15) die Standardverfahren der Allgemeinanästhesie (s. S. 120) zur Anwendung; je nach Begleiterkrankung muß das Verfahren evtl. modifiziert werden.
– Es sollten mindestens zwei peripher-venöse Zugänge gelegt werden, einer davon sollte großlumig sein.
– Zur postoperativen Schmerztherapie ist ein PDK (s. S. 203) empfehlenswert.
– Die Fortführung der Narkose erfolgt als balancierte Anästhesie (s. S. 122) oder als TIVA (s. S. 124).
– Blutaufbereitungssysteme wie Cell saver oder Cats können bereitgestellt werden.

Arthroskopie

➤ **Lagerung:**
– Bei Arthroskopien des Knies oder des Sprunggelenks erfolgt eine Rückenlagerung.
– Bei Arthroskopien der Schulter erfolgt eine halbsitzende Lagerung.
– Bei Arthroskopien der unteren Extremität wird prophylaktisch eine Oberschenkelmanschette angelegt, damit bei evtl. folgender Arthrotomie eine Blutleere erzeugt werden kann.
➤ **Narkoseverfahren:**
– Bei Arthroskopien der oberen Extremität werden ausschließlich Allgemeinanästhesien durchgeführt.
– Bei Arthroskopien der unteren Extremität können sowohl Allgemein- als auch Regionalanästhesien durchgeführt werden. Ein Periduralkatheter kann nach dem Eingriff zur postoperativen Schmerztherapie verwendet werden.
– Zur postoperativen Analgesie können vom Operateur am OP-Ende *20 – 30 ml Bupivacain 0,25% + 3 – 5 mg Morphin* in das Gelenk instilliert werden.

33.3 Spezielle Eingriffe in Traumatologie und Orthopädie ■

Frakturen und Luxationen von Extremitäten

➤ **Anästhesiologische Besonderheiten:** Die Besonderheiten der Extremitätenfrakturen betreffen den Blutverlust und mögliche Gefäß- und Nervenschäden.
– *Blutverlust verschiedener Frakturen:*
  • Oberarm 1000 ml.
  • Unterarm 500 ml.
  • Oberschenkel 2000 ml.
  • Unterschenkel 1000 ml.
– *Lokalisation möglicher Gefäßverletzungen* (Inzidenz an der unteren Extremität bis zu 3%):
  • Humerusfraktur und anteriore Schulterluxation → A. axillaris.
  • Posteriore Luxation des Ellenbogens → A. brachialis.
  • Fraktur der ersten beiden Rippen → A. subclavia.
  • Tibiakopffraktur → A. poplitea.
– *Lokalisation möglicher Nervenläsionen:*
  • Humerusfraktur im mittleren und unteren Abschnitt → N. radialis.
  • Frakturen im Bereich der Hüfte → N. ischiadicus.
  • Fraktur des Fibulahalses → N. peroneus.
– *Sonstige häufige Begleitverletzungen:*
  • Fettembolie, besonders bei Frakturen langer Röhrenknochen an der unteren Extremität.
  • ☒ *Cave:* Gefahr der respiratorischen Insuffizienz.
  • Hyperkaliämie und Myoglobinämie bei ausgedehnten Trümmerfrakturen und Weichteilverletzungen.
  • ☒ *Cave:* Gefahr von Arrhythmien und Nierenversagen (sog. Crush-Niere).
– *Gradeinteilung offener Frakturen:*
  • Grad I: Kleine Durchspießung.
  • Grad II: Hauteröffnung von außen mit Weichteilkontusion.
  • Grad III: Breite Hauteröffnung mit schwerster Weichteiltraumatisierung.
➤ **Primäre Maßnahmen:**
– Im Vordergrund der primären Maßnahmen stehen schon während der Diagnostik (in der Regel radiologisch) die suffiziente Analgesie und Schocktherapie.
– Eine Reposition erfolgt unter ausreichender Analgesie oder Narkose bei grober Fehlstellung, Nerven- und Gefäßbeteiligung und/oder Gefährdung der Weichteile.
– ☒ *Merke:* Bei Luxationen und Frakturen müssen vor und nach einem Repositionsmanöver immer periphere Pulse, Sensibilität und Motorik geprüft und dokumentiert werden!
➤ **Priorität im Rahmen der Versorgung polytraumatisierter Patients** (s. S. 381):
– Die Versorgung von Extremitätenfrakturen sollte möglichst bei *stabilisierten Verhältnissen* erfolgen. Die Sicherung der Vitalfunktionen und die Therapie akut lebensbedrohlicher Zustände (z. B. Spannungspneumothorax, Perikardtamponade oder intrakranielle Drucksteigerung mit drohender Einklemmung) sowie dringliche Eingriffe (z. B. Schock bei intraabdominellen Blutungen, thorakalen Blutungen oder Beckenfrakturen) haben Vorrang.

– Aus folgenden Gründen ist eine frühe Stabilisierung von Frakturen sinnvoll:
  • Das Risiko bzw. das Ausmaß einer Fettembolie und damit das Risiko der posttraumatischen respiratorischen Insuffizienz wird veringert.
  • Die Mobilisation des Patienten ist einfacher, dies erleichtert die Pflege und die Physiotherapie.
  • Das Risiko septischer Komplikationen wird wegen der Begrenzung von Frakturhämatomen und Gewebsnekrosen verringert.
– Zur Reduzierung der Ischämiezeit (posttraumatisches Kompartmensyndrom) sollten Gefäßrekonstruktionen vor der knöchernen Stabilisierung stattfinden. Nervenrekonstruktionen sind aufschiebbar.
➤ **Praktisches Vorgehen:**
  – *Frakturen der unteren Extremität:*
    • Der Eingriff erfolgt meist in Rückenlage, ggf. wird der Patient auf einem Extensionstisch gelagert.
    • Bei Eingriffen im Bereich des Knies oder weiter distal wird eine Blutleere angelegt.
    • Prinzipiell sind sowohl Allgemein- als auch Regionalanästhesieverfahren möglich; bei mehrfach verletzten Patienten sind Regionalanästhesieverfahren jedoch ungeeignet. Ansonsten gelten die üblichen Kontraindikationen (s. S. 139).
    • 👁 *Cave:* Bei bereits bestehender Schädigung von Nerven und/oder Gefäßen sollte aus forensischen Gründen keine Regionalanästhesie durchgeführt werden (Abgrenzung der Schäden von Komplikationen der Anästhesie evtl. schwierig).
    • Je nach zu erwartendem Blutverlust ist das Legen mindestens eines zweiten großlumigen periphervenösen Zugangs zu empfehlen.
  – *Frakturen der oberen Extremität:*
    • Die Lagerung erfolgt in Rückenlage oder in halbsitzender Position.
    • Bei Eingriffen im Bereich des Ellenbogens oder weiter distal wird eine Blutleere angelegt.
    • Prinzipiell kommen die Standardverfahren (s. S. 120) der Allgemeinanästhesie (evtl. der Regionalanästhesie) zur Anwendung. Neben dem periphervenösen Zugang für die Einleitung sollte je nach zu erwartendem Blutverlust mindestens ein weiterer großlumiger Zugang gelegt werden.

Beckenfrakturen

➤ **Vorbemerkung:** Der überwiegende Teil der Beckenfrakturen (ca. 75 %) ist stabil. Instabile Frakturen sind mit 25 % seltener. In ca. 1 % der Fälle gehen instabile Frakturen mit einem schweren hämorrhagischen Schock einher, so daß allein durch die Fraktur die Vitalfunktionen bedroht sind.
➤ **Besonderheiten:**
  – *Blutverlust:*
    • Das Becken ist reich vaskularisiert. Besonders bei instabilen Frakturen können zahlreiche Gefäßläsionen vorliegen. Durch ein ausgedehntes Frakturhämatom, das sich über das gesamte Retroperitoneum erstrecken kann, ist ein Blutverlust von mehreren Litern möglich.
    • Allein aufgrund einer Beckenfraktur muß im Rahmen der Versorgung eines polytraumatisierten Patienten (s. S. 381) mit einer Massivtransfusion gerechnet werden. 40 % der instabilen Beckenfrakturen benötigen mehr als 10 Erythrozytenkonzentrate.

– *Verletzung des Urogenitaltraktes:* In etwa 60 % der Beckenfrakturen finden sich Verletzungen der Harnröhre, Verletzungen der Blase in etwa 30 %. Kombinierte Verletzungen von Blase und Harnröhre findet man in 10 % aller Beckenfrakturen. Die Blase rupturiert in 75 % der Fälle extraperitoneal. Auf eine Harnröhrenverletzung weisen hin:
  - Äußerlich sichtbare Verletzungen oder Hämatome.
  - Blutung aus der Harnröhre.

➤ **Symptome:** Schmerz, abnorme Beweglichkeit, Instabilität, perineales Hämatom, evtl. hämorrhagischer Schock.

➤ **Diagnostik:** Die Diagnose einer Beckenfraktur erfolgt in der Regel radiologisch. Mit der Sonographie werden retroperitoneale Hämatome und eventuell begleitende Darm- und Blasenverletzungen dargestellt. Ggf. sollte ein urologisches Konsil stattfinden (z. B. Harnröhrenverletzungen).

➤ **Maßnahmen:**
  - Analgesie.
  - Schocktherapie (Tamponade des Retroperitoneums abwarten).
  - Vorsichtiges Legen eines Blasenkatheters (Cave Via falsa!), bei Verdacht auf eine Harnröhrenverletzung sollte der Katheter möglichst im Rahmen eines urologischen Konsils gelegt werden.
  - Bei instabilen Beckenfrakturen Stabilisierung, z. B. mit Fixateur externe.

➤ **Anästhesiologisches Vorgehen:**
  - Im Vordergrund steht bei einer Beckenfraktur meist der Blutverlust, daher ist es wichtig, großlumige Zugänge in ausreichender Menge zu legen und eine adäquate Volumensubstitution durchzuführen. Geräte zur Autotransfusion (z. B. Cell saver oder Cats) sollten bereitgestellt werden.
  - Die Einleitung einer Narkose erfolgt als rapid sequence induction (s. S. 121); bei Patienten im Schock empfiehlt sich als Einleitungshypnotikum Ketamin. Nach der Intubation sollte der Patient endotracheal, besser noch bronchoskopisch abgesaugt werden, um bronchiale Blutungen auszuschließen. Die Körpertemperatur sollte überwacht werden, ebenso sollten häufig BGA-Kontrollen durchgeführt werden. Eine invasive arterielle Blutdruckmessung ist zu empfehlen, ebenso das Legen eines Zentralvenenkatheters – weniger zur Volumensubstitution als zu deren Überwachung mittels ZVD.
  - Es muß eine ausreichende Anzahl von Blutkonserven gekreuzt und substituiert werden, bei ausgeprägten Blutverlusten muß auch GFP gegeben werden. Einzelheiten s. S. 96.
  - Wenn der Patient eine DIC (disseminierte intravasale Gerinnung, s. S. 583) entwickelt, muß ATIII und danach evtl. Gerinnungsfaktoren (PPSB) substituiert werden, s. S. 94.
  - An die Antibiotikaprophylaxe sollte man denken, denn polytraumatisierte Patienten sind immunsupprimiert.
  - Nach massiven Blutverlusten sollten die Patienten postoperativ intubiert auf die Intensivstation verlegt werden (evtl. Entwicklung eines ARDS nach Massivtransfusion).

➤ **Priorität im Rahmen der Versorgung polytraumatisierter Patienten (s. S. 381):**
  - Besonders bei instabilen Beckenfrakturen ist eine frühzeitige Versorgung angezeigt, um Komplikationen wie Blutverluste oder eine Fettembolie zu minimieren. Bei ausgeprägten Blutungen kann die Versorgung einer Beckenfraktur den Stellenwert eines dringlichen Eingriffs erhalten (akut lebensbedrohliche Verletzung).

– Darm-, Blasen- und Harnröhrenverletzungen müssen nach der Sicherung der Vitalfunktionen und nach Eingriffen bei akut lebensbedrohlichen Verletzungen versorgt werden (Gefahr einer Sepsis bei Austritt von Urin und Darminhalt in die Bauchhöhle oder ins kleine Becken). Sofern Harnröhrenverletzungen durch einen Blasenkatheter geschient werden können (urologisches Konsil!), ist deren Versorgung aufschiebbar.

➤ **Komplikationen:**
– Fettembolie (respiratorische Insuffizienz, Rechtsherzbelastung, SIRS [Systemic Inflammatory Response Syndrome]).
– ARDS (z. B. nach Massivtransfusion).
– Sepsis (Infektion eines retroperitonealen Hämatoms. Blasen- und Darmverletzung).
– Multiorganversagen.

Schenkelhalsfrakturen

➤ **Durchgeführte Operationen:** TEP, Hemiprothese, Nagelung.
➤ **Vorbemerkung:**
– Die Operation ist von relativer Dringlichkeit, d. h. die Operation kann bis zum nächsten Tag warten, die Nüchternheit sollte abgewartet werden.
– Die Patienten haben meist ein hohes Lebensalter; somit stehen die Begleiterkrankungen und die perioperativen Blutverluste im Vordergrund des anästhesiologischen Managements.
➤ **Wahl des Narkoseverfahrens:** Die Eingriffe lassen sich sowohl in Regional- als auch in Allgemeinanästhesie durchführen. Die Durchführung einer Regionalanästhesie erfolgt in Seitenlage; der Patient wird auf die gesunde Seite gelagert, da dies weniger schmerzhaft ist. Nach Injektion des Lokalanästhetikums wird der Patient sofort auf den Rücken gelagert, damit das LA sich gleichmäßig verteilt.

◉ *Tip:* Die Regionalanästhesie und die Allgemeinanästhesie können mit einem sog. 3 in 1-Block (s. S. 168) kombiniert werden, da dies die rückenmarksnahen Verfahren optimiert, bei Allgemeinanästhesie wird die postoperative Schmerztherapie vereinfacht.

➤ **Narkoseeinleitung und -führung:**
– *Regionalanästhesie:*
• Bei alten Patienten wird der Spinalanästhesie (s. S. 141) der Vorzug gegeben. Bei starker Verknöcherung der Bandstrukturen sind evtl. dickere Spinalkanülen (21 G oder 19 G) erforderlich.
• Die Dosis des Lokalanästhetikums muß dem Zustand und Gewicht des Patienten angepaßt sein, meist sind 2 – 3 ml Bupivacain 0,5% ausreichend.
• Eine ausreichende Flüssigkeitszufuhr *vor* der Applikation des Lokalanästhetikums ist erforderlich, um einen schweren Blutdruckabfall zu vermeiden.
– *Allgemeinanästhesie:*
• Eine Allgemeinanästhesie wird in der Regel als Intubationsnarkose in balancierter Anästhesie (s. S. 120) ausgeführt, da dies am ehesten kardiovaskuläre Stabilität sichert; die Einleitung und Führung der Narkose sollte dabei an die Bedürfnisse des geriatrischen Patienten (s. S. 301) angepaßt sein.

33.3 Spezielle Eingriffe in Traumatologie und Orthopädie ∎

- Für die Narkoseeinleitung ist ein periphervenöser Zugang am Arm der Operationsseite nötig, nach der Einleitung sollte mindestens ein weiterer großlumiger Zugang gelegt werden; ein Zentralvenenkatheter oder eine arterielle Kanüle sind nur in Ausnahmefällen (z.B. Polymorbidität) erforderlich.
- Hypovolämie (frakturbedingter Blutverlust) und Dehydratation (unzureichende Flüssigkeitsaufnahme, Diuretikaeinnahme) können während der Narkoseeinleitung zu ausgeprägten Hypotonien führen, auf eine ausreichende Volumenzufuhr ist daher zu achten. Eine zu rasche Infusion größerer Flüssigkeitsmengen kann jedoch bei herzinsuffizienten Patienten auch zur kardialen Dekompensation führen.

Traumatologische Wirbelsäulenchirurgie ──────────

➤ **Eingriffe:**
  – Operation einer Spinalkanalstenose (Dekompression).
  – Spondylodese: Einbringen eines Knochenspans und Fixateur interne bei Wirbelfrakturen, Spondylolisthesis, Spondylitis.
➤ **Lagerung:**
  – Je nach Operationsgebiet (zervikal, thorakal, lumbal) und operativem Zugang ist eine Rückenlage, Seitenlage oder Bauchlage möglich.
  – Eine abdominelle Kompression (z.B. bei Bauchlage) führt zu einer Beatmungsbehinderung, Hypotonie und verstärkten Blutverlusten (Cavakompression).
➤ **Narkoseeinleitung und -führung:**
  – Die Eingriffe werden immer in Allgemeinanästhesie durchgeführt.
  – ☑ *Cave:* Bei querschnittgelähmten Patienten kann es durch die Beeinträchtigung des autonomen Nervensystems zu vagalen Reflexen bis zur Asystolie kommen!
  – *Maßnahmen im Rahmen der Narkoseeinleitung:* Legen mehrerer großlumiger venöser Zugänge, evtl. arterielle Kanülierung, Magensonde, Blasenkatheter, Bereitstellung von 4–6 Erythrozytenkonzentraten, Bereitstellung von Cell saver oder Cats, s.S. 89.
  – Ein *Halofix-Kopfring* oder ein *stiff neck* müssen bei zervikalen HWS-Verletzungen präoperativ belassen werden. Die Intubation erfolgt mit primär kurzwirksamen Substanzen (Propofol, Etomidat, Succinylcholin), bis Sicherheit über die Intubationsverhältnisse besteht. Primär kann auch eine fiberoptische Wachintubation in Schleimhautanästhesie durchgeführt werden (s.S. 64).
  – Intra- und postoperativ muß mit ausgedehnten Blutverlusten gerechnet werden.
  – Primär wird die Extubation am Op-Ende angestrebt. Bei Hypothermie oder nach starken Blutverlusten ist eine Nachbeatmung sinnvoll.
➤ **Postoperative Phase:**
  – *Postoperative Überwachung:* Patienten mit Querschnittssymptomatik oder drohenden neurologischen Ausfällen sollten postoperativ auf der Intensivstation überwacht werden.
  – *Analgesie:* In der Regel erfolgt die Analgesie mit Bolusgaben von Piritramid (z.B. 3 mg); bei Bedarf kann mit 1 g Metamizol in 100 ml NaCl 0,9% als Kurzinfusion kombiniert werden. Ebenfalls möglich ist eine PCA (s.S. 202) mit Piritramid. Näheres s. Schmerztherapie.

Skoliose-Operationen

➤ **Vorbemerkungen:**
- Die Skoliose ist eine seitliche Verkrümmung der Wirbelsäule mit Deformitäten der Rippen und Drehung der Wirbelkörper. Ursachen: Idiopathisch, kongenital oder durch neuromuskuläre Erkrankungen bedingt.
- Bei Abweichungen von > 40 % muß mit Störungen von Ventilation und Kreislauffunktion gerechnet werden.

➤ **Anästhesiologische Besonderheiten:**
- Bei schwerem Verlauf restriktive Ventilationsstörung (Tab. 78). Folge: Respiratorische Insuffizienz, bei zunehmender Deformierung pulmonale Hypertonie aufgrund der Hypoventilation mit Entwicklung eines Cor pulmonale.
- Bei starken Deformationen können Intubationsschwierigkeiten auftreten.
- Bei Beteiligung der BWS wird der Eingriff mit thorakalem Zugang durchgeführt.
- Die Korrekturoperationen können mit großem Blutverlust einhergehen: Eigenblutspende (wenn möglich) rechtzeitig organisieren, intraoperativ Blutaufbereitungssysteme bereitstellen.

Tabelle 78 Abnahme der Lungenfunktion in Abhängigkeit vom Grad der Skoliose

	30 – 60°	60 – 90°	> 90°
VK (Vitalkapazität)	minus 25 %	minus 50 %	minus 70 %
TK (Totalkapazität)	minus 27 %	minus 37 %	minus 50 %

➤ **Präoperative Diagnostik/Vorbereitung:**
- Lungenfunktionstest mit BGA: Bei VK < 40 % ist in der Regel eine Nachbeatmung erforderlich.
- EKG, Röntgenthorax, evtl. internistisches Konsil mit Echokardiographie zur Diagnostik einer Rechtsherzbelastung.
- *Labor:* Blutgruppe, Blutbild, Elektrolyte, Gerinnung, Harnstoff, Kreatinin, Transaminasen, Kreuzblut.
- Präoperativ 4 – 6 Konserven bereitstellen, Autotransfusionssystem (z. B. Cell Saver oder Cats) bereitstellen.

➤ **Prämedikation:**
- Bei normaler Atemfunktion erfolgt die medikamentöse Prämedikation in üblicher Weise mit Benzodiazepinen (z. B. Clorazepat 20 mg oral, Midazolam 3,75 – 7,5 mg oral).
- Bei eingeschränkter Lungenfunktion muß die Dosierung deutlich reduziert werden, bei respiratorischer Globalinsuffizienz (Hyperkapnie und Hypoxie) sollte auf eine Sedierung verzichtet werden.

➤ **Narkoseverfahren:** Balancierte Anästhesie oder TIVA. Bei intraoperativem Aufwecktest sollten gut steuerbare Medikamente eingesetzt werden (Alfentanil oder Remifentanil und Desfluran oder Sevofluran für die balancierte Anästhesie, Propofol und Alfentanil oder Remifentanil bei TIVA (s. o.).

33.3 Speziellen Eingriffe in Traumatologie und Orthopädie ■

➤ **Monitoring** (Maßnahmen im Rahmen der Narkoseeinleitung):
  – Standardmonitoring, mehrere großlumige Zugänge, Magensonde, invasive Blutdruckmessung, zentraler Venenkatheter, Blasenkatheter mit Temperatursonde, somatosensorisch evozierte Potentiale (alternativ: Aufwecktest).
  – *Labor:* BGA, Elektrolyte, BZ, Blutbild, Gerinnung.
  – Neurologische Funktion überwachen, um bei Ausfällen sofort operativ eingreifen zu können (Häufigkeit: 1–2%). Dazu existieren zwei Verfahren:
    1. Messung somatosensorisch evozierter Potentiale. Akute Veränderungen der SSEP Amplitude oder der Latenz geben Hinweise auf eine Schädigung des Rückenmarks (s. S. 41).
    2. Intraoperativer Aufwecktest: Intraoperativ wird der Patient aufgeweckt und aufgefordert, Arme und Beine zu bewegen. Voraussetzung ist eine detaillierte präoperative Aufklärung des Patienten!
  – *Aufwecktest:*
    • Gut steuerbare Anästhetika sind besonders geeignet (Propofol, Remifentanil, Desfluran oder Sevofluran). Die Wirkung von Muskelrelaxantien muß vollständig abgeklungen sein (Monitoring mit Nervenstimulator).
    • Komplikationen: Schmerzen, abrupte Bewegungen des Patienten mit versehentlicher Extubation und/oder Dislokation von intravasalen Kathetern, Dislokationen im Operationsgebiet. Befindet sich das Operationsgebiet über Herzniveau, ist bei der Exposition großer Knochenflächen, wie es bei der Skolioseoperation der Fall ist, eine Luftembolie denkbar. (Diagnostik und Therapie s. Notfälle).

➤ **Postoperative Phase:** Die postoperative Betreuung erfolgt normalerweise auf der Intensivstation.
  – *Nachbeatmung bei* präoperativer respiratorischer Insuffizienz, starken intraoperativen Volumenverschiebungen, thorakalem Eingriff, Hypothermie.
  – *Schmerztherapie:* Postoperativ muß mit starken Schmerzen gerechnet werden. Daher am besten kontinuierliche Schmerztherapie mittels Dauerinfusion oder PCA, s. S. 201 ff.

Definition

➤ Polytrauma bedeutet die gleichzeitige Verletzung mehrerer Körperregionen (oft in Verbindung mit Verletzungen von Organen oder Organsystemen), wobei mindestens eine der Verletzungen oder die Kombination mehrerer lebensbedrohlich ist.

Konzept der Versorgung eines polytraumatisierten Patienten

➤ Das Ziel bei der Behandlung eines polytraumatisierten Patienten ist dessen rasche Stabilisierung.
➤ Die vorrangige Aufgabe der *Anästhesie* ist die Sicherung und Erhaltung der Vitalfunktionen. Die *Chirurgen* befassen sich mit der Diagnose und der Behandlung der Verletzungen. Da sich beide Aufgabenbereiche häufig überschneiden, ist eine gute *interdisziplinäre Zusammenarbeit* gefordert. Nach Möglichkeit sollte ein erfahrener Kliniker die Koordination der Patientenversorgung übernehmen; dies kann je nach Erfahrung ein Anästhesist oder Chirurg sein.

Organisation

➤ Ein polytraumatisierter Patient wird von der Rettungsleitstelle im Krankenhaus angemeldet. Dies geschieht an zentraler Stelle (z. B. Notaufnahme oder chirurgische Poliklinik). Von dort wird ein Team aus mehreren Fachbereichen verständigt: Allgemeinchirurgie, Orthopädie bzw. Unfallchirurgie, Anästhesie, Radiologie, evtl. Neurochirurgie und weitere Fachdisziplinen wie Kieferchirurgie, Ophthalmologie, Urologie.
➤ Von seiten der Anästhesie sollten ein erfahrener Anästhesist und eine Anästhesiepflegekraft bereitstehen. Der Schockraum sollte aufgeheizt werden. Vor dem Eintreffen des Patienten werden das Narkosegerät und das Equipment geprüft und die Narkosemedikamente aufgezogen bzw. Infusionen vorbereitet.
➤ Sämtliche an der Versorgung des Patienten beteiligten Personen ziehen vor dessen Eintreffen eine Röntgenschürze an, damit die Röntgendiagnostik nicht unterbrochen werden muß.

Übergabe des erstbehandelnden Notarztes, Anamnese

➤ **Unfallhergang:** Erfragen, ob es sich um einen Verkehrsunfall, Sturz, Arbeitsunfall etc. handelt und den Unfallzeitpunkt bestimmen.
  – *Bei Verkehrsunfällen:*
    • Ist der Patient mit dem Auto, Fahrrad, Motorrad oder als Fußgänger verunfallt?
    • War er Fahrer, Beifahrer, angeschnallt?
    • Handelt es sich um ein Hochgeschwindigkeitstrauma?
  – *Bei Stürzen:* Aus welcher Höhe erfolgte der Sturz?
  – ◐ *Merke:* Oft gibt der Unfallmechanismus mehr Hinweise auf den Schweregrad der Verletzung als die klinisch-physikalische Untersuchung!
➤ **Symptome des Patienten vor der Erstversorgung durch den Notarzt:**
  – Atemstörungen.
  – Kreislaufsituation.
  – Bewußtlosigkeit (initialer GCS, s. Tab. 79).
  – Neurologische Ausfälle (z. B. Paresen).
  – Pupillenreaktion.
  – Betroffene Körperregionen.

33.4 Versorgung eines polytraumatisierten Patienten

Tabelle 79 Glasgow-Coma-Scale (Punkte der einzelnen erreichten Kriterien addieren)

Augen öffnen	
spontan	4
auf Aufforderung	3
auf Schmerzreiz	2
kein	1
beste verbale Reaktion	
konversationsfähig	
– orientiert	5
– desorientiert	4
– inadäquate Äußerung (Wortsalat)	3
unverständliche Laute	2
keine	1
beste motorische Reaktion	
auf Aufforderung	6
auf Schmerzreiz	
– gezielt	5
– normale Beugeabwehr	4
– Beugesynergismen	3
– Strecksynergismen	2
– keine	1

➤ **Bisherige Therapie?:**
   – Intubation und Beatmung.
   – Bisheriges Kreislaufverhalten.
   – Verwendete Narkotika, Analgetika.
   – Infusionstherapie.
   – Erfordernis von Katecholaminen.

Basisdiagnostik der Vitalfunktionen

➤ **Vorbemerkung:** Bis zum Ausschluß von Wirbelfrakturen durch einen Unfall-chirurgen sollte der Patient, auch im CT, auf der Vakuummatratze belassen wer-den. Auch eine angelegte Halskrawatte darf bei der Patientenübergabe aus dem gleichen Grund nicht abgenommen werden.

➤ **Atmung:**
   – Dyspnoe bei Spontanatmung?
   – Seitengleiche Ventilation?
   – Beatmungsdruck bei kontrollierter Ventilation?
   – Sauerstoffsättigung?

➤ **Kreislauf:**
  – Blutdruck?
  – Peripherer Puls tastbar?
  – Periphere Pulsoximetrie möglich?
  – Zentralisation?
➤ **Neurologie:**
  – GCS (s. S. 382) bei nicht narkotisierten Patienten?
  – Pupillenweite und -reaktion?
  – Schmerzreaktion aller vier Extremitäten?
➤ **Basismonitoring:**
  – EKG.
  – Pulsoximetrie.
  – Blutdruckmessung (im Idealfall arteriell).
  – Kapnometrie.
  – Blasendauerkatheter mit Temperatursonde (wird meist durch das Pflegepersonal der Ambulanz gelegt).

Sicherung der Vitalfunktionen

➤ **Atmung:** Ziel ist die Sicherung der Atemwege und die Kontrolle der Atmung. Angestrebt wird eine $SaO_2 > 95\%$ und ein $PetCO_2$ von 35 mmHg.
  – *Intubierter Patient:*
    • Primär wird die Tubuslage kontrolliert. Dies kann geschehen durch Inspektion (seitengleiche Thoraxhebung, Intubationstiefe), Auskultation (seitengleiche Belüftung), Messung des $PetCO_2$ und evtl. durch direkte Laryngoskopie bzw. Bronchoskopie.
    • Bei respiratorischer Insuffizienz trotz einer Ventilation mit FiO_2 1,0 muß an einen Spannungspneumothorax gedacht werden (s. S. 386)!
  – *Spontanatmender, nicht intubierter Patient:*
    • Bei suffizienter Spontanatmung erhält der Patient vorerst Sauerstoff über eine Nasensonde. Die Sauerstoffsättigung wird weiterhin kontinuierlich überwacht.
    • Bei Ateminsuffizienz (Luftnot, Tachypnoe, Schnappatmung, Zyanose), einer Atemwegsobstruktion (Stridor, Apnoe) sowie einer pathologischen pulsoximetrischen Sauerstoffsättigung ($< 90\%$) muß der Patient so rasch wie möglich intubiert werden. Der polytraumatisierte Patient ist grundsätzlich als nicht nüchtern zu betrachten, daher muß die Intubation als rapid sequence induction (s. S. 121) erfolgen. Wegen der kardiovaskulären Instabilität ist Ketamin das Medikament der Wahl. Es kann auch bei Patienten mit einem Schädel-Hirn-Trauma verwendet werden, wenn der Patient anschließend kontrolliert ventiliert wird, da ein Hirndruckanstieg nur bei Spontanatmung zu erwarten ist.
  – Nach der Intubation wird der Patient mit einer FiO_2 von 1,0 normoventiliert (Tidalvolumen 10 – 12 ml/kg KG). Dies wird mit Kapnometrie und Blutgasanalyse (BGA) kontrolliert. Die Respiratoreinstellung muß korrigiert werden, sobald die BGA vorliegt.
  – Die Narkoseführung erfolgt initial mit Fentanyl und Midazolam. N_2O ist bei Pneumothorax und Schädel-Hirn-Trauma wegen der Diffusion in luftgefüllte Räume kontraindiziert. Auf Propofol sollte wegen der Kreislaufinstabilität verzichtet werden.

33.4 Versorgung eines polytraumatisierten Patienten ▬▬▬

➤ **Kreislauf:** Eine adäquate Schocktherapie muß von Anfang an durchgeführt werden, angestrebt werden sollte ein *systolischer RR > 120 mmHg.*
  - 👁 *Cave:* Im Schock ist die Pulsoximetrie wegen der Kreislaufzentralisation z. T. fehlerhaft; dies kann ein wichtiges Warnzeichen für eine schwere Verminderung des HZV sein!
  - – Gleich zu Beginn mehrere großlumige venöse Zugänge legen.
  - – Mittels Pulskontrolle (A. carotis, A. femoralis) kann die Herz-Kreislauf-Funktion grob abgeschätzt werden. EKG-Monitorüberwachung und automatische Blutdruckmessung (z. B. Dinamap) reichen in der Initialphase zur Beurteilung der Herz-Kreislauf-Funktion aus.

Basisdiagnostik ▬▬▬▬▬▬▬▬▬▬▬▬▬▬▬▬▬▬

➤ **Notfallabor:**
  - – Die primäre Blutentnahme sollte folgende Parameter umfassen: Blutbild, Gerinnung, Elektrolyte, Blutgruppe, Kreuzblut, Blutgasanalyse.
  - – Blutzucker, Osmolarität, Amylase, GOT, GPT können auch später erfolgen.
➤ **Sonographie:** In der Regel erfolgt eine orientierende abdominelle Sonographie zum Ausschluß freier Flüssigkeit in der Bauchhöhle.
➤ **Radiologie:**
  - – Thoraxaufnahme.
  - – Schädelübersichtsaufnahme (nativ).
  - – HWS, BWS und LWS (in zwei Ebenen!).
  - – Schädel-CT bei Hinweis auf ein schweres oder mittelschweres SHT.
  - – Evtl. Spiral-CT von Thorax und Abdomen.
➤ Eine weitere Diagnostik kann bei stabilen Vitalfunktionen nach Absprache zwischen Chirurg und Anästhesist erfolgen, wenn keine Verletzungen vorliegen, die eine unmittelbare Intervention erfordern. Die Sicherung der Vitalfunktionen hat stets Vorrang!
➤ Verletzungen werden entsprechend ihrer Dringlichkeit versorgt. Akut lebensbedrohliche Verletzungen haben dabei die höchste Priorität. Im Extremfall müssen Sicherung der Vitalfunktionen und Eingriffe bei akut lebensbedrohlichen Verletzungen parallel durchgeführt werden.

Komplikationen ▬▬▬▬▬▬▬▬▬▬▬▬▬▬▬▬▬▬

➤ **Hypovolämie:**
  - – *Symptome* einer Hypovolämie sind Tachykardie, Hypotonie, schlecht gefüllte Venen und eine Oligurie.
  - – Die *Therapie* besteht in einer adäquaten Volumenzufuhr. Grundsätzlich werden isotone und isoosmolare Lösungen verwendet (z. B. Ringerlösung, HAES 6 % oder 10 %, Humanalbumin oder FFP). Primär werden kristalloide und kolloidale Lösungen (Plasmaersatzstoffe) im Verhältnis 2 : 1 (nach Wirkung) infundiert. Eine differenzierte Volumentherapie erfolgt nach Stabilisierung der Vitalfunktionen.
  - 👁 *Merke:* Die Stabilisierung des Kreislaufs ist wichtiger als der Ersatz von Erythrozyten!

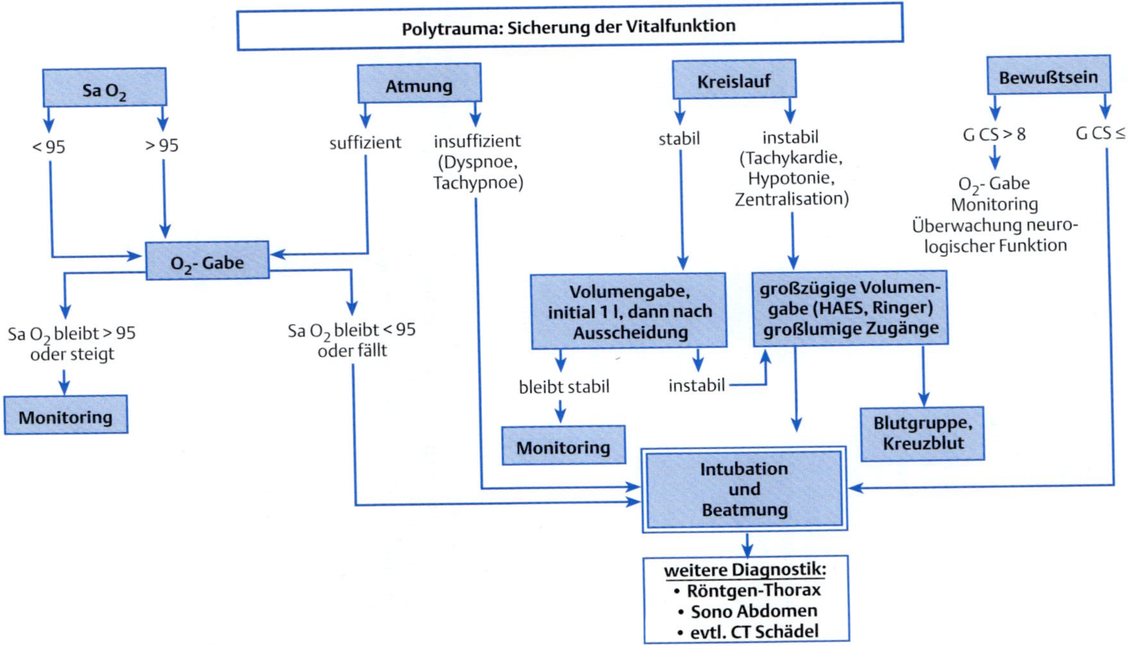

Polytrauma: Sicherung der Vitalfunktion

Sa O₂

> 95 → **O₂-Gabe**

< 95 → **O₂-Gabe**

Sa O₂ bleibt > 95 oder steigt → **Monitoring**

Sa O₂ bleibt < 95 oder fällt → **Intubation und Beatmung**

Atmung

suffizient → **O₂-Gabe**

insuffizient (Dyspnoe, Tachypnoe) → **Intubation und Beatmung**

Kreislauf

stabil → **Volumengabe, initial 1 l, dann nach Ausscheidung**

instabil (Tachykardie, Hypotonie, Zentralisation) → **großzügige Volumengabe (HAES, Ringer) großlumige Zugänge**

bleibt stabil → **Monitoring**

instabil → **Intubation und Beatmung**

großzügige Volumengabe (HAES, Ringer) großlumige Zugänge → **Blutgruppe, Kreuzblut**

Bewußtsein

G CS > 8 → O₂-Gabe Monitoring Überwachung neurologischer Funktion

G CS ≤ 8 → **Intubation und Beatmung**

Intubation und Beatmung → **weitere Diagnostik:**
- Röntgen-Thorax
- Sono Abdomen
- evtl. CT Schädel

Abb. 39 Vorgehen bei Polytrauma

Anästhesie in Traumatologie und Orthopädie

33

– Bei Eintreffen des Patienten muß an die Abnahme von Kreuzblut gedacht und eine ausreichende Anzahl von Blutkonserven bereitgestellt werden. Bei einem sehr schweren hämorrhagischen Schock mit RR-Werten von < 80 mmHg syst. auch nach primärer Volumensubstitution kann *nach* Abnahme der Blutgruppe Fremdblut der Gruppe 0 Rh negativ gegeben werden. Je nach Dringlichkeit kann, falls das Kreuzen der Konserven nicht abgewartet werden kann, nach Bestimmung der Blutgruppe (Dauer ca. 5 – 10 Min.) gruppengleiches, ungekreuztes Blut gegeben werden (besser als die Gabe von 0 Rh negativ Blut).

– Das Ausmaß des Blutverlustes kann anhand des Verletzungsmusters und des Verlaufs der hämodynamischen Verhältnisse abgeschätzt werden.

➤ **Hypotension anderer Genese:**

– *Spannungspneumothorax:* Ein Spannungspneumothorax kann sich unter Beatmung rasch entwickeln; dabei verschlechtern sich Lungenfunktion und Kreislauf meist progredient. Bei gleichzeitigem Vorliegen einer Hypovolämie fehlt eine Einflußstauung.

• Symptome beim spontanatmenden Patienten sind seitendifferente Atmung, respiratorische Insuffizienz und evtl. ein Hautemphysem.

• Symptome beim intubierten Patienten sind seitendifferente Beatmung bei korrekt liegendem Tubus, hohe Beatmungsdrücke, Einflußstauung, Zyanose trotz FiO_2 1,0, Schock, evtl. ein Hautemphysem.

👁 *Tip:* Bei einem Thoraxtrauma mit gleichzeitiger Kreislaufinstabilität muß im Zweifelsfall (klinische Diagnose!) eine Thoraxdrainage gelegt werden (s. S. 607).

– *Hoher Querschnitt:* Diese Verdachtsdiagnose ergibt sich bei einem Schock und einer gleichzeitig auftretenden Bradykardie. Die Therapie besteht in der Gabe von Katecholaminen (z. B. Dopamin od. Adrenalin) und der hochdosierten Therapie mit Steroiden: Methylprednisolon 30 mg/kg KG als Bolus, gefolgt von 5,4 mg/kg KG/Std. für 24 Stunden.

– *Myokardiales Pumpversagen* (z. B. Herzkontusion, Myokardinfarkt).

– *Perikardtamponade:* Es handelt sich um eine sehr seltene Komplikation, die als Folge einer Herzkontusion, Aortendissektion oder Herzwandruptur auftreten kann und einen Schock und eine Einflußstauung verursacht. Im Röntgenbild findet man eine Mediastinalverbreiterung und eine Bocksbeutelform des Herzschattens. Der Nachweis einer Perikardtamponade erfolgt sonographisch (z. B. im Rahmen einer abdominellen Sonographie), evtl. durch TEE. Therapeutisch wird eine Perikardiozentese durchgeführt, bei sehr akuter Situation ist auch eine Punktion von subxiphoidal möglich.

👁 *Merke:* Vor der Diagnose Perikardtamponade muß ein (Spannungs-) Pneumothorax ausgeschlossen bzw. therapiert sein!

Schädel-Hirn-Trauma (SHT) – Vorgehen ▬▬▬▬▬▬

👁 *Ausführliche Informationen* zum SHT s. S. 497.

➤ Neurologischen Initialbefund des erstversorgenden Notarztes erfragen.

➤ Erhebung von GCS (s. S. 382), Motorik und Pupillenbefund bei Aufnahme.

➤ Großzügige Indikationsstellung zu Intubation und Beatmung bei Bewußtlosigkeit oder Eintrübung (ab GCS ≤ 8).

➤ Normoventilation ($PetCO_2$ = 35 mmHg).

➤ Kreislaufstabilisierung.

👁 *Merke:* Die Schocktherapie hat immer Vorrang! Auf keinen Fall bei gleichzeitigem hypovolämischen Schock eine Flüssigkeitsrestriktion durchführen.

➤ **Untersuchung und Dokumentation** von:
  – Äußeren Schädelverletzungen.
  – Blutung oder Sekretion (Liquor!) aus Mund, Nase oder Ohr (Schädelbasisfraktur) (Liquornachweis s. S. 138).
  – Monokel- oder Brillenhämatom (Schädelbasisfraktur).
  – Pupillengröße und -form, Seitendifferenz, Lichtreaktion.
  – Klinische Zeichen eines maxillofazialen Traumas (Unter- bzw. Oberkieferfraktur).
➤ **Röntgendiagnostik** (Schädel nativ, HWS!).
  ☒ *Merke:* Bis zum Beweis des Gegenteils ist bei jedem SHT von einer Begleitverletzung der HWS auszugehen!
➤ **CT Schädel** (bei V. a. ein schweres SHT ohne Zeitverzug).

Einteilung der Eingriffe nach Dringlichkeit

➤ **Vorbemerkung:** Die Indikation für die operative Versorgung stellt der Chirurg. Bei Verletzungen mehrerer Organsysteme muß evtl. zeitgleich die operative Versorgung durchgeführt werden (z. B. Laparotomie und Kraniotomie).
➤ **Eingriffe bei akut lebensbedrohlichen Verletzungen:**
  – *Thorax:*
    • Thoraxdrainage bei Pneumo- oder Hämatothorax.
    • Evtl. Thorakotomie bei massiver intrathorakaler Blutung.
    • Thorakotomie bei Perikardtamponade.
  – *Abdomen:*
    • Laparotomie bei intraabdomineller Blutung (z. B. Leber- oder Milzruptur, Gefäßabriß).
    • Laparotomie bei retroperitonealer Blutung (z. B. Aorten- oder Cavaruptur).
  – *Kopf:* Außenableitung oder Trepanation nach neurochirurgischer Indikation.
➤ **Dringliche, aber nicht unbedingt lebensnotwendige Eingriffe:**
  – Offene Frakturen.
  – Frakturen mit Nerven-/Gefäßbeteiligung.
  – Schwere Handverletzungen.
  – Perforierende Augenverletzungen.
  – Urologische Eingriffe bei Verletzung der ableitenden Harnwege.
  – Versorgung von Weichteilverletzungen.
➤ **Aufschiebbare Eingriffe:** Operative kieferchirurgische Versorgung, Versorgung geschlossener Frakturen, wenn keine Beeinträchtigung von Gefäßen oder Nerven vorliegt.

Weiterführende Diagnostik und Therapie

➤ Nach Sicherung der Vitalfunktionen und Ausschluß bzw. Therapie akut lebensbedrohlicher Verletzungen erfolgt die systematische Diagnostik und die chirurgische Primärversorgung. Dabei haben alle Verletzungen Vorrang, die zwar nicht akut lebensbedrohlich sind, jedoch lebensbedrohliche Komplikationen oder den Verlust von Organen bzw. Extremitäten nach sich ziehen können (s. o.).

Erweiterte anästhesiologische Maßnahmen

➤ Erweiterte Maßnahmen können durchgeführt werden, wenn der Patient stabilisiert ist.
➤ **Arterieller Katheter** (je nach Verletzungsmuster, großzügige Indikation).

33.4 Versorgung eines polytraumatisierten Patienten

➤ **Zentralvenöser Katheter:** Indikationen hierfür sind: High-flow-Infusionsgerät zur Volumengabe bei ungenügenden periphervenösen Zugängen mit z.B. 8 F Doppellumenkatheter (Shaldon), Flüssigkeitsbilanzierung, zu erwartende längere Intensivtherapie.
➤ **Bronchoskopie:** Indikationen sind V.a. Bronchusläsion, endobronchiale Blutung, Aspiration.
➤ **TEE:** Indikationen sind V.a. Myokardkontusion, V.a. Aortendissektion.

Zusammenfassung

➤ Die Versorgung eines polytraumatisierten Patienten muß zügig ohne Zeitverlust erfolgen. Dabei ist eine gute Kooperation zwischen den Fachdisziplinen essentiell. Die Versorgung unmittelbar lebensbedrohlicher Verletzungen muß dabei immer im Vordergrund stehen.

Präoperative Risikoabschätzung

➤ **Einteilung der kardialen Leistungsfähigkeit nach der NYHA-Klassifikation:**
  – *Grad I:* Patienten ohne Einschränkung der Leistungsfähigkeit.
  – *Grad II:* Patienten mit leichter Einschränkung der Leistungsfähigkeit, jedoch ohne Beschwerden bei leichter körperlicher Belastung.
  – *Grad III:* Patienten mit starker Einschränkung der Leistungsfähigkeit. Keine Beschwerden in Ruhe, jedoch schon bei leichter körperlicher Belastung.
  – *Grad IV:* Schwerst beeinträchtigte Patienten, Beschwerden in Ruhe.
➤ **Normalwerte bei Herzkatheteruntersuchungen** s. Tab. 80.

Tabelle 80 Meßwerte des gesunden Herzens

linksventrikuläre Füllungs- volumina	enddiastolisch endsystolisch	70 – 95 ml/ m²KO 24 – 36 ml/ m²KO
linksventrikuläre Funktion	Herzindex Schlagindex Ejektionsfraktion	2,5 – 4,2 l/Min./m²KO 40 – 60 ml/ m²KO 65 – 75 %
Gefäßwiderstände	peripherer Widerstand pulmonaler Widerstand	770 – 1 500 dyn/s/cm⁻⁵ 20 – 120 dyn/s/cm⁻⁵

➤ **Operationsrisiko bei koronarer Herzkrankung** s. S. 229.
➤ **Mortalität bei Klappenersatz:**
  – Bei *Mitralklappenersatz* kann die perioperative Mortalität *3 – 7%* betragen, da bei einer Mitralinsuffizienz oft ausgeprägte Störungen der linksventrikulären Funktion vorliegen und die Mitralstenose häufig zu einer pulmonalen Hypertonie mit Rechtsherzinsuffizienz führt.
  – Bei *Aortenklappenersatz* liegt die perioperative Mortalität bei < 2%, da meist keine ausgeprägten Störungen der Ventrikelfunktion vorliegen.
  – Der *kombinierte Mitral- und Aortenklappenersatz* hat mit 7 – 15% eine relativ hohe perioperative Mortalität.
  – Bei einem *Aortenklappenersatz in Kombination mit ACB* beträgt die Mortalität *ca. 5%;* die Myokardprotektion bei Aorteninsuffizienz, Koronarstenose und Ventrikelhypertrophie ist schwierig.
  – Bei Klappenersatz und begleitenden ausgeprägten Lungenfunktionsstörungen verdoppelt sich die Mortalitätsrate auf bis zu 15%.

Extrakorporale Zirkulation (EKZ)

➤ **Funktionsprinzip der Herz-Lungen-Maschine:** Bei der extrakorporalen Zirkulation wird das venöse Blut über Kanülen aus dem kleinen Kreislauf (in der Regel dem rechten Vorhof) in ein Reservoir drainiert. Nach Durchströmung des Oxigenators wird das oxygenierte Blut gefiltert und über Rollerpumpen in den arteriellen Kreislauf (Aorta oder Femoralarterie) zurückgeleitet. Dies geschieht üblicherweise in nichtpulsatilem Fluß.
➤ **Priming:** Vor dem Anschließen des Patienten muß die HLM befüllt werden, sog. Priming. Üblicherweise werden Vollelektrolytlösungen wie Ringer-Lösung oder Ringerlaktat eingesetzt. Blut ist nur dann Bestandteil des Priming, wenn während der initialen Bypassphase ein Hämatokritabfall auf Werte unter 20% vorhersehbar ist, d.h. je nach Alter bei Kindern, aber auch bei anämischen Patienten.

34.1 Besonderheiten

➤ **Venöse Drainage:** Der venöse Rückfluß erfolgt passiv durch die Schwerkraft, d.h. Blutvolumen, Kanülenposition-und Größe und Höhe des Operationstisches beeinflussen den venösen Rückstrom maßgeblich. Über eine Drosselvorrichtung am Ableitungsschlauch kann der venöse Rückstrom zur Maschine kontrolliert werden. Ursachen für einen Rückgang können Obstruktion der venösen Kanülen (meist Fehllage), Luft in den venösen Kanülen oder die Luxation des Herzens sein.

➤ **Arterielle Kanülierung:** In der Regel wird die Aorta ca. 8 – 10 cm oberhalb der Aortenklappe vor dem Abgang der Halsgefäße kanüliert. Im Notfall kann aber auch die A. femoralis verwendet werden, hier ist volle Pumpleistung möglich. Wegen des im Vergleich zur Aorta geringeren Kanülendurchmessers tritt bei voller Pumpleistung ein erheblicher Jetstrom auf, der stets in Richtung der Aorta laufen muß, um Komplikationen zu vermeiden. Komplikationen sind meist durch Kanülenfehllagen bedingt, z. B. Aortendissektion (kein Aufbau eines arteriellen Drucks bei Beginn des Bypass und Herzstillstand), Blutstrom aus der Aortenkanüle in Richtung der Halsgefäße gerichtet, so daß es zu massiver Schwellung im Bereich des Kopfes und der Gefahr eines Hirnödems kommen kann.

➤ **Sauger:** Blutverluste aus dem Operationsgebiet werden über Kardiotomiesauger in ein Reservoir der HLM zurückgesaugt. Damit läßt sich die Volumen- und Fremdblutzufuhr reduzieren. Zu den unerwünschten Effekten gehören die Schädigung zellulärer Blutbestandteile (Hämolyse, Thrombozytopenie), besonders wenn ein zu starker Sog anliegt. Nach Beendigung des Bypasses und Protamingabe gehen die Blutverluste aus dem OP-Gebiet verloren, so daß in dieser Phase entsprechend Volumen zugeführt werden muß. Während der Bypassphase wird teilweise ein Sauger in den linken Ventrikel eingelegt (Vent), um eine Entlastung des Ventrikels durch Reduktion des Volumens bzw. der Wandspannung zu erreichen (Rückstrom in den Ventrikel aus den Vv. thebesii).

➤ **Monitorfunktionen der HLM:** Druckmessung im arteriellen Schenkel: Diese Druckmessung repräsentiert den Druck vor der Aortenkanüle, welcher bei der Bypassphase meist bei 200 – 250 mmHg liegt (Druckgradient zum Gefäßsystem wegen vergleichsweise geringen Kalibers der Aortenkanüle). Obstruktionen der Ausflußbahn lassen die Drucke ansteigen, so daß wegen der Rupturgefahr im arteriellen Schenkel evtl. die Förderleistung der HLM reduziert werden muß, falls die Obstruktion nicht beseitigt werden kann.

– Messung der *gemischt-venösen Sauerstoffsättigung:* Diese Messung kann kontinuierlich erfolgen. Die Sättigung sollte über 70 % liegen, bei deutlich erniedrigten Werten liegt eine Diskrepanz zwischen O_2-Angebot und O_2-Verbrauch vor.

– *Temperaturmessung:* Messung auf venöser und arterieller Seite.

Blutgerinnung

➤ **Vorbemerkung:** Eine wesentliche Voraussetzung für die Durchführung der extrakorporalen Zirkulation (s. S. 398) bei stillgelegtem Herzen ist die kontrollierte und reversible *Ausschaltung der Blutgerinnung* mittels Heparin.

➤ **Heparin:**
– *Wirkmechanismus:* Durch die Bildung komplexer Verbindungen mit Antithrombin III (AT III) hemmt Heparin die Serumproteasen, vor allem Thrombin und Faktor Xa, wodurch die Fibrinbildung verzögert bzw. ganz gehemmt wird. Ausmaß und Dauer der Wirkung sind konzentrationsabhängig.
– *Konzentration:* 1 mg Heparin entsprechen 100 I.E..

- *Überwachung der Blutgerinnung:* Überwachung mittels ACT (activated clotting time): Globaler unspezifischer Gerinnungstest. Zur Kontrolle der Heparinwirkung 3 – 5 Min. nach Applikation durchführen (unbedingt vor Beginn des Bypasses).
- Sichere Durchführung der extrakorporalen Zirkulation bei ACT-Werten > 500 Sek.
- *Dosierung:* Der angestrebte Wirkeffekt von > 500 Sek. im ACT wird in der Regel durch die Applikation von 300 – 400 I.E./kg Heparin (3 – 4 mg/kg) erreicht. Die Halbwertszeit beträgt 60 – 90 Min. Bei verlängerter Bypasszeit erfolgt die Nachheparinisierung etwa 60 – 90 Min. nach Erstgabe mit ca. 30 – 50 % der Initialdosis (ACT-Kontrolle).
- *Verminderung des Heparineffekts bei:* AT III-Mangel, hohen Thrombozytenzahlen, Hyperkoagulabilität, präoperativer Heparintherapie (z. B. instabile Angina pectoris, Intensivpatient), niedrigem pH (Herabsetzung der Thrombin-AT III-Reaktionsgeschwindigkeit), Sepsis.
- *Verstärkung des Heparineffekts bei:*
  - Leber- bzw. Niereninsuffizienz (Verlängerung der Halbwertszeit; Heparin wird in der Leber verstoffwechselt und über die Niere ausgeschieden).
  - Niedrigem Plasmavolumen (z. B. Dehydratation).
  - Evtl. repetitiver Gabe (eine Speicherung bei repetitiver Gabe in Depots wird postuliert, hierdurch kann die Heparinwirkung nicht mehr abgeschätzt werden).

► **Antagonisierung:** Die Aufhebung der Heparinwirkung erfolgt durch die Gabe von Protamin.
- *Wirkmechanismus:* Protamin verbindet sich mit Heparin zu einem salzartigen Komplex und bildet so eine schwerlösliche inaktive Verbindung.
- *Dosierung:* 100 I.E. (1,3 mg) Protamin neutralisieren 100 I.E. (1 mg) Heparin. In der Regel Antagonisierung von 100 % der initial errechneten Heparindosis. Heparin, das zusätzlich wegen einer ACT < 500 Sek. appliziert wurde, bleibt bei der Berechnung unberücksichtigt. Nach diesem Schema wird in der Regel die Ausgangs-ACT wieder erzielt.
- *Unerwünschte Wirkungen:* Die unerwünschten Wirkungen sind nicht dosisabhängig, korrelieren jedoch mit der Infusionsgeschwindigkeit: Systemische Vasodilatation, kardiodepressive Effekte (besonders bei Patienten mit vorbestehender reduzierter Pumpfunktion), Erhöhung des pulmonalarteriellen Gefäßwiderstandes (selten so ausgeprägt, daß eine Rechtsherzinsuffizienz resultiert), fibrinolytische Wirkung bei Überdosierung. Anaphylaktoide Reaktionen sind möglich.
- *Anwendung:*
  - Bei stabilen hämodynamischen Verhältnissen. Protamin langsam i. v. über eine periphere Vene geben, unter Kontrolle der hämodynamischen Parameter (besonders PCWP).
  - Bei Hypotonie muß eine Rechtsherzinsuffizienz ausgeschlossen werden (ZVD > PCWP).

► **Postoperative Blutgerinnung:** Trotz klinisch (Auftreten von Koageln) und laborchemisch (normale ACT) suffizienter Neutralisierung von Heparin kann es postoperativ zum Auftreten von Blutungen kommen. Thrombozytenzahl, Quick und PTT geben erste Hinweise, ob ein Gerinnungsproblem für die Blutung verantwortlich ist.

34.2 Praktisches Vorgehen

Prämedikationsvisite

➤ **Anamnese:** In der Regel wurden kardiochirurgische Patienten einer umfangreichen präoperativen Diagnostik unterzogen. Dennoch sind eine sorgfältige Anamnese und die Erhebung des klinischen Befundes im Rahmen der anästhesiologischen Visite unerläßlich.

– *Risikofaktoren für eine KHK erfragen:* Hypertonie, Nikotinabusus, Diabetes mellitus, Adipositas, Hyperlipidämie, Hyperurikämie.

– *Begleiterkrankungen abklären:* COPD, zerebrovaskuläre Insuffizienz (TIA, bzw. Apoplex), Niereninsuffizienz, AVK der unteren Extremitäten.

🔵 *Beachte:* Eine symptomatische Karotisstenose sollte nach Absprache mit dem Operateur möglichst vor einem elektiven kardiochirurgischen Eingriff operativ korrigiert werden (s. Gefäßchirurgie, S. 427).

– *Erfragt werden sollten Symptome und Belastbarkeit des Patienten:*

• Ausprägung der Angina pectoris (Stabile AP: Sporadische Episoden mit immer gleichem Verlauf, Auftreten bei Belastung, gutes Ansprechen auf Ruhe und/oder Nitro. Instabile AP: Häufigere Episoden mit unterschiedlichem Verlauf, längere Dauer, schlechteres Ansprechen auf Nitro).

• Infarktanamnese.

• Arrhythmien (z.B. Herzstolpern, Herzjagen).

• Synkopen.

• Belastbarkeit: Welche Beschwerden beschränken die körperlichen Aktivitäten (NYHA-Klassifikation, s.S. 389).

• Dyspnoe, Orthopnoe, Ödeme (Lunge, periphere Ödeme), Nykturie.

➤ **Diagnostik:**

– *Labor:*

• Die Routinediagnostik sollte Blutbild, Elektrolyte, Blutzucker, Gerinnung (nach Möglichkeit mit Faktorenanalyse), Gesamteiweiß, Nieren- und Leerfunktionsparameter (Kreatinin, Harnstoff, γGT, GOT, GPT, LDH) CK, CK-MB und LDH umfassen. Bei Hinweisen auf eine Über- oder Unterdigitalisierung sollte der aktuelle Digitalisspiegel bestimmt werden.

• Kalium: Viele Patienten mit kardialen Erkrankungen nehmen Diuretika. Daher sind zu Arrhythmien disponierende Hypokaliämien nicht selten. Dennoch gehen Kaliumwerte bis zu 3,0 mval/l (3,3 mval/l bei digitalisierten Patienten) nicht mit einer erhöhten perioperativen Morbidität oder Mortalität einher.

🔵 *Beachte:* Eine präoperative Kaliumgabe am Vortag vermag eine länger bestehende Hypokaliämie nicht zu korrigieren. Der intravenösen Kaliumgabe in der perioperativen Phase ist daher die größere Bedeutung beizumessen.

– *EKG:* Im aktuellen 12-Kanal-EKG sollte, wenn möglich im Vergleich mit älteren EKG-Aufzeichnungen, geachtet werden auf: Ischämiezeichen, Hinweise auf einen abgelaufenen Myokardinfarkt, Arrhythmien.

🔵 *Cave:* Bei einer KHK finden sich falsch negative Befunde in 50% im Ruhe-EKG und in 30–40% im Belastungs-EKG!

– *Röntgen-Thorax:* Eine gestaute Lunge und ein verbreiterter Herzschatten sind Ausdruck einer kardialen Funktionsstörung.

– *Lungenfunktionsprüfung:* Präoperative Blutgasanalyse, Vitalkapazität und FEV_1 (s.S. 10).

– *Echokardiographie.*

– *Koronarangiographie:* Die Angiographie zeigt relevante Stenosen, Kollateralblutversorgung und die dominante Koronararterie. Besonders gefährdet in der perioperativen Phase sind Patienten mit einer Hauptstammstenose der linken Koronararterie.
– *Ventrikulographie:* Die Ventrikulographie wird im Rahmen der Kornarangiographie durchgeführt und gibt Aufschluß über ventrikuläre Motilitätsstörungen wie Hypo- bzw. Akinesie oder Dyskinesie. Ebenso können Shunts mittels Kontrastdarstellungen ebenso wie Klappeninsuffizienzen und Stenosen nachgewiesen werden.
– *Herzkatheter mit hämodynamischen Messungen:*
  • Linksventrikulärer enddiastolischer Druck (LVEDP): Streßbedingt können die Ergebnisse der Katheteruntersuchungen höher ausfallen als beim narkotisierten Patienten. Da Kontrastmittel kardiodepressiv wirkt, kann ein Anstieg des LVEDP nach Kontrastmittelgabe als Parameter für eine schlechte Ventrikelfunktion gewertet werden.
  • Ejektionsfraktion (EF): Die EF ist ein Parameter für die Kontraktilität des Herzmuskels; eine EF <50% zeigt eine ventrikuläre Funktionsstörung an.
  • Klappenstenosen lassen sich durch Messung der Klappenöffnungsfläche und des Druckgradienten quantifizieren, der Druckgradient ist allerdings abhängig vom Herzzeitvolumen. Die Registrierung entsprechender Druckkurven vor Herzklappen kann eine Klappeninsuffizienz qualitativ nachweisen.
  • Eine pulmonale Hypertonie kann durch Rechtsherzkatheter nachgewiesen werden.

Präoperative Vorbereitung des Patienten

➤ Kardiochirurgische Eingriffe lösen bei den Patienten oft große Ängste aus. Das Ziel der präoperativen Visite sollte daher der Abbau der Ängste im Rahmen eines ausführlichen Aufklärungsgespräches sein. Neben der üblichen anästhesiologischen Aufklärung sind Informationen über die Katheteranlagen, das perioperative Management, Bluttransfusion und die postoperative Intensivtherapie besonders wichtig.
➤ Bei einer schweren chronischen Lungenerkrankung sollte die Vorbereitung entsprechend der bei thoraxchirurgischen Eingriffen (s. S. 354) erfolgen.
➤ **Medikamente, deren Einnahme bis zum Operationstag erfolgen sollte:** Antianginöse Pharmaka (Nitro-Präparate, β-Blocker, Calciumantagonisten), Antiarrhythmika, Clonidin (Vermeiden einer Rebound-Hypertonie), Heparin (z. B. bei vorbestehendem Klappenersatz, Hauptstammstenose, instabiler AP).
➤ **Medikamente, die präoperativ abgesetzt werden sollten:**
  – *Cumarinderivate:* Werden eine Woche präoperativ abgesetzt, so daß sich der Quickwert normalisieren kann. Bei Bedarf können Cumarinderivate durch Heparin in therapeutischer Dosierung ersetzt werden.
    ◀ *Tip:* Im Notfall (z. B. akute Klappeninsuffizienz) ist auch bei sehr niedrigen Quickwerten eine Operation möglich. PPSB sollte vor der EKZ wegen des hohen Thromboserisikos und der Gefahr der Verbrauchskoagulopathie (s. S. 583) nicht gegeben werden.
  – *Acetylsalicylsäure* wird 10 Tage vor dem Eingriff abgesetzt.

34.2 Praktisches Vorgehen

➤ **Anästhesierelevante unerwünschte Wirkungen der Dauermedikation:**
  – *Beta-Blocker:* Reboundtachykardien nach plötzlichem Absetzen.
  – Manifestation einer *Digitalistoxizität* bei Hypokaliämie (VES, paroxysmale Vorhoftachykardie mit Block, höhergradiger AV-Block).
  – *Trizyklische Antidepressiva oder MAO-Hemmer:* Hypertensive Krise bei Applikation *indirekter* Sympathomimetika (Katecholamine sollen relativ sicher sein).

Medikamentöse Prämedikation

➤ Zur Vermeidung einer streßinduzierten Herz-Kreislaufreaktion sollte eine starke Sedierung im Vordergrund der medikamentösen Prämedikation stehen. Alter, Gewicht und die kardiale Funktion müssen dabei allerdings beachtet werden.
➤ **Atropin** sollte wegen der möglichen Induktion von Tachykardien kein Bestandteil der Prämedikation kardiochirurgischer Patienten sein.
➤ **Geeignete Substanzen** sind Benzodiazepine, z.B. Kaliumclorazepat (Tranxilium).
➤ **Dosierung:** Bei guter Ventrikelfunktion (EF > 55%, LVEDP ≤ 12 mmHg) am Vorabend der OP z.B. mit Tranxilium 40 mg p.o., am Operationstag die gleiche Prämedikation wie am Vorabend, jedoch ca. 2 Std. präoperativ.
➤ Sowohl eine zu leichte (Tachykardien, Hypertonie) als auch eine zu starke Prämedikation (Atemdepression) gefährden den Patienten. Bei vorbestehender pulmonaler Hypertonie (z.B. Mitralklappenerkrankungen) sind die Patienten in besonderem Maße durch eine sedierungsbedingte Hypoventilation und Hypoxämie bedroht. In solchen Fällen ist die Dosis der medikamentösen Prämedikation um etwa 50% zu reduzieren.

Vorbereitung des Patienten im OP

➤ **Arbeitsplatz:** Die Monitorsysteme müssen überpüft und kalibriert sein. Für jeden Patienten müssen Notfallmedikamente (Adrenalin 1:10000, Atropin 0,5 mg) aufgezogen bereitliegen, ebenso müssen ein Defibrillator und ein externer Schrittmacher bereitstehen, Kardiochirurg und Kardiotechniker mit gefüllter HLM bereitstehen.
➤ **Monitoring:** Zusätzlich zum Standardmonitoring (s.S. 15) werden folgende Maßnahmen getroffen:
  – *5-Kanal-EKG* mit automatischer ST-Segmentanalyse.
  – *Invasive arterielle Blutdruckmessung* (bei Risikopatienten Kanülierung in Lokalanästhesie und Messung vor der Einleitung).
    • Der systolische Blutdruck erlaubt Rückschlüsse auf den Gefäßwiderstand und die linksventrikuläre Wandspannung und damit auf den myokardialen Sauerstoffverbrauch, daher sollten systolische Druckwerte > 150 mmHg besonders bei KHK-Patienten nicht toleriert werden.
    • Der diastolische Blutdruck gibt Anhalt für den arteriellen Gefäßwiderstand; hohe diastolische Druckwerte gehen mit erhöhter Herzarbeit einher, niedrige diastolische Druckwerte gefährden die koronare Perfusion. Werte < 50 mmHg sind besonders bei KHK-Patienten mit der Gefahr einer akuten Ischämie verbunden.
  – Großlumiger venöser Zugang.
  – Zentralvenenkatheter (Doppellumen).

– *Blasenkatheter:* Besonders während der Phase der EKZ ist die Urinausscheidung ein guter Parameter für die Organperfusion, sofern der Serumnatriumgehalt ausgeglichen ist.
– *Temperatursonde:* Ein Blasenkatheter mit Temperatursonde ist sinnvoll, da diese Temperatur die der peripheren Organe repräsentiert, wo die Temperaturänderungen langsamer erfolgen, die aber relevant ist für den Maschinenabgang.
– Evtl. Pulmonaliskatheter.
– Evtl. transösophageale Echokardiographie (TEE):
  • Indikationen: Intraoperative Evaluation der Kreislauffunktion, intraoperative Überwachung von Klappenrekonstruktionen, Korrektur konnataler Vitien, Korrektur der HOCM, Endokarditis, Evaluation der Aortenklappenfunktion bei Aszendensaneurysma mit möglicher Beteiligung der Aortenklappe.
  • Die ösophageale Sonde wird nach Narkoseeinleitung und Transport in den Operationssaal plaziert.
  • Die intraoperative Überwachung wird meist von Anästhesisten durchgeführt, eine enge interdisziplinäte Zusammenarbeit mit Kardiologen ist sinnvoll und anzustreben.
– Neuromonitoring (EEG, EPs).
– *Laborkontrollen:*
  • BGA zur Beurteilung der pulmonalen Funktion, Bestimmung von Hb und SaO_2 zur Berechnung der Sauerstofftransportkapazität.
  • Elektrolytkontrollen: Besonders auf Hypokaliämie, Hypokalziämie und während der extrakorporalen Zirkulation auf Hyponatriämie achten.
  • Gerinnungskontrollen.

◧ *Beachte:* Perioperativ ist ein möglichst lückenloses Monitoring wünschenswert. Kritische Phasen sind, wenn nicht im Operationssaal eingeleitet wird, vor allem die Transportwege zwischen Vorbereitungsraum und Operationssaal.

Narkoseeinleitung und -führung

➤ **Vorbemerkung:** Oft besteht bei den Patienten eine durch Diuretikatherapie ausgelöste Hypovolämie, die nach Demaskierung während der Narkoseeinleitung zu ausgeprägter Kreislaufinstabilität führen kann. Bei Blutdruckabfall nach der Einleitung sollte daher primär eine kristalloide Lösung infundiert werden. Die Gesamtinfusionsmenge vor Beginn des Bypasses richtet sich nach den hämodynamischen Parametern, normalerweise sind jedoch nicht mehr als 500 ml erforderlich.

➤ **Medikamente und Narkoseverfahren:**
  – Prinzipiell sollten die zur Narkoseeinleitung und -führung eingesetzten Pharmaka der kardialen Funktion angepaßt sein. Aufgrund einer meist geringen kardiozirkulatorischen Depression bieten sich intravenöse Anästhesietechniken an.
  – Grundsätzlich sind sowohl die balancierte Anästhesie (s. S. 120) als auch die TIVA (s. S. 124) möglich. Volatile Anästhetika werden bei balancierter Anästhesie als Adjuvans zur Unterdrückung sympathoadrenerger Stimuli (z. B. Sternotomie, Präparation an Aorta oder A. mammaria) eingesetzt.

– *Opioide* (z. B. Fentanyl) zeichnen sich durch eine ausgesprochen gute Kreislaufstabilität aus. Narkosen in der Herzchirurgie werden üblicherweise mit hohen Opioiddosen durchgeführt. Eine ausreichende Dämpfung sympathikoadrenerger Reflexe ist mit Fentanyl oder Alfentanil allein in der Regel aber nicht möglich. Eine Ausnahme stellt Sufentanil dar, das neben der analgetisch sehr potenten Wirkung auch über kreislaufdämpfende Eigenschaften verfügt. Bei Patienten mit kritisch eingeschränkter Pumpfunktion und endogen hohen Katecholaminspiegeln kann Sufentanil, vor allem nach Bolusgabe, auch zur Kreislaufinstabilität führen.

– *Propofol* verfügt über eine gute Steuerbarkeit und eine geringe Kumulationsneigung. Negativ inotrope Effekte sowie die deutliche Dämpfung sympathoadrenerger Reaktionen können jedoch bei schwerer Herzinsuffizienz zu Kreislaufinstabilität und erhöhtem Bedarf exogen zugeführter Katecholamine führen.

– N_2O sollte wegen seiner kardialen Nebenwirkungen nicht eingesetzt werden.

➤ **Narkoseeinleitung:**
   – In der Regel wird die Narkoseeinleitung langsam durchgeführt, um eine möglichst große hämodynamische Stabilität zu gewährleisten. Eine Gefährdung der Atemwege (z. B. Hypoventilation, Hypoxie) muß dabei vermieden werden. Die Pharmakadosierung richtet sich nach Alter und Ventrikelfunktion des Patienten.
   – *Beispiel* für eine Narkoseeinleitung bei kardiochirurgischen Patienten:
     • Langsame Applikation von Fentanyl 0,3 – 0,5 mg und Midazolam 2,5 – 5 mg, eine Atemdepression kann durch Kommandoatmung bis zum Einschlafen des Patienten überbrückt werden.
     • Etomidate als Hypnotikum (0,2 mg/kg KG).
     • Orale Intubation (evtl. nach Applikation von Lidocain lokal oder i. v.) und Normoventilation ($PaCO_2 > 35$ mmHg) mit Luft-O_2-Gemisch (FiO_2 0,5).

➤ **Transfer in den Operationssaal:** Vor dem Transfer in den Operationssaal sollten keine potentiell allergenen Substanzen wie Antibiotika oder Aprotinin gegeben werden, da nur eingeschränkte Überwachungsmöglichkeiten bestehen. Im OP werden, wenn verwendet, das EEG angeschlossen und die TEE-Sonde eingeführt.

Management vor der extrakorporalen Zirkulation (EKZ)

➤ Die häufigsten Probleme vor Beginn der extrakorporalen Zirkulation sind Hypertonie, Hypotonie, Herzinsuffizienz, Arrhythmie und myokardiale Ischämie.
   – *Hypertonie und Tachykardie* als Ausdruck einer sympathoadrenergen Stimulation treten während Hautschnitt, Sternotomie, Perikardnaht und Präparation der Aorta bzw. der A. mammaria interna auf. Die Maßnahmen bestehen in Vertiefung der Narkose (Opioide und Inhalationsanästhetika) zur Sternotomie und, wenn nötig, dem Einsatz von Antihypertensiva (z. B. Nitro, evtl. Urapidil).
   – *Hypotonien* können aufgrund von Hypovolämie, Arrhythmie, chirurgischer Manipulation (Vorhofkompression, Luxation des Herzens), zu tiefer Narkose oder, seltener, aufgrund einer Herzinsuffizienz auftreten.
   – *Arrhythmien* sind meist Folge chirurgischer Manipulationen, daher passagerer Natur und primär nicht therapiebedürftig; evtl. müssen die chirurgischen Maßnahmen kurzzeitig unterbrochen werden.

- *Schwere Bradykardien*, die mit Blutdruckabfall einhergehen, müssen therapiert werden (Atropin 0,5 mg i. v. oder Orciprenalin 0,05 – 0,1 mg i. v.); nach Eröffnung des Perikards ist auch ein passageres Pacing über einen externen Schrittmacher möglich.
- *Tachykardien* über 100/Min. führen zu einer deutlichen Zunahme des O_2-Verbrauchs und müssen, außer bei Aorteninsuffizienz, therapiert werden. Meist ist jedoch eine Volumengabe ausreichend. Tachykardien mit Hypertension sind meist Ausdruck einer zu flachen Narkose.
- Arrhythmien ohne chirurgische Manipulationen sind evtl. Ausdruck einer myokardialen Ischämie. Auf einen ausreichenden Kaliumspiegel achten. Auch Magnesium wirkt antiarrhythmisch (Dosierung z. B. Magnorbin 20 %, initial: 2 g langsam i. v., kontinuierlich ca. 1 g/Std.). Regelmäßige Plasmaspiegelkontrollen. Therapeutischer Bereich 3 – 4 mmol/l. Toxischer Bereich ab 6 mmol/l.

  – Bei *Kreislaufinstabilität*, die auf chirurgische Maßnahmen zurückzuführen ist, muß der Operateur sofort informiert werden.
  – Bei *schwerer Herzinsuffizienz* ist evtl. die Gabe von Katecholaminen erforderlich; grundsätzlich sollte dies jedoch zurückhaltend geschehen, da der O_2-Verbrauch unter Katecholaminen ansteigt.

➤ **Sternotomie, Zugang zum Herzen:** Meist erfolgt eine mediane Längssternotomie oder eine anterolaterale Thorakotomie. Während der Sternotomie wird die Beatmung unterbrochen, um eine Pleuraverletzung zu vermeiden. Die Eröffnung des Thorax und die Freilegung des Herzens kann mit EKG-Veränderungen einhergehen. Nach der Eröffnung des Perikards können aus der direkten Beobachtung des Herzens wichtige Rückschlüsse auf Kontraktilität, Ventrikelfüllung und Herzrhythmus gezogen werden, obwohl meist nur der rechte Ventrikel sichtbar ist.

➤ **Heparin:** Heparin muß immer bereitliegen, um notfalls schnell an die Herz-Lungen-Maschine gehen zu können. Die Applikation sollte nur über einen ZVK (positiver Aspirationsversuch!) erfolgen, um eine sichere Wirkung zu gewährleisten. Weiteres s. S. 398.

➤ **Komplikationen bei der Gefäßkanülierung:**
  – *Manipulationen im Bereich des rechten Vorhofs* können Hypotonien durch Senkung des venösen Rückstroms und Arrhythmien hervorrufen. Ein normaler ZVD bietet hiervor einen gewissen Schutz. Neuauftretendes Vorhofflimmern kann eine Kardioversion notwendig machen.
  – Bei *Kanülierung der Aorta* kann es zum plötzlichen Blutdruckanstieg kommen; während der Kanülierung sollte der systolische Blutdruck – auch bei Hypertonikern – bei 100 mmHg liegen, da es sonst zum Einreißen der Aortenwand kommen kann (Nitro bereitlegen!).
  – *Hypotonien* auf Grund einer Hypovolämie (Blutverluste bei Aortenkanülierung, Behinderung des venösen Rückstroms und Senkung des HZV durch Venenkanülen) können nach der Aortenkanülierung durch Volumengabe über den arteriellen Schenkel der HLM rasch behoben werden.
  – Eine *Kanülenfehllage* in einer Lebervene hat eine Stauung in den unteren Körperpartien und Volumenmangel in der HLM zur Folge. Eine Stauung im Bereich des Kopfes sowie ein Druckanstieg in der V. cava sup. (gemessen am Introducer des Pulmonaliskatheters) zeigt eine Obstruktion der Kanüle in der V. cava sup. an (Kanülenfehllage). In der Folge kann es auf Grund eines reduzierten zerebralen Perfusionsdruckes zu Durchblutungsstörungen des Gehirns sowie zum Hirnödem kommen.

34.2 Praktisches Vorgehen

Management während der EKZ

➤ **Vor bzw. bei Beginn der EKZ sollten folgende Punkte beachtet werden:**
- *Labor:* ACT und Hämoglobinwert (kritischer Wert während der Bypassphase zu erwarten?).
- *Narkose:* Zufuhr von Volumen einstellen, Urinmenge ablesen, FiO_2 1,0, Narkose und Relaxation evtl. vertiefen, da dilutionsbedingt die Plasmakonzentrationen von Pharmaka abnehmen. Die Applikation erfolgt direkt in die HLM.
- *Sonstiges:* Die Zeit für die geplante zweite Heparindosis (s. S. 391, 577) muß notiert werden. Der Pulmonaliskatheter sollte 3 – 4 cm zurückgezogen werden, da bei Entleerung des Herzens eine permanente Wedge-Position resultieren kann; wird das Herz später luxiert, so kann der in Hypothermie steif gewordene Katheter die Pulmonalgefäße verletzen.

➤ **Partieller Bypass:** Nach Entfernung der Klemmen läuft die HLM an, die Phase des arteriellen Bypasses beginnt (Dokumentation im Narkoseprotokoll). Die Pumpleistung orientiert sich am Herzindex des Patienten und wird bis zu einem Blutfluß von 2 – 2,4 l/Min./m² schrittweise erhöht.
- Bei freiem venösem Abfluß über die Kanülen fällt der ZVD rasch auf null. Ein nicht fallender oder steigender ZVD zeigt eine unzureichende venöse Drainage an. Eine Überdehnung der Ventrikel ist zu vermeiden. Ursachen hierfür sind eine Aorteninsuffizienz oder eine Hypervolämie durch unzureichende venöse Drainage sowie durch unverhältnismäßig hohe Pumpleistung in der Initialphase. Falls eine Überdehnung auftritt, sollte diese durch vorsichtige manuelle Kompression durch den Chirurgen oder durch einen Ventrikelvent behoben werden.
- Anzustreben ist ein Perfusionsdruck von 50 – 80 mmHg (je nach Alter und Allgemeinzustand des Patienten). Die Hypotonie in der Initialphase des partiellen Bypasses ist meist durch die Füllung der Herz-Lungen-Maschine mit kristalloiden Lösungen (niedrige Viskosität) bedingt. Eine rasche venöse Drainage in das Reservoir der HLM bei noch nicht voller Pumpleistung kann die Hypotonie durch eine schlagartig auftretende Hypovolämie verstärken. Meist ist die Hypotonie passager, Mitteldrücke bis zu 30 mmHg sind möglich. In der Regel besteht kein Handlungsbedarf, da der Blutdruck sich schnell wieder stabilisiert, sobald eine gleichmäßige Dilution zwischen Gefäß- und Maschinensystem erfolgt ist.
- Langsames Anfahren der Maschine und eine exakte Anpassung des venösen Rückflusses an die steigende Maschinenleistung dient der Vermeidung einer ausgeprägten Hypotonie. Erholt sich der Perfusionsdruck trotz voller Pumpleistung nicht, so sollten bei ausreichendem Hämatokrit vorsichtig Vasokonstriktoren eingesetzt werden (z. B. Akrinor 40 mg oder Noradrenalin 0,02 mg als Bolus). Massive und persistierende Hypotonien können auftreten bei Aortendissektion, schwerer Aortenklappeninsuffizienz oder wenn der Blutstrom aus der Aortenkanüle in die Halsgefäße gelenkt wird.

➤ **Totaler Bypass:** Sobald das Herz nicht mehr auswirft, wird die Beatmung um 50% reduziert. Zur Prophylaxe von Atelektasen kann während der Ischämiephase mit 1 l/Min. Luft beatmet werden.

➤ **Myokardprotektion:** Herzoperationen werden meist am stillgelegten, von der Zirkulation temporär ausgeschalteten Herzen durchgeführt. Bei sistierender Koronarperfusion ist eine Protektion des Myokards zur Verlängerung der Ischämietoleranz von größter Bedeutung. Mittels Kardioplegie und Hypothermie wird eine Reduktion des metabolischen Bedarfs am Myokard, die Zufuhr von Substraten zu Energiegewinnung und das Puffern einer metabolischen Azidose erreicht.

– *Ischämietoleranz des Myokards:* Hängt ganz wesentlich von der Effektivität der Kardioplegie ab. Hierbei ist folgendes zu beachten: Die kardioplegische Lösung muß kalt sein (3 – 6 °C) und die myokardiale Temperatur muß so niedrig wie möglich gehalten werden (z. B. 15 – 20 °C). Bei effektiver Kardioplegie geht das induzierte Kammerflimmern unmittelbar in eine Asystolie über, die Ischämietoleranz beträgt klinisch ca. 30 – 90 Min. Danach muß mit zunehmenden kardialen Funktionsstörungen in der Reperfusionphase gerechnet werden.

👁 *Beachte:* Durch die Reduktion des metabolischen Bedarfs vor der Stillegung des Herzens sollen die Energiereserven der Herzmuskelzellen geschont werden, so daß ATP und andere energiereiche Phosphate in der Reperfusionsphase in ausreichendem Maße zur Verfügung stehen. Daher müssen Arrhythmien oder Tachykardien vor der Induktion des Herzstillstandes vermieden werden. Außerdem muß man das Herz leer schlagen lassen, d. h. evtl. erforderliche Katecholamine absetzen und sympathoadrenerge Reaktionen unterdrücken (ausreichende Narkosetiefe, evtl. kurz wirksamer β-Blocker).

– *Topische Kühlung des Herzens:* Nach der Kardioplegie wird das Herz von außen mit kalter NaCl-Lösung (3 – 6 °C) gekühlt. Die Myokardtemperatur muß unter 20 °C gehalten werden, günstig im Sinne der Myokardprotektion ist eine Temperatur von 12 – 16 °C (evtl. Monitoring mittels Nadelstichelektrode).

– *Praktisches Vorgehen:* Nach Abklemmen der Aorta ascendens (Stoppuhr starten, Dokumentation) wird kardioplegische Lösung in das koronare Gefäßbett injiziert. Normalerweise erfolgt die Kardioplegie über den Needlevent, eine Kanüle, die im Bereich zwischen Aortenklemme und -klappe liegt, so daß die Koronarien unmittelbar erreicht werden. Bei Aortenklappeninsuffizienz erfolgt eine direkte Applikation in die nach Eröffnung der Aortenbasis freigelegten Koronarostien, evtl. kann eine retrograde Perfusion über den Sinus coronarius durchgeführt werden.

– *Komplikationen:* Ursachen einer unzureichenden Kardioplegie können eine konventionelle Kardioplegietechnik bei ausgeprägter Aortenklappeninsuffizienz, eine lokalisierte Aortendissektion im Bereich des Needlevent oder hochgradige Koronarstenosen sein.

• Myokardhypertrophie und eine Myokardperfusion über nichtkoronare Kollateralen (Auswaschen der Kardioplegie, Erwärmen des Myokard) können eine unzureichende Myokardprotektion begünstigen.

• Persistierende kardiale Aktivität (besonders Kammerflimmern), Ventrikeldilatation während der Bypassphase und koronare Embolien nach Aufklemmen der Aorta können während der Bypassphase myokardiale Schäden setzen und die Entwicklung einer Herzinsuffizienz nach Beendigung des Bypasses fördern.

34.2 Praktisches Vorgehen

Anästhesiologische Aufgaben während der EKZ

➤ **Kontrolle des arteriellen Mitteldrucks:** Die Kontrolle erfolgt in Zusammenarbeit mit der Kardiotechnik. Zur Sicherung einer ausreichenden Organperfusion sind in Abhängigkeit von der Körpertemperatur folgende Zielgrößen einzuhalten:

- Bei Normothermie 60 – 80 mmHg.
- Bei Temperaturen von 25 °C 50 – 80 mmHg.
- Bei Temperaturen ≤ 22 °C 40 – 50 mmHg.

– *Hypotonien* treten meist zu Beginn der Bypassphase auf, differentialdiagnostisch sind meßtechnische Probleme, niedrige Pumpleistung bei unzureichendem venösem Rückfluß und Hypovolämie (Reservoir leer), niedrige Pumpleistung bei Obstruktion der arteriellen Kanüle und Vasodilatation gegeneinander abzugrenzen. Da Hypotonien während der EKZ behandlungspflichtig sind, sollte, wenn keine technische Ursache vorliegt, Akrinor (fraktioniert 20 – 40 mg) oder Noradrenalin (Boli von 10 µg) verabreicht werden.

– *Hypertonien* treten meist in der Aufwärmphase auf. Differentialdiagnostisch kommen eine Vasokonstriktion bei unzureichender Narkosetiefe oder ein Rebound-Effekt nach Vorbehandlung mit Beta-Blockern in Frage. Mitteldrücke > 90 – 100 mmHg sind immer behandlungspflichtig; zunächst sollte die Narkose vertieft werden, bei Hypothermie kann evtl. eine Reduktion des Perfusionsvolumens (Cave: Abfall der venösen Sättigung!) versucht werden. Medikamentös kommen Nitroglyzerin (kontinuierlich über Perfusor 2 – 10 mg/ Std.) oder Urapidil (10 mg als Bolus) zum Einsatz. Urapidil sollte allerdings nur bei Hypertonikern in niedriger Dosierung (10 – 15 mg) und nicht am Ende der EKZ eingesetzt werden, da sonst in der Phase nach dem Bypass massive Hypotonien auftreten können. Bei sehr hoher Dosierung von Nitraten kann es zu einem ausgeprägten Pooling von Volumen und damit zu einer deutlichen Plusbilanz kommen.

➤ **Kontrolle der Nierenfunktion und des Volumenstatus:**

– Eine *Oligurie* bzw. das Auftreten einer *metabolischen Azidose* während der EKZ gilt als wichtiger Hinweis für eine mangelnde Organperfusion. Während der ersten 10 Min. sollte die Diurese (mind. 0,5 – 1,5 ml/kg/Std.) einsetzen. In tiefer Hypothermie (z. B. 18 °C) kann die Diurese vorübergehend sistieren. Bei Oligurie während der EKZ werden folgende Maßnahmen ergriffen:

- Kontrolle des Blasenkatheters (Obstruktion, Diskonnektion) und Prüfung der Blasenfüllung durch den Chirurgen.
- Ausschluß einer Fehllage der Venenkanüle (untere Hohlvene).
- Korrektur einer Hyponatriämie.
- Evtl. Erhöhung der Pumpleistung der Maschine, ggf. Volumengabe (z. B. HAES oder HA 5 %, je nach Alter, Hämoglobinwert und Begleiterkrankungen Erythrozytenkonzentrate).
- Medikamentöse Förderung der Diurese (Applikation in die HLM) durch Furosemid 10 – 20 mg.

– Durch die Traumatisierung der Erythrozyten kann während der EKZ eine *Hämolyse* und in deren Folge eine Makrohämaturie auftreten, besonders begünstigt durch starkes Absaugen von Blut aus dem OP-Feld in die HLM und eine lange Maschinenphase. Tritt eine Makrohämaturie auf, so muß die Diurese sichergestellt werden (s. o.).

– Bei terminaler Niereninsuffizienz oder langen Maschinenzeiten mit Hypervolämie im Reservoir kann evtl. eine *Hämofiltration* erforderlich sein. Hierbei ist zu beachten, daß über die Filtration Heparin verloren gehen kann, daher muß eine ACT-Kontrolle erfolgen.

➤ **Kontrolle der Laborparameter:**
 – *Hämoglobin und Hämatokrit:* Der dilutionsbedingte Abfall des Hämatokrit beträgt beim normovolämischen Erwachsenen ca. 15%; ein Hämatokrit von 23% sollte nicht unterschritten werden.
 – *Kalium:* Initial kann der Kaliumwert wegen einer systemischen Resorption der Kardioplegielösung auf pathologisch hohe Werte ansteigen. Eine Hypokaliämie ist gegen Ende der EKZ unerwünscht, da mit Beginn der Katecholamintherapie meist eine weitere Senkung des Serumkaliumwertes mit entsprechender Arrhythmiegefahr auftritt. Weiterhin können therapiebedürftige metabolische Azidosen auftreten.
 – *Natrium:* Während der EKZ entwickelt sich oft eine (Verdünnungs-)Hyponatriämie, wenn natriumarme Kardioplegielösung in den Systemkreislauf gelangt. Hier bewirkt eine Diuresesteigerung einen Natriumanstieg. Bei niedrigen Na^+-Werten und sistierender Ausscheidung muß Natrium exogen zugeführt werden ($1-2$ g Na^+). Zu beachten ist, daß die Gabe von Natrium Hypotonien auslösen kann.
 – *Gerinnung:* Während der EKZ muß der ACT-Test wiederholt kontrolliert werden (z. B. alle 30–45 Min); hierbei sollte eine ACT ≥ 500 Sek. angestrebt werden.

➤ **Kontrolle der Körpertemperatur und der Hirnfunktion (EEG-Monitor):**
 – Die meisten Herzoperationen werden in milder Hypothermie (ca. 33 °C) durchgeführt. Eine solche Hypothermie reduziert den Sauerstoffverbrauch deutlich (bei 30 °C ist der Sauerstoffverbrauch um etwa die Hälfte reduziert). Daher kann auch ein Hämatokritabfall auf Werte von 20–25% toleriert werden.
 – *Hypothermie und zerebrale Funktion:* Bei einer Hypothermie von 28 °C ist die zerebrale Autoregulation (s. auch S. 475) bis zu Werten von 30 mmHg (bei Zerebralsklerose bis zu 50 mmHg) erhalten. Entsprechend können niedrige Mitteldrücke bzw. reduzierte Maschinenförderleistungen (bis mindestens 1,2 l/Min./m^2) in dieser Phase toleriert werden, allerdings nur unter Beachtung der Kontrollparameter des pH und der venösen Sättigung.
 – Ein *Monitoring der zerebralen Funktion* kann mit Hilfe eines 4-Kanal-EEG mit Power-Spektrum-Analyse durchgeführt werden, wobei allerdings nur qualitative Aussagen möglich sind. Neben der zerebralen Sauerstoffversorgung haben auch noch andere Faktoren (z. B. Temperatur, sympathoadrenerge Stimulation und Pharmaka) Einfluß auf das EEG.
 – Komplexe Operationen im Kindesalter sowie Rekonstruktionen des Aortenbogens werden z. T. in tiefer Hypothermie (18 °C) mit totalem Kreislaufstillstand operiert. Hierzu ist eine gleichmäßige Kühlung des Gehirns erforderlich, bis ein Null-Linien-EEG auftritt. Die Nebenwirkungen der Hypothermie liegen in einer vermehrten Mediatoraktivierung in der Reperfusionsphase und einer Immunsuppression.

34.2 Praktisches Vorgehen

Anästhesiologische Aufgaben am Ende der EKZ

➤ Diese Phase der Operation ist gekennzeichnet durch Wiedererwärmung des Patienten, Vorbereitungen zur Wiederaufnahme der Herztätigkeit, Wiederaufnahme der Herztätigkeit und Entlüftungsmaßnahmen, Reperfusion und Abgang von der Maschine.

➤ **Wiedererwärmung des Patienten:**
  – *Kontrolle der Temperatur:* Gegen Ende der EKZ erfolgt die Wiedererwärmung des Patienten. Hierzu wird das Blut in der HLM auf 39 °C erwärmt, die Temperaturdifferenz zwischen Blut und Wärmetauscher sollte allerdings 10 °C nicht überschreiten. Das Maß für die Wiedererwärmung ist die (langsamer ansteigende) Blasen- oder Rektaltemperatur. Vasodilatatoren (z. B. Nitrate) in Kombination mit einer gesteigerten Pumpleistung können zur gleichmäßigeren Wiedererwärmung der Körpergewebe beitragen.
  – *Narkoseführung:* Schwitzen ist häufig, aber nicht immer Ausdruck einer mangelnden Narkosetiefe. Durch eine – im Gegensatz zur Körperperipherie – rasche Erwärmung hypothalamischer Strukturen kann es zum Schweißausbruch kommen. Mit höheren Temperaturen im ZNS steigt der Narkosebedarf und mit steigender Körperkerntemperatur die Metabolisierungsrate. In der Aufwärmphase ist eine Vertiefung von Narkose und Relaxation notwendig, damit es nicht zu Wachreaktionen (Augenöffnen) und Zeichen mangelnder Relaxation (Zwerchfellbewegungen) kommt. Unmittelbar vor Abstellen der HLM sollten keine Analgetika oder Sedativa appliziert werden, um eine pharmakainduzierte hämodynamische Instabilität ausschließen zu können. Katecholamine werden bei Bedarf erst bei Normothermie eingesetzt, wenn die Bypässe perfundiert werden.

➤ **Vorbereitungen zur Wiederaufnahme der Herztätigkeit:** Vor Wiederaufnahme der Herztätigkeit sollte das Labor kontrolliert (Korrektur einer Azidose, K^+-Wert von 4,5 – 5 mval/l, Hämatokrit möglichst > 27 %, je nach Alter und Gesamtzustand des Patienten), der externe Schrittmacher bereitgelegt, der Defibrillator geprüft, das hämodynamische Monitoring (Neujustierung und -kalibrierung der Druckaufnehmer) und die inotrope Therapie (Perfusorleitungen am proximalen Schenkel des ZVK) überprüft werden.

➤ **Wiederaufnahme der Herztätigkeit und Entlüftungsmaßnahmen:**
  – Während der Aufwärmphase werden Aortenklemme und Hohlvenentourniquets wieder entfernt (partieller Bypass). Somit werden das Herz und der Lungenkreislauf wieder perfundiert. In dieser Phase müssen Luftembolien vermieden und schwerwiegende Arrhythmien beseitigt werden. Der Blutdruck sollte kontrolliert und die Beatmung muß wiederaufgenommen werden.
  – *Vermeidung von Luftembolien:* Um arterielle Luftembolien zu vermeiden, muß das Herz nach einer Kardiotomie (z. B. Klappenersatz) sorgfältig entlüftet werden, bevor es seine Tätigkeit wieder aufnimmt. Von besonderer klinischer Bedeutung sind Ischämien aufgrund von zerebralen und koronaren Luftembolien. Die Effektivität der Entlüftung kann mit dem TEE (Ultraschall-Doppler) überwacht werden. Folgende Methoden zur Vermeidung von Luftembolien kommen zur Anwendung:
    • Nach Luxation des Herzens wird die Herzspitze als höchster Punkt mit einer dicken Nadel punktiert, um die Luft zu aspirieren. Gleichzeitig muß das Herz massiert werden, um versteckte Luft aus dem Trabekelwerk zu mobilisieren.

- Während des Entlüftungsvorgangs wird die Lunge gebläht (Valsalva-Manöver), um auch die Pulmonalvenen zu entlüften.
- Vor der Entfernung der Aortenklemme wird der Kopf des Patienten gesenkt, damit der Needlevent zum höchsten Punkt der Aorta ascendens wird. Nach Entfernung der Aortenklemme und Wiederaufnahme der Herztätigkeit werden 800–1000 ml Blut/Min. temporär über den Needlevent in die HLM abgesaugt. Damit soll gewährleistet werden, daß mobilisierte Luft eliminiert wird.

- *Beseitigung schwerwiegender Arrhythmien:*
  - *Kammerflimmern* kann spontan defibrillieren, in der Regel ist jedoch eine interne Defibrillation mit 20–30 Joule notwendig. Bei rezidivierendem oder persistierendem Kammerflimmern kann der Defibrillationserfolg durch Nachperfusion und evtl. Lidocain (1 mg/kgKG) verbessert werden.
  - ◉ *Beachte:* Persistierendes Kammerflimmern kann ein erster Hinweis auf eine koronare Embolie oder eine koronare Ischämie sein!
  - *Asystolien, Bradykardien und AV-Blöcke* können als Folge systemischer Resorption von Kardioplegielösung (Hyperkaliämie, Hypokalzämie und Magnesiumgehalt) und passager bei Hypothermie auftreten. Bei voller Pumpleistung der HLM und entlastetem leerem Ventrikel können Bradyarrhythmien zunächst toleriert werden. Persistierende Bradyarrhythmien bei Reduktion der Maschinenleistung erfordern den Einsatz eines Schrittmachers, wobei eine Herzfrequenz von 90/Min. angestrebt werden sollte. Bei Sinusbradykardien kommt ein Vorhofschrittmacher zum Einsatz; meist wird durch die Frequenzsteigerung auch die AV-Überleitung verbessert. Wenn unter Schrittmacherstimulation lange AV-Zeiten persistieren, kann dies zu einer Verminderung des HZV führen; dieses Problem kann durch eine sequentielle Stimulation mit optimierter AV-Zeit gelöst werden (z. B. 150 ms bei einer Schrittmacherfrequenz von 90/Min.). Bei einer AV-Blockade werden sequentielle Schrittmacher eingesetzt.
  - *Tachyarrhythmien* müssen therapiert werden, da sie den myokardialen Sauerstoffbedarf erhöhen. Zunächst muß eine adäquate Narkosetiefe sichergestellt sein, falls dies nicht ausreicht, wird eine Kardioversion (evtl. Überstimulation) vorgenommen. Evtl. werden Antiarrhythmika gegeben, z. B. Ajmalin (Gilurytmal), Dosierung: 25 mg über 3 Min., höchste Einzeldosis 50 mg. Kontinuierlich: 0,5–1 mg/kg/Std. Beachte: Abbruch bei QRS Verbreiterung > 25%. Nebenwirkungen: Blutdruckabfall, AV Blockierung, Reizschwellenerhöhung Schrittmacher.
  Amiodaron (Cordarex), Dosierung: initial 5 mg/kg KG über 10 Min., dann 10–20 mg/kg KG/d. Plasmaspiegel 0,7–2,5 µg/ml. Nebenwirkungen: Blutdruckabfall, AV Blockierung, Sehstörunegn, Hypothyreose, interstitielle Lungenerkrankung,Verschlechterung der Lungenfunktion, Anstieg von Serumtransaminasen. Näheres s. spezielle Fachliteratur.
  - ◉ *Beachte:* Tachykardien können zurückgehen, wenn sich das Herz in der Reperfusionsphase füllt.

– *Kontrolle des Blutdrucks:*
  • *Hypertonien* s. S. 584.
  • Nach Entfernen der Aortenklemme kann eine *Hypotonie* auftreten. Diese ist wegen der Gefahr der koronaren Minderperfusion behandlungspflichtig, ein abwartendes Verhalten über mehrere Minuten ist nicht akzeptabel. Angestrebt werden sollte ein Mitteldruck von 60–70 mmHg. (Therapie z. B. Akrinor 40 mg oder Noradrenalin 0,02 mg als Bolus):
  • Kardiodepressive Pharmaka sollten während der Aufwärm-, Reperfusions- und Abgangsphase möglichst nicht verwendet werden.
– *Wiederaufnahme der Beatmung.*

➤ **Reperfusionsphase:**
  – *Die Pathophysiologie der Reperfusionsphase* ist gekennzeichnet durch ein Myokardödem, das zu einer Erhöhung des koronarvaskulären Widerstandes mit Minderung der koronaren Perfusion führt, eine Störung einer homogenen Perfusion durch koronare Thrombozytenaggregate, eine Myokardazidose, die Reduktion des myokardialen ATP-Gehaltes und den Anstieg endogener Katecholaminspiegel.
  – Nach Wiederaufnahme der Herztätigkeit dient die Reperfusionsphase zur Erholung der Herzmuskulatur und Normalisierung des Stoffwechsels. Dazu wird das Herz unter den Bedingungen des partiellen Bypasses so weit wie möglich entlastet (Herz leer schlagen lassen, kein hochdosierter Katecholamineinsatz).
  – Die Dauer der Reperfusionsphase hängt von der Ischämiedauer und der Effektivität der durchgeführten Kardioplegie ab. Als Faustregel soll die Reperfusionszeit $1/3$ der myokardialen Ischämiezeit (Abklemmzeit der Aorta) betragen, mindestens aber 10 Min.
  – Während der Reperfusionsphase kann das EKG im Vergleich zum präoperativen Status passagere oder dauerhafte Veränderungen aufweisen; hierbei ist besonders auf Zeichen für eine Ischämie oder Erregungsleitungsstörung zu achten.

Abgang aus der EKZ

➤ Gegen Ende der Reperfusionszeit wird der Maschinenabgang eingeleitet, indem zunächst der venöse Rückfluß zur HLM gedrosselt wird. Sobald sich das Herz füllt (Vorlasterhöhung) und beginnt auszuwerfen, kann die Förderleistung der HLM kontinuierlich zurückgenommen werden. Ziel sind ein systolischer Blutdruck von 100–120 mmHg, ein PCWP von 12–15 mmHg, ein CI von ≥ 2,3 l/Min./m² und eine Herzfrequenz von 90–100/Min.
  ⏺ *Beachte:* Je schlechter die präoperative Pumpfunktion war, desto vorsichtiger sollte der Abgang von der HLM erfolgen!
➤ **Kontrolle des Abgangs von der HLM:**
  – Laborkontrolle (s. S. 401).
  – *Monitoring:* Auf eine korrekte Lage des Pulmonaliskatheters sollte geachtet werden, ebenso auf eine Blasen- bzw. Rektaltemperatur > 35 °C sowie auf eine ausreichende Reperfusionszeit.
  – *Beatmung:* Bei Reduktion der Pumpleistung der Maschine muß die Beatmung entsprechend angepaßt werden (endexpiratorisches CO_2).
  – Protamin vorbereiten (s. S. 391).

➤ **Hämodynamische Parameter:**
– Nach Abstellen der HLM liegt der Aortendruck oft über dem gemessenen Radialisdruck; meist ist eine periphere Vasokonstriktion die Ursache einer solchen Druckdifferenz. Wenn sich klinisch der Verdacht auf eine größere Druckdifferenz ergibt (Palpation der Aorta durch den Chirurgen), sollte der Druck zum Vergleich in der Aortenkanüle gemessen werden. Gelegentlich – aber nicht immer – relativiert sich dann die Notwendigkeit einer aggressiven antihypotensiven Therapie.
– Die Frühphase nach Abstellen der HLM ist meist durch rasche Veränderungen der hämodynamischen Situation gekennzeichnet. Das primäre Ziel ist die Optimierung der Ventrikelfunktion; hierzu erfolgt die titrierende Applikation von Volumen, evtl. ist eine Unterstützung der kardialen Pumpfunktion durch positiv inotrope Substanzen erforderlich (s. S. 408). Die jeweilige Indikation ergibt sich aus der Verlaufsbeobachtung der Füllungsdrücke und des arteriellen Mitteldrucks.
– *Volumengabe:* Solange das Reservoir der HLM noch Volumen beinhaltet, kann über die Aortenkanüle transfundiert werden. Unter hämodynamischem Monitoring kann bis zur Optimierung der Füllungsdrücke eine repetitive Gabe von je 50–100 ml erfolgen.
– *Hämodynamisches Monitoring:*
  • Füllungsdrücke: Die optimalen Füllungsdrücke (PCWP, näherungsweise diast. PAP) müssen für jeden Patienten individuell ermittelt werden. Meist wird zunächst ein PCWP von 12 mmHg angestrebt. Zum Teil sind auch höhere Werte zur Optimierung des Blutdrucks bzw. des HZV notwendig. Jenseits eines PCWP von 20 mmHg ist jedoch keine Verbesserung der Hämodynamik zu erwarten.
  • Ein paralleles Verhalten von PCWP und arteriellem Mitteldruck unter Volumengabe zeigt einen günstigen hämodynamischen Verlauf an. Ein steigender Füllungsdruck bei sinkendem arteriellem Mitteldruck muß primär als Hinweis auf eine Herzinsuffizienz unter Volumengabe gedeutet werden, in diesem Fall kann eine HZV-Messung Aufschluß geben.
  • *Beachte:* Zur Beurteilung der Ventrikelfüllung ist der Aspekt des schlagenden Herzens zwar wichtig, der entscheidende linke Ventrikel kann aber, da er posterior liegt, nur unzureichend beurteilt werden. Die Pumpfunktion des linken Ventrikels kann über die TEE abgeschätzt werden.
  • HZV-Messung: In der frühen Phase nach Abstellen der HLM ist wegen der raschen Änderungen der Hämodynamik eine intermittierende HZV-Messung wenig sinnvoll. Nach Konsolidierung eines Zustandes (Stabilisierung der Hämodynamik, aber auch protrahierte Hypotonie) kann eine HZV-Messung jedoch von Nutzen sein. Mittels HZV-Messung und TEE ist eine Differenzierung zwischen einem low output-Syndrom und einer Hypotonie bei niedrigem peripherem Widerstand möglich. Ein eher niedriger Füllungsdruck bei hohem HZV und niedrigem arteriellem Blutdruck spricht für einen niedrigen peripheren Widerstand (z.B. durch aktivierte Mediatoren). Ein hoher Füllungsdruck bei niedrigem HZV bzw. niedrigem Blutdruck zeigt eine Herzinsuffizienz oder ein drohendes Pumpversagen an.

- Unter der Voraussetzung eines adäquaten Hämoglobinwertes sowie eines ausgeglichenen Elektrolyt- und Säure-Base-Haushaltes besteht die weitere Therapie in der Erhöhung der Katecholaminzufuhr (Adrenalin, Dopamin). Tritt daraufhin keine nennenswerte Verbesserung der Hämodynamik ein, kann ein Phosphodiesterasehemmer (z. B. Enoximon) eingesetzt werden. PDE-Hemmer (s. S. 409) senken den Pulmonalisdruck und erhöhen die Inotropie unabhängig von evtl. downregulierten Beta-Rezeptoren.
- Als Nebenwirkungen treten eine zu starke Abnahme des peripheren Widerstandes und Arrhythmien bei höherer Dosierung auf. Um diese Nebenwirkungen gering zu halten, empfiehlt es sich, auf i. v. Boli zu verzichten und statt dessen mit einer etwas höheren Infusionsrate über den Perfusor zu beginnen. Manifestiert sich ein pharmakaresistentes Pumpversagen, ist eine erneute Entlastung durch die HLM und/oder eine intraaortale Ballongegenpulsation (IABP, s. S. 410) zu einem möglichst frühen Zeitpunkt in Erwägung zu ziehen. Alternativ kann bei persistierendem low output ein assist device (System zur Unterstützung des Herzauswurfs mit eigener Pumpleistung) eingebaut werden. Ein zu abwartendes Vorgehen fördert das Auftreten einer Ischämie und verschlechtert die Prognose.
- Meist versagt im Falle einer Herzinsuffizienz der linke Ventrikel, in seltenen Fällen kann jedoch auch eine primäre Rechtsherzinsuffizienz (z. B. bei Patienten mit pulmonaler Hypertonie, nach Korrektur konnataler Vitien) auftreten. Diagnostisch hinweisend ist neben dem Aspekt des schlagenden Herzens das hämodynamische Monitoring (ZVD > PCWP, normalerweise ist PCWP > ZVD). Milde Formen der Rechtsherzinsuffizienz können mit Nitraten und Dobutamin behandelt werden. Bei präexistenter pulmonaler Hypertonie kommen Dobutamin und ein Phosphodiesterasehemmer zum Einsatz, Volumengabe verschlechtert in solchen Fällen die rechtsventrikuläre Funktion. Bei schwerem low output kommen Adrenalin und PDE-Hemmer zum Einsatz.

Tabelle 81 Hämodynamische Parameter und Maßnahmen nach Beendigung der EKZ

Cardiac Index [l/Min./m²]	PCWP [mmHg]	Blutdruck [mmHg]	Maßnahmen
			Basismaßnahmen: Volumengabe und Katecholamine in niedriger Dosierung
↓	↓	hypoton	Volumen
→	↑	normoton	Nitroglycerin (vorsichtige Dosis)
↓	↑	normoton/ hypoton	Katecholaminzufuhr ↑ ggf. Phosphodiesterasehemmer ggf. IABP
→/↑	→/↓	hypoton (TPR ↓)	Noradrenalin

– *Herzfrequenz:* Die Herzfrequenz beeinflußt die myokardiale Sauerstoffbilanz wesentlich (siehe oben). Koronarpatienten erhalten oft eine Dauertherapie zur Frequenzsenkung (Ziel präoperativ 60–70/Min.), um die Sauerstoffbilanz zu verbessern. In der Phase nach Abstellen der Herz-Lungen-Maschine ist das HZV bei erniedrigter Compliance jedoch in einem höheren Maß frequenzabhängig als präoperativ. Die optimale Herzfrequenz liegt dann bei 90–100/Min. Wird dies nach Abstellen der Maschine nicht erreicht, sollte ein externer Schrittmacher eingesetzt werden. Eine die Maschinenphase überdauernde Beta-Blockade ist mit Beta-Sympathikomimetika in höherer Dosierung therapierbar. Falls zu diesem Zweck Adrenalin eingesetzt wird, resultiert auch eine Erhöhung des peripheren Widerstandes auf Grund der α-Wirkung. Ohne die gleichzeitige Applikation von Vasodilatatoren kann eine Reduktion des HZV die Folge sein. Ist die Bradykardie einziges Symptom der ß-Blockade, so ist die Schrittmachertherapie mittels passagerem epimyokardialem Schrittmacher Therapie der Wahl.

Phase nach der EKZ

➤ Eine nach Abstellen der EKZ erzielte hämodynamische Stabilität muß nicht von Dauer sein, sie kann durch die Applikation von Protamin oder chirurgische Manipulationen wieder gefährdet werden.

➤ **Protamingabe:** Bei hämodynamisch stabiler Situation erfolgt die Gabe von Protamin (s. S. 391). Beginn der Protamininfusion Kardiotechniker mitteilen, damit alle Kardiotomiesauger abgestellt werden. Protaminapplikation möglichst über eine periphere Vene und nicht schneller als 100 mg/5 Min. Kommt es trotz adäquater Protamingabe (ACT-Kontrolle frühestens nach 10 Min.) zu diffusen Blutungen, so muß an plasmatische und/oder korpuskuläre Gerinnungsstörungen gedacht werden (Vorbefunde beachten). Die HLM selbst kann Thrombozyten schädigen (Thrombozytopathie und -penie).

➤ **Chirurgische Manipulationen:**

– *Dekanülierung:* Sobald die HLM steht, werden die venösen Schläuche abgeklemmt. Bleibt die Hämodynamik stabil, werden zuerst die venösen Kanülen entfernt. Die Aortenkanüle bleibt bis zur Neutralisierung der Heparinwirkung liegen, was den Vorteil bringt, daß hierüber bei Arrhythmien und blutungsbedingten Hypovolämien rasch Volumen appliziert werden kann.

– *Blutstillung:* Nach Wiederherstellung der Gerinnbarkeit erfolgt die sorgfältige chirurgische Blutstillung. Nicht selten werden die distalen Anastomosen noch einmal auf Blutungen untersucht. Dabei wird das Herz luxiert, Blutdruck und HZV können drastisch fallen. Meist ist es ausreichend, dem Herzen bei diesen Maßnahmen Pausen zur adäquaten Koronarperfusion zu gewähren, nur in seltenen Fällen wird eine erneute Maschinenphase notwendig.

– *Perikardnaht:* Bei jüngeren Patienten wird das Perikard genäht, da hierdurch eine Re-Thorakotomie technisch einfacher wird. Diese Naht kann durch die Limitierung der diastolischen Kammerausdehnung zu einem Blutdruckabfall und einem Anstieg der Füllungsdrücke führen (Zeichen einer Perikardtamponade). Meist ist dieser Effekt nach 2–5 Min. vorüber, sollte dies nicht der Fall sein, muß die inotrope Unterstützung (s. S. 408) erhöht werden.

– *Thoraxverschluß:* Voraussetzung für den Verschluß des Thorax ist eine stabile Hämodynamik mit optimierten Füllungsdrücken und HZV. Zum Verschluß des Thorax wird das Sternum mit Stahldrähten zusammengefügt und stabilisiert. Die hämodynamischen Effekte entsprechen denen der Perikardnaht, werden aber noch durch die Beatmung (bes. bei großen Zugvolumina und niedriger pulmonaler Compliance) akzentuiert. Ein subtiles hämodynamisches Monitoring bei Verschluß des Thorax ist daher unerläßlich (Vergleich der hämodynamischen Parameter vor und nach dem Verschluß). Bei extremer hämodynamischer Instabilität, z. B. bei Patienten mit IABP (s. S. 410) oder Linksherzbypass, kann das Sternum postoperativ bis zur Stabilisierung der Situation offen bleiben, primär wird nur die Haut verschlossen. An Mediastinal- und Thoraxdrainagen sollte so bald wie möglich Sog angelegt werden, um Tamponaden zu vermeiden.

➤ **Anästhesiologische Besonderheiten:**
– Auf N$_2$O sollte nach dem Bypass verzichtet werden, da Mikroluftembolien nach der EKZ unter Stickoxydul um ein Vielfaches an Volumen zunehmen können.
– Die Dosis der zur Narkoseführung verwendeten Pharmaka (bes. Benzodiazepine) sollte sich nach der kardialen Funktion richten. Sofern keine TIVA eingesetzt wird, sind repetitive Gaben von Fentanyl erforderlich.
– Nach Abschalten der HLM muß das AMV evtl. höher als vorher gewählt werden. Der Patient wird bis zur ersten BGA mit einer FiO$_2$ von 1,0 beatmet. Vor dem Verschluß des Thorax müssen ein Pneumo- oder Hämatothorax sowie Atelektasen durch direkte optische Betrachtung der Lungen ausgeschlossen werden. Um die kardiale Pumpfunktion nicht zu beeinträchtigen, sollte initial nicht mit zu großen Zugvolumina und PEEP beatmet werden.

Inotrope Therapie

◉ *Beachte:* Wenn sich eine ungünstige hämodynamische Situation abzeichnet (Anstieg des PCWP, Abfall des systolischen Blutdrucks), sollten inotrope Substanzen nicht zu abwartend eingesetzt werden! Die Dosierung ist immer titrierend am individuellen Bedarf des Patienten auszurichten! Bei Bedarf ist die Infusionsdosierung für einige Minuten um den Faktor 10 zu steigern (Pseudobolus).

➤ **Katecholamine:**
– *Adrenalin (Suprarenin):*
• Adrenalin wirkt auf α_1-, α_2-, β_1- und β_2-Rezeptoren, hat eine ausgewogene α- und β–mimetische Wirkung, in niedrigen Dosierungen überwiegt jedoch die β-Wirkung. Klinisch ist die Substanz stark inotrop, es kommt zu einem Anstieg der Herzfrequenz, des Sauerstoffverbrauchs, bei höherer Dosierung auch zu einem Anstieg von systemischem Gefäßwiderstand und Afterload. Stoffwechselwirkungen: Hypokaliämie, Hemmung der Insulinsekretion, Aktivierung der Glykogenolyse und vermehrte Bereitstellung von ATP.
• *Dosierung:* Zur inotropen Unterstützung ist eine Dosierung von 0,03 (niedrige Dosis)– 0,5 (hohe Dosis) µg/kg/Min. sinnvoll. Patienten unter β-Blockade benötigen evtl. eine stärkere β-mimetische Unterstützung. Wenn dem mit einer hohen Adrenalindosierung Rechnung getragen werden soll, können hämodynamisch ungünstige Effekte wegen der α-vermittelten Vasokonstriktion entstehen, daher sollten ggf. PDE-Hemmer (s. S. 409) eingesetzt werden.

– *Noradrenalin (Arterenol):* Noradrenalin hat eine starke Wirkung auf α_1- und α_2-Rezeptoren, eine mäßige Wirkung auf β_1- und eine geringe Wirkung auf β_2-Rezeptoren. Klinisch kommt es daher zu einer mäßig positiv inotropen Wirkung, die jedoch bei Downregulation der β-Rezeptoren relevant werden kann, außerdem zu einem deutlichen Anstieg des systemischen Gefäßwiderstandes (SVR) und des Afterload, jedoch nicht zu einem Anstieg der Herzfrequenz. Die metabolischen Wirkungen entsprechen denen des Adrenalin. (Dosierung: 0,03–0,3 µg/kg/Min.).

– *Orciprenalin (Alupent):* Orciprenalin wirkt auf β_1- und β_2-Rezeptoren. Klinisch wirkt die Substanz positiv inotrop, es kommt zu einem Anstieg der Herzfrequenz, einer Abnahme von SVR, PVR und mittlerem arteriellem Druck und zu einer Zunahme des Sauerstoffverbrauchs. Dosierung: 0,1–0,5 µg/kg/Min.

– *Dopamin:* In einer Dosierung von < 3 µg/kg/Min. Wirkung auf Dopamin (D_1)-Rezeptoren, 3–6 µg/kg/Min. Wirkung auf $\beta_1 > \alpha_1$-Rezeptoren, 6–12 µg/kg/Min. Wirkung auf $\alpha_1 > \beta_1$-Rezeptoren. Durch Noradrenalinfreisetzung kann es zu indirekten sympathomimetischen Wirkungen kommen. Im mittleren bis hohen Dosisbereich resultieren eine Tachykardie, ein Anstieg des SVR, der Füllungsdrücke, des Pulmonalisdrucks und des Sauerstoffverbrauchs. Metabolisch kommt es zur Hemmung der Sekretion von Thyrotropin und Prolaktin, der Aldosteronausschüttung und der TSH-Ausschüttung (relevant bei Neugeborenen). Im Glukosestoffwechsel verhält sich die Substanz wie Adrenalin. Dosierung: 2–10 µg/kg/Min.

– *Dobutamin (Dobutrex):* Dobutamin als synthetisches Katecholamin wirkt wesentlich stärker auf β_1- als auf β_2-Rezeptoren und nur sehr gering auf α_1-Rezeptoren. Klinisch kommt es zu einem deutlichen Anstieg des HZV und bei höherer Dosierung auch der Frequenz, zu einer Abnahme der Füllungsdrücke und des SVR sowie – vor allem bei Tachykardie – zu einer Zunahme des Sauerstoffverbrauchs. Evtl. kann eine Abnahme der arteriellen Sauerstoffsättigung wegen der Eröffnung intrapulmonaler Shunts erfolgen. Perioperativ ist Dobutamin wegen der deutlichen peripheren Vasodilatation kein Standardkatecholamin in der Phase nach der EKZ; indiziert ist es allerdings bei Rechtsherzversagen (z.B. bei Patienten mit pulmonaler Hypertonie), kongestivem Linksherzversagen und Patienten unter β-Blockade. Bei hypovolämischen Patienten kann Dobutamin ausgeprägte Tachykadien hervorrufen. Dosierung: 2–10 µg/kg/Min.

– *Dopexamin (Dopacard):* Dopexamin wirkt auf D_1-, D_2- und β_2-Rezeptoren, hat jedoch keinen α- oder β_1-Effekt. Klinisch kommt es zu einer Abnahme von SVR und Afterload, einem linear dosisabhängigen Anstieg der Herzfrequenz und einem Anstieg des Sauerstoffverbrauchs. Dopexamin hat eine geringe inotrope Wirkung, führt evtl. zu einer Verbesserung der Splanchnikusperfusion und hat evtl. einen direkt antiinflammatorischen Effekt auf Hepatozyten. Indikation (noch nicht sicher belegt): Katecholamintherapie über längeren Zeitraum erforderlich. Dosierung: 0,5–6 µg/kg/Min.

▶ **Phosphodiesterasehemmer (Inodilatoren):**
– *Wirkmechanismus:* Die Hemmung der Phosphodiesterase III führt zu einer erhöhten Konzentration von zyklischem AMP in der Zelle.
– *Wichtigste Substanzen:* Amrinon (Wincoram), Enoximon (Perfan) und Milrinon (Corotrop).

– *Klinische Wirkungen:* PDE-Hemmer sind positiv inotrop, positiv lusitrop und positiv chronotrop, sie führen zu einer Vasodilatation, der Abnahme von SVR und PVR und zu einem Anstieg des HZV. Sie sind in ihrer Wirkung unabhängig von der Rezeptorendichte, können evtl. sogar β-Rezeptoren rekrutieren und führen durch eine verbesserte Koronarperfusion zu einer ausgeglichenen Sauerstoffbilanz.

– *Nebenwirkungen:* Besonders bei hoher Dosierung und Bolusapplikation kommt es zu einer Tachykardie, daher sollte die Bolusgabe vermieden werden, am besten ist es, mit einer initial höheren Laufgeschwindigkeit am Perfusor zu beginnen. PDE-Hemmer können Rhythmusstörungen und eine Thrombozytensuppression (besonders bei Amrinon) hervorrufen. Dosierung Amrinon und Enoximon: Dosierung: 2–10 µg/kg/Min. Dosierung Milrinon: 0,1–0,8 µg/kg/Min.

➤ **Sonstige positiv inotrope Medikamente:**

– *Calcium:* Calcium hat einen passager inotropen Effekt, besonders bei vorbestehender Hypokalzämie, ist jedoch weniger potent als Katecholamine. Möglicherweise kann ein Koronarspasmus durch Calcium induziert werden, besonders bei Normokalzämie kann es zu vasokonstriktorischen Effekten kommen. Bei Patienten mit primärer pulmonaler Hypertonie kann der Pulmonalisdruck gesteigert werden. Die Digitalistoxizität wird verstärkt, besonders bei Hypokaliämie.

– *Digitalis:* Hauptindikation von Digitalis ist nicht die inotrope Unterstützung im Rahmen einer postoperativen Herzinsuffizienz, sondern die antiarrhythmische Wirkung (Behandlung von Tachyarrhythmien bei Vorhofflimmern).

➤ **Intraaortale Ballongegenpulsation (IABP):**

– *Effekte:*
  • Mechanische Entlastung des Myokards.
  • Senkung des Sauerstoffbedarfs durch Reduktion der Nachlast (Senkung der ventrikulären Wandspannung).
  • Verbesserung des Sauerstoffangebots durch Erhöhung des diastolischen Aortendrucks und Steigerung der Koronarperfusion.

– *Indikation:* Medikamentös nicht beherrschbares Pumpversagen nach Abstellen der EKZ.

– *Praktische Anwendung:*
  • Meist wird die IABP über die A. femoralis eingebracht und in die Aorta descendens hochgeschoben. Die Sondenspitze sollte distal des Abgangs der linken A. subclavia liegen. Bei AVK wird die IABP transthorakal über den Aortenbogen eingebracht.
  • Das Blähen des Ballons erfolgt in der frühen Diastole wahlweise durch Triggerung von EKG, Schrittmacherpotential oder arterieller Druckkurve. Kurz vor der Systole wird der Ballon entbläht.
  • Während des IABP-Betriebs kann über die Sondenspitze der (zentrale) arterielle Blutdruck gemessen werden. Die transfemoral eingebrachte Sonde gibt dabei den Druck im Aortenbogen wieder, während die transthorakal eingebrachte Sonde den Aortendruck distal der Sonde angibt.
  • Grenzwerte hämodynamischer Parameter als Orientierung für den Einsatz der IABP sind ein $CI \leq 2,0$ l/Min./m², ein systolischer Blutdruck von 70–90 mmHg mit fallender Tendenz und ein PCWP von 15–18 mmHg mit steigender Tendenz.

– *Komplikationen:* Es kann zu Embolien in Niere, Gehirn und Gastrointestinaltrakt kommen, bei transfemoraler Anwendung können Durchblutungsstörungen im Bein auftreten. Wegen der erforderlichen Heparinisierung kann es zu Blutungen kommen und wegen einer evtl. auftretenden Thrombozytopenie zu einer Verbrauchskoagulopathie.

➤ **Ursachen hämodynamischer Komplikationen nach EKZ:**
– *Präoperative Faktoren* sind eine bereits präoperativ schlechte Pumpfunktion, die Art der kardialen Erkrankung – so tritt z. B. nach Mitralvitien und Klappenersatz häufiger ein Herzversagen auf als nach Aortenvitien – und eine präoperative Ischämie, bzw. eine Ischämie vor Beginn des Bypasses.
– *Perioperative Faktoren* sind eine myokardiale Ischämie bzw. eine ineffektive Myokardprotektion, die Obstruktion aortokoronarer Bypässe (z. B. Abknicken, Spannung, Thrombose oder Embolie), eine Hypotonie (wegen des niedrigen Diastolendrucks), ein Koronarspasmus, operationstechnische Probleme oder die Fehlfunktion implantierter Klappen.
  • Eine Obstruktion aortokoronarer Bypässe geht mit einer raschen Verschlechterung der Hämodynamik einher, wobei nicht immer EKG-Veränderungen auftreten müssen.
  • Koronarspasmen manifestieren sich meist unmittelbar nach Beendigung der EKZ in Arrhythmien und ST-Hebungen. Die hämodynamische Verschlechterung tritt sekundär auf. Zunächst muß ein adäquater koronarer Perfusionsdruck gewährleistet sein, hierzu können Nitroglyzerin oder Diltiazem eingesetzt werden.

➤ **Therapieschema Linksherzversagen:**
– Beim *Linksherzversagen* findet sich eine Abnahme von Cardiac Index (CI), Sauerstoffangebot (DO_2) und gemischtvenöser Sauerstoffsättigung (SvO_2) sowie eine Zunahme des Wedge-Drucks (PCWP), Pulmonalisdrucks (PAP), Systemwiderstandes (SVR), des Lactats und der sympathischen Stimulation. Es kommt zur pulmonalen Kongestion und Downregulation der β-Rezeptoren.
– *Therapieprinzip:* Senkung der Nachlast, Optimierung der Vorlast, Optimierung des Hämatokrit, Verbesserung der Koronarperfusion (Nachlastsenkung), positive Inotropie.
– *Therapie:*
  • Medikamentöse Therapie: Bei milder Form wird Dobutamin (2 – 10 µg/kg/Min.) in Kombination mit Nitroglyzerin und einem Diuretikum eingesetzt. Bei schwerer Form wird Adrenalin (0,03 – 0,5 µg/kg/Min.) oder ein PDE-Hemmer (Enoximon/Amrinon 2 – 10 µg/kg/Min., Milrinon 0,1 – 1 µg/kg/Min.) eingesetzt, evtl. Nitroglyzerin und ein Diuretikum.
  • Bei Therapieversagern werden mechanische Entlastungen eingesetzt, z. B. die IABP (s. S. 410) oder ein Assist-System (z. B. Zentrifugalpumpe).

➤ **Therapieschema Rechtsherzversagen:**
– Beim *Rechtsherzversagen* findet sich eine Abnahme des CI und des arteriellen Blutdrucks, eine Zunahme des ZVD und des pulmonalvaskulären Widerstandes (PVR) sowie periphere Ödeme, ein Venenpuls durch Trikuspidalinsuffizienz und eine Leberstauung.
– *Therapieprinzip:* Senkung der Vorlast, Senkung der Nachlast (PAP), positive Inotropie (Abnahme der Kongestion durch verbesserte linksventrikuläre Kontraktilität).

- *Medikamentöse Therapie:*
  - Milde Form: Dobutamin (3 – 10 µg/kg/Min.), Nitroglyzerin und Diuretikum.
  - Schwere Form: PDE-Hemmer (Enoximon/Amrinon 2 – 10 µg/kg/Min., Milrinon 0,03 – 0,5 µg/kg/Min.), Adrenalin (0,03 – 0,5 µg/kg/Min.), PGI_2 (Flolan,
    10 – 20 ng/kg/Min.) – hierbei kann es zum Abfall des systemischen Blutdrucks kommen. Bei anhaltender pulmonaler Hypertonie kann NO per inhalationem appliziert werden. Außerdem gibt man ein Diuretikum und gleicht eine bestehende Azidose aus.

Postoperative Phase

➤ **Transport auf die Intensivstation:**
- Voraussetzung für den Transport ist die hämodynamische Stabilität des Patienten und die zeitliche Absprache mit der Station. Das Monitoring (EKG, invasive Blutdruckmessung) muß während des Tranportes fortgeführt werden.
- Unmittelbar nach der Umlagerung wird der Patient an den Transportrespirator angeschlossen, die Beatmung erfolgt mit einer FiO_2 von 1,0 (Handbeatmungsbeutel nicht vergessen!).
- Die medikamentöse Therapie (Perfusoren, Ladezustand beachten!) und die Flüssigkeitszufuhr müssen während des Transportes ebenfalls fortgeführt werden.

➤ **Übergabe:**
- Zunächst wird der Patient an das Intensivbeatmungsgerät angeschlossen und die Beatmung klinisch kontrolliert. Um Monitorlücken zu vermeiden, wird das Monitoring schrittweise auf das stationäre Monitorsystem übertragen. Lücken in Bezug auf die invasive Blutdruckmessung können mit nichtinvasiver Messung überbrückt werden. Der Austausch von Perfusoren kann mit einer kurzzeitigen Unterbrechung der Pharmakatherapie und/oder mit einer versehentlichen Bolusgabe einhergehen, was eine erhebliche hämodynamische Instabilität zur Folge haben kann. Nach dem Anschließen des Patienten sollten die Blutgase und Elektrolytwerte kontrolliert und eine Röntgenaufnahme des Thorax angefertigt werden.
- Der Übergabebericht an das Intensivpersonal sollte eine problemorientierte Anamnese, die Beschreibung des hämodynamischen Verlaufs, Volumenzufuhr, Transfusion, Ausscheidung, postoperative EKG-Veränderungen, Arrhythmien, postoperative pulmonale Komplikationen, Medikamente (z.B. Katecholamine, Vasodilatatoren, Digitalis, β-Blocker, Antiarrhythmika, Elektrolytzufuhr) und die letzte Laborkontrolle (BGA, Blutbild, Elektrolyte, ACT) beinhalten.

➤ **Komplikationen:**
- *Blutdruckabfall:* Ursachen können Volumenmangel, Arrhythmien, Herzinsuffizienz oder Unterbrechung der Katecholaminzufuhr sein. Unter hämodynamischer Kontrolle wird zunächst durch Volumengabe (Autotransfusion durch Hochlagerung der Beine) ein Volumenmangel ausgeschlossen. Um den Verlauf der kardialen Funktion beurteilen zu können, werden die aktuellen Parameter (Füllungsdrücke, HZV) mit den präoperativen Werten verglichen.

- Ein ausreichender oder hoher Füllungsdruck bei schlechtem HZV bzw. arteriellem Blutdruck zeigt eine Herzinsuffizienz (drohendes Pumpversagen) oder eine Herztamponade an. Die Katecholaminzufuhr sollte erhöht werden, evtl. muß die IABP zum Einsatz kommen. Bei Herztamponade muß die Rethorakotomie erfolgen.
- Ein normaler bis niedriger Füllungsdruck bei hohem HZV und niedrigem arteriellem Blutdruck spricht für einen niedrigen peripheren Widerstand. Hier wird Volumen zugeführt und evtl. Noradrenalin (0,03 – 0,3 µg/kg/ Min.) gegeben.

- *Arrhythmien:* Ursachen können myokardiale Ischämie, Traumatisierung des Reizleitungssystems, Hypokaliämie, Schrittmacherfehlfunktion oder Änderung der Medikation (z. B. β-Blockerentzug, Digitalis, Antiarrhythmika) sein. Die therapeutischen Maßnahmen bestehen in einer Beseitigung der Ursachen sowie einer symptomatischen medikamentösen Therapie (s. S. 609 ff).

- *Nachblutung (Herztamponade):* Die Tamponade nach Eingriffen am Herzen nimmt eine Sonderstellung unter den Perikardtamponaden ein, da oft klassische Zeichen (z. B. Röntgen) fehlen. Die äußere Kompression des Herzens erfolgt durch Blutkoagel und betrifft oft nur einen isolierten Teil des Herzens. Dabei ist das rechte Herz auf Grund seiner geringen Wandstärke besonders empfindlich gegenüber einer äußeren Kompression.
  - Ursache: Häufig tritt eine Nachblutung nach mangelnder mediastinaler Drainage (z. B. Thrombosierung der Drainageschläuche) auf. Ein konstanter Sog an den mediastinalen Drainagen und eine wiederholte Überprüfung der Drainagendurchgängigkeit wirkt vorbeugend.
  - Pathophysiologie: Aufgrund des Druckes außerhalb der Herzkammern sinken der venöse Rückstrom, die Füllung des Herzens und das Schlagvolumen. Kompensatorisch steigen als Ausdruck einer sympathoadrenergen Stimulation die Herzfrequenz (Sicherung des HZV) und der periphere Widerstand (Sicherung des systemarteriellen Blutdruckes). Um die Füllung des Herzens aufrechtzuerhalten, sind höhere Füllungsdrücke erforderlich.
  - Symptome: Hypotonie, Tachykardie, venöse Stauung, hoher ZVD und rückläufige Ausscheidung.
  - Die Diagnose wird wegen der fehlenden klassischen Zeichen oft nach dem klinischen Bild gestellt, sichern läßt sich die Diagnose sonographisch (TEE). Jedes postoperativ früh auftretende low-output-Syndrom sollte an eine Herztamponade denken lassen!

- Therapie: notfallmäßige Rethorakotomie.
- Adäquat hohe Füllungsdrucke und hohe Herzfrequenzen aufrechterhalten.
- Hypotonie durch Vasodilatation vermeiden (z. B. keine volatilen Anästhetika).
- Teilweise sind ZVD-Werte > 20 mmHg erforderlich, um den Kreislauf bis zur Entlastung aufrechtzuerhalten!

34.3 Spezielle Eingriffe in der Kardiochirurgie

Aortokoronarer Bypass (ACVB)

➤ **Vorbemerkung:** Herz-Kreislauferkrankungen sind eine der führenden Todesursachen in den westlichen Ländern. Die Hälfte dieser Todesfälle ist auf eine koronare Herzerkrankung zurückzuführen. Aortokoronare Bypassoperationen gehören zu den am häufigsten durchgeführten Herzoperationen.

➤ **Pathophysiologie:** Die normale Myokardfunktion ist abhängig von einem ausgeglichenen Verhältnis zwischen Sauerstoffangebot und -verbrauch.

– *Sauerstoffangebot:* Die Sauerstoffextraktionsrate des Herzens ist höher als die irgendeines anderen Organs, daher ist bei gesteigertem Sauerstoffbedarf nur eine minimale Zunahme der Sauerstoffextraktion möglich; eine Erhöhung des Sauerstoffangebots muß durch eine Zunahme der Koronardurchblutung erfolgen, wobei bei Koronargesunden der Blutfluß unter Belastung um das 4–5fache gesteigert werden kann.

– *Koronargefäße:* Die arterielle Sauerstoffversorgung des Herzens erfolgt über die linke Kranzarterie, die sich in den Ramus interventricularis anterior und den Ramus circumflexus aufteilt, und über die rechte Kranzarterie, die zur Rückseite des Herzens zieht und im weiteren Verlauf die AV-Knotenarterie zur Versorgung des AV-Knotens abgibt. Die individuelle Versorgung einzelner Herzabschnitte durch die Koronararterien kann je nach Versorgungstyp sehr unterschiedlich sein; es wird grob unterteilt in einen Normal-, Rechts- und Linksversorgungstyp. Die Koronararterien verzweigen sich von der Oberfläche des Herzens auf kleinere epikardiale Gefäße, aus diesen gehen Äste ab, die durch das Myokard zum Endokard ziehen. Während der systolischen Kontraktion des Ventrikels kommt es zur Kompression der myokardialen Gefäße, daher findet die Perfusion überwiegend in der Diastole statt. Eine Kollateralperfusion existiert nur auf subendokardialer Ebene. Die Koronarperfusion ist abhängig vom sog. koronaren Perfusionsdruck (MAP - LVEDP) und dem Koronargefäßwiderstand.

– *Sauerstoffverbrauch:* Der myokardiale Sauerstoffverbrauch ist abhängig von der Nachlast, der Kontraktilität und der Herzfrequenz.

– *KHK:* Risikofaktoren für eine KHK sind Fettstoffwechselstörungen, Bluthochdruck, Diabetes mellitus, Nikotinabusus und genetische Veranlagung. Durch Lipideinlagerungen in das Gefäßendothel kommt es zu arteriosklerotischen Veränderungen, die lokale Thrombenbildungen nach sich ziehen. Die Folge sind hämodynamisch wirksame Stenosen der Koronararterien. In der Initialphase kommt es bei Belastung zu typischer Angina-pectoris-Symptomatik, bei fortgeschrittener KHK treten bereits in Ruhe Beschwerden auf. Die chirurgische Therapie besteht in der Anlage von Bypässen, die die Koronarstenosen überbrücken. Dafür wird entweder die A. mammaria interna verwandt oder aus den Beinen entnommene Venen. Mammariabypässe weisen eine geringere und spätere Verschlußrate auf.

➤ **Anästhesiologische Besonderheiten:**

– *Prämedikationsvisite:* Die Anamnese sollte sich auf die typischen Symptome der ischämischen Herzerkrankung konzentrieren, wie NYHA-Klasse der Angina pectoris, frühere Infarkte, Belastungstoleranz, Atemnot. Ferner wird nach Risikofaktoren und Begleiterkrankungen gefragt wie Diabetes mellitus, Hypertonus, Nierenerkrankungen, Gefäßerkrankungen und Lungenerkrankungen. Bei der klinischen Untersuchung finden sich meist geringe pathologische Befunde, es sollte jedoch auf Zeichen der Links- oder Rechtsherzinsuffizienz geachtet werden. Essentiell ist die Kenntnis der präoperativen Medikation. Aktuelle präoperative Untersuchungen entsprechen den sonst vor großen Operationen üblichen (Labor inkl. Blutbild, Elektrolyte, große Gerinnung, Harnstoff, Kreatinin, Transaminasen, BZ; Röntgen-Thorax, 12-Kanal-EKG), eine erweiterte Diagnostik ist nur in Ausnahmefällen erforderlich, da die Patienten meist präoperativ eine ausführliche Diagnostik durch Kardiologen durchlaufen haben.

– *Medikamentöse Prämedikation* s. S. 232.
– *Narkoseeinleitung und -führung:* s. S. 234.

Aortenklappenchirurgie – Aortenklappenstenose

➤ **Vorbemerkung:** Die Aortenklappenstenose ist entweder kongenital oder erworben. Die erworbenen Aortenklappenerkrankungen machen ca. 20 % der erworbenen Herzfehler aus.

➤ **Pathophysiologie:**
– Bei rheumatischen Erkrankungen kommt es durch Verkalkung und Verdickung des Klappenapparates zu einer Stenose der Aortenklappe. Bikuspid angelegte Aortenklappen prädisponieren zu diesen Veränderungen.
– Der Schweregrad der Stenose richtet sich nach der Klappenöffnungsfläche (KÖF):
  • Normalwert: KÖF 2,5 – 3,5 cm².
  • Mittlere Stenose: KÖF 0,7 – 1,2 cm².
  • Schwere Stenose: KÖF < 0,7 cm².
– Einen weiteren Hinweis auf den Schweregrad gibt der über der Aortenklappe gemessene Druckgradient; hierbei ist jedoch zu beachten, daß der Druckgradient vom HZV abhängig ist, bei sehr niedrigem HZV wird ein im Verhältnis zum Stenosegrad zu niedriger Druckgradient gemessen.
  • Normalwert: < 30 mmHg.
  • Mittlere Stenose: > 60 mmHg.
  • Schwere Stenose: > 80 mmHg.
– Der Druckgradient an der Aortenklappe führt zum Druckanstieg im linken Ventrikel und zu einer konzentrischen ventrikulären Hypertrophie.
– Folge: Die Relaxation in der Diastole wird schlechter, d. h. der LVEDP steigt und ein höherer Füllungsdruck ist erforderlich, um den cardiac output (Herzzeitvolumen) aufrechtzuerhalten.
– Der Ventrikel wird zunehmend abhängig von der Vorhofkontraktion. Verglichen mit einem gesunden Patienten (10 – 15 %) trägt die Vorhofkontraktion bei Sinusrhythmus 40 % zum enddiastolischen Volumen bei.
– Das Gleichgewicht zwischen Sauerstoffangebot und -versorgung wird gestört, da die Hypertrophie des Herzmuskels nicht mit einer gleichartigen Zunahme der Gefäße einhergeht. Der Sauerstoffverbrauch steigt, die Perfusion besonders der subendokardialen Bezirke nimmt, bedingt durch die Hypertrophie des Myokards und die Zunahme des intraventrikulären Drucks, ab.

➤ **Klinik:**
– *Symptome:* Die häufigsten Symptome sind Belastungsangina, Dyspnoe und Synkopen. Bei hochgradigen Stenosen besteht ein hohes Risiko des plötzlichen Herztodes, bei symptomatischen Patienten beträgt die 2-Jahres-Überlebenszeit ohne Operation trotz medikamentöser Behandlung ca. 50 %.
– *EKG:* Im EKG finden sich meist Zeichen der ventrikulären Hypertrophie und Repolarisationsstörungen des linken Ventrikels, bedingt durch das Ungleichgewicht zwischen Sauerstoffangebot und -bedarf.

34.3 Spezielle Eingriffe in der Kardiochirurgie

– *Röntgen-Thorax:* Das Röntgenbild zeigt typischerweise ein holzschuhartig, aortal konfiguriertes Herz; erst im Endstadium kommt es zur Dilatation und pulmonalen Stauung.

– *Echo, Ventrikulographie:* Typisch für die höhergradige Aortenstenose ist ein kleiner, stark wandverdickter Ventrikel mit geringem intrakavalem Volumen. In der Systole kann es zur Berührung von Septum und Ventrikelwand kommen. Die Ejektionsfraktion (EF, Normalwert > 70%) repräsentiert nur ungenügend die linksventrikuläre Funktion, da, bedingt durch die Hypertrophie, ein hoher Prozentsatz des geringen intraventrikulären Volumens ausgeworfen wird; es bestehen meist erhebliche Relaxationsstörungen.

– *Nierenfunktion:* Bei lange bestehenden Aortenklappenstenosen kann es zu einer chronisch eingeschränkten Nierenfunktion kommen.

▶ **Anästhesiolgische Besonderheiten:**

– *Prämedikationsvisite:* Bei der Anamnese wird nach der klinischen Belastbarkeit sowie nach dem Auftreten von Schwindelanfällen und Synkopen gefragt. Für die präoperative Diagnostik gelten die gleichen Standards wie für die KHK. Zu beachten ist jedoch, daß jegliche Art von Belastungstests (z.B. Belastungs-EKG etc.) wegen des Risikos eines plötzlichen Herztodes kontraindiziert sind.

– Medikamentöse Prämedikation s. S. 232.

– *Narkoseeinleitung und -führung* s. S. 234.

• Weiterhin muß eine *Hypotension* unter allen Umständen vermieden werden; ein Abfall der Koronarperfusion durch Abnahme des koronaren Perfusionsdruckes und eine weitere Verschlechterung der ohnehin schon ungünstigen Sauerstoffbilanz wären die Folge. Therapie: Volumengabe (z.B. 250 ml Ringerlösung initial). Bei persistierender Hypotonie niedrig dosiert Vasopressoren (z.B. Akrinor 20–40 mg) geben.

• Eine Tachykardie unbedingt vermeiden: Folge: myokardiale Ischämie und Abnahme des HZV über eine Zunahme der Dynamik der Stenose. Therapie: Beseitigung der Ursache (z.B. Korrektur eines Volumenmangels, Vertiefung einer zu flachen Narkose).

• Neu aufgetretenes Vorhofflimmern durch Kardioversion wieder in einen Sinusrhythmus überführen.

• Mäßige *Bradykardien* werden besser toleriert; kommt es jedoch zum Blutdruckabfall, so muß mit Atropin oder Glycopyrrolat gegengesteuert werden, Überkorrektur mit Tachykardie unbedingt vermeiden.

• Intraoperativ sind die hypertrophierten Herzen besonders ischämiegefährdet. Eine ausreichende Kardioplegie und möglichst kurze Abklemmzeiten sind entscheidend für das postoperative Ergebnis.

• Reperfusionsphase: Ähnlich wie beim Koronarpatienten besonders auf ausgeglichene Kreislaufparameter achten, um den Sauerstoffverbrauch so niedrig wie möglich zu halten. Bereits präoperativ bestehende Relaxations- und Compliancestörungen sind nach der Abklemmphase noch ausgeprägter; bereits bei geringen Volumenverschiebungen kann es zu einem übermäßigen Abfall des HZV bei Volumenmangel, aber auch zum überproportionalen Anstieg der Füllungsdrücke bei geringer Hypervolämie kommen. Ein sehr sorgfältiges Monitoring der Ventrikelfüllung ist daher erforderlich (TEE, Pulmonaliskatheter).

- Postoperativ kann ein totaler AV-Block auftreten, dann sollte durch den Chirurgen ein passagerer epimyokardialer Schrittmacher angebracht werden. Nach Operationen an der Aortenklappe ist die Inzidenz neurologischer Komplikationen relativ hoch und wird mit einer Häufigkeit von 3 – 5 % angegeben. (Verwirrtheitszustände, Durchgangssyndrom, flüchtige oder persistierende Hemiparesen).

Aortenklappenchirurgie – Aortenklappeninsuffizienz

➤ **Pathophysiologie:**
- Aortenklappeninsuffizienzen treten entweder chronisch (nach rheumatischen oder Bindegewebserkrankungen) oder akut (bei akuter Aortenklappenendokarditis oder dissezierendem Aortenaneurysma) auf.
- Im Vordergrund steht eine erhebliche Volumenbelastung des linken Ventrikels, bedingt durch das während der Diastole über die insuffiziente Klappe zurücklaufende Regurgitationsvolumen. Die Größe des Regurgitationsvolumens ist abhängig vom Grad der Klappeninsuffizienz, der Länge der Diastole und dem peripheren Gefäßwiderstand. Ein niedriger peripherer Gefäßwiderstand, gesteigerte Inotropie und Tachykardie (Verkürzung der Diastolendauer) tragen zur Reduktion des Regurgitationsvolumens bei.
- Chronische Aortenklappeninsuffizienzen können über einen gewissen Zeitraum kompensiert werden, mit der Zeit kommt es zur Dilatation und Hypertrophie des Herzens. Im fortgeschrittenen Stadium führt die Kardiomegalie zur Mitralinsuffizienz, es kommt zur pulmonalen Stauung und den klinischen Zeichen einer Herzinsuffizienz.
- Akute schwere Aortenklappeninsuffizienzen werden sehr schlecht toleriert und führen zu einer schnellen Dekompensation, da es durch die Regurgitation zur plötzlichen Volumenbelastung und zum dramatischen Anstieg des LVEDP kommt.

➤ **Anästhesiologische Besonderheiten:**
- *Prämedikationsvisite:* Bei der Anamnese wird nach der klinischen Belastbarkeit sowie nach Zeichen der akuten oder chronischen Herzinsuffizienz gefragt. Patienten mit akuter Aortenklappeninsuffizienz sind in der Regel intensivpflichtig und unmittelbar vital gefährdet; oft besteht Beatmungspflicht bei respiratorischer Insuffizienz. Für die präoperative Diagnostik gelten die gleichen Standards wie für andere Herzerkrankungen (s. S. 229).
- Medikamentöse Prämedikation s. S. 232.
- *Narkoseeinleitung und -führung* s. S. 234. Besonders ist zu beachten, daß *Bradykardien* das Zeitintervall verlängern, in dem eine Regurgitation stattfindet. Aus diesem Grund sollte bei ausgeprägten Aortenklappeninsuffizienzen die Herzfrequenz über 100/Min. gehalten werden. Medikamentös kann dies mit Atropin oder niedrigen Dosierungen von Orciprenalin (Alupent 0,05 – 0,1 mg) erreicht werden. Nach Orciprenalingabe kann es jedoch zu einer übermäßigen Abnahme des peripheren Gefäßwiderstandes mit Abfall des arteriellen Mitteldruckes kommen; in diesem Fall können niedrig dosiert Vasopressoren (z. B. Akrinor) eingesetzt werden.
- *Tachykardien* werden in den meisten Fällen besser toleriert. Der *diastolische Blutdruck* ist durch die Insuffizienz der Aortenklappe und das dadurch entstehende Windkesselleck in der Aorta extrem niedrig; aus diesem Grund muß auf einen ausreichenden arteriellen Mitteldruck (> 60 mmHg) geachtet werden, um die Koronarperfusion nicht weiter zu gefährden.

34.3 Spezielle Eingriffe in der Kardiochirurgie

– Der systemische Gefäßwiderstand sollte eher niedrig sein, damit das Regurgitationsvolumen gering gehalten wird; eine sorgfältige Balance ist erforderlich, da ein übermäßiger Abfall des systemischen Widerstands zu einem schweren Blutdruckabfall führen kann.
– Durch eine präoperativ bestehende Herzinsuffizienz kann eine deutliche Überwässerung des Patienten und Störungen der Nierenfunktion vorliegen; eine negative oder zumindest ausgeglichene Flüssigkeitsbilanz kann durch Hämofiltration an der HLM erreicht werden.

Mitralklappenchirurgie – Mitralklappenstenose

➤ **Vorbemerkung:** Mitralklappenstenosen sind für ca. 25–65% aller erworbenen (rheumatischen) Herzklappenfehler verantwortlich. Ca. 65% der Patienten sind weiblich.
➤ **Pathophysiologie:**
  – Die normale Klappenöffnungsfläche (KÖF) beträgt 4–6 cm². Folgende Stenosegrade werden unterschieden:
   • Leichte Stenose: KÖF 1,5–2,5 cm².
   • Mäßige Stenose: KÖF 1,1–1,5 cm².
   • Hochgradige Stenose: KÖF <1,0 cm².
  – Der linke Vorhof ist druckbelastet und dilatiert frühzeitig. Bei erheblicher Dilatation des Vorhofes kommt es zum Vorhofflimmern, wodurch die diastolische Füllung des linken Ventrikels um bis zu 30% fällt. Spontane Thrombosebildungen im linken Vorhof sind möglich.
  – Der linke Vorhofdruck (LAP) liegt meist über 15 mmHg, eine weitere Zunahme des LAP führt zu einer pulmonalen Stauung und einem Lungenödem.
  – Bei einer chronisch bestehenden höhergradigen Mitralklappenstenose ist eine pulmonale Hypertension mit daraus resultierender Rechtsherzinsuffizienz die Folge. Bei ausgeprägter Rechtsherzinsuffizienz kann eine relative Trikuspidalinsuffizienz vorliegen.
  – Bei reduziertem HZV sind peripherer und pulmonalvaskulärer Widerstand oft deutlich erhöht.
➤ **Anästhesiologische Besonderheiten:**
  – *Medikamentöse Prämedikation* s. S. 232.
  – *Narkoseeinleitung und -führung* s. S. 234. Besonders ist zu beachten, daß eine *Tachykardie* bei höhergradiger Mitralklappenstenose nur sehr schlecht toleriert wird, da es zu einer weiteren Abnahme der linksventrikulären Füllung mit Abfall des HZV und zu einer Zunahme des LAP mit der Gefahr eines Lungenödems kommt. Eine mäßige *Bradykardie* wird besser toleriert; bei einem ausgeprägten Frequenzabfall kommt es jedoch zum Blutdruckabfall, da das HZV fixiert ist. Ein *Vorhofflimmern* besteht oft schon über längere Zeit. Da viele Patienten digitalisiert sind, ist auf einen ausreichenden Kaliumspiegel zu achten. Nur ein neu aufgetretenes Vorhofflimmern (z. B. bei Narkoseeinleitung) sollte kardiovertiert werden. Wegen des fixierten Herzzeitvolumens kann es bei einer zu großen *Abnahme des peripheren Widerstandes* bei der Narkoseeinleitung zu einem ausgeprägten Blutdruckabfall kommen, daher ist eine dem Alter und Allgemeinzustand des Patienten sorgfältig angepaßte Dosierung erforderlich. Eine sorgfältige Volumenbilanzierung ist unerläßlich, da einerseits eine Hypovolämie schnell zu einer weiteren Abnahme der linksventrikulären Füllung, andererseits eine Hypervolämie schnell zu einem Lungenödem führt. Bedingt durch den Druckgradienten an der Mitral-

klappe sind Messungen des *PCWP* über einen Pulmonaliskatheter ungenau, können jedoch im Verlauf einen Trend ergeben. Während der EKZ ist bei sehr hohem peripherem Widerstand eine Vasodilatation erforderlich (z.B. Urapidil 10 – 15 mg). Nach Abgang von der HLM kann ein weiterbestehender hoher pulmonalvaskulärer Widerstand zu einer *pulmonalhypertensiven Krise* führen. Ein Anstieg des Pulmonalisdrucks über den Systemdruck führt zu einem weiteren systemischen Blutdruckabfall wegen der Interpedanz der Ventrikel. Das dilatierte rechte Herz drängt das Septum so weit auf die linke Seite, daß es zur Füllungsbehinderung des linken Herzens und damit zum Abfall des HZV kommt.

- *Therapie der pulmonalhypertensiven Krise:* Zunächst sollte, da Sauerstoff der stärkste pulmonale Vasodilator ist, eine optimale Oxigenierung angestrebt werden. Weiterhin sollte der pH auf 7,45 – 7,5 angehoben werden (Hyperventilation), da die Lungengefäße auf eine Alkalose mit Vasodilatation reagieren. PDE-Hemmer senken deutlich den pulmonalvaskulären Widerstand und wirken positiv inotrop (s. S. 409). Außerdem kann Prostacyclin (Flolan 10 – 20 ng/kg/Min. i.v.) gegeben werden, hier kann es allerdings zum übermäßigen Abfall des Systemwiderstandes kommen, was sich durch Applikation über den Pulmonaliskatheter wegen des hohen first-pass-effect in der Lunge etwas mindern läßt. NO per inhalationem gilt als starker Vasodilator, bei dem auch nicht mit einem Abfall des Systemdruckes zu rechnen ist, da NO bereits in den Endothelzellen inaktiviert wird. Allerdings ist die Applikation technisch aufwendig und nicht überall durchführbar. Nitrate haben zwar keinen stark vasodilatierenden Effekt auf die Lungenstrombahn, bei kongestiver Komponente durch eine gleichzeitig bestehende Linksherzinsuffizienz kann durch die Preloadsenkung jedoch in Einzelfällen der PAP gesenkt werden. Dabei ist jedoch auf einen eventuellen Abfall der arteriellen Sauerstoffsättigung zu achten. Bei einem therapierefraktär niedrigen HZV ist eine begleitende relative Trikuspidalklappeninsuffizienz auszuschließen (TEE).

Mitralklappenchirurgie – Mitralklappeninsuffizienz

➤ **Pathophysiologie:**
- Ursachen einer Mitralklappeninsuffizienz sind angeboren (z.B. Cleftbildungen, dysplastische Klappe), pathologisch veränderte Segel (z.B. nach Endokarditis), eine Papillarmuskeldysfunktion oder ein Papillarmuskelabriß (z.B. akut nach Myokardinfarkt) oder eine Dilatation des Klappenrings bei massiver Dilatation des Herzens (z.B. bei ischämischer Herzerkrankung oder Kardiomyopathie), die zu einer relativen Mitralklappeninsuffizienz führt.
- Während der Systole wird ein Teil der linksventrikulären Füllung retrograd in den linken Vorhof ausgeworfen, was eine Volumenbelastung des linken Vorhofs und des Ventrikels mit Dilatation zur Folge hat.
- Jede Zunahme des peripheren Widerstandes behindert den orthograden Auswurf des Herzens. Ebenso kann jede zusätzliche Volumenbelastung zum Lungenödem führen.

➤ **Anästhesiologische Besonderheiten:**
- Medikamentöse Prämedikation s. S. 232.
- *Narkoseeinleitung und -führung* s. S. 234. Besonders muß man beachten, daß eine Bradykardie zu einer Zunahme des Regurgitationsvolumens und darüber zu einem Abfall des HZV führt. Ähnlich wie bei der Aortenklappeninsuffizienz (s. S. 417) begünstigt eine mäßige Tachykardie den orthograden Aus-

34.3 Spezielle Eingriffe in der Kardiochirurgie

wurf in den Systemkreislauf. Jede abrupte Zunahme des systemischen Gefäßwiderstandes (z. B. durch Streßreaktionen) muß vermieden werden. Eine sorgfältige Volumenbilanzierung ist wegen der Gefahr einer Dekompensation bei übermäßiger Preloadzunahme erforderlich.

– Eine akute Mitralinsuffizienz kann einen akuten Myokardinfarkt komplizieren, wobei diese Patienten Hochrisikopatienten sind, da sie sich in einem sehr schlechten Allgemeinzustand befinden. Nach Beendigung der EKZ können ähnliche Komplikationen wie bei der Mitralklappenstenose (s. S. 418) auftreten (pulmonale Hypertension, Trikuspidalklappeninsuffizienz). Zusätzlich besteht oft eine reduzierte Auswurfleistung des linken Herzens bei vorgeschädigtem Ventrikel.

Trikuspidalklappenchirurgie – Trikuspidalklappenstenose

➤ **Pathophysiologie:**
– Meist ist die Ursache rheumatisch bedingt, allerdings ist selten die Trikuspidalklappe isoliert betroffen.
– Bei einem Druckgradienten > 5 mmHg kommt es zum Rückstau über den rechten Vorhof in den Pulmonalkreislauf und zu Symptomen der Rechtsherzinsuffizienz.
– Über eine verminderte Füllung des rechten Ventrikels kommt es zum Abfall des HZV.
– Häufig tritt ein Vorhofflimmern auf, welches die Symptomatik verschlechtert.

➤ **Anästhesiologische Besonderheiten:** Operationstechnisch ist meist eine Kommissurotomie das Verfahren der Wahl. Das Vorgehen entspricht weitestgehend dem bei Mitralklappenstenose.

Trikuspidalklappenchirurgie – Trikuspidalklappeninsuffizienz

➤ **Pathophysiologie:**
– Eine Trikuspidalklappeninsuffizienz ist meist die Folge einer anderen Herzerkrankung. Kommt es aufgrund eines Mitralvitiums oder einer Kardiomyopathie zu einer extremen Dilatation des Herzens, so wird der Klappenring auseinandergezogen und es resultiert eine Trikuspidalklappeninsuffizienz.
– Nach einem Mitralklappenersatz oder einer Mitralklappenrekonstruktion muß bei persisistierendem low output immer an eine begleitende Trikuspidalklappeninsuffizienz gedacht werden (s. o.).
– Die Prognose gilt wegen der meist zugrunde liegenden Herzerkrankung als relativ schlecht.

➤ **Anästhesiologische Besonderheiten:** Als operatives Verfahren wird eine Rekonstruktion (Raffung des Klappenrings) oder ein Klappenersatz durchgeführt. Das Vorgehen entspricht weitestgehend dem bei Mitralklappeninsuffizienz.

Thorakales Aortenaneurysma

➤ **Pathophysiologie:**
– *Ursachen* eines thorakalen Aortenaneurysmas sind arteriosklerotisch degenerative Erkrankungen, angeborene Bindegewebserkrankungen (z. B. Marfan-Syndrom), entzündliche Erkrankungen (z. B. Syphilis, Arteriitis) oder posttraumatisch bedingt.

– Die Symptome entstehen durch Druck auf umliegende Strukturen wie die V. cava superior, den linken Hauptbronchus oder die Lunge. Durch Intimaläsionen können kleinere Arterien verschlossen werden, so daß ein akutes Querschnittssyndrom als erstes Symptom auffallen kann. Eine unmittelbar lebensbedrohliche Situation entsteht durch die akute Dissektion der thorakalen Aorta, da eine Dissektion innerhalb des Perikards zur Perikardtamponade führt, eine Beteiligung der Aortenklappe mit Aortenklappeninsuffizienz und eine Einbeziehung der Koronarostien mit akuter Ischämie möglich ist. Offene Rupturen werden in der Regel nicht überlebt.

– *Typen* der aortalen Dissektion nach DeBakey (Abb. 40) :
  - Typ I: Beginn der Dissektion an der Aorta ascendens (Häufigkeit 65 – 70 %).
  - Typ II: Beginn der Dissektion im Aortenbogen (Häufigkeit 10 – 15 %).
  - Typ III: Beginn der Dissektion distal der linken A. subclavia.

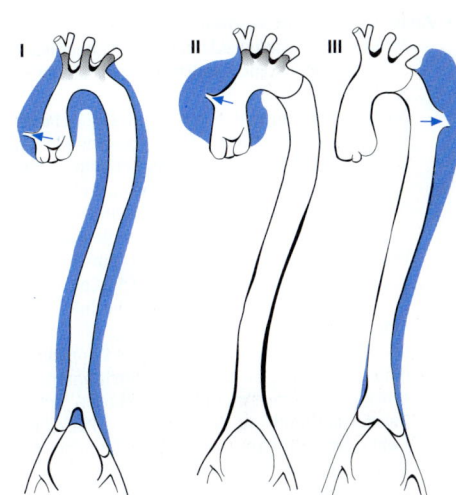

Abb. 40   Typen der
aortalen Dissektion

➤ **Operative Verfahren:**
  – Präoperativ sollten die Stelle des Intimaeinrisses und das Ausmaß der Dissektion bekannt sein, außerdem sollte geklärt sein, ob eine Aortenklappeninsuffizienz und/oder ischämische Komplikationen vorliegen.

34.3 Spezielle Eingriffe in der Kardiochirurgie

– *Typ I:* Hier erfolgt ein Ersatz der Aorta ascendens mit Prothese, bei einer Aortenklappeninsuffizienz ein klappentragendes Conduit mit Neuimplantation der Koronararterien, alternativ ist eine Rekonstruktion der Aortenklappe möglich. Die Operation erfolgt im totalen kardiopulmonalen Bypass, die arterielle Kanülierung wird hierbei über die Leiste, die venöse Kanülierung über den rechten Vorhof vorgenommen.

– *Typ II:* Hierbei wird eine Rekonstruktion des Aortenbogens vorgenommen. Die Operation erfolgt in tiefer Hypothermie (20 °C) bei totalem Bypass und selektiver Karotidenperfusion bei 25 – 28 °C oder retrograder Perfusion über die obere Hohlvene. Die arterielle Kanülierung wird über die Leiste, die venöse über den rechten Vorhof vorgenommen.

– *Typ III:* Hier erfolgt eine Operation in Rechtsseitenlage. Eine EKZ ist nicht zwingend erforderlich, wird jedoch oft vorgenommen, um eine ausreichende Oxigenierung und eine evtl. Kreislaufunterstützung gewährleisten zu können.

➤ **Anästhesiologische Besonderheiten:**

– *Medikamentöse Prämedikation:* Eine Prämedikation bei Vorliegen einer akuten Dissektion ist nicht indiziert. Bei elektiven Eingriffen erfolgt sie wie auf S. 232 beschrieben.

– *Narkoseeinleitung und -führung:* S. S. 234. Zu beachten ist, daß oft eine sog. rapid sequence induction (s. S. 121) bei Notfalloperationen erforderlich ist. Im Schockzustand ist Ketamin (oder Ketamin S) das Hypnotikum der Wahl, die Narkoseführung sollte bei instabilen Kreislaufverhältnissen als balancierte Anästhesie (s. S. 120) erfolgen. Großlumige periphervenöse Zugänge sind essentiell, die Insertion eines sog. high flow device (z. B. Shaldonkatheter oder PAK-Schleuse) ist empfehlenswert. Ein Pulmonaliskatheter ist zwar wünschenswert, im Notfall fehlt jedoch die Zeit, einen solchen Katheter zu legen. Die intraoperative TEE gibt wertvolle Informationen über den Grad einer möglichen Aortenklappeninsuffizienz. Bei Operationen an der Aorta descendens muß eine Intubation mit einem Doppellumentubus (s. S. 358) erfolgen, um eine Ein-Lungen-Ventilation durchführen zu können. Die invasive Blutdruckmessung muß meist in der rechten A. radialis durchgeführt werden, im Zweifelsfall muß mit dem Operateur Rücksprache gehalten werden. Eine zweite arterielle Druckmessung erfolgt in der A. femoralis.

– *Komplikationen:*
  • Schwere intra- und postoperative Blutverluste.
  • Rezidivdissektion am Übergang der Prothese in das normale Gefäß.
  • Persisistierendes low ouput.
  • Neurologische Komplikationen (zerebrale Defizite nach Aortenbogenrekonstruktionen; Querschnittssymptomatik nach Operationen an der Aorta descendens, die A. spinalis ist eine funktionelle Endarterie).

Herztransplantation

➤ **Indikationen:** Terminale Herzinsuffizienz bei geschätzter 1 Jahres-Überlebensrate von < 50%. Ursachen: Kardiomyopathie, koronare Herzkrankheit (50%), kongenitale Vitien.

➤ **Kontraindikationen:** Maligne Grunderkrankung, fixierte pulmonale Hypertonie, schwere COPD, akute Infektion.

➤ **Spenderherzen** stammen von hirntoten Organspendern. Voraussetzung ist Blutgruppenkompatibilität. Die tolerable Ischämiezeit des explantierten Herzens beträgt ca. vier Stunden.

➤ **Anästhesiologische Besonderheiten:**
  – Viele Patienten sind intensivpflichtig, beatmet oder benötigen Katecholamine oder mechanische Unterstützungssysteme (assist devices).
  – Die präoperative Ejektionsfraktion liegt meist unter 25%.
  – Eingeschränkte Nierenfunktion und hepatische Stauung sind typische Begleiterkrankungen.

➤ **Medikamentöse Prämedikation** s. S. 232. Wegen der deutlich reduzierten Pumpfunktion muß eine Dosisreduktion der medikamentösen Prämedikation erfolgen. Bei Ruhedyspnoe erfolgt keine medikamentöse Sedierung.

➤ **Narkoseeinleitung und -führung:**
  – Bei der Narkoseeinleitung muß der stark reduzierten Pumpfunktion Rechnung getragen werden: Verwendung von Medikamenten mit hoher kardiovaskulärer Stabilität (Fentanyl (0,1–0,2 mg), Midazolam (2,5 mg) in reduzierter Dosis, Etomidate (0,2 mg/kg KG) als Hypnotikum.
  ◉ *Beachte:* Bei niedrigem HZV ist die Anschlagzeit der Narkotika wegen der verlängerten Kreislaufzeit erheblich länger!
  – Pulmonalarterienkatheter nur in Ausnahmefällen bei erhöhtem Pulmonalisdruck (aus operationstechnischen Gründen wenig sinnvoll). TEE ist besonders zweckmäßig.
  – Streng aseptisches Vorgehen beim Legen sämtlicher Katheter wegen der Immunsuppression. Intubation mit sterilen Handschuhen. Sicherung der kardiovaskulären Stabilität bis zu Beginn des Bypasses (s. o.) hat höchste Priorität.
  ◉ *Tip:* Zentralvenöse Katheter über linke Seite legen, um rechte Seite für postoperative Myokardbiopsien zu schonen.

Management nach Herz-Lungen-Maschine

➤ **Frequenz** von ca. 100/Min anstreben: AV-sequenentielles Pacing ist meist erforderlich. (am denervierten Herzen sind Anticholinerigika wie Atropin nicht wirksam).

➤ **Linksventrikuläre Funktion** ist bei gesundem Spenderherz meist unproblematisch.

➤ **Rechtsherzinsuffizienz** ist ein relativ häufiges Problem.
  – Ursachen: Erhöhter pulmonaler Widerstand beim Empfänger, relativ kleines Spenderherz, lange Ischämiezeit.
  – Maßnahmen s. S. 592. In seltenen Fällen ist IABP oder ein assist device erforderlich.

➤ **Immunsuppression** nach den Maßgaben des Transplantationszentrums.

➤ Die **perioperative Letalität** liegt meist unter 10%.

Begleiterkrankungen

⊙ *Merke:* Der Gefäßpatient ist ein Risikopatient. Aufgrund der Wahrscheinlichkeit einer koronaren Herzerkrankung gelten die Standards zur Anästhesie herzkranker Patienten insbesondere in der Gefäßchirurgie!

Arteriosklerose

➤ Die Arteriosklerose ist die häufigste Ursache arterieller Gefäßerkrankungen. Prädisponierende Faktoren sind: Hypertonie, Diabetes mellitus, Nikotinabusus, Hyperlipidämie, Adipositas.

➤ Bei der generalisierten Arteriosklerose werden alle Gefäße in Mitleidenschaft gezogen, es kommt zu einer Beeinträchtigung der
  – kardialen Gefäße (KHK, Myokardinfarkt, Herzrhythmusstörungen, Herzinsuffizienz).
  – zentralen Gefäße (zerebrovaskuläre Insuffizienz, transitorisch-ischämische Attacken bzw. Apoplex).
  – renalen Gefäße (Gefäßsklerose der Nierenarterien).
  – peripheren Gefäße (arterielle Verschlußerkrankung an den unteren Extremitäten).

COPD

➤ Eine häufige Begleiterkrankung beim Gefäßpatienten ist die chronisch obstruktive Lungenerkrankung (häufig liegt ein Nikotinabusus vor), vgl. S. 247 ff.

Prämedikationsvisite

➤ **Präoperative Beurteilung des Herz-Kreislauf-Systems:**
- In 40 – 80 % der Fälle liegt eine koronare Herzerkrankung vor. Oft ist die Diagnose bekannt. Ansonsten ist in der Anamnese gezielt nach typischen Symptomen der KHK zu fragen; allerdings können diese Beschwerden z.B. bei Patienten mit Diabetes mellitus bedingt durch die Polyneuropathie sehr untypisch sein.
- Die häufigste postoperative Todesursache beim Gefäßpatienten ist der Myokardinfarkt. Generell sind Patienten, die innerhalb der letzten 6 Monate einen Myokardinfarkt erlitten haben, einem höheren Reinfarktrisiko ausgesetzt. Dieses Risiko ist jedoch auch abhängig von der Therapie; ist z.B. ein Myokardinfarkt lysiert worden und eine singuläre Koronarstenose dilatiert worden, so ist nicht mit einem erhöhten Reinfarktrisiko zu rechnen. Daher ist es wichtig, sich über die kardiologischen Vorbefunde Klarheit zu verschaffen.
- Bei Verdacht auf eine signifikante koronare Herzerkrankung oder eine stark eingeschränkte kardiale Reserve ist eine weitergehende Diagnostik indiziert. Liegen entsprechende Befunde nicht vor, sollte ein kardiologisches Konsil mit entsprechender Fragestellung (z.B. Abklärung einer signifikanten KHK) angefordert werden. Einzelheiten vgl. S. 229 .
- Wesentlicher Faktor für die präoperative Diagnostik ist die Dringlichkeit der Operation; so muß z.B. bei drohendem Apoplex nach TIAs der Patient auch ohne ausgiebige internistische Abklärung operiert werden.
- Bei signifikanten und operationswürdigen Koronarstenosen ist eine Kombination einer Carotis-OP mit einer Koronar-Bypass-OP möglich.
- Eine vorbestehende Hypertonie sollte präoperativ eingestellt werden, dies bedeutet bei elektiven Eingriffen mindestens 2 Wochen Vorlaufzeit. Eine abrupte Blutdrucksenkung wenige Tage vor der Operation sollte vermieden werden.
- Obligat ist ein präoperatives EKG, ggf. ein Belastungs-EKG, um die Leistungsfähigkeit zu quantifizieren und/oder ein internistisch-kardiologisches Konsil (vgl. S. 229).
- ◧ *Tip:* Den besten Eindruck über die kardiopulmonale Leistungsfähigkeit eines Patienten im Alltag vermittelt eine genaue Anamneseerhebung (z.B. Treppensteigen, Bergaufgehen)!

➤ **Präoperative Beurteilung des respiratorischen Systems:**
- Das Rauchen sollte mindestens 8 Wochen vor dem Eingriff eingestellt werden (s. Thoraxchirurgie S. 354).
- Bei Patienten > 60 Jahre sollte eine aktuelle Röntgenaufnahme des Thorax vorliegen.
- Bei chronisch obstruktiver Lungenerkrankung sollte ein Lungenfunktionstest und eine arterielle Blutgasanalyse durchgeführt werden. Bei hochgradig pathologischem Lungenfunktionstest muß der Patient vor Elektiveingriffen mittels Atemgymnastik, Mukolytika, Bronchodilatatoren und ggf. Antibiotika behandelt werden (s. S. 354).

35.2 Praktisches Vorgehen

➤ **Präoperative Beurteilung des Zentralnervensystems:**
  - Dies ist vor allem vor Operationen an der A. carotis erforderlich. Immer nach ischämischen Attacken in der Anamnese fragen. Präoperativen Neurostatus dokumentieren.
  - Der Angiographiebefund muß vorliegen, damit geklärt ist, ob z. B. eine Stenose auch der Gegenseite vorliegt oder ob sich arteriosklerotische Plaques im Gefäß finden.

➤ **Spezielle präoperative Maßnahmen:**
  - Aktuelle Laborparameter.
  - Bereitstellung von Blutkonserven bei niedrigem Ausgangs-Hb und bei Eingriffen an großen Gefäßen: Eingriffe an den Leistengefäßen, Eingriffe an der Aorta, Cava-Schirmchen, venöse Thrombektomie.
  - Eine antianginöse, antiarrhythmische, antihypertensive und bronchodilatierende Therapie sollte bis zum Operationstag weitergeführt werden. Bei einer Antikoagulantientherapie muß präoperativ ein Gerinnungsstatus vorliegen.
  - Eine Medikation mit Acetylsalicylsäure (ASS) kann nach Absprache mit dem Operateur weitergeführt werden. Low dose ASS allein ist keine Kontraindikation für ein Regionalanästhesieverfahren.

Karotischirurgie

➤ **Vorbemerkungen:**
- Vor Eingriffen mit Gefahr der reduzierten zerebralen Perfusion (z. B. Operationen an der Aorta abdominalis, Koronarbypassoperationen) bei gleichzeitig bestehender operationsbedürftiger Karotisstenose wird zuerst die Karotisstenose operiert.
- Bei einer hochgradig operationsbedürftigen KHK (z. B. Hauptstammstenose) können simultan die Karotisstenose und die Koronarstenose operiert werden; hierbei wird vor der extrakorporalen Zirkulation zuerst die A. carotis operiert.
- 50 – 75 % der Patienten sind Hypertoniker mit signifikant erhöhter Morbidität bzw. Mortalität.
- 50 % der Patienten haben gleichzeitig eine KHK.
- 35 % der Patienten sind Diabetiker.

➤ **Prämedikationsvisite:**
- Präoperativ neurologischen Status und Angiographiebefund exakt dokumentieren. Ausgangsblutdruck dokumentieren, hierbei ist nicht ein einzelner Wert z. B. bei Aufnahme des Patienten ausschlaggebend, sondern ein über den Tag erstelltes Blutdruckprofil.
- Antianginöse und antihypertensive Therapie bis zum OP-Tag beibehalten.
- Die A. carotis sollte wegen der Gefahr einer Embolie durch abgescherte arteriosklerotische Plaques nicht palpiert werden.
- Der Patient sollte auf ein intraoperatives Neuromonitoring hingewiesen werden (z. B. EEG, SEP falls vorhanden, s. S. 41).

➤ **Medikamentöse Prämedikation:**
- Ein beruhigendes Gespräch ist meist wichtiger als eine medikamentöse Prämedikation.
- Es sollten Anxiolytika mit kurzer Halbwertszeit verwendet werden (z. B. Midazolam [Dormicum] oder Dikaliumclorazepat [Tranxilium]), um postoperativ eine schnelle Beurteilung des Neurostatus zu ermöglichen.
- Je nach Alter und Allgemeinzustand sollte eine 50%ige Dosisreduktion erfolgen (z. B. Dormicum 3,75 mg).
- ◐ *Cave:* Eine starke Sedierung mit Hyperkapnie führt zum Steal-Phänomen im Bereich des zentralen Gefäßbettes (Umverteilung in gesunde Areale) und zu einer erschwerten Beurteilung des Neurostatus. Eine fehlende Anxiolyse kann zu Tachykardie und Blutdruckanstieg mit der Gefahr der kardialen Ischämie führen!

➤ **Anästhesiologische Probleme:**
- Im Vordergrund des anästhesiologischen Managements steht die Vermeidung zerebraler und kardialer Ischämien.
- Von größter Bedeutung ist die kardiovaskuläre Stabilität. Sowohl Hypotonien nach der Einleitung als auch Hypertonien nach dem Declamping der Karotis müssen vermieden werden.
- Intraoperativ muß der Blutdruck im *Normbereich des Patienten* gehalten werden, d. h. er sollte nicht mehr als 30% vom Durchschnittswert des Patienten abweichen. Deshalb müssen z. T. auch höhere Werte als bei Normotonikern akzeptiert werden.

35.3 Spezielle gefäßchirurgische Eingriffe

➤ **Monitoring:**
- EKG (5-Kanal-EKG zur intraoperativen Ischämiedetektion, falls vorhanden).
- Invasive Blutdruckmessung (Arterie auf der Gegenseite der Operationsseite kanülieren!).
- Pulsoximetrie.
- Kapnometrie.
- Temperatursonde.
- Arterielle BGA (angestrebt werden sollte $pO_2 > 80$ mmHg, pCO_2 35–40 mmHg).
- Intraoperativ Blutzucker- und Elektrolytkontrollen.
- Neuromonitoring, vorzugsweise somatosensorisch evozierte Potentiale Medianus-SEP außerdem TCD und EEG, wenn möglich.

➤ **Intraoperative Lagerung:** Der Patient wird intraoperativ vorsichtig mit seitwärtsrotiertem und leicht überstrecktem Kopf gelagert.

➤ **Narkoseeinleitung und -führung:**
- Vor Narkosebeginn wird bei Patienten, die NYHA I und II zuzuordnen sind, ein intravasaler Volumenmangel mit 500 ml HAES (z. B. HAES 10%, 200 000) ausgeglichen. Bei kardial insuffizienten Patienten darf eine Volumengabe nur sehr vorsichtig erfolgen.
- Die Narkoseeinleitung kann mit Standardverfahren (s. S. 120), bei kardialen Risikopatienten vorzugsweise mit Etomidat als Hypnotikum, Fentanyl (max. 0,3 mg) und nichtdepolarisierendem Muskelrelaxans erfolgen. Die Narkosefortführung erfolgt als balancierte Anästhesie. Isoflurane bzw. Sevofluran sollten bis max. 0,8 Vol% dosiert werden. Der Patient wird mit einem Sauerstoff/Luftgemisch und einer FiO_2 von mindestens 0,4 normoventiliert.
- TIVA: Wegen der guten Steuerbarkeit und schnellen postoperativen neurologischen Beurteilung ist auch ein TIVA-Verfahren vorteilhaft. Daher sollte Propofol ohne Bolusinjektion nur per infusionem oder TCI angewendet werden, um Blutdruckabfälle zu vermeiden. Opioid der Wahl ist dabei Remifentanil.
- *Blutdruckkontrolle:*
  - Der Blutdruck sollte im Bereich des präoperativ durch mehrere Messungen ermittelten Blutdruckwertes liegen.
  - Bei notwendiger Blutdrucksenkung initial Narkose vertiefen, jedoch auch frühzeitig an den Einsatz von Vasodilatantien denken.
  - Bei erforderlicher Anhebung des Blutdrucks Narkose abflachen, Kopftieflagerung und vorsichtige Volumengabe.
  - 👁 *Cave:* Die Gabe von Vasopressoren (z. B. Akrinor) kann zu unkontrollierbaren Hypertonien mit kardialer Ischämie führen und sollte wenn nötig titrierend erfolgen!
  - Nach dem Declamping muß der Blutdruck etwas niedriger sein als der Richtwert (in der Regel meist zwischen 100 und 160 mmHg systolisch).
- Die *Volumensubstitution* erfolgt vor der Narkoseeinleitung bei intravasaler Hypovolämie mit HAES (s. o.); intraoperativ wird der Flüssigkeitsverlust mit isoosmolarer Vollelektrolytlösung (z. B. Ringerlösung) ausgeglichen.
- 👁 *Cave:* Keine glukosehaltigen Lösungen verwenden, eine Hyperglykämie bzw. erhöhte Osmolalität verschlechtert das Outcome der Patienten nach zerebralem Insult erheblich!

– Vor dem Abklemmen der A. carotis werden 125 I.E./kg KG Heparin gegeben; nach dem Declamping erfolgt in Absprache mit dem Operateur eine vorsichtige Antagonisierung mit Protamin.

➤ **Komplikationen:**
- Intraoperativ kann es bei Präparation im Bereich des Glomus caroticum zu Bradykardien und Blutdruckabfällen kommen.
- Tachykardien und Blutdruckanstiege können zu Myokardischämien führen.
- Neurologische Komplikationen.
- Nachblutungen.

➤ **Management bei pathologischem Neuromonitoring:**
- Bei SEP-Verlust oder Null-Linien-EEG sofort den Chirurgen informieren, da eine umgehende Shuntanlage erforderlich ist. Nach der Anlage muß die Shuntfunktion kontrolliert werden, d. h. die SEP oder EEG müssen sich erholt haben.
- Blutdruck anheben, evtl. mit Vasopressoren.
- Beatmung mit FiO_2 1,0.
- Bei schlechten Monitorbedingungen den Patienten relaxieren, evtl. bei unklaren SEP's einen Bolus Etomidat geben.

➤ **Narkoseausleitung:**
- Grundsätzlich ist die Extubation anzustreben, um den Patienten sofort neurologisch beurteilen zu können.
- Bei der Ausleitung sollten Hypertonien unbedingt vermieden werden. Dies ist zu erreichen, indem Opioide nicht antagonisiert und frühzeitig Vasodilatatoren (z. B. Nitroglyzerin) oder α_2-Rezeptorenblocker (z. B. Urapidil) zur Senkung des systolischen Blutdrucks eingesetzt werden.

➤ **Aufwachraum:**
- Blutdruckkontrolle mit dem Ziel, den systolischen Blutdruck (max. 30%!) unter den präoperativ ermittelten Richtwert zu halten, um das Risiko von Nachblutungen zu verringern.
- BGA-Kontrollen (Erkennung und Vermeidung einer Hyperkapnie durch Narkoseüberhang).
- Blutzuckerkontrollen auch bei Nichtdiabetikern.
- Kontrolle des *neurologischen Status* alle 15 Min. und Vergleich mit dem Vorbefund. Bei neu aufgetretenem neurologischem Defizit besteht der Verdacht auf eine Embolie; der Gefäßchirurg muß sofort verständigt werden.
- Es besteht die Gefahr der *arteriellen Nachblutung*, hierbei kann es durch eine massive Schwellung der Halsweichteile rasch zu einer lebensbedrohlichen Einengung der Atemwege kommen. Ebenso sind neurologische Symptome durch mechanische Kompression der A. carotis möglich.
- ◉ *Tip:* Durch eine Verdrängung des Kehlkopfes kann es bei einer arteriellen Nachblutung zu erheblichen Intubationsschwierigkeiten kommen. In diesem Fall sollte ein Helfer die Naht eröffnen, damit das Hämatom nach außen ablaufen kann; dies kann lebensrettend sein.

Elektive Eingriffe an der Aorta abdominalis

➤ **Vorbemerkungen:** Operationen der Aorta abdominalis sind erforderlich bei arteriosklerotischen Gefäßverengungen (AVK) und bei Aortenaneurysmen. Hierbei können die unteren Extremitäten und die Bauchorgane durch Ischämien bedroht sein. Bei der Ruptur der Aorta abdominalis besteht Verblutungsgefahr. Die meisten Aortenaneurysmen liegen infrarenal.

➤ **Prämedikation:** Für die medikamentöse Prämedikation sollte die Anxiolyse im Vordergrund stehen. Da es sich meist um alte Patienten handelt, ist häufig eine Dosisreduktion erforderlich (s.o.).

➤ **Anästhesiologische Probleme:**
– Beim Abklemmen der Aorta kann eine Hypertonie oder auch eine akute kardiale Dekompensation auftreten.
– Beim Aufklemmen der Aorta kann es zur Hypotonie und zur metabolischen Azidose kommen.
– Es besteht die Gefahr der postoperativen Niereninsuffizienz. Die Inzidenz liegt auch bei infrarenaler Lage des Aneurysmas bei 5 – 10%, da es beim Abklemmen der Aorta auch unterhalb der Nierenarterien zu renalen Perfusionsstörungen oder Embolien durch Plaqueabscherungen kommen kann.
– Blutungen.
– Koronare Perfusionsstörungen, low cardiac output.

➤ **Monitoring:**
– Standardmonitoring mit 5Kanal-EKG bei gleichzeitiger Darstellung einer Extremitätenableitung und V_5-Ableitung zur Ischämiedetektion.
– Intraarterielle Blutdruckmessung.
– Zentraler Venenkatheter.
– Blasenkatheter.
– Temperatursonde.
– Zwei großlumige venöse Zugänge (alternativ 8F-Schleuse).
– Magensonde bei Laparotomie.
– BGA, BZ.
– Bereitstellung von Geräten zur Aufbereitung intraoperativer Blutverluste (z.B. Cell saver oder Cats).
– Bei Risikopatienten evtl. transösophageales Echokardiogramm (TEE) und/ oder Pulmonaliskatheter.

➤ **Narkoseeinleitung:**
– Die Narkoseeinleitung erfolgt bei kardialen Risikopatienten mit Etomidat, Midazolam und Fentanyl (evtl. in höherer Dosierung, z.B. 0,2 – 0,3 mg Fentanyl) und einem nichtdepolarisierenden Muskelrelaxans. Evtl. kann zur Intubation ein Lidocainbolus (0,5 – 1 mg/kg KG i.v.) als Adjuvans zur Vermeidung von Blutdruckspitzen gegeben werden.
– Höhere Dosierung von Fentanyl zur Narkoseeinleitung (s.o.), um bei kardialen Risikopatienten eine gute Abschirmung des Intubationsreizes zu erzielen und bei Bauchaortenaneurysmata die Rupturgefahr durch Husten und Pressen zu minimieren.
– Bei der weiteren Narkoseführung extreme Blutdruckspitzen vermeiden!
– 🔵 *Cave:* Bei der Intubation, aber auch intraoperativ, ist ein ausgeprägter Blutdruckanstieg sowie Husten und Pressen wegen der Rupturgefahr bei einem Aneurysma unbedingt zu vermeiden! Auf eine adäquate Narkosetiefe und eine ausreichende Relaxierung sollte deshalb geachtet werden.

➤ **Narkoseführung:**
– Die Fortführung der Narkose erfolgt als balancierte Anästhesie (s. S. 122) mit Fentanyl, Isofluran und evtl. Midazolam. Bei Verzicht auf eine initiale Bolusinjektion kann Propolol zur TIVA verwendet werden, z.B. als TCI-Verfahren in Kombination mit gut steuerbaren Opioiden (Alfentanil oder Remifentanil).

– *Abklemmen der Aorta:*
  • Vor dem Abklemmen werden 125 IE/kg KG Heparin gegeben.
  • Das Abklemmen der Aorta führt meist zu einem Blutdruckanstieg, der in der Regel durch rechtzeitige Vertiefung der Narkose verhindert werden kann; bei Bedarf können zusätzlich kurzwirkende Vasodilatoren (z. B. Nitrate) oder Urapidil eingesetzt werden.
  • Seltener tritt nach dem Abklemmen eine kardiale Dekompensation auf; in diesem Fall kommen neben Nitraten auch Katecholamine (z. B. Dobutamin, Adrenalin) zum Einsatz.
  • Bei präoperativ eingeschränkter Nierenfunktion ist es günstig, die Diurese vor dem Abklemmen mit ausreichender Volumensubstitution und evtl. der Gabe von 10–20 mg Furosemid zu steigern.

– *Freigabe der Zirkulation:*
  • Die Zirkulationsfreigabe führt zum Abfall des Blutdrucks und einer metabolischen Azidose (Abfall des peripheren Widerstandes durch anaerobe Metabolite). Vorgebeugt werden kann dem Blutdruckabfall durch ausreichende Volumenzufuhr (z. B. Retransfusionsblut, HAES) und rechtzeitiges Absetzen (10–15 Min. vor Aufklemmen) der Vasodilatantien (den Operationsverlauf aufmerksam verfolgen, Absprache mit dem Operateur, bei Aorta-biiliakalem Bypass kann z. B. eine seitengetrennte Öffnung erfolgen). Evtl. kann ein erneutes teilweises Abklemmen der Aorta durch den Operateur erforderlich sein. Bei Bedarf kann Dopamin zur Stabilisierung des Blutdrucks eingesetzt werden.
  • Nach dem Aufklemmen muß eine Blutgasanalyse erfolgen. Bei ausgeprägter Azidose (pH < 7,25) und Kaliumanstieg sollte Natriumbicarbonat substituiert werden (erforderliche $mval = kg \times BE \times 0,3$; initial die Hälfte substituieren).
  • Bei protrahierter Oligurie Gabe von 5–10 mg Furosemid und Dopamin in Nierendosis (2–3 µg/kg KG/Min.).
  • Auf ausreichendes intravasales Volumen achten (ZVD-Messung, bei liegendem Pulmonaliskatheter PCWP-Messung).
  • Eine Heparinantagonisierung erfolgt nach Rücksprache mit dem Operateur nur bei stabilen Kreislaufverhältnissen.

➤ **Narkoseausleitung und postoperative Phase:**
  – Die Kontrolle des Blutdrucks und die Analgesie stehen im Vordergrund.
  – Bei komplikationslosen Fällen strebt man die Extubation an und verlegt die Patienten in den Aufwachraum.
  – Bei einer Hypothermie < 35 °C werden die Patienten beatmet auf die Intensivstation verlegt; Risikopatienten und Patienten mit intraoperativen Komplikationen werden postoperativ ebenfalls auf der Intensivstation betreut.
  – Postoperativ erfolgt die Kontrolle von Blutbild, Elektrolyten, Gerinnungsstatus, BGA, Blutzucker als Laborparameter. Kontrolliert werden außerdem die peripheren Pulse und die Diurese.

➤ **Komplikationen:** Nachblutung, Ischämie der peripheren Gefäße, Niereninsuffizienz, Hyperkaliämie, Myokardischämie.

35.3 Spezielle gefäßchirurgische Eingriffe

Operationen bei rupturiertem bzw. gedeckt perforiertem Aortenaneurysma

➤ **Vorbemerkung:** Die perioperative Letalität liegt bei ca. 40–50%. Schock, Massivtransfusionen sowie die oben erwähnten kardiovaskulären Vorerkrankungen (s. S. 229) bestimmen den perioperativen Verlauf. Für die hohe Letalität ist postoperatives Multiorganversagen verantwortlich.

➤ **Anästhesiologische Probleme:**
   - Volumenmangel, hämorrhagischer Schock.
   - Nicht nüchterner Patient.
   - Die hämodynamischen Auswirkungen des Auf- und Abklemmens der Aorta werden z. T. durch ein Schockgeschehen überlagert.
   - Gerinnungsstörungen nach Massivtransfusion.
   - Hypothermie.
   - Gefahr der perioperativen Niereninsuffizienz (Inzidenz 15–25%, oft irreversibel).
   - Koronare Perfusionsstörungen, Herzinsuffizienz.

➤ **Präoperative Phase:**
   - Die Schocktherapie und der rasche Transport in den Operationssaal stehen im Vordergund; die Notfallparameter inklusive der Kreuzprobe sollten abgenommen werden (ca. 10 Erythrozytenkonzentrate mit entsprechender Dringlichkeit anfordern).
   - *Bedrohte Vitalfunktionen:*
     • Nicht intubierte Patienten in der Notaufnahme intubieren (Vorgehen s. S. 55); die Narkoseeinleitung erfolgt als rapid sequence induction (s. S. 121) mit Ketamin, der Narkoseunterhalt als balancierte Anästhesie (s. S. 122) in reduzierter Dosis.
     • Mehrere großlumige venöse Zugänge (oder 8F-Schleuse) legen.
     • Schocktherapie einleiten, ggf. mit ungekreuztem Blut (Blutgruppe 0, Rh negativ); sobald die Blutgruppe bekannt ist, gruppengleiches Blut verwenden. Ein systolischer Blutdruck von 100 mmHg ist anzustreben.
     • Volumentherapie, Beatmung und sofortige Operation haben Vorrang. Je nach Dringlichkeit dürfen bis auf periphervenöse Zugänge, EKG und nichtinvasive Blutdruckmessung alle weiteren Maßnahmen zur Patientenüberwachung nicht zu unnötigen Zeitverzögerungen führen (ZVK und arterieller Katheter können im Operationssaal intraoperativ gelegt werden).
     • Entscheidend für die Stabilisierbarkeit des Patienten ist die sofortige Laparotomie mit Abklemmen der Aorta; vor dem Abklemmen 125 I.E./kg KG Heparin verabreichen.
   - *Stabile Kreislaufverhältnisse:* Nach Abschluß der Diagnostik Transport des Patienten unter Basismonitoring in den Operationssaal.

➤ **Monitoring:**
   - Standardmonitoring (s. S. 15).
   - Invasive Blutdruckmessung.
   - Zentraler Venenkatheter (z. B. 8F Doppellumen oder Shaldon).
   - Großlumige periphere Zugänge.
   - Temperatursonde.
   - Blasenkatheter.
   - Magensonde.
   - Bereitstellung von Blutaufbereitungsgeräten (z. B. Cell saver oder Cats).
   - Bereitstellung von High flow-Infusionssystemen (z. B. Level 1).

➤ **Narkoseeinleitung:**
–　Bei kreislaufstabilen Patienten wird eine rapid sequence induction (s. S. 121) mit Thiopental oder Etomidat in reduzierter Dosis durchgeführt. Husten, Pressen und Hypertonien bei der Intubation müssen wegen der Gefahr der Aneurysmaruptur unbedingt vermieden werden (Intubation in tiefer Narkose und maximaler Relaxation).

🔵 *Cave:* Auch eine Relaxation kann durch Wegfall des intraabdominellen Drucks ein gedeckt rupturiertes Aneurysma zur kompletten Perforation bringen. Tritt nach der Narkoseeinleitung ein Schock ein, muß die *sofortige* Laparotomie erfolgen!

➤ **Narkoseführung:**
–　Die Fortführung der Narkose erfolgt als balancierte Anästhesie (s. S. 122) mit Fentanyl, Midazolam, nicht depolarisierendem Muskelrelaxans und – je nach Kreislaufsituation – volatilem Anästhetikum.
–　Normoventilation mit FiO_2 1,0 bis zur ersten BGA.
–　Vor dem Abklemmen der Aorta werden 125 I.E./kg KG Heparin gegeben.
–　Das Abklemmen der Aorta kann einen passageren Blutdruckanstieg bewirken, dennoch muß die Volumentherapie fortgeführt werden. Bei hypertonen Blutdruckwerten können kurzfristig Nitrate eingesetzt werden. Die oben erwähnten Vorsichtsmaßnahmen bei Freigabe der Zirkulation (s. S. 431) gelten bei rupturiertem Aortenaneurysma in besonderem Maße.
–　Bei instabiler Kreislaufsituation großzügig Katecholamine einsetzen.
–　Intraoperativ sollten wiederholt Blutgasanalysen, Hb- und Elektrolytbestimmungen erfolgen.
–　Bei Massivtransfusionen FFP (im Verhältnis 2 : 1) und Calcium (1 g Calciumgluconat/4 EK) zuführen.
–　Bei intraoperativer diffuser Blutung engmaschige Gerinnungsanalysen durchführen, evtl. zusätzlich Aprotinin und ATIII substituieren.
–　Nach der Reperfusion Gabe von 10–20 mg Furosemid.
–　Bei stabilen Kreislaufverhältnissen kann nach Rücksprache mit dem Operateur eine Heparinantagonisierung erfolgen.

➤ **Postoperative Phase:** Die Notfallpatienten werden unter Fortführung von Analgesie und Sedierung beatmet auf die Intensivstation verlegt. Laborkontrollen und Röntgenaufnahme des Thorax sowie evtl. erforderliche weitere Diagnostik erfolgen dort.

Eingriffe an peripheren Arterien

➤ **Vorbemerkung:** Mit Ausnahme von Patienten mit arterieller Embolie handelt es sich immer um Patienten mit AVK IIa–IV. Wegen der meist systemischen Arteriosklerose mit begleitender KHK liegt die perioperative Letalität trotz des peripheren Eingriffs vergleichsweise hoch.

➤ **Eingriffe und geeignete Narkoseverfahren:**
–　*Embolektomie* (z. B. Patienten mit Vorhofthromben, Abgang arterieller Plaques); periphere Embolektomien können auch in Lokalanästhesie durchgeführt werden.
–　*Bypassoperationen* (z. B. femoropopliteal, iliacofemoral, iliacobifemoral, femorofemoral) können in Allgemein- oder Periduralanästhesie durchgeführt werden.
–　*Axillofemorale oder axilloaxilläre Bypässe* müssen in Allgemeinanästhesie operiert werden.

35.3 Spezielle gefäßchirurgische Eingriffe

➤ **Monitoring:**
– Standardmonitoring (s. S. 15) mit 5-Kanal-EKG.
– 1–2 zusätzliche großlumige Zugänge.
– Je nach Begleiterkrankungen werden Zentralvenenkatheter, arterieller Katheter, Blasenkatheter und Periduralkatheter (zur Sympathikolyse) gelegt.
– 📷 *Cave:* Nach Gabe von fraktioniertem Heparin darf ein PDK erst nach 24 Std. und nochmaliger Gerinnungskontrolle gelegt werden; nach i. v. Heparinisierung darf eine PDK-Anlage nur nach vollständiger Normalisierung der Gerinnung (Laborkontrolle!) erfolgen. Eine alleinige präoperative ASS-Therapie ist keine absolute Kontraindikation. Beim Ziehen des Katheters muß die Gerinnung ebenfalls normal sein, der Patient darf nicht vollheparinisiert sein!

➤ **Narkoseführung:**
– Trotz eines initial erhöhten Blutdruckes haben viele Patienten einen Volumenmangel, der sich erst nach Narkoseeinleitung mit einem Blutdruckabfall manifestiert (poststenotische Vasodilatation).
– Die Fortführung der Narkose erfolgt als balancierte Anästhesie (s. S. 122), TIVA (s. S. 124) oder Periduralanästhesie (s. S. 149).
– *Vorteile der Periduralanästhesie:* Senkung von Vor- und Nachlast, Verbesserung der peripheren Durchblutung durch Sympathikolyse, geringe Beeinträchtigung der pulmonalen Funktion, postoperative Analgesie.
– *Nachteile der Periduralanästhesie:*
   • Altersbedingt z. T. erschwerte Punktion.
   • Erhöhtes Blutungsrisiko bei intraoperativen Gerinnungsstörungen.
   • Auskühlung und Rückenschmerzen bei längerer OP-Dauer.
   • Möglichkeit des massiven Blutdruckabfalls bei präoperativer Hypovolämie oder fixiert limitiertem HZV (z. B. bei höhergradigen Mitralstenosen).
   • Bei ausgiebiger Volumensubstitution Gefahr der Umverteilung bei nachlassender Anästhesie mit Gefahr der pulmonalen Stauung.
– Der Blutdruck sollte im Normbereich des Patienten gehalten werden.
– Vor dem Ausklemmen der großen Gefäße Gabe von 125 I.E./kg KG Heparin; am OP-Ende evtl. Antagonisierung nach Rücksprache mit dem Operateur.

➤ **Komplikationen:** Nachblutungen, periphere Ischämien, kardiale Ischämien.
➤ **Postoperative Phase:** Hypertone Phasen sollten wegen der Gefahr der Blutung im Bereich der Gefäßnähte vermieden werden; nach suffizienter Analgesie ggf. Vasodilatatoren applizieren.

AV-Fistel (Cimino-Shunt)

➤ **Vorbemerkung:**
– Die Anlage einer AV-Fistel erfolgt zur Dialysetherapie bei chronischer Niereninsuffizienz. In der Regel wird der Shunt am Unterarm angelegt.
– Häufig finden sich bei terminal niereninsuffizienten Patienten Begleiterkrankungen: KHK, arterielle Hypertonie, Herzinsuffizienz, Diabetes mellitus.
➤ **Anästhesiologische Probleme:**
– Nach der Dialyse besteht häufig eine Hypovolämie.
– Störungen des Elektrolythaushaltes.
– 📷 *Tip:* Nach der Dialyse aktuelle Laborparameter abnehmen.
– Vorerkrankungen, besonders arterielle Hypertonie.
➤ **Monitoring:** In der Regel erfolgt die Überwachung mit dem Standardmonitoring (s. S. 15); erweitertes Monitoring erfolgt bei entsprechender Vorgeschichte des Patienten.

➤ **Narkoseeinleitung und -führung:**
  – Sofern keine Kontraindikation besteht, ist die Regionalanästhesie die Methode der Wahl (Blockade des Plexus axillaris, s. S. 162).
  – Bei einer Allgemeinanästhesie muß wegen der erhöhten Magensekretproduktion immer eine Intubation erfolgen (s. S. 55).
  – Die Relaxation zur Intubation erfolgt mit einem nichtdepolarisierenden Muskelrelaxans, dessen Wirkdauer nicht von der Nierenfunktion abhängig ist (z. B. Atracrurium, cis-Atracrurium). Succinylcholin darf bei terminaler Niereninsuffizienz wegen eines evtl. lebensbedrohlichen Kaliumanstiegs nicht verwendet werden.
  – Auf Enfluran sollte wegen der relativ hohen Metabolisierungsrate und der relativ langen Speicherung im Fettgewebe verzichtet werden, da theoretisch eine Entstehung nephrotoxischer Fluoridionen möglich ist.
  – Zur Infusion sollten kaliumfreie Lösungen – möglichst sparsam – verwendet werden. Zur Quantifizierung der Volumentherapie müssen die tägliche Trinkmenge, die Restausscheidung und die durch Dialyse abfiltrierte Menge bedacht werden.
  – Bei Hypotonie werden neben *vorsichtiger* Volumengabe Vasokonstriktoren eingesetzt; der Blutdruck sollte auf hochnormale Werte eingestellt werden.
  ◎ *Cave:* Bei Hypotonie kann es zur Thrombose des Shunts kommen!
➤ **Postoperative Phase:** Die Patienten werden im Aufwachraum überwacht. Postoperativ sollte der Serumkaliumspiegel kontrolliert werden.

Grenzzonenamputation

➤ **Vorbemerkung:** Die Operationen selbst sind gering belastend. Meist handelt es sich um multimorbide Patienten mit langdauernder AVK.
➤ **Monitoring:** Neben dem Standardmonitoring sollte der Blutzucker engmaschig kontrolliert werden.
➤ **Narkoseverfahren:**
  – Eine Allgemeinanästhesie ist als balancierte Anästhesie (s. S. 120) oder als TIVA (s. S. 124) möglich. Die Sicherstellung der Atemwege kann mit Intubation oder mit der Larynxmaske erfolgen.
  – Regionalanästhesieverfahren sind möglich, jedoch bei infizierten Nekrosen kontraindiziert.
➤ **Postoperative Phase:** Eine besondere postoperative Überwachung ist in der Regel nicht notwendig.

Ober-/Unterschenkelamputation

➤ **Vorbemerkungen:** Meist handelt es sich um Patienten im Spätstadium einer AVK mit den oben erwähnten Risikofaktoren für Gefäßpatienten.
➤ **Anästhesiologische Besonderheiten:** Es ist nachgewiesen, daß Regionalanästhesieverfahren – auch in Kombination mit einer Allgemeinanästhesie – eine Prophylaxe für Phantomschmerzen darstellen. Daher sollte bei Patienten, die unter Ischämieschmerzen leiden, am Vortag der Operation ein Periduralkatheter angelegt werden. Die Organisation hierfür ist Aufgabe des prämedizierenden Anästhesisten. Nach dem Legen des PDK und der Applikation der Testdosis wird ein Perfusor angeschlossen (z. B. 0,125 % Bupivacain mit 5 mg Morphin auf 50 ml aufziehen, Laufgeschwindigkeit 4 ml/Std. bis zur Schmerzfreiheit). Schmerzfreie Patienten erhalten den PDK erst am OP-Tag (s. S. 149).

35.3 Spezielle gefäßchirurgische Eingriffe

➤ **Monitoring:** Neben dem Standardmonitoring (s. S. 15) sollte der Blutzucker engmaschig kontrolliert werden.
➤ **Narkoseführung:** Der Eingriff kann nach Beschickung des PDK mit 0,5 % Bupivacain durchgeführt werden; meist ist jedoch für den Patienten eine Allgemeinanästhesie als balancierte Anästhesie (s. S. 122) oder TIVA (s. S. 124) in Kombination mit dem PDK angenehmer.
➤ **Postoperative Phase:** Eine besondere postoperative Überwachung ist in der Regel nicht erforderlich (Schmerztherapie s. S. 201).

Chirurgie der Venen

➤ **Varizenchirurgie**:
  – Die Patienten gehören in der Regel zur ASA-Gruppe I–II.
  – *Narkoseverfahren:* Es sind sowohl Regionalanästhesieverfahren (PDK oder Spinalanästhesie, s. S. 141 ff) als auch Allgemeinanästhesieverfahren (balancierte Anästhesie oder TIVA, s. S. 120 ff) möglich. Eine besondere postoperative Überwachung ist nicht notwendig.
➤ **Thrombektomie/Cava-Schirmchen:**
  – *Vorbemerkung:* Die Patienten sind in hohem Maße durch das Abschwemmen peripherer Thromben in die pulmonale Strombahn gefährdet. Bei der operativen Thrombektomie kann es außerdem zu erheblichen Blutverlusten kommen. Cavaschirmchen werden z. T. auch interventionell nach zentraler Venenpunktion durch einen Radiologen eingebracht.
  – *Monitoring:* Standardmonitoring (s. S. 15), intraarterielle Blutdruckmessung bei Thrombektomie, großlumige periphere Zugänge, evtl. TEE, Bereitlegen von Notfallmedikamenten (Atropin 0,5 mg, Alupent 0,05 mg/ml, Suprarenin 0,1 mg/ml). Bei Thrombektomie Blutaufbereitungsgeräte wie Cell saver oder Cats bereitstellen.
  – *Narkoseführung:*
    • Die Narkoseführung erfolgt als Allgemeinanästhesie, entweder als balancierte Anästhesie (s. S. 122) oder als TIVA (s. S. 124).
    • Regionalanästhesieverfahren sind wegen der möglichen Kreislaufinstabilität nicht empfehlenswert.
    • Es erfolgt eine Normoventilation mit PEEP.
    • Auf großlumige periphervenöse Zugänge und eine ausreichende Volumensubstitution ist zu achten.
  – *Komplikationen:* Blutverluste, Lungenarterienembolie.
  – *Postoperative Phase:* Bei komplikationslosem Verlauf ist eine besondere postoperative Überwachung nicht erforderlich, der Patient kommt in den Aufwachraum.

Lagerung

➤ **Vorbemerkung:** Bei den meisten urologischen Eingriffen sind spezielle Lagerungsformen erforderlich, die anästhesierelevante Probleme mit sich bringen können.
➤ **Steinschnittlagerung** s. Abb. 41.
  – *Anwendung:* Die Steinschnittlagerung kommt zur Anwendung bei transurethralen Eingriffen, Prostatastanzbiopsien und Anlage eines suprapubischen Blasenkatheters (Cystofix).

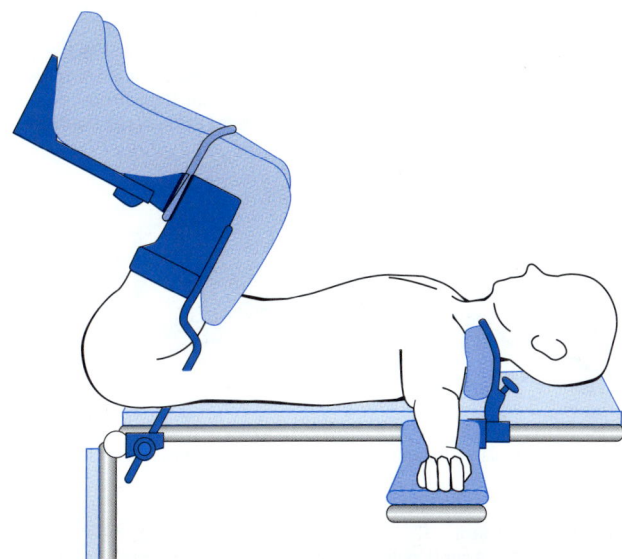

Abb. 41   Steinschnittlagerung

  – *Komplikationen:*
    • Die *Zwerchfellexkursionen* werden *behindert*. Im Extremfall kann es zur Entwicklung von Atelektasen und zur Hypoxie kommen. Prophylaktisch kann hier ein PEEP eingesetzt werden.
    • Beim Lagern kommt es zu einem *verstärkten venösen Rückfluß*, die Volumenbelastung kann hierbei bis zu 1.500 ml betragen. Theoretisch besteht die Gefahr einer akuten kardialen Dekompensation bei entsprechend vorgeschädigtem Herzen. Beim Herzgesunden oder bei vorbestehendem Volumenmangel bleibt das Lagerungsmanöver meist ohne klinische Relevanz.
    • Beim Zurücklagern am Operationsende kommt es zur Rückverteilung des Blutes in die untere Extremität (Versacken). Besonders bei einer Regionalanästhesie besteht hier die Gefahr einer konsekutiven Hypotonie bei latentem Volumenmangel; Volumengabe und die langsame Rücklagerung wirken hier vorbeugend.

36

- Bei extremer Steinschnittlagerung mit ausgeprägter Kopftieflage besteht die (theoretische) Gefahr einer Luftembolie, wenn durch die Spüllösung Luft in die Blase mitgerissen wird. Ersichtlich ist eine Embolisation an einem Abfall des endexspiratorischen CO_2 im Kapnogramm.
- Bei mangelnder Abpolsterung des Fibulaköpfchens in den Beinschalen kann es zu einer *Schädigung des N. peroneus* kommen.
- Häufig wird bei der Umlagerung von Rücken- in Steinschnittlage der Patient fußwärts gezogen oder gekippt. Daher sollte auf eine Sicherung aller Infusionszugänge und Beatmungsschläuche geachtet und danach die Armlagerung (Plexusschaden) kontrolliert werden.

➤ **Seitenlagerung** s. Abb. 42.
- *Anwendung:* Die Seitenlagerung kommt zur Anwendung bei Operationen der Nieren (z.B. Pyeloplastik, lumbale Nephrektomie). Durch Abknicken des Operationstisches und Unterstützung durch ein Nierenbänkchen erreicht man, daß die Flanke des Patienten der höchste Punkt ist (sog. Flankenschnittlagerung).

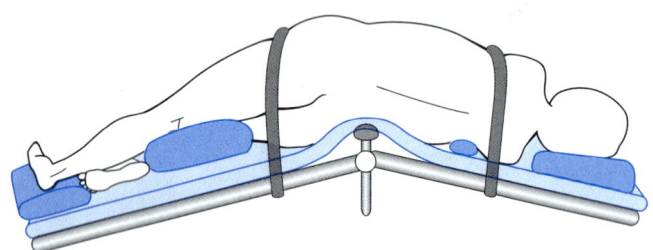

Abb. 42   Seitenlagerung mit Abknickung des OP-Tisches (sog. Flankenschnittlagerung)

- *Komplikationen:*
  - Es kommt zur Hypotonie infolge eines reduzierten venösen Rückstromes. Dieser resultiert aus der Umverteilung des Blutes zugunsten der unteren Extremität bzw. aus einem Cava-Kompressionssydrom (besonders in Rechtsseitenlage).
  - Eine Stauung im Kopfbereich ist möglich, daher muß darauf geachtet werden, daß das Kopfteil des OP-Tisches nicht abgeknickt ist und der Kopf gerade liegt.
  - Bei Ventilations- und Perfusionsstörungen der Lunge kann es zur Hypoxämie kommen. In Seitenlage kommt es zu einer Umverteilung der Ventilation zugunsten der obenliegenden Lunge und der Perfusion zugunsten der untenliegenden Lunge.
- *Maßnahmen:* Zur Vermeidung von Komplikationen muß auf eine ausreichende Volumensubstitution geachtet werden. Die Beatmung sollte mit PEEP erfolgen, evtl. ist zur Stabilisierung der Kreislaufverhältnisse der Einsatz von Dobutamin erforderlich. Bis zur Rücklagerung am Operationsende sollte eine kontrollierte Beatmung erfolgen, evtl. ist auch eine Nachbeatmung erforderlich.

➤ **Trendelenburg-Lagerung:**
– *Anwendung:* Die Trendelenburg-Lagerung wird bei radikalen Prostatektomien und Zystektomien angewandt; die Patienten liegen auf dem Rücken, der Kopf ist tief gelagert, die Symphyse des Patienten ist der höchste Punkt. Oft wird die Trendelenburg-Lagerung mit einer modifizierten Steinschnittlagerung kombiniert.
– *Komplikationen:*
  • Es kann infolge einer Umverteilung des Blutes zugunsten der unteren Extremität und einem daraus resultierenden verminderten venösen Rückstrom zur Hypotonie kommen; eine ausreichende Volumensubstitution ist hierbei erforderlich.
  • Eine Luftembolie ist ebenfalls möglich, diese kann mit Hilfe der Kapnometrie frühzeitig entdeckt werden (s. S. 489).

TUR-Syndrom

➤ **Vorbemerkung:** TUR steht für transurethrale Resektion. Die Prostataresektion bei benigner Prostatahyperplasie ist die häufigste urologische Operation. Wegen des geringeren Operationsrisikos wird sie zumeist in Form der transurethralen Elektroresektion durchgeführt. Dabei wird die Prostata mit Hilfe einer den elektrischen Hochfrequenzstrom leitenden Drahtschlinge unter endoskopischer Sicht sukzessiv entfernt (abgehobelt). Die Sicht wird während der Resektion durch einen ständigen Strom von Spülflüssigkeit freigehalten. Die Spülflüssigkeit ist eine optisch klare, elektrolytfreie und nicht leitfähige Flüssigkeit. Meist handelt es sich um destilliertes Wasser mit hochmolekularen Zusatzstoffen (in der Regel 3,2%ige Mischung aus Sorbit und Mannit), die eine Absorption der hypotonen Flüssigkeit verhindern. Je nach Dauer des Eingriffs werden zwischen 5 und 40 Liter Spülflüssigkeit verwendet.
➤ **Inzidenz:** 2 – 7% der TUR-Patienten.
➤ **Perioperative Morbidität und Mortalität:**
– *Perioperative Morbidität:* 2,5 – 20%.
– *Perioperative Mortalität:* 0,5 – 5,6%.
➤ **Ursache:** Über operativ eröffnete venöse Sinus der Prostataloge kommt es zur Absorption von Spülflüssigkeit in den Kreislauf. Hieraus resultieren Hypervolämie, Hypoosmolarität des Plasmas, Elektrolytstörungen (Hyponatriämie), Hämolyse und evtl. Gerinnungsstörungen. Eine Absorption von > 30 ml/Min. der Spülflüssigkeit gilt als Schwellenwert für das Auftreten eines TUR-Syndroms.
➤ **Faktoren, von denen das Auftreten des TUR-Syndroms/die Absorption von Spülflüssigkeit abhängt:**
– *Eröffnung der periprostatischen venösen Sinus:* Wenn die Prostatakapsel intakt bleibt, ist nicht mit einer nennenswerten Absorption von Spülflüssigkeit zu rechnen.
– *Radikalität des Eingriffs:* Bei Resektion sehr großer Adenome ist die Gefahr einer Einschwemmung größer.
– *Dauer des Eingriffs:* Die Wahrscheinlichkeit steigt mit der Dauer des Eingriffs, im Idealfall sollte daher der Eingriff auf 1 h begrenzt werden. Dies ist allerdings vom Operateur abhängig (Erfahrung, Ausbildungsstand).
– *Hydrostatischer Druck in der Prostataloge:* Dieser ist abhängig von der Höhe des Spülflüssigkeitsbehälters über dem Patienten. Der Behälter sollte möglichst nicht höher als 60 cm gehängt werden.
– *Druck in der Blase:* Um den Druck zu verringern, sollte die Blase während des Eingriffs wiederholt entleert werden.

36.1 Besonderheiten

➤ **Symptome:**
– Symptome treten frühestens mit Beginn des Eingriffs und spätestens einige Stunden postoperativ auf. Die Diagnose eines TUR-Syndroms ist in Allgemeinanästhesie schwerer zu stellen als in Regionalanästhesie.
– *Symptome beim wachen Patienten:*
• Kopfschmerzen, Unruhe (sehr sensibler Parameter!), Verwirrtheit, Übelkeit, Bewußtseinsstörung, Krämpfe (Hirnödem).
• Luftnot, Tachypnoe, Zyanose (Lungenödem).
• Initial Blutdruckanstieg und Abfall der Herzfrequenz (Hypervolämie), später Blutdruckabfall (dekompensierte Herzinsuffizienz).
• Pektanginöse Beschwerden.
• ◉ *Beachte:* Das Entdecken dieser Symptome und damit den Vorteil der Regionalanästhesie vergibt man sich, wenn der Patient sediert ist!
– *Symptome während Allgemeinanästhesie:*
• Initial Blutdruckanstieg und Abfall der Herzfrequenz, später Blutdruckabfall.
• Beeinträchtigung der Lungenfunktion (z.B. Anstieg des Beatmungsdrucks, Abfall der Sauerstoffsättigung).
• EKG-Veränderungen (ST-Senkung, QRS-Verbreiterung, Herzrhythmusstörungen).
➤ **Häufigste Todesursachen beim TUR-Syndrom:** Lungenödem, dekompensierte Herzinsuffizienz, Myokardinfarkt, Hirnödem.
➤ **Spezielle Probleme:**
– *Hypervolämie:*
• Ursache: Absorption größerer Mengen Spülflüssigkeit (bis zu 3–4 l, durchschnittliche Absorption 20 ml/Min.).
• Das Volumen der absorbierten Spülflüssigkeit kann mit folgender Formel abgeschätzt werden (Voraussetzung ist die Infusion ausgeglichener Lösungen, z.B. Ringerlösung):

$$\text{Vol.}_{\text{absorb}} = \left(\frac{Na^+_{\text{präop}}}{Na^+_{\text{postop}}} \times EZR \right) - EZR$$

EZR (Extrazellulärraum): 20–30% des Körpergewichtes in kg.
• Die überwiegend alten Patienten mit einem hohen Anteil an kardiovaskulären Vorerkrankungen tolerieren eine Hypervolämie schlecht!
– *Hyponatriämie, Wasserintoxikation:*
• Der durchschnittliche Abfall der Serumnatriumkonzentration bei der transurethralen Prostataresektion liegt bei 3,6–10 mval/l.
• Ursachen: Hauptsächlich ist der Abfall dilutionsbedingt durch die Absorption der elektrolytfreien Spülflüssigkeit. Es kann aber auch zu Natriumverlusten durch Diffusion in Spülflüssigkeitsräume kommen, die sich intraoperativ periprostatisch und retroperitoneal bilden können.
• Folgen: Hyponatriämie und Wasserintoxikation führen zum Hirnödem, was die neurologische Symptomatik des TUR-Syndroms bedingt (neurologische Symptome treten meist erst ab $Na^+ < 120$ mval/l auf). Die Hyponatriämie führt jedoch auch zur kardialen Depression, ab einem Serum-$Na^+ < 120$ mval/l kommt es zu Blutdruckabfall, Kontraktilitätsminderung, Bradyarrhythmie und QRS-Verbreiterung; bei Na^+-Werten < 100 mval/l kommt es zur Asystolie.

– *Gerinnungsstörungen:*
  - Ursachen: Thromboplastinreiche Gewebepartikel der Prostata, die in den Kreislauf gelangen, können eine disseminierte intravasale Gerinnung (DIC) auslösen. Die Hämodilution durch die Absorption von Spülflüssigkeit bewirkt eine relative Thrombozytopenie und der hohe Urokinasegehalt des Prostatagewebes verstärkt Blutungsneigungen.
  - Maßnahmen: Die Blutgerinnung muß regelmäßig im Labor kontrolliert werden; bei Störungen werden FFP (bis zu 10 ml/kg KG) gegeben, evtl. auch Thrombozytenkonzentrate.
– *Hämolyse:* Die Gefahr einer Hämolyse besteht bei der Absorption großer Mengen hämolysierender Spülflüssigkeiten wie Aqua dest., daher sollten isotonische, nicht hämolysierende Spülflüssigkeiten wie Purisole verwendet werden. Denkbar ist eine Hämolyse eigentlich nur bei Verwechslung der Spüllösungsbeutel.

► **Prophylaktische Maßnahmen:**
– Adäquate operative Technik (intakte Prostatakapsel).
– Dauer des Eingriffs möglichst auf 60 Min. begrenzen.
– Spülflüssigkeitsbehälter nicht höher als 60 cm über den Patienten hängen.
– Bei Regionalanästhesie verbalen Kontakt zum Patienten halten, um die ersten Anzeichen der Verwirrtheit nicht zu übersehen.
– Bei Blutdruckabfällen unmittelbar nach Anlage einer Regionalanästhesie eher Vasokonstriktoren einsetzen als größere Flüssigkeitsmengen zuführen.
– Ausschließlich isotone Vollelektrolytlösungen als Infusion verwenden (z. B. NaCl 0,9 %, Ringerlösung), *kein* Ringer-Lactat, *kein* Ionosteril 2/3 +K, *keine* Zuckerlösungen.
– Prophylaktische Gabe von Furosemid bei Patienten mit kardiovaskulären Vorerkrankungen bzw. Niereninsuffizienz (10 – 20 mg i. v.).
– Bei kardial hochgefährdeten Patienten sollte eine Resektion in mehreren Sitzungen erwogen werden.
– Bei Verdacht auf ein TUR-Syndrom sollte der Serumnatriumwert alle 30 Min. kontrolliert und die Volumenzufuhr eingeschränkt werden.

► **Therapie:**
– Den Operateur informieren und den Eingriff so schnell wie möglich beenden.
– Gabe von Furosemid 0,5 – 1,0 mg/kg KG.
– Bei Lungenödem evtl. Intubation und kontrollierte Beatmung mit FiO_2 1,0, evtl. PEEP.
– Bei Lungenödem und kardiogenem Schock muß das Monitoring erweitert werden (intraarterielle Blutdruckmessung, ZVK). Der Einsatz von Katecholaminen wie Dopamin und Dobutamin ist sinnvoll; bei systolischen Blutdruckwerten > 100 mmHg Vorlastsenkung mit Nitroglyzerin.
– Blutgaswerte und Elektrolyte müssen häufig kontrolliert werden.
– Hypertone NaCl-Lösungen (NaCl 3 %) sollten nur bei Serumnatriumwerten < 120 mval/l appliziert werden. Natriumbedarf: mval Na^+ = 0,2 × kg KG × (Na_{soll} - Na_{ist}). Es sollten max. 100 mval/Std. infundiert werden, das Serumnatrium sollte nicht schneller als 0,5 mval/l/Std. angehoben werden (Gefahr der zentralen pontinen Myelinolyse).
– Falls ein Azidoseausgleich erforderlich ist, so ist zu beachten, daß 1 ml Natriumbicarbonat 1 mval Na^+ enthält.
– Bei Krämpfen werden 5 – 10 mg Diazepam oder 3 – 5 mg Midazolam i. v. appliziert, bei persistierenden Krämpfen Thiopental.

Transurethrale Prostataresektion (TUR-Prostata)

➤ **Vorbemerkung:** Bei den Patienten handelt es sich meist um ältere Männer, die häufig kardiovaskuläre und pulmonale Vorerkrankungen (z. B. KHK, Hypertonie, COPD) aufweisen.

➤ **Wahl des Narkoseverfahrens:** Eine transurethrale Prostataresektion (TUR-Prostata) kann sowohl in Regionalanästhesie (Spinal- oder Periduralanästhesie) als auch in Allgemeinanästhesie durchgeführt werden.

– *Vorteile der Regionalanästhesie:* Früherkennung des TUR-Syndroms (s. S. 439) anhand der neurologischen Symptomatik, Früherkennung einer Perforation ins Abdomen durch entsprechende Schmerzsymptomatik. Die Blasenatonie mit entsprechend hoher Füllkapazität erleichtert das operative Vorgehen. Husten und Pressen (z. B. bei Extubation), was Nachblutungen begünstigen kann, werden vermieden. Es besteht gleichzeitig eine postoperative Analgesie.

– *Nachteile der Regionalanästhesie:*
  • Manche Patienten beschreiben ein Druckgefühl im Unterbauch durch zu pralle Blasenfüllung; hier sollte der Operateur gebeten werden, die Blase zu entleeren.
  • Bei unerwartet langdauernden Eingriffen (bei Komplikationen) kann die Wirkdauer der Spinalanästhesie zu kurz sein.

– *Allgemeinanästhesie:*
  • Eine Allgemeinanästhesie sollte durchgeführt werden bei Kontraindikationen für eine Spinalanästhesie (z. B. Infektion, Koagulopathie, neurologische Vorerkrankungen, ungeeignete Anatomie) und/oder ausgeprägten kardialen Vorerkrankungen (manifeste Herzinsuffizienz > NYHA 3).
  • Bei der Allgemeinanästhesie besteht die Gefahr des Hustens oder Pressens, was intraoperativ das Risiko für eine Blasenperforation und Sphinkterläsion durch das chirurgische Instrumentarium und postoperativ das Blutungsrisiko erhöht. Husten und Pressen können vermieden werden durch eine adäquate Narkosetiefe und Muskelrelaxation sowie durch die Anwendung der Larynxmaske (s. S. 129).

➤ **Anästhesiologisches Vorgehen:**
  – Die Spinalanästhesie ist für die TUR-Prostata das Narkoseverfahren der Wahl. Legt man die sensible Innervation der ableitenden Harnwege (s. Tab. 82) zugrunde, so ist eine Ausdehnung der Spinalanästhesie bis Th 10 (Nabelhöhe) erforderlich.

Tabelle 82   Sensible Innervation der ableitenden Harnwege

Organ	Segmente
Niere	Th 2 – L 2
Ureter	bis Th 11
Blase	Th 10 – L 2
Prostata	S 2 – S 4
Skrotum	Th 12 – L 2

- Die prophylaktische Gabe von hyperonkotischen kolloidalen Infusionslösungen zur Volumentherapie (z.B. zum Abfangen eines RR-Abfalls bei Spinalanästhesie) sollte vermieden werden, da eine eventuelle Hypervolämie bei Auftreten eines TUR-Syndroms verstärkt werden kann.
- Bei Anwendung der Hochfrequenzchirurgie (HF-Chirurgie) kann es bei Patienten mit Herzschrittmachern zu Störungen des Aggregates kommen. Auch ein Abfluß des Stroms über die Schrittmachersonde mit einer resultierenden Erhöhung der Reizschwelle ist denkbar. Daher sollte auf einen korrekten Sitz der Neutralelektrode am Oberschenkel nahe des OP-Feldes geachtet werden.
- Durch Störeinstrahlungen der HF-Chirurgie kommt es häufig zu Artefakten im EKG. Der Pulston sollte deshalb besser vom Pulsoximeter übernommen werden. Die Hauptstromsensoren der Kapnometrie können ebenfalls gestört werden, so daß die Kurve artefaktüberlagert ist.

➤ **Komplikationen:**
- *TUR-Syndrom* (s. S. 439).
- *Blutungen:*
  - Unter klinischen Bedingungen ist eine genaue Ermittlung der Blutverluste bei der transurethralen Prostataresektion kaum möglich. Der Blutverlust kann jedoch durch Hb-Messungen und Volumenbestimmungen der gesammelten Spülflüssigkeit abgeschätzt werden.
  - Studien ergaben Blutverluste von 200 – 2.000 ml; im Durchschnitt 500 ml.
  - Verstärkte Blutungen können zustande kommen durch den hohen Gehalt von Urokinase im Prostatagewebe und die daraus resultierende Entwicklung einer DIC (s. S. 583).
  - ◉ *Cave:* Eine Blutung bei gleichzeitiger Einschwemmung von Spüllösung bei vielen eröffneten arteriellen und venösen Gefäßen führt zu einer initialen Kompensation des Blutverlustes durch die Einschwemmung, bis Hb-Abfall und TUR-Syndrom gleichzeitig manifest werden!
- *Blasenperforation:*
  - Die Inzidenz der Blasenperforation liegt bei ca. 1%, ihre Mortalität bei ca. 20%.
  - Ursachen sind eine Überfüllung der Blase mit Spülflüssigkeit und eine Perforation durch chirurgische Instrumente.
  - ◉ *Cave:* Husten, Pressen und Bewegungen des Patienten begünstigen eine Blasenperforation, daher sollte bei einer ITN eine adäquate Narkosetiefe und Muskelrelaxation vorliegen und der Patient bei einer Regionalanästhesie entsprechend aufgeklärt und geführt werden.
  - Symptome sind ein geringer Rückfluß von Spülflüssigkeit aus der Blase. In Regionalanästhesie kommt es zu abdominellen Schmerzen, Übelkeit und Schulterschmerzen bei intraperitonealer Perforation (HEAD-Zone). In Allgemeinanästhesie fällt ein aufgetriebenes Abdomen und ein Blutdruckabfall auf.
  - Nach Sicherung der Diagnose durch eine Urethrozystographie muß die sofortige Laparotomie erfolgen, die Mortalität wird entscheidend bestimmt durch den Zeitfaktor.
- *Hypothermie:* Bei Verwendung nicht gewärmter Spülflüssigkeit (in der Regel Raumtemperatur) kann die Körpertemperatur um bis zu 1,5°C abfallen. Daher sollte die konvektive Wärmetherapie (Oberkörpermatte) großzügig eingesetzt werden (z.B. Bair-Hugger, Warmtouch, s. S. 184).

- *Bakteriämie, Septikämie:*
  - Ursache ist eine perioperative Einschwemmung von Bakterien über eröffnete venöse Sinus bei einer bakteriellen Besiedlung der Prostata bzw. vorbestehendem Harnwegsinfekt. Begünstigender Faktor ist eine vorbestehende Bakteriurie (z.B. bei präoperativ gestauten Harnwegen und liegendem Blasenkatheter). Die Bakteriurie ist, falls es sich nicht um einen relativ vitalen Eingriff handelt, eine Kontraindikation für den Eingriff.
  - Die Inzidenz für eine Bakteriämie bei präoperativer Bakteriurie liegt bei ca. 50%, eine Septikämie tritt bei ca. 6–7% auf.
  - Im Aufwachraum kommt es zu Fieber und Schüttelfrost, Blutdruckabfall und Tachykardie.
  - Falls möglich, sollten beim Auffiebern des Patienten Blutkulturen entnommen werden. In Absprache mit dem Operateur werden Breitspektrumantibiotika gegeben und eine adäquate Volumentherapie begonnen, evtl. ist der Einsatz von Katecholaminen erforderlich.
- *Luftembolie:* Sehr seltene Komplikation bei der TUR. Erkennbar am plötzlichen Abfall des $PetCO_2$, s.S. 489 .

Transurethrale Blasenresektion (TUR-Blase)

➤ **Vorbemerkung:** Die TUR-Blase wird bei oberflächlich liegenden Blasentumoren durchgeführt. Das Patientengut entspricht in etwa dem der TUR-Prostata.
➤ **Anästhesiologisches Vorgehen:**
  - Im Gegensatz zur TUR-Prostata ist eine Atonie der Blase, wie sie bei der Spinalanästhesie zustande kommt, nicht immer erwünscht, da hieraus eine erhöhte Gefahr der Perforation und Blutung resultieren kann. Daher ist evtl. die Allgemeinanästhesie der Spinalanästhesie vorzuziehen.
  - Eine große Gefahr der Blasenperforation besteht durch: Husten, Pressen und Bewegungen des Patienten bei ungenügender Narkosetiefe, direkte elektrische Reizung der beidseits lateral der Blase verlaufenden Nn. obturatorii, was zu einer Kontraktion der Adduktorenmuskulatur führt.
  - Bei einer Allgemeinanästhesie müssen daher eine adäquate Narkosetiefe und Muskelrelaxation gewährleistet sein.
➤ **Komplikationen:** Blasenperforation (s.S. 443), Hypothermie (s.S. 443), Blutungen (s.S. 443).

Endoskopie, Zystoskopie, Urethrotomia interna, Klappenfulguration, SEARP, Splintentfernung, Lithotrypsie, Fremdkörperextraktion

➤ **Definitionen/Begriffe:**
  - Klappenfulguration: Verkochung von Harnröhrenklappen mit Diathermie.
  - SEARP: Subendotheliale Antirefluxplastik.
  - Splintentfernung: Entfernung von Harnleiterschienen.
➤ **Anästhesiologisches Vorgehen:**
  - Es handelt sich um teils kurze, teils längerdauernde (Lithotrypsie, Fremdkörperextraktion) Eingriffe mit einem geringen Schmerzpotential.
  - Die Eingriffe können in Allgemeinanästhesie (z.B. TIVA, s.S. 124) mit Larynxmaske oder Maskenbeatmung oder auch in Spinalanästhesie durchgeführt werden.

– Bei der Spinalanästhesie wäre wegen der Kürze der Eingriffe auch die Verwendung kurzwirkender Lokalanästhetika (z. B. Mepivacain oder Lidocain) vertretbar. Wegen der postoperativen, durch den Blasenkatheter bedingten Spasmen schätzen Operateur und Patient jedoch meist den Überhang der Spinalanästhesie.

– Eine Erektion bei zu flacher Narkose behindert das operative Vorgehen. Eine Vertiefung der Narkose mit volatilen Anästhetika kann hilfreich sein, evtl. ist eine Injektion von α-Mimetika (z. B. Effortil) durch den Operateur in die Corpora cavernosa erforderlich. Hierbei kann es allerdings zum Anstieg von Herzfrequenz und Blutdruck kommen.

Ureterorenoskopien (URS), Ureterenkatheter/Stenteinlagen, retrograde Darstellung der ableitenden Harnwege

➤ Es handelt sich um Eingriffe mit einem geringen Schmerzpotential.

➤ Möglich sind eine Allgemeinanästhesie mit Larynxmaske oder Intubation, eine Katheter-PDA (besonders bei kurzfristig zu erwartenden Folgeeingriffen) oder eine Spinalanästhesie. Bei der Spinalanästhesie für die URS muß auf eine ausreichend hohe Ausbreitung (bis Th 4, s. Tab. 26, S. 146) geachtet werden.

Nierenfistelkatheter

➤ **Vorbemerkung:** Meist ist die Anlage eines Nierenfistelkatheters kombiniert mit anderen urologischen Manövern (z. B. Endoskopie, URS), die problemlos in Regionalanästhesie durchgeführt werden können. Das klassische Vorgehen beinhaltet meist Endoskopie, URS, Versuch der Schienung der ableitenden Harnwege. Falls das nicht möglich ist, erfolgt die perkutane Nephrostomie (PCN) mit Einlage eines Nierenfistelkatheters.

➤ **Anästhesiologisches Vorgehen:** Der Eingriff erfolgt ultraschallgesteuert in Seiten- oder Bauchlage; häufig werden intraoperativ Röntgenkontrollen durchgeführt. Wegen der Lagerung ist ein Regionalanästhesieverfahren nicht zu empfehlen, am besten geeignet ist die Allgemeinanästhesie mit Intubation, evtl. als TIVA (s. S. 124) wegen der guten Steuerbarkeit.

Cystofix-Anlage

➤ In Narkose erfolgt dieser Eingriff meist bei Kindern in Steinschnitt- oder Rückenlage. Er hat ein geringes Schmerzpotential, wenn der Operateur bei der Probepunktion mit einer dünnen Kanüle gleichzeitig Lokalanästhetikum für den späteren Stichkanal injiziert.

➤ Bei Erwachsenen ist eine Regionalanästhesie denkbar; sinnvoll ist jedoch meist eine Allgemeinanästhesie (in Anbetracht der Dauer des Eingriffs mit kurzwirkenden Anästhetika) mit Larynxmaske (s. S. 129) oder Maskenbeatmung (s. S. 128).

Extrakorporale Stoßwellenlithotripsie (ESWL)

➤ **Vorbemerkung:** Durch die Optimierung der Fokusgröße ist bei Lithotriptern neuerer Generation die Schmerzhaftigkeit während des Eingriffes deutlich geringer. Die meisten Erwachsenen tolerieren den Eingriff deshalb ohne weitere Medikation. Bei ungünstiger Lokalisation des Steins oder hoher benötigter Energie ist dennoch eine Anästhesie erforderlich.

➤ **Anästhesiologisches Vorgehen:**

– Wenn eine anästhesiologische Betreuung zur ESWL gewünscht wird – dies ist meist bei Risikopatienten der Fall – muß am Vortag eine reguläre Prämedikationsvisite erfolgen. Zur medikamentösen Prämedikation am Morgen des Eingriffs kann Clorazepat (Tranxilium) 10 – 30 mg verwendet werden.

– Viele Patienten, bei denen eine ESWL durchgeführt wird, erhalten vor den Eingriffen Ureterschienen, um Steinabgänge zu erleichtern. Falls schon für diesen Eingriff eine anästhesiologische Betreuung gewünscht wird, ist bei fehlenden Kontraindikationen – und in Absprache mit dem zuständigen Urologen – die Anlage eines Periduralkatheters (s. S. 149) sinnvoll, der für die folgende(n) ESWL-Sitzung(en) in situ verbleibt. Der Katheter wird mit durchsichtiger Verbandsfolie wasserdicht verklebt.

– Aus Sicherheitsgründen wird der Stoßwellenimpuls durch den Lithotripter auf die absolute Refraktärphase des Herzens getriggert. Der Stoßgenerator kann bis zu einer Herzfrequenz von 106/Min. 1 : 1 arbeiten, darüber erfolgt eine Frequenzhalbierung (2 : 1). Bei bradykarden Patienten (z. B. Sportler, Vagotoniker) kann eine Frequenzanhebung mit Atropin die Behandlungsdauer verkürzen, optimal ist eine Frequenz von 90/Min.

– Bevorzugt wird für diesen Eingriff eine Katheter-Periduralanästhesie, eine gute Alternative ist jedoch auch eine Allgemeinanästhesie mit Intubation, evtl. als TIVA (s. S. 124). Eine Larynxmaske ist theoretisch denkbar, wenn jedoch in der Wanne Undichtigkeiten oder Dislokationen auftreten, sind die Arbeitsbedingungen denkbar ungünstig, daher sollte hierauf verzichtet werden.

– Bei Kindern wird in der Regel eine Intubationsnarkose durchgeführt. Die Narkoseführung kann mit Propofol und einem kurzwirkenden Opioid oder alternativ mit volatilen Anästhetika erfolgen.

– Kommt es zu einer anästhesiologischen Übernahme während laufender ESWL (Patient hat Schmerzen), so ist eine Analgosedierung mit Midazolam (titrierende Gabe von jeweils 1 mg) und Alfentanil (titrierende Gabe von jeweils 0,25 mg) möglich. Auch der Einsatz von Ketamin ist sinnvoll. Die Vorerkrankungen des Patienten sind jedoch zu beachten. In unklaren Fällen muß die ESWL beendet werden und der Patient zur Anwendung eines geeigneten Verfahrens (z. B. K-PDA oder ITN) umgelagert werden.

–  *Cave:* Solches Vorgehen birgt hohes Risiko: Der Patient ist am Vortag nicht ausreichend aufgeklärt worden! Aus rechtlicher Sicht ist es am besten, die ESWL zu beenden und am nächsten oder übernächsten Tag fortzuführen, damit der reguläre Ablauf eingehalten werden kann. Eine ESWL ist nie vital indiziert!

Radikale Prostatektomie, Zystektomie mit Ileumconduit (Neoblase)

➤ **Vorbemerkung:** Bei der Zystektomie wird die Harnblase entfernt und aus einem resezierten Darmstück (meist Ileum) ein neues Reservoir formiert, in das die Ureteren implantiert werden. Die Patienten mit Ileumconduit müssen postoperativ parenteral ernährt werden (Darmresektion).

➤ **Anästhesiologische Besonderheiten:**

– Wegen der präoperativ erfolgenden Darmspülungen kann es zu Hypovolämie und Elektrolytverschiebungen kommen (s. S. 70).

– Aufgrund der langen Operationszeiten ($>$ 4 Std.) ist das Hypothermierisiko recht hoch.
– Die Blutverluste betragen im Durchschnitt 1 – 2 l. Da es auch zu einer Flüssigkeitssequestration in dritte Räume kommt, sollte die intraoperative Flüssigkeitszufuhr 7 – 10 ml/kg KG/Std. betragen.
– Über weite Teile der Operation läßt sich die Urinausscheidung nicht exakt quantifizieren, da bei eröffneten Ureteren bzw. eröffneter Blase der Urin ins Operationsfeld läuft.

➤ **Narkoseeinleitung und -führung:**
– Vor der Narkoseeinleitung kann bei fehlenden Kontraindikationen ein Periduralkatheter (PDK) angelegt und evtl. auch bedient werden (s. S. 149). Der PDK ist sinnvoll zur postoperativen Analgesie, intraoperativ können Opioide eingespart werden und der Bauchdeckenverschluß kann am Operationsende erleichtert werden, ohne einen Narkoseüberhang zu provozieren.
– Präoperativ werden nach Anschluß des Standardmonitoring (s. S. 15) folgende weitere Maßnahmen getroffen: Legen mehrerer großlumiger venöser Zugänge, intraarterielle Blutdruckmessung (bei Risikopatienten), evtl. ZVD-Messung. Magensonde, Blasenkatheter (durch den Operateur), Temperatursonde, Bereitstellung einer ausreichenden Zahl von Erythrozytenkonzentraten.
– Maßnahmen zum Schutz vor Auskühlung, z. B. Wärmematte, Infusionswärmer.
– Die Narkoseführung erfolgt als balancierte Anästhesie (s. S. 120) oder als TIVA (s. S. 124). Gegen Ende der Operation kann der PDK mit Lokalanästhetikum (evtl. in Kombination mit Opioid) bestückt werden, um den Bauchdeckenverschluß zu erleichtern und eine gewisse postoperative Analgesie zu haben. Eine kombinierte Anästhesie (regelmäßige Bedienung des PDK und relativ flache Allgemeinanästhesie) ist wegen des Risikos plötzlich auftretender Blutverluste und daraus resultierender Blutdruckabfälle bei Sympathikolyse durch den PDK nicht uneingeschränkt zu empfehlen.

➤ **Postoperatives Vorgehen:** In Abhängigkeit von den Vorerkrankungen des Patienten und dem intraoperativen Verlauf (Blutung, Auskühlung) ist eine Nachbeatmung des Patienten auf der Intensivstation sinnvoll. Die postoperative Analgesie kann gut über den liegenden PDK erfolgen.

Phäochromozytom

➤ Beim Phäochromozytom handelt es sich um einen Tumor der Nebenniere oder des sympathischen Nervengewebes. Der Tumor ist in ca. 70 – 80 % der Fälle im Bereich der Nebenniere lokalisiert. Bei den übrigen Patienten können die Tumoren überall im Körper, vom sympathischen Nervengewebe ausgehend, lokalisiert sein (z. B. Thorax, Bauchraum, Blase, Hals). Die Tumoren sind in einem hohen Prozentsatz benigne.

➤ Die besondere Gefährdung für die Patienten besteht in der exzessiven Ausschüttung von Katecholaminen. So können die Blutkonzentrationen von Adrenalin um das 500– 1000fache und die von Noradrenalin um das 50 – 100fache erhöht sein.

➤ Die Auswirkungen der Katecholamine auf das kardiovaskuläre System (Tachykardien bis 200/Min und Blutdruckkrisen bis ca. 300 mmHg, systolisch) führen zu den klinischen Hauptsymptomen und sind für die Anästhesieführung bei der Phäochromozytom-Exstirpation im Sinne eines entsprechenden hämodynamischen Managements von besonderer Bedeutung.

➤ **OP-Vorbereitung:** Die Patienten müssen über einen Zeitraum von 2 – 4 Wochen auf die Operation vorbereitet werden. Man beginnt mit steigenden Dosen eines α-Rezeptoren-Blockers (Phenoxybenzamin 60 – 240 mg/d), der dann **nach** adäquater Sättigung durch einen Beta-Blocker ergänzt wird, wenn Tachykardien persistieren.

➤ **Diagnostik:** Die bei Patienten mit erhöhtem Narkoserisiko üblichen Untersuchungen (s. S. 6), weiterhin sollten die Katecholaminspiegel im Blut bestimmt werden. Die Ausscheidung von Vanillin-Mandelsäure und Monovanillin S im 24 Std.-Urin reichen für die Ausschlußdiagnostik nicht aus. Bei älteren Patienten mit kardialem Risiko sollte ein kardiologisches Konsil mit Ultraschalluntersuchung erfolgen.

➤ **Prämedikation:** Die kardiovaskuläre Dauertherapie ist bis zum Vorabend der Operation fortzuführen. Eine ausreichende Sedierung und Anxiolyse am Vorabend und am Morgen vor der Narkoseeinleitung sind ebenfalls für eine sichere Narkoseeinleitung wichtig.

➤ **Zugänge:**
  – *Vor der Narkoseeinleitung* werden folgende Zugänge in Lokalanästhesie gelegt: Peripherer Venenzugang, Arterienkatheter (A. radialis).
  – *Nach Narkoseeinleitung:* Zentralvenenkatheter (Tri-Lumenkatheter), 2 großlumige periphere Venenzugänge. Evtl. Swan-Ganz-Katheter.

➤ **Monitoring:**
  – Einleitung: EKG, Blutdruckmessung, SaO_2, $PetCO_2$. Evtl. Pulmonalisdruck, PCWP, HZV.
  – Operationssaal: EKG, invasive Blutdruckmessung, evtl. Pulmonalis-Druck, PCWP, HZV, SaO_2, $PetCO_2$, Beatmungsparameter, Cuff-Druck, Temperatur, NMT-Monitor, Urinausscheidung.
  – Aufwachraum: EKG, invasive Blutdruckmessung, SaO_2.

➤ **Narkoseeinleitung und -führung:**
  – Die Narkoseeinleitung erfolgt nach den üblichen Standards (s. S. 15); vor der Intubation ist eine ausreichende Narkosetiefe unbedingt erforderlich!
  – Die Narkoseführung erfolgt als balancierte Anästhesie (s. S. 120) oder TIVA (s. S. 124). Die Volumentherapie erfolgt nach dem ZVD (meist ca. 10 – 15 ml/kg KG/Std.). Nach der Tumorentfernung sind kurzfristig ca. 1 – 2 l (u. U. auch 3 – 4 l) Flüssigkeit zu substituieren; dabei sollten kristalloide und kolloidale Lösungen im Verhältnis 1 : 1 infundiert werden.
  – *Intraoperative Hämodynamik:*
    • Unter der Voraussetzung einer adäquaten Narkosetiefe (evtl. EEG–überwacht, s. S. 41) wird bei systolischen Blutdruckwerten > 160 mmHg Nitroprussid-Natrium (Nipruss) eingesetzt. Dosierung beginnend mit 50 μg/Min. steigend bis 800 μg/Min., Konzentration und Auflösung von Nipruss s. u.
    • Bei Fortbestehen hoher systolischer Blutdruckwerte (> 200 mmHg) müssen die operativen Maßnahmen nach Absprache mit dem Operateur vorübergehend eingestellt werden.

- Unter der Voraussetzung einer adäquaten Narkosetiefe und ausreichender α-Blockade wird bei einem Herzfrequenzanstieg > 110/Min. Esmolol (Brevibloc) eingesetzt. Dosierung beginnend mit 0,5 – 1 mg/kg KG i.v., dann Infusion beginnend mit 3 mg/Min. auf max. 12 mg/Min. steigern, Konzentration Esmolol-Perfusor s.u.
- Bei hypodynamen Phasen nach der Tumorexstirpation ist ein frühzeitiger Einsatz von Katecholaminen (Adrenalin, Noradrenalin) sinnvoll.

◉ *Cave:* Nach der Tumorexstirpation kann es zu schweren Blutdruckabfällen kommen, daher sollten vorher keine langwirksamen Antihypertensiva eingesetzt werden!

➤ **Postoperatives Vorgehen:** Je nach intraoperativem Verlauf der Hämodynamik ist eine postoperative Nachbeatmung sinnvoll, in jedem Fall sollte der Patient postoperativ zur Überwachung und suffizienten Analgesie auf eine Intensivstation verlegt werden.

◉ *Beachte:* Bei 75 % der Patienten ist eine Blutdrucknormalisierung erst im Verlauf von 10 Tagen postoperativ zu erwarten!

➤ **Adjuvante Medikamente:**
– In Injektionsspritzen aufgezogen Atropin (0,5 mg/1 ml), Urapidil (50 mg/ 10 ml), Esmolol (100 mg/10 ml), Xylocain (100 mg/5 ml).
– *Herstellung Nitroprussid-Natrium:* Die Nipruss-Trockensubstanz aus einer Ampulle (60 mg) mit 3 ml des beigefügten Natriumzitrats auflösen, hiervon 0,5 ml verwerfen, die übrigen 2,5 ml (50 mg) Stammlösung auf 250 ml Glucose 5 % verdünnen und hiervon 50 ml (10 mg) in eine Perfusorspritze aufziehen (1 ml = 0,2 mg). Die Lösung ist lichtempfindlich! Bei Nipruss-Therapie sollte ergänzend eine Ampulle (1 g/10 ml) Natriumthiosulfat in 500 ml Ringerlösung langsam (2 – 3 ml/Min.) infundiert werden.
– Als Perfusoren: Nitroprussid-Natrium (200 µg/ml) mit 0,5 –(1 – 8) µg/kg/Min. und Esmolol (10 mg/ml), erst als Bolus 0,5 mg/kg KG, dann kontinuierlich 100 – 200 µg/kg KG/Min.

Abdominelle Tumornephrektomie

➤ **Vorbemerkung:** Der abdominelle Zugangsweg für die Nephrektomie wird gewählt bei malignen Tumoren der Niere (z.B. Nierenzellkarzinom), da gleichzeitig die Lymphknoten präpariert werden müssen.

➤ **Anästhesiologische Besonderheiten:**
– Bei Einbruch des Tumors in die V. cava (Tumorzapfen) und in venöse Gefäße sind sehr große Blutverluste möglich; hier kann der Einsatz einer Herz-Lungen-Maschine und die Operation in extrakorporaler Zirkulation erwogen werden, wenn die entsprechenden Einrichtungen vorhanden sind.
– Intraoperativ muß mit erheblichen Flüssigkeitsverschiebungen in den dritten Raum und mit Eiweißverlusten durch ausgedehnte Wundflächen gerechnet werden.
– Wegen der langen Operationszeiten (evtl. > 4 h) ist das Hypothermierisiko relativ hoch.

➤ **Narkoseeinleitung und -führung:** Wie bei der radikalen Prostatektomie, s. S. 446.

➤ **Postoperatives Vorgehen:** In Abhängigkeit von den Vorerkrankungen des Patienten und dem intraoperativen Verlauf (Blutung, Auskühlung) ist eine Nachbeatmung des Patienten auf der Intensivstation oft sinnvoll. Die postoperative Analgesie kann gut über einen liegenden PDK erfolgen.

36.2 Spezielle urologische Eingriffe

Retroperitoneale Lymphknotendissektion (Debulking-OP)

➤ **Vorbemerkung:** Meist handelt es sich um junge Patienten mit Hodentumoren ohne andere Vorerkrankungen.
➤ **Anästhesiologische Besonderheiten:**
  – Intraoperativ muß mit erheblichen Flüssigkeitsverschiebungen in den dritten Raum und mit Eiweißverlusten durch ausgedehnte Wundflächen gerechnet werden.
  – Bei einem entsprechenden Befund mit Gefäßeinbrüchen besteht ein erhebliches Risiko einer intraoperativen massiven Blutung.
➤ **Narkoseeinleitung und -führung:** Wie bei der radikalen Prostatektomie, s. S. 446.
➤ **Postoperatives Vorgehen:** In Abhängigkeit von den Vorerkrankungen des Patienten und dem intraoperativen Verlauf (Blutung, Auskühlung) ist eine Nachbeatmung des Patienten auf der Intensivstation oft sinnvoll. Die postoperative Analgesie kann über einen liegenden PDK erfolgen.

Lumbale Nephrektomie, Tumorexstirpation (mit CUSA)

➤ **Vorbemerkung:** Der lumbale Zugangsweg zur Nephrektomie wird gewählt bei nicht malignen Tumoren der Niere (z. B. Zystennieren), bei Urothelkarzinomen, Nierenbeckenkarzinomen, Hydronephrose und Nierenabszessen.
➤ **CUSA** = Cavitron Ultrasonic Aspirator (zertrümmert mit Ultraschall unter Schonung von vaskulären Strukturen parenchymatöses Gewebe und saugt dieses ab.)
➤ **Lagerung:** Die lumbale Nephrektomie erfolgt in der sog. Flankenschnittlagerung (s. Abb. 42, S. 438, 439). Komplikationen und Besonderheiten s. S. 438.
➤ **Anästhesiologische Besonderheiten:**
  – Bei Tumornephrektomien muß mit hämodynamischer Instabilität gerechnet werden, da es zur Kombination der Blutverluste mit den hämodynamischen Auswirkungen der Lagerung kommt.
  – Bei der organerhaltenden Tumorexstirpation sollte vor Abklemmen des Nierenstiels eine großzügige Volumenzufuhr (Ringerlösung oder NaCl 0,9%) und die zusätzliche Gabe von Furosemid erfolgen.
➤ **Narkoseeinleitung und -führung:**
  – Präoperativ werden nach Anschluß des Standardmonitoring (s. S. 15) folgende weitere Maßnahmen getroffen: Legen mehrerer großlumiger venöser Zugänge, intraarterielle Blutdruckmessung und ZVD-Messung bei Risikopatienten, Magensonde, Blasenkatheter (durch den Operateur), Temperatursonde, Bereitstellung von Erythrozytenkonzentraten.
  – Maßnahmen zum Schutz vor Auskühlung, z. B. Wärmematte, Infusionswärmer.
  – Die Narkoseführung erfolgt als balancierte Anästhesie (s. S. 120) oder als TIVA (s. S. 124). Bis zur Rücklagerung am Operationsende sollte der Patient kontrolliert beatmet werden.
  – Bei Auftreten einer Hypotonie muß Volumen substituiert werden, evtl. ist der Einsatz von Vasopressoren erforderlich.
  – Bei stabilen Verhältnissen intraoperativ und am Operationsende wird der Patient extubiert und in den Aufwachraum verlegt, eine Überwachung auf der Intensivstation oder eine Nachbeatmung sind nur in Ausnahmefällen erforderlich.

Nierentransplantation

➤ **Vorbemerkung:** Meist handelt es sich um einen relativ dringlichen Eingriff, daher entfällt oft die Prämedikation. Die Patienten sind terminal niereninsuffizient mit entsprechenden Begleiterkrankungen.

➤ **Anästhesiologische Besonderheiten bei terminaler Niereninsuffizienz:**
  – Häufig liegen bei einer terminalen Niereninsuffizienz Begleiterkrankungen vor: Hypertonie, Herzinsuffizienz, Anämie, Hyperkaliämie, Gerinnungsstörungen (Urämie, Heparingabe bei der Dialyse), erhöhte Infektionsgefahr (Kortisontherapie).
  – Bei der Voruntersuchung sollten eine aktuelle Röntgenaufnahme des Thorax (Abschätzung der Flüssigkeitsbilanz) und aktuelle Laborbefunde (Abnahme 2 h nach Dialyseende, um das Äquilibrium abzuwarten) vorliegen. Die tägliche Trinkmenge und die Restdiurese sollten erfragt werden.
  – *Geeignete Pharmaka zur Allgemeinanästhesie:*
    • Propofol oder Etomidat, evtl. Thiopental zur RSI.
    • Fentanyl.
    • Vecuronium, Cis-Atracurium.
    • Isofluran, N_2O.
    • NaCl 0,9 % als Infusionslösung.
  – *Kontraindizierte Pharmaka:*
    • Succinylcholin, da es die Serumkaliumkonzentration im Durchschnitt um 0,5 – 1 mmol/l steigert.
    • Pancuronium, da es über die Nieren eliminiert wird.
    • Enfluran, da bei einer Metabolisierung von 2,5 % des aufgenommenen Enflurans die Bildung nephrotoxischer Fluoride möglich ist.

➤ **Narkoseeinleitung und -führung:**
  – Die Einleitung und Führung der Narkose erfolgt nach den üblichen Standards der Allgemeinanästhesie (s. S. 120) mit den oben angeführten Medikamenten.
  – Bei der Freigabe der die Transplantatniere versorgenden Gefäße kommt es zu einem Auswaschen der bei der Entnahme verwendeten Konservierungslösung (z. B. Euro-Collins-Lösung) in den Empfängerkreislauf, was zu plötzlichem K^+-Anstieg, Blutdruckabfall und Arrhythmien führen kann.
  – *Hyperkaliämie:* Eine suffiziente Kaliumelimination ist bei einer terminalen Niereninsuffizienz nur durch Dialyse oder Hämofiltration möglich. Intraoperativ ist die Verabreichung von Kationenaustauschern oral oder über den Darm ausgeschlossen. Eine K^+-Verlagerung in die Zellen kann jedoch durch folgende Maßnahmen unterstützt werden:
    • Alkalisierung: Niereninsuffiziente Patienten haben oft eine metabolische Azidose, durch die Alkalisierung mit Natriumbicarbonat wird K^+ im Austausch gegen H^+ in die Zelle transportiert.
    • Hyperventilation zur Erzeugung einer respiratorischen Alkalose.
    • Infusion einer Glukose-Insulin-Mischung (200 ml Glukose 20 % mit 20 I.E. Altinsulin über 20 Min.).
    • Gabe von β_2-Sympathomimetika (Dobutamin- oder Orciprenalinperfusor).

36.2 Spezielle urologische Eingriffe

- Eine Antagonisierung der K$^+$-Wirkung an der Zellmembran ist durch die Gabe von Ca^{2+} möglich (z. B. 10 – 20 ml Ca-Glukonat i. v.), dabei kann es jedoch zu einer verstärkten Digitaliswirkung (z. B. Bradykardie, Blockbilder) kommen.
- Ultima ratio ist die notfallmäßige intraoperative Hämodialyse bzw. Hämofiltration.
- Die Immunsuppresion erfolgt in Absprache mit und nach Maßgaben der transplantierenden Klinik.

Operation bei Varikozele (OP nach Tauber)

➤ **Anästhesiologische Besonderheiten:**
- Meist handelt es sich um junge Patienten mit Fertilitätsproblemen ohne wesentliche Vorerkrankungen.
- Der Eingriff ist klein und oberflächlich, die Varikozele wird nach radiologischer Verifikation mit Kontrastmittel durch eine intravasale Injektion von Aethoxysklerol verödet.
- Ein erhöhter intraabdomineller bzw. intrathorakaler Druck während der Injektion verzögert den Abstrom des Sklerosierungsmittels, verlängert die Kontaktzeit mit der Venenwand und verringert damit die Rezidivrate.

➤ **Narkoseeinleitung und -führung:**
- Wegen des oben geschilderten Vorteils einer intrathorakalen Druckerhöhung ist die Spinal- oder Periduralanästhesie die Methode der ersten Wahl. Der Patient soll bei der Injektion ein Valsalva-Manöver durchführen (Pressen), dies sollte vorher geübt werden.
- Alternativ zur Regionalanästhesie ist auch eine Allgemeinanästhesie mit Propofol und Alfentanil denkbar. Eine Intubation ist sinnvoll, da bei der Injektion der thorakale Druck kurzfristig angehoben wird (z. B. manuelles Blähen oder PEEP-Einstellung + 20 cm H$_2$O). Hierbei muß auf die Kreislaufeffekte geachtet werden!

Circumcision

➤ **Grundlagen:** Operation zur Beseitigung einer Enge des Präputiums, kleiner operativer Eingriff.

➤ **Praktisches Vorgehen:**
- *Narkoseverfahren:* Allgemeinanästhesie (Intubationsnarkose bzw. mit Larynxmaske), s. Kinderanästhesie.
- Prämedikation, dann Lokalanästhesie der Punktionsstelle (Emla-Creme) auf Station bzw. im Aufwachraum. Peripheren Zugang legen.
- Narkoseeinleitung intravenös, bzw. per inhalationem.
- *Standardmonitoring für Operationen im Kindesalter:* EKG, SaO$_2$, NIBP, Temperatursonde, PetCO$_2$, präkordiales Stethoskop.
- Frühzeitig ein peripher wirksames Analgetikum (z. B. Paracetamol supp.) zur Beseitigung postoperativer Schmerzen applizieren.
- Narkoseführung mit volatilen Anästhetika oder als TIVA. Kurzwirksame Substanzen sind wegen der Dauer des Eingriffs von Vorteil.
- Peniswurzelblock möglichst präoperativ, spätestens jedoch unmittelbar postoperativ anlegen bzw. vom Operateur anlegen lassen.

Diagnostische Endoskopien und endoskopische urologische Eingriffe

➤ **Grundlagen:** Im Rahmen von Korrekturen urogenitaler Fehlbildungen im Kindesalter werden viele diagnostische Endoskopien und endoskopische Manipulationen durchgeführt (Zystoskopie, retrograde Urografie, Cystofix-Anlage, Ureter-Stent-Implantation, Urethrotomia int. etc.). Das chirurgische Ausmaß solcher Interventionen ist eher gering, jedoch kann die Dauer solcher Eingriffe stark variieren (z. B. schwierige Katheter-Anlage).

➤ **Praktisches Vorgehen:**
- *Narkoseverfahren:* Allgemeinanästhesie (Masken-, Larynxmasken- oder Intubationsnarkose).
- Routinemonitoring für OP im Kindesalter (s. o.).
- Kurz wirksame Anästhetika sind wegen der oft raschen Beendigung des Eingriffs besonders von Vorteil.
- Häufig Steinschnittlagerung (s. S. 437).
- Die zur Endoskopie verwendeten Spüllösungen (in der Regel physiologische NaCl-Lösung) sollten gerade im Säuglings- und Kleinkindalter ausreichend vorgewärmt sein.
- Alle übrigen Maßnahmen zur Wärmekonservierung sind in Abhängigkeit von Alter, Größe und Gewicht des Kindes und der voraussichtlichen Dauer des Eingriffs in Erwägung zu ziehen.

Urethralplastik

➤ **Grundlagen:** Epispadie und mehr noch Hypospadie sind relativ häufige Mißbildungen der Harnröhre, die durch eine Differenzierungsstörung des äußeren Genitale bedingt sind. Die operative Korrektur dieser Fehlbildung erfolgt in der Regel durch Bildung einer neuen distalen Harnröhre in zwei Sitzungen (Operation nach Nesbit). Der Eingriff sollte zwischen dem 3. und 5. Lebensjahr durchgeführt werden. Die Operation dauert meist lang.

36.3 Kinderanästhesie in der Urologie

➤ **Praktisches Vorgehen:**
– *Narkoseverfahren:* Operation in Allgemeinanästhesie (Intubationsnarkose) als Inhalationsnarkose plus Opioid oder als TIVA (ab dem 3. Lebensjahr).
– Routinemonitoring für OP im Kindesalter (s. o.).
– Wärmekonservierende Maßnahmen in Abhängigkeit von Beatmungsgerät, Größe und Gewicht des Patienten.
– Eine Kombination von Allgemeinanästhesie und Regionalanästhesie (z. B. Kaudalanästhesie) erwägen.

Ureterneostomie, Pyeloplastik

➤ **Grundlagen:** Operationen zur Beseitigung eines vesikouretralen Refluxes bzw. einer Abflußstörung am Übergang vom Nierenbecken in den Harnleiter. Größerer Eingriff mit einer Operationsdauer von 2 – 3 Std.
➤ **Praktisches Vorgehen:**
– *Narkoseverfahren:* Allgemeinanästhesie (Intubationsnarkose) als Inhalationsnarkose plus Opioid.
– Routinemonitoring für OP im Kindesalter (s. o.), zusätzlich Magensonde legen.

Blasenaugmentation bei Blasenekstrophie

➤ **Grundlagen:**
– Bei der Blasenekstrophie handelt es sich um eine Spaltbildung der Blase, der vorderen Bauchwand und der Symphyse mit begleitenden Mißbildungen des äußeren Genitale. Häufigkeit: 1/10000 Neugeborene, wobei Knaben 7 – 8 mal häufiger betroffen sind.
– Die operative Rekonstruktion ist schwierig, von langer Dauer und wird oft in mehreren Sitzungen durchgeführt.
– 🔵 *Beachte:* Die Inzidenz von Latex-Allergie bei Patienten mit urogenitalen Mißbildungen, insbesondere bei Blasenekstrophien, ist deutlich erhöht. Eine eingehende präoperative Anamnese bezüglich dieses Anästhesierisikos (Urticaria nach Kontakt mit latexhaltigen Gegenständen, Kreuzallergien mit Nahrungsmitteln wie Avocado, Kiwi und Banane etc.) sollte immer erhoben werden. Bei geringstem Verdacht einer Latexallergie muß die Operation mit latexfreier Anästhesie- und OP-Ausrüstung durchgeführt werden. Um einer Allergisierung bei Patienten mit Blasenekstrophien vorzubeugen, werden alle Eingriffe routinemäßig mit latexfreiem Anästhesie- und OP-Set durchgeführt.
– Langdauernder, großer Eingriff mit einer OP-Dauer meist > 6 Std.
➤ **Praktisches Vorgehen:**
– *Narkoseverfahren:* Operation in Allgemeinanästhesie (Intubationsnarkose) als Inhalationsnarkose plus Opioid, ggf. Kombination mit Regionalanästhesie.
– Routinemonitoring für OP im Kindesalter (s. o.). Zusätzlich wegen der schwierigen perioperativen Flüssigkeitsbilanzierung (Urin fließt in das OP-Gebiet ab) einen ZVK anlegen und den ZVD messen. Perioperative Laboruntersuchungen: Hb, Blutzucker, Elektrolyte, venöse BGA.
– Postoperative Verlegung auf die Kinderintensivstation.

Physiologische und pathophysiologische Veränderungen in der Schwangerschaft

➤ **Veränderungen im respiratorischen System:**
- Die *funktionelle Residualkapazität (FRC)* nimmt ab (bis zu 20 % am Termin).
- Das *Atemminutenvolumen* und das *Atemzugvolumen* nehmen zu (bis zu 40 %).
- Die *Atemfrequenz* nimmt zu (bis zu 15 %).
- Wegen der physiologischen Hyperventilation steigt der PaO_2 auf Werte über 100 mmHg an, der $PaCO_2$ fällt auf Werte von 31 – 33 mmHg.
- Aufgrund der gesteigerten alveolären Ventilation findet ein rascher Ausgleich zwischen der Narkosegaskonzentration der Inspirationsluft und dem alveolären Blut statt, daher fluten die volatilen Anästhetika rasch an und ab.
- Wegen der eingeschränkten funktionellen Residualkapazität (FRC) kommt es bei einer Apnoe (Intubation) rasch zum Absinken der arteriellen Sauerstoffsättigung (80 mmHg/Min. mehr als bei Nichtschwangeren).

➤ **Veränderungen im kardiovaskulären System:**
- Der periphere Gefäßwiderstand und der Blutdruck sinken.
- Das Herzzeitvolumen nimmt um ca. 40 % zu, die Herzfrequenz um ca. 15 %.
- Durch eine im Verhältnis zur Erythrozytenmasse größere Zunahme des Plasmavolumens kommt es zu einer relativen Anämie (Zunahme der Erythrozytenmasse um 20 %, des Plasmavolumens um 45 %).
- ◉ *Cave:* In Rückenlage kann es ab der 20. Schwangerschaftswoche (SSW), besonders aber im dritten Trimenon, zur Kompression der V. cava inferior mit vermindertem venösem Rückstrom und daraus resultierendem HZV-Abfall kommen (sog. *Cava-Kompressions-Syndrom*). Hierbei besteht die Gefahr der Hypotonie und der fetalen Asphyxie!

➤ **Veränderungen im Bereich des Gastrointestinaltraktes:**
- Der intraabdominelle und somit auch der intragastrale Druck steigt an.
- Die Magenentleerung ist verzögert.
- Die Funktion des gastroösophagealen Sphinkter ist beeinträchtigt.
- Die Produktion von Magensaft und -säure sind hormonell bedingt gesteigert.
- Aufgrund der vorgenannten Veränderungen besteht bei Schwangeren (besonders im 3. Trimenon) eine verstärkte Disposition zum ösophagealen Reflux bzw. zur Aspiration.

➤ **Veränderungen des Zentralnervensystems:**
- Die Empfindlichkeit gegenüber volatilen Anästhetika ist gesteigert (→ reduzierte MAC-Werte; s. S. 112).
- Die Venen im Periduralraum sind stärker gefüllt; daraus resultiert ein geringeres Volumen des Periduralraumes, so daß geringere Mengen Lokalanästhetika zur Periduralanästhesie erforderlich sind.

➤ **Sonstige schwangerschaftsbedingte Veränderungen:**
- Es besteht eine Hyperkoagulabilität.
- Die Aktivität der Plasmacholinesterase ist zwar um 28 % vermindert, wegen des größeren Verteilungsvolumens bleibt jedoch die Dosierung von Succinylcholin unverändert.

➤ **Uteroplazentarer Kreislauf:** Die Durchblutung des Uterus unterliegt nicht der Autoregulation, sondern ist direkt von Blutdruck und peripherem Gefäßwiderstand der Mutter abhängig. Eine Kreislaufzentralisation im Schock schränkt daher die Uterusperfusion erheblich ein.

37.1 Besonderheiten in der Schwangerschaft

➤ **Physiologische Vorgänge unter der Geburt:**
- *Schmerzen während der Geburt (afferente Leitungsbahnen):*
  - Eröffnungsphase (Dehnung der Zervix und Kontraktion des Uterus): TH10 –L2.
  - Austreibungsphase (Dehnung des Dammes und der Vulva): S2 –S4.
- *Herz-Kreislauffunktion:*
  - Der Sauerstoffverbrauch ist bis zu 100 % gesteigert.
  - Das HZV steigt um bis zu 80 % und der ZVD um ca. 4 – 6 cmH$_2$O durch Autotransfusion von Blut während der Uteruskontraktionen.
  - Es kommt zum Blutdruckanstieg, was gelegentlich postpartale Kopfschmerzen verursachen kann.

➤ **Überwachung des Feten unter der Geburt:**
- Die Überwachung erfolgt mittels Kardiotokographie (CTG); hierbei werden die fetale Herzfrequenz und die Uteruskontraktionen registriert.
- Zeichen eines kritischen fetalen Zustandes und somit einer drohenden intrauterinen Hypoxie sind:
  - Späte und überlange Dezelerationen (fetale Bradykardien, die die Uteruskontraktion überdauern) als Zeichen einer uteroplazentaren Insuffizienz.
  - Fehlende Basisschwankungen der fetalen Herzfrequenz bzw. fehlende Akzeleration auf Stimuli.
- Zur Überwachung kann auch eine Blutentnahme aus der Kopfschwarte des Feten durchgeführt und der pH-Wert bestimmt werden.
  - Normaler pH-Wert: >7,25.
  - Präazidotisch: pH 7,2 – 7,25.
  - Azidotisch: pH <7,2.

Pharmaka in der Schwangerschaft

➤ **Vorbemerkung:** Grundsätzlich sollten in der Schwangerschaft Medikamente wegen einer möglichen Teratogenität nur nach strenger Indikationsstellung verwendet werden. Die meisten Anästhetika, Analgetika und Sedativa sind gut plazentagängig.

➤ **Anästhesierelevante Pharmaka** s. Tab. 83.

Tabelle 83 Anästhesierelevante Pharmaka und Schwangerschaft

Medikament	Frühschwangerschaft	Plazentapassage	Anmerkungen
Benzodiazepine	kontraindiziert, V. a. Teratogenität. Ausnahme: Epilepsie	sehr gut	> 30 mg Diazepam oder nach Langzeitbehandlung sog. floppy infant syndrome
Neuroleptika		gut	keine negativen Effekte auf den Fetus bei niedriger Dosierung
Opioidanalgetika (Morphin, Fentanyl, Sufentanil, Alfentanil)	gelten als sicher	gut und rasch	bei Atemdepression des Feten Antagonisierung mit Narcanti Neonatal

Tabelle 83 Fortsetzung

Medikament	Frühschwanger-schaft	Plazentapassage	Anmerkungen
Barbiturate (Thiopental, Methohexital)	gelten als sicher	gut, max. Konzentration im fetalen Blut nach 2–3 Minuten	Bei höherer Dosierung (> 350 mg) fetale Depression möglich
Propofol	keine Daten		in Schwangerschaft nicht zugelassen
Ketamin	gilt als sicher	vorhanden	bei > 1 mg/kg/KG fetale Depression möglich. Zunahme des Uterustonus möglich. Nicht bei drohender Uterusruptur
Inhalationsanästhetika (Enfluran, Isofluran)	bis 0,75 MAC kein Nachweis von teratogenen Effekten. Isofluran wegen geringer Metabolisierungsrate vorziehen	gut	keine fetale Depression bei Konz. < 0,75 % Isofluran oder Enfluran
Lachgas	Folsäureantagonist: potentiell teratogen	gut	Diffusionshypoxie nach Abnabelung möglich: daher Lachgas vor Eröffnung des Uterus abstellen
Muskelrelaxantien	gelten als sicher	gering	in üblicher klinischer Dosierung keine Relaxation des Feten
Lokalanästhetika			
– Bupivacain	wahrscheinlich ungefährlich	schlecht	Cave: bei Überdosierung oder versehentlicher intravasaler Injektion hohe Kardiotoxizität
– Ropivacain	wahrscheinlich ungefährlich (genaue Daten liegen nicht vor)	gut	deutlich geringere Kardiotoxizität als Bupivacain
– Cocain	teratogen, kontraindiziert		
nicht steroidale Analgetika		vorhanden	Gefahr des vorzeitigen Verschlusses des Ductus Botalli
Atropin		gut	in üblicher klinischer Dosierung keine negativen Auswirkungen auf den Feten

Beachte: Die Angaben beziehen sich auf die kurzfristige Gabe zu Narkosezwecken. Bei längerem Mißbrauch (z. B. von Opioiden oder Barbituraten) kann es zur fetalen Schädigung kommen

➤ **Peripartal verwendete Pharmaka – erwünschte Uteruskontraktion:**
- *Oxytocin (Syntocinon):*
  • Wirkung: Zunahme von Frequenz und Stärke der Uteruskontraktionen.
  • Nebenwirkung: Bei Überdosierung: Uterine Tetanie mit Verminderung der uteroplazentaren Zirkulation. In hoher Dosis: Vorübergehend RR-Abfall, vor allem des diastolischen Blutdruckes, Tachykardie, erhöhtes HZV, evtl. Arrhythmien. Nach langdauernder Infusion hoher Dosen Blutdruckanstieg, Wasserretention (hypotone Hyperhydratation bei hoher Dosierung).
- *Syntometrin* (Kombination Oxytocin 5 I.E. und Methylergometrinhydrochloridmaleat 0,5 mg):
  • Wirkung: Zunahme von Frequenz und Stärke der Uteruskontraktionen (in hoher Dosierung Zunahme des Ruhetonus bis hin zur tetanischen Kontraktion).
  • Nebenwirkung: Hypertonie, Lungenödem, Krampfanfall.
  • Indikation: postpartale Tonisierung des Uterus.
  ◉ *NB:* Anwendung erst nach der Geburt des Kindes!
➤ **Peripartal verwendete Pharmaka – erwünschte Uterusrelaxation:**
- *β-Sympathomimetika* (Terbutalin, Fenoterol (Partusisten):
  • Wirkung: Tokolyse.
  • Nebenwirkung: Tachykardie, Unruhezustände, Bronchodilatation, Blutdruckabfall, Hyperglykämie, Hypokaliämie, metabolische Azidose, Lungenödem als schwerste Komplikation in 5 % der Fälle.
  • Indikation: Wehenhemmung, z. B. bei drohender Frühgeburt und vorzeitig einsetzenden Wehen, geplanter Sectio.
  • Dosierung: Als Bolusgabe 10 – 20 μg Fenoterol auf Anweisung des Geburtshelfers. Kontinuierliche Gabe als Infusion (1 ml = 4 μg Fenoterol; 2 mg auf 500 ml) mit der Dosierung 0,5 – 4 μg/Min. Eine kleine Ampulle (1 ml) enthält 0,025 mg (25 μg) Fenoterol, eine große Ampulle (10 ml) enthält 0,5 mg (500 μg) Fenoterol; aufgezogen werden 100 μg Fenoterol auf 10 ml NaCl 0,9 %, so daß 1 ml Lösung 10 μg Fenoterol enthält.
  ◉ *NB:* Bei Herzfrequenzen über 140/Min. Sympathomimetika absetzen!
- *Magnesiumsulfat:*
  • Wirkung: Relaxation der Uterusmuskulatur, Vasodilatation, Steigerung der uteroplazentaren Perfusion.
  • Nebenwirkung: Wirkungsverstärkung von Muskelrelaxantien, muskuläre Hypotonie des Neugeborenen (Antidot: Calcium).
  • Indikation: (Prä)eklampsie, Tokolyse.
  • Dosierung: 2 – 4 g als Bolus, dann kontinuierliche Infusion von 1 – 2 g/Std.; angestrebt werden sollte ein therapeutischer Blutspiegel von 3 – 4 mmol/l.

➤ **Peripartal verwendete Pharmaka – erwünschte Blutdrucksenkung:**
  – *Urapidil* (Ebrantil):
    • Wirkung: α_2-Blockade.
    • Indikation: Blutdrucksenkung bei (Prä-)Eklampsie.
    • Dosierung: Bolusgaben von 10 mg, wobei der MAP nicht unter 100 mmHg gesenkt werden sollte. Kontinuierlich: 2 – 10 µg/kg KG/Min.
  – *Hydralazin* (Nepresol):
    • Wirkung: Direkte Vasodilatation, Steigerung der uteroplazentaren Perfusion.
    • Nebenwirkung: Reflextachykardie (evtl. ist der zusätzliche Einsatz von β-Blockern erforderlich).
    • Indikation: Blutdrucksenkung bei (Prä-)Eklampsie.
    • Dosierung: Bolusgaben von 5 – 10 mg i.v., kontinuierlich 1 – 2 µg/kg KG/Min.

37.2 Praktisches Vorgehen – Geburtshilfe

Periduralanästhesie in der Schwangerschaft

➤ **Besonderheiten:**
- Der Periduralraum ist durch ein stark gefülltes peridurales Venensystem ver-kleinert, daher muß die Dosis der applizierten Lokalanästhetika reduziert werden. Wegen des stark gefüllten Venensystems ist die Gefahr der intrava-salen Lage des Katheters erhöht.
- Die Anlage eines PD-Katheters sollte immer in einer Wehenpause erfolgen, da die Gefahr der Duraperforation besteht, wenn die Patientin sich während der Wehe bewegt. Bei hoher Wehenfrequenz ist eine kurzfristige Tokolyse sinnvoll (z.B. Bolusgabe von 2,5 – 5 µg Fenoterol).
- Die Anlage des Katheters erfolgt im Sitzen oder in Linksseitenlage, der Punk-tionsort ist der Zwischenwirbelraum L2/L3 oder L3/L4.
- Die Lokalisation der Bandstrukturen bei der Punktion ist wegen der hormo-nellen Auflockerung des Gewebes schwierig.
- Die Injektion des Lokalanästhetikums in der Wehenpause (hier ist das peri-durale Venengeflecht weniger gefüllt) verhindert eine hohe Ausbreitung der Anästhesie.

➤ **Kontraindikationen:**
- Notfallsituationen (z.B. drohende Uterusruptur, Schockzustände, fetale Not-fallsituationen).
- Ablehnung der PDA durch die Patientin.
- Allergie auf Lokalanästhetika.
- Infekt im Bereich des Punktionsortes, Septikämie.
- Gerinnungsstörungen.
- Bestimmte neurologische Erkrankungen (z.B. Neuropathie).
- Herzfehler mit Rechts-Links-Shunt, pulmonale Hypertonie.
- Herzinsuffizienz mit fixiertem cardiac output (z.B. höhergradige Mitral-stenose).
- AV-Block II° und III°.

Periduralanästhesie (PDA) zur vaginalen Entbindung

➤ **Prämedikationsvisite:**
- Die Aufklärung der Patientin erfolgt optimalerweise rechtzeitig vor der Ent-bindung. Oft ist das jedoch nicht möglich, so daß die Einwilligung im Kreiß-saal anhand eines Aufklärungsbogens eingeholt wird.
- Bei der Aufklärung zur Katheter-Periduralanästhesie muß auf die Möglich-keit einer inkompletten Anästhesieausbreitung hingewiesen werden (ca. 2% nach Larsen). Ebenso muß auf die typischen Risiken wie Perforationsgefahr und Blutung hingewiesen werden.
- Wie vor jeder Anästhesie muß eine allgemeine Risikoabklärung erfolgen (z.B. erhöhte Infektionsgefahr bei Diabetes mellitus oder Kortisondauerthe-rapie).
- Die Blutgerinnungswerte sind zu überprüfen (plasmatische Gerinnung und Thrombozyten).
- Den Zeitpunkt der Anlage eines Periduralkatheters bestimmt in der Regel der Geburtshelfer. Meist ist dies nach Einsetzen von regelmäßigen und kräftigen Uteruskontraktionen der Fall (Eröffnungsphase, z.B. Muttermundweite 3 – 5 cm).

➤ **Vorteile:** Schmerzbedingte Störungen des Geburtsablaufs werden vermieden (Senkung hoher Katecholaminspiegel). In der Regel wird die Eröffnungsphase verkürzt.
➤ **Nachteile bzw. Risiken:**
  – Das Risiko pathologischer Veränderungen im CTG ist bei Hypotonie und Cavakompressionssyndrom erhöht.
  – Bei ausgeprägter motorischer Blockade ist die Patientin ans Bett gebunden, Ziel sollte daher eine möglichst gering ausgeprägte motorische Blockade bei suffizienter Analgesie sein (walking epidural).
  – Es sind fortlaufende CTG-Kontrollen notwendig.
  – Es scheint häufiger zu instrumentellen Entbindungen unter PDA zu kommen, genaue kontrollierte Studien fehlen allerdings zu diesem Thema; die Tendenz könnte auch selektionsbedingt sein.
  – Die Austreibungsphase kann bei Lokalanästhetikakonzentrationen > 0,125 % verlängert sein.
  – Theoretisch ist eine Atemdepression beim Einsatz von Opioiden denkbar, daher sollte eine spinale Injektion sicher ausgeschlossen sein.
➤ **Vorbereitung:**
  – Vor Beginn muß eine Kurzanamnese der Patientin erhoben werden (gezieltes Erfragen der Kontraindikationen) und eine Aufklärung erfolgen.
  – Das Labor muß kontrolliert werden (Gerinnung, kleines Blutbild und Thrombozytenzahl).
  – *Monitoring:* Herzfrequenz und Blutdruck der Mutter (vor und in kurzen Abständen nach PDK-Anlage), CTG, Sauerstoffsättigung bei der Applikation von Opioiden.
  – Vor dem Anlegen und Bestücken des PDK sollten 1000 ml kristalloide Infusionslösung gegeben werden oder 500 ml HAES 10 %.
  – Anlage der PDA s. S. 150.
➤ **Beschickung zur peripartalen Schmerztherapie:**
  – *Ziel:*
    • Suffiziente Analgesie bis auf die Höhe von Th10 –Th12.
    • Erhaltung der Austreibungskraft und des Tonus des Geburtskanals.
    • Möglichst geringe motorische Blockade, so daß die Patientin in Begleitung einer zweiten Person herumlaufen kann (walking epidural). Bisherige Studien lassen vermuten , daß die Inzidenz instrumenteller Entbindungen durch die Verringerung der Lokalanästhetikakonzentration und den Zusatz von Opioiden reduziert werden kann.
  – *Substanzen:*
    • Bupivacain 0,25 % (z. B. Carbostesin 0,25 %, 1 Ampulle à 5 ml).
    • 10 µg Sufentanil (Sufenta mite, 1 Ampulle à 2 ml).
    • NaCl 0,9 %.
  – *Dosierung:* 5 ml Carbostesin 0,25 % + 2 ml Sufenta mite + 3 ml NaCl 0,9 % in eine 10 ml-Spritze aufziehen. Dann entspricht 1 ml der Lösung 1 µg Sufentanil in Bupivacain 0,125 %.
  – *Testdosis:* Zum Austesten und Ausschließen einer intravasalen oder intraspinalen Lage kann Adrenalin zugesetzt werden, hierdurch kann allerdings die Uterusperfusion beeinträchtigt werden. Eigentlich ist jede Wirkdosis eine Testdosis, da sie nur 12,5 mg Bupivacain enthält.
  – *Wirkdosis:* 8 – 10 ml der oben angeführten Lösung.

– *Alternative:* Bestückung des PDK mit Ropivacain (Naropin). Gegeben werden 10–20 ml Ropivacain 0,2 % (20–40 mg), repetitive Gaben sollten frühestens nach 30 Min. erfolgen. Der Wirkungseintritt liegt bei 10–15 Min., die Wirkdauer bei 0,5–1,5 h. Ropivacain weist eine geringere Kardiotoxizität und Neurotoxizität als Bupivacain auf. Die Kombination mit Sufentanil (1 µg/ml) ist empfehlenswert..

Periduralanästhesie (PDA) zur Sectio caesarea

➤ **Prämedikationsvisite:**
– Die Aufklärung der Patientin erfolgt mit Hilfe eines Aufklärungsbogens. Kontraindikationen für eine PDA müssen gezielt erfragt werden. Neben den üblichen Risiken ist auf die Möglichkeit der inkompletten Anästhesieausbreitung und die daraus resultierende Notwendigkeit einer Allgemeinanästhesie hinzuweisen (Inzidenz nach Larsen ca. 10%).
– Patientinnen, die sich einer elektiven Sectio caesarea unterziehen, erhalten keine Prämedikation.
– Zur Aspirationsprophylaxe und Neutralisierung des Magen-pH werden 30 ml Natriumzitrat verordnet; dessen Wirkdauer beträgt maximal 1 h.

➤ **Vorteile:**
– Keine mütterliche Morbidität und Mortalität durch eine cannot intubate/cannot ventilate-Situation.
– Geringeres Aspirationsrisiko als bei einer Allgemeinanästhesie.
– Geringere fetale Depression durch Pharmaka.
– Die Mutter kann die Geburt miterleben.

➤ **Nachteile:**
– Eine ausgeprägte Hypotonie ist möglich.
– Es besteht ein relativ langes Intervall bis zum Eintritt der Wirkung.
– Die PDA ist kein Verfahren für eine Not-Sectio.
– 👁 *Beachte:* Bei einer primären Sectio caesarea ergeben sich hinsichtlich des postpartalen kindlichen Zustandes *keine Unterschiede* zwischen einer PDA und einer Allgemeinanästhesie.

➤ **Vorbereitung:**
– Kurzanamnese erheben (Kontraindikationen für PDA erfragen) und die Patientin aufklären.
– Laborkontrolle (Gerinnung, kleines Blutbild und Thrombozytenzahl).
– *Monitoring:* Herzfrequenz und Blutdruck der Mutter (vor und in kurzen Abständen nach PDK-Anlage), CTG, Sauerstoffsättigung.
– Infusion von 1000–1500 ml kristalloider Infusionslösung, evtl. alternativ 500 ml HAES 10% + 500–1000 ml Ringer.
– Nasale Applikation von Sauerstoff bis zur Abnabelung des Kindes zur Maximierung des kindlichen PaO_2.
– Bei Hyperhydratation (Ödeme) + Langzeittokolyse zurückhaltende Volumengabe, (Gefahr des Lungenödems). Bei RR-Abfall Einsatz von Vasopressoren (s. u.).
– Zur Anlage der PDA s. S. 150.

➤ **Beschickung des PDK zur Sectio caesarea:**
– *Ziel:* Eine Anästhesieausbreitung bis zur Höhe von Th4 ist erforderlich. Für eine Sectio caesarea ist eine motorische Blockade im Gegensatz zur vaginalen Entbindung erwünscht.

- *Substanzen:*
  - Bupivacain 0,5 % (z. B. 20 ml Carbostesin 0,5 %) oder Ropivacain 10 – 20 ml 0,75 %.
  - 20 µg Sufentanil (4 ml Sufenta mite).
- *Dosierung:* 4 ml (20 µg) Sufentanil auf 20 ml mit Bupivacain 0,5 % aufziehen. Dann entspricht 1 ml der Lösung 1 µg Sufentanil.
- Anfangs sollte zum Ausschluß einer intravasalen oder intrathekalen Lage eine Testdosis von 3 ml Bupivacain 0,5 % appliziert werden.
- Die Initialdosis beträgt 10 ml der Lösung, dann wird in 5 ml-Schritten bis zur endgültigen Ausdehnung titriert.
- Die Repetitionsdosis nach 1,5 – 2 Std. beträgt 8 – 10 ml.

Komplikationen einer PDA bei Schwangeren

➤ **Hypotonie:**
  - *Ursache:* Sympathikusblockade und Cava-Kompressionssyndrom (s. S. 455).
  - *Maßnahmen:*
    - Linksseitenlage, ggf. den Uterus manuell nach links verlagern.
    - Volumensubstitution.
    - Gabe von Ephedrin; 1 Ampulle (50 mg) mit NaCl 0,9 % auf 5 ml aufziehen, dann entspricht 1 ml 10 mg Ephedrin. Bolusgabe von 10 mg, evtl. repetitiv.
    - Falls Ephedrin nicht vorhanden ist, Gabe von Akrinor. 1 Ampulle (2 ml) mit NaCl 0,9 % auf 10 ml aufziehen, Bolusgabe von 2 ml, evtl. wiederholt.
    - Sauerstoffzufuhr.

➤ **Intravasale Injektion von Lokalanästhetika bei intravasaler Fehllage des Katheters:**
  - *Symptome:* Metallischer Geschmack auf der Zunge, taubes Gefühl von Lippen und Zunge, Sehstörungen, klingende Ohrgeräusche, Bewußtseinsstörungen, Krampfanfall.
  - *Maßnahmen:* Intubation und Beatmung, Schocktherapie.
  - ☑ *Beachte:* Aufgrund einer hohen Kardiotoxizität und einer hohen Affinität zum Myokard sind die toxischen Reaktionen von intravasal appliziertem Bupivacain nur langsam reversibel, daher muß die kardiopulmonale Reanimation ggf. über Stunden fortgesetzt werden! Bei Kammerflimmern wird trotzdem Xylocain gegeben.

➤ **Totale Spinalanästhesie bei intrathekaler Fehllage des Katheters:**
  - *Symptome:* Übelkeit, Bewußtseinsstörungen, Blutdruckabfall, Apnoe, Herz-Kreislaufstillstand.
  - *Maßnahmen:* Intubation und Beatmung, Schocktherapie (Katecholamine).

➤ **Maßnahmen zur Prophylaxe schwerer Komplikationen:**
  - Keine PDK-Anlage ohne die Anwesenheit einer geschulten Assistenz, da evtl. eine notfallmäßige Intubation erforderlich sein kann.
  - Adäquate Volumensubstitution vor Anlage des PDK.
  - Aspiration vor jeder Injektion und Nachinjektion (Blut oder Liquor rückläufig?).
  - Langsame Injektion.
  - Fraktionierte Gabe des Lokalanästhetikums bei der PDA zur Sectio caesarea.
  - Konsequentes Monitoring (Herzfrequenz, Blutdruck, CTG).
  - Kontrolle und Dokumentation der Anästhesieausbreitung.

Sectio caesarea in Allgemeinanästhesie

➤ **Vorteile:** Der Eingriff kann sofort beginnen. Geringeres Risiko der Hypotonie gegenüber der PDA.

➤ **Nachteile:** Aspirationsgefahr, fetale Depression durch Anästhetika, vitale Gefährdung bei Mißlingen der Intubation, fehlendes Geburtserlebnis der Mutter.

➤ **Prämedikation:** Keine medikamentöse Prämedikation zur Sectio caesarea. Evtl. kann Ranitidin 150 mg (Zantic oder Sostril) am Vorabend p. o., 2 – 3 h präoperativ i. m. gegeben werden. Maximal 1 h präoperativ werden 30 ml Natriumzitrat p. o. gegeben.

➤ **Narkoseeinleitung und -führung:**
  – Die Patientin wird in Linksseitenlage (20°) mit erhöhtem Oberkörper gelagert.
  – Das Standardmonitoring (s. S. 15, 121) wird angeschlossen.
    - 🔵 *Tip:* In Extremsituationen (vitale Gefährdung von Mutter und/oder Kind) muß eine äußerst rasche Einleitung möglich sein. Das Monitoring kann dann auch nach der Intubation und der Entwicklung des Kindes angeschlossen werden.
  – Vorab können 500 – 1000 ml kristalloide Infusionslösung gegeben werden.
  – Auf ausreichende Präoxigenierung achten (mindestens 3 Min.).
  – Alle Patientinnen zur Sectio caesarea sind als nicht nüchtern zu betrachten, daher muß immer eine rapid sequence induction (s. S. 121) erfolgen. Die Narkose wird erst eingeleitet, wenn alle Vorbereitungen zur Operation abgeschlossen sind (z. B. Hautdesinfektion, Abdecken des Operationsfeldes, Anwesenheit der OP-bereiten Operateure und evtl. des Kinderarztes).
  – Die rapid sequence induction erfolgt nach Präkurarisierung (z. B. 1 – 2 mg Narcuron) mit 30 – 50 mg Ketamin (max. 1 mg/kg KG) oder 15 – 25 mg S-Ketamin (max. 0,5 mg/kg KG) in Kombination mit Thiopental 3 – 5 mg/kg KG (max. 200 – 300 mg). Die Relaxation erfolgt mit 1,5 mg/kg KG Succinylcholin, anschließend wird ohne Zwischenbeatmung intubiert. Bei Eklampsie und bei drohender Uterusruptur ist Ketamin kontraindiziert.
  – Bis zur Entbindung wird die Patientin mit Sauerstoff und Lachgas im Verhältnis 1 : 1 beatmet. Es können volatile Anästhetika in niedriger Dosierung (z. B. Isofluran 0,75 Vol%) zugesetzt werden. In der Schwangerschaft liegt eine gesteigerte Empfindlichkeit gegenüber volatilen Anästhetika vor (reduzierte MAC-Werte).
    - 🔵 *Beachte:* Es sollte ein $PetCO_2$ von 30 – 33 mmHg angestrebt werden, da eine Hypokapnie zur Vasokonstriktion mit der Gefahr der uteroplazentaren Minderperfusion führt.
  – Während der Entbindung bzw. kurz vor der Eröffnung des Uterus sollte eine FiO_2 von 1,0 gewählt werden, um eine Diffusionshypoxie des Kindes zu vermeiden. Der Erfolg dieser Maßnahme ist allerdings von einem hohen Frischgasflow abhängig!

– Nach der Abnabelung des Kindes (bei Mehrlingen nach der des letzten Kindes) werden nach Absprache mit dem Operateur 3 I.E. Oxytocin (Syntocinon) i.v. gegeben und 10 I.E. Oxytocin in die Infusion. Die Patientin kann 0,1 – 0,2 mg Fentanyl oder 1 – 2 mg Alfentanil (Rapifen) erhalten, die Beatmung erfolgt mit Sauerstoff und Lachgas im Verhältnis 40 : 60 und Isofluran 0,6 Vol%.

  ◑ *Beachte:* Hohe Konzentrationen volatiler Anästhetika hemmen die Kontraktion des Uterus; es kann zu Blutungen bei atonischem Uterus kommen!

➤ **Komplikationen und deren Management:**
  – *Aspiration:*
    • Sofortige Intubation und endotracheales Absaugen (ggf. bronchoskopisch).
    • Beatmung mit FiO_2 1,0 und PEEP.
    • Volumenrestriktion.
    • Evtl. Furosemid 1 mg/kg KG.
  – *Hypotonie:*
    • Linksseitenlage.
    • Volumenzufuhr.
    • Gabe von Ephedrin (s. S. 463) oder Akrinor (s. S. 463). Bei Akrinor ist darauf zu achten, daß die uteroplazentare Perfusion durch überwiegend α-sympathomimetische Pharmaka vermindert werden kann.
  – *Intraoperative Blutungen durch atonischen Uterus:*
    • Ausreichende Volumensubstitution.
    • Rechtzeitige Gabe von Erythrozytenkonzentraten, aber auch von Gerinnungsfaktoren (Cave Verbrauchskoagulopathie!).
  – *Lungenödem bei Tokolyse* mit β_2-sympathomimetischen Pharmaka (besonders in Kombination mit Kortikosteroiden und hohen Infusionsvolumina):
    • Beatmung mit FiO_2 1,0 und PEEP.
    • Furosemid 1 mg/kg KG.
    • Volumenrestriktion.
    • Verlegung auf eine Intensivstation.

37.3 Schwangerschaftsbedingte Erkrankungen

Präeklampsie, Eklampsie und HELLP-Syndrom

➤ **Pathophysiologische Aspekte:**
– Die Inzidenz beträgt ca. 0,5 %. Die Eklampsie ist die Hauptursache für mütterliche Mortalität in den entwickelten Ländern.
– Eklampsie ist eine multisystemische Erkrankung: Die charakteristischen Symptome sind Hypertonie, Proteinurie und Ödeme.
– Die *Ursache* der Eklampsie liegt wahrscheinlich in einer Imbalance der Produktion von vasokonstringierenden (Angiotensin und Thromboxan) und vasodilatierenden (PGE$_2$, Prostazyklin und NO) Substanzen, evtl. hervorgerufen durch einen ausgedehnten immunreaktiv bedingten Endothelschaden.
– *Symptome Präeklampsie:*
  • Generalisierte Vasokonstriktion mit Hypertonie, vermindertem intravasalem Volumen, Mikrozirkulationsstörungen, Plazentainsuffizienz durch plazentare Vasokonstriktion.
  • Nierenfunktionsstörung mit Proteinurie (nephrotisches Syndrom), verminderter glomerulärer Filtrationsrate, Natrium- und Wasserretention.
  • Störung der Gefäßpermeabilität mit generalisierten Ödemen, nichtselektiver Plazentapassage von Pharmaka (z.B. Muskelrelaxantien), Larynxödem, Einengung der Atemwege.
– Kommen zu den oben genannten Symptomen noch neurologische Veränderungen, so spricht man von einer Eklampsie; deren Symptome sind zusätzlich zu den oben aufgeführten Kopfschmerzen, Sehstörungen und Krampfanfälle.
– ◉ *Cave:* Bei Eklampsie-Patientinnen muß wesentlich häufiger mit Intubationsschwierigkeiten gerechnet werden!
– Beim *HELLP-Syndrom* (**H**ypertonus, **E**levated **L**iver Enzymes, **L**ow-**P**latelets) ist, bedingt durch großflächige Endothelschäden, eine Verbrauchskoagulopathie mit Thrombozytenabfall häufig. Zusätzlich zu den Eklampsie-Symptomen findet sich: Gefahr der disseminierten intravasalen Gerinnung, Thrombozytenabfall, niedrige Fibrinogenkonzentrationen, erhöhte Spaltprodukte, Hämolyse, erhöhte Serum-Transaminasen, Leberzellnekrosen.
– ◉ *Beachte:* Die Symptome der Präeklampsie bzw. der Eklampsie können sich auch erst nach der Entbindung entwickeln bzw. verstärken!

➤ **Maßnahmen:**
– Entscheidend ist eine *frühzeitige Sicherung der Diagnose.*
– Anstreben einer raschen Entbindung.
– *Symptomatische Therapie:*
  • Magnesiumsulfat (wirkt antihypertensiv und antikonvulsiv), zunächst 2 – 4 g als Bolus i.v., dann 1 – 2 g/Std. per infusionem.
  • Blutdrucksenkung mit Hydralazin oder Urapidil (Dosis s.o.).
  • Förderung der Diurese.
– *Bei Krampfanfällen:*
  • Diazepam 5 mg i.v.
  • Evtl. Intubation und Beatmung.
  • Sedierung mit 50 – 100 mg Thiopental.
  • Sectio caesarea.
– ◉ *Cave:* Bei Krampfanfällen besteht ein hohes Aspirationsrisiko und die Gefahr der fetalen Hypoxämie!

- *Bei disseminierter intravasaler Gerinnung* (DIC, vgl. auch S. 583):
  - Bei AT III-Werten < 75 % Substitution von AT III.
  - Bei einem Thrombozytenabfall < 50.000/mm³ und manifester Blutung sollten Thrombozytenkonzentrate gegeben werden.

➤ **Komplikationen:**
- *Mütterliche Komplikationen:*
  - Bewußtseinsstörungen, Krampfanfall, Hirnödem, Hirnblutung (dies ist die Hauptursache der mütterlichen Mortalität).
  - Nierenversagen.
  - Respiratorische Insuffizienz, Lungenödem (besonders bei großzügiger Volumengabe und der Applikation von β_2-Sympathomimetika).
  - Disseminierte intravasale Gerinnung, Blutungen.
  - Subkapsuläre Leberhämatome (Leberschwellung und Gerinnungsstörungen).
  - Leberruptur, Leberversagen.
  - Die mütterliche Mortalität beim HELLP-Syndrom liegt bei 3 – 5 %, die perinatale Mortalität bei 12 – 60 %.
- *Kindliche Komplikationen:* Hypotrophes Kind am Geburtstermin (oft unreife Kinder), Asphyxie als Folge mütterlicher Komplikationen.

➤ **Anästhesiologisches Vorgehen:**
- Vor der Einleitung einer Narkose sollte eine vorbestehende intravasale Hypovolämie ausgeglichen werden, denn bei einer Plazentainsuffizienz ist im Falle einer Hypotonie der Fetus besonders asphyxiegefährdet.
- Bei kritischen Patientinnen ist unter Umständen das Legen eines ZVK und/oder eines Arterienkatheters erforderlich.
- Bei schwer kranken Patientinnen und postoperativer Beatmungspflichtigkeit ist eine Verlegung auf die Intensivstation erforderlich.

➤ **Periduralanästhesie:**
- *Vorteile:* Vermeidung von Blutdruckspitzen, keine Asphyxiegefahr durch schwierige Intubation, die Vasodilatation begünstigt die uteroplazentare Perfusion.
- *Nachteile:*
  - Ein schwerer Blutdruckabfall ist möglich, eine vorbestehende Hypovolämie sollte deshalb ausgeglichen werden.
  - Die Krampfschwelle kann durch hohe Lokalanästhetikaspiegel gesenkt werden.
  - Bis zum Wirkungseintritt ist mit einem Zeitverlust zu rechnen.
  - Ein Adrenalinzusatz zur Testdosis des Lokalanästhetikums kann zusätzlich die uteroplazentare Perfusion beeinträchtigen, daher sollte darauf verzichtet werden.
- *Kontraindikationen:* Manifeste Krampfanfälle, Gerinnungsstörungen.
  - ◪ *Beachte:* Wichtiger als die absolute Zahl der Thrombozyten ist hierbei der Verlauf; kommt es über wenige Stunden zu einem raschen Abfall, so ist auch schon bei Werten über 100.000/mm³ mit einer signifikanten Gerinnungsstörung zu rechnen!

➤ **Allgemeinanästhesie:**
  – *Vorteile:* Keine Verzögerung beim Anästhesiebeginn. Sicherung der Vital-funktionen. Die Krampfschwelle wird durch Thiopental angehoben.
  – *Nachteile:*
    • Bei schwieriger Intubation besteht für Mutter und Kind Asphyxiegefahr.
    • Aspirationsgefahr.
    • Blutdruckspitze bei Intubation, daher sollte kein Ketamin zur Einleitung verwendet werden.
    • Bei Volumenmangel kommt es zu einem Blutdruckabfall.
    • Muskelrelaxantien und Mg^{2+} interagieren miteinander; für die Relaxan-tien kann daraus eine verlängerte Wirkdauer resultieren. Daher sollte eine Relaxometrie angewandt werden.

Peripartale Blutungen

➤ **Vorbemerkung:** Der durchschnittliche Blutverlust bei der Geburt beträgt 400 – 600 ml bei einer vaginalen Entbindung und ca. 1.000 ml bei einer Sectio caesa-rea.
➤ **Ursachen:**
  – *Präpartale Blutungen:* Placenta praevia, vorzeitige Plazentalösung, Uterus-ruptur.
  – *Postpartale Blutungen:* Atonischer Uterus, Zervixriß, Vaginalriß.
  – *Peripartale Blutungen bei disseminierter intravasaler Gerinnung (DIC) als Folge von:* Schwerer Präeklampsie (HELLP-Syndrom), Fruchtwasserembolie, in-trauterinem Fruchttod.
➤ **Vorgehen:**
  – Notfallmäßige Operationen bei akuter Blutung werden immer in Allgemein-anästhesie durchgeführt.
  – Das Einleitungsmedikament der Wahl ist Ketamin oder S-Ketamin.
  – Es sollte mindestens ein großlumiger Zugang gelegt werden. Außerdem müs-sen rechtzeitig Blutkonserven bestellt und Gerinnungskontrollen durchge-führt werden.
  – Bis zu einer Woche postpartal ist eine rapid sequence induction (s. S. 121) er-forderlich. In der Literatur existieren unterschiedliche Angaben darüber, wann die gastrointestinale Mobilität wieder normal ist; wurden zur Geburt Opioide gegeben, so ist wohl erst eine Woche nach Entbindung wieder mit einer Normalisierung zu rechnen.
  – Nach neueren Untersuchungen kann es durch Fremdleukozyten zu einer An-tikörperbildung kommen, was bei Patientinnen im gebärfähigen Alter bei weiteren Schwangerschaften evtl. gehäuft zu Aborten führen kann. Daher sollten zur Transfusion Systeme mit Leukozytenfilter verwendet werden.

Fruchtwasserembolie

➤ **Pathophysiologie:**
  – Die Inzidenz einer Fruchtwasserembolie liegt bei 1 : 20.000 bis 1 : 80.000 Ent-bindungen. Die Mortalität wird nach neueren Untersuchungen mit 10 – 40 % angegeben.
  – Der Pathomechanismus besteht im Übertritt größerer Mengen Fruchtwasser in den mütterlichen Kreislauf. Voraussetzung ist die Eröffnung mütterlicher Venen, wie dies bei einer Sectio oder bei stürmischer Geburt der Fall sein kann.

– Als Folge hiervon kommt es zu einer partiellen Verlegung der Lungenstrombahn und einem akuten pulmonalen Vasospasmus, vermutlich ausgelöst durch im Fruchtwasser vorhandene Prostaglandine (z. B. PGF$_2$).

– Es resultiert eine abrupte pulmonale Hypertonie mit Rechtsherzversagen; durch die verminderte Füllung des linken Herzens wegen der Dilatation des rechten Herzens und vermindertem Blutfluß aus den Lungenvenen kommt es zu einem low cardiac output mit schwerem Abfall des arteriellen Blutdrucks.

– Bezüglich der Koronarperfusion können entweder über ein offenes Foramen ovale oder nach Passage von Embolien über die Lungenstrombahn Mikroembolien auftreten, die Ischämien auslösen und den low output verstärken.

– Zerebrale Schäden entstehen entweder durch eine direkte Embolisierung als Folge eines Rechts-Links-Shunt (siehe Koronarperfusion) oder als Folge einer generalisierten Zyanose und eines kardiogenen Schocks.

– Ein typisches Symptom der Fruchtwasserembolie ist eine DIC. Die Koagulopathie wird ausgelöst durch den Übertritt von mütterlichem oder fetalem Material in die Gefäßbahn. Damit kommt es zur Aktivierung des Faktor III (Gewebsthromboplastin), der ein potenter Aktivator von Faktor X und Initiator der Gerinnungskaskade ist. Die Verbrauchskoagulopathie wird durch den schweren Schock und die Mediatoraktivierung in der Lunge unterhalten. Nach einer Fruchtwasserembolie ist eine DIC weit häufiger als nach einer Reanimation bei Herzstillstand aus anderer Ursache.

▶ **Klinische Symptome:**
– Respiratorische Insuffizienz mit Zyanose und Dyspnoe (in ca. 50% erstes Symptom).
– Kardiovaskulärer Kollaps mit Blutdruckabfall und Tachykardie, evtl. Kreislaufstillstand (in 25% erstes Symptom).
– Schwere postpartale Blutungen und Gerinnungsstörungen (in 15% erstes Symptom).
– Neurologische Auffälligkeiten wie Konvulsionen oder Eintrübung (in 10% erstes Symptom).

▶ **Diagnostik:** Neben der üblichen klinischen Diagnostik mit EKG, Röntgenthorax, Echo und Laborbestimmungen sind einige spezifische Laboruntersuchungen in der Literatur beschrieben: Messung von Zink-Kopropophyrin I, einem charakteristischen Bestandteil des Mekomium, im mütterlichen Blut, Bestimmung von fetalem Muzin mittels spezifischer monoklonaler Antikörper im mütterlichen Serum.

▶ **Therapie:**
– Die Therapie der schweren Fruchtwasserembolie ist symptomatisch und richtet sich nach den üblichen Standards der kardiopulmonalen Reanimation und Intensivtherapie.
– Intubation und Beatmung.
– Wenn eine Katecholamintherapie erforderlich ist, sollte sie differenziert nach Legen eines Pulmonalkatheters erfolgen.
– Bluttransfusion und Volumenersatz.
– Substitution von Gerinnungsfaktoren mittels FFP, Thrombozyten und Gerinnungsfaktorkonzentraten.

37.4 Praktisches Vorgehen – Schwangerschaft und Stillzeit I

Anästhesie bei nicht geburtshilflichen Eingriffen in der Schwangerschaft

➤ **Vorbemerkungen:**
- Elektive Operationen sollten auf einen Zeitraum von 6 Wochen nach der Entbindung verschoben werden.
- Bei ca. 0,75 – 2 % aller schwangeren Frauen sind operative Eingriffe notwendig. Die häufigsten Indikationen sind: Trauma, Ovarialzysten, Appendizitis, Zervixinsuffizienz, Mammatumoren.

➤ **Besonderheiten:**
- Veränderungen der mütterlichen Physiologie (s. S. 455).
- Mögliche teratogene Effekte der Medikamente (s. S. 456).
- Erhalt der Uterusperfusion und Einwirkungen der Anästhetika auf den Feten.
- Prävention vorzeitiger Wehen, die die häufigste Ursache für einen Abort darstellen.

➤ **Anästhesiologisches Vorgehen:**
- Gestationsalter und gynäkologischen Befund erfragen. Der Gynäkologe sollte von dem geplanten Eingriff unterrichtet werden.
- Die postoperative Überwachung von Mutter und Kind (per CTG) muß sichergestellt sein.
- Anästhesierelevante Medikamente in der Schwangerschaft s. S. 456.
- Das intraoperative Monitoring entspricht dem Standardmonitoring (s. S. 15); wenn operationstechnisch möglich, sollte intraoperativ ein fetales Monitoring per CTG erfolgen.
- Die Narkoseeinleitung erfolgt ab dem 2. Trimenon als rapid sequence induction (s. S. 121), die Weiterführung nach Möglichkeit als balancierte Anästhesie mit Isofluran, jedoch ohne Lachgas (s. S. 122).
- 🔵 *Beachte:* Der Fetus ist durch Hypoxie und Blutdruckabfall wesentlich stärker gefährdet als durch Anästhetika, daher sollten Kreislauf und Atmungsparameter unbedingt im Normbereich gehalten werden!
- Perioperativ muß der Blutzucker regelmäßig kontrolliert werden, da eine erhöhte Hypoglykämiegefahr besteht.
- Postoperativ sollte eine engmaschige Kontrolle der Vitalparameter und des Blutzuckers erfolgen. Der Gynäkologe muß entscheiden, ob evtl. eine prophylaktische Tokolyse notwendig ist.
- Es ist zu bedenken, daß durch die postoperative Analgesie auch die Wehenschmerzen unterdrückt werden und dadurch ein drohender Abort verschleiert werden kann.
- 🔵 *Cave:* Durch nichtsteroidale Antiphlogistika ist ein Verschluß des Ductus Botalli möglich!
- Regionalanästhesieverfahren sind grundsätzlich möglich. Vorher muß jedoch ein latenter Volumenmangel ausgeglichen werden, um einen Blutdruckabfall zu verhindern.
- 🔵 *Beachte:* Wichtiger als spezielle Narkoseverfahren sind die Sicherstellung von Oxigenierung, cardiac output und Blutdruck!

Anästhesie während der Stillzeit

➤ **Medikamente, die während der Stillzeit als sicher gelten:** Paracetamol, Ibuprofen, Diclofenac, Metoclopramid, Heparin, Morphin und Dolantin (unter Beachtung der Dosis, bei chronischer Anwendung ist Vorsicht geboten).

➤ **Medikamente, die während der Stillzeit gemieden werden sollten:**
  – Acetylsalizylsäure (Risiko eines Reye-Syndroms).
  – Atropin (Auslösung anticholinerger Effekte möglich).
  – Barbiturate (in hohen Dosen kann Schläfrigkeit hervorgerufen werden).
  – Chloramphenicol (kann beim Säugling zu Knochenmarkstoxizität führen).
  – Ciprofloxacin (findet sich in hoher Konzentration in der Muttermilch).
  – Tetrazykline (können zu Zahnverfärbungen führen).

➤ **Allgemeines:**
  – Ca. 3 % aller Mütter benötigen nach der Entbindung eine Narkose (z. B. Ausräumung von Plazentaresten).
  – Alle Anästhetika und Analgetika sind gut fettlöslich. Sie verteilen sich über den ganzen Körper, Zellmembranen stellen kein Hindernis dar.
  – Ein Übergang der Anästhetika in die Muttermilch ist grundsätzlich möglich.
  – Der pH-Wert der Muttermilch liegt deutlich unter dem des Plasmas, so daß Medikamente mit einem leicht alkalischen pH in höherer Konzentration in der Muttermilch gefunden werden als solche mit einem sauren pH.
  – Bei kurzfristiger medikamentöser Behandlung der Mutter sind, anders als bei langfristiger medikamentöser Therapie, nur selten pharmakologische Nebenwirkungen beim Säugling festzustellen.
  – Bisher finden sich keine Anhaltspunkte, die nach einer Allgemeinanästhesie der Mutter auf anästhetika- oder analgetikabedingte Probleme beim Baby schließen lassen. Eine Ausnahme bildet wegen seiner langen Eliminationshalbwertszeit das Diazepam.

◉ *Beachte:* Es ist nicht vertretbar, einer stillenden Mutter in der postpartalen Phase eine adäquate Anästhesie oder Analgesie aus Angst vor Nebenwirkungen beim Kind vorzuenthalten!

Anästhesie in Gynäkologie und Geburtshilfe

37

37.5 Spezielle gynäkologische Eingriffe

Kürettage, Konisation, instrumentelle Ausräumung

➤ **Anästhesiologische Besonderheiten:**
- Meist handelt es sich um kurzdauernde Eingriffe bei Patientinnen der Risikogruppe ASA I oder ASA II.
- Bei nüchternen Patientinnen und Frühaborten sind Maskennarkosen oder Larynxmasken möglich, bei Aborten nach der 20. SSW oder nach deutlicher Wehentätigkeit (z. B. Priming mit Cergem) sollte eine Intubation erfolgen.

➤ **Narkoseeinleitung und -führung:**
- Die Narkose wird nach den üblichen Standards für kurzdauernde Eingriffe (s. S. 128) durchgeführt; das Monitoring entspricht den üblichen Verfahren (s. S. 15).
- Aufgrund ihrer guten Steuerbarkeit sind Propofol und Alfentanil (0,5 – 1 mg) besonders geeignet.
- Gegen Ende einer instrumentellen Ausräumung wird meist auf Wunsch des Operateurs Oxytocin (Syntocinon) appliziert (6 I.E. als Bolus, 10 I.E. per infusionem). Häufig wird zusätzlich 1 Ampulle Syntometrin i. v. gegeben.
- Die Dauer des Eingriffs beträgt für eine Kürettage ca. 5 Min, für eine Konisation 15—20 Min.
- Bei der Zervixdilatation kann es zu ausgeprägten vagalen Reflexen bis zur Asystolie kommen. Therapie: Atropin 0,5 – 1 mg.

Transvaginale Follikel- bzw. Zystenpunktion

➤ **Anästhesiologische Besonderheiten:**
- Die Patientinnen werden meist ambulant behandelt.
- Auf die Vollständigkeit der Unterlagen (Aufklärung) muß geachtet werden.
- In der Regel werden eine Masken- oder Larynxmaskennarkose durchgeführt.

➤ **Narkoseeinleitung und -führung:**
- Die Narkose wird nach den üblichen Standards für kurzdauernde Eingriffe (s. S. 128) durchgeführt; das Monitoring entspricht den üblichen Verfahren (s. S. 15).
- Aufgrund ihrer guten Steuerbarkeit sind Propofol und Alfentanil (0,5 – 1 mg) besonders geeignet.
- Der Eingriff dauert meist 5 – 15 Min.

Laparoskopie

➤ **Anästhesiologische Besonderheiten:**
- Siehe auch Abdominalchirurgie, S. 341.
- Die Patientinnen werden in die sog. Trendelenburg-Lage gebracht (S. 439), hierdurch können respiratorische Komplikationen durch den Zwerchfellhochstand bzw. die eingeschränkte Zwerchfellbeweglichkeit entstehen.
- Für eine Laparoskopie ist immer eine Allgemeinanästhesie mit Intubation und kontrollierter Beatmung erforderlich.

➤ **Narkoseeinleitung und -führung:**
- Die Narkose wird nach den üblichen Standardverfahren der Allgemeinanästhesie (s. S. 120 ff) als TIVA oder balancierte Anästhesie durchgeführt.
- Beim Monitoring ist die endexspiratorische CO_2-Messung besonders wichtig.
- Für den Eingriff ist eine gute Muskelrelaxation erforderlich, dies sollte mit NMT Monitoring überwacht werden.

- Nach der Intubation muß eine Magensonde gelegt werden; vor dem Eingriff wird der Magen abgesaugt, um das Risiko einer Magenperforation durch den Trokar zu senken.
- Der intraabdominelle Druck sollte seitens des Operateurs auf max. 20 mmHg begrenzt werden (s. o.).
➤ **Komplikationen:** Hypotonie (s. o.), Bradykardie (vagaler Reflex), Regurgitation, Aspiration, Luftembolie, intraabdominelle Verletzungen (z. B. Blutungen, Hohlorganverletzungen), Pneumothorax, Pneumomediastinum.

Laparotomien (z. B. abdominelle Hysterektomie, Ovarialzysten, Endometriose)

➤ **Anästhesiologische Besonderheiten:**
- Respiratorische Komplikationen durch Zwerchfellhochstand bzw. eingeschränkte Zwerchfellbeweglichkeit bei Trendelenburg-Lagerung (s. S. 439) sind möglich.
- Mögliche Verletzungen der Ureteren können an einer Hämaturie erkannt werden; auf eine ausreichende Diurese ist zu achten, um einer Blasentamponade vorzubeugen.
➤ **Narkoseeinleitung und -führung:** In der Regel kommen die Standardverfahren der Allgemeinanästhesie (s. S. 120), z. B. TIVA oder balancierte Anästhesie, zur Anwendung. Außer bei kritisch kranken Patienten ist kein spezielles Monitoring erforderlich.

Vaginale Hysterektomie

➤ **Anästhesiologische Besonderheiten:**
- Der Eingriff kann sowohl in Periduralanästhesie als auch in Allgemeinanästhesie durchgeführt werden.
- Durch intraoperative Kopftieflagerung ist eine Behinderung der Zwerchfellexkursionen möglich, was zu Atelektasen und Hypoxämie führen kann. Besonders bei Periduralanästhesien ist auf eine ausreichende Sauerstoffzufuhr und eine pulsoximetrische Überwachung der Patientin zu achten.
- Bei einer Regionalanästhesie muß vor Kopftieflagerung das Lokalanästhetikum fixiert sein.
- Bei Beckeneingriffen in extremer Trendelenburg-Lagerung (s. S. 439) besteht die Gefahr der Luftembolie; dies wird durch Hypovolämie noch verstärkt.
- Bei mangelnder Abpolsterung des Fibulaköpfchens in den Beinschalen kann es zu einer Läsion des N. peroneus kommen.
➤ **Narkoseeinleitung und -führung:** In der Regel kommen die Standardverfahren der Allgemeinanästhesie (s. S. 120), z. B. TIVA oder balancierte Anästhesie, zur Anwendung. Außer bei kritisch kranken Patienten ist kein spezielles Monitoring erforderlich.

Laparotomie bei Exenteration oder Wertheim-Meigs-OP, OP nach TE Linde, Ovarialkarzinom

➤ **Vorbemerkung:**
- Operationen nach Wertheim-Meigs werden bei Zervixkarzinomen im frühen Stadium durchgeführt.
- Exenterationen, d. h. radikale Exzision der pelvinen Organe mit Faszien und Lymphknoten, sind die chirurgische ultima ratio bei fortgeschrittenem oder rezidivierendem Zervixkarzinom.

37.5 Spezielle gynäkologische Eingriffe

➤ **Anästhesiologische Besonderheiten:**
- Die Patientinnen sind meist älter und in reduziertem Allgemeinzustand.
- Da es sich um ausgedehnte Eingriffe mit größeren Flüssigkeits- und Blutverlusten handelt, ist eine sorgfältige präoperative Risikoabschätzung erforderlich.
- Bei Ovarialtumoren sind systemische Beteiligungen wie Aszites und Pleuraergüsse möglich (Meigs-Syndrom), daher ist eine präoperative Röntgenaufnahme des Thorax obligat.
- Bei großen Tumoren (Ovarialtumoren) kann es in Rückenlage zur aortalen und/oder kavalen Kompression kommen.

➤ **Narkoseeinleitung und -führung:**
- In der Regel kommen die Standardverfahren der Anästhesie zur Anwendung (s. S. 120 ff).
- Zusätzliche Maßnahmen: Anlage eines lumbalen Periduralkatheters bei fehlender Kontraindikation zur postoperativen Analgesie, mehrere großlumige venöse Zugänge (z. B. 2–3 Kanülen der Größe 14–16 G), Zentralvenenkatheter, Magensonde, Blasendauerkatheter, invasive arterielle Blutdruckmessung, evtl. Wärmedecke, Bereitstellung von Blutkonserven.

➤ **Postoperatives Vorgehen:** In der Regel werden die Patientinnen postoperativ auf die Intensivstation verlegt.

Mammachirurgie (z. B. Mamma-PE, Ablatio mammae, Axillaausräumung)

➤ **Anästhesiologische Besonderheiten:**
- Die Infusion darf nicht an der zu operierenden Seite angelegt werden. Bei einem Zweittumor oder einem Lymphödem wird die Infusion auf der früher operierten Seite angelegt.
- Je nach Operateur wird der Kopf mit abgedeckt. Da in diesem Fall der ungehinderte Zugang zu den Atemwegen nicht jederzeit gewährleistet ist, empfiehlt sich, auch bei kurzdauernden Eingriffen, eine Intubationsnarkose.

➤ **Narkoseeinleitung und -führung:**
- In der Regel kommen die Standardverfahren der Anästhesie zur Anwendung (s. S. 120 ff).
- Eine Mamma-PE ist meist ein kurzdauerner Eingriff; gut steuerbare Medikamente wie Propofol, Alfentanil oder Renifentanil sind hier vorteilhaft.

Radiumeinlage

➤ **Anästhesiologische Besonderheiten:**
- Die Eingriffe werden üblicherweise in besonders abgeschirmten Räumen durchgeführt (Strahlenbunker).
- Die Patientinnen leiden oft an einem fortgeschrittenen Tumor und sind meist in einem deutlich reduzierten Allgemeinzustand.
- Die Radiumeinlage in den Vaginalstumpf (nach Vor-OP) erfolgt meist ohne Anästhesie.
- Die Radiumeinlage in die Zervix ist ein kurzdauernder Eingriff, schmerzhaft ist nur die Dilatation des Zervikalkanals, nicht die Einlage selbst.

➤ **Narkoseeinleitung und -führung:**
- Wegen der kurzen Dauer werden die Eingriffe meist in Masken- oder Larynxmaskennarkose durchgeführt.
- Propofol, Alfentanil oder Renifentanil sind wegen ihrer guten Steuerbarkeit geeignete Medikamente.

Hirndurchblutung (CBF)

➤ Die Gesamtdurchblutung des Gehirns ist im Normalfall unabhängig vom Aktivitätszustand konstant und macht mit 700–900 ml/Min. etwa 15 % des HZV aus. Das intrakranielle Blutvolumen beträgt 100–150 ml.

➤ Die Hirndurchblutung kann sich proportional zum zerebralen Perfusionsdruck (CPP) und umgekehrt proportional zum Gefäßwiderstand verändern. Das gesunde Gehirn reagiert auf Veränderungen des CPP jedoch mit einer entsprechenden Anpassung des Gefäßtonus (sog. Autoregulation, s. u.), um die Hirndurchblutung konstant zu halten.

➤ **Zerebraler Perfusionsdruck (CPP):**
  – Der zerebrale Perfusionsdruck resultiert aus der Differenz von arteriellem Mitteldruck (MAP) und intrakraniellem Druck (CPP = MAP – ICP). Die Normwerte liegen bei 50–100 mmHg, anzustreben ist ein CPP von 70 mmHg.
  – Nimmt der Hirndruck durch ein höheres Blutvolumen zu und steigt gleichzeitig der Blutdruck, so bleibt der CPP konstant.

➤ **Zerebrale Autoregulation:**
  – Im Bereich eines arteriellen Mitteldruckes von 50–150 mmHg wird die Hirndurchblutung durch Konstriktion und Dilatation der Hirngefäße konstant gehalten. Bei Hypertonikern ist der Bereich der Autoregulation zu höheren Mitteldruckwerten, bei Neugeborenen zu niedrigeren Mitteldruckwerten verschoben. Ober- und unterhalb dieses Druckbereiches folgt die Hirndurchblutung passiv dem zerebralen Perfusionsdruck; dabei führen zu niedrige Mitteldrücke zur zerebralen Ischämie, zu hohe Mitteldrücke zum Anstieg des Hirndruckes.
  – *Störungen der zerebralen Autoregulation bei:* Hypoxie, Ischämie, Schädel-Hirn-Trauma, Hirntumoren, (volatile) Anästhetika.

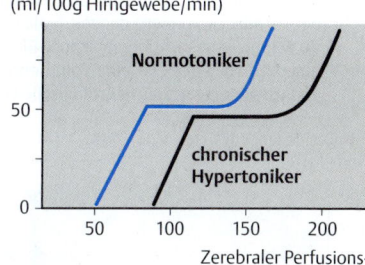

Zerebraler Blutfluß
(ml/100g Hirngewebe/min)

Normotoniker

50

chronischer
Hypertoniker

0

50   100   150   200

Zerebraler Perfusions-
druck (mmHg)

Abb. 43   Autoregulation der
Hirndurchblutung

➤ **Einflüsse auf die Hirndurchblutung:**
  – *PaCO$_2$:* Die Hirndurchblutung korreliert linear mit dem PaCO$_2$ und ändert sich im Bereich von 20–80 mmHg um ca. 4 %/mmHg; unter 25 mmHg erfolgt nur eine sehr geringe Änderung der Durchblutung.
  – *PaO$_2$:* Der PaO$_2$ hat wenig Einfluß auf die Hirndurchblutung; lediglich bei einem PaO$_2$ < 50 mmHg steigen Hirndurchblutung und Hirndruck an.

38.1 Besonderheiten

Tabelle 84 Einflüsse auf die Hirndurchblutung

Hirndurchblutung ↑	Hirndurchblutung ↓
Azidose	Alkalose
Hypoxämie	Hypokapnie
Hyperkapnie	Hypothermie
Streß, Steigerung des zerebralen Sauerstoffverbrauchs ($CMRO_2$)	Koma
Hypoglykämie	Hämatokrit > 50
Hämatokrit < 30	

– *Anästhetika* s. Tab. 84.
– *Vasoaktive Substanzen:*
  - *Vasokonstriktoren* (z. B. Adrenalin, Noradrenalin) können über eine Steigerung des Blutdruckes bzw. des zerebralen Perfusionsdruckes indirekt die Hirndurchblutung erhöhen.
  - *Vasodilatatoren* steigern durch Weitstellung der zerebralen Gefäße die Hirndurchblutung, falls der zerebrale Perfusionsdruck konstant bleibt.

Intrakranieller Druck (ICP)

➤ **Normwert:** 5 – 15 mmHg, unterliegt zirkadianen Schwankungen.
➤ **Druck-Volumen-Beziehung:** Das intrakranielle Volumen setzt sich aus den Kompartimenten Hirn, Blut, Liquor und einer evtl. Läsion (z. B. Tumor, Abszeß, Hämatom) zusammen. Die Volumen-Druck-Beziehung (dV/dP) des intrakraniellen Systems definiert die Compliance und gibt die Dehnbarkeit des intrakraniellen Raumes wieder, s. Abb. 44.
  ◉ *Beachte:* Die entscheidende Determinante der Hirndurchblutung ist nicht der Hirndruck, sondern der zerebrale Perfusionsdruck (CPP)! Daher führt eine Volumensubstitution im Schock über eine Verbesserung des Kreislaufs zu einem Anstieg des CPP, eine Volumenrestriktion bei Volumenmangel hingegen verschlechtert das neurologische Outcome und erhöht die Mortalität.

Intrakranieller Druck
(mmHg)

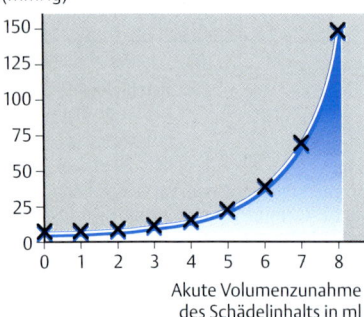

Akute Volumenzunahme
des Schädelinhalts in ml

Abb. 44   Druck-Volumen-Kurve des Gehirns

➤ **Monitoring des Hirndrucks:**
  – *Katheter im Seitenventrikel,* Messung über einen externen Druckwandler. Nachteil: Hirndruckmessung nicht mehr zuverlässig, sobald die Hirnbinnenräume aufgebraucht sind (Hirngewebe verlegt die Katheterspitze).
  – *Drucksonde im Seitenventrikel:* Zuverlässige Druckmessung ist auch bei aufgebrauchten Hirnbinnenräumen durchführbar.
➤ **Intrakranielle Hypertension:**
  – *Definition:* Hirndruck (ICP) anhaltend $\geq 20–25$ mmHg. Der absolute Wert sagt wenig über die zerebrale Funktion aus: Während bei einem Pseudotumor cerebri bei höheren Werten oft wenige neurologische Störungen zu beobachten sind, kann beim Schädel-Hirn-Trauma schon ein niedrigerer Wert deletär sein.
  – Ursachen: Autoregulationsstörungen der zerebrospinalen Flüssigkeit (CSF), z.B. Hydrozephalus oder kleine Läsionen der hinteren Schädelgrube, die den Liquorfluß behindern, Neoplasmen oder Hämatome, Schädel-Hirn-Trauma. Andere Erkrankungen: Aneurysmablutung, Blutung bei Tumor oder AV-Malformation, hepathische Enzephalopathie oder maligne Hypertonie.
  – Bei einem bereits erhöhten intrakraniellen Druck können folgende Faktoren eine weitere Hirndrucksteigerung bewirken:
    • Azidose.
    • Hypoxämie (kritisch ist ein $PaO_2 < 60$ mmHg).
    • Hyperkapnie (ein $PaCO_2$ von 80 mmHg verdoppelt in etwa die Hirndurchblutung).
    • Streß, Steigerung des zerebralen Sauerstoffverbrauchs ($CMRO_2$).
    • Husten, Pressen, Valsalva-Manöver.
    • Volatile Anästhetika in höherer Dosierung, N_2O.
    • Hoher Beatmungsdruck, PEEP.
    • Gestörter venöser Abfluß.

Blut-Hirn-Schranke

➤ Die Endothellücken im Gehirn sind 10mal enger als in peripheren Kapillaren. Nur Wasser und sehr kleine lipophile Moleküle können passieren.
➤ Ionen und Moleküle werden zurückgehalten, so daß nur freies Wasser gemäß dem osmotischen Gradienten diffundieren kann.
➤ Als Infusionslösungen dürfen daher nur plasmaisotone Vollelektrolytlösungen (z.B. Ringer-Lösung), NaCl 0,9%ig oder isotone Kolloide (z.B. HAES 6%, HAES 10%, HA, FFP, EK) eingesetzt werden.
➤ Hypotone Lösungen wie Ringer-Laktat oder Zweidrittellösungen und glucosehaltige Infusionslösungen sind kontraindiziert.
➤ In ischämischen Arealen kommt es rasch zum Zusammenbruch der Blut-Hirn-Schranke, so daß allein der hydrostatische Druck im Gefäßlumen einen Flüssigkeitseinstrom in das verletzte Gebiet hervorruft.

Hirnstoffwechsel

➤ **Vorbemerkung:** Das Gehirn besitzt kaum Energiereserven wie Fett oder Stärke. 50% des gesamten Energieverbrauches der Neuronen wird für die Aufrechterhaltung der normalen Zellfunktion benötigt. Daher ist das Gehirn auf die ständige Versorgung mit Substraten (Sauerstoff, Glukose) angewiesen. Im Rahmen einer zerebralen Hypoxie ist die Zellazidose um so ausgeprägter, je höher die intrazelluläre Glukosekonzentration ist.

➤ **Zerebraler Sauerstoffverbrauch (CMRO₂):** Das Gehirn verstoffwechselt 20% des aufgenommenen Sauerstoffs, ca. 3–5 ml/100 g/Min., entsprechend ca. 40–70 ml O_2/Min. Bei einem $PaO_2 < 30$ mmHg tritt Bewußtlosigkeit ein, 5–11 Min. nach einer kompletten Unterbrechung der zerebralen Sauerstoffzufuhr stellt sich ein Null-Linien-EEG ein.

➤ **Glukosestoffwechsel:** Durchschnittliche zerebrale Stoffwechselrate: 5 mg/100 g/Min. Die Stoffwechselrate für Glukose korreliert linear mit dem zerebralen Sauerstoffverbrauch, ca. im Verhältnis 6 : 1. Bei Glukosemangel (z. B. einer mehrtägigen Hungerperiode) kann der Hirnstoffwechsel partiell auch auf die Substrate Azetoazetat und β-Hydroxybuttersäure umgestellt werden.

➤ **Zerebrale Ischämie/Hypoxie:** Wenn der CBF unter 20 ml/100 g/Min. sinkt, also weniger als 2 ml/100 g/Min. Sauerstoff angeboten wird, kommt es akut oder verzögert zum neuronalen Tod.

  – *Zeitlicher Verlauf bei zerebraler Ischämie:*
   • Nach 1 Min.: Phopsphokreatin verbraucht (Hochenergiespeicher).
   • Nach 4 Min.: Glukose und Glykogenreserven verbraucht.
   • Nach 5–7 Min.: ATP-Speicher verbraucht (Zelltod).
   • Nach 15–20 Min.: Versiegen der oxidativen Phosphorylierung, Null-Linien-EEG.

  – *Reperfusionsschaden:* Nach Sauerstoffzufuhr entstehen durch die Reaktion mit den im Ischämiegebiet entstandenen Substraten Sauerstoffradikale, die wesentliche Zellbestandteile zerstören, letztlich kommt es zu einer Vergrößerung der ischämischen Zone (no-reflow-Phänomen). Weitere Folge ist eine Zerstörung der Blut-Hirn-Schranke (s. S. 477).

Einfluß der Anästhetika auf Hirndurchblutung und Metabolismus

➤ Volatile Anästhetika s. Tab. 85.

➤ **Muskelrelaxantien:**

  – *Succinylcholin:* Patienten mit erhöhtem Hirnduck sind als nicht nüchtern zu betrachten, so daß die Regeln der rapid sequence induction (s. S. 121) zu beachten sind.
   • Vorteile: Schneller Wirkungseintritt und optimale Relaxation, kein Hirndruckanstieg durch Husten oder Pressen.
   • Nachteile: Nebenwirkungen und Kontraindikationen beachten (s. S. 110). Ein geringer Hirndruckanstieg kann aus Faszikulationen und Kontraktion der Muskulatur resultieren; bei länger bestehenden Paresen (Hemiplegie) ist Succinylcholin kontraindiziert.

  – *Nichtdepolarisierende Muskelrelaxantien:*
   • Grundsätzlich können alle eingesetzt werden. Pancuronium kann durch die kreislaufstimulierende Wirkung einen Blutdruckanstieg hervorrufen, was bei intrazerebralen Blutungen unerwünscht ist.
   • Bei der Narkoseeinleitung darauf achten, daß vor der Intubation eine vollständige Relaxation erreicht wird (neuromuskuläres Monitoring, s. S. 37).
   • Durch Husten oder Pressen kann es zu Hirndruckanstiegen kommen, die nach aufgebrauchter Kompensationsmöglichkeit des Gehirns auch nach Wegfall des Stimulus zu schweren ICP-Krisen führen können. Um diese Kreislaufreaktionen zu unterdrücken, ist Lidocain (0,5–1 mg/kg KG) als Adjuvans sinnvoll. Eine anhaltende Relaxierung ist in der Regel nicht erforderlich.

Tabelle 85 Einfluß der volatilen Anästhetika auf Hirndurchblutung und Metabolismus

Anästhetikum	MAP	CBF	ICP	CPP	CMRO$_2$	Bemerkungen
Lachgas (N$_2$O)	$\varnothing(\downarrow)$	$\uparrow$	$\uparrow\uparrow$	$\downarrow$	$\uparrow/\downarrow$	– Erhalt der zerbralen Autoregulation – Geringste zerebrale Vasodilatation aller Inhalationsanästhetika – Stoffwechselaktivierung
Halothan	$\downarrow$	$\uparrow\uparrow$	$\uparrow\uparrow$	$\downarrow\downarrow$	$\downarrow\downarrow$	stärkste zerebrale Vasodilatation bzw. Hirndrucksteigerung aller Inahalationsanästhetika
Enfluran	$\downarrow$	$\uparrow$	$\uparrow$	$\varnothing(\uparrow)$	$\downarrow\downarrow$	– Steigerung der Hirnaktivität in höherer Konzentration, bes. in Kombination mit Hyperventilation Steigerung der Inzidenz von Krampfpotentialen (EEG-Befund). – dosisabhängige Steigerung von Hirnperfusion und Hirndruck
Isofluran	$\downarrow$	$\uparrow$	$\uparrow$	$\downarrow$	$\downarrow$	– geringere zerebrale Vasodilatation als Halothan und Enfluran; Beeinträchtigung von Hirndruck und Autoregulation erst bei höheren Konzentrationen ($>$ 1 MAC). – zerebraler Funktionsverlust erst bei einer Residualdurchblutung $<$15 ml/100 g/Min.
Sevofluran	$\downarrow$	$\uparrow$	$\uparrow$	$\downarrow$	$\downarrow$	Effekt ähnlich wie Isofluran
Desfluran			$\uparrow\uparrow$			– bei Tumorpatienten stärkerer ICP-Anstieg als bei Isofluran trotz Hyperventilation – Behinderung der dynamischen zerebralen Autoregulation

MAP = arterieller Mitteldruck
CBF = Hirndurchblutung
ICP = intrakranieller Druck
CPP = zentraler Perfusionsdruck
CMRO$_2$ = zerebraler Sauerstoffverbrauch

➤ **I.v.-Anästhetika** (s. Tab. 86):
  – Senken die Hirndurchblutung, das zerebrale Blutvolumen und den Hirndruck. Bei kardiovaskulärer Stabilität bleibt der zerebrale Perfusionsdruck erhalten. Die zerebrale Autoregulation wird meist nicht beeinträchtigt.
  – Ketamin kann den Hirndruck über einen Anstieg des Blutdruckes steigern, ist v.a. bei Spontanatmung und Hyperkapnie relevant.

38.1 Besonderheiten

Tabelle 86 Einfluß der intravenösen Anästhetika, Benzodiazepine und Opioide auf Hirndurchblutung und Metabolismus

Anästhetikum	MAP	CBF	ICP	CPP	CMRO$_2$	Bemerkungen
Thiopental	↓	↓↓	↓↓	↑	↓↓	– signifikante Hirndrucksenkung (so lang anhaltend wie Wirkdauer) – bei Hirndrucksteigerung sind auch perioperativ repetitive Barbituratgaben indiziert
Methohexital	(↓)	↓↓	↓	↑	↓	aktiviert in subnarkotischer Dosis Krampffoci, sonst wie Thiopental
Etomidat	∅	↓	↓	↑	↓↓	kürzer anhaltende hirndrucksenkende Effekte als Barbiturate, evtl. extrapyramidalmotorische Störungen
Propofol	∅/↓	↓↓	↓	∅	↓	– gute hirndrucksenkende Effekte – gut steuerbar (TIVA) – postoperativ rasche Beurteilbarkeit der neurologischen Funktionen – in subnarkotischer Dosis evtl. Auslösung von Krampfanfällen 👁 *Cave:* Abfall von MAP und CPP bei Kreislaufinstabilität
Benzodiazepine	∅	(↓)	(↓)		(↓)	keine sichere Hirndrucksenkung
Droperidol	↓	∅	∅	↓	∅	👁 *Cave:* Abfall von MAP und CPP bei Kreislaufinstabilität
Fentanyl	∅	(↓)	(↓)		(↓)	– Abnahme des ICP durch Reduktion des CBF – große Kreislaufstabilität – Opioid der Wahl in der Neurochirurgie – ohne Beatmung Atemdepression und Gefahr der hypoventilationsbedingten Hirndrucksteigerung
Alfentanil	(↓)		(↑)			– kein Einfluß auf den ICP bei konstanten Kreislaufverhältnissen – Bei Blutdruckabfall durch Bradykardie evtl. reaktive Hirndruckzunahme

Tabelle 86 Fortsetzung

Anästhetikum	MAP	CBF	ICP	CPP	CMRO$_2$	Bemerkungen
Sufentanil		($\uparrow$)	($\uparrow$)			– primär kein Einfluß auf die Hirndurchblutung, aber geringere kardiovaskuläre Stabilität als Fentanyl – deutliche reaktive Zunahme von ICP und CBF bei Blutdruckabfall

MAP = arterieller Mitteldruck
CBF = Hirndurchblutung
ICP = intrakranieller Druck
CPP = zentraler Perfusionsdruck
CMRO$_2$ = zerebraler Sauerstoffverbrauch

38.2 Praktisches Vorgehen

Prämedikationsvisite

➤ **Besonderheiten:** Bei den Patients liegen häufig folgende Störungen vor:
- *Intrakranielle Raumforderung, evtl. Hirndrucksymptomatik* wie Kopfschmerz, Übelkeit und Erbrechen, Bewußtseinsstörungen, später Hypertonie, Bradykardie und Atemstörungen.
- *Störungen des Wasser- und Elektrolythaushaltes* durch Flüssigkeitsrestriktion und Diuretikatherapie.
- *Hyperglykämie* durch eine evtl. Kortikosteroidtherapie.
- *Erhöhte Transaminasenwerte* als Nebenwirkung von Antikonvulsiva.

◉ *Beachte:* Im Rahmen der präoperativen Visite und am Morgen des Operationstages sollte der neurologische Status dokumentiert werden (z. B. Bewußtseinslage und Pupillen), um auf dieser Basis postoperative neurologische Störungen richtig interpretieren zu können!

➤ **Weiterführung der präoperativen Medikation:** Kortikosteroide (perioperative Substitutionstherapie erforderlich), Antikonvulsiva, Antihypertensiva.

➤ **Aufklärung:** Gerade neurochirurgische Patienten sind nicht immer einwilligungsfähig, evtl. muß ein Vormund bestellt werden.

Medikamentöse Prämedikation

➤ **Ziel:** Es sollte eine leichte bis mäßige Sedierung erreicht werden.

➤ **Medikamente:** Gut geeignete Benzodiazepine: Kaliumclorazepat (Tranxilium) und Midazolam (Dormicum). Die Dosierung liegt bei 10–20 mg p.o. Tranxilium abends und morgens oder alternativ 3,75–7 mg p.o. Midazolam.

◉ *Cave:* Patienten mit Erkrankungen des ZNS sollten zurückhaltend medikamentös prämediziert werden, da sie sehr empfindlich auf zentral dämpfende Pharmaka reagieren können. Bei ausgeprägten Erkrankungen (z. B. ausgedehnte Raumforderung, präoperative Bewußtseinsstörung) auf eine medikamentöse Prämedikation verzichten.

Hirnprotektive Maßnahmen

➤ **Vorbemerkung:** Außer der Hypothermie existiert bisher keine eindeutig nachgewiesene zerebroprotektive Therapie im Rahmen der zerebralen Ischämie. Durch geeignete Maßnahmen kann jedoch der zerebrale Schaden begrenzt werden. Ziel des anästhesiologischen Vorgehens sollte die Optimierung der Hirndurchblutung, die Senkung des Hirndruckes und die Senkung der Stoffwechselleistungen des Gehirns sein.

➤ **Blutdruck:** Die Autoregulation der Hirndurchblutung in ischämischen Hirnarealen ist gestört. Ein für gesundes Hirngewebe ausreichender zerebraler Perfusionsdruck ist für ein ischämisches Areal u. U. nicht mehr adäquat, schon leichte Hypotonien können die Ischämie verstärken.

◉ *Beachte:* Eine Hypertonie im Rahmen einer zerebralen Ischämie ist bedarfsangepaßt; dieses erhöhte Blutdruckniveau sollte perioperativ beibehalten werden.

➤ **Ventilation:** Die Patienten werden mit einem $PaCO_2$ von ca. 35 mmHg normoventiliert, eine aggressive Hyperventilation kann zu einer bedrohlichen Einschränkung der Hirnperfusion führen. Eine längerdauernde Hyperventilation verschlechtert das neurologische Outcome. Auf eine ausreichende Oxigenierung muß immer geachtet werden; bei einer schweren Beeinträchtigung der Oxigenierung kann ein PEEP bis zu 5 cm H_2O eingesetzt werden, sonst ist der Einsatz von PEEP wegen der möglichen venösen Abflußbehinderung des Gehirns zu vermeiden.

➤ **Stoffwechsel:** Hyperglykämie und Azidose vermeiden, Serumosmolarität konstant halten.

➤ **Infusionstherapie:**
- Basistherapie: Glukosefreie Vollelektrolytlösung (z. B. Ringerlösung). Als Kolloide können HAES 6 %, Humanalbumin oder FFP verwendet werden.
- Perioperative Verluste substituieren.
- Blutverluste frühzeitig mit Erythrozytenkonzentraten substituieren, bei zerebraler Ischämie sollte der Hämatokrit bei > 30 % gehalten werden.
- Bei einer exzessiven renalen Urinproduktion (> 1000 ml/Std. bei normaler Nierenfunktion) kann evtl. ADH substituiert werden (Minirin 1 Amp. = 4 µg i. m.).

➤ **Lagerung:** Bei kreislaufstabilen Patienten verbessert eine Hochlagerung des Oberkörpers von 30° bei gleichzeitiger Kopflagerung in Neutral-Null-Stellung des venösen Rückfluß und trägt zur Senkung des ICP bei.

➤ **Spezielle Maßnahmen zur Verbesserung des neurologischen Outcome:**
- *Hypothermie:*
  - Eine milde Hypothermie (34–35 °C) senkt den zerebralen Sauerstoffverbrauch und mildert die deletären Konsequenzen einer zerebralen Ischämie. Eine schwere Hypothermie führt zu ähnlich schweren Schäden der neuronalen Membranintegrität wie eine Hypoxämie → intraoperative Temperaturmessung ist obligat.
  - Toleriert werden kann ein mäßiger Temperaturabfall auf bis zu 34 °C; rechtzeitig vor der Ausleitung erfolgt eine Wiedererwärmung, um ein Kältezittern mit erhöhtem Sauerstoffverbrauch zu verhindern. Die Wiedererwärmung erfolgt am besten mit Wärmedecken, z. B. Bair hugger oder Warmtouch.
- *Außenableitung:* Bei einer liegenden Ableitung nach außen kann durch die Öffnung bei einem hohen ICP Liquor abgelassen werden.
- *Barbiturate:* Wirkungen s. Tab. 86, S. 480, außerdem führen Barbiturate zu einer verbesserten Durchblutung ischämischer Areale durch eine Vasokonstriktion in gesunden Hirnarealen. Eine prophylaktische Wirkung bei globaler Ischämie konnte bisher nicht nachgewiesen werden.
- *Mannitol:*
  - Osmotische Diuretika können durch Dehydrierung und Volumenreduktion von Hirnanteilen mit intakter Blut-Hirn-Schranke (s. S. 477) akut den ICP senken; diese Wirkung ist jedoch bei einer gestörten Autoregulation weniger ausgeprägt. Gleichzeitig kommt es durch den Volumeneffekt zu einer Verbesserung des CPP. Ein weiterer Effekt von Mannitol ist vermutlich die Verbesserung der Rheologie.
  - Indikationen: Notfallmedikament bei drohender Einklemmung bei klinischen Zeichen des Hirndrucks, intraoperativ zur Volumenverkleinerung des Hirngewebes, zur Hirndrucksenkung in der Intensivtherapie und zur Verbesserung der zerebralen Mikrozirkulation. Der Wirkungseintritt erfolgt 15–20 Min. nach Infusionsbeginn, die Wirkdauer beträgt 90 Min.–6 Std.

- Dosis: 0,25 – 1 g/kg KG über 10 – 30 Min. i. v. als Kurzinfusion (nach Rücksprache mit dem Operateur).
- **Cave:** Es kann nach Mannitolgabe zu einem Reboundphänomen mit Wiederanstieg des ICP kommen, verursacht durch einen Wiederanstieg der Blutviskosität, einen Abfall des CPP durch Dehydratation mit Hämokonzentration und durch den Übertritt von Mannitol ins Hirngewebe durch eine gestörte Blut-Hirn-Schranke.
- *Glukortikoide:* Eine Wirksamkeit ist nur nachgewiesen bei perifokalem Ödem infolge eines Tumors, Abszesses oder Hämatoms, nicht jedoch bei Schädel-Hirn-Trauma, generalisiertem Hirnödem oder nach Herz-Kreislaufstillstand. Der Wirkungseintritt der Kortikosteroide erfolgt erst nach einigen Stunden.
- *Furosemid:* In hoher Dosierung (40 – 80 mg) hat Furosemid einen hirndrucksenkenden Effekt, der Mechanismus ist allerdings noch unklar. Außerdem kommt es zu einem antiödematösen Effekt durch Natriurese und zu einer Reduktion der Liquorproduktion.

Narkoseeinleitung und -führung

➤ **Elektivoperationen (z. B. Tumorchirurgie):**
  - Die Narkoseeinleitung erfolgt nach den Standardmethoden der Anästhesie (s. S. 120) mit Propofol, einem Opioid (Alfentanil oder Fentanyl) und einem nichtdepolarisierenden Muskelrelaxans. Die Weiterführung der Narkose erfolgt als TIVA (s. S. 122). Auf N_2O sollte bei allen Trepanationen und bei Hirndruck vorsichtshalber verzichtet werden; die negativen Auswirkungen auf den Hirndruck sind zwar gering, es kann jedoch zur Stoffwechselaktivierung und damit zu einem erhöhten zerebralen Energieverbrauch kommen.
  - Schmerzhaft sind die Kraniotomie und die Eröffnung der Dura; das Hirngewebe selbst ist nicht sensibel innerviert. Daher ist der Anästhetikabedarf in der Initialphase intrakranieller Eingriffe recht hoch, während der mikrochirurgischen Phase recht niedrig. Um Patientenbewegungen, Husten und Pressen (bei zu flacher Narkose) zu vermeiden, ist eine Relaxation während der mikrochirurgischen Phase sinnvoll, aber nicht zwingend erforderlich. Bei intraoperativer Registrierung motorisch evozierter Potentiale muß auf die intraoperative Relaxierung verzichtet werden.

➤ **Notfalleinleitung:**
  - Die Narkoseeinleitung bei nicht nüchternen und nicht intubierten Patienten mit akutem Hirndruck erfolgt nach den Regeln der rapid sequence induction (s. S. 121) mit Thiopental. Bei kreislaufstabilen Patienten kann die Narkose als TIVA (s. S. 122) fortgeführt werden, bei Kreislaufinstabilität ist eine balancierte Anästhesie (s. S. 122) mit Fentanyl und Midazolam vorzuziehen, Isofluran sollte nicht höher als 0,6 Vol% zugeführt werden. Bei gestörten Regelmechanismen und intrazerebraler Luft muß auf den Einsatz von N_2O verzichtet werden.

– Bei der Einleitung mit Thiopental ist zu beachten, daß der hirnprotektive Effekt nur so lange anhält wie die Wirkdauer des Medikamentes; bis der Patient voll relaxiert ist, kann die Wirkung bereits wieder abgeklungen sein. Daher sollte vor der Intubation eine Repetitionsdosis gegeben werden (z.B. 1 mg/kg KG), um extreme Kreislauf- und ICP-Spitzen zu vermeiden; sinnvoll ist auch der Einsatz von Xylocain als Adjuvans (0,5 – 1 mg/kg KG i.v.).
– Bei Patienten im Schock (z.B. Polytrauma) ist Ketamin (1 – 1,5 mg/kg KG) das Einleitungshypnotikum der Wahl.

👁 *Cave:* Trotz einer Senkung des ICP können Barbiturate und Propofol bei Kreislaufinstabilität – bedingt durch eine relative Zunahme des ICP bei Reduktion des MAP – den CPP verschlechtern. Daher ist eine Kontrolle des Blutdruckes wesentlich, schwere Blutdruckabfälle müssen unbedingt vermieden werden.

Narkoseausleitung/Postoperative Phase

➤ Grundsätzlich wird die Extubation am Operationsende angestrebt, um die neurologische Situation des Patienten beurteilen zu können.
➤ **Nachbeatmung:** Eine Nachbeatmung erfolgt bei Patienten, die vor dem Eingriff beatmet, bewußtlos oder ateminsuffizient waren, nach größeren Eingriffen in der hinteren Schädelgrube (mögliche Beeinträchtigung der Hirnnerven und des Hirnstammes), evtl. nach sehr langen Operationen (z.B. frontobasale Deckung einer Liquorfistel) und nach Rücksprache mit dem Operateur.

Intraoperatives Management eines intrakraniellen Hochdrucks

➤ Optimierung der Lagerung (leichte Kopfhochlage, extreme Kopflagerungen aufheben).
➤ Optimierung der Oxigenierung.
➤ Narkosevertiefung mit Propofol und Opioiden.
➤ Vollständige Muskelrelaxierung (Monitoring).
➤ Barbiturate (z.B. Thiopental).
➤ Nach Möglichkeit Liquordrainage.
➤ Mannit.
➤ Bei Tumoren Kortikosteroide.
➤ Information des Operateurs bei therapierefraktärem Blutdruckanstieg, Tachy- oder Bradykardien (Einklemmungszeichen!).

38.3 Spezielle Eingriffe in der Neurochirurgie

Hirnarterienaneurysma

➤ **Subarachnoidalblutung:**
- Bei einer Subarachnoidalblutung (SAB) infolge eines Hirnarterienaneurysmas ist die Mortalität ohne Operation hoch (60 % nach 8 Wochen); ca. 30 % der Patienten erleiden innerhalb von 4 Wochen nach der ersten Blutung eine Nachblutung mit einer primären Mortalität von 43 %. In 26 % der Fälle treten zerebrale Vasospasmen mit neurologischen Ausfällen auf.
- Symptome: Heftiger Kopfschmerz, Nackensteife, Bewußtseinstrübung (in Abhängigkeit von der Schwere der Blutung), evtl. Hemiparesen bei intrazerebralem Hämatom.
- Diagnose: Die Sicherung der Diagnose erfolgt über ein primäres CT zum Nachweis von Blut in Subarachnoidalräumen und basalen Zisternen. Außerdem wird zur Lokalisation der Blutungsquelle eine Angiographie durchgeführt. Zum Ausschluß zerebraler Vasospasmen erfolgt eine transkranielle Dopplersonographie. Im Rahmen der Primärversorgung an kleinen und mittleren Kliniken wird auch oft eine Lumbalpunktion durchgeführt.
- *Blutungsschwere nach Hunt und Hess:*
  • Grad 1: Asymptomatisch oder geringe Nacken- und Kopfschmerzen. Perioperative Mortalität 0–5 %.
  • Grad 2: Mäßige bis schwere Kopfschmerzen, Nackensteife, keine neurologischen Ausfälle, außer Hirnnervenlähmungen. Perioperative Mortalität 1–10 %.
  • Grad 3: Schläfrigkeit, Verwirrtheit oder leichte fokale Ausfälle. Perioperative Mortalität 10–15 %.
  • Grad 4: Stupor, mäßige bis schwere Hemiparese, evtl. Dezerebrationsstarre und vegetative Störungen. Perioperative Mortalität 60–70 %
  • Grad 5: Tiefes Koma, Dezerebrationsstarre, moribundes Aussehen. Perioperative Mortalität 70–100 %.
- Einteilung nach der WFNS s. Tab. 87.

Tabelle 87 Einteilung der Subarachnoidalblutung nach WFNS

Schweregrad	GCS (Glasgow Coma Skale, vgl. S. 382)	motorisches Defizit
I	15	keines
II	13–14	keines
III	13–14	vorhanden
IV	7–12	keines oder vorhanden
V	3–6	keines oder vorhanden

- *Komplikationen:* Blutungsrezidiv, Anstieg des ICP (evtl. Ventrikeldrainage erforderlich), zerebraler Vasospasmus (meist 5–9 Tage nach der Blutung) mit neurologischer Verschlechterung infolge der Ischämie. Hypertonus, Herzrhythmusstörungen, Störungen des Wasser- und Elektrolythaushaltes, Hydrozephalus.

- *Operationszeitpunkt:*
  - Frühoperation innerhalb von 48 Std. bei Stadium Hunt und Hess 1 – 3.
  - Operation nach 7 – 10 Tagen bei Stadium Hunt und Hess 4 – 5.
  - Sofortoperation bei Blutungsrezidiv.

➤ **Narkoseeinleitung:**
  - Zusätzlich zum Standardmonitoring (s. S. 15) werden folgende Maßnahmen getroffen:
    - Mehrere großlumige periphervenöse Zugänge (intraoperativ sind ausgeprägte Blutungen möglich).
    - Arterielle Blutdruckmessung (am besten vor der Einleitung in Lokalanästhesie legen).
    - Doppellumiger ZVK.
    - Blasendauerkatheter, Magensonde, Temperatursonde, Maßnahmen zum Schutz vor übermäßiger Auskühlung, d. h. Auskühlung < 34 °C verhindern (s. S. 184).
    - Bereitstellung (nicht aufziehen) von Natriumnitroprussid.
  - Bei kreislaufstabilen Patienten kann die Einleitung als TIVA (s. S. 124) erfolgen, starke Blutdruckschwankungen und -spitzen sind jedoch unbedingt zu vermeiden; das Risiko einer Rezidivblutung durch Blutdruckspitzen bei der Einleitung liegt bei 1 – 2 %.

➤ **Narkoseführung:**
  - Die Weiterführung der Narkose erfolgt bei stabilen Patienten als TIVA (s. S. 124) mit vollständiger Muskelrelaxation. Im Rahmen der Einleitung wird gelegentlich durch den Neurochirurgen eine spinale Liquordrainage (ein intrathekal vorgeschobener PDK) angelegt, intraoperativ können die Operationsbedingungen durch eine Liquorentnahme verbessert werden.
  - Häufig erfolgt ein Neuromonitoring (SSEP) durch den Operateur, hier liefert Propofol die besten Meßbedingungen!
  - *Bis zum Clipping des Aneurysmas:*
    - Ziel: Arteriellen Blutdruck möglichst im Normbereich halten, bei begleitenden kardiovaskulären Erkrankungen kann dies eine milde Hypertonie bedeuten.
    - Patienten extern bis auf 34 °C kühlen.
    - Bei zerebralen Vasospasmen und ausgedehnten Blutungen werden perioperativ Calciumantagonisten (z. B. Nimodipin 1 – 2 mg/Std.) eingesetzt. Bei einem begleitenden Volumenmangel kann hierbei während der Narkoseeinleitung ein ausgeprägter Blutdruckabfall auftreten.
  - *Während des Clippings:*
    - Sofern keine temporären Clips eingesetzt werden, kann eine kontrollierte Hypotension durchgeführt werden; hierfür ist meistens eine Vertiefung der Narkose ausreichend, nur im Einzelfall müssen Vasodilatantien eingesetzt werden. Die kontrollierte Hypotension wird allerdings immer zurückhaltender eingesetzt, da es durch die Freisetzung endogener Katecholamine zu einem schweren Rebound-Hypertonus kommen kann, und Hypotensionen eine Beeinträchtigung der Hirnperfusion bewirken.
    - Bei Verwendung temporärer Clips sollte ein normales Blutdruckniveau aufrechterhalten werden, um eine ausreichende Hirnperfusion, evtl. über Kollaterale, zu gewährleisten.
    - Wenn keine begleitenden kardiovaskulären Erkrankungen vorliegen, ist ein MAP von 60 mmHg anzustreben.

38.3 Spezielle Eingriffe in der Neurochirurgie

- Kommt es während oder vor dem Clipping zu einer Blutung, so muß der Blutdruck rasch gesenkt werden; hierfür ist Natriumnitroprussid am besten geeignet. Herstellung und Anwendung der Lösung s. S. 449.
  - *Nach dem Clipping:* Der arterielle Blutdruck sollte im oberen Normbereich gehalten und Hypotonien vermieden werden.

Eingriffe im Bereich der hinteren Schädelgrube

➤ **Vorbemerkung:** Die spezielle Problematik dieser Eingriffe ist bedingt durch die Lagerung (meist sitzend) und durch Manipulationen im Bereich des Hirnstammes (Atem- und Kreislaufzentrum).

➤ **Prämedikation:**
- Bei der Prämedikationsvisite sollten die aktuellen Befunde (Laborkontrolle, EKG, Thoraxaufnahme und CT-Befund) erhoben werden, besonders sollte auf Störungen im Wasser- und Elektrolythaushalt (bedingt durch Erbrechen und Bewußtseinsstörungen) geachtet werden.
- Bei Raumforderungen im Bereich der hinteren Schädelgrube kann sich leicht ein Okklusionshydrozephalus und eine Hirndrucksteigerung entwickeln (Dokumentation der Bewußtseinslage, CT-Befund). Solche Patienten reagieren äußerst empfindlich auf Sedativa (Atemdepression). Entsprechend sollte nur eine leichte oder gar keine medikamentöse Prämedikation zum Einsatz kommen.

➤ **Lagerung:**
- Eingriffe im Bereich der hinteren Schädelgrube finden meist in sitzender Lagerung statt. Bei V. a. ein offenes Foramen ovale werden diese Eingriffe selten auch in Seiten- oder Bauchlagerung durchgeführt. Bei sitzender Lagerung besteht durch die Eröffnung von Venen die Gefahr der Luftembolie.
- *Der Kopf* wird eingespannt und in einer Flexionsstellung fixiert (Abb. 45), dabei muß eine Hyperflexion (Kinn berührt Brust) vermieden werden, da dies mit einer Hirndrucksteigerung durch verminderten venösen Abfluß und bei Vorliegen einer Stenose des Spinalkanals mit einer Ischämie des Rückenmarkes einhergehen kann.
  - 💿 *Tip:* Eine Schädigung der Zunge zwischen den Zahnreihen kann durch eine zusammengerollte Mullkompresse, die die Zunge zurückdrängt, vermieden werden.

➤ **Zusätzlich zum Standardmonitoring** (s. S. 15):
- Invasive arterielle Blutdruckmessung.
- Mind. 2 großlumige periphervenöse Zugänge.
- ZVK (14 G mit Doppelöffnung an der Spitze, die Spitze muß im rechten Vorhof liegen, um im Falle einer Luftembolie Luft aspirieren zu können, Lagekontrolle durch intrakardiales EKG).
- Blasendauerkatheter, Temperatursonde, Maßnahmen zum Schutz vor übermäßiger Auskühlung (s. S. 184), transthorakaler oder transösophagealer Doppler (TEE).

➤ **Narkoseeinleitung und -führung:**
- Die Narkoseeinleitung und -führung erfolgt bei kreislaufstabilen Patienten als TIVA; die Patienten werden mit einem PEEP von 4 – 6 cm H_2O normoventiliert.
- Lageänderungen wie Aufsetzen zu Beginn der Operation und Flachlagerung zum Ende des Eingriffs sollten stets unter kontinuierlicher Blutdruckmessung erfolgen; vor der Lagerung sollte ausreichend Volumen substituiert werden (z. B. 500 ml HAES 10%).

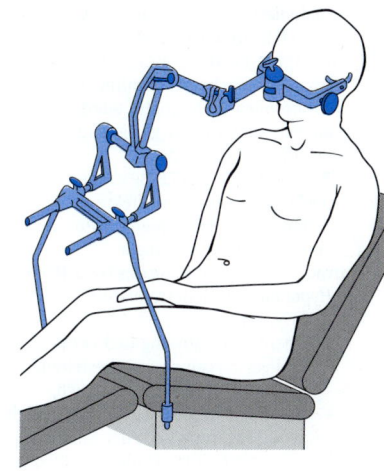

Abb. 45 Sitzende Lagerung in der Neurochirurgie

- Wegen der sitzenden Lagerung ist der Blutdruck auf Kopfniveau niedriger als auf Herzniveau (2 mmHg/2,5 cm Höhenunterschied). Normotone Blutdruckwerte auf Herzniveau können für das Hirn bereits eine Ischämiegefahr darstellen.

  ◉ *Tip:* Der Druckwandler für die arterielle Blutdruckmessung sollte in Kopfhöhe des Patienten (in Höhe des Gehörganges) montiert werden.

- Intraoperativ auftretende Herzrhythmusstörungen können sowohl durch hirnstammnahe chirurgische Manipulationen als auch durch einen tiefliegenden ZVK ausgelöst werden.

➤ **Postoperatives Vorgehen:** Eine postoperative Nachbeatmung ist empfehlenswert. Auf der Intensivstation sollte die Extubation bei ausreichender Beurteilbarkeit der Atemfunktion und der Schutzreflexe erfolgen.

➤ **Luftembolie:**

- Zu dieser Komplikation kommt es mit einer Inzidenz von 30–50%. Eine Luftembolie kann jedoch nicht nur bei sitzender Lagerung auftreten, sondern immer dann, wenn sich das Operationsgebiet über Herzniveau befindet.

  ◉ *Cave:* Bei bis zu 25% der Patienten existiert ein nicht irreversibel verschlossenes Foramen ovale mit der Möglichkeit einer paradoxen, evtl. letalen arteriellen Embolie!

- *Symptome:* Im transösophagealen Doppler ist die Luft sicht- und hörbar, im transthorakalen Doppler hörbar. Der $PetCO_2$ fällt – korrelierend mit der Schwere der Luftembolie – ab, ebenso die Sauerstoffsättigung. Bei einer relevanten Embolie sind im TEE Zeichen der Rechtsherzbelastung zu sehen, es kommt zum Blutdruckabfall und im Extremfall zum Herz-Kreislaufstillstand. Über ein präkordial angebrachtes Stethoskop ist ein Mühlradgeräusch zu hören. Differentialdiagnostisch ist zu bedenken, daß der $PetCO_2$ auch durch einen plötzlichen Abfall des HZV bei Hirnstammkompression oder Arrhythmien abfallen kann.

- *Therapie:* Chirurgen informieren und den Patienten umgehend mit einer FiO_2 von 1,0 beatmen. Über den tiefliegenden ZVK kann man versuchen, die Luft zu aspirieren. Der Chirurg sollte das Operationsfeld mit Kochsalzlösung spülen und versuchen, die eröffnete Vene zu finden. Bei einer schweren bzw. persistierenden Luftembolie werden die Jugularvenen manuell komprimiert, der Patient wird flach gelagert, evtl. wird eine CPR eingeleitet. Der PEEP sollte nicht reduziert werden.
- *Prophylaxe:* Eine PEEP-Beatmung ist nicht von sicherem Nutzen für die Prophylaxe, die negativen Effekte auf den venösen Rückfluß und das HZV sind zu bedenken. Bei konsequentem Ausgleich einer Hypovolämie ist die Häufigkeit einer Luftembolie geringer.

➤ **Intraoperative Probleme des Herz-Kreislauf-Systems:**
- *Hypotonie:* Besonders gefährdet durch Hypotonien sind Patienten mit KHK und Hypertonus.
  - Überdruckbeatmung und Orthostase vermindern den venösen Rückfluß und verstärken eine vorbestehende Hypovolämie erheblich, Anästhetika vermindern das HZV zusätzlich.
  - Besonders hypotoniegefährdet sind die Patienten beim Wechsel in die sitzende Lagerung nach der Narkoseeinleitung. Eine adäquate Flüssigkeitszufuhr (z. B. 500 ml Kolloide, 500 ml Kristalloide) sollte bis zu diesem Zeitpunkt erfolgt sein.
  - Neben der lagerungsbedingten Hypotonie kann auch eine Hypotonie durch direkte chirurgische Stimulation der Nn. glossopharyngeus et vagus bzw. durch eine Hirnstammkompression ausgelöst werden; hier ist therapeutisch meist eine Information des Operateurs und die Beendigung der Stimulation ausreichend.
- *Hypertonie:* Hypertensive Phasen werden intraoperativ u. a. durch direkte chirurgische Stimulation des N. trigeminus verursacht.
- *Bradykardie:* Chirurgische Manipulationen im Bereich des Hirnstammes können über eine Stimulation der Nn. trigeminus, glossopharyngeus et vagus zu einer ausgeprägten Bradykardie bis hin zur Asystolie führen. Auch hier sind Information des Operateurs und Beendigung des Stimulus therapeutisch meist ausreichend.

Transsphenoidale Hypophysenresektion

➤ **Anatomie:**
- Die Hypophyse liegt hinter dem Chiasma opticum in der Sella turcica oberhalb des Keilbeines; seitlich wird sie u. a. vom Sinus cavernosus und den Karotiden begrenzt.
- 🔵 *Cave:* Bei Verletzung des Sinus cavernosus oder der Karotiden kann es zu ausgeprägten intraoperativen Blutungen kommen!

➤ **Anästhesiologische Besonderheiten:**
- Das Operationsfeld liegt in unmittelbarer Nähe oder im Bereich der oberen Atemwege. Die Intubation erfolgt oral mit einem Spiraltubus, der im linken Mundwinkel fixiert wird. Da der Kopf vollständig abgedeckt wird, ist ein direkter intraoperativer Zugang zu den Atemwegen nicht mehr möglich, es muß eine entsprechende Sicherung der Atemwege erfolgen (s. S. 528).

- Um ein möglichst blutarmes Operationsfeld zu erhalten, wird im Bereich des Nasenseptums ein Lokalanästhetikum injiziert; bei Zusatz von Adrenalin (z. B. 1 : 100 000) wird dieses in unterschiedlichem Ausmaß systemisch resorbiert. Bei Patienten mit kardiozirkulatorischen Vorerkrankungen ist wegen der Möglichkeit von Tachyarrhythmien und Hypertonien Vorsicht geboten.
- Perioperativ kann ein Diabetes insipidus auftreten, meist 24 – 48 Std. postoperativ.
- Bei Stimulation des N. trigeminus infolge chirurgischer Manipulationen sind Hypertonien und Bradykardien möglich.

▶ **Prämedikationsvisite:**
- Auf Blutzuckertagesprofile bei Diabetes mellitus und die antidiabetische Therapie achten. Ebenso müssen der endokrine Status und die Notwendigkeit einer perioperativen Hormonsubstitution (z. B. Hydrokortison, ADH als Nasenspray etc.) sowie evtl. vorhandene Wasser- und Elektrolytstörungen eruiert werden.
- Die medikamentöse Prämedikation erfolgt je nach Alter, Allgemeinzustand und neurologischem Befund mit Benzodiazepinen (z. B. Midazolam).

▶ **Narkoseeinleitung und -führung:**
- Zusätzlich zum Standardmonitoring (s. S. 15) wird bei den Patienten mindestens ein großlumiger periphervenöser Zugang gelegt, bei Patienten mit Morbus Cushing auch ein ZVK.
- Die Narkoseeinleitung und -führung erfolgt bei stabilen Patienten als TIVA (s. S. 124) mit Propofol und Sufentanil bzw. Alfentanil oder Remifentanil. Der Rachen wird austamponiert, um eine Aspiration von Blut zu verhindern.

▶ **Narkoseausleitung/postoperative Betreuung:**
- In der Regel ist eine Extubation am Ende des Eingriffs möglich.
- Im Aufwachraum sollte eine Kontrolle von Blutzucker, Elektrolyten, Hb und Hkt erfolgen.
- Eine evtl. erforderliche Substitution mit Hydrocortison wird postoperativ weitergeführt.

Supratentorielle Tumoren

▶ **Anästhesiologische Besonderheiten:**
- Bei supratentoriellen Tumoren sind Steigerungen des ICP häufig; Vorgehen s. S. 477.
- Prinzipiell besteht wegen einer eingeschränkten intrakraniellen Compliance die Gefahr, daß bei Patienten mit Hirntumoren durch atemdepressive Pharmaka eine Steigerung des ICP hervorgerufen wird. Klinische Relevanz hat dies jedoch nur bei sehr großen Raumforderungen (z. B. Mittellinienverlagerung im CT); in der heutigen Zeit werden die Tumoren durch den Einsatz des CT meist frühzeitig entdeckt. Außerdem kann durch den großzügigen Einsatz von Kortikosteroiden das Tumorödem reduziert werden.
- Somnolente Patienten erhalten keine Prämedikation. Wache und ängstliche Patienten sollten eine leichte medikamentöse Prämedikation mit Kaliumclorazepat (10 mg abends und morgens p. o.) erhalten.

▶ **Narkoseeinleitung und -führung:**
- Zusätzlich zum Standardmonitoring (s. S. 15) werden 1 – 2 großlumige periphervenöse Zugänge, eine arterielle Kanüle, ein Blasendauerkatheter, eine Magensonde und eine Temperatursonde gelegt.
- Die Einleitung und Fortführung der Narkose erfolgt als TIVA (s. S. 124).

38.3 Spezielle Eingriffe in der Neurochirurgie

Wirbelsäulenchirurgie – Zervikaler Bandscheibenvorfall

➤ **Anästhesiologische Besonderheiten:** Zervikale Bandscheibenvorfälle entstehen am häufigsten in Höhe C5/C6 und C6/C7. Beim zervikalen Vorfall erfolgt der Zugang von ventral, d. h. der Patient liegt auf dem Rücken.
➤ **Prämedikationsvisite:** Neurologische Ausfälle eruieren und dokumentieren; die Stabilität muß mit dem Neurochirurgen abgeklärt werden. Ebenso sollte geklärt sein, ob eine Instabilität der HWS vorliegt.
➤ **Narkoseeinleitung und -führung:**
 – Nach Anschluß des Standardmonitoring (s. S. 15) erfolgt die Einleitung nach den üblichen Standards einer TIVA (s. S. 124). Zusätzlich sollte noch ein weiterer großlumiger periphervenöser Zugang gelegt werden.
 – Die Intubation erfolgt mit einem Spiraltubus. Bei instabiler HWS wird eine fiberoptische Intubation beim wachen Patienten durchgeführt (s. S. 64).
➤ **Komplikationen:** Es kann zur Schädigung neuronaler Strukturen und zur Verletzung großer Gefäße (z. B. V. jugularis, A. carotis) kommen, ebenso zu Rhythmusstörungen bei einem sensiblen Karotissinusreflex.

Wirbelsäulenchirurgie – Lumbaler Bandscheibenvorfall

➤ **Anästhesiologische Besonderheiten:** Lumbale Bandscheibenvorfälle ereignen sich am häufigsten in Höhe L4/L5 und L5/S1. Beim lumbalen Vorfall erfolgt der Zugang von dorsal, d. h. der Patient liegt in Knie-Ellenbogen-Lage.
 ◎ *Cave:* Bei Bauchlagerung kann es durch abdominelle Kompression zu einem erheblichen Blutdruckabfall kommen, das Abdomen muß daher immer frei liegen!

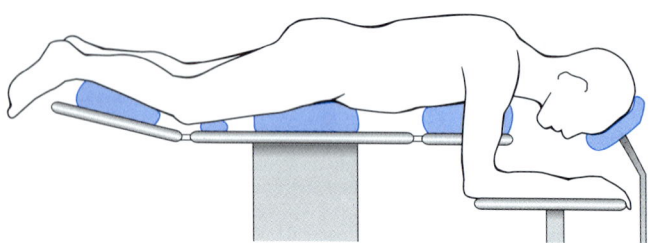

Abb. 46   Bandscheiben-Lagerung

➤ **Einleitung:**
 – Erfolgt in Rückenlage, die Umlagerung in Anwesenheit des neurochirurgischen Operateurs. Die Arme werden angewinkelt nach vorne gelegt und gepolstert, der Kopf wird auf eine Seite gelegt, wobei das Ohr in einen Ring gelagert wird und frei liegen muß, um Druckläsionen zu vermeiden. Die Augen sollten ebenfalls frei liegen und einsehbar sein.
 – Lagerungsschäden, von denen besonders das Auge (N. opticus), das Ohr, der Arm (N. radialis, N. ulnaris) und die Schulter (Plexus brachialis) betroffen sind, müssen vermieden werden.

➤ **Narkoseeinleitung und -führung:** Sie erfolgen nach den üblichen Standards einer TIVA (s. S. 124).
➤ **Komplikationen:** Es kann zu Blutungen durch Verletzung der Periduralgefäße kommen. Selten kann es bei einer Penetration des vorderen Längsbandes zur Verletzung der Aorta in Höhe der Bifurkation oder der A. iliaca communis kommen. An Symptomen zeigen sich alle Zeichen des hypovolämischen Schockes (Blutdruckabfall, Frequenzanstieg etc.); der Operateur sollte sofort informiert und Volumen substituiert werden, evtl. sind Transfusionen erforderlich.

Anästhesie im Neuronavigator und Kernspintomograph

➤ Prä- und intraoperativ wird über eine Kernspinuntersuchung der operative Zugang festgelegt. Die Kernspinbilder bilden die Grundlage für die Einstellung des Neuronavigators.
➤ Wegen des starken Magnetfeldes kommt es zu Störungen der anästhesierelevanten Geräte: Drehspulanzeigen sind nicht korrekt. Am Servoventilator dürfen Werte für AMV und Beatmungsdruck nur an den digitalen Anzeigen abgelesen werden. Für das Monitoring steht ein spezieller Monitor (z. B. Maglife) zur Verfügung. Dieser wird vom Magnetfeld kaum beeinträchtigt.
➤ Eine invasive Temperaturmessung ist nicht möglich.
➤ Perfusoren können im Kernspin nicht betrieben werden, so daß die Narkose als balancierte Anästhesie erfolgt. In jüngster Zeit sind allerdings abgeschirmte Systeme erhältlich, die den Betrieb von Infusionsspritzenpumpen ermöglichen.

38.4 Kinderanästhesie in der Neurochirurgie

Besonderheiten

➤ **Pathophysiologie:**
- Die *Hirndurchblutung* schwankt mit dem Lebensalter:
  - Neugeborene: 40 ml/100 g/Min.
  - Kleinkinder: 90 – 100 ml/100 g/Min.
  - Erwachsene: 50 ml/100 g/Min.
- Der *intrakranielle Druck (ICP)* ist bei Neugeborenen am Tag der Geburt positiv, dann evtl. subatmosphärisch; bei Kleinkindern liegt er bei 2 – 4 mmHg.
- Der Stoffwechsel von Sauerstoff und Glukose ist gegenüber dem von Erwachsenen deutlich erhöht.
- Eine Autoregulation der Gefäße (vgl. S. 124, 475) ist zwar vorhanden, die Grenzen sind jedoch nicht sicher bekannt; beim Neugeborenen liegt die Grenze vermutlich bei ca. 40 mmHg.
- Kinder haben eine höhere Liquorproduktionsrate (0,35 ml/Min.) als Erwachsene, daher trüben sie bei Zunahme des ICP rascher ein.

Praktisches Vorgehen

➤ **Prämedikation:**
- Besonders vor intrakraniellen Eingriffen sollte bei der Prämedikationsvisite auf folgendes geachtet werden:
  - Kardiale Vitien mit Rechts-Links-Shunt, da diese die Gefahr einer paradoxen (arteriellen) Luftembolie bergen, wenn das Operationsgebiet oberhalb des Herzniveaus liegt (vgl. S. 489).
  - Zeichen eines erhöhten intrakraniellen Druckes, wie Erbrechen, erweiterte Skalpvenen, Abduzensparese, später auch Bewußtseinsstörungen, Hypertonie, Tachykardie, evtl. beim Säugling Herniation in die Fontanellen; bei chronisch erhöhtem Hirndruck findet sich ein Hydrozephalus.
- Eine Dauermedikation mit Korikosteroiden oder Antikonvulsiva sollte perioperativ fortgeführt werden.
➤ **Medikamentöse Prämedikation:** Kinder ab 1 Jahr ohne Anzeichen eines erhöhten intrakraniellen Druckes werden mit Midazolam (0,4 – 0,5 mg/kg KG rektal) prämediziert.
➤ **Anästhesiologische Besonderheiten:**
- Zusätzlich zu den Grundsätzen der Anästhesie bei Kindern (s. S. 308) ist zu beachten, daß die intrakraniellen Kompensationsmöglichkeiten für einen steigenden ICP bei Kindern wegen des kleineren Spinalkanals und der höheren Liquorproduktionsrate geringer sind; eine offene Fontanelle kann einen steigenden ICP nicht kompensieren, da das Bindegewebe nicht nachgibt.
- Eine Steigerung des ICP kann eine verzögerte Magenentleerung sowie eine Erniedrigung des Magen-pH nach sich ziehen.
➤ **Narkoseeinleitung und -führung:**
- Die Einleitung der Narkose erfolgt intravenös (peripheren Zugang nach Applikation von EMLA-Creme legen) mit Thiopental als Hypnotikum der Wahl, evtl. kombiniert mit einem Opioid.
- Streßreaktionen und Blutdruckanstiege und eine unzureichende Relaxierung zur Intubation müssen unbedingt vermieden werden, da es sonst während der Intubation zu einem dramatischen Anstieg des ICP kommen kann.
- Bei akut gesteigertem ICP erfolgt die Einleitung als rapid sequence induction (s. S. 121).

– Die Weiterführung der Narkose erfolgt bei Kindern ohne gesteigerten ICP als balancierte Anästhesie (s. S. 120) ohne N_2O. Bei intrakraniellen Eingriffen mit der Gefahr der ICP-Steigerung wird eine TIVA (s. S. 124) mit Propofol und Alfentanil bei Kindern über 3 Jahren durchgeführt, bei jüngeren Kindern mit Midazolam und Fentanyl.

– Die Ventilation sollte als Normoventilation (angestrebter $PaCO_2$: ca. 35 mmHg) erfolgen, da eine längerdauernde Hyperventilation die Hirnperfusion verschlechtert.

– Kinder mit zerebralen Erkrankungen weisen eine Prädisposition zu vegetativer Dysfunktion und Temperaturinstabilität auf, daher ist ein Schutz vor perioperativen Wärmeverlusten (s. S. 184) besonders wichtig.

– Eine Hyperglykämie muß unbedingt vermieden werden (s. S. 483), daher werden glukosehaltige Lösungen nur für den Basisbedarf (s. S. 483) eingesetzt, zusätzliche Defizite werden mit Ringerlösung oder Kolloiden ersetzt. Der Blutzucker muß regelmäßig kontrolliert werden.

➤ **Postoperativ:** Nach großen Operationen werden Säuglinge und Kleinkinder meist intubiert und beatmet auf die pädiatrische Intensivstation verlegt, da es häufig zu erheblich verlängerten Aufwachzeiten, protrahierter Ateminsuffizienz und einer Hypothermie kommt.

Spezielle Eingriffe

➤ **Tumoren:**

– Die meisten intrakraniellen Tumoren im Kindesalter liegen infratentoriell und fallen durch einen stark erhöhten ICP auf, sodaß Notoperationen (Shuntanlage zur Druckentlastung) erforderlich sind.

– Irritationen des Hirnstammes mit Dysrhythmie und Kreislaufinstabilität finden sich häufig. Postoperativ zeigt sich meist eine verlängerte Aufwachphase mit Beeinträchtigung der Schutzreflexe, evtl. eine Stimmbandparalyse und abnorme Atemmuster.

– Zusätzlich zum Standardmonitoring (s. S. 15) sollten ein weiterer peripher-venöser Zugang, ein ZVK (Spitze im rechten Vorhof bei OP in sitzender Position, s. S. 35), eine arterielle Kanüle zur invasiven Blutdruckmessung, eine Temperatursonde und ein Blasendauerkatheter gelegt werden. Es sollten Maßnahmen zum Schutz vor Auskühlung (s. S. 184) getroffen werden und regelmäßige Laborkontrollen erfolgen.

➤ **Kraniosynostose:**

– Ein vorzeitiger Verschluß der Schädelnähte muß operativ korrigiert werden. Präoperativ kann dabei in einem gewissen Prozentsatz der ICP erhöht sein.

– Durch die Schädeldeformitäten kann es zur Erschwerung von Maskenbeatmung und Intubation kommen. Intraoperativ sind hohe Blutverluste möglich.

– Monitoring und Vorgehen s. Tumoren.

➤ **Shuntoperationen:**

– Shuntanlagen und -revisionen gehören zu den häufigsten neurochirurgischen Eingriffen im Kindesalter.

– Bei akut erhöhtem ICP mit Übelkeit und Erbrechen wird eine rapid sequence induction (s. S. 121) vorgenommen, die Fortführung der Narkose erfolgt als TIVA (s. S. 124) oder balancierte Anästhesie (s. S. 122) mit Isofluran, wobei 0,8 Vol% Isofluran nicht überschritten werden sollten.

– Zusätzlich zum Standardmonitoring (s. S. 15) sollte eine Temperatursonde gelegt und Maßnahmen zum Schutz vor Auskühlung (s. S. 184) getroffen werden.

👁 *Tip:* Sollte es wegen eines ausgeprägten Hydrozephalus zu Intubationsproblemen kommen, so kann ein unter die Schultern gelegtes Tuch die Laryngoskopie erleichtern.

– Postoperativ können die Patienten meist extubiert werden, nachbeatmet werden Kinder, die vor dem Eingriff bewußtseinsgetrübt waren.

▶ **Schädel-Hirn-Trauma:**

– Anders als Erwachsene können Kinder infolge einer isolierten intrakraniellen Blutung einen ausgeprägten Volumenmangelschock entwickeln.

– *Anästhesiologische Besonderheiten:* Im Vordergrund stehen die Sicherung von adäquater Ventilation und stabilen Kreislaufverhältnissen; die Beatmung erfolgt als Normoventilation. Eine ausreichende Narkosetiefe verhindert einen streßbedingten Anstieg des ICP. Eine Hypotension aufgrund eines Volumenmangels kann zu schweren sekundären neurologischen Schäden führen, ebenso ist aber eine Überinfusion zu vermeiden, da dies zum Anstieg des ICP führen kann; zur sorgfältigen Volumenbilanzierung sollte daher frühzeitig ein Blasenkatheter gelegt werden. Hypo- und Hyperglykämien (Laborkontrollen!) müssen vermieden werden; die Wirkung einer speziellen medikamentösen Therapie (z. B. Kortison) ist noch nicht nachgewiesen.

▶ **Wirbelsäulenverletzungen:** Wegen der noch unvollständigen Ossifikation sind Wirbelfrakturen bei Kleinkindern im herkömmlichen Röntgenbild u. U. nicht zu erkennen. Manipulationen wie Umlagerung und Intubation sollten daher mit äußerster Vorsicht und unter Zug am Kopf erfolgen (Anteflexion vermeiden!). Rückenmarksverletzungen, die durch Schwellung oder Einblutungen langsam zu einer Querschnittssymptomatik führen, sind nicht immer auf Frakturen zurückzuführen. Daher sollten auch bei zunächst unauffälliger Wirbelsäule wiederholte neurologische Untersuchungen stattfinden, um Schädigungen möglichst früh zu erkennen.

▶ **Dysraphie:**

– Enzephalo- und Meningomyelozelen kommen bei 0,2 – 0,5 % aller Neugeborenen vor, häufig kombiniert mit weiteren Deformitäten (Hydrozephalus in 80 %).

– Die Narkoseeinleitung erfolgt in üblicher Weise in Rückenlage, dabei muß der Rücken mit einem Ring oder Schaumstoff so abgepolstert werden, daß das Kind nicht auf der Zele liegt; Succinylcholin zur Relaxation sollte wegen der bestehenden Paresen unbedingt vermieden werden.

– Die Deckung erfolgt meist in Bauchlage, hierbei können bei der Hautmobilisation zur Zelendeckung erhebliche Blutverluste auftreten.

– Zusätzlich zum Standardmonitoring (s. S. 15) sollten ein weiterer periphervenöser Zugang und eine Temperatursonde gelegt und Maßnahmen zum Schutz vor Auskühlung (s. S. 184) getroffen werden.

👁 *Tip*: Bei Kindern mit angeborener Spina bifida kommt es zu einer hohen Inzidenz von Latexallergie (bis zu 44 %). Daher sollte bei diesen Patienten prophylaktisch die Narkose nur mit *latexfreiem Zubehör* durchgeführt werden.

Besonderheiten

➤ **Epidemiologie:**
- Bei $1/3$ der schädel-hirn-traumatisierten Patienten liegen begleitende Verletzungen anderer Organsysteme oder Körperregionen vor, in ca. 10% der Fälle tritt das Schädel-Hirn-Trauma (SHT) im Rahmen eines Polytraumas (s.S. 381 ff) auf. Bei > 80% der polytraumatisierten Patienten liegt gleichzeitig ein SHT vor.
- Bei 5–10% der Patienten kommen SHT und Wirbelsäulen- bzw. Rückenmarksverletzungen gemeinsam vor.
- Der überwiegende Teil der SHT ereignet sich im Straßenverkehr, häufig sind die Patienten alkoholisiert.

➤ **Einteilung:** Die Einteilung kann nach der Art des SHT und nach dessen Schwere erfolgen.
- *Einteilung nach Art:*
  - Geschlossenes SHT.
  - Direkt offenes SHT mit Verletzung von Kopfschwarte, Schädelknochen und Dura.
  - Indirekt offenes SHT mit Kommunikation von intra- und extrakraniellem Raum über die Nasennebenhöhlen.
- *Einteilung nach Schwere:*
  - Leichtes SHT bei Glasgow Coma Scale (GCS, s.S. 382) 13–15.
  - Mittelschweres SHT bei GCS 9–12.
  - Schweres SHT bei GCS 3–8.

➤ **Pathophysiologie:**
- *Primäre Hirnschädigung:* Hierbei handelt es sich um eine unmittelbare und einer Therapie nicht zugängliche Traumafolge (z.B. Zerstörung von Hirnsubstanz, Gefäßzerreißungen, Kontusionen).
- *Sekundäre Hirnschädigung:* Eine sekundäre Hirnschädigung bildet sich erst Stunden oder Tage nach dem Trauma aus, entsteht durch Ischämie und kann durch suffiziente Maßnahmen minimiert oder vermieden werden. Wenn keine zerebrale Blutung vorliegt, erfolgt der maximale Anstieg des ICP innerhalb von 24–96 Std. nach dem Trauma.
  - Intrakranielle Ursachen: Intrakranielle Hämatome (z.B. epi- oder subdurale Hämatome), posttraumatische Hirnschwellung, Hirnödem, ICP-Steigerung, Meningitis, Hirnabszeß.
  - Extrakranielle Ursachen: Zu niedriger CPP infolge Blutdruckabfall, respiratorische Insuffizienz (Abfall des PaO_2, Anstieg des $PaCO_2$), kardiovaskuläre Dysfunktion, Anämie.

➤ **Symptome:** Grundsätzlich weisen der Austritt von Blut oder Liquor aus Nase, Ohr oder Mund sowie ein Monokel- oder Brillenhämatom, Prellmarken und entsprechende Weichteilverletzungen auf ein SHT hin.
- 🔘 *Tip:* Bei Sekretion klarer Flüssigkeit aus Nase, Ohr oder einer Kopfwunde kann ein Blutzuckerstix Aufschluß über die Art der Flüssigkeit geben (Liquor ist glukosehaltig)!
- *Neurologische Symptome:*
  - Bewußtseinsstörung, Koma, motorische Störungen, Pupillendifferenz (Alarmzeichen bei beginnender Einklemmung!).
  - 👁 *Beachte:* Eine Pupillendifferenz beim wachen, nicht eingetrübten Patienten ist hinsichtlich des SHT ohne Bedeutung (z.B. isoliertes Bulbustrauma, Kunstauge).
  - Hemi- oder Tetraparese, Beuge- oder Strecksynergismen, Krampfanfälle.

– *Atmung:*
- Abnorme Atemmuster (z.B. Hyperventilation, Cheyne-Stokes-Atmung, Biot-Atmung, Schnappatmung oder Apnoe).
- Atemwegsverlegung (führt zu Hypoxie), verminderte oder ausgefallene Schutzreflexe (führen zu Aspiration).
- Zentrales Lungenödem infolge maximaler sympathischer Stimulation bei schwerem SHT (in ca. 20–30% der Fälle nachweisbar).

– *Herz-Kreislauf-System:*
- Hypertonie und Tachykardie durch sympathoadrenerge Stimulation im Rahmen eines SHT.
- Cushing-Reflex als Spätsymptom (Hypertonie infolge vasopressorischer Gegenregulation bei schwerem SHT mit ICP-Steigerung, manchmal in Verbindung mit Bradykardie).

– *Vegetative Symptome:*
- Übelkeit und Erbrechen (Reizung des Brechzentrums bei zunehmendem ICP).
- Verstärkte Salivation.
- Temperaturanstieg, Schweißausbrüche.

– *Endokrine Symptome:* Diabetes insipidus.

Praktisches Vorgehen

➤ **Primärdiagnostik:**
– Die Kenntnis des Unfallmechanismus kann wichtigen Aufschluß über das Verletzungsmuster (mögliche Begleitverletzungen) geben. Ebenso wichtig ist die sorgfältige Erhebung und Dokumentation des primären neurologischen Befundes durch den erstversorgenden Notarzt. Erfragt werden sollten bei der Übergabe des Patienten durch den Notarzt in der Klinik:
- Bewußtseinszustand vor Versorgung (GCS, s. S. 382).
- Neurologische Ausfälle (Paresen).
- Begleitverletzungen.
- Atmungs- und Kreislaufverhältnisse.
- Bereits vorgenommene Therapiemaßnahmen (Narkose, Volumensubstitution etc.).

– Die Diagnostik des SHT in der Akutphase stützt sich auf die klinische Untersuchung und die Computertomographie. Die Beurteilung der Bewußtseinslage entsprechend des GCS (s. S. 382) ist auf nicht beatmete und nicht anästhesierte Patienten beschränkt; in der Akutsituation ist die klinisch-neurologische Untersuchung mittels Prüfung der Pupillenverhältnisse und der Reaktion auf Schmerz ausreichend. Verzögerungen entstehen durch diese Untersuchungen nicht, was besonders bei wiederholter klinischer Diagnostik zur Verlaufsbeurteilung wichtig ist; allerdings ist die Überprüfung der Schmerzreaktion bei anästhesierten Patienten nur sehr eingeschränkt möglich.

  ◙ *Beachte:* Die Überprüfung von Meningismus und okulozephalem Reflex sollte wegen der damit verbundenen Anteflexion der HWS unterbleiben, da sonst bei Frakturen ein hoher Querschnitt resultieren kann!

– Nach Sicherung der Vitalfunktionen und rascher Abklärung schwerer Thorax- oder Bauchverletzungen wird bei einem SHT sinnvollerweise der Schädel nativ und die HWS in zwei Ebenen geröntgt, um bei V.a. Frakturen im CT gezielte Schnitte fahren zu können; so schnell wie möglich folgt ein CT.

➤ **Sicherung der Atemwege:**
– Die Indikation zu Intubation und Beatmung sollte großzügig und frühzeitig gestellt werden, da Schädel-Hirn-Verletzte in besonderem Maße durch Obstruktion der Atemwege und Hypoventilation gefährdet sind. Als Entscheidungskriterien dienen u. a. eine zunehmende Einschränkung der Schutzreflexe sowie eine zunehmende Bewußtseinsstörung (z. B. GCS ≤ 8).
– Bis zum Beweis des Gegenteils muß eine Verletzung der HWS angenommen werden, daher sind Kopfbewegungen aus der Neutral-Null-Position heraus kontraindiziert.
– Die Notfallintubation bei SHT erfolgt immer, ebenso wie das Legen einer Magensonde, oral, da bei schweren Schädelbasis- und Mittelgesichtsfrakturen die Gefahr besteht, daß Tubus und Magensonde bei der Nasenpassage in den Hirnschädel eindringen. Bei Frakturen des Mittelgesichtes und der Kiefer kann die Intubation durch herausgebrochene Zähne, Blut und verschobene Kieferknochen erschwert sein; in diesen Fällen empfiehlt sich eine Laryngoskopie nach Ketamingabe unter Spontanatmung bei laufender Saugung.
    ◉ *Beachte:* Schädel-Hirn-Verletzte sind besonders aspirationsgefährdet (voller Magen, eingeschränkte Schutzreflexe)!
– Nach Freimachen der Atemwege und Anschluß des Basismonitorings (EKG, nichtinvasive Blutdruckmessung, Pulsoximetrie) erfolgt eine rapid sequence induction (s. S. 121).
– Bei instabilen Kreislaufverhältnissen oder polytraumatisierten Patienten wird statt Thiopental Ketamin verwendet. Bei zu erwartenden Intubationsschwierigkeiten kann nach Ketamingabe unter Spontanatmung laryngoskopiert werden; die Alternative der fiberoptischen Intubation gestaltet sich wegen der mangelhaften Sicht bei Blutungen im Bereich der oberen Atemwege oft schwierig.
– Bis zur ersten Blutgasanalyse (BGA) wird der Patient mit einer FiO_2 von 1,0 normoventiliert. Die Fortführung der Narkose erfolgt mit Fentanyl und Midazolam.

➤ **Kreislaufstabilisierung:**
– Ein hämorrhagischer Schock wird bei Erwachsenen nie durch ein isoliertes SHT verursacht, bei Hypotonien muß immer nach Begleitverletzungen (abdominelle oder thorakale Blutung, Frakturen) gefahndet werden. Eine Ausnahme bilden Säuglinge und Kleinkinder, bei denen ein intrakranielles Hämatom kreislaufwirksam sein kann.
    ◉ *Tip:* Bei volumenrefraktärer Hypotonie und Bradykardie muß man an einen Querschnitt infolge einer Wirbelsäulenfraktur denken (sog. spinaler Schock).
– Die Volumenzufuhr erfolgt mittels isotoner kristalloider und kolloidaler Lösungen (z. B. Ringerlösung, HAES 6%), evtl. Transfusion. Hypoosmolare Lösungen wie Ringerlaktat oder glukosehaltige Lösungen sind kontraindiziert (s. S. 482).
– Ein systolischer Blutdruck von mind. 120 mmHg sollte angestrebt werden, ein Volumenmangelschock hat deletäre Auswirkungen auf das neurologische Outcome.
– Ein Anstieg des ICP nach Volumengabe ist nicht durch ein Hirnödem, sondern wahrscheinlich durch eine Erhöhung des intrakraniellen Blutvolumens bedingt; der ICP-Anstieg wird durch die Verbesserung des CPP (s. S. 475) ausgeglichen, woraus eine verbesserte Makro- und Mikrozirkulation resultiert.

➤ **Anästhesiologisches Vorgehen:**
  – Es sollten mehrere großlumige periphervenöse Zugänge gelegt werden. Im Idealfall wird frühzeitig eine arterielle Kanüle zur invasiven Blutdruckmessung und BGA-Kontrolle gelegt. Möglichst frühzeitig sollte auch ein Blasenkatheter gelegt werden, ein ZVK kann nach Abschluß der Diagnostik und Stabilisierung plaziert werden (außer bei schlechten peripheren Venenverhältnissen und notwendiger Massivinfusion).
  – Im Notfallabor sollten bestimmt werden: Blutbild, Gerinnung, Elektrolyte, Blutzucker, Blutgruppe und Kreuzblut, Serumosmolarität.
  – Sofern der systolische Blutdruck >120 mmHg beträgt, sollte der Oberkörper 30° hochgelagert werden (die BWS darf allerdings vor dem Ausschluß von Frakturen nicht abgeknickt werden); der Kopf sollte in Neutral-Null-Position gehalten werden, dies geschieht im günstigsten Fall durch eine (präklinisch) angelegte Halskrawatte (stiff neck), die bis zum Ausschluß einer HWS-Fraktur belassen wird.
  – Nach Stabilisierung der Vitalfunktionen und bei fehlender neurochirurgischer Operationsindikation erfolgt eine weiterführende Diagnostik von Begleitverletzungen.

➤ **Neurochirurgische Eingriffe im Rahmen der Primärtherapie:**
  – Kraniotomie zur Entlastung eines epi- oder subduralen Hämatoms.
  – Einbringen einer intrakraniellen Druckmeßeinrichtung.
  – Korrektur von Impressionsfrakturen (nur erforderlich bei Duraverletzungen, umschriebenen zerebralen Ausfällen und Verschiebungen von Fragmenten um mehr als Kalottendicke).
  – Dekompressionsoperationen (z.B. Exzision von Temporal- oder Frontallappen).

Patientengut

➤ Ein großer Anteil der Patients in der Hals-Nasen-Ohren-Heilkunde sind Kinder (z.B. Adenotomien, Tonsillektomien, Fehlbildungen der oberen Atemwege).
➤ Die größten Operationen werden zumeist an älteren Patienten durchgeführt. Besonders unter Tumorpatienten sind multiple Begleiterkrankungen sowie Nikotin- und Alkoholmißbrauch keine Seltenheit.

Anästhesiologische Besonderheiten

➤ **Anästhesieverfahren:** Zur Sicherung der Atemwege werden Operationen im Bereich der HNO-Heilkunde meist in Allgemeinanästhesie durchgeführt. Im Gegensatz zur MKG-Chirurgie (s. S. 526) werden die Patienten meist orotracheal intubiert.
➤ Das Operationsfeld liegt in unmittelbarer Nähe oder im Bereich der oberen Atemwege. Sowohl die Behinderung der Operation durch anästhesierelevante Maßnahmen als auch die Gefährdung der Atemwege durch den Operateur müssen weitestgehend ausgeschlossen werden.
➤ Kopf und Hals sind sehr schmerzempfindlich und Ursprung zahlreicher reflektorischer Erregungsabläufe.
➤ Die gute Durchblutung im Kopf- und Halsbereich macht häufig eine lokale Injektion vasokonstringierender Pharmaka zur Blutstillung erforderlich.

Intubationsschwierigkeiten

➤ Fast alle Erkrankungen aus dem HNO-ärztlichen Fachgebiet können die Anatomie des Mund- und Rachenraumes erheblich verändern, insbesondere Tumore. Daher resultiert ein hoher Anteil an In- und Extubationsschwierigkeiten, vor allem bei Tumorpatienten.

Lagerung

➤ Für viele Eingriffe (z.B. Tonsillektomie, Adenotomie) ist eine Lagerung mit überstrecktem oder gar hängendem Kopf notwendig.
➤ Nasenoperationen werden in Oberkörperhochlagerung (15–20°) oder Horizontallagerung durchgeführt.

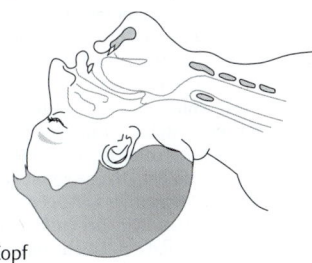

Abb. 47   Lagerung mit überstrecktem Kopf

39.2 Praktisches Vorgehen

Prämedikationsvisite

➤ Neben den üblichen Untersuchungen und Fragen sollte man im Rahmen der HNO-Heilkunde auf folgende Punkte bei der Prämediaktionsvisite besonders achten:
  – Vorausgegangene Operationen im HNO-Bereich.
  – Vorausgegangene Radio- oder Chemotherapie.
  – Größe und Lokalisation eines Tumors erfragen bzw. den HNO-ärztlichen Untersuchungsbefund und CT-Diagnostik einsehen.
  – Hinweise auf eine mögliche schwierige Intubation (s. S. 55).
➤ **Medikamentöse Prämedikation:**
  – Der Patient soll am Operationsende möglichst rasch wieder über seine Schutzreflexe verfügen. Aus diesem Grunde sollte eine ausgeprägte Sedierung und die Anwendung langwirkender Substanzen im Rahmen der Prämedikation vermieden werden.
  – Substanzen: Empfehlenswert ist der Einsatz von Benzodiazepinen, z. B. Clorazepat (Tranxilium) 20 – 40 mg p.o. am Vorabend und 20 mg p.o. am Morgen des OP-Tages. Alternativ kann Midazolam (Dormicum) 3,75 – 7,5 mg p.o. verordnet werden. Bei Schluckbeschwerden kann man Lorazepam (Tavor expid.) 1,0 – 2,5 mg s.l. geben. *Kinder ab dem 1. Lebensjahr* werden z. B. mit Midazolam 0,5 mg/kg KG rektal 20 Min. vor Narkoseeinleitung bzw. oral mit Dormicum-Saft prämediziert.
  – Patienten mit Luftnot erhalten grundsätzlich keine medikamentöse Prämediaktion. Leidet ein Patient präoperativ unter Heiserkeit, so ist dies zu dokumentieren.

Narkoseeinleitung bei erwarteter schwieriger Intubation

➤ Bei zu erwartenden Intubationsproblemen ist ein entsprechendes anästhesiologisches Vorgehen angezeigt (s. S. 63).

Sicherung der Atemwege nach Intubation s. S. 528

Narkoseausleitung und Extubation

➤ Siehe Anästhesie in der Mund-Kiefer-Gesichtschirurgie, S. 530.
➤ **Sekundäre Extubation auf der Intensivstation:**
  – Nach großen Tumoreingriffen, Trachealeingriffen und nach Intubationen aufgrund einer Gefährdung der Atemwege werden die Patienten intubiert und beatmet oder intubiert und spontan atmend auf die Intensivstation verlegt. Dort erfolgt nach Stabilisierung der Verhältnisse im Bereich der Atemwege in Anwesenheit eines erfahrenen Arztes die Extubation.
  – Vor der Extubation müssen alle Vorbereitungen für eine eventuelle (Notfall-)Reintubation getroffen werden. Hinweise auf mögliche Intubationsprobleme sind dem Narkoseprotokoll zu entnehmen.
  – Vor der Extubation sollte geprüft werden, ob die Atemwege noch geschwollen sind. Dazu wird der Cuff entblockt, daß Tubusende durch einen Finger verschlossen und der Patient aufgefordert, durch den offenen Mund tief Luft zu holen. Sind die Atemwege frei, so hört man eine deutliche Paraventilation. Ist dies nicht der Fall, dann sollte man abschwellende Medikamente in Erwägung ziehen oder die Extubation verschieben.
  – Die Überwachung des Patienten erfolgt mittels EKG, nichtinvasiver Blutdruckmessung und Pulsoximetrie. Im Einzelfall kann eine Blutgasanalyse angezeigt sein. Nach der Extubation verbleibt der Patient noch einige Zeit auf der Intensivstation, bis Sicherheit besteht (keine Atemwegsverlegung).

Operationen des Ohres – Tympanoplastik

➤ Die Operation findet unter dem Einsatz des Operationsmikroskopes statt, was ein absolut ruhiges Operationsfeld erforderlich macht. Dies läßt sich durch eine Narkose mit Vollrelaxation oder durch eine tiefe Narkose ohne Relaxierung sicherstellen.

➤ **Anästhesiologische Besonderheiten:**

– *N_2O bei Operationen des Mittelohres:* Lachgas diffundiert schneller in das Mittelohr als Stickstoff herausströmt. Somit ist besonders bei gleichzeitig bestehenden Belüftungsstörungen während der Lachgasanwendung ein deutlicher Druckanstieg und nach Beendigung der Lachgasanwendung ein deutlicher Unterdruck im Bereich des Mittelohres möglich. Dies könnte theoretisch einer Gehörknöchelchenluxation oder Prothesendislokation sowie entzündlichen Prozessen Vorschub leisten. Bis auf wenige Ausnahmen findet jedoch eine Operationstechnik Anwendung, die postoperativ eine Be- bzw. Entlüftung des Mittelohres ermöglicht.

– *Narkoseeinleitung und -führung:*
  • In der Regel kommen die Standardverfahren der Anästhesie zur Anwendung (s. S. 120). Eine nasotracheale Intubation sollte vermieden werden, da sie eine Infektion des Mittelohres über die Tuba auditiva fördert.
  • Bei Stimulation des N. facialis durch den Operateur muß nach der Einleitung auf eine weitere Muskelrelaxation verzichtet werden.
  • Ein blutarmes Operationsfeld erleichtert das operative Vorgehen erheblich. Durch lokale Injektion eines Lokalanästhetikums mit Adrenalinzusatz (z. B. 1 : 100 000) wird die Blutungsneigung deutlich reduziert. Systemisch resorbiert kann Adrenalin zu Tachyarrhythmien und Blutdruckanstiegen führen, jedoch sollte eine Injektion von 5 – 7 ml einer solchen Lösung ohne Risiko durchgeführt werden können.

– *Narkoseausleitung und Extubation:* Husten und Pressen sind perioperativ unbedingt zu vermeiden (Gefahr der Gehörknöchelchenluxation und Prothesendislokation); insbesondere am OP-Ende kann es bei Zusammentreffen von zu flacher Narkose und Anlegen eines Kopfverbandes (Trachealreiz durch Tubus) zu dieser Komplikation kommen. Die damit verbundene Luxations- bzw. Dislokationsgefahr ist erst gebannt, wenn der fest gewickelte Verband mit Tamponade des äußeren Gehörgangs fertiggestellt ist. Vermeiden kann man Husten und Pressen durch folgende Maßnahmen:
  • Frühzeitige Handbeatmung in der Ausleitungsphase.
  • Evtl. Applikation von 1 mg/kg KG Lidocain i. v. 1 – 2 Min. vor Anlegen des Kopfverbandes (Lidocain hat auch bei intravenöser Gabe schleimhautanästhetische Wirkung).

Operationen des Ohres – Chirurgie des äußeren Ohres

➤ Die Chirurgie des äußeren Ohres umfaßt Mißbildungen und Anomalien, nichtentzündliche und entzündliche Prozesse sowie Tumoren. Viele Eingriffe sind sowohl in Lokal- als auch in Allgemeinanästhesie möglich. Voraussetzung für die Wahl des Verfahrens ist in diesen Fällen die Abwägung von Nutzen und Risiko (z. B. Vorerkrankungen und Kooperativität des Patienten, Dauer und Kompliziertheit des Eingriffs).

➤ **Anästhesiologische Besonderheiten:** Die systemische Wirkung des applizierten Adrenalins ist zu beachten (s. S. 135).

39.3 Spezielle Eingriffe in der HNO

Operationen der Nase – Nasenseptumkorrekturen, Nasennebenhöhlensanierung

➤ **Anästhesiologische Besonderheiten:**
– Die orotracheale Intubation erfolgt mit einem Endotrachealtubus (s. S. 57), der im linken Mundwinkel fixiert wird.
– Bei Operationen im Trigeminusbereich kommt es zu ausgesprochen starken Kreislaufreaktionen, die mit Opioiden allein nicht zu unterdrücken sind. Durch überschießende Kreislaufreaktionen mit Blutdruckanstieg kann es zu starken Blutungen der ohnehin gut durchbluteten Schleimhaut kommen.
– Bei lokal appliziertem Adrenalin müssen dessen systemische Nebenwirkungen (s. S. 135) beachtet werden.
– Im Extremfall sind perioperative Blutverluste bis über 1000 ml möglich.
– Patienten mit einer Blutung nach einem Nasentrauma oder mit einer Nachblutung nach einer Septumoperation gelten aufgrund von verschlucktem Blut als nicht nüchtern, eine sog. Rapid sequence induction (s. S. 121) ist daher erforderlich. Bei diesen Patienten muß bei teilweise erheblichen Blutverlusten auch mit einer Hypovolämie gerechnet werden.

➤ **Narkoseeinleitung und -führung:**
– Die Einleitung und Narkoseführung erfolgt nach den Standardverfahren der Anästhesie (s. S. 120).
– Eine nach der Intubation gelegte Rachentamponade kann zusätzlich eine Blutaspiration bzw. eine Blutansammlung im Magen verhindern (postoperatives Bluterbrechen!). Die Rachentamponade muß jedoch rechtzeitig vor Extubation wieder entfernt werden.
– Die Verwendung von Propofol und Sufentanil scheint vorteilhaft zu sein, da durch die kreislaufdämpfende Wirkung bei vergleichbarer Narkosetiefe mit anderen Anästhesieverfahren optimale Operationsbedingungen geschaffen werden können.
– Bei gesunden Patienten sollte ein Blutdruck von 100 mmHg systolisch nicht überschritten werden, der MAP muß jedoch dabei über 70 mmHg liegen. Ist eine Narkosevertiefung allein nicht ausreichend, so kann mit titrierenden Bolusgaben von z. B. Urapidil der gewünschte Blutdruck eingestellt werden.

Operationen im Bereich des Halses – Tonsillektomie, Adenotomie

➤ Meist handelt es sich um kurzdauernde Eingriffe mit einer Dauer von 20–30 Min.
➤ Wegen der guten Steuerbarkeit hat sich eine TIVA (s. S. 124) bewährt, alternativ kann jedoch auch eine balancierte Anästhesie (s. S. 120) durchgeführt werden.
➤ Die Patienten werden orotracheal mit einem Spiraltubus intubiert, der in der Mittellinie unterhalb der Unterlippe fixiert wird.
➤ Zu Beginn des Eingriffs wird zur Mundöffnung bzw. zur Fixierung des Tubus ein spezieller Spatel eingesetzt. Dabei sind Tubusdislokationen (z. B. zu tiefe, einseitige Tubuslage) möglich, so daß nach Einsetzen des Spatels erneut die Tubuslage zu kontrollieren ist.
➤ Am OP-Ende erfolgt nach exakter Blutstillung die Extubation des wachen Patienten (Schutzreflexe!).

Operationen im Bereich des Halses – Abszeßtonsillektomie

➤ Vgl. o. Tonsillektomie, Adenotomie.
➤ Bei einem Peritonsillarabszeß sind die Patienten durch folgende Komplikationen gefährdet: (Eiter-)Aspiration bei Abszeßruptur, Verlegung der oberen Atemwege durch große Abszesse und Begleitödeme, Kieferklemme, schmerzbedingt (d.h. nur im Wachzustand) und durch geschwollene Lymphknoten. Daher entsprechend vorsichtig intubieren.

Operationen im Bereich des Halses – Strumaresektion

➤ **Vorbemerkung:** Vor einer Strumaoperation sollte die metabolische Situation des Patienten kompensiert sein. Eine Operation bei manifester Hyperthyreose (s. S. 272) ist mit einem hohen perioperativen Risiko verbunden. Bei der Prämedikation sollten sowohl die Laborwerte als auch der klinische Zustand des Patienten zur Beurteilung herangezogen werden. Hyperthyreose/Hypothyreose s. S. 272.
➤ **Anästhesiologische Besonderheiten:**
  – Aufgrund einer Struma kann es – vor allem bei Tracheomalazie – zu erheblichen Intubationsschwierigkeiten kommen. Tracheazielaufnahmen geben eine genaue Information über den Grad der möglichen Trachealverlagerung.
  – Wegen der deutlich überstreckten Lagerung intraoperativ (s. Abb. 47) wird mit einem Spiraltubus (Woodbridge) intubiert.
➤ **Narkoseeinleitung und -führung:**
  – Nach ausreichender Sedierung bei der Prämedikation (z.B. Dikaliumclorazepat [Tranxilium] 20 mg abends und morgens) erfolgt die Einleitung wie eine Einleitung bei erwarteter schwieriger Intubation (s. S. 63). Das Monitoring sollte um eine Relaxometrie erweitert werden, vor allem, wenn eine thyreogene Myopathie vorliegt.
  – Die Fortführung der Narkose nach erfolgreicher Intubation erfolgt als balancierte Anästhesie (s. S. 120) oder als TIVA (s. S. 124). Medikamente, die eine Katecholaminfreisetzung hervorrufen, z. B. Halothan, Pancuronium und Ketamin, sollten dabei vermieden werden. Bei Verwendung von Lokalanästhetika wird auf den Zusatz von Adrenalin verzichtet.
  – Intraoperativ ist ein Zugang zu den Atemwegen nicht oder nur sehr schwer möglich, daher sollte eine entsprechende Sicherung von Tubus und Magensonde erfolgen (s. MKG-Chirurgie S. 528).
➤ **Komplikationen:**
  – *Intraoperativ* kann es trotz präoperativ euthyreoter Lage durch chirurgische Manipulationen zur Ausschüttung von Schilddrüsenhormonen kommen. Die Folge sind krisenhafte Blutdruckanstiege, z.T. mit erheblicher Tachykardie. Nach Ausschluß einer Fehlmessung und einer initialen Vertiefung der Narkose ist eine weitere Narkosevertiefung nicht sinnvoll, da die Strumaoperation kein sehr schmerzhafter Eingriff ist. Blutdruckkrisen können mit Urapidil (10 – 15 mg als Bolus, evtl. repetitiv) therapiert werden. Bei Tachykardien mit Blutdruckanstieg sind nach Ausschluß anderer Ursachen β-Blocker das Mittel der Wahl, z.B. Esmolol 0,5 mg/kg KG über 2 Min. i. v. oder Metoprolol 2,5 mg langsam i.v.; Ziel sollte eine Herzfrequenz < 90/Min. sein. Extrem selten kann es durch die Lagerung mit deutlich erhöhtem Oberkörper zu einer Luftembolie kommen, ein schlagartiger Abfall des $PetCO_2$ sollte daran denken lassen. Zum weiteren Vorgehen s. S. 489.

39.3 Spezielle Eingriffe in der HNO

– Postoperativ stehen meist die chirurgischen Komplikationen im Vordergrund.

- Eine Parese des N. recurrens beidseits führt zu schwerem Stridor, der oft eine Reintubation mit anschließender Tracheotomie erforderlich macht.
- Nachblutungen können schnell zu einer lebensbedrohlichen Einengung der Atemwege führen.
- 🔵 *Beachte:* Bei massiver Nachblutung und erheblichen Intubationsschwierigkeiten kann das Öffnen der Naht und das damit verbundene Ablassen des Hämatoms lebensrettend sein!
- Bei totaler Strumektomie ist eine komplette Entfernung der Epithelkörperchen möglich, die Folge kann ein schlagartiger Abfall des Calciumspiegels mit hypokalzämischer Tetanie sein. Symptome der Hypokalzämie sind Tetanie, fokale und generalisierte Krämpfe, Stridor, Laryngospasmus und Apnoe. Daher sollte nach jeder Strumaoperation eine Kontrolle des Serumcalciumspiegels erfolgen (Normalwert 2,3 – 2,8 mmol/l) und eine Hypokalzämie mit Ca-Gluconat 10 % therapiert werden (10 ml über 10 Min., dann 0,3 – 2 mg/kg KG/Std.).

Endoskopische Eingriffe – Mikrolaryngoskopie, Panendoskopie

➤ **Anästhesiologische Besonderheiten:**

– Es handelt sich um ein Untersuchungs- und Operationsverfahren bei Erkrankungen des Larynx. Die orotracheale Intubation erfolgt mit einem dünnen Tubus (5, 5).

– Sind Laserresektionen geplant, wird der Tubus vor der Intubation mit einer Laserfolie umwickelt, um ein Entflammen zu verhindern, alternativ kann auch ein spezieller Lasertubus verwendet werden. Aus dem gleichen Grund wird der Cuff mit NaCl statt mit Luft geblockt.

– Die Operation erfolgt durch ein Metallrohr, das bei maximaler Reklination des Kopfes bis in den Hypopharynx geführt wird. Dabei dient der Oberkiefer bzw. das Oberkiefergebiß als Widerlager des mit einer Stütze gegen das Sternum fixierten Operationsinstruments. Die Beatmung erfolgt über den Tubus; hierbei können wegen des geringen Tubuslumens relativ hohe Atemwegsdrücke entstehen. Bei unvollständiger Exspiration kann es zum sog. Air-trapping kommen.

– Eine Alternative zur Intubation ist bei besonderen Eingriffen eine *Jet-Beatmung* über eine an der linken Seite des Endoskops befestigte Injektorkanüle. Diese Beatmungsform mit FiO_2 1,0 richtet sich nach den mechanischen Gegebenheiten des Thorax (Compliance, Resistance). Die Größe des Jet-Stromes ist bei unveränderter Compliance und Resistance abhängig vom Druck (0,9 – 1,3 bar) und der Inspirationszeit (z. B. I : E = 1 : 1; Frequenz = 10; Atemzyklus 6 Sek.; Inspirationszeit 3 Sek.). Bei der Jet-Ventilation ist eine pulsoximetrische Überwachung unbedingt erforderlich.

– Die Überwachung der Beatmung bei Jet-Ventilation erfolgt klinisch durch Inspektion der Thoraxexkursion. Eine ausreichende Oxygenierung wird durch die obligatorische Pulsoximetrie bestätigt. Ein angeschlossener Videomonitor gewährt einen Einblick ins Operationsgebiet und gibt Aufschluß über den Relaxationsgrad der Stimmbänder. Hypoxämien sind z. T. die Folge von ausgeprägten V/Q-Ungleichgewichten, da die ventralen Lungenanteile wesentlich besser belüftet werden. Bei deutlichem Sättigungsabfall muß auf eine Intuba-

tionsnarkose übergegangen werden. Meist bessern sich diese V/Q-Ungleichgewichte durch die suffiziente Spontanatmung des Patienten nach der Operation.
– Für lange Operationszeiten ist die Jet-Ventilation nicht geeignet, da es unter Umständen zu einer unbemerkten CO_2-Retention kommen kann.

➤ **Narkoseeinleitung und -führung:**
– Ist eine Panendoskopie mit Tracheoskopie geplant, erfolgt die Narkoseeinleitung in Anwesenheit des Operateurs. Eine Tracheoskopie wird nach Maskenbeatmung in kurzer Apnoe durchgeführt.
– Die Regeln der schwierigen Intubation sind hierbei zu beachten (s. S. 63).
– Die Narkoseeinleitung erfolgt mit einem kurz wirksamen i. v.-Anästhetikum (z. B. Propolol oder Etomidat) in Kombination mit einem kurzwirksamen Opioid (vorzugsweise Remifentanil).
– Zur Intubation hat sich die Relaxierung mit einem nichtdepolarisierenden Relaxans mit kurzer Anschlagzeit und Wirkdauer (z. B. Mivacurium) bewährt; für eine kurze Operationszeit ist eine sehr gute Relaxierung erforderlich.
– Für eine Jet-Ventilation sollte eine TIVA (s. S. 124) durchgeführt werden, da eine Applikation von Inhalationsanästhetika nicht möglich ist. Die Muskelrelaxierung erfolgt mit gut steuerbaren Relaxantien.
– Das Einsetzen des Endoskops kann in Zusammenhang mit der Applikation von Alfentanil und Succinylcholin (repetitiv) extreme Bradykardien auslösen. Die prophylaktische Gabe von 0,5 mg Atropin oder 0.2 mg Glycopyrronium (Robinul) ist daher angezeigt.
– Besonders bei Hypertonikern können Sympathikusstimulationen zu extremen Blutdruckspitzen führen; bei ausreichender Narkosetiefe kann eine Therapie der Hypertension mit Vasodilatatoren (z. B. Urapidil) und der Tachykardien mit β-Rezeptorenblockern (z. B. Esmolol 0,5 mg/kg KG über 2 Min. i. v.) erforderlich sein.
– Ist die Glottisebene ödematös verändert oder ist mit dem Auftreten eines postoperativen Glottisödems zu rechnen, empfiehlt sich die hoch dosierte Gabe von Kortikosteroiden (z. B. 250 mg Solu-Decortin H i. v.).
– Nach Mikrolaryngoskopien treten postoperative Atemstörungen eher selten auf; nach Laserresektionen ist der Kehlkopfeingang meist weiter als präoperativ. Im Einzelfall ist jedoch eine Atemwegsobstruktion durch Blutung oder Schwellung möglich. Ein Relaxansüberhang mit Beeinträchtigung der Schluckreflexe kann ebenfalls zu Atemstörungen führen. Wenn mit einer erheblichen Beeinträchtigung der Atemwege zu rechnen ist (Absprache mit dem Operateur!), wird der Tubus belassen und der Patient auf die Intensivstation verlegt.
◨ *Beachte:* Entwickelt sich postoperativ ein Hautemphysem an Hals, Thorax oder im Gesicht, ist ein Pneumothorax oder ein Mediastinalemphysem unbedingt auszuschließen!

➤ **Vorgehen bei tracheotomierten Patienten:**
– Beim tracheotomierten Patienten wird eine konventionelle Beatmung über eine Trachealkanüle durchgeführt. Eine Silberkanüle muß entfernt und gegen eine blockbare Trachealkanüle ausgetauscht werden.
– Die Größe der Kanüle ist entweder dem Patienten bekannt oder aus den Unterlagen ersichtlich. Postoperativ muß die blockbare Kanüle zunächst belassen werden.

➤ **Vorgehen bei perioralem, enoralem oder endobronchialem Brand:**
  – Zu einem solchen Brand kann es bei der Laserchirurgie oder bei der Entflammung alkoholgetränkter Tupfer kommen.
  – Die Beatmung sofort abstellen (reines O_2!).
  – Die auf dem Instrumentiertisch bereitgestellte sterile Löschflüssigkeit verwenden.
  – Den Tubus entfernen (Umintubation).
  – Patienten postoperativ auf die Intensivstation verlegen.

Endoskopische Eingriffe – Tracheo-Bronchoskopie

➤ **Operatives Vorgehen:**
  – Die Tracheo-Bronchoskopie dient der Diagnostik und Therapie von Erkrankungen der Trachea und der (größeren) Bronchien. Dabei wird ein starres Metallbronchoskop mit Beatmungsmöglichkeit in die zu untersuchenden Strukturen vorgeschoben.
  – *Indikationen:* Diagnostik von Stenosen und Tumoren, Notfalleingriff bei akuter Obstruktion, Extraktion von Fremdkörpern, Aufdehnen von Stenosen der Trachea.

➤ **Anästhesiologische Besonderheiten:**
  – Das Beatmungsbronchoskop schließt die Trachea in der Regel nicht dicht ab, so daß bei der Beatmung eine ausgeprägte Paraventilation auftritt, die einen hohen Frischgasfluß für das halboffene manuelle Beatmungssystem (s. S. 68) erforderlich macht. Aus diesem Grund sind auch intravenöse Anästhesieverfahren (TIVA, s. S. 124) die Methode der Wahl.
  – Eingeleitet wird die Narkose in Anwesenheit des Operators nach Präoxigenierung bzw. Denitrogenisierung. Nach dem Einführen des Bronchoskops wird die Beatmung angeschlossen. Eine mäßige Hyperventilation zur Kompensation von Apnoephasen ist empfehlenswert.
  – Während der Inspektion des Tracheo-Bronchialsystems ist das Beatmungsbronchoskop durch ein Sichtfenster verschlossen, so daß der Patient beatmet werden kann. Zu diagnostischen und therapeutischen Zwecken (z. B. Absaugen, Biopsie, Fremdkörperextraktion) werden Instrumente durch das Bronchoskop geführt. Hierzu wird das Sichtfenster entfernt, so daß für diesen Zeitraum eine Beatmung nicht möglich ist. Eine pulsoximetrische Überwachung des Patienten ist unbedingt erforderlich.
  – Husten und Pressen während des Eingriffs kann zu Verletzungen des Tracheobronchialsystems durch das starre Operationsinstrument führen. Daher ist eine ausreichende Narkosetiefe bzw. Relaxation besonders zu Beginn des Eingriffs unerläßlich. Die Reflextätigkeit der Glottis läßt sich auch durch die Gabe von 1 mg/kg KG Lidocain i. v. dämpfen.
  – 👁 *Beachte:* Ein Zusammentreffen von unzureichender Beatmung (Hypoxämie, Hyperkapnie) und flacher Narkose fördert das Auftreten von Hypertonien und Arrhythmien; besonders bei Patienten mit kardialen Vorerkrankungen kann das fatale Folgen haben.
  – Nach Entfernen des Bronchoskops kann bei zu flacher Narkose ein Laryngospasmus auftreten. Daher sollte die Narkoseausleitung mittels Maskenbeatmung erst nach Beendigung des Eingriffs erfolgen. Wenn der Laryngospasmus unter Beatmung mit Sauerstoff nicht nach wenigen Minuten abklingt, kann Succinylcholin (Repetitionsgabe!) eingesetzt werden.

– Falls nach scharfer Dilatation von Trachealstenosen noch viel Blut in der Trachea steht, ist eine Intubation zur ausreichenden Tracheobronchialtoilette unumgänglich. Ggf. muß der Patient postoperativ auf eine Intensivstation verlegt werden.

Stimmbandoperationen – Laterofixation, Chordotomie

➤ Oft bestehen durch beidseitige Paresen des N. recurrens erhebliche Atemstörungen. Wenn die Patienten nicht tracheotomiert sind, muß mit Intubationsproblemen gerechnet werden, s. S. 63.

➤ In der Regel kommen die Standardverfahren der Allgemeinanästhesie (s. S. 120) zur Anwendung (unter Beachtung der Regeln für erwartete schwierige Intubation, s. S. 63). Die orotracheale Intubation erfolgt mit einem dünnen Spiraltubus (z. B. 6,0).

Trachealplastik

➤ **Operatives Vorgehen:** Eröffnen des Halses, Präparation der Trachea, ventrale Exzision der Stenose; bei kurzstreckiger Stenose erfolgt eine End-zu-End-Adaptation der Trachealstümpfe. Am Ende der Operation erfolgt eine abschließende Tracheoskopie durch den Operateur.

➤ **Indikationen:** Meist sind Operationen an der Trachea dann erforderlich, wenn es nach Langzeitbeatmung zu Stenosen gekommen ist. Es ist für das anästhesiologische Management wesentlich, in Erfahrung zu bringen, welche Erkrankungen zu einer Langzeitbeatmung geführt haben und ob irgendwelche wesentlichen Beeinträchtigungen weiterbestehen.

➤ **Anästhesiologische Besonderheiten:** Der Blutverlust ist meist gering. Bei langstreckiger Stenose und starker Narbenbildung sind Blutungen aus großen Gefäßen im vorderen oberen Mediastinum möglich; in der Regel ist jedoch die Bereitstellung von zwei Erythrozytenkonzentraten ausreichend.

➤ **Narkoseeinleitung und -führung:**
   – Nach der Einleitung erfolgt die orotracheale Intubation mit einem relativ dünnen blockbaren Woodbridge-Spiraltubus. Der Cuff muß während der Operation aus der Trachea entfernt oder bis fast zur Carina vorgeschoben werden.
   – Die Narkoseführung erfolgt als TIVA (s. S. 124) mit Muskelrelaxation. Der Patient sollte mit einer FiO_2 von 1,0 beatmet werden. Während des Trachealverschlusses wird der Patient alternierend über den orotrachealen Tubus oder über einen aus dem OP-Feld aus der Trachea abgeleiteten Tubus beatmet. Apnoephasen von 4 – 5 Min. sind bei normaler FRC ohne Hypoxämiegefahr möglich (Pulsoximetrie!). Eine Hyperkapnie entwickelt sich beim relaxierten Patienten langsam (Anstieg des CO_2 um 2 – 4 mmHg/Min.).
   – Am Operationsende werden zur Verminderung von Schleimhautödemen 250 mg Solu-Decortin H i. v. appliziert. Postoperativ wird der intubierte, aber möglichst spontan atmende Patient auf die Intensivstation verlegt.
   ◑ *Cave:* Durch Husten oder unsachgemäße Umlagerung kann es zur Verletzung der Anastomose mit Haut-und Mediastinalemphysem kommen!
   – Meist können die Patienten problemlos am ersten oder zweiten Tag postoperativ extubiert werden; gelegentlich kann es durch ein Schleimhautödem zur Ateminsuffizienz kommen, die eine Reintubation erforderlich macht.

Tumoroperationen (Karzinome von Oro- bzw. Hypopharynx, Kehlkopf)

➤ **Anästhesiologische Besonderheiten:**
- Meist handelt es sich um Patienten der mittleren und oberen Altersgruppe; häufig finden sich in der Vorgeschichte Nikotin- und Alkoholmißbrauch.
- *Häufige Begleiterkrankungen:*
  - Chronische (obstruktive) Bronchitis, Emphysem.
  - Arterielle Hypertonie.
  - Koronare Herzerkrankung.
  - Periphere arterielle Verschlußkrankheit.
  - Anämie (Tumor- oder Blutungsanämie).
  - Evtl. inspiratorischer Stridor bei Beteiligung des Larynx.
- Bei Schluckstörungen infolge eines oberflächlich exulzerierenden Tumors kann es zusätzlich zu Gewichtsverlust mit Mangelernährung und einer Exsikkose mit Elektrolytverschiebungen kommen.
- Zur *Prämedikation* eignen sich Benzodiazepine, z.B. Dikaliumclorazepat (Tranxilium) 20 mg p.o. am Morgen des OP-Tages oder Midazolam 3,75 – 7,5 mg p.o. 45 Min. vor dem Eingriff.
- ◉ *Cave:* Bei respiratorischer Insuffizienz oder Stenose der oberen Luftwege kann es zu einer Atemdepression kommen! Die muskelrelaxierenden Eigenschaften der Benzodiazepine können zu einer Tonusreduktion der Hals- und Zungengrundmuskulatur mit einem Verschluß der subglottischen Atemwege führen.
- In der Regel werden die Patienten orotracheal intubiert, wobei jedoch mit Intubationsproblemen gerechnet werden muß (s.S. 63).

➤ **Narkoseeinleitung und -führung:**
- Meist kommen die Standardverfahren der Anästhesie (s.S. 120) zur Anwendung, evtl. nach einer fiberoptischen Intubation (s.S. 64).
- Zusätzliche Maßnahmen:
  - Zwei weitere großlumige venöse Zugänge.
  - Magensonde (am besten annähen oder anderweitig gut fixieren; insbesondere bei Pharynxteilresektionen dient sie postoperativ der Magenentleerung und der Ernährung. Zu einem späteren Zeitpunkt kann eine Sonde nur unter dem Risiko einer Fehllage oder einer Nahtinsuffizienz gelegt werden).
  - Zentralvenenkatheter.
  - Intraarterielle Blutdruckmessung (je nach Zustand des Patienten und Größe des Eingriffs).
  - Blasenkatheter, Temperaturmessung.
  - Bereitstellung einer ausreichenden Anzahl von Erythrozytenkonzentraten (meist 4 – 6). Besonders bei einer plastischen Pharynxrekonstruktion durch einen myokutanen Pectoralis-maior-Lappen ist mit ausgeprägten Blutverlusten zu rechnen.
  - Maßnahmen zur Vermeidung von Wärmeverlusten (s.S. 184).

➤ **Postoperatives Vorgehen:**
- Wegen der zu erwartenden Weichteilschwellung (bis zu 72 Std.) bleiben die Patienten nach ausgedehnten Eingriffen am Kehlkopf zunächst intubiert und werden auf eine Intensivstation verlegt. Wird ein Patient postoperativ extubiert, ist eine perioperative Behandlung mit Kortikosteroiden empfehlenswert (z. B. Solu-Decortin 250 mg i. v.).
- 🔵 *Tip:* Postoperatives Kältezittern (Shivering) kann mit niedrigen Dosen Pethidin (Dolantin, z. B. 25 – 50 mg i. v.) unterdrückt werden, um ein übermäßiges Ansteigen des Sauerstoffverbrauchs zu vermeiden.

➤ **Besonderheiten der Laryngektomie:** Der Patient kann bei der Narkoseeinleitung orotracheal intubiert werden. Im Verlauf des Eingriffs wird dann eine Tracheotomie durchgeführt, s. S. 535.

➤ **Besonderheiten der Neck dissection:**
- Bei diesem Eingriff erfolgt eine vollständige Entfernung aller Lymphknoten und -bahnen zwischen Schlüsselbein und Schädelbasis unter Mitnahme des umgebenden Fett- und Bindegewebes einer oder beider Halsseiten.
- Es kann dabei zu erheblichen Blutverlusten kommen.
- Die Manipulation am Karotissinus kann zu ausgeprägten vagalen Reflexen führen. In diesem Fall muß die Stimulation sofort unterbrochen werden (Information des Operateurs) und 0,5 – 1,0 mg Atropin i. v. verabreicht werden.
- Bei der rechtsseitigen Neck dissection ist eine Schädigung des Ganglion stellatum und des zervikalen autonomen Nervensystems möglich. Folge hiervon können eine Verlängerung der QT-Zeit und eine herabgesetzte myokardiale Fibrillationsschwelle sein.
- Bei der radikalen Neck dissection besteht ein leicht erhöhtes Luftembolierisiko. Die Inzidenz ist jedoch so gering, daß der Einsatz eines Zentralvenenkatheters allein aus diesem Grund nicht gerechtfertigt ist.

Nachblutung

➤ **Anästhesiologische Besonderheiten:**
- Das wahre Ausmaß des Blutverlustes läßt sich schwer abschätzen, da viel Blut verschluckt wird. Mit Hypovolämien muß gerechnet werden und es muß eine rasche Volumensubstitution erfolgen.
- Die Patienten gelten wegen des verschluckten Blutes immer als nicht nüchtern.
- Nach Neck-dissection oder Tumorresektionen im Larynxbereich können Nachblutungen schnell zu einer lebensbedrohlichen Einengung der Atemwege führen.
- Nachblutungen nach Tonsillektomien treten zu 75 % in den ersten 6 Stunden postoperativ auf.
- Auch nach Adenotomien und Nasenoperationen können Nachblutungen auftreten, die eine operative Revision erforderlich machen.

➤ **Narkoseeinleitung und -führung:**
- Zusätzlich zum Standardmonitoring (s. S. 15) sollten 1 – 2 großlumige venöse Zugänge gelegt und Volumen substituiert werden. Das Labor sollte engmaschig kontrolliert und Erythrozytenkonzentrate bereitgestellt werden. Nach der Intubation wird eine Magensonde gelegt.
- Sind Intubationsschwierigkeiten zu erwarten, erfolgt die Intubation primär bronchoskopisch (s. S. 64); bei Blutungen im Nasen-Rachenraum ist jedoch oft die Sicht mit der Fiberoptik erschwert.

– Falls keine schwierige Intubation zu erwarten ist, so ist eine rapid sequence induction (s. S. 121) obligat.

🔵 *Tip:* Die Intubation bei Nachblutungen im Bereich der oberen Atemwege sollte von einem erfahrenen Anästhesisten durchgeführt werden, da oft unübersichtliche Verhältnisse vorliegen.

➤ **Postoperatives Vorgehen:**
– Der Patient sollte erst nach Rückkehr der Schutzreflexe extubiert werden. In Ausnahmefällen kann auch eine Nachbeatmung auf der Intensivstation erforderlich sein.
– Häufig tritt eine postoperative Übelkeit durch Blut im Gastrointestinaltrakt auf. Die Behandlung besteht aus dem Absaugen des Mageninhalts über die intraoperativ gelegte Magensonde und der Gabe von Antiemetika (z. B. Droperidol 1,25 mg i. v. oder Metoclopramid [Paspertin] 5 – 10 mg i. v.).

Adenoidektomie

➤ Hyperplastische Adenoide führen bei Kleinkindern oft zu nasopharyngealer Obstruktion, daher sind chronische Infekte häufig. Intubationsschwierigkeiten sind selten zu erwarten.

➤ Intraoperativ wird der Tubus in einen Mundsperrer eingeklemmt; hierbei ist eine Dislokation möglich (s. S. 528).

Tonsillektomie

➤ Auch hier sind chronische Infekte häufig. Mit Intubationsschwierigkeiten ist nur bei massiver Tonsillenhyperplasie zu rechnen.

➤ Intraoperativ wird der Tubus in einen Mundsperrer eingeklemmt; hierbei ist eine Dislokation möglich (s. S. 528).

➤ Postoperativ ist eine suffiziente Analgesie erforderlich (z.B: Paracetamol: Initial 20 – 30 mg/kg KG; alle 6 h 15 mg/kg oder Metamizol 10 mg/kg alle 4 h).

➤ Schwere Nachblutungen sind am häufigsten in den ersten 6 Stunden postoperativ.

Paukenröhrchen

➤ Meist erfolgt die Einlage eines Paukenröhrchens im Zusammenhang mit einer Adenoidektomie, so daß eine Intubation erforderlich ist. Zur Entfernung eines Paukenröhrchens ist jedoch eine Maskennarkose ausreichend.

Extraktion von Bronchialfremdkörpern

➤ **Vorbemerkung:** Bei den Patienten handelt es sich meist um Kleinkinder (1.– 3. Lebensjahr), die einen festen Nahrungsbestandteil oder Spielzeugteile aspiriert haben.

➤ **Einteilung der Fremdkörper:**
  – *Einteilung nach Form:*
    • *Eindimensionale Fremdkörper* (z. B. Nadeln, Nägel, Fischgräten): Sie haben die Tendenz, bis in die tieferen Luftwege zu gelangen und sich bei der Verkürzung der Bronchien während der Exspiration in die Bronchialschleimhaut einzuspießen.
    • *Vorwiegend zweidimensionale Fremdkörper* (z. B. Knöpfe, Münzen): Sie pflegen je nach Größe in Haupt- oder Lappenbronchien steckenzubleiben, um sich dort mit ihrem größten Durchmesser in die Saggitalebene zu stellen. Starkes Husten kann eine Horizontalstellung des Fremdkörpers und damit einen vollständigen Bronchusverschluß verursachen.
    • *Glatte dreidimensionale Fremdkörper* (z. B. Perlen, Erbsen, Glaskugeln): Sie gelangen entsprechend ihrer Größe und Schwere soweit nach distal, wie es das Bronchuslumen erlaubt. Der Bronchus wird dabei meist komplett verschlossen.
    • *Dreidimensionale Fremdkörper mit rauher oder unregelmäßiger Oberfläche* (z. B. Steine, Kerne, Spielzeug): Meist erfolgt kein vollständiger Bronchusverschluß, jedoch kann sich rasch ein Ventilmechanismus ausbilden.
  – *Einteilung nach Material:*
    • *Anorganische Fremdkörper* (z. B. Stecknadeln, Zahnkronen): Vorwiegend werden Stecknadeln von Kindern aspiriert, die im rechten Haupt- oder Unterlappenbronchus steckenbleiben. Der Verdacht einer Aspiration wird oft erst durch eine Infektion erweckt.

- *Organische Fremdkörper* (z. B. Erdnüsse): Erdnüsse werden oft von Kleinkindern aspiriert. Aufgrund ihrer Quellbarkeit führen sie rasch zu einem Bronchusverschluß. Bleiben sie primär unentdeckt, bilden sich in der Folge eine Bronchopneumonie sowie ausgeprägte Veränderungen des betroffenen Bronchus (Schwellungen, Ulzerationen, Granulationen) aus.

➤ **Symptome:** Die Symptome einer akuten Fremdkörperaspiration sind anfallsartiger Husten, evtl. Luftnot und Zyanose und (retrosternale) Schmerzen. Bleibt die Fremdkörperaspiration primär unentdeckt, bilden sich in der Folge schwer therapierbare bronchopulmonale Infekte der betroffenen Seite aus.

➤ **Folgen der veränderten Belüftungsverhältnisse:**
  - *Partielle Obstruktion:* Es kommt zu Belüftungseinschränkungen der poststenotischen Abschnitte. Der Fremdkörper kann unter Umständen lange Zeit im Bronchuslumen verweilen, ohne Komplikationen zu verursachen.
  - *Inspiratorische Ventilstenose:*
    - Der Fremdkörper wird während der Inspiration von der einströmenden Luft gegen den ödematös veränderten Schleimhautanteil des Fremdkörpers (Schwellungswall) gedrückt, so daß die distalen Abschnitte nicht oder nur schlecht belüftet werden. Die exspiratorische Luft kann entweichen, da der Fremdkörper von der Enge weggedrückt wird. Die poststenotischen Abschnitte werden früher oder später atelektatisch.
    - Die Gefahr einer inspiratorischen Ventilstenose besteht darin, daß der Fremdkörper bei einem kräftigen Hustenstoß in die Trachea geschleudert und dann erneut aspiriert werden kann. Erfolgt die neuerliche Aspiration (aufgrund der Sogwirkung der gesunden Lungenabschnitte) kontralateral, kann im Extremfall das gesamte Bronchialsystem verlegt sein (auf der einen Seite durch die Schwellung, auf der Gegenseite durch den Fremdkörper). Eine solche Komplikation ist um so wahrscheinlicher, je weiter proximal im Bronchialsystem der Fremdkörper ist (präoperative Röntgendiagnostik!).
  - *Exspiratorische Ventilstenose:* In diesen Fällen sitzt der Fremdkörper distal des Schwellungswalles. Die Inspirationsluft kann zwar in die betroffenen Lungenabschnitte ein-, jedoch nicht mehr ausströmen. Ein Lungenemphysem ist die Folge. Komplikationen durch Pneumothorax, Mediastinal- und Hautemphysem können hinzukommen. Mitunter kann der Ventilmechanismus nach Extraktion des Fremdkörpers durch Granulationsgewebe weiterbestehen.

➤ **Diagnostik:**
  - Neben Anamnese und klinischer Untersuchung ist die Röntgenaufnahme des Thorax wichtig. Teilweise läßt sich ein Fremdkörper direkt nachweisen oder es gibt indirekte radiologische Zeichen, z. B. ein Pendeln des Mediastinums bei Durchleuchtung.
  - Liegt eine rein inspiratorische Ventilstenose vor, so wird bei forcierter Inspiration das Mediastinum zur kranken Seite verlagert. Gleichzeitig zeigt sich inspiratorisch ein Zwerchfellhochstand.
  - Bei einer rein exspiratorischen Ventilstenose ist die Atemmechanik während der Inspiration nicht eingeschränkt. Auf der Höhe der Exspiration entsteht auf der kranken Seite ein Überdruck, so daß das Mediastinum zur gesunden Seite verlagert wird.

➤ **Anästhesiologische Besonderheiten:**
  – Bei Verdacht auf eine Fremdkörperaspiration, akuten respiratorischen Symptomen und nicht nüchternen Kindern muß in Zusammenarbeit von Operateur und Anästhesist eine Nutzen-Risiko-Abwägung erfolgen (bei ausgeprägter Symptomatik muß Nicht-Nüchternheit in Kauf genommen werden).
  – Bildet sich in der Folge einer Fremdkörperaspiration ein bronchopulmonaler Infekt, zeigen die Patienten bisweilen hohes Fieber und können exsikkiert sein.
  – Ein vor längerer Zeit aspirierter Fremdkörper kann aufgrund des gebildeten Granulationsgewebes Schwierigkeiten bei der Extraktion bereiten.
  – Die Patienten bzw. die Eltern sind über intra- und postoperative Atem- und Kreislaufkomplikationen sowie über eine mögliche Intensivtherapie aufzuklären.

➤ **Narkoseeinleitung und -führung:**
  – Das Legen eines venösen Zugangs ist obligat.
  – Die Fremdkörperextraktion erfolgt normalerweise über ein starres Bronchoskop. Hierüber ist eine manuelle Beatmung mit der Zufuhr von O_2 und Inhalationsanästhetikum möglich, aus Sicherheitsgründen sollte während des Eingriffs mit einer FiO_2 von 1,0 beatmet und auf Lachgas verzichtet werden.
  – Wenn keine schwere Atemwegsobstruktion vorliegt, kann die Narkose nach Gabe von 0,01 mg/kg KG Atropin mit 1 – 2 mg/kg KG Ketamin eingeleitet werden; nach suffizienter Maskenbeatmung wird mit einem kurz wirkenden nichtdepolarisierenden Muskelrelaxans relaxiert. Eine geringe Dosis eines Benzodiazepins (z.B. Midazolam) kann ebenfalls verabreicht werden.
  – Liegt eine ausgeprägte Atemwegsstenose vor, sollte die Spontanatmung möglichst erhalten bleiben, die Einleitung erfolgt per inhalationem (s. S. 120) ohne Lachgas, eine Muskelrelaxierung unterbleibt.
  – ◉ *Cave:* Bei Vorliegen eines Ventilmechanismus darf der Patient auf keinen Fall beatmet werden; Verstärkung des Airtrapping, Mediastinalverschiebung und Kreislaufdepression bis hin zum Kreislaufstillstand können die Folge sein!
  – Die Inhalationsnarkose ist ausreichend tief, wenn die Bulbi mittelständig, die Pupillen eng und die Atemzüge gleichmäßig sind. Um die Gefahr von Pressen, Husten und Laryngospasmus zu mindern, kann eine Minute vor Einführen des Bronchoskopes 1 mg/kg KG Lidocain i.v. oder Lidocain-Spray auf Larynx und Trachea appliziert werden.
  – Bei der Extraktion des Fremdkörpers sind aufgrund der stark verminderten FRC Hypoxämien möglich, daher ist eine sorgfältige Überwachung mit dem Pulsoximeter unbedingt erforderlich.
  – Nach erfolgter Extraktion oder Teilextraktion des Fremdkörpers kann der Patient über das Bronchoskop beatmet werden; Relaxierung und Beatmung sind nach Beseitigung des Ventilmechanismus ungefährlich.
  – Zur Verminderung der Gefahr postoperativer Schleimhautödeme im Bereich von Glottis, Trachea und Bronchien empfiehlt sich die Gabe von 3 – 5 mg/kg KG Prednisolon i.v.
  – Nach Manipulationen im Bronchialsystem kann es auch zu einem Bronchospasmus kommen. Die Therapie besteht in Berodual Spray (1 Hub), 3 mg/kg KG Theophyllin, 5 – 10 mg/kg KG Prednisolon.
  – Bei Auftreten schwerer Atemstörungen müssen die Patienten intubiert werden; der Tubus wird belassen, bis sich das Ödem zurückgebildet hat.

39.4 Kinderanästhesie in der HNO-Chirurgie

Bilaterale Choanalatresie

➤ Eine angeborene bilaterale Choanalatresie kann eine respiratorische Notfallsituation werden, da Säuglinge – bedingt durch den hochstehenden Kehlkopf und die lange Epiglottis – obligate Nasenatmer sind.
➤ Das Trinken ist meist nicht möglich, die Ernährung erfolgt über eine Magensonde.
➤ Oft werden die Neugeborenen bereits intubiert und beatmet in den OP gebracht; postoperativ erfolgt die Rückverlegung des beatmeten Kindes im Transportinkubator auf eine pädiatrische Intensivstation.

Kruppsyndrom

➤ **Vorbemerkung:** Die meisten Kinder mit stenosierender Laryngitis werden üblicherweise in eine Kinderklinik eingeliefert. Als Differentialdiagnose zur Fremdkörperaspiration und bei höhergradigem Stridor werden die Patienten zum Teil auch primär einer Hals-Nasen-Ohrenklinik zugewiesen.
➤ **Formen und Charakteristika** Tab. 88.

Tabelle 88   Ätiologien und Charakteristika des Pseudokrupps

Krankheitsbild	Ätiologie	Klinische Charakteristika
akuter infektiöser Krupp (Laryngitis hypoglottica, virale Laryngotracheitis, Pseudokrupp im engeren Sinne)	Parainfluenzaviren (RS-, Adeno-Influenzaviren)	Beginn mit Erkältung während 1–3 Tagen, inspiratorischer Stridor, bellender Husten, Heiserkeit, Einziehungen
Spastischer Krupp (spasmodic croup, recurrent croup)	allergisch-infektiöse Genese wahrscheinlich	nächtlicher Befall aus vollem Wohlbefinden mit Atemnot, bellendem Husten und inspiratorischem Stridor
bakterielle Laryngotracheobronchitis	Staphylococcus aureus, Pneumokokken, Haemophilus influenzae	rasch progredienter Verlauf mit hohem Fieber, Stridor, Einziehungen, Husten, Heiserkeit, gelegentlich Schluckschmerzen

➤ **Symptome und Stadien:** Unter fieberhaftem Infekt der oberen Atemwege meist rasch zunehmender bellender Husten, Heiserkeit und Stridor.
  – *Stadium I:* Bellender Husten, Heiserkeit.
  – *Stadium II:* Zusätzlich inspiratorischer Stridor, leichte Einziehungen.
  – *Stadium III:* Konstanter Stridor, starke Einziehungen, Blässe, Tachykardie, Dyspnoe.
  – *Stadium IV:* Zusätzliche Zyanose oder Blässe, rasche respiratorische Dekompensation.
➤ **Komplikation:** In sehr schweren Fällen kann es zur Asphyxie kommen. Meist ist jedoch eine Intubation beim Pseudokrupp nicht erforderlich. Die Therapie besteht in der Anfeuchtung der Atemluft, ab Stadium II Mikronefrin-Inhalation (0,4 ml auf 4 ml Aqua dest.), ab Stadium III Gabe von Glukokortikoiden (Rectodelt supp 100 mg). In Sonderfällen sollte eine Sedierung erfolgen, eine Intubation ist selten notwendig, erst ab Stadium IV.

➤ **Differentialdiagnose:** Die wichtigste Differentialdiagnose zum Pseudokrupp ist die akute Epiglottitis, s. Tab. 89.

– Die *Therapie der Epiglottitis* besteht in der Anfeuchtung der Atemluft, evtl. Mikronefrininhalation (0,4 ml auf 4 ml Aqua dest.), Antibiose (z. B. Ampicillin 200 – 300 mg/d i. v. über 8 – 10 Tage) und bei schwerer Dyspnoe in der Intubation.

◉ *Cave:* Die Intubation bei Epiglottitis kann extrem schwierig sein und darf nur durch einen sehr erfahrenen Anästhesisten durchgeführt werden! Jegliche Manipulation, z. B. das Legen eines venösen Zugangs, kann zur Dekompensation führen, es muß jederzeit mit einem plötzlichen Atemstillstand gerechnet werden. Daher muß die Intubation in Koniotomiebereitschaft durchgeführt werden!

– *Narkoseeinleitung:*

• Die Spontanatmung sollte möglichst lange erhalten werden, die Einleitung erfolgt daher per inhalationem mit Sevofluran oder mit Ketamin, das bei Fehlen eines venösen Zugangs auch i.m. gegeben werden kann. Es wird vorsichtig eine assistierte Maskenbeatmung durchgeführt und bei ausreichender Narkosetiefe ein venöser Zugang gelegt. Opioide und Muskelrelaxantien sollten vermieden werden.

• Die Intubation erfolgt unter direkter Laryngoskopie oder bronchoskopisch unter Spontanatmung.

◉ *Im Notfall* muß eine Koniotomie durchgeführt werden (s. S. 65).

Tabelle 89 Differentialdiagnose Epiglottitis und akuter infektiöser Krupp

	Epiglottitis	akuter infektiöser Krupp
Alter (meist)	2 – 7 J.	$^1/_2$ – 2 J.
vorbestehende virale Infektionen	– (bis+)	+
Verschlechterung	rasch	variabel
Körperstellung	sitzend	nicht typisch
inspiratorischer Stridor	– bis +++	+++
Fieber	+++	+ bis +++
Blässe	+++	+
Schluckakt schmerzhaft	+++	–
Dysphagie	+++	–
kloßige Sprache (hot potato voice)	+++	–
Speichelfluß	+++	–
Heiserkeit	–	+++
bellender Husten	–	+++

Ruhigstellung des Bulbus

➤ **Vorbemerkung:** Ein ruhiges Operationsfeld ist die Voraussetzung für Operationen am Auge, besonders bei Eingriffen unter dem Operationsmikroskop. Bewegungen des Patienten oder des Auges während der Operation können das Auge schädigen.

➤ **Komplikationen bei inadäquater Bulbusruhigstellung:** Intraokuläre Blutungen (durch Verletzungen mit dem ophthalmologischen Instrumentarium), Anstieg des Augeninnendrucks und Glaskörperaustritt bei Operationen am offenen Auge, Verlust der Sehkraft.

➤ **Die Ruhigstellung des Bulbus wird erreicht** durch eine
– *Retrobulbäre Blockade* (Lokalanästhesie).
– *Allgemeinanästhesie* mit ausreichender Narkosetiefe, ggf. mit Muskelrelaxation.

Augeninnendruck

➤ **Physiologie:** Der normale Augeninnendruck beträgt 12–16 mmHg, im Liegen erfolgt ein Anstieg um 2–3 mmHg. Er ist abhängig vom Gleichgewicht zwischen der Produktion von Kammerwasser und dessen Drainage sowie von Schwankungen des Blutvolumens der Chorioidea. Glaukom:Pathologische Steigerung des Augeninnendrucks auf > 25 mmHg aufgrund einer gestörten Kammerwasserdrainage.

➤ **Einfluß von Anästhetika:** Während einer Allgemeinanästhesie mit volatilen Anästhetika sinkt der Augeninnendruck auf 8–10 mmHg.

🔅 *Vorsicht:* Perioperativ muß ein Anstieg des Augeninnendrucks vermieden werden! Plötzliche Druckanstiege können zum Herauspressen von Glaskörper und Verlust des Sehvermögens führen.

➤ **Faktoren, die den Augeninnendruck erhöhen:**
– *Ausgeprägter Effekt:*
• Steigerung des zentralvenösen Drucks (venöse Stauung).
• Intubationsmanöver.
• Husten und Pressen (z.B. bei Extubation oder zu flacher Narkose; hier ist ein Druckanstieg um mehr als 30 mmHg möglich).
• Erbrechen.
– *Geringerer Effekt:* Blutdruckanstieg, Hyperkapnie (z.B. bei Hypoventilation), Hypoxämie, Succinylchloin (Druckanstieg bis zu 10 mmHg über 5 Min.), Ketamin (Druckanstieg um 2–8 mmHg möglich).

➤ **Faktoren, die den Augeninnendruck senken:**
– *Acetazolamid* (Diamox) 250 mg i.v.; Wirkungseintritt nach einigen Minuten.
– *Mannit* (max. 1 g/kg KG über 15–30 Min. infundieren).
– *Volatile Anästhetika* (Drucksenkung bis zu 20 mmHg in tiefer Inhalationsanästhesie).
– *Intravenöse Anästhetika und Opioide* (passagerer Effekt).
– *Nicht depolarisierende Muskelrelaxantien.*
– *Hypokapnie* (z.B. Hyperventilation).

Okulokardialer Reflex

➤ **Physiologie:** Es handelt sich um einen vagalen Reflex; die afferente Leitung erfolgt über den N. trigeminus, die efferente Leitung über den N. vagus.
➤ **Vorkommen:** Er kommt vor bei Druck auf den Bulbus oculi und bei Zug an den äußeren Augenmuskeln; dementsprechend tritt er besonders häufig bei Schieloperationen und bei der Retrobulbärblockade auf. *Begünstigende Faktoren* sind eine Hyperkapnie oder Hypoxämie, eine flache Narkose und ein erhöhter Vagotonus.
➤ **Symptome:** Bradykardie bis zur Asystolie, AV-Block, Knotenrhythmen, Bigeminus, Extrasystolie.
➤ **Maßnahmen:**
  – Prophylaktische Gabe von 0,5 mg Atropin i. v. vor OP-Beginn, besonders bei Schiel- und Amotio-OPs.
  – Achten auf eine ausreichende Narkosetiefe.
  – Unterbrechen des auslösenden Stimulus (Operateur informieren).
  – Bei Fortbestehen der Herzrhythmusstörung Gabe *von 0,5 mg Atropin i. v.* bzw. bei Kindern 0,01 mg/kg KG.
  – Ggf. Infiltration der äußeren Augenmuskeln mit Lidocain.

Systemische Reaktionen auf lokal applizierte Ophthalmika

➤ **Physiologie:** Eine systemische Reaktion auf lokal applizierte Ophthalmika kann durch Resorption über die Schleimhäute des Tränennasengangs bzw. über die Konjunktiven zustandekommen.
➤ **Häufig verwendete Ophthalmika:**
  – *Phenylephrin* (Neo-Synephrin Augentropfen in 2,5 %iger oder 10 %iger Lösung):
    • Indikation: Herbeiführen einer Mydriasis, Abschwellen von Kapillaren.
    • Dosierung: Max. 1 Tropfen der 2,5 %igen Lösung (entsprechend 1 mg) pro Auge und Stunde.
    • Komplikationen: Beim anästhesierten Patienten kann es zu Hypertonie und evtl. Reflexbradykardie kommen, eher allerdings zu Tachykardie und Arrhythmie; beim Patienten mit Retrobulbäranästhesie zusätzlich zu Kopfschmerzen, Übelkeit und Erbrechen.
  – *Adrenalin* (Suprarenin, die 2 %ige Lösung enthält 0,8 mg/Tropfen):
    • Indikation: Senkung der Kammerwasserproduktion, Verbesserung der Kammerwasserdrainage und damit Senkung des Augeninnendrucks bei Glaukompatienten.
    • Komplikationen: Beim anästhesierten Patienten kommt es zu Hypertonie, Tachykardie und Arrhythmie; beim Patienten mit Lokalanästhesie können zusätzlich Herzklopfen und Schwindel auftreten.
    • Intraoperativ wird der Spüllösung oft Adrenalin zugesetzt, um die Pupille weit zu halten, daher muß bei einem übermäßigen Blutdruckanstieg umgehend der Operateur verständigt und die Spüllösung gewechselt werden. Bei Säuglingen und Kleinkindern kann es zu einem solch überproportionalen Blutdruckanstieg kommen, im Extremfall sind sogar Subarachnoidalblutungen möglich.

40.1 Besonderheiten

◉ *Cave:* Am erkrankten, traumatisierten oder instrumentierten Auge tritt die systemische Wirkung lokal applizierter Sympathomimetika sehr schnell ein (vergleichbar mit einer i.v.-Gabe)! Besonders gefährdet durch die systemischen Wirkungen sind Patienten mit kardiovaskulären Vorerkrankungen (z.B. Hypertonie, KHK), hier sollte vor dem Einsatz eine genaue Nutzen-Risiko-Abwägung erfolgen.

– Beta-Blocker (z.B. Betaman 3%, Vistagan):
  • Indikation: Herbeiführen einer Miosis (bei Glaukompatienten).
  • Komplikationen: Es kann zu einer Bradykardie und einem Bronchospasmus kommen, eine Verschlechterung einer bestehenden Myasthenia gravis ist möglich.

– *Atropin* (1%ige Lösung, hier enthält 1 Tropfen 0,2–0,5 mg Atropin), *Scopolamin* (0,2–0,5%ige Lösung):
  • Indikation: Therapeutische Mydriasis (Wirkdauer bis zu 2 Wochen).
  • Komplikationen: Vor allem bei Kindern kommt es zu einer trockenen, rötlichen Haut, zu Fieber und Erregungszuständen.

– *Acetylcholin:* Indikation: Herbeiführen einer Miosis nach Injektion in die vordere Augenkammer. Komplikationen: Es kommt zu Bradykardie, Blutdruckabfall und Bronchospasmus.

– *Cyclopentolat:* Indikation: Herbeiführen einer Mydriasis. Komplikationen: Visuelle Halluzinationen, verwaschene Sprache, Ataxie und evtl. Auftreten von Krampfanfällen.

Anästhesierelevante unerwünschte Wirkungen von Ophthalmika

➤ **Acetazolamid (Diamox):**

– *Indikation:* Senkung der Kammerwasserproduktion und damit des Augeninnendrucks bei Glaukompatienten.

– Eingesetzt wird Acetazolamid als orale Dauermedikation bei Glaukompatienten oder zur intravenösen Therapie eines akuten Glaukoms).

– *Komplikationen* (besonders bei oraler Dauermedikation, bedingt durch die alkalische Diurese): Hypokaliämie und Hyponatriämie. Dehydratation und daraus resultierende Hypotonien bei Narkoseeinleitung. Metabolische Azidose.

Prämedikationsvisite

➤ **Vorbemerkung:** In der Augenheilkunde finden sich zwar Patienten aller Altersgruppen, jedoch ist der Anteil geriatrischer Patienten mit entsprechenden Vorerkrankungen sehr hoch.

➤ **Geriatrische Patienten – häufige Begleiterkrankungen:** Arterielle Hypertonie, koronare Herzerkrankung, Diabetes mellitus, zerebrovaskuläre Insuffizienz, chronisch obstruktive Lungenerkrankungen.

➤ Auch Patienten, bei denen eine Lokalanästhesie mit Stand-by durch die Anästhesie geplant ist, werden in üblicher Weise bei der Prämedikationsvisite besucht und über eine eventuelle Narkose aufgeklärt.

🔵 *Tip:* Viele Augenoperationen (z. B. Katarakt-OP) sind absolut elektive Eingriffe. Für eine optimale Vorbereitung des Patienten steht daher meist genug Zeit zur Verfügung!

Medikamentöse Prämedikation

➤ **Forderungen an die medikamentöse Prämedikation bei Operationen am Auge:**
  – Der Augeninnendruck darf nicht ansteigen (s. auch S. 518).
  – Übelkeit und Erbrechen müssen vermieden werden.
  – Anxiolyse.
  – Bei Stand-by-Verfahren sollte die Kooperativität des Patienten nicht beeinträchtigt sein (Patient darf nicht schlafen).

➤ **Benzodiazepine** sind für die Prämedikation in der Augenheilkunde gut geeignet, z. B. Midazolam 0,05 – 0,1 mg/kg KG p.o. 45 Min. vor dem Eingriff oder Midazolam 0,03 mg/kg KG i.m. 30 Min. vor dem Eingriff.

➤ Patienten, die in Lokalanästhesie operiert werden, erhalten in der Regel am OP-Tag keine oder nur eine sehr leichte medikamentöse Prämedikation.

➤ Bei alten Patienten oder Patienten mit eingeschränkten Organfunktionen sollte eine Dosisreduktion erfolgen.

Wahl des Anästhesieverfahrens

➤ Viele Eingriffe in der Ophthalmologie sind sowohl in Lokalanästhesie als auch in Allgemeinanästhesie durchführbar. Eine Entscheidung über das geeignete Verfahren fällt nach einer genauen Nutzen-Risiko-Abwägung (z. B. Vorerkrankungen und Kooperativität des Patienten, Dauer und Kompliziertheit des Eingriffs).

Lokalanästhesie

➤ **Indikationen:** Kataraktoperation, Spülung der vorderen Augenkammer, periphere Iridektomie, Blepharoplastik.

➤ **Kontraindikationen:** Verwirrte Patienten, unkooperative Patienten, Psychosen, Patienten mit Erkrankungen des Bewegungsapparates (längeres ruhiges Liegen auf dem Operationstisch nicht möglich).

➤ **Durchführung:** Der Operateur führt eine Retrobulbärblockade durch, indem der hinter dem Bulbus liegende Muskelkonus mit 5 – 7 ml Lokalanästhetikum (Cave, evtl. Adrenalinzusatz!) infiltriert wird. Hierdurch wird eine Ruhigstellung des Bulbus durch Blockade der motorischen, die Augenmuskeln versorgenden Nervenäste erreicht.

➤ **Komplikationen:**
– Lokale Schädigung des Auges bei Bewegungen des Patienten während chirurgischer Manipulationen.
– Unruhe des Patienten (hier muß immer eine Hypoxie ausgeschlossen werden!).
– Okulokardialer Reflex bei Durchführung der Lokalanästhesie (s. S. 519).
– Hypertonie des Patienten durch Aufregung, Streß.
– Intravaskuläre Injektion des Lokalanästhetikums mit der Folge von Krampfanfall, kardialer Depression.
– Ausbreitung des Lokalanästhetikums entlang der Optikusscheide ins ZNS mit passageren Bewußtseinsstörungen.

➤ **Anästhesiologische Gesichtspunkte:**
– Wenn der Anästhesist auf Wunsch des Operateurs bei Eingriffen in Lokalanästhesie eine Stand-by-Funktion (Überwachung der Vitalparameter) übernimmt, erfolgt die gleiche Vorbereitung (Prämedikation) des Patienten wie für eine Allgemeinanästhesie. Ein intravenöser Zugang sowie das perioperative Monitoring sind obligat.
– Auch bei einer Stand-by-Überwachung müssen Vorbereitungen zur Durchführung einer Allgemeinanästhesie (Bereitlegen entsprechender Medikamente, Tubus etc.) getroffen werden.
– Monitoring: EKG, Blutdruckkontrolle, Pulsoximetrie.
– Eine zu starke Sedierung des Patienten durch die Prämedikation sollte vermieden werden, da sonst die Kooperation beeinträchtigt ist.
– Die Zufuhr von Sauerstoff (2 – 4 l/Min.) über Nasensonde oder Maske ist empfehlenswert.

Allgemeinanästhesie

➤ **Vorbemerkung:** Wegen der engen Nachbarschaft von Operationsgebiet und Atemwegen sollte eine Allgemeinanästhesie immer als Intubationsnarkose durchgeführt werden.

🔷 *Tip:* Perioperativ sind die Atemwege schwer zugänglich. Daher sollten die Beatmungsschläuche und der Endotrachealtubus speziell gegen Diskonnektion gesichert werden!

➤ **Ziele der Allgemeinanästhesie:** Immobilisierung des Bulbus, Vermeidung eines Anstiegs des Augeninnendrucks, Kontrolle des okulokardialen Reflexes (s. S. 519).

➤ **Narkoseeinleitung:**
– Das Monitoring entspricht dem Standardmonitoring bei einer Allgemeinanästhesie (s. S. 15).
– Bei geriatrischen Patienten kann es im Rahmen der Narkoseeinleitung zu schweren Blutdruckabfällen kommen, daher sollte vor der Einleitung ausreichend Volumen substituiert und eine Bolusgabe von Propofol vermieden werden.
– Vor der Einleitung wird zur Prophylaxe schwerer Bradykardien 0,2 mg Glycopyrroniumbromid (Robinul) oder 0,5 mg Atropin verabreicht.
– Die Intubation erfolgt in der Regel in ausreichender Narkosetiefe nach Relaxierung mit nichtdepolarisierenden kurzwirksamen Muskelrelaxantien.
– Bei der Maskenbeatmung vor der Intubation darf mit der Beatmungsmaske kein Druck auf das erkrankte Auge ausgeübt werden.

➤ **Narkoseführung:**
- Die Fortführung der Allgemeinanästhesie erfolgt meist als TIVA (s. S. 124), kann jedoch auch als balancierte Anästhesie (s. S. 120) erfolgen.
- Intraoperativ sollte eine gute Muskelrelaxation gewährleistet sein, da es sonst über eine Kontraktion der Augenmuskeln zum Anstieg des Augeninnendruckes kommt (Neuromuskuläres Monitoring!).
- Eine Hypertonie sollte intraoperativ vermieden werden.
- ⊙ *Tip:* Treten intraoperativ Bradykardien auf, so werden 0,5 – 1 mg Atropin verabreicht. Die Anschlagzeit von Robinul ist für die akute Therapie zu lang!

➤ **Narkoseausleitung:** Grundsätzlich sind Husten, Pressen und Erbrechen zu vermeiden, besonders nach Operationen am offenen Auge. Daher sollten vor der Extubation der Mund- und Rachenraum gründlich abgesaugt und Bewegungen des Endotrachealtubus vermieden werden.

➤ **Komplikationen:**
- Patientenbewegungen während chirurgischer Manipulation können zu einer lokalen Schädigung des Auges führen.
- Perioperativer Anstieg des Augeninnendrucks durch postoperatives Erbrechen oder intraoperatives Husten und Pressen (z.B. bei In- oder Extubation, zu flacher Narkoseführung oder bei Lageveränderungen des Kopfes durch den Operator); daher sollten eine adäquate Narkosetiefe und Muskelrelaxation gewährleistet sein.

➤ **Postoperatives Vorgehen:**
- Husten und Pressen vermeiden, ggf. indem die antitussive Wirkung von Opioiden ausgenutzt wird.
- Erbrechen vermeiden, Übelkeit sollte frühzeitig mit Antiemetika behandelt werden (z.B. kleine Dosen Droperidol, 1,25 – 2,5 mg i.v.).
- Der Oberkörper sollte 20° hochgelagert und eine Hypertonie (ggf. durch frühzeitigen Einsatz von Antihypertensiva) vermieden werden.
- Eingriffe am Auge sind in der Regel wenig schmerzhaft; eine Schmerztherapie ist meist erforderlich bei Enukleationen, transkonjunktivaler Kryochirurgie und Ablatiooperationen.
- ⊙ *Tip:* Bei plötzlich auftretenden Schmerzen muß ein Glaukomanfall ausgeschlossen werden (Augenarzt verständigen!).

40.3 Spezielle ophthalmologische Eingriffe

Eingriffe am offenen Auge

➤ **Kataraktoperation, Keratoplastik Vitrektomie:** Es gelten die vorstehend genannten Grundsätze für Lokal- und Allgemeinanästhesien.

➤ **Glaukomoperation:** Die Applikation von Succinylcholin und Ketamin sollte vermieden werden. Ausnahmen sind die zu erwartende schwierige Intubation (bronchoskopische Intubation erwägen), die schwierige Maskenbeatmung und ein nicht nüchterner Patient.

➤ **Perforierende Augenverletzungen:**
  – Es handelt sich um ophthalmologische Notfälle.
  – Die Patienten sind oftmals nicht nüchtern, daher muß eine sog rapid sequence induction (s. S. 121) erfolgen. Zur Intubation wird mit Succinylcholin relaxiert; dies steigert zwar den Augeninnendruck, ein zusätzlicher Schaden für das verletzte Auge ist jedoch nicht zu erwarten.
  – Faktoren, die den Anstieg des Augeninnendrucks unter Succinylcholin vermindern können, sind die Präkurarisierung mit nichtdepolarisierenden Muskelrelaxantien 2 Min. vor der Applikation von Succinylcholin (Vermeidung der Muskelfaszikulation) und die Gabe von 1 mg/kg KG Lidocain 4 – 5 Min. vor der Intubation zur Dämpfung des Intubationsreizes.
  – Bei nüchternen Patienten kann zur Intubation ein Opioid gegeben werden (z. B. Alfentanil 0,5 – 1 mg); dies verhindert einen Anstieg des Augeninnendrucks.
  – Husten und Pressen perioperativ sollten vermieden werden, da die Gefahr des Glaskörperaustritts und des Visusverlustes besteht. Intubation und Narkoseführung sollten in ausreichender Narkosetiefe erfolgen, bei der Relaxation mit nichtdepolarisierenden Muskelrelaxantien muß deren Wirkungseintritt abgewartet werden.
  – Die Beatmungsmaske darf beim Präoxigenieren das verletzte Auge nicht komprimieren.

🔵 *Beachte:* Bei allen Eingriffen am offenen Auge kommt der Kontrolle des Augeninnendrucks eine zentrale Bedeutung zu. Husten, Pressen und Erbrechen sind perioperativ zu vermeiden.

Sonstige Eingriffe

➤ **Diagnostische Eingriffe:** Hier ist es wichtig, daß die Bulbi achsengerecht stehen, daher muß eine ausreichend tiefe Narkose vorliegen, ggf. mit Muskelrelaxation.

➤ **Schieloperation:** Es handelt sich um einen Eingriff an den äußeren Augenmuskeln, die Patienten sind meist Klein- und Schulkinder. Succinylcholin vermeiden. Ein okulokardialer Reflex tritt häufig auf, postoperativ kommt es sehr häufig zu Erbrechen.

➤ **Ablatio retinae:** Bei dieser Operation ist eine erhebliche Verlagerung des Bulbus möglich. Postoperatives Erbrechen findet sich häufig, dieses sollte nach Möglichkeit ebenso wie Husten und Pressen vermieden werden.

➤ **Tränenwegsspülungen:** Bei den Patienten handelt es sich meist um Säuglinge. Der Eingriff sollte wegen der Aspirationsgefahr immer in Intubationsnarkose durchgeführt werden, ggf. mit Rachentamponade. Eine ambulante Durchführung des Eingriffs ist möglich.

➤ **Tränenwegsrekonstruktion:** Bei diesem Eingriff ist eine Rachentamponade erforderlich.

Prämedikationsvisite

➤ **Patientengut:**
- *Säuglinge und Kleinkinder* mit angeborenen Mißbildungen wie Lippen-Kiefer-Gaumen(LKG)-Spalten und Pierre-Robin-Syndrom (hochgradige Mikrognathie, Glossoptose mit Stridor, Atemnot und thorakalen Einziehungen. Mediane Gaumenspalte, Kombination mit anderen Syndromen), gelegentlich Unfälle wie Pfählungsverletzungen an Lippen, Wangen und Rachen oder Frakturen der Schneidezähne.
- *Erwachsene Patienten mittleren Alters* mit Tumorerkrankungen im Bereich der Mundhöhle und des Pharynx. Hier finden sich anamnestisch gehäuft Alkohol- und Nikotinabusus, schlechte Mundhygiene. Begleiterkrankungen der Lunge und der Leber sind bei diesen Patienten häufig.
- *Ältere und sehr alte Patienten* mit Tumoren im Gesichtsbereich (z. B. Basaliome, Hautkarzinome). Häufig sind in dieser Altersgruppe Mundbodensenkungen und/oder Alveolarkammplastiken wegen schlecht sitzender Zahnprothesen erforderlich; alternativ erfolgt der Einsatz von Implantaten.
➤ **Anamnese:** Allgemeine Vorerkrankungen, vorausgegangene Operationen im MKG-Bereich, Radiotherapie.
➤ **Inspektion/Untersuchung** zur Abklärung möglicher Intubationsschwierigkeiten, vgl. S. 55.
- Bei kieferchirurgischen Patienten besteht eine hohe Wahrscheinlichkeit für In- und Extubationsschwierigkeiten (z. B. Tumorpatienten, intermaxilläre Verdrahtung). Fast alle Erkrankungen aus dem Bereich der Mund-, Kiefer- und Gesichtschirurgie können die Anatomie des Mund- und Rachenraumes erheblich verändern. Dies gilt in besonderem Maße für Tumoren.
- *Kieferchirurgische Erkrankungen, die zu Intubationsproblemen führen:*
  • Abszesse im Bereich des Kiefers.
  • Patienten mit intermaxillärer Verdrahtung.
  • Z. n. Tumoroperationen oder Bestrahlung im Halsbereich.
  • Schwere Hals- und Gesichtsverletzungen.
  • Angeborene Mißbildungen (z. B. Pierre-Robin-Syndrom, s. o.).
  • Immobile Halswirbelsäule.
➤ **Präoperative Abklärung:** Am Vortag der Operation muß mit dem Operateur folgendes abgesprochen werden:
- Zugangsweg der Intubation (oral oder nasal).
- Postoperative Intensivüberwachung, falls erforderlich.
- Zahl der zu kreuzenden Blutkonserven.
- Besondere Voruntersuchungen (z. B. internistisches Konsil, Lungenfunktionsprüfung etc.).
➤ **Medikamentöse Prämedikation:**
- Der Patient sollte am Operationstag möglichst rasch wieder über seine Schutzreflexe verfügen. Daher sollten im Rahmen der Prämedikation langwirkende Sedativa vermieden werden.
- In der Regel wird Midazolam in einer oralen Dosierung von 3,75 – 7,5 mg eingesetzt. Alternativ kann auch Clorazepat in einer Dosierung von 20 – 30 mg verwendet werden.
- Patienten, die nicht schlucken können, erhalten evtl. 2,5 mg Midazolam i. m.
- Kinder ab dem 1. Lebensjahr können ca. 15 Min. vor Narkosebeginn mit 0,4 – 0,5 mg/kg KG KG Midazolam rektal prämediziert werden.

41.1 Praktisches Vorgehen

– Patienten mit Luftnot und Patienten, bei denen eine bronchoskopische Intubation vorgesehen ist, erhalten grundsätzlich keine medikamentöse Prämedikation, ebenso Patienten aus anderen Kliniken vor dem Transport.

Wahl des Anästhesieverfahrens, Narkoseeinleitung und Intubation

➤ **Wahl des Anästhesieverfahrens:** Grundsätzlich werden, außer bei zu erwartenden Intubationsschwierigkeiten, die Standardverfahren der Anästhesie (s. S. 120 ff) angewandt.
➤ **Wahl des Intubationsweges:**
– Das Operationsfeld liegt meist im Bereich der oberen Atemwege. Dadurch überschneiden sich die Tätigkeitsbereiche von Anästhesie und Chirurgie. Sowohl die Behinderung der Operation durch anästhesierelevante Maßnahmen (Tubuslage, Beatmungsschläuche) als auch die Gefährdung der Atemwege durch den Operateur (Tubusdiskonnektion und -stenose, Tubusdislokation) müssen weitestgehend ausgeschlossen sein.
– Die Wahl des Intubationsweges (orotracheal oder nasotracheal) richtet sich nach der Art des Eingriffs und muß mit dem Operateur abgesprochen werden. Meist wird mit einem Spiraltubus nasotracheal intubiert. Für Männer wählt man in der Regel die Tubusgröße 7,0 (Innendurchmesser), für Frauen 6,5.
– *Orotracheale Intubation:*
  • Eingriffe im Bereich von Oberkiefer, Nase, Mittelgesicht, Orbita und Oberlippe.
  • Korrekturen einer Lippenspalte.
  • Frontobasale Liquorfistel.
  • Nasale Intubationshindernisse.
  • Notfallintubation.
– *Nasotracheale Intubation:*
  • Eingriffe im Bereich von Unterkiefer, Mundboden, Zunge und Unterlippe.
  • Eingriffe mit Okklusionsprüfung.
  • Intermaxilläre Verdrahtungen.
  • Gaumenspalten.
  • Meist bei bronchoskopischer Intubation bei zu erwartenden Intubationsschwierigkeiten.
– Betrifft der Eingriff *Mund- und Nasenraum gleichzeitig* (z. B. kieferorthopädischer Eingriff mit Verlagerung von Ober- und Unterkiefer oder Mittelgesichtsfraktur in Kombination mit Unterkieferfraktur) so wird eine intraoperative Umintubation notwendig.

Vorgehen bei schwieriger Intubation

➤ Wenn eine sehr schwierige Intubation zu erwarten ist, werden die Patienten primär wach in Oberflächenanästhesie bronchoskopisch intubiert (s. S. 64).
  🔵 *Beachte:* Der Patient sollte über alle Maßnahmen, die im Wachzustand erfolgen, informiert werden!
➤ **Konventionelle Intubation bei zu erwarteten Intubationsschwierigkeiten:**
– An Medikamenten sollte Ketamin oder Thiopental in ausreichender Menge (bei langen Intubationsvorgängen müssen kurzfristige Nachinjektionen möglich sein), Fentanyl oder Alfentanil (Vertiefung der Narkose nach Intubation), Succinylcholin und ein möglichst kurzwirksames nichtdepolarisierendes Muskelrelaxans bereitgestellt werden.

– *Zubehör schwierige Intubation* s. S. 63.
– *Narkoseeinleitung:*
  • Zunächst wird der wache Patient mehrere Minuten präoxigeniert. Nach Präkurarisierung mit einer niedrigen Dosis eines nichtdepolarisierenden Muskelrelaxans prüft man, ob die Maske dicht gehalten werden kann.
  • Gelingt das Dichthalten der Maske, so gibt man eine niedrige Dosis Thiopental (2 mg/kg KG) oder Ketamin (0,5 mg/kg KG) und versucht eine Maskenbeatmung. Gelingt dies, so wird eine konventionelle Narkoseeinleitung mit Nachinjektion des Hypnotikums und Relaxation durch Succinylcholin vorgenommen.
  • Ist eine Maskenbeatmung nicht möglich, so läßt man den Patienten aufwachen und intubiert wach bronchoskopisch (s. S. 64).
– Gelingt die Intubation nach der Relaxierung nicht auf Anhieb, so können folgende Maßnahmen die Intubationsbedingungen evtl. verbessern: Verbesserung der Kopfposition, Druck auf den Kehlkopf während der Laryngoskopie, Führungsstab in Hockeyschlägerform (Cave: Perforationsgefahr!), Aufladen der Epiglottis mit dem Laryngoskop.
– Bei Mißlingen der Intubation keine forcierten, gewaltsamen Versuche unternehmen; Schleimhautödeme oder Blutungen können eine Maskenbeatmung unmöglich machen.
◉ *Merke:* Kein Patient stirbt an der fehlgeschlagenen Intubation, sondern an dem Unvermögen, Sauerstoff in die Lunge zu bringen!

▶ **Fiberoptische bronchoskopische Intubation:**
– Der Patient sollte möglichst mit entspannter Kopfhaltung liegen. Der Nasen-Rachen-Raum wird mit Lidocain 4% (z. B. Xylocain-Spray) anästhesiert.
– Der Tubus wird auf das Bronchoskop aufgefädelt und fixiert. Die Absaugung wird angeschlossen.
– Das Bronchoskop wird durch den als weiter imponierenden Nasengang eingeführt. Kehlkopf und Trachea werden ebenfalls mit Lidocain 4% über den Absaugkanal des Bronchoskops anästhesiert (Maximaldosis beachten!). Hierfür muß der Absaugschlauch vorübergehend abgeklemmt werden.
– Nach der Applikation des Lokalanästhetikums wird das Bronchoskop zurückgezogen und für ca. 2 Min. der Wirkungseintritt abgewartet. Nach erneuter Passage der Glottis mit dem Bronchoskop den Tubus vorschieben und bei sicherer endotrachealer Lage das Hypnotikum injizieren.
– Scheitert auch die bronchoskopische Intubation, so ist die Tracheotomie in Lokalanästhesie durch den Kieferchirurgen die Methode der Wahl.

▶ **Vorgehen bei unerwarteten Intubationsschwierigkeiten, Patient in Narkose:**
– Wenn eine adäquate Maskenbeatmung möglich ist und mehrere Intubationsversuche erfolglos waren, kann man den Patienten aufwachen lassen und wach bronchoskopisch intubieren. Evtl. kann je nach Operation der Eingriff in Maskennarkose oder mit Larynxmaske durchgeführt werden. Andernfalls ist eine chirurgische Sicherung der Atemwege mittels Tracheotomie erforderlich.
◉ *Cave:* In der Extremsituation Cannot intubate, cannot ventilate muß eine Notkoniotomie durchgeführt werden (s. S. 65).

41.1 Praktisches Vorgehen

Sicherung der Atemwege nach Intubation

➤ Für die oro- bzw. nasotracheale Intubation in der Mund-Kiefer-Chirurgie werden in der Regel Woodbridge-Tuben verwendet. Entsprechend dem Intubationsweg erfolgt die Ableitung der Beatmungsschläuche nach kranial oder kaudal. Über längere Beatmungsschläuche bleibt ein entsprechender Abstand zum Operationsfeld gewahrt.

➤ Der Kopf ist in den meisten Fällen abgedeckt. Daher sind die Atemwege (Tubus, CO_2-Meßküvette, distale Beatmungsschläuche) für den Anästhesisten nicht mehr direkt zugänglich. Eine Tubusdislokation, -diskonnektion, und -stenose sind durch Lagerungsmaßnahmen, chirurgische Manipulationen und Instrumente (z. B. Sperrer) leicht möglich. Daher ist die Sicherung der Konnektionsstellen sowie der Lage von Tubus und Beatmungsschläuchen besonders wichtig.

➤ **Folgende Maßnahmen treffen:**
  – Tuben werden bis auf wenige Ausnahmen mit schmalem Pflaster in der Mittellinie befestigt, bei nasaler Intubation an der Nase bis zur Stirn, bei oraler Intubation an der Unterlippe bis zum Hals. Darüber wird ein Streifen wasserfesten Kunststoffpflasters geklebt, damit sich das Pflaster beim Desinfizieren nicht ablöst. Guedeltuben werden nach oraler Intubation nicht verwendet.
  – In den seltenen Fällen, in denen eine Pflasterfixation des Tubus nicht möglich ist, können orale Tuben an Mundweichteilen angenäht oder an Zähnen verdrahtet, nasale Tuben mittels einer transseptalen U-Naht fixiert werden.
  – Das Y-Stück wird mit einer Tuchklemme an den sterilen Abdecktüchern befestigt. Um die Beweglichkeit des Kopfes intraoperativ zu gewährleisten, wird zwischen Tubus und Y-Stück eine 20–30 cm lange Verlängerung (Gänsegurgel) eingefügt. Durch Einbettung der Kunststoffverbindungsstücke von Tubus und Verlängerung auf Schaumstoff werden Druckstellen auf der Stirn des Patienten vermieden.
  – Die Konnektionsstellen zwischen Tubus, Verlängerung, Meßküvette und Beatmungsschlauch sind durch festes Ineinanderstecken unter Drehung und zusätzlich mit längsgeklebten Pflasterstreifen zu sichern.

➤ Wegen der unzureichenden Möglichkeit, die Atemwege visuell zu kontrollieren, müssen die Diskonnektions- und Stenosealarme eng eingestellt werden.
  ◨ *Cave:* Es besteht die Möglichkeit, daß das diskonnektierte Ende des Beatmungsschlauchs durch Abdeckungsmaterial verlegt wird. In diesem Fall können Beatmungsdrücke aufgebaut werden, so daß die Diskonnektion unentdeckt bleiben kann. Der Alarm erfolgt lediglich über den Abfall des Atemminutenvolumens! Besondere Bedeutung gewinnt hier die Kapnometrie, die bei Unregelmäßigkeiten im Kurvenbild am ehesten auf eine Diskonnektion etc. hinweist.

➤ **Rachentamponade:** Bei Eingriffen im Bereich der oberen Atemwege kann als zusätzlicher Schutz vor Aspirationen und Blutansammlungen im Magen (Gefahr von postoperativem Erbrechen) eine Rachentamponade gelegt werden. Diese muß jedoch postoperativ unbedingt entfernt werden.

Lagerung

➤ Der Patient liegt auf dem Rücken, der Kopf ist in einer Kopfschale gelagert. Die Arme werden an den Körper angelagert. Ist der Tisch hierfür zu schmal, werden die Arme auf Armstützen ausgelagert.
➤ Bei älteren Patienten sollte zur Entlastung des Hüftgelenks eine Knierolle verwendet werden.
➤ Zum Schutz der Korneae wird ein vollständiger Lidschluß durch Augensalbe hergestellt. Wenn der Kopf intraoperativ vollständig abgedeckt wird, sollten spezielle Augenpflaster verwendet werden.
➤ Bei Bedarf kann der Oberkörper hochgelagert werden (15–20°), um ein möglichst blutarmes Operationsfeld zu erzielen.

Narkoseführung und Monitoring

➤ Grundsätzlich kommen in der MKG-Chirurgie die Standardverfahren der Allgemeinanästhesie (s. S. 120), TIVA oder balancierte Anästhesie, zur Anwendung.
➤ Zusätzlich zum Standardmonitoring (s. S. 15) kann als erweitertes Monitoring erfolgen:
  – Invasive arterielle Blutdruckmessung.
  – ZVD-Messung über einen Zentralvenenkatheter (die Lage ergibt sich nach Absprache mit dem Operateur meist in der V. subclavia).
  – Blasendauerkatheter bei längerdauernden Eingriffen.
  – Temperaturmessung bei längerdauernden Eingriffen (Hypothermieprophylaxe mit Warmluftdecken, bei Neugeborenen und Kleinkindern zusätzlich OP-Saal-Temperatur anheben).
  – NMT-Monitoring (s. S. 37).

Besonderheiten bei Eingriffen im Kopf- und Halsbereich

➤ **Intraoperative Blutverluste:**
  – Kopf- und Halsbereich sind gut durchblutet. Entsprechend können je nach Eingriff ausgedehnte Blutverluste auftreten, vor allem bei folgenden Eingriffen:
    • Ausgedehnte Operationen (z. B. Tumorchirurgie).
    • Eingriffe mit Knochenbeteiligung (z. B. Entfernung von Weisheitszähnen, Umstellungsosteotomien von Ober- oder Unterkiefer).
    • Größere Galeaverschiebelappen.
  – Um ein blutarmes Operationsfeld zu erhalten und die Blutverluste möglichst gering zu halten, werden folgende Maßnahmen getroffen:
    • Adrenalinhaltiges Lokalanästhetikum injizieren. Dieses wird in unterschiedlichem Ausmaß systemisch resorbiert, Tachykardie, Hypertonie und Koronarspasmen können induziert werden. Kardiozirkulatorische Vorerkrankungen sind daher eine Kontraindikation für Lokalanästhetika mit Vasokonstriktorenzusatz.
    • *Cave*: Läßt postoperativ die Wirkung der Vasokonstriktorenzusätze nach, kann es zu verstärkten Nachblutungen kommen!
    • Hypertonien vermeiden.
    • Oberkörperhochlagerung.

➤ **Sonstiges:**
– Kopf- und Halsbereich sind sehr schmerzempfindlich und Ursprung zahlreicher reflektorischer Erregungsabläufe (z.B. Reflexbradykardie). Kurzfristige Asystolien bei Manipulationen im Bereich des Karotissinus sind möglich. Die Reflexmechanismen können durch eine zusätzliche Lokalanästhesie im Bereich des Operationsgebietes gemindert werden.
– Bei Eingriffen in der unmittelbaren Nähe von größeren Nerven sollten Muskelrelaxantien gemieden werden, insbesondere wenn eine Nervenstimulation (z.B. N. facialis) durch den Operateur erfolgt.

Narkoseausleitung und Extubation

➤ Postoperativ sind die Patienten hauptsächlich durch Blutungen und Schwellungen im Bereich der oberen Atemwege, die bis zu 72 Std. postoperativ auftreten können, gefährdet. Bei nicht nüchternen Patienten (Notfalleingriffe, verschlucktes Blut) kommt die Gefahr des Erbrechens hinzu. Die Extubation erfolgt daher grundsätzlich beim wachen Patienten, der seine Schutzreflexe wiedererlangt hat.

➤ **Eingriffe, die zu Komplikationen prädisponieren:**
– Ausgedehnte Tumorexstirpationen (z.B. Pharynx, Mundboden, Zunge, Neck dissection).
– Kieferosteosynthesen, kieferorthopädische Eingriffe.
– Drainage ausgedehnter Abszesse.

➤ Eine Reintubation kann ausgesprochen schwierig sein. Im Zweifelsfall sollte eine Tracheotomie vorgenommen werden oder der Tubus zur Sicherung der Atemwege einige Tage belassen werden. Wird dennoch eine Extubation angestrebt, können bei zu erwartender Schwellung intraoperativ prophylaktisch Kortikosteroide gegeben werden; häufig wird dies intraoperativ schon vom Operateur gewünscht.

➤ Patienten, bei denen postoperativ mit einer Verlegung der Atemwege gerechnet werden muß, werden intubiert auf die Intensivstation verlegt. Ebenso werden Patienten nach ausgedehnten Tumoroperationen in der Regel nachbeatmet und intensivmedizinisch überwacht.

👁 *Beachte:* Nach Operationen im Bereich des Kehlkopfes müssen bei der Extubation alle Vorbereitungen für eine eventuelle Reintubation getroffen sein! Gleiche Vorbereitung und gleiches Vorgehen wie bei schwieriger Intubation (s. S. 63).

Abszeß

➤ Abszesse sind meist dentogener Genese. Eine Eröffnung findet meist in Allgemeinanästhesie statt, da Lokalanästhesieverfahren im entzündeten Gewebe versagen.

➤ Trotz relativer Dringlichkeit kann die Nüchternheit meist abgewartet werden.

➤ Intraorale Eingriffe erfordern aufgrund der Aspirationsgefahr immer eine Intubation. Diese erfolgt in der Regel nasal, kann aber bei Intubationsschwierigkeiten auch oral erfolgen. Wenn kein Anhalt für eine schwierige Intubation vorliegt, kommen die Standardverfahren der Allgemeinanästhesie (s. S. 120) zur Anwendung.

➤ Bei einer ausgedehnten Mundboden- und Halsphlegmone muß mit einer *Kieferklemme* und entsprechenden *Intubationsproblemen* gerechnet werden. Eine schmerzbedingte reflektorische Kieferklemme kann sich nach der Narkoseeinleitung lösen, bei ausgedehntem Abszeß mit Induration ist dies jedoch keineswegs sicher. Im Zweifelsfalle sollte daher immer eine bronchoskopische Intubation erfolgen. Bei einer länger als eine Woche bestehenden Infektion kann wegen des entstandenen Narbengewebes mit einer Lösung der Kieferklemme nicht mehr gerechnet werden.

➤ Perioperativ sind die Patienten durch die *Aspiration von Blut und Eiter* gefährdet. Bei der Intubation können Zähne herausbrechen (oft desolater Zahnstatus), Abszesse eröffnet oder Blutungen induziert werden. Entsprechende Vorsichtsmaßnahmen sind zu treffen, vor allem muß ein leistungsfähiger Sauger bereitstehen. Blut und Eiter können sich im Rachen und Magen ansammeln, daher muß postoperativ vor der Extubation sorgfältig abgesaugt (ggf. Magensonde) oder ggf. intraoperativ eine Rachentamponade gelegt werden.

Gesichtsschädeltrauma

➤ Gesichtsschädelverletzungen sind häufig kombiniert mit anderen Verletzungen (s. Polytrauma, S. 381): Schädel-Hirn-Trauma, HWS-Verletzung, Thoraxtrauma, Milz- oder Leberruptur.

➤ **Anästhesiologische Besonderheiten:**
  – Die Blutverluste sind schwer abschätzbar.
  – Die Patienten sind nicht nüchtern (Notfallpatienten, verschlucktes Blut).
  – Die Atemwege können eingeengt und verlegt sein durch:
    • Aspiration von Blut, Zähnen, Zahnprothesen(teilen) und Erbrochenem.
    • Weichteilverletzungen.
    • Zurückfallen der Zunge bei doppelseitiger Unterkieferfraktur.
    • Kieferklemme bei Frakturen mit Gelenkbeteiligung (z. B. Unterkiefer- und Jochbogenfrakturen).
    • Verschieben eines frakturierten Oberkiefers gegen die Pharynxhinterwand.
  – Vor der Narkoseeinleitung sollte daher eine sorgfältige klinische Untersuchung speziell der oberen Atemwege erfolgen (Mundöffnung, Stridor, Trachealverlagerung). Bei starker Blutung aus dem Nasen-Rachenraum erfolgt die Narkoseeinleitung mit Ketamin in niedriger Dosis (0,5 – 1 mg/kg KG) bei erhaltener Spontanatmung unter laufender Absaugung. Der Larynxeingang kann bei massiver Blutung wesentlich besser bei erhaltener Spontanatmung identifizierbar sein.

- ◉ *Beachte:* Die Sicherung der Atemwege und der Ausschluß vital bedrohlicher Erkrankungen stehen im Vordergrund des anästhesiologischen Managements. Besonders bei bereits intubierten Patienten muß bis zum Beweis des Gegenteils ein Schädel-Hirn-Trauma und eine Halswirbelsäulenverletzung angenommen werden.
- An Begleiterkrankungen können vorhanden sein: Chronischer Alkohol- oder Medikamentenabusus. Erkrankungen, die mit einer Synkope einhergehen (z. B. Herzrhythmusstörungen, Myokardinfarkt, Apoplex).
- Bei stärkerer Blutung können sog. Masingtuben nasal gelegt werden. Eine Tamponade erfolgt durch den Kieferchirurgen, die weitere Versorgung nach Absprache.
- ➤ **Dringlichkeit:** Bei Mehrfachverletzten ist die kieferchirurgische Versorgung in der Regel nicht dringlich.

Unterkieferfraktur

- ➤ **Therapie:** Die Therapie besteht in der Reposition und Ruhigstellung durch intermaxilläre Fixation (IMF). Darüber hinaus wird häufig eine Plattenosteosynthese durchgeführt. Die IMF wird heute nicht mehr mittels Draht-Kunststoffschiene über Ober- und Unterkiefer, sondern durch Einbindung von sog. Hammondschienen erreicht. Dies sind nach dem Abdruck vom Zahntechniker angefertigte Drahtschienen, die in die Zahnreihe eingebunden und schließlich miteinander verdrahtet werden.
- ➤ **Anästhesiologische Besonderheiten:**
  - *Narkoseeinleitung:* Meist erfolgt eine Standardeinleitung mit nasaler Intubation.
    - Falls zusätzlich schwere Mittelgesichtsverletzungen vorliegen, muß die Wahl des Intubationsweges mit dem Operateur abgesprochen werden.
    - Die Maskenbeatmung kann evtl. schwierig sein. Bei der Intubation kann es zu Blutungen und zum Herauslösen von Zähnen kommen.
    - Bei einer Kieferklemme können Intubationsschwierigkeiten auftreten, daher sollte hier primär die bronchoskopische Intubation erfolgen.
  - Eine Magensonde sollte nach Ausschluß einer Schädelbasisfraktur nasal, sonst oral gelegt werden zur postoperativen Ernährung bei verdrahtetem Kiefer.
  - *Narkoseausleitung:*
    - Die Extubation muß im Wachzustand bei wiedererlangten Schutzreflexen erfolgen.
    - Intraoperativ sollte zur Prophylaxe des postoperativen Erbrechens 1,25 – 2,5 mg Droperidol gegeben werden.
    - Für den Notfall (Erbrechen, Atemwegsobstruktion) muß in unmittelbarer Nähe des Patienten immer eine Drahtschere bereitliegen, um die Verdrahtung schnell lösen zu können. Die Drahtschere muß auch auf Transporte mitgenommen werden.
  - ◉ *Cave:* Postoperatives Erbrechen bei intermaxillärer Verdrahtung führt leicht zur Aspiration!

Mittelgesichtsfraktur

➤ **Einteilung:** Die Einteilung der Mittelgesichtsfrakturen erfolgt nach LeFort:
  – *LeFort I:* Transversale Fraktur im Bereich des unteren Oberkiefers mit Beteiligung von Kieferhöhlen, Nasenboden, hartem Gaumen und Alveolarfortsätzen. Das palatinale Oberkiefersegment kann frei beweglich sein. Die Sicherung der Atemwege und die (nasale) Intubation bereiten in der Regel keine Schwierigkeiten.
  – *LeFort II:* Zusätzlich zum Verletzungmuster des Typ I liegt eine Beteiligung von Orbitaboden und Nasenbasis vor. Eine Beteiligung der Schädelbasis kann nicht ausgeschlossen werden.
  – *LeFort III:* Vollständiger Abriß des Mittelgesichts von der Schädelbasis mit Beteiligung der Orbitae und der nasoethmoidalen Region. Das gesamte Mittelgesicht ist mobilisiert und kann nach hinten verschoben werden; hierbei sind Verlegung der Atemwege und schwierige Intubation möglich. Häufig treten stärkere Blutungen aus der Nase, Doppelbilder und Liquorfisteln (ca. 25%) auf.

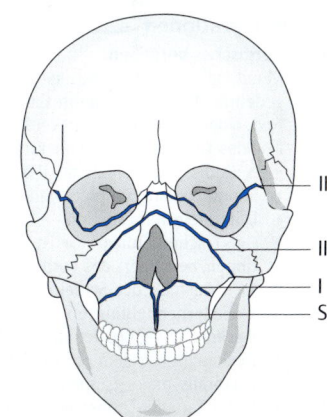

Abb. 48   LeFort-Einteilung der Mittelgesichtsfrakturen

➤ **Therapie:** Die Therapie besteht in einer Miniplattenosteosynthese, evtl. kombiniert mit einer intermaxillären Verdrahtung.
➤ **Anästhesiologische Besonderheiten:**
  – Die Wahl des Intubationsweges sollte beim Vorliegen schwerer Mittelgesichtsverletzungen mit dem Operateur abgesprochen werden. Fehllagen von Tuben und Magensonden in Kieferhöhlen, Orbita und Hirnschädel sind möglich. Evtl. muß nach initialer orotrachealer Intubation intraoperativ nasal umintubiert werden.
  – *Narkoseeinleitung:* Intubationsschwierigkeiten durch Atemwegsobstruktion und Blutungen sind ebenso wie das Herauslösen von Zähnen bei der Intubation möglich. Bei schweren Mittelgesichtsverletzungen sollte das Legen einer Magensonde mit dem Operateur abgesprochen werden (s. o.).

– *Narkoseausleitung:*
- Die Extubation muß im Wachzustand bei wiedererlangten Schutzreflexen erfolgen.
- Intraoperativ sollte zur Prophylaxe des postoperativen Erbrechens 1,25 – 2,5 mg Droperidol gegeben werden.
- Für den Notfall (Erbrechen, Atemwegsobstruktion) muß in unmittelbarer Nähe des Patienten immer eine Drahtschere bereitliegen, um die Verdrahtung schnell lösen zu können. Die Drahtschere muß auch auf Transporte mitgenommen werden.
- Patienten mit schweren Mittelgesichtsverletzungen werden postoperativ in der Regel beatmet auf die Intensivstation verlegt.
- 👁 *Cave:* Postoperatives Erbrechen bei intermaxillärer Verdrahtung führt leicht zur Aspiration!

Jochbogenimpressionsfraktur

➤ Bei der Jochbogenimpressionsfraktur ist eine Kieferklemme möglich, das anästhesiologische Vorgehen entspricht dem bei Mittelgesichtsfrakturen.

Tumoroperationen

➤ **Chirurgisches Vorgehen:**
- Mundboden-, Kiefer-, Nasen- und Zungentumoren erfordern häufig ausgedehnte Eingriffe (Tumorexstirpation und rekonstruktive Maßnahmen). Neben der Tumorresektion werden in Abhängigkeit von Größe und Lokalisation des Tumors folgende operative Maßnahmen durchgeführt:
  - Neck dissection (manchmal beidseits).
  - Suprahyoidale Lymphknotenausräumung.
  - Unterkieferteilresektion.
  - Ggf. Tracheotomie (diese ist obligat bei umfangreichen Unterkieferresektionen, besonders des vorderen Anteils).
- Je nach Ausmaß der Schleimhaut-, Haut- und Weichteildefekte schließen sich Wiederherstellungsoperationen an.
- *In gleicher Sitzung* werden durchgeführt:
  - Deckung mit freiem Hauttransplantat.
  - Pectoralis-maior-Lappen.
  - Freier Radialis-Lappen vom Unterarm.
  - Unterkieferersatz durch Rippe, fixiert durch Rekonstruktionsplatte.
  - Wangenlappen.
- *In zweiter Sitzung* werden durchgeführt:
  - Latissimus-dorsi-Lappen.
  - Unterkieferersatz durch Beckenkamm.
  - Korrekturen an der äußeren Haut (z.B. Lappenausdünnung) und an der Schleimhaut (z.B. Mundbodensenkung, Vestibulumplastik).
  - Zahnimplantate.
➤ **Anästhesiologische Besonderheiten:**
- Es handelt sich um lange bis sehr lange (bis zu 20 Std.) Operationszeiten.
- Ein erweitertes Monitoring sollte durchgeführt werden: Invasive Blutdruckmessung, Zentralvenenkatheter (zur ZVD-Messung), Blutgasanalyse, Blasendauerkatheter, Temperaturmessung, Narkosegasmonitoring, wiederholte Laborkontrollen, mehrere großlumige Zugänge (bei Radialislappen Seite beachten!).

- Phasenweise muß mit hohen Blutverlusten gerechnet werden.
- Zur Vermeidung von Druckstellen muß der Patient auf Gelkissen oder -matten gelagert werden.
- Maßnahmen zum Schutz vor Auskühlung sollten getroffen werden, d. h. Wärmesysteme, Reduktion des Frischgasflow.
- Im Falle einer Lappenplastik ist auf die Optimierung der peripheren Zirkulation zu achten (Verzicht auf vasokonstriktorische Substanzen, ausreichende Blutdruckverhältnisse, Förderung der Mikrozirkulation z. B. durch Plasmaexpander oder Dextrane).
- Die Einstellung der Beatmung sollte in Anbetracht der langen Operationszeiten auf jeden Fall BGA-kontrolliert erfolgen.
- Eine Nachbeatmung der Patienten auf der Intensivstation nach sehr langen Operationen ist obligatorisch.

Tracheotomie

➤ Eine Tracheotomie wird oft am Ende einer großen Tumoroperation durchgeführt, z. T. aber auch als palliative Maßnahme bei Atemnot.
➤ **Lagerung:** Die Lagerung zur Tracheotomie ist gekennzeichnet durch eine starke Überstreckung des Halses; hierbei kann es zu Tubusdiskonnektionen oder -dislokationen kommen.
➤ **Narkoseführung:**
  - Während des Eingriffs muß ein unbehinderter Zugang zu dem kompletten Beatmungssystem möglich sein.
  - Ca. 10 Min. vor Eröffnung der Trachea wird die FiO_2 auf 1,0 erhöht.
  - Unmittelbar vor Eröffnen der Trachea kann ein Vorschieben des Tubus eine Schädigung des Cuffs meist verhindern. Wenn dies nicht gelingt, muß der Tubus durch den Operator mittels Kompressen abgedichtet werden, um eine suffiziente Beatmung zu gewährleisten.
  - Die exspiratorische CO_2-Messung liefert lebenswichtige Informationen über die korrekte Tubuslage während der Manipulationen.
  - Die Trachealkanüle wird durch den Operator nach Entfernen des Tubus eingesetzt und mit den Beatmungsschläuchen verbunden; während dieser Manipulationen ist auf eine ausreichende Narkosetiefe und Relaxation zu achten.
  - Es kann selten zu Problemen beim Einführen der Kanüle kommen. Trachealkanülen in verschiedenen Größen müssen daher immer bereitliegen.
    - 🔵 *Tip:* Woodbridge-Tubus der Größe 6,0 bereitlegen, dessen Einführen über die Trachea gelingt im Notfall immer!
  - Am Ende der Operation muß die korrekte Lage und die ausreichende Fixation der Kanüle überprüft werden.

Eingriffe bei Kindern in der Mund-, Kiefer- und Gesichtschirurgie

➤ **Prämedikation:** Bei Kindern bis zu 25 kg hat sich die rektale Prämedikation mit Midazolam bewährt (s. S. 525). Meist liegt noch kein venöser Zugang, daher sollte ca. 1 Std. vor dem Eingriff EMLA-Creme aufgetragen werden.
➤ **Narkoseeinleitung:** Wenn das Legen eines venösen Zugangs nicht gelingt, erfolgt die Einleitung mit Ketamin (3 mg/kg KG i. m.). Durch Fehlbildungen im Gesichtsbereich (Lippen-Kiefer-Gaumenspalte) ist eine Maskenbeatmung und Intubation z. T. sehr schwierig, daher sollte auf jeden Fall eine Narkoseeinleitung per inhalationem ohne peripheren Zugang vermieden werden.

➤ **Anästhesiologische Besonderheiten bei Lippen-Kiefer-Gaumenspalte:**
  – Zur Korrektur dieser Fehlbildung sind mehrere Eingriffe in verschiedenen Lebensaltern notwendig. Meist beginnt die operative Therapie im frühen Säuglingsalter. Die Narkoseführung richtet sich nach den allgemeinen Standards der Kinderanästhesie (s. S. 308).
  – Die Intubation erfolgt bei Lippenspalten oral mit einem Spiraltubus, der in Kinnmitte fixiert wird. Bei den anderen Eingriffen muß eine Absprache mit dem Operateur erfolgen.
  – Durch Manipulationen des Operateurs sind Tubusdislokationen oder versehentliche Extubationen möglich. Dies gilt besonders für das Einsetzen des Mundsperrrers. Hierbei tritt der Tubus in der Regel tiefer, eine einseitige Intubation kann die Folge sein (Anstieg des Beatmungsdrucks bei volumenkontrollierter Beatmung, Abfall der SaO_2). Daher muß nach Einsetzen und Anspannen des Sperrers die Beatmung erneut kontrolliert werden, um Tubusdislokationen und eine versehentliche Extubation zu erkennen.
  – Die Operation kann relativ lange dauern. Da die Kinder reichlich abgedeckt sind, sind manchmal eher Temperaturanstiege als -abfälle zu beobachten, vor allem bei einer Beatmung im halbgeschlossenen System. Daher ist eine Temperatursonde obligat.
  – Bei langdauernden Operationen können – auch ohne massive Blutung – erhebliche Blutverluste auftreten. Regelmäßige Laborkontrollen sind daher unverzichtbar.

Zahnbehandlungen

➤ **Wahl des Anästhesieverfahrens:**
  – Zahnbehandlungen werden meist in Lokalanästhesie durchgeführt. Eine Allgemeinanästhesie mit nasaler Intubation (RAE-Tubus) erfolgt bei operativer Entfernung aller Weisheitszähne, sog. Lappenoperation bei schwerer Parodontose (mehrere Std. dauernder Eingriff), Behandlungsuneinsichtigen Patienten (z. B. geistig behinderte Patienten).

➤ **Zahnsanierung bei geistig behinderten Patienten:**
  – Die Patienten werden meist ambulant versorgt, daher muß auf eine rechtzeitige Aufklärung geachtet werden.
  – Bei Risikokindern, besonders wenn schwere Syndrome oder komplexe Herzfehler vorliegen, ist eine ausreichend lange Überwachung nach dem Eingriff erforderlich. Diese Patienten müssen daher stationär aufgenommen werden.
  – Bei Patienten mit Herzvitien ist eine perioperative Antibiotikaprophylaxe erforderlich (z. B. 30 mg/kg KG Spizef).
  – Die Intubation erfolgt in der Regel nasal. Narkoseeinleitung und -führung richten sich nach den üblichen Regeln der Allgemeinanästhesie (s. S. 120).

◉ *Hinweis:* Anästhesie bei Kindern:
– Grundlagen und praktisches Vorgehen s. S. 308 ff.
– in der *Urologie* s. S. 453 ff.
– in der *Neurochirurgie* s. S. 494.
– in der *HNO-Heilkunde* s. S. 513.
– in der *Ophthalmologie* (z. B. Schieloperationen) s. S. 524.
– in der *Mund-, Kiefer- und Gesichtschirurgie* s. S. 535.

Maligne Erkrankungen

➤ Abnorme anatomische Verhältnisse im Bereich der Atemwege, z. B. Hilus-lymphknoten mit Kompression der Atemwege und der V. cava.
➤ Nach Ganzkörperbestrahlung und Chemotherapie mit Adriamyzin und Dauno-myzin (z. B. bei Leukämie, M. Hodgkin) Kardiotoxizität beachten. (Cave Halo-than).
➤ Cyclophosphamid hemmt die Pseudocholinesterase (Cave Succinylcholin).
➤ Allgemein besteht erhöhtes Infektionsrisiko, daher ist ein streng aseptisches Vorgehen angezeigt.
➤ Bei Anlage eines Broviac-Katheters oder Port-a-Cath besteht die Gefahr der Lungenembolie bei Veneneröffnung (PEEP 4 cm H_2O).

Down-Syndrom

➤ Angeborene Herzfehler in 60 %.
➤ Infektionen des Respirationstraktes sind häufig
➤ In 12 % der Fälle Instabilität im atlantookzipetalen Übergang (Verletzung des Halsmarks möglich).
➤ Weitere häufige klinische Befunde betreffen: kongenitale subglottische Stenose, große Zunge, kleiner Nasopharynx und Schlafapnoen.

Kongenitale Zwerchfellhernie, Enterothorax

➤ Die Operation erfolgt in der Neonatalperiode.
➤ In 15 % der Fälle liegen zusätzlich angeborene Herzfehler vor.
➤ Die Kinder kommen in der Regel bereits intubiert und beatmet zur Operation
➤ **Anästhesiologische Probleme:**
– Folgen der Herniation des Bauchinhalts in den Thorax:
  • Ateminsuffizienz.
  • Lungenaplasie oder -hypoplasie bzw. bronchopulmonale Dysplasie auf der betreffenden Seite (am häufigsten links); dadurch ist eine pulmonale Hypertonie möglich.
  • Mediastinalverschiebung (Dextrokardie).
– Unter Beatmung besteht die Gefahr eines Pneumothorax auf der kontralate-ralen Seite.
– Eventuell persistiert die fetale Zirkulation.
➤ **Operation:** Herniotomie und Versorgung des Zwerchfelldefekts über abdomi-nalen Zugang.
➤ **Präoperative Maßnahmen:**
– *Labor:* Blutgasanalyse, Blutbild, Elektrolyte.
– Aktueller Röntgen-Thorax.
– Blut bereitstellen lassen.
– Mindestens 2 sichere venöse Zugänge (gilt für alle größeren Eingriffe!).
➤ **Keine Prämedikation.**

➤ **Narkoseeinleitung nichtintubierter Kinder:**
 – Lagerung des Kindes in halbsitzender Position, Magensonde legen, Magen absaugen und Sonde entfernen.
 – Präoxygenieren, keine Maskenbeatmung.
 – 0,01 mg/kg KG Atropin.
 – Nasale Intubation im Wachzustand unter direkter Laryngoskopie oder Blitzintubation. Evtl. ist eine modifizierte Jet-Ventilation erforderlich.
 – *Narkoseeinleitung* mit 3 – 5 mg/kg KG Thiopental nach erfolgreicher Intubation, ggf. Relaxation mit 0,05 – 0,1 mg/kg KG Vecuronium, ggf. 7 – 15 µg/kg Fentanyl.
 – Arterielle Kanülierung und ZVK, wenn es der Zustand des Kindes erlaubt, bzw. bei entsprechenden Begleiterkrankungen wie z. B. Herzvitien.

➤ **Narkoseführung:**
 – Narkoseführung mit Sevofluran, Fentanyl, Vecuronium.
 – Beatmung mit Luft-Sauerstoffgemisch. Es sind meist hohe inspiratorische Sauerstoffkonzentrationen notwendig (Ziel: SaO$_2$ 90 %), PEEP bis max. 4 cm H$_2$O sinnvoll, Beatmungsdrücke müssen oft bis 25 – 30 cm H$_2$O toleriert werden.
 – 🔵 *Cave:* Kein Lachgas verwenden (Dilatation der intrathorakalen Darmanteile mit Verschlechterung der Lungenfunktion). Bei Verschlechterung der Lungenfunktion immer auch an einen Pneumothorax auf der kontralateralen Seite denken, Thoraxdrainage.
 – Kapilläre (arterielle) Blutgasanalyse und Laborparameter (Hb, Blutzucker, Elektrolyte) in 30 – 60 minütigen Abständen.
 – Infusion von z.B HG 5 % (Halbelektrolytlösung mit Glukose 5 %) mit 6 – 8 ml/kg/Std., bei Volumenmangel (systolischer Blutdruckabfall) milliliterweise Humanalbumin bzw. bei Bedarf Blut transfundieren.
 – Nach Reduktion der Hernie kann sich die Lungenfunktion bessern. Die inspiratorische Sauerstoff-Konzentration dann reduzieren (bei längerer Beatmung mit hohen Sauerstoffkonzentrationen Gefahr der retrolentalen Fibroplasie). Die Lunge sollte jedoch nicht forciert gebläht werden (Lungenschädigung!). Nach Verschluß des Peritoneums kann wiederum eine Verschlechterung der pulmonalen Funktion eintreten.

➤ **Postoperatives Management:** Nachbeatmung und Verlegung im Inkubator.

Omphalozele und Gastroschisis

➤ Die Operation erfolgt in der Neonatalperiode.
➤ **Charakteristika:** Herniation der Baucheingeweide in die Basis der Nabelschnur (Omphalozele) oder frei (Gastroschisis). In 10 % der Fälle bestehen zusätzlich Herzfehler.
➤ **Operation (Möglichkeiten):** Einzeitiger Verschluß (bevorzugt), Verschluß des Hautdefektes, mehrzeitiger Verschluß
➤ **Anästhesiologische Probleme:**
 – Hypothermie (zusätzlich Auskühlung über große Darmoberfläche).
 – Großer Wasser- und Elektrolytverlust.
 – Hypoglykämie.
➤ **Präoperative Maßnahmen (durch Pädiater):**
 – Labor: Blutgasanalyse, Blutbild, Elektrolyte, Blutzucker.
 – Aktueller Röntgen-Thorax.

- Blut bereitstellen (1 EK).
- Ausgleich eines Volumen- und Elektrolytdefizites (initialer Flüssigkeitsbedarf bis zu 140 ml/kg/d), ggf. Korrektur einer metabolischen Azidose.
➤ **Keine Prämedikation.**
➤ **Narkoseeinleitung nichtintubierter Kinder und Narkoseführung** s. auch Enterothorax (S. 537).
- Arterielle Kanülierung und ZVK, wenn es der Zustand des Kindes erlaubt, bzw. bei entsprechenden Begleiterkrankungen wie z. B. Herzvitien.
- Kein Lachgas verwenden (Dilatation von Darmanteilen mit hohen intraabdominellen Drücken nach Verschluß der Bauchdecken Verschlechterung der Lungenfunktion und Cava-Kompression möglich).
- Großer Volumenbedarf (10 ml/kg).
- An Kaliumsubstitution denken.
- Eventrationssyndrom bedenken, s. S. 328.
- Kapilläre Blutgasanalyse und Laborparameter (Hb, Blutzucker, Elektrolyte) in 30 – 60 minütigen Abständen.
- Nach Reposition und Bauchdeckenverschluß kann es in Folge eines hohen intraabdominalen Druckes zu einer Verschlechterung der Lungenfunktion sowie zu einem Cava-Kompressionssyndrom kommen (Blutdruckabfall, Anurie).
➤ **Postoperatives Management:** Nachbeatmung und Verlegung im Inkubator.

Ösophagotracheale Fistel und Ösophagusatresie

➤ Die Operation erfolgt in der Neonatalperiode.
➤ **Charakteristika** und **Einteilung** nach Gross-Typen A–E:
- Am häufigsten kommt Gross Typ C vor (87 %): Atresie mit Fistelbildung zwischen Trachea und distalem Ösophagus.
- Am zweithäufigsten ist die H-förmige Fistel ohne Atresie (wird meist später entdeckt).
- Ösophagusatresien sind in 50 % der Fälle mit anderen Mißbildungen kombiniert (z. B. kardiale Vitien).
➤ **Operation:** Die einzeitige Operation wird bevorzugt; beim mehrzeitigen Eingriff zuerst Gastrostomie zur Ernährung und zur Dekompression des Magens, danach Unterbindung der Fistel.
➤ **Anästhesiologische Probleme:**
- Pulmonale Komplikationen in Folge einer Aspiration über die Fistel (Pneumonie, IRDS).
- Gefahr der ösophagealen Fehlintubation über eine Fistel.
- Aufblähen des Magens durch Narkosegase.
- Eine subglottische Trachealstenose kann vorhanden sein.
- Behinderung der Ventilation durch Wundspreizer.
➤ **Präoperative Maßnahmen (durch Pädiater):**
- Labor: Blutgasanalyse, Blutbild, Elektrolyte, Kreatinin, Bilirubin, Gerinnungsstatus.
- Röntgen: Aktueller Röntgen-Thorax (Pneumonie?) und Abdomenübersicht (überblähter Magen?).
- Perioperative Antibiotikaprophylaxe bzw. -therapie.
- Blut bereitstellen (1 EK).
➤ **Keine Prämedikation.**

➤ **Narkoseeinleitung nichtintubierter Kinder:**
– Kind in halbsitzender Position lagern, proximalen Ösophagusstumpf absaugen.
– Venösen Zugang kontrollieren, evtl. neu anlegen. Arterielle Kanülierung und ZVK, wenn es der Zustand des Kindes erlaubt, bzw. bei entsprechenden Begleiterkrankungen wie z. B. Herzvitien.
– Präoxygenieren.
– Atropin 0,01 mg/kg KG.
– Nasale Intubation im Wachzustand unter direkter Laryngoskopie ist bei ösophagotrachealer Fistel obligat. Die Abschrägung des Tubus sollte nach hinten zeigen, um die Intubation der Fistel zu vermeiden. Der Tubus sollte möglichst über die Fistel hinausgeschoben werden. Bei der Kontrolle der Tubuslage auf eine Überblähung des Magens achten (Tubusspitze oberhalb der Fistel). Nach Sicherung der korrekten Tubuslage Tracheobronchialsystem absaugen.
– Die Spontanatmung muß bis nach der Intubation, v. a. wenn kein Gastrostoma angelegt wurde, erhalten bleiben (Gefahr der Magenruptur durch Überblähung).
– ◉ *Cave:* Ösophageale Fehlintubation über die Fistel. Einseitige Intubation. Wenn der Tubus die Fistel nicht überdeckt, kann auch der Magen beatmet werden. Es resultiert eine Magenüberblähung mit Regurgitationsgefahr. Die Beatmungsdrücke sollten gering gahalten werden, besser ist eine assistierte Beatmung.

➤ **Narkoseführung** s. auch Enterothorax (S. 537).
– Bei Neugeborenen ohne Gastrostoma kein Lachgas verwenden (Überblähung des Magens).
– Handbeatmung.
– Blutgasanalyse und Laborparameter (Hb, Blutzucker, Elektrolyte) in 30–60 minütigen Abständen.

➤ **Postoperatives Management:** Nachbeatmung und Verlegung im Inkubator.

◉ *Merke:*
– Bei Frühgeborenen mit Atemnotsyndrom und reduzierter Compliance besteht die Gefahr, daß der Magen massiv gebläht wird und das Kind sich schlecht beatmen läßt. Es kann zur Magenruptur und zum Pneumoperitoneum kommen. Evtl. retrograde Entlastung durch den distalen Ösophagus über eine Gastrostomie.
– Durch operativ bedingte Lungenkompression kann es zu einer Hypoxämie und Hypoventilation kommen.
– Eine operativ bedingte Kompression der Trachea bzw. der Bronchien kann zur akuten Atemwegsverlegung führen.
– Beatmungsschwierigkeiten durch vermehrte Bronchialsekrete → perioperativ wiederholt absaugen.

➤ **Spätkomplikationen:** Tracheamalazie. Im Bereich der Anastomose kann sich eine Striktur oder ein Trachealdivertikel ausbilden (bei späteren Intubationen beachten).

Kongenitale hypertrophe Pylorusstenose

➤ **Grundlagen:** Betrifft v. a. männliche Säuglinge im Alter von 3–6 Wochen. Durch Hypertrophie des Pylorussphinkters kommt es zur Obstruktion mit nachfolgendem schwallartigem Erbrechen.

◐ *Beachte:* Eine Pylorotomie ist kein Notfalleingriff. Daher ist präoperativ die Stabilisierung der Vitalparameter und der Ausgleich von Wasser- und Elektrolytstörungen zu fordern.

➤ **Anästhesiologische Probleme:**
– *Störung des Wasser- und Elektrolythaushaltes*:
  • Hypochlorämische, hypokaliämische Alkalose (im Säuglingsalter ist bei noch vorhandenem fetalen Hämoglobin eine Alkalose besonders ungünstig, da die Sauerstoffabgabe an die Gewebe dann in zweifacher Hinsicht erschwert ist). Cave Anämie!
  • Hyponatriämie.
  • Dehydratation. Bei extremer Dehydratation und Schock Entwicklung einer metabolischen Azidose möglich
– *Aspirationsgefahr* bei Magenausgangsstenose.

➤ **Präoperative Maßnahmen (durch Pädiater):**
– *Labor:* Blutgasanalyse, Blutbild, Elektrolytkontrolle.
– Magensonde.
– Ausgleich eines Volumen- und Elektrolytdefizites (HG 5%, ggf. HA 5%), ggf. Korrektur einer metabolischen Azidose (zu fordern sind pH 7,3–7,5; Na > 132 mmol/l; Cl > 90 mmol/l; Bikarbonat < 30 mmol/l).

➤ **Keine Prämedikation**.

➤ **Narkoseeinleitung nichtintubierter Kinder:**
– Magen über die Magensonde absaugen, Sonde entfernen.
– Kontrolle des venösen Zuganges, ggf. neu anlegen. Arterielle Kanülierung und ZVK, wenn es der Zustand des Kindes erlaubt, bzw. bei entsprechenden Begleiterkrankungen wie z. B. Herzvitien.
– Hydratationszustand überprüfen, ggf. Volumengabe vor Narkoseeinleitung mittels Humanalbumin ergänzen.
– 4 Min. präoxygenieren.
– Atropin 0,01 mg/kg KG.
– i. v.-Blitzeinleitung (s. S. 121), Krikoiddruck, möglichst keine Zwischenbeatmung. Falls eine Zwischenbeatmung unumgänglich ist, Beatmungsdrücke auf 15 cmH$_2$O begrenzen, oder modifizierte Jet-Ventilation.
– Bei rezidivierendem Erbrechen unmittelbar vor der Narkoseeinleitung sollte eine nasale Intubation im Wachzustand unter direkter Laryngoskopie erfolgen.
– Nach der Intubation Magensonde erneut legen.

➤ **Narkoseführung** s. Enterothorax S. 537 .

➤ **Postoperatives Management:**
– Bei stabilen Kreislaufverhältnissen, guter Lungenfunktion und Normothermie können die Kinder postoperativ extubiert werden.
– Wegen des Aspirationsrisikos Extubation nur nach Absaugen des Magens und der Mundhöhle im Wachzustand.

Intestinalobstruktion des Neugeborenen ▬▬▬▬▬▬▬▬

➤ **Charakteristika:**
  – Die Intestinalobstruktion des Neugeborenen kann durch diverse Mißbildungen hervorgerufen werden, z. B. Duodenalatresie, Duplikation, Volvulus, Malrotation, eingedicktes Mekonium (Mukoviszidose = zystische Fibrose).
  – Tritt bei Frühgeburtlichkeit und anderen Mißbildungen (z. B. Down-Syndrom, Herzfehlern) auf.
  – Ileussymptomatik.

➤ **Anästhesiologische Probleme:**
  – Präoperativ u. U. ausgeprägte Hypovolämie.
  – Störungen im Säure-Basen- und Elektrolyt-Haushalt (Hypokaliämie, metabolische Azidose).
  – Durch Aufblähung des Abdomens und Zwerchfellhochstand besteht die Gefahr einer Ateminsuffizienz.
  – Aspirationsrisiko.
  – Bei zystischer Fibrose (Mukoviszidose) festes, zähes Sekret im Respirationstrakt.
  – Eine subglottische Stenose in Verbindung mit einer Duodenalatresie ist möglich.

➤ **Präoperative Maßnahmen, Narkoseeinleitung und -führung** s. auch Pylorusstenose S. 541.
  – Bei hochsitzendem Ileus und rezidivierendem Erbrechen nasale Intubation im Wachzustand unter direkter Laryngoskopie durchführen.
  – Ansonsten i. v.-Blitzeinleitung (s. S. 121).
  – ◐ *Cave:* Kein Lachgas verwenden.
  – Arterielle Kanülierung und ZVK, wenn es der Zustand des Kindes erlaubt, bzw. bei entsprechenden Begleiterkrankungen wie z. B. Herzvitien.

➤ **Postoperatives Management:** Extubation nur bei kurzen Eingriffen, stabilen Verhältnissen und Normothermie. Ansonsten Nachbeatmung und Verlegung im Inkubator.

Nekrotisierende Enterokolitis (NEC) ▬▬▬▬▬▬▬▬▬▬

➤ **Charakteristika:** Ischämiebedingte Darmschleimhautläsionen des unreifen Früh- oder Neugeborenen ($< 32.$ SSW, $< 1500\,g$). Protrahiert verlaufende Ileusanamnese. Darmperforation ist möglich (radiologisch freie Luft im Abdomen).

➤ **Anästhesiologische Probleme:**
  – Respiratorische Insuffizienz bei Ileus und Zwerchfellhochstand, evtl. zusätzlich Surfactantmangel bei unreifen Frühgeborenen.
  – Störungen des Wasser-, Elektrolyt- und Säure-Basen-Haushalts (Hypovolämie, Schock, Hyponatriämie, metabolische Azidose).
  – Peritonitis und Sepsis mit der Gefahr eines Multiorganversagens.
  – Gerinnungsstörungen.

➤ **Präoperative Maßnahmen, Narkoseeinleitung, und -führung** s. Intestinalobstruktion.

➤ **Postoperatives Management:** Nachbeatmung und Verlegung im Inkubator.

Lappenchirurgie

➤ **Grundlagen:**
  - Zur Deckung ausgedehnter, allschichtiger Haut und Weichteildefekte werden fasziokutane oder auch (osteo-)muskulokutane Lappenplastiken verwendet.
  - Man unterscheidet gestielte von freien Lappenplastiken. Freie Lappen: Ein definierter Gewebebezirk mit der diesen Bezirk versorgenden Arterie und Vene(n) wird präparatorisch „gehoben" und von seinem anatomischen Ursprung abgetrennt. Das gehobene Gewebe kann jetzt an eine beliebige andere, zu deckende Körperstelle transferiert werden. Die Wiederherstellung des arteriellen Ein- und des venösen Ausstroms erfolgt durch Anastomosierung der Lappenstielgefäße an Gefäße vor Ort in mikrochirurgischer Technik. Man spricht vom freien, mikrovaskulären Gewebetransfer.

➤ **Anästhesiologische Besonderheiten:**
  - Es handelt sich um aufwendige Operationen von in der Regel sehr langer Dauer (6 – 15 Stunden).
  - Die Patienten stammen aus allen Altersgruppen. Da Defektdeckungen mit Lappenplastiken bei sehr unterschiedlichen Krankheitsbildern erforderlich sein können, können eventuell sehr verschiedene Grunderkrankungen vorliegen. Die meisten Indikationen liegen vor bei Defekten nach: Ausgedehnten Tumoroperationen, Trauma, Verbrennungen.

➤ **Prämedikationsvisite:**
  - Sorgfältige Anamnese. Dabei muß sowohl nach dem aktuellen Krankheitsbild, das zur Indikation führt, als auch nach relevanten Vorerkrankungen gefragt werden.
  - Bei der körperlichen Untersuchung ist besonders auf eventuelle Intubationshindernisse zu achten, so können z. B. nach ausgedehnten Tumorresektionen im Kopf-Hals-Bereich erhebliche Intubationsschwierigkeiten vorliegen.
  - *Präoperativ mit dem Chirurgen das intraoperative Vorgehen besprechen:* Intraoperative Lagerung und Art der Lappenplastik sind relevant für das anästhesiologische Vorgehen. So dürfen keine Katheter in Gefäße gelegt werden, die Spendergebiete versorgen (z. B. A. radialis bei Radialislappen).
  - Je nach Eingriff muß eine ausreichende Zahl von Blutkonserven bereitgestellt werden.
  - Die *medikamentöse Prämedikation* richtet sich nach Alter und Allgemeinzustand des Patienten und erfolgt nach den üblichen Regeln.

➤ **Narkoseeinleitung/Narkoseführung:** Wegen der sehr langen Operationszeiten werden die Eingriffe meist in balancierter Anästhesie im Low flow-Verfahren (s. S. 120) durchgeführt. TIVA-Narkosen sind jedoch ebenfalls möglich.

➤ **Monitoring:** Standardmonitoring (S. 15). Mindestens ein weiterer großlumiger peripherer Zugang. Blasenkatheter mit Temperatursonde. Evtl. ZVK und invasive arterielle Druckmessung, je nach Größe des geplanten Eingriffs und Allgemeinzustand des Patienten.

➤ **Intraoperatives Management:**
  - Hypoperfusion und spätere Nekrose des transplantierten Lappens sind immer noch ein signifikantes chirurgisches Problem. Ursachen für eine mangelnde Lappenperfusion sind primär im Bereich der mikrovaskulären Anastomosierung zu suchen, sowohl den arteriellen Einstrom als auch oft den venösen Abstrom betreffend.

- *Weitere bedeutende Faktoren, die die Lappenperfusion gefährden können, sind:* Hypovolämie, Zentralisation, Unterkühlung des Patienten.
- Ziel des intraoperativen Managements: Optimierung der peripheren Zirkulation:
  - Sorgfältige Bilanzierung und Ersatz von Volumenverlusten. Intraoperative Blutverluste sind oft schleichend und können bei den sehr langen Operationen erheblich sein. Durch große Wundflächen entstehen erhebliche Verluste in den sog. dritten Raum. Volumenmangel führt zu anhaltender und z.T. überschießender peripherer Vasokonstriktion.
  - Aufrechterhaltung einer Normothermie: Durch Wärmedecken (z.B. Bair hugger, s. S. 184), Aufheizen des Operationssaales und Reduzierung des Frischgasflusses kann auch über Stunden eine normale Körpertemperatur aufrecht erhalten werden.
  - Ausreichende Streßabschirmung: Bei zu flacher Narkose kann es zu übermäßiger Ausschüttung von Katecholaminen mit starker peripherer Vasokonstriktion kommen. Obwohl der transplantierte Lappen denerviert ist, können zirkulierende Katecholamine zu deutlicher Einschränkung der peripheren Perfusion führen.
- ➤ **Postoperatives Management**:
  - Nach großen und langdauernden Operationen ist oft eine intensivmedizinische Überwachung erforderlich.
  - Nach der Deckung ausgedehnter Defekte im Gesichtsbereich (z.B. nach Tumorresektionen) ist evtl. eine Tracheotomie erforderlich, um eine Sicherstellung der Atemwege zu gewährleisten.
  - Neben dem Monitoring der Vitalfunktionen muß eine sorgfältige postoperative Überwachung der Lappenperfusion sichergestellt sein.
  - Eine mechanische Beeinträchtigung der Perfusion und des venösen Abflusses durch Lagerung und Verbände unbedingt vermeiden. Im Zweifelsfall Rücksprache mit dem Chirurgen.

Mammareduktionsplastik

- ➤ Die Mammahypertrophie ist eine nach dem Sozialgesetzbuch V anerkannte Erkrankung mit klar definierten Begleiterscheinungen: Degenerative HWS-Veränderungen, vor allem auch nach der Menopause, Intertrigo und Submammärekzem, psychische Alteration/Belastung.
- ➤ **Prämedikationsvisite:** Im Rahmen der Prämedikation vor allem nach degenerativen Veränderungen an der Hals- und Brustwirbelsäule fragen. Aufklärung und medikamentöse Prämedikation werden nach den üblichen Standards durchgeführt. Eine Bereitstellung von Blutkonserven ist nicht erforderlich, die Blutgruppe muß jedoch bestimmt werden.
- ➤ **Narkoseeinleitung/Narkoseführung:**
  - *Narkoseverfahren:* Die Wahl des Narkoseverfahrens richtet sich nach den Grunderkrankungen der Patientin. Grundsätzlich sind sowohl die balancierte Anästhesie als auch eine TIVA möglich.
  - *Lagerung:* Die Patientinnen werden zur Operation halb sitzend gelagert. Dies kann zu einem Blutdruckabfall führen.

– Eine TIVA mit Propofol kann durch die periphere Vasodilatation diesen Blutdruckabfall verstärken. Eine Hypotension ist zwar wegen der geringeren Blutungsneigung operationstechnisch von Vorteil, jedoch darf ein Mitteldruck von 70 mmHg aus Sicherheitsgründen nicht unterschritten werden.
– Die *intraoperative Volumengabe* muß dem Bedarf der Patientin und dem intraoperativem Verlust angemessen sein. Eine exzessive Volumensubstitution zur Stützung des Blutdruckes führt zu erheblicher Ödembildung im Operationsgebiet und gefährdet das operative Ergebnis.
– In der Regel wird zu Beginn des Eingriffs die Mammabasis mit einem Vasokonstringens umspritzt (z.B. 100–150 ml folgender Lösung: 5 Amp. POR 8 auf 1000 ml Ringer).
– Bei Kontraindikationen gegen die Verwendung von Vasokonstriktoren Rücksprache mit dem Chirurgen.
– Operationsdauer: 3–6 Std. Vorkehrungen gegen übermäßige Auskühlung (z.B. durch Wärmedecken wie Warmtouch oder Bairhugger) sollten getroffen werden.
➤ **Monitoring:** Standardmonitoring. Ein peripher venöser Zugang ist ausreichend. Je nach zu erwartender Operationsdauer kann nach Rücksprache mit dem Chirurgen evtl. ein Blasendauerkatheter (mit Temperatursonde) gelegt werden.
➤ **Postoperatives Management:** Die Überwachung erfolgt mit Standardmonitoring im Aufwachraum.

Mammaaugmentation (Vergrößerung)

➤ **Grundlagen:** Die Mammaprothesen werden subkutan oder submuskulär eingelegt. Aus anästhesiologischer Sicht handelt es sich hierbei um unkomplizierte Eingriffe.
➤ **Prämedikationsvisite:** Aufklärung und Prämedikation werden nach den üblichen Standards durchgeführt.
➤ **Narkoseeinleitung/Narkoseführung** Standardanästhesieverfahren. d.h. balancierte Anästhesie oder TIVA.
➤ **Monitoring:** Standardmonitoring mit einem gut laufenden peripheren Zugang.
➤ **Postoperatives Management:** Im Aufwachraum nach den üblichen Standards (s.S. 175).

Mammarekonstruktion (Aufbau)

➤ **Indikationen:**
– Vorangegangene Eingriffe bei Mamma-Karzinom.
– Oftmals finden sich auch posttraumatische Zustände, z.B. nach ausgedehnten Verbrennungen.
➤ **Techniken der Mammarekonstruktion:**
– Subkutane Expanderprothese. Nach Gewebeexpansion Einlage eines definitiven Implantates.
– Rekonstruktion mittels gestielter Muskellappenplastik (TRAM-Flap: Gestielter transversaler abdominaler muskulokutaner Rektuslappen), teils auch mit Protheseneinlage (M. latissimus dorsi).
– Freie Transplantation eines freien Bauchhaut-Unterhaut-Fettlappens, an Perforatoren gestielt, mit mikrovaskulärem Anschluß an die A. mammaria interna (DIEP–Flap).

43

➤ **Anästhesiologisches Management:**
  – Je nach Wahl des Verfahrens handelt es sich um ausgedehnte chirurgische Eingriffe (vgl. Lappenplastiken S. 543).
  – Ist eine Mammarekonstruktion mittels Lappenplastik geplant, sollte das Procedere ausführlich mit dem Chirurgen besprochen werden. Lage und Anzahl von peripheren Zugängen sollte abgestimmt werden. Das Vorgehen unterscheidet sich nicht von anderen Lappenoperationen (s. S. 543).
➤ **Prämedikationsvisite:** Aufklärung und medikamentöse Prämedikation nach den üblichen Standards. Zwei Eigenblutkonserven sollten vorhanden sein.
➤ **Narkoseeinleitung/Narkoseführung:** Wegen der sehr langen Operationszeiten werden die Eingriffe meist in balancierter Anästhesie im Low flow-Verfahren durchgeführt. TIVA-Narkosen sind jedoch ebenfalls möglich.
➤ **Monitoring:** Standardmonitoring. Mindestens ein weiterer großlumiger peripherer Zugang. Blasenkatheter mit Temperatursonde. Wärmedecke.
➤ **Postoperatives Management:** Die Überwachung erfolgt üblicherweise mit Standardmonitoring im Aufwachraum. Auf eine ausreichende Lappenperfusion achten. Nach sehr langen Eingriffen mit Hypothermie unter 35 °C kann auch einmal eine Nachbeatmung indiziert sein.

Abdominoplastik

➤ **Grundlagen:**
  – Plastische Operationen der Bauchdecke werden bei Patienten durchgeführt, bei denen nach erheblicher Gewichtsredukion oder nach Schwangerschaften in größerem Umfang Haut- und Unterhautschürzen vorhanden sind.
  – Es handelt sich um mittelgroße Eingriffe von 3 – 4 Std. Dauer, bei denen mit erheblichen Flüssigkeitsverlusten gerechnet werden muß.
  – Teilweise werden diese Eingriffe mit einer Fettabsaugung kombiniert (s. u.).
➤ **Prämedikationsvisite:** Nach dem Grund für erhebliche Gewichtsschwankungen fragen (evtl. endokrine Ursache?). Aufklärung und medikamentöse Prämedikation werden nach den üblichen Standards durchgeführt. Zwei Eigenblutkonserven sollten vorhanden sein.
➤ **Narkoseeinleitung/Narkoseführung:**
  – Sowohl balancierte Anästhesie als auch TIVA kommen zur Anwendung. Auf ausreichenden Schutz vor intraoperativer Auskühlung achten.
  – 🔵 *Cave:* Durch die Faszienraffung und die direkt postoperativ angelegte Kompressionsbekleidung kann es zu signifikanter intraabdominaler Druckerhöhung mit erhöhtem Aspirationsrisiko beim Ausleiten kommen.
    Die Spontanatmung darf durch die Kompressionsbehandlung nicht beeinträchtigt werden!
➤ **Monitoring:** Standardmonitoring, ein weiterer großlumiger peripherer Zugang.
➤ **Postoperatives Management:** Die Überwachung erfolgt nach den üblichen Standards im Aufwachraum, s. S. 175.

Fettabsaugung (Liposuktion)

➤ **Grundlagen:**
  – Die Fettabsaugung ist ein kosmetischer Eingriff, bei dem überschüssiges Fettgewebe subkutan mittels scharfer Absaugkanülen entfernt wird. Je nach Größe des abgesaugten Areals können 1500 bis über 3000 ml Fett abgesaugt werden.

➤ **Anästhesiologische Besonderheiten:**

– Bei Liposuktion ohne Instillation vasokonstriktorischer Substanzen kann der Blutverlust 45 % des abgesaugten Volumens betragen!

– Um den Blutverlust zu reduzieren und um eine verbesserte Absaugfähigkeit der Fettzellen zu erzielen, wurde die sog. Tumeszenz-Technik entwickelt (tumescere = aufdehnen):

- Bei der Tumeszenz-Technik wird einer isotone Elektrolytlösung zumindest ein Vasokonstriktor (Adrenalin, Vasopressin) beigefügt. Bedarfsweise wird diese Lösung mit einem Lokalanästhetikum und Natriumbikarbonat versetzt.
- Zum einen reduziert sich hierdurch der intraoperative und postoperative Analgetikaverbrauch, zum anderen können verschiedene Areale in Lokalanästhesie abgesaugt werden.
- Der Vasokonstriktorzusatz führt zu einer signifikanten Senkung des Blutverlustes (auf ca. 10 ml Blut bei 1000 ml abgesaugtem Volumen), sowie zu einer Verminderung von postoperativer Schwellung und Wundödem.
- Beispiel für die Zusammensetzung einer Tumeszens-Lösung s. Tab. 90.

Tabelle 90 Tumeszenzlösung: Zusammensetzung

Lösung für Fettabsaugung in Allgemeinanästhesie	Lösung für Fettabsaugung in Lokalanästhesie
500 ml NaCl-Lösung 0,9 %	500 ml NaCl-Lösung 0,9 %
100 ml Aqua dest.	50 ml Xylonest 1 %
12,5 I.E. POR 8-Sandoz*	50 ml Aqua dest.
Lösung für kleinere Absaugungen in Allgemeinanästhesie	**Lösung für kleinere Absaugungen in Lokalanästhesie**
100 ml NaCl-Lösung 0,9 %	100 ml NaCl-Lösung 0,9 %
20 ml Aqua dest.	20 ml Xylonest 2 %
2,5 I.E. POR 8-Sandoz	2,5 IE POR 8-Sandoz

* Die POR 8-Dosierung bei 600 ml Lösung liegt weit über den Empfehlungen des BGA. Nebenwirkungen und systemische Effekte müssen besonders bei Allgemeinanästhesie beachtet werden. Die Verantwortung liegt beim Arzt, der die Behandlung durchführt!

➤ **Prämedikationsvisite:**

– Aufklärung und medikamentöse Prämedikation werden nach den üblichen Standards durchgeführt. Da es sich um einen rein kosmetischen Eingriff handelt, sollten die Patienten der ASA Gruppe I oder II angehören.

– Keinesfalls dürfen Kontraindikationen für die Anwendung größerer Mengen Lokalanästhetika (z. B. Epilepsie) oder von Vasokonstriktoren (z. B. koronare Herzkrankheit, Hypertonus) vorliegen, da intraoperativ größere Mengen appliziert werden.

➤ **Narkoseeinleitung/Narkoseführung:**
– Da es sich um relativ wenig invasive Eingriffe handelt, die zum Teil auch ambulant durchgeführt werden, eignet sich eine TIVA mit Propofol und kurz wirksamen Opioiden (Alfentanil, Remifentanil) besonders, s. S. 124.
– Intraoperativ ist in Zusammenarbeit mit dem Chirurgen darauf zu achten, daß die Höchstdosis des Lokalanästhetikums (s. S. 136) nicht überschritten wird.

➤ **Monitoring:** Standardmonitoring, ein weiterer großlumiger peripherer Zugang nur bei sehr ausgedehnter Liposuktion.

➤ **Postoperatives Management:** Die Überwachung erfolgt nach den üblichen Standards im Aufwachraum. Nach ausgedehnter Absaugung sollte eine Hb-Kontrolle erfolgen.

Handchirurgie

➤ **Grundlagen:**
– Die meisten operativen Eingriffe an der Hand können in Regionalanästhesie (Plexusanästhesie oder i. v.-Regionalanästhesie) durchgeführt werden.
– Ausnahmen: Langdauernde, ausgedehnte Eingriffe bei schweren Handverletzungen (z. B. Replantationen), Eingriffe, bei denen Lappen- und/oder Nerventransplantationen geplant sind. Die Spenderareale befinden sich meist außerhalb der betroffenen Extremität und erfordern somit eine Allgemeinanästhesie.

➤ **Prämedikationsvisite:**
– Aufklärung und medikamentöse Prämedikation werden nach den üblichen Standards durchgeführt.
– Handverletzte Patienten kommen meist als Notfall. Bei Eingriffen mit hoher Dringlichkeit (z. B. Replantation) kann die Nüchternheit nicht abgewartet werden. Im Zweifelsfall Rücksprache mit dem Chirurgen nehmen!

➤ **Narkoseeinleitung/Narkoseführung:**
– *Regionalanästhesieverfahren,* wenn der Patient einwilligt und keine Kontraindikationen vorliegen (s. auch S. 139).
– *Bei Allgemeinanästhesie:* Grundsätzlich sind sowohl balancierte Anästhesie als auch TIVA möglich.
– Bei großen handchirurgischen Eingriffen (z. B. Replantationen) ist die Anlage eines Plexuskatheters zur postoperativen Schmerztherapie sinnvoll (S. 162). Die vasodilatierende Wirkung der Lokalanästhetika verbessert die Mikrozirkulation, die ausgezeichnete Analgesie dient der Prophylaxe eines Morbus Sudeck und ermöglicht eine frühzeitige physiotherapeutische Behandlung, wenn diese erforderlich ist.

➤ **Monitoring:** Standardmonitoring, Wärmedecke und Temperatursonde bei langen Operationen, Dauerkatheter bei Eingriffen über 4 Std. Dauer, Dokumentation der Blutleerezeiten auf dem Narkoseprotokoll.

➤ **Postoperatives Management:**
– Die Überwachung erfolgt nach den üblichen Standards im Aufwachraum.
– Der operierte Arm sollte auf ein Kissen gelagert werden, so daß die Hand der höchste Punkt ist.
– Besonderes Augenmerk ist auf die ausreichende Perfusion der Finger zu richten. Im Zweifelsfall frühzeitige Rücksprache mit dem Chirurgen!

Vorbemerkungen

➤ Die Versorgung Schwerbrandverletzter, d. h. bei Verbrennungen, die 41 % der totalen Körperoberfläche überschreiten, erfordert eine gute Teamarbeit: Während die Aufgabe des Chirurgen in der Diagnose und Therapie der Verbrennung besteht, ist der Anästhesist dafür zuständig, die Vitalfunktionen zu stabilisieren und die Narkosen für zahlreiche erforderliche Eingriffe durchzuführen.

➤ Bei 20–30% der Verbrennungspatienten wird das Krankheitsbild durch Rauchgasinhalation und CO-Vergiftung erschwert.

Pathophysiologische Grundlagen

➤ **Die Haut** ist das größte Organ des Körpers (ca. 1,8 m^2). Sie bildet eine Schutzbarriere des Körpers gegen: Bakterien, Austrocknung, Wärmeverlust. Die Thermoregulation wird durch Veränderung der Hautdurchblutung und Schweißsekretion aufrechterhalten. Sinnesmodalitäten: Tastsinn, Schmerz- und Temperaturempfindung. Hitzeempfindung beginnt ab ca. 45°C, Eiweiß wird ab 60°C denaturiert.

➤ **Hypovolämie/Verbrennungsschock:**
  – Verbrennung verursacht direkte und indirekte Mediator-vermittelte Veränderungen an den Kapillarwänden, es kommt zu einer dramatischen Zunahme der Permeabilität für Wasser und Eiweiß. Gleichzeitig nimmt durch Kontraktion der Venolen der hydrostatische Druck in den Kapillaren zu, während der interstitielle hydrostatische Druck abnimmt. Durch zunehmende Albuminverluste nimmt der onkotische intravasale Druck, der dem hydrostatischen Druck entgegenwirkt, ab.
  – *Folge:* Massive Flüssigkeitsverluste: In der verbrannten Haut kommt es in kürzester Zeit zu massiver Ödementwicklung. Innerhalb der ersten Stunde kann sich der Wassergehalt des Gewebes verdoppeln. Zur Ödembildung kommt es nicht nur in verbrannten Arealen, sondern auch in anderen Geweben.
  – *Biphasischer Verlauf der Ödembildung:* Nach einem rapiden Anstieg des Wassergehalts des verbrannten Gewebes in der ersten Stunde folgt ein langsamerer Anstieg der Ödembildung sowohl in verbranntem als auch in gesundem Gewebe innerhalb der folgenden 12–24 Std.
  – Sehr große Flüssigkeitsmengen sind erforderlich, um das intravaskuläre Volumen und die kardiale Vorlast aufrecht zu erhalten. Durch Schmerz, Angst und reflektorisch durch Hypotension kommt es zu massiver Katecholaminausschüttung, die kapilläre Perfusion wird weiter vermindert.

➤ **Mediatoraktivierung:** Eine schwere Verbrennung führt zu akut einsetzender massiver Mediatoraktivierung:
  – Neben den kardiovaskulären Wirkungen setzen Katecholamine Interleukin 6 frei, das die Akute-Phase-Proteine stimuliert und die Albuminsynthese hemmt.
  – In der Lunge setzen polymorphkernige Leukozyten Proteasen und freie Radikale frei.
  – Zusätzlich werden aus geschädigtem Gewebe Mediatoren abgegeben, die zu einer kaskadenartigen Aktivierung sämtlicher Mediatorensysteme, u. a. des Gerinnungssystems, beitragen.

43.2 Anästhesie bei Schwerbrandverletzten

Systemic Inflammatory Response Syndrome (SIRS)

➤ Die durch Zellschädigung ausgelöste kaskadenartige Aktivierung sämtlicher Mediatorsysteme führt bei schweren Verbrennungen innerhalb kürzester Zeit zum Vollbild des SIRS.

➤ **Hämodynamische Veränderungen:**
  – Hyperdynamer Kreislauf bei niedrigem systemischem Widerstand. Durch verminderte kapilläre Perfusion bei lokaler Vasokonstriktion und vermehrter Shuntperfusion nimmt die Sauerstoffaufnahme des Gewebes trotz eines erheblich erhöhten Herzzeitvolumens ab.
  – Eine Vasomotorenparese vermindert das Ansprechen auf pharmakologische Therapie mit Vasokonstriktoren und kann zum irreversiblen Schock führen.
  – In der Lunge steigt der pulmonalvaskuläre Widerstand, die Shuntperfusion nimmt zu.
  – Im fortgeschrittenen Stadium führt die negativ inotrope Wirkung vieler Mediatoren zur Abnahme des Herzzeitvolumens.

➤ **Gerinnungssystem:** Disseminierte intravasale Gerinnung (DIC) ist eine häufige Komplikation des SIRS, s. S. 583.

Inhalationstrauma

➤ Das Inhalationstrauma trägt erheblich zur Erhöhung von Morbidität und Mortalität Schwerbrandverletzter Patienten bei.

➤ **Grundsätzlich kann man drei Formen des Inhalationstraumas unterscheiden:**
  – Kohlenmonoxid (CO)-Intoxikation.
  – Hitze-Inhalation: Verletzung der oberen Atemwege.
  – Pulmonales Inhalationstrauma: Toxische Substanzen wie z.B. Blausäure werden über die Lungenoberfläche resorbiert.

➤ **CO-Intoxikation** (s. Tab. 91):
  – Bei Patienten, die in brennenden Gebäuden oder Fahrzeugen eingeschlossen waren.

Tabelle 91   CO-Intoxikation (nach Grande et al)

Blut-CO-Konzentration [%]	Symptome
0 – 10	keine (evtl. Angina pectoris bei KHK)
10 – 20	leichte Kopfschmerzen, Belastungsangina, Belastungsdyspnoe bei starker Anstrengung
20 – 30	starke Kopfschmerzen, Übelkeit und Erbrechen, Schwächegefühl, Sehstörungen, eingeschränkte Urteilsfähigkeit
30 – 40	Kopfschmerzen, Dyspnoe bei mäßiger Belastung
40 – 50	Synkopen, Tachykardie, Tachypnoe und Ruhedyspnoe
50 – 60	Bewußtlosigkeit, Krämpfe, Cheyne-Stokes Atmung
60 – 70	lebensbedrohliche Beeinträchtigung der kardio-pulmonalen Funktion
70 – 80	Tod

– CO hat eine über 200mal stärkere Affinität zu Hämoglobin als Sauerstoff. Zusätzlich führt es zu einer Linksverschiebung der Sauerstoffbindungskurve, was eine erschwerte O_2 Abgabe im Gewebe zur Folge hat. Die Folge ist eine Gewebshypoxie mit kardialer und neurologischer Beeinträchtigung.

◉ *Beachte:* Mit der Pulsoxymetrie kann keine CO-Intoxikation diagnostiziert werden. Meßtechnisch bedingt kann CO-Hämoglobin nicht von oxygeniertem Hämoglobin unterschieden werden. Die Sättigung wird fälschlicherweise zu hoch gemesen. Die Diagnose der CO-Vergiftung kann nur durch direkte CO-Oximetrie mittels speziell dafür ausgerüsteten Blutgasanalysegeräten gemessen werden.

– *Therapie der CO–Intoxikation:*
  • Die Therapie besteht in der Verdrängung des Kohlenmonoxids durch die Gabe von Sauerstoff in hoher Konzentration. Da über eine Gesichtsmaske nur ca. 50% FiO_2 erreicht werden, ist bei schweren Intoxikationen die Intubation und Beatmung mit reinem Sauerstoff unumgänglich.
  • Die Eliminationshalbwertszeit von CO kann durch die Einatmung von 100% Sauerstoff von 4 Stunden bei Raumluft (21% Sauerstoff) auf 40 Min. verkürzt werden.
  • Bei lebensbedrohlichen Intoxikationen (über 40%) kann die Therapie in einer Kammer zur hyperbaren Sauerstofftherapie lebensrettend sein: Bei ca. 3 atm Druck reicht der im Blut gelöste Sauerstoff aus, um eine Oxygenierung der Organe sicherzustellen.

➤ **Hitze-Inhalation:**
– Typische Zeichen sind: Versengte Haare im Gesicht (Augenbrauen, Wimpern, Nasenhaare), Schwellungen im Kopf/Halsbereich: Stridor und Atemnot durch geschwollene Halsweichteile.
– *Therapie:* Inhalation von Adrenalin (Adrenalin Medihaler, s. S. 179) oder Inhalationsvernebler. Frühzeitige Intubation und Beatmung zur Sicherung der Atemwege. Die Wirkung von Glukokortikoiden in systemischer Applikation oder per inhalationem ist nicht gesichert.

◉ *Merke*: Die Intubation nach Hitze-Inhalation ist oft ausgesprochen schwierig. Spontanatmung bei Intubationsvorgang möglichst erhalten! (vgl. schwierige Intubation S. 62).

➤ **Rauchgas-Inhalation:**
– Rauchinhalation führt zu erheblichen Störungen in der Mikrozirkulation von Lunge und Bronchien. Die Folge ist eine erheblicher Anstieg des transvaskulären Flüssigkeitsflusses mit starker Zunahme des extravasalen Lungenwassers.
– Pulmonalarterieller Druck und vaskulärer Widerstand steigen nach Rauchgasinhalation an.
– Die Zunahme des mikrovaskulären Flüssigkeitsflusses ist begleitet von der Einwanderung polymorphkerniger Granulozyten, die Mediatoren wie Sauerstoffradikale und proteolytische Enzyme freisetzen.
– Der Volumenbedarf liegt deutlich höher als bei Patienten ohne Rauchgasinhalation. Dieser Volumenbedarf ist zudem deutlich höher als eine Zunahme des extravasalen Lungenwassers allein.
– Die *Diagnose* wird durch die fiberoptische Bronchoskopie gestellt: Rußpartikel bis in die kleineren Bronchien, Hyperämie und Ödembildung sind typische Zeichen des Inhalationstraumas.

43.2 Anästhesie bei Schwerbrandverletzten

– Eine Rauchgasinhalation verschlechtert die Prognose nach Verbrennung erheblich.

► **Therapie:** Die Therapie erfolgt nach Symptomatik und Schweregrad des Inhalationstraumas (s. Tab. 92).

Tabelle 92   Behandlung verschiedener Stadien des Inhalationstraumas (nach Fitzpatrick und Cioffi)

Symptom	Diagnose/Therapie	Grad des Traumas
Hypoxie	Sauerstoffgabe	alle Formen
reaktive Bronchorrhö	Incentive spirometry (S. 251), Physiotherapie, nasotracheales Absaugen	alle Formen
feste Sekretteile	Anfeuchten der Atemluft, nasotracheales Absaugen	mittleres und schweres Trauma
Giemen	diagnostische Bronchoskopie. DD: Endobronchiale Obstruktion, Bronchospasmus oder Ödem	mittleres und schweres Trauma
bronchiale Obstruktion durch Ruß oder Schleimpfropf	Anfeuchten der Atemluft, therapeutische Bronchoskopie	mittleres und schweres Trauma
Bronchospasmus	β_2–Mimetika per inhalationem, evtl. Theophylline i. v.	mittleres und schweres Trauma
respiratorische Insuffizienz	Intubation und Beatmung, permissive Hyperkapnie (Intensivmedizin)	schweres Trauma

Pharmakologie – Besonderheiten bei der Pharmakotherapie Brandverletzter

► **Schwere Verbrennungen führen zu erheblichen pharmakokinetischen und pharmakodynamischen Veränderungen:**
   – Rasche Umverteilung zwischen Plasma- und interstitiellem Volumen.
   – Zunahme des extrazellulären Volumens.
   – Zunahme des Verteilungsvolumens: Eine erhöhte sog. Loading dose ist zum Erreichen gewünschter Plasmaspiegel erforderlich.
   – *Die Zusammensetzung der Plasmaproteine ist verändert*:
     • Neben Hypalbuminämie kommt es zum Anstieg der Akute-Phase-Proteine.
     • Der freie Anteil von Medikamenten, die stark an Albumin binden, ist erhöht (z. B. Antikonvulsiva).
     • Bei Medikamenten wie Lidocain oder Muskelrelaxantien, die an das Akute-Phase-Protein α_1-Acid-Glycoprotein binden, ist der freie Anteil reduziert.

► **Muskelrelaxantien – Succinylcholin:**
   – Führt bei Schwerbrandverletzten zu einer massiven Kaliumfreisetzung, die zum Herz-Kreislaufstillstand führen kann. Der früheste beschriebene Herzstillstand trat am 21. Tag nach Trauma auf. Sicherheitshalber sollte Succinylcholin ab dem 3. Tag nicht eingesetzt werden.
   – *Bei akuter Verbrennung* darf Succinylcholin zur Intubation verwendet werden, im weiteren Verlauf ist Succinylcholin kontraindiziert.

➤ **Nichtdepolarisierende Muskelrelaxantien:**
  – Schwerbrandverletzte entwickeln eine erhöhte Toleranz gegenüber nichtdepolarisierenden Muskelrelaxantien (ab ca. 25% verbrannte Körperoberfläche). In der Regel sind 3–5fach höhere Dosierungen erforderlich. Dieser Effekt setzt ca. 7 Tage nach der Verbrennung ein und hält ungefähr 70 Tage an.
  – Die Ursache ist wahrscheinlich mehr pharmakodynamisch als pharmakokinetisch. Vermutlich ist die Zunahme von nikotinartigen Rezeptoren Ursache für diese Resistenz, der genaue Mechanismus ist jedoch nicht geklärt.

➤ **Sedativa und Analgetika:**
  – Schwerbrandverletzte benötigen höherere Dosen an Analgetika und Sedativa als Polytraumatisierte ohne Verbrennungen.
  – Die Ursachen sind pharmakokinetischer und pharmakodynamischer Art. Bei Langzeitanwendung kommt es zur Toleranzentwicklung.
  – Die individuell erforderliche Dosis ist schwer kalkulierbar und muß durch Titration ermittelt werden.

➤ **I.v.-Anästhetika – Ketamin:**
  – Ketamin oder S(+)-Ketamin bietet sich als Einleitungsanästhetikum und zur Erstversorgung Schwerbrandverletzter an.
  – Neben Kreislaufstabilität und analgetischer Wirkung bleibt bei niedriger Dosierung (0,5–1 mg/kg KG) die Spontanatmung erhalten, was vor allem bei erwarteter schwieriger Intubation von Vorteil ist.
  – *Dosierung:*
    • Zur Analgesie: 0,2–0,5 mg/kgKG i.v..
    • Zur Anästhesie: 1–2 mg/kg i.v., 4–6 mg/kg KG i.m..
    • Dosisreduktion bei Patienten in reduziertem Allgemeinzustand oder im Schock (0,5–1 mg/kgKG).
    • Infusionsdosierung: 30–150 mg/h (Indikation: TIVA, Daueranalgosedierung).
    • Bei Verwendung von S(+)-Ketamin sind die angegebenen Dosierungen zu halbieren!

➤ **I.v.-Anästhetika – Propofol:**
  – Propofol ist für die Akutversorgung bedingt geeignet, da die Schocksymptomatik verstärkt wird.
  – Im weiteren Verlauf kann Propofol bei stabilen Kreislaufverhältnissen zur Sedierung eingesetzt werden, evtl. in Kombination mit Ketamin.
  – *Dosierung:*
    • Bolus: 1–2(2.5) mg/kgKG.
    • Bei geriatrischen Patienten besser Verzicht auf Bolusgabe und Einleitung durch kontinuierliche Gabe über Perfusor oder target controlled infusion (TCI, s.S. 125), initial 10–12 mg/kg KG/Std. Siehe auch TIVA S. 124.
    • Infusionsdosierung: 400–800 mg/Std.
    • Zum Narkoseunterhalt s. TIVA S. 124.

➤ **Benzodiazepine – Midazolam:**
  – Midazolam wird sehr häufig zur Anästhesie und Sedierung Schwerbrandverletzte r eingesetzt. Die erforderliche Dosierung kann extrem schwanken und muß individuell ermittelt werden.
  – Bei der Erstversorgung kann Midazolam wie andere Benzodiazepine durch Vasodilatation zum Blutdruckabfall führen. Eine titrierende Gabe geringer Dosen ist erforderlich (z.B. repetitiv 2,5 mg).

43.2 Anästhesie bei Schwerbrandverletzten

➤ **Opioide – Fentanyl:**
  - Fentanyl gewährleistet effektive Analgesie bei weitgehender Kreislaufstabilität.
  - Intubation und Beatmung ist Voraussetzung für die Applikation ausreichender Dosierungen.
  - Schwerbrandverletzte haben einen hohen Bedarf an Analgetika. Die Applikation sollte zunächst titrierend erfolgen (beginnen mit Boli von 0,2 mg).

➤ **Opioidanalgetika – Alfentanil:** Wegen der kurzen Halbwertszeit sollte Alfentanil nach einer Loading dose von 100 µg/kg KG nur kontinuierlich appliziert werden, um eine durchgehende Analgesie sicherzustellen (z.B. 1,5 µg/kg KG/Min.).

➤ **Inhalationsanästhetika:** Wegen ihrer vasodilatierenden und zum Teil negativ inotropen Eigenschaften sind Inhalationsanästhetika vor allem bei der Erstversorgung Schwerbrandverletzter weniger geeignet. Nach Verbrennungen sind die Katecholaminspiegel erhöht. Halothan mit seiner sensibilisierenden Wirkung gegenüber Katecholaminen ist daher nicht geeignet.

Anästhesiologisches Management in der Klinik – Organisation

➤ **Wie beim Polytrauma muß ein Team zur Versorgung bereitstehen:** Anästhesist mit Pflegepersonal, plastischer Chirurg mit Pflegepersonal, evtl. Röntgen-MTA.

➤ Der Schockraum sollte wegen drohender Unterkühlung des Patienten aufgeheizt werden. Optimale Bedingungen mit einer Temperatur von 30 – 35 °C und einer Luftfeuchtigkeit von 60 – 90 % dürften nur in Verbrennungszentren möglich sein.

➤ Steriles Arbeiten aller Beteiligten: OP-Haube, Mundschutz, sterile Kittel, sterile Handschuhe.

➤ Beschränkung des anwesenden Personals auf unbedingt erforderliche Personen.

◉ *Merke:* Die Sicherung der Vitalfunktionen hat wie beim Polytrauma allerhöchste Priorität!

Statuserhebung

➤ Wesentlich für die Durchführung weiterer Maßnahmen ist die sorgfältige Diagnostik in Zusammenarbeit mit dem Chirurgen. Unfallhergang: Hinweis auf Begleiterkrankungen und Verletzungen (Verkehrsunfall, Explosion, Sturz).

➤ **Abschätzung der verbrannten Körperoberfläche bei Erwachsenen** (Neuner-Regel nach Wallace, s. Abb. 49):
  - *Kopf* (inkl. Hals): 9 %.
  - *Arm*: 9 %→Beide Arme 18 %.
  - *Bein*: 18 %→Beide Beine 36 %.
    • Unterschenkel: 9 % → beide Unterschenkel 18 %.
    • Oberschenkel: 9 % → beide Oberschenkel 18 %.
  - *Stamm:* 36 %.
    • Thoraxvorderseite: 9 %.
    • Thoraxrückseite: 9 %.
    • Abdomenvorderseite: 9 %.
    • Lendenregion (Abdomenrückseite): 9 %.
  - *Genitalregion:* 1 %.

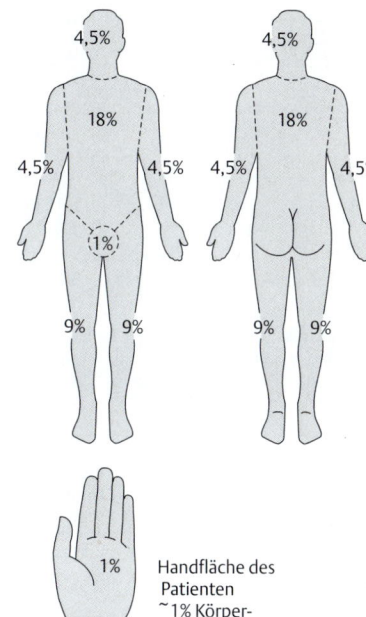

Abb. 49 Abschätzung der verbrannten Körperoberfläche bei Erwachsenen nach Wallace (Neunerregel)

Handfläche des Patienten ~1% Körperoberfläche

➤ **Abschätzung der verbrannten Körperoberfläche bei Kindern** (Abb. 50):
   – *Altersabhängige Unterschiede der Körperproportionen:* Insbesondere ist der Anteil der Hautoberfläche des Kopfes an der Gesamtkörperoberfläche in der frühen Kindheit deutlich höher als im Erwachsenenalter, und der Anteil der Beine deutlich niedriger.
   – *Faustregel* für Kinder < 10 Jahre in bezug auf die Neuner-Regel nach Wallace:
      • Kopf: $9 + (10 - Alter_{Jahre})$.
      • Bein: $18 - (10 - Alter_{Jahre})/2$.
➤ **Faustregel für Erwachsene und Kinder** (gilt für alle Altersgruppen): 1 Patientenhandfläche (inkl. der Finger) = etwa 1% Körperoberfläche (KOF).
➤ **Verbrennungstiefe – Einteilung in Grade** s. Tab. 93. Eine endgültige Bestimmung des Schweregrades der Verbrennung ist erst nach Reinigung und Entfernen von Rußpartikeln im Reinigungsbad in Narkose (Verbrennungszentrum) möglich.
➤ **Inhalationstrauma:** CO-Intoxikation, Trauma der tieferen Atemwege? (Diagnostik durch Bronchoskopie).
➤ **Begleitverletzungen**: Ausschluß weiterer Verletzungen wie Hämato-Pneumothorax, Schädel-Hirn-Trauma, akutes Abdomen, Frakturen etc. (z.B. nach Explosion, Verkehrsunfall).
➤ **Kardiovaskulärer Status**: Zentralisation? Manifester Schock?

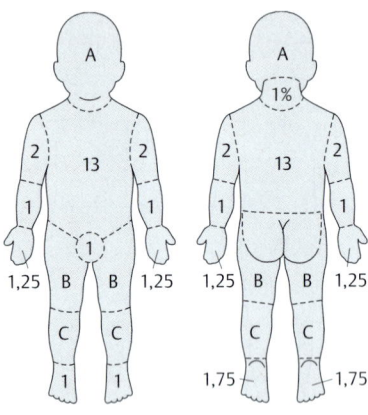

Alter (Jahre)	A (50% des Kopfes)	B (50% eines Oberschenkels)	C (50% eines Unterschenkels)
0	9,5%	2,75%	2,5%
1	8,5%	3,25%	2,5%
5	6,5%	4%	2,75%

Abb. 50　Berechnung der verbrannten Körperoberfläche bei Kindern

Tabelle 93　Schweregrade bei Verbrennungen

Schweregrad	Symptome
I	Rötung
II	Blasenbildung
IIa	Wunde naß, Rötung wegdrückbar, Haare und Nägel halten, stark schmerzhaft
IIb	Wundgrund noch feucht, eher weißlich, Rötung kaum wegdrückbar
III	Wundgrund trocken, Haare und Nägel fallen aus, thrombosierte subkutane Venen. Wegen Zerstörung der Nervenendigungen kaum Schmerzen. Wunde weiß bis verkohlt

➤ **Medikamenteneinnahme**?
➤ **Allergien**?
➤ Andere **Grunderkrankung** als Auslöser für das thermische Trauma? (z. B. Alkoholismus, Diabetes mellitus, Synkope).

Erstversorgung

➤ **Sicherung der Atemwege:** Großzügige Indikation zu Intubation und Beatmung. Intubation ist indiziert bei:
  – Tachypnoe (Atemfrequenz > 40/Min.).
  – Sa O$_2$ < 90% bei Raumluft oder PaCO$_2$ > 50 mmHg.
  – Hinweise auf thermische Schädigung der oberen Atemwege.
  – Tiefes Inhalationstrauma.
  – CO-Intoxikation (Carboxyhämoglobin > 20%).
  – Begleitverletzungen (z.B. SHT, Lungenkontusion, intraabdominelle Blutung).
  – Schock.
  ◉ *Merke:* Intubation immer nach den Regeln für erwartete schwierige Intubation durchführen, s. S. 63.
➤ **Zugänge:**
  – Großlumige Zugänge, wenn peripher nicht möglich.
  – Großlumiger zentralvenöser Zugang mit mindestens zwei Lumina.
  – Arterielle Verweilkanüle.
  – Blasendauerkatheter mit Temperatursonde.
  – *Punktionsstellen:*
    • Die Katheter dürfen initial durch verbrannte Haut gelegt werden.
    • Bei Punktion der Leistengefäße sollten venöser und arterieller Zugang auf die gleiche Seite gelegt werden (Freihalten von Punktionsstellen für später notwendige, regelmäßige Katheterwechsel).
  ◉ *Merke:* Alle Katheter müssen angenäht werden: Eine Pflasterfixierung ist nicht ausreichend!
➤ **Monitoring:** Standardmonitoring, invasive Blutdruckmessung, ZVD, Temperatur, BGA mit direkter CO-Messung.
➤ **Blutentnahmen:** Blutbild, Elektrolyte, Gerinnung, Blutgruppe, Kreuzblut, evtl. Serumprobe für Toxikologie, evtl. Serumprobe für Alkoholspiegel.
➤ **Sonstige Maßnahmen (vom Chirurgen durchgeführt):**
  – Abstriche (nasal, oral, perineal, verbrannte und gesunde Haut).
  – Tetanusimpfung.
  – Fotodokumentation.
  ◉ *Merke:* Keine antibiotische Therapie im Schockraum.

Volumensubstitution – Prinzip

➤ Substituiert werden soll die geringst notwendige Flüssigkeitsmenge, welche zur Aufrechterhaltung einer adäquaten Organperfusion notwendig ist.
➤ Der Flüssigkeitsbedarf muß individuell titriert werden.
➤ Formeln zur Berechnung der Flüssigkeitssubstitution dienen nur als Faustregel für den Beginn einer Substitution. Ausgegangen wird dabei vom durchschnittlichen Bedarf eines verbrannten Patienten.
➤ Im weiteren Therapieverlauf wird die Volumensubstitution anhand des Monitorings dem individuellen Bedarf des Patienten angepaßt (nach Urinausscheidung, Hämodynamik, Beatmung, Laborwerten etc.).
➤ Die Urinausscheidung innerhalb der ersten 24 Std. sollte bei Erwachsenen zwischen 30 und 50 ml/Std. liegen, bei Kindern bei 3 – 4 ml/kg KG. Nach 24 Std. wird die Urinausscheidung als Parameter für die Volumensubstitution unzuverlässig.

43.2 Anästhesie bei Schwerbrandverletzten

Lösungen zur Volumensubstitution

➤ **Ringer-Laktat:** Basislösung zum primären Volumenersatz bei Schwerbrandverletzten .
  – *Vorteile:* Effektiv, exzellente Verträglichkeit (keine Allergien), Rückresorption von extravasaler Flüssigkeit relativ leicht möglich.
  – *Nachteile:* Große Volumina erforderlich, verstärkte Ödembildung bei Infusion sehr großer Volumina.
➤ **Kolloide:**
  – *Synthetisch:* Hydroxyäthylstärke, Dextrane.
  – *Humanalbumin* 5%ig und 20%ig.
  – *Vorteile:* Rascher kreislaufstabilisierender Effekt.
  – *Nachteile:*
    • Wegen des Kapillarlecks verlassen auch große Moleküle wie Albumin den Intravasalraum. Die Folge ist eine Ablagerung kolloider Substanzen im Interstitium. Die Rückresorption ist schwieriger als bei kristalloiden Lösungen.
    • Theoretisch sind Allergien auf kolloide Lösungen möglich.
➤ **Hypertone NaCl-Lösung:**
  – Enthält je nach Zusammensetzung 180–205 mmol Natrium.
  – *Vorteile:*
    • Schneller kreislaufstabilisierender Effekt.
    • In Kombination mit Ringer-Lösung geringere Gesamtflüssigkeitsmenge erforderlich.
    • Geringere Ödembildung.
    • Vermeidung einer Hyponatriämie.
  – *Nachteile:* Extravasale Natriumeinlagerung, Hypernatriämie ist möglich.

Praktische Durchführung der Volumensubstitution

➤ Zur Indikation der verschiedenen Lösungen gibt es unterschiedliche Meinungen. In den meisten Zentren wird empfohlen, die Volumentherapie in den ersten 12–24 Std. nur mit Ringer-Laktat durchzuführen.
➤ Nach 8–12 Std. beginnt die kapilläre Abdichtung in nichtverbrannten Arealen, so daß die extravasale Einlagerung von Kolloiden abzunehmen beginnt.
➤ Bei Begleitverletzungen (Polytrauma) oder persistierender instabiler Kreislaufsituation sollten auch in der Frühphase einer Verbrennung Kolloide gegeben werden, da die Bekämpfung des Schocks absoluten Vorrang hat.
➤ **Infusionstherapie in Abhänigkeit vom Schweregrad der Verbrennung:**
  – < 40% verbrannte KOF: Kristalloide können ausreichen.
  – > 40% verbrannte KOF: Kristalloide und hypertone NaCl sinnvoll. Vor allem bei Inhalationstrauma und älteren Patienten kann damit die Gesamtvolumenbelastung reduziert werden.
  – *Infusionsregime bei schweren Verbrennungen* (> 40% KOF):
    • Erste 8 Std.: Hypertone NaCl nach Parkland-Schema (s. u.).
    • Zweite 8 Std.: Ringer-Lösung.
    • Dritte 8 Std.: Ringerlösung plus Humanalbumin 5%ig oder FFP bei schweren Gerinnungsstörungen.
➤ **Dosierung bei Erwachsenen:**
  – Dosierungsmaßgabe für die primäre Volumentherapie ist das sog. *Parkland-Schema:* 4 ml/kg KG/% verbrannte Körperoberfläche.

- Die Volumengabe wird dann so titriert, daß die Urinausscheidung bei 30–50 ml/Std. liegt. Eine erhebliche Überinfusion führt sonst zu massiver Ödembildung der Lunge mit starker Beeinträchtigung des Gasaustausches.
- Bleibt der Kreislauf nach Infusion mit diesem Schema instabil, werden 1000–1500 ml Plasmaexpander infundiert.
- Ist der Kreislauf mit diesen Maßnahmen nicht zu stabilisieren, ist der Einsatz von Katecholaminen indiziert, z. B. Suprarenin 2–10 µg/Min.
- *Dosierung bei Verwendung hypertoner Nacl:*
  - Cincinati-Schema: 1 Liter Ringer-Lösung plus 50 mval NaHCO$_3$ in den ersten 8 Std. nach der Parkland-Formel (s. o.). Danach Infusion mit normotoner Ringer-Lösung nach der Parkland-Formel.
  - *Alternativ*: Aus einem Liter Ringer-Lösung 60 ml entfernen und durch 60 ml 1 M NaCl Lösung ersetzen (189 mmol NaCl). Infusion in den ersten 8 Sd. nach Verbrennung nach Parkland-Schema (s. o.).

➤ **Dosierung bei Kindern:** Kinder haben eine geringere Kompensationsmöglichkeit für Flüssigkeitsverluste als Erwachsene, so daß schon bei relativ gering ausgedehnten Verbrennungen eine Flüssigkeitstherapie erforderlich ist (ab 10–20% verbrannter KOF).

- *Formel*: 4 ml/kgKG/% verbrannter KOF/24 Std. *plus* Erhaltungsbedarf.
- *Erhaltungsbedarf:*
  - Bis 10 kgKG: 100 ml/kg/d.
  - Bis 20 kgKG: 80 ml/kg/d.
  - Bis 40 kgKG: 60 ml/kg/d.

Operationen bei Schwerbrandverletzten

➤ **Notfalloperationen: Bei Schwerbrandverletzten sind eventuell notfallmäßige Operationen notwendig, die in jeder Klinik durchführbar sein sollten:**

- *Escharotomie*: Drittgradig verbrannte Haut führt durch Verdampfung von Flüssigkeit zu einer Art Panzerbildung, die im Thoraxbereich eine Beatmung des Patienten unmöglich machen kann und an den Extremitäten eine Aufhebung der Perfusion bewirken kann. Daher muß die verbrannte Haut inzidiert werden, um Entlastung zu schaffen.
- Kompartmentspaltungen können bei tiefen Verbrennungen und Begleitschäden notwendig werden und gehören zum Routinerepertoire des Traumatologen.
- Notfalloperationen bei Begleitverletzungen (s. auch Polytrauma S. 381).

➤ **Dringliche Operationen:** Nekrosektomie mit temporärer und definitiver, differenzierter Wunddeckung.

- Die Durchführung dieser Operationen bleibt Verbrennungszentren vorbehalten.
- Der Eingriff sollte möglichst beim stabilisierten Patienten durchgeführt werden.
- Das anästhesiologische Management umfaßt das volle Spektrum der Intensivmedizin.
- Neben erheblichen Blutverlusten, Störungen der Gerinnung, des Flüssigkeits- und Säurebasenhaushaltes ist mit erheblichen Störungen des Gasaustausches zu rechnen. Da es sich hierbei um eine sehr spezielle Therapie handelt, die nur an den Verbrennungszentren durchgeführt wird, sei auf die spezielle Fachliteratur verwiesen.

➤ **Elektive Operationen:** Rekonstruktive Chirurgie durch den plastischen Chirurgen (durch sein Mitwirken von Beginn der Versorgung an wird die prospektive Planung und das Patientenmanagement unter rekonstruktiven Gesichtspunkten erst möglich).

Verbandswechsel

➤ Verbandswechsel nach Verbrennungen sind immer schmerzhaft und benötigen eine Analgosedierung oder Anästhesie, insbesondere bei Kindern.

➤ Sind die Atemwege des Patienten während der chirurgischen Versorgung nicht oder nur eingeschränkt zugänglich (z. B. im Reinigungsbad), ist eine Intubationsnarkose auch bei sonst nicht beatmungspflichtigen Patienten erforderlich.

➤ Da oft über einen längeren Zeitraum in regelmäßigen Abständen Verbandswechsel erforderlich sind, sollten Anästhetika bevorzugt werden, die nicht kumulieren.

➤ Propofol und Ketamin, auch in Kombination, haben sich dabei bewährt. Zusätzlich kann ein kurzwirksames Opioid wie Alfentanil oder Remifentanil gegeben werden. Dosierung s. Allgemeinanästhesie, S. 102 ff.

Weiterverlegung in ein Verbrennungszentrum

➤ Grundsätzlich sollte die Erstversorgung mit vital stabilisierenden Maßnahmen im nächstgelegenen Krankenhaus, das eine Notfallversorgung durchführen kann, eingeleitet werden.

◉ *Merke:* Die Sicherung der Vitalfunktionen hat absoluten Vorrang!

➤ **Indikationen für eine Verlegung in ein Verbrennungszentrum** (nach Richtlinien der Berufsgenossenschaften):
  – *Erwachsene*:
    • Verbrennung 2. Grades > 30 % verbrannter Körperoberfläche (VKOF).
    • Verbrennung 3. Grades > 20 % VKOF.
  – *Kinder*:
    • Verbrennung 2. Grades > 10 % VKOF.
    • Verbrennung 3. Grades > 5 % VKOF.

➤ Grundsätzlich sollte die Verlegungsindikation im Zweifelsfall mit einem Verbrennungszentrum abgesprochen werden.

➤ Dringende Notfalloperationen wie Kompartmentspaltung und Escharotomie des Thorax müssen noch am erstversorgenden Krankenhaus durchgeführt werden.

➤ Die Organisation eines freien Bettes übernimmt die „Zentrale Anlaufstelle für die Vermittlung von Betten für Schwerbrandverletzte" in Hamburg. Sie gibt Auskunft über freie Bettenkapazitäten nahegelegener Zentren für Schwerbrandverletzte (Tel. 0 40/28 82 – 39 98 oder 39 99, Fax 0 40 – 28 82 – 56 47).

◉ *Merke:* Nach Verlegung des Patienten Rückmeldung nach Hamburg, wohin der Patient tatsächlich verlegt wurde. Nur auf diesem Weg läßt sich eine aktuelle Liste aller freien Betten führen.

➤ **Transport:** Nach Stabilisierung der Vitalfunktionen erfolgt der Transport des Schwerbrandverletzten mit erweitertem Monitoring: EKG, SaO_2, invasive Blutdruckmessung, Blasenkatheter mit Temperatursonde, gut laufende periphere Zugänge, evtl. zentraler Venenkatheter, Beatmungsmonitoring.

◉ *Merke:* Die intravasalen Katheter müssen immer angenäht werden!

➤ **Ziel** ist die Übergabe eines kreislaufstabilen, normoventilierten und normothermen Patienten.

Grundlagen

➤ **Definition:** Hirntod ist die Folge des irreversiblen Ausfalls der gesamten Funktionen des Gehirns. Er ist mit dem Tod des Individuums gleichzusetzen und stellt keine besondere Todesform dar.
➤ **Personelle Voraussetzung zur Hirntoddiagnostik:** Die Untersuchungen müssen von zwei Ärzten durchgeführt werden, die vom Transplantationsteam unabhängig sind, und die über eine mehrjährige Erfahrung in der Intensivtherapie von Patienten mit schweren Hirnverletzungen verfügen.

Ausschlußdiagnostik vor der Hirntoddiagnostik

➤ **Liegt eine Intoxikation vor?**
  – Toxikologisches Screening durchführen, um das Ausmaß eines Drogen- oder Alkoholkonsums zu objektivieren. Benzodiazepine und Barbiturate haben z. T. eine lange Halbwertszeit, manche Substanzen haben wirksame Metaboliten.
  – Quantitative Messungen: Plasmakonzentrationen können gemessen werden. Hintergrund: Auch unterhalb toxischer oder therapeutischer Konzentrationen kann eine Beeinflussung des EEGs nicht ausgeschlossen werden. Die Plasmakonzentrationen, bei denen eine EEG-Diagnostik für zulässig gehalten wird, variieren je nach Zentrum.
➤ **Besteht eine neuromuskuläre Blockade?** Im Zweifelsfall muß das Abklingen der Wirkung von Muskelrelaxantien abgewartet werden.
➤ **Liegt eine Hypothermie vor?** Bei einer Körpertemperatur < 35 °C ist eine neurologische Untersuchung nicht verwertbar.
➤ **Besteht ein metabolisches oder ein endokrines Koma?** Hypo- oder Hyperglykämie (S. 262), Urämie (S. 253), Leberausfallkoma (S. 257), Addison-Krise (S. 275, 588), thyreotoxisches Koma (Hyperthyreose s. S. 272).
➤ **Ist der Patient im Schock?** Die neurologische Untersuchung setzt die Möglichkeit zu einer suffizienten Perfusion des Gehirns voraus. Dazu muß mindestens ein systolischer Blutdruck von 100 mmHg gegeben sein.

Hirntoddiagnostik

➤ **Feststellung des Komas:** Es besteht keine Erweckbarkeit auf Schmerzreize.
➤ **Ausfall der Hirnstammreflexe:**
  – *Pupillen:* Beidseits weit oder mittelweit, keine Lichtreaktion.
  – *Folgende Reflexe sind beidseits nicht auslösbar:*
    • Okulo-zephaler Reflex (d. h. bei Kopfwendung liegen die Bulbi starr in den Augenhöhlen).
    • Pharyngeal- und Trachealreflexe: Prüfen durch Reize im Pharynx, Wakkeln am Tubus oder tiefes Absaugen.
    • *Cave:* Nur das Gesicht bis hin zum Tragus wird vom N. trigeminus sensibel innerviert. Die Ohrläppchen werden, wie der übrige Körper, über das Rückenmark versorgt. Hier ausgelöste Schmerzreaktionen sind keine Hirnstammreaktionen, sondern können rein spinale Antworten sein.
➤ **Apnoe-Test:** Ausfall der Spontanatmung bei Anstieg des $paCO_2$ > 60 mmHg. Vorgehen: Zunächst 6 l O_2/Min. über eine Sonde in den diskonnektierten Tubus zuführen (zur O_2-Aufsättigung, um Hypoxämien zu verhindern. Mit wiederholten Blutgasanalysen der $PaCO_2$-Anstieg ohne Einsetzen der Spontanatmung dokumentieren.
➤ **Übersicht** s. Abb. 51.

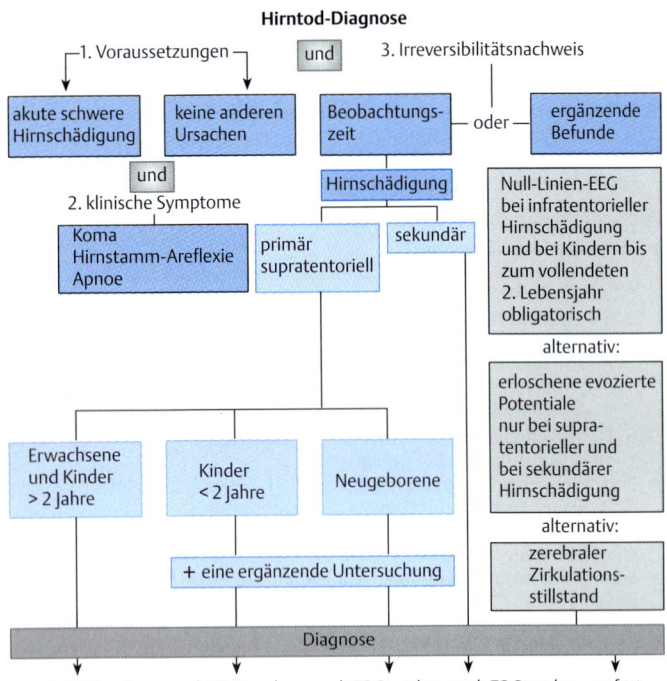

Abb. 51 Hirntod-Diagnose (modifiziert nach „Stellungnahme des Wissenschaftlichen Beirates der Bundesärztekammer", Dt. Ärzteblatt 1997)

Untersuchungen beim Spender

➤ Zustimmung zur Organspende?
➤ Infektions-Screening (Serologie): Lues, HIV, Hepatitis, CMV.
➤ Blutgruppe, Rhesusfaktor, HLA-Typisierung.
➤ Komplettes Routinelabor.
➤ Sonographie (Abdomen, Niere): Organgröße? Auffälligkeiten?
➤ Bestehen Ausschlußkriterien? Allgemein: Sepsis oder generalisierte Infektion (HIV, HBV- bzw. HCV-Infektion), Malignom (außer Haut- und Hirntumoren), prolongierter Schock, Drogenabusus in der Vorgeschichte. Spezielle Ausschlußkriterien s. Tab. 94.

Tabelle 94   Organspende – Ausschlußkriterien (nach Largiadèr)

Organ (Altersgrenze)	Ausschlußkriterien
Niere (jedes Alter)	rezidivierender Harnwegsinfekt, renaler Hypertonus, generalisierte Arteriosklerose, Oligoanurie, Anstieg der harnpflichtigen Substanzen uner Kreislaufunterstützung und Infusionstherapie
Leber (< 65 Jahre)	Alkoholanamnese, Hepatitis, Medikamentenintoxikation, schweres Lebertrauma, Fettleber, protrahierter Schock, Oligoanurie, Azidose, Transaminasen > 100 U/l ohne Rückbildungstendenz
Herz (< 65 Jahre)	(intraoperativ tastbare) Koronarsklerose, Kammerflimmern vor Kardioplegie, schlechte myokardiale Funktion, Klappenvitium
Lunge (< 55 Jahre)	pulmonale Vorerkrankungen, Thoraxtrauma, Raucheranamnese, pulmonales Infiltrat, Aspiration
Pankreas (< 50 Jahre)	(s. Leber), Amylasämie, Diabetes mellitus, Trauma, Operationen im Oberbauch, Reanimation

Organerhaltende Maßnahmen beim Spender

➤ **Beatmung:** Normoxämie anstreben, cave hohe FiO_2- und PEEP-Werte.
➤ **Hämodynamik – Volumentherapie:**
   – Isotone oder halbisotone NaCl-Lösung (evtl. HAES, Humanalbumin). Monitoring durch arteriellen Mitteldruck (Ziel: 70–80 mmHg). Ziel-ZVD: > 10 cm H_2O.
   – Bei Polyurie mit erheblichem Volumenbedarf ggf. Desmopressin 2–4 µg s.c./i.v. Ziel ist die Vermeidung schwerer Elektrolytstörungen.
➤ **Hämodynamik – Katecholamine:**
   – Immer Dopamin niedrig dosiert als „Nierendosis".
   – Zusätzlich Dobutamin, wenn Dopamin und Volumen nicht ausreichen.
   ◉ *Cave:* Katecholamine mit vorwiegend α-adrenerger Wirkung (Noradrenalin, Adrenalin) senken die Nieren- und Leberdurchblutung; Folge sind evtl. Organschäden.
➤ **Azidose:** Meist metabolisch; Therapie s. S. 76.
➤ **Hypothermie** < 35 °C: Heizmatten und/oder vorgewärmte Infusionslösungen, vgl. S. 184.
➤ **Hyperthermie** > 38,5 °C: Physikalische Maßnahmen, vgl. S. 185.

44.2 Management des Organspenders

Wichtige Adressen

➤ **Eurotransplant** (für Organaustausch innerhalb Belgien, Deutschland, Luxemburg, Niederlande, Österreich): Eurotransplant Foundation, P.O. Box 2304, NL-2301 Leiden, The Netherlands. Tel.: (0 71) 71 79 57 95, Fax: (0 71) 71 79 00 57.

➤ Nationale Transplantationszentren – Internet-Adressen: Hier können Sie die regionalen Adressen und Telefonnummern finden:
  - Für Deutschland, Österreich, Schweiz: www.pabst-publishers.de/tx-centers/
  - Eurotransplant-website: www.transplant.org.

Grundlagen

➤ **Definition:** Spasmus der aryepiglottischen Falten und der Ligg. vocalia, wobei sich ein Ventilmechanismus ausbildet, bei dem Luft zwar exspiriert, jedoch nicht inspiriert werden kann.
➤ **Pathogenese:**
- Eine Reizung der Larynxschleimhaut bei Vorliegen unvollständiger Schutzreflexe oder nervaler Übererregbarkeit führt zu einer Kontraktion der Kehlkopfmuskulatur. Die afferente Leitung erfolgt über den R. int. des N. laryngeus (aus N. vagus), die efferente Leitung über den R. ext. des N. laryngeus und die Nn. recurrentes (aus N. vagus).
- Auslöser können – insbesondere während der Exzitationphase zurückfließendes Blut oder Speichel, Erbrochenes, Fremdkörper oder Larynxmanipulationen (z. B. In- oder Extubation, Absaugen) sein.

Vorkommen/Ursachen

➤ Eingriffe im HNO-Bereich bei Kleinkindern (Tonsillektomie, Adenotomie).
➤ Extubation im Exzitationsstadium, Intubation in flacher Narkose.
➤ Laryngeales Absaugen nach Extubation.
➤ Einleitung mit Ketamin (s. S. 104) oder Antagonisierung von Relaxantien (s. S. 122) ohne Gabe von Atropin (resultierende Hypersalivation).
➤ Allergische Reaktion (z. B. Einleitung mit Barbiturat).
➤ Narkose bei bestehender Laryngobronchitis (erhöhte Schleimhautsensibilität).

Klinik und Komplikationen

➤ **Inkompletter Spasmus:** Es imponiert ein hochtoniger inspiratorischer Stridor im Sinne einer Verlegung der oberen Atemwege.
➤ **Kompletter Spasmus:**
- Hier ist kein Luftstrom möglich, interkostale Einziehungen weisen auf das Inspirationshindernis hin. Die Patienten (meist Kleinkinder) zeigen Streßsymptome (initial Hypertonus, Tachykardie, Mydriasis), im weiteren Verlauf kommt es zum Abfall der Sauerstoffsättigung, der Herzfrequenz, des Blutdruckes und der Vigilanz.
- Die entstehende Hypoxie bzw. Hyperkapnie vermindert postsynaptische Signale und die Aktivität des Hirnstammes, weshalb es zu einer spontanen Lösung des Spasmus kommen kann.
➤ **Komplikationen:**
- Es besteht die Gefahr eines hypoxischen Kreislaufstillstandes.
- Die Stimulation des N. laryngeus sup. kann über die Hemmung medullärer inspiratorischer Neurone eine Reflexapnoe auslösen.
- Durch die Erhöhung des pleuropulmonalen Druckgradienten infolge des Inspirationshindernisses kann sich theoretisch ein interstitielles Lungenödem ausbilden.

Diagnostik und Differentialdiagnose

➤ Plötzlicher Stridor bei Narkoseein- oder ausleitung.
➤ **Differentialdiagnose:** Bronchospastik (verlängertes Exspirium, auskultatorisch Giemen und Brummen). Pharynx- oder Larynxödem.

Therapie

➤ **Assistierte Beatmung** mit hoher FiO_2.
➤ Bleibt die assistierte Beatmung frustran, sollte eine **Überdruckbeatmung** mit dichtsitzender Maske, hoher FiO_2 erfolgen; dies kann wegen des oben beschriebenen Ventilmechanismus allerdings mißlingen.
➤ Bei insuffizienter Maskenbeatmung und Kreislaufreaktion (Abfall von Sättigung, Herzfrequenz und Blutdruck) Succinylcholin (0,5 – 1,0 mg/kg KG i. v.) geben.
  👁 *Cave:* Die Applikation von Succinylcholin bei Hypooxämie in diesem Stadium kann eine schwere Bradykardie oder Asystolie auslösen!
➤ **Abschwellende Maßnahmen** (z. B. Prednisolon [Solu-Decortin H] 2 – 3 mg/kg KG i. v.) können erwogen werden, wenn Manipulationen im Kehlkopfbereich stattgefunden haben, z. B. nach mehreren Intubationsversuchen.
➤ **Ultima ratio:** Koniotomie, s. S. 65.

Prophylaxe

➤ Bei der Intubation auf eine tiefe Anästhesie achten.
➤ Die Extubation kann in Narkose bei wiederkehrenden Schutzreflexen oder am wachen Patienten („Patient kaut auf dem Tubus") erfolgen, jedoch niemals in der Exzitationsphase.
➤ Bei Kindern mit einer Tracheolaryngitis in den letzten 3 – 4 Wochen sollten keine Elektiveingriffe durchgeführt werden.
➤ Nach der Extubation sollte nicht mehr larynxnah abgesaugt werden.
➤ Bei Hypersalivation sollte Atropin (0,01 – 0,02 mg/kg KG i. v.) oder Glycopyrronium gegeben werden (Robinul 0,003 mg/kg KG).

Grundlagen

➤ **Definition:** Abnahme des Durchmessers der kleinen und mittleren Atemwege, hervorgerufen durch Kontraktion der Atemwegsmuskulatur.
➤ **Pathogenese:**
  – *Mechanische Irritation* durch endotracheale Intubation, Extubation oder oropharyngealen Tubus (z. B. Guedel-Tubus), meist bei zu flacher Narkose.
  – *Chemische Irritation:* Maskeneinleitung mit volatilen Anästhetika (Desfluran > Isofluran > Enfluran > Halothan > Sevofluran); Aspiration; Hitzeentwicklung bei trockenem Atemkalk und Verwendung von Sevofluran; Rauchgasintoxikation.
  – *Medikamentös bedingt:* Histaminfreisetzung durch Relaxantien, Protamin, Antibiotika oder Thiopental; β-Blocker; Acetylsalicylsäure; Cholinesteraseinhibitoren; Opioide.
  – *Prädisposition:* Emphysembronchitis, Asthma bronchiale, Säuglinge und Kleinkinder, Patienten mit hyperreagiblem Bronchialsystem.

Klinik und Komplikationen

➤ **Symptome:** Auffällig ist ein erhöhter Beatmungsdruck (Spitzen- und Plateaudruck) und eine Abnahme des Tidalvolumens durch eine Abnahme der Compliance. In der Exspirationsphase findet sich auskultatorisch ein Giemen und Brummen, was bei schwerster Obstruktion („silent chest") allerdings fehlen kann. Es kommt zur Abnahme von PaO_2 und SaO_2 und zu einem Anstieg des $PaCO_2$ sowie zur Zyanose. Der $PetCO_2$ fällt aufgrund der ungenügenden Exspiration ab.
➤ **Komplikationen:** Es kann zur Hypertension, zum Barotrauma, zur Hypoxie, zu Arrhythmien, zum Kreislaufstillstand und zur Notwendigkeit der prolongierten Betamung kommen.

Diagnostik und Differentialdiagnose

➤ Tubuskinking bzw. -verlegung: Atemgeräusch abgeschwächt, aber kein Giemen oder Brummen.
➤ Fremdkörperaspiration: S. S. 508.
➤ Stille Aspiration: S. S. 569.
➤ Pneumothorax: Auskultatorisch einseitig abgeschwächtes Atemgeräusch, s. S. 606.
➤ Lungenödem: S. S. 180, 366.
➤ Lungenembolie oder Fruchtwasserembolie: S. S. 468, 597.
➤ Anaphylaxie: S. S. 573.
➤ Einseitige endobronchiale Intubation.
➤ Spontanatmung des Patienten gegen Respirator.

Therapie

➤ **Allgemeine Therapie-Maßnahmen – Evaluierung der Differentialdiagnosen:**
  – Auskultation (Pneumothorax, Aspiration, Lungenödem, tiefe Intubation).
  – Tubuskontrolle (Kinking, Verlegung, Wasser in Atemschläuchen).
  – Endotracheales Absaugen (Beschaffenheit und Menge des Sekretes).
➤ **Therapie des intraoperativen Bronchospasmus:**
  – Narkose vertiefen. Beim ausgeprägten Spasmus ist die alveoläre Ventilation stark eingeschränkt → Narkosevertiefung über Inhalationsanästhetika ist wenig sinnvoll. Besser i. v.-Anästhetika, z. B. 0,5 – 1 mg/kg KG S(+)-Ketamin.

45.2 Bronchospasmus

– Bei schwerem Bronchospasmus Übergang auf manuelle Beatmung, evtl. Beatmung mit Intensivrespirator.
– Bei Abfall der Sauerstoffsättigung Beatmung mit FiO_2 von 0,5 – 1,0 (u. U. Lachgaszufuhr beendigen). Ziel: Sicherung der Oxygenierung. Keine Normokapnie erzwingen. Evtl. permissive Hyperkapnie.
– GGf. chirugische Stimulation unterbrechen.

◨ *Merke:* Bei Absetzen von N_2O und Beatmung mit 100% Sauerstoff wird u. U. die Narkosetiefe reduziert, so daß der Bronchospasmus aggravieren kann → ausreichende Narkosetiefe über i. v.-Anästhetika sicherstellen.

➤ **Medikamentöse Therapie:**
– β-*Mimetika:*
  1. Applikation von Fenoterol oder Salbutamol als Aerosol über den Tubus. Wegen der Anlagerung an die Tubuswand ist eine höhere Dosierung als beim spontan atmenden Patienten erforderlich.
  2. Applikation s. c., z. B. Terbutalin 0,25 – 0,5 mg s. c.
  3. Appliaktion i. v., z. B. Salbutamol (Salbulär). Initialdosis: 5 μg/Min. Bei Bedarf Steigerung um 5 μg/Min. nach 10 Min. Eine Infusion von 5 – 25 μg/Min. reicht in der Regel aus. Die Höchstdosis von 50 μg/Min. sollte nur in Ausnahmefällen überschritten werden.
– *Methylxanthine:* Die bronchodilatatorische Wirkung ist deutlich geringer als bei β-Mimetika.
  • Dosis bei nicht vorbehandelten Patienten: Theophyllin 5 mg/kg KG über 15 Min. i. v., anschließend Infusion mit 0,2 – 0,8 mg/kg KG/Std.
  • Dosis bei Theophyllindauermedikation: 1 – 2 mg/kg KG langsam i. v. Prednisolon 250 – 500 mg i. v. (Anwendung per inhalationem ist im akuten Anfall wirkungslos).

◨ *Merke:* Bei Patienten, die mit Theophyllin vorbehandelt sind, können leicht toxische Spiegel auftreten → max. 2 mg/kg KG langsam i. v., Dauerinfusion nur bei stark reduzierter Dosis. Arrhythmien können bei Theophyllin- und Katecholamingabe auftreten, v. a. in Kombination mit Halothananästhesie, Hypoxämie und Hypokaliämie.

➤ Bei persistierender Symptomatik sollte man eine Verlegung auf die Intensivstation und eine differenzierte Beatmung erwägen.

Prophylaxe

➤ **Prädisponierte Patienten:**
– Entsprechende Vorbereitung (suffiziente Diagnostik, evtl. mit Spirometrie im Vorfeld, um das Ausmaß der COPD abschätzen zu können) und Optimierung der medikamentösen Einstellung (internistisches Konsil).
– Bei der Prämedikation auf Opioide verzichten, Regionalanästhesieverfahren in Betracht ziehen.
– Bei Allgemeinanästhesie Medikamente mit geringer Histaminfreisetzung bevorzugen (Midazolam, Etomidat, Alfentanil oder Fentanyl. Relaxation z. B. mit Vecuronium).
– Für Maskeneinleitungen Sevofluran verwenden.
– Vom Operateur gewünschte Antibiotika wegen der Histaminfreisetzung 20 Min. vor oder nach der Einleitung applizieren.

Grundlagen

➤ **Definition:** Infolge abgeschwächter Schutzreflexe durch passive Regurgitation oder aktives Erbrechen ins Tracheobronchialsystem gelangter Mageninhalt. Es wird unterschieden zwischen der Aspiration fester (Nahrungs-)bestandteile, die einen Laryngo- oder Bronchospasmus hervorruft, und der Aspiration von saurem Magensaft, der mit einer „asthmaähnlichen" Symptomatik (sog. Mendelsonsyndrom) einhergeht.

🔄 *Beachte:* Ab einem pH $< 2,5$ ist die Lungenschädigung unabhängig von der aspirierten Menge!

➤ **Vorkommen/Ursachen:**
– Herabgesetzte laryngeale Reflexe, z.B. Bewußtseinsstörungen, Lokalanästhesie des Kehlkopfes, anatomische Besonderheiten (z.B. Tumore), generalisierte Myopathien.
– Inkompetenz des gastroösophagealen Sphinkters.
– Diabetische Neuropathie (Gastroparese).
– Nicht nüchterne Patienten, z.B. unterhalb der Nüchternheitsgrenze (6 h), Ileus, Gravidität ($>10.$ SSW), Notfallpatienten.
– Gastrale Gasinsufflation, z.B. Maskenventilation, prolongierte Intubation.

Klinik und Komplikationen

➤ **Aspiration fester Bestandteile:** Stridor, Giemen, Tachypnoe, Husten, evtl. Bronchospasmus. Evtl. Apnoe bei kompletter Verlegung der Atemwege.
➤ **Aspiration von saurem Magensaft:** Es kommt zur Tachypnoe, Husten und Giemen sowie einer vermehrten Sputumproduktion. Die Patienten werden unmittelbar nach der Aspiration hypoxisch, es kommt zur Zyanose, zur Hypotension und zum Schock. Die Compliance nimmt rasch ab.

Diagnostik und Differentialdiagnose

➤ **Arterielle BGA:** Bei Raumluft liegt der PaO_2 bei 30–70 mmHg.
➤ **Röntgen-Thorax:** Diffuse Infiltrate sind erst 12–20 Std. nach dem klinischen Bild sichtbar. Ist nur ein Lungenlappen betroffen, so finden sich Infiltrate zu 60% im rechten Unterlappen und zu 40% im linken Unterlappen.
➤ **Differentialdiagnostisch** sind ein Lungenödem, ein hoher Beatmungsdruck, eine Lungenembolie und ein akuter Bronchospasmus (z.B. bei Allergie) in Betracht zu ziehen.

Therapie

➤ Elektive Operationen sollten abgesagt werden, nur Eingriffe hoher Dringlichkeit sollten von einem erfahrenen Operateur (Dauer) durchgeführt werden. Postoperativ wird der Patient auf die Intensivstation verlegt.
➤ **Medikamentöse Therapie:**
– Bei Bronchospastik s.S. 567.
– Steroide sollten während der hypoxischen Phase nicht gegeben werden, sie verzögern die Heilung des Lungengewebes.
– Eine Antibiose sollte nur nach Antibiogramm erfolgen, prophylaktisch kann beim Verdacht der Aspiration von Faezes damit begonnen werden (z.B. Augmentan).

45.3 Aspiration

Prophylaxe

➤ Bei prädisponierten Patientes sollten Regionalanästhesieverfahren in Betracht gezogen werden, auch hierbei darf allerdings die medikamentöse Aspirationsprophylaxe nicht außer acht gelassen werden.

➤ Risikopatienten sollten zurückhaltend präoperativ sediert werden.

➤ **Medikamentöse Prophylaxe von Risikopatienten:**
  - *Vorabend der Operation:* Ranitidin 150 mg p.o.
  - *30 Min. präoperativ:* Ranitidin 50 mg i.v., Natriumzitrat (0,3 M) 30 ml p.o., Metoclopramid 10 mg i.v.

➤ Die Einleitung solcher Risikopatienten sollte als „rapid sequence induction" erfolgen, s.S. 121.

Grundlagen

➤ **Definition:** $PaCO_2 > 50$ mmHg während der Narkose. Diese resultiert aus Hypoventilation verschiedener Genese oder metabolischen Störungen.
➤ **Pathogenese:**
  – *Absolute Hypoventilation:*
    • Atemdepression durch Opioide bei Spontanatmung.
    • Relaxantienüberhang bei Spontanatmung.
    • Aufsteigende Spinalanästhesie (s. S. 601).
    • Akute respiratorische Insuffizienz.
    • Vorbestehende obstruktive und restriktive Lungenerkrankungen.
    • Lungenembolie (Totraumerhöhung durch regionale Minderperfusion).
    • Hypoventilation durch Respirator (zu niedriges Atemminutenvolumen).
  – *Relative Hypoventilation bei erhöhter CO_2-Produktion:* Hypermetaboler Kreislauf bei Sepsis, Fieber, Polytrauma, maligner Hyperthermie (s. S. 578), Phäochromozytom und Hyperthyreose.
  – *Metabolische Ursachen:* Teilkompensation einer metabolischen Alkalose (z. B. Säureverlust über den Magen), Hyperalimentation.

Klinik und Komplikationen

➤ Im Rahmen einer sympathoadrenergen Reaktion kommt es zu Tachykardie, Hypertonie, Zunahme des HZV und Tachypnoe bei Spontanatmung. Der hohe $PaCO_2$ führt zu einer Dilatation der peripheren Arteriolen ($\rightarrow$ Schwitzen und Hautrötung).
➤ Mit zunehmender Hyperkapnie ($PaCO_2 > 60$ mmHg) kommt es bei primär wachen Patienten zu einer reversiblen Bewußtseinseintrübung und zur Steigerung des ICP (CO_2-Narkose, s. S. 477).
➤ Postoperativ klagen die Patienten häufig über Kopfschmerzen, Übelkeit und Halluzinationen als Zeichen einer zerebralen Vasodilatation.

Diagnostik

➤ Die Diagnosestellung erfolgt unter Kenntnis einer arteriellen Blutgasbestimmung, der Sauerstoffsättigung und des klinischen Bildes.
➤ Meist ergibt sich das Bild einer respiratorischen Azidose, selten das einer teilkompensierten metabolischen Alkalose.

Therapie

➤ Um die metabolischen Verschiebungen bei der respiratorischen Azidose (K^+-Anstieg, HCO_3-Abfall, pH-Senkung) zu kompensieren, reicht es in der Regel, eine ausreichende Ventilation sicherzustellen. Anzustreben ist ein $PaCO_2$ von 35 – 40 mmHg bei primär lungengesunden Patienten.
➤ Die Indikation zur Intubation ist bei Spontanatmung großzügig zu stellen.
➤ Bei neurochirurgischen Patienten sollte die CO_2-Abatmung langsam vorgenommen werden, um intrazerebrale Volumenschwankungen zu vermeiden.

45.5 Hypoxie

Grundlagen

➤ **Definition:** $PaO_2 < 40\,mmHg$ bei Raumluftatmung. Als schwerste aller respiratorischen Komplikationen führt sie unbehandelt zu schweren irreversiblen neurologischen Dauerschäden bis zum Tod.

➤ **Pathogenese:**
  – *Hypoventilation:*
    • Pulmonal bedingt, z.B. COPD, Emphysem, Kyphoskoliose, Thoraxtrauma.
    • Medikamentös bedingt, z.B. Opioide (Bradypnoe, hohes Tidalvolumen), Relaxantien (Tachypnoe, Streß), Sedativa (Bradypnoe), Anästhetika.
    • Neuromuskulär bedingt, z.B. Myasthenia gravis, Polyneuropathie.
    • Zentral bedingt, z.B. Hirndrucksymptomatik (s.S. 477), Apoplex.
    • Beatmungsbedingt, z.B. Leckage, Diskonnektion, Fehlintubation, fehlender Respirator.
  – *Ungenügende Perfusion:* Lungenembolie, Pneumothorax, niedriges HZV.
  – *Intrapulmonaler Rechts-Links-Shunt:* Atelektase, Pneumothorax, Pleuraerguß, ARDS, Lungenödem.
  – *Rechts-Links-Shunt bei Vitien (z.B. ASD, VSD).*

Klinik und Komplikationen

➤ Abfall der Sauerstoffsättinung (Pulsoxymeter).
➤ Tachykardie, passagere Hypertonie und gesteigertes HZV, Zyanose, Schwitzen und Unruhe.
➤ Bei fortbestehender Hypoxie Bradykardie (Frühsymptom beim Säugling), Hypotonie, Bewußtseinsverlust, tonisch-klonische Krämpfe; schließlich Exitus letalis.
◉ *Bei akuter Bradykardie* primär an ein hypoxisches Ereignis denken!

Diagnostik

➤ Diagnose ergibt sich aus der SaO_2, dem klinischen Bild und der arteriellen/venösen BGA; begleitende Hyperkapnie deutet auf eine Hypoventilation hin, während bei einem erhöhten intrapulmonalen Shunt der $PaCO_2$ normal sein kann.
➤ **Praktisches Vorgehen zur Diagnosesicherung:**
  – FiO_2 auf 1,0 einstellen, Kontrolle von Sauerstoffsättigung, arterieller BGA.
  – Handbeatmung über das Kreisteil (Atemwegsdruck, seitengleiche Thoraxbewegung).
  ◉ *Cave:* Sorgfältige Überprüfung der korrekten Tubuslage ($PetCO_2$; klinisch eindeutige Thoraxexkursion).
  – Auskultation (Seitenvergleich, Giemen, Brummen, feuchte RG, V.a. Pneumothorax).
  – Kreislauf (Pulskontrolle, kreislaufwirksame Arrhythmien).
  – Beim Verdacht auf eine pulmonale Ursache Röntgen-Thorax.

Therapie

➤ Bereits beim geringsten Verdacht auf eine Hypoxie muß gehandelt werden!
➤ Bis zur definitiven Diagnose Patienten mit einer FiO_2 von 1,0 beatmen. Indikation zur Beatmung bei wachen Patienten großzügig stellen, primär O_2-Gabe über Maske,

Grundlagen

➤ **Definition:**
  - *Anaphylaktische Reaktion:* Hierbei handelt es sich um eine IgE-vermittelte, perakut und generalisiert ablaufende Antigen-Antikörper-Reaktion (Typ I nach Coombs, s. u.), die durch die verschiedensten Substanzen ausgelöst werden kann. Typische Effektorzellen sind die basophilen Leukozyten und die Mastzellen. Dieser Reaktion geht immer eine Sensibilisierung voraus.
  - *Anaphylaktoide Reaktion:* Sie beruht auf einer direkten Mediatorfreisetzung der Effektorzellen durch chemischen, thermischen oder osmotischen Reiz, ist also nicht Antigen-Antikörper vermittelt. Eine solche Reaktion ist bereits beim ersten Kontakt mit einer Substanz möglich.

Vorkommen/Ursachen

➤ **Häufigkeit:** Anaphylaktoide Reaktionen treten bei Narkosen mit einer Häufigkeit von etwa 1 : 35 000 bis 1 : 20 000 auf, die Letalität liegt bei 3 – 6 %. Ursächlich sind zu 60 – 70 % Muskelrelaxantien verantwortlich, es folgen Reaktionen auf Antibiotika, Kolloide und Latex.

➤ **Risikofaktoren:** Anaphylaktoide Reaktionen treten gehäuft auf bei bekannter Medikamentenallergie, Wiederholungsanästhesien, weiblichen Patienten, Patienten mit psychischer Belastung, Patienten mit Hyperventilationssyndrom und Atopikern (Latexallergie!). Die Gabe von β-Blockern oder Zyklooxigenasehemmern oder die Durchführung einer Periduralanästhesie erhöhen das Risiko für eine anaphylaktoide Reaktion nicht, verstärken aber die Symptomatik.

➤ **Auslösende Substanzen in der Anästhesie:**
  - *Muskelrelaxantien:* Nach einer französischen Studie sind Muskelrelaxantien für 70 – 80 % aller anaphylaktoiden Reaktionen verantwortlich, dabei ist Succinylcholin mit 54 % der häufigste Auslöser, Vecuronium wird für 15 % der schweren Zwischenfälle verantwortlich gemacht, ebenso findet sich häufig Atracrurium als Auslöser schwerer Reaktionen. Die geringsten allergogenen Nebenwirkungen besitzt Pancuronium. Kreuzallergien zwischen Muskelrelaxantien sind häufig; daher sollte bei bekannter Relaxansallergie eine Pricktestung erfolgen.
  - *i. v.-Anästhetika:* Thiopental ist das am stärksten histaminfreisetzende Hypnotikum, die Inzidenz anaphylaktischer Reaktionen wird auf 1 : 20 000 geschätzt; bei Methohexital ist die Histaminfreisetzung deutlich geringer. Propofol kann pseudoallergische Reaktionen auslösen (1 : 15 000), anaphylaktische Reaktionen treten mit einer Häufigkeit von 1 : 45 000 auf. Sichere Substanzen bei Allergikern sind Etomidat, Midazolam und Ketamin.
  - *Volatile Anästhetika:* Sie gelten allgemein als sicher, nur nach der Inhalation von Halothan oder Isofluran wurden äußerst selten Symptome wie Hautödem, Erythem, Bronchospasmus und übermäßige Tachykardien beschrieben. Für die Halothanhepatitis wird eine allergische Genese diskutiert.
  - *Opioide:* Morphin und Buprenorphin setzen Histamin frei, hingegen gelten Fentanyl, Alfentanil, Remifentanil und Sufentanil als sicher.

– *Nichtsteroidale Analgetika:* Paracetamol oder andere Paraaminophenolderivate werden meist gut toleriert, jedoch kann es auch hier zu anaphylaktoiden Reaktionen kommen. Azetylsalizylsäure und Metamizol sind relativ häufig Auslöser schwerer Reaktionen, vor deren Anwendung sollten allergische Diathesen ausgeschlossen werden. Metamizol sollte nicht bei Leukopenien eingesetzt werden, auch wenn die allergische Agranulozytose relativ selten ist.

– *Lokalanästhetika:* Sie sind selten an anaphylaktoiden Reaktionen beteiligt, bei Lokalanästhetika vom Ester-Typ kommt es häufiger zu Reaktionen, die jedoch vermutlich auf die verwendeten Konservierungsstoffe (p-Hydroxybenzoat, Sulfit, Methylparaben) zurückzuführen sind.

– *Kolloidale Volumenersatzmittel:* Harnstoffvernetzte Gelatine und Dextrane beinhalten ein hohes Risiko einer allergischen Reaktion, Hydroxyäthylstärke ist selten Auslöser einer Allergie. Die Reaktion auf Dextrane ist eine Kreuzreaktion, Auslöser ist eine Immunisierung gegen bakterielle Polysaccharide; als Risikofaktoren gelten Diabetes mellitus, chronische Entzündungen und pulmonale Erkrankungen. Die präformierten Antikörper lassen sich zum Teil durch Haptene (Promit) abfangen.

– *Konservenblut:* Bei längerer Lagerungsdauer von Blutkonserven kommt es infolge der Einschränkung von Zellfunktionen zu einer starken Freisetzung von Mediatoren und Enzymen, daher darf bei anamnestischen Hinweisen auf Transfusionsreaktionen nur mehrfach gewaschenes Erythrozytenkonzentrat gegeben werden.

➤ **Sonstige Medikamente:**

– *Röntgenkontrastmittel.*

– *Heparin:* Allergische Sofortreaktionen sind selten, aber möglich; von größerer klinischer Bedeutung sind allerdings die unerwünschten Wirkungen, die zum Teil auf Typ II- oder Typ IV-Reaktionen beruhen (z. B. heparininduzierte Thrombozytopenie, Heparinnekrosen).

– *Protamin:* Protamin kann zu einer Histaminfreisetzung und Komplementaktivierung führen, eine Sensibilisierung kann z. B. durch Retardinsuline erfolgen.

– *Aprotinin (Trasylol):* Aprotinin ist ein Proteinaseinhibitor, der zur Verhinderung einer Verbrauchskoagulopathie in der Kardiochirurgie, aber auch bei anderen großen Operationen eingesetzt wird. Besonders häufig treten hier Zwischenfälle bei einer Reexposition innerhalb von 6 Monaten auf; schwere Reaktionen, teilweise mit letalem Ausgang, sind beschrieben worden.

– *Antibiotika:* Gegen alle Antibiotika sind allergische und pseudoallergische Reaktionen möglich, Penicillin ist hierbei der typische Auslöser für anaphylaktische Reaktionen vom Soforttyp.

– *Glukokortikoide:* Die meisten beschriebenen Zwischenfälle sind vermutlich auf Konservierungsstoffe (z. B. Paraben, Natriumdisulfit) zurückzuführen, daher sollten als Therapeutika bei anaphylaktoiden Reaktionen nur Substanzen verwendet werden, die keine Konservierungsmittel enthalten (z. B. Solu-Decortin H, Urbason).

➤ **Perioperativ verwendete Materialien:**

– *Latex:*

• In den letzten Jahren ist die Inzidenz schwerer Allergien vom Soforttyp auf Latex ständig gestiegen. Mit ca. 18 % ist Latex nach den Muskelrelaxantien zweithäufigster Auslöser schwerer anaphylaktischer Zwischenfälle in der Anästhesie geworden.

- Latex wird aus dem Milchsaft des Gummibaumes gewonnen und stellt eine Suspension aus Polyisoprenkügelchen, proteinhaltigen Schutzkolloiden und Mineralstoffen dar. Der Gummibaum bildet aus einzelnen Isoprenmolekülen durch Polymerisation langkettige Fadenmoleküle, als Katalysator dient dabei der sog. „rubber elongation factor" REF. Neben diesem Faktor wurden weitere Proteine identifiziert, die eine Bildung von Antikörpern der Klasse IgE auslösen können. Diese Antikörper sind Auslöser der Typ I Allergie.
- Bekannte Risikofaktoen sind Spina bifida (bis zu 44% Sensibilisierung), Fehlbildungen des Urogenitalsystems, Atopiker, berufliche Exposition (Chirurgen, Krankenschwestern), Nahrungsmittelallergie auf Kiwi, Feige, Papaya, Kastanienmilch (Kreuzallergie) und Allergie auf Weihnachtsstern und Gummibaum.
- Bei dem Verdacht auf eine Latexallergie ist eine präoperative Hauttestung (Pricktest) indiziert oder – bei V. a. ausgeprägte Allergie – eine in vitro-Testung mit ELISA oder RAST.
- Wichtigste prophylaktische Maßnahme ist der Verzicht auf jegliche Latexexposition. Patienten mit Latexallergie müssen an erster Stelle des Programmes operiert werden und die Operationssäle am Vorabend von allen latexhaltigen Artikeln befreit werden, da nur so sichergestellt ist, daß die Luft keine Latexpartikel enthält. Allein auf die Inhalation von Latexmikropartikeln sind trotz medikamentöser Prophylaxe schwere anaphylaktische Reaktionen beschrieben worden.
- Grundsätzlich sollte für jeden operativen Bereich ein latexfreies Set zusammengestellt werden (Eine Orientierungshilfe bietet die Latex-Transparenzliste, Dahlhausen, Köln 1995 von Schürer, Fillies und Goerz).
- Eine medikamentöse Prophylaxe erfolgt am Vorabend und am Morgen des OP-Tages mit H_1- und H_2-Blockern p. o., eine intravenöse Gabe ist ebenfalls möglich. Zusätzlich wird präoperativ Prednisolon (1 mg/kg KG i. v.) empfohlen.

– *Ethylendioxid:* Diese Substanz, ein Gas, wird zur Sterilisation medizinischer Produkte verwendet, Rückstände sind vor allem in porösen Materialien längere Zeit nachweisbar. Durch Bindung an körpereigene Proteine kann Äthylendioxid als hochwirksames Antigen fungieren, schwere Zwischenfälle sind beschrieben. Als Risikofaktoren gelten eine Atopie und die häufige Exposition mit Äthylendioxid.

– *Knochenzement:* Wenige Minuten nach der Implantation kommt es zu einem Anstieg des Plasmahistaminspiegels – vermutlich durch die Einschwemmung von Monomeren des Acrylzements in den Kreislauf. Die entsprechenden Kreislaufreaktionen können partiell durch Antihistaminika unterdrückt werden.

– Natriumdisulfit.

Klinik und Komplikationen

➤ Entwickelt sich im Zusammenhang mit der Applikation eines möglichen Antigens eine hämodynamische, pulmonale, kutane und/oder gastrointestinale Symptomatik, sollte unbedingt an eine allergische Reaktion gedacht werden.

– *Hämodynamische Symptomatik:* Sie ist gekennzeichnet durch eine relative Hypovolämie, bedingt durch Vasodilatation und Volumenverschiebung ins Interstitium, eine Tachykardie, bei fulminantem Verlauf evtl. auch Bradykardie und durch erniedrigte kardiale Füllungsdrücke und eine Myokarddepression.

45.6 Allergie/Anaphylaxie

- *Pulmonale Symptomatik:* Sie ist gekennzeichnet durch eine Atemwegsobstruktion, die entweder extrathorakal bedingt sein kann durch ein Pharynx- oder Larynxödem (häufigste Todesursache!) oder intrathorakal durch eine bronchiale Obstruktion; es kann zur Entwicklung eines Lungenödems und zur akuten respiratorischen Insuffizienz infolge einer Erhöhung des pulmonalen Gefäßwiderstandes kommen.
- *Kutane Symptomatik:* Hier finden sich ein Flush, ein evtl. mit Pruritus einhergehendes Erythem, eine Urtikaria und/oder ein Angioödem.
- *Gastrointestinale Symptomatik:* Infolge einer gesteigerten Darmmotorik durch Histaminrezeptorstimulation und Permeabilitätsstörung finden sich abdominelle Koliken, Erbrechen und Diarrhoe.
➤ Komplikation ist der *anaphylaktische Schock* mit Stillstand von Herz-Kreislaufsystem und Atmung.

Diagnostik

➤ An eine allergische Reaktion denken! Nicht alle Allergien verlaufen mit typischen Hautsymptomen wie Quaddeln oder Ödembildung. Es können pulmonale Störungen mit schwerer Zyanose sowie alleinige Kreislaufreaktionen dominieren.
➤ Bei einzelnen Substanzen (z.B. Latex, Äthylendioxid, Heparin) können Antikörper nachgewiesen werden.

Therapie

➤ **Allgemeine Therapie:**
- Sofortige Unterbrechung der Allergenzufuhr, Verminderung der systemischen Resorption.
- Sicherung der Atemwege: Frühzeitige Sauerstoffgabe, bei bedrohlicher Dyspnoe/Zyanose Intubation und Beatmung mit FiO_2 1,0.
- 🔵 *Cave:* Bei einem Larynxödem oder einer Obstruktion der oberen Atemwege kann die Intubation erschwert sein, in diesem Fall ist die Koniotomie ultima ratio!
- Trendelenburg-Lagerung des Patienten zur Autotransfusion; diese sollte bei einem Lungenödem nicht durchgeführt werden.
- Großlumigen venösen Zugang (18–14 G) legen, wenn noch nicht vorhanden, und rasch kristalloide und kolloidale Infusionen substituieren.
- Den Operateur deutlich über den Zwischenfall informieren, evtl. muß die Operation unterbrochen und das OP-Personal in die Therapie einbezogen werden.
- Einleitung der medikamentösen Therapie (s.u.).
- Engmaschige Kreislaufkontrolle, auch postoperativ; evtl. muß der Patient zur Überwachung auf die Intensivstation verlegt werden.
➤ **Medikamentöse Therapie:**
- *Volumen:* Primär werden kristalloide Lösungen appliziert, der Bedarf kann – bedingt durch eine relative Hypovolämie – bei 2–3 l liegen. Bei schweren anaphylaktischen Reaktionen, bzw. im Schock wird HAES 200.000 gegeben (bis 2,1 l/d bei erwachsenen Patienten), die Gabe von Albumin bietet keine Vorteile.

– *Katecholamine:* Wenn die Volumentherapie keinen ausreichenden Effekt bringt, werden Katecholamine eingesetzt. Hier ist Adrenalin das Mittel der Wahl bei im Vordergrund stehender pulmonaler Symptomatik (*Dosierung: 0,1 mg/Min. i. v. oder 0,3 mg endobronchial*, jeweils unter Kreislaufkontrolle). Dopamin kann bei Kreislaufinstabilität eingesetzt werden, ist jedoch bei pulmonaler Symptomatik nicht geeignet (*Dosierung: 5 – 10 µg/kg KG/Min. i. v.*). Noradrenalin findet Anwendung bei mangelhafter Kreislaufstabilisierung durch Adrenalin oder Dopamin, ist jedoch ebenfalls ungeeignet bei pulmonaler Symptomatik (*Dosierung: 0,05 – 0,1 mg/Min. i. v.* unter Kreislaufkontrolle).
– *Begleitende Therapie:*
  • Glukokortikoide: Sie werden eingesetzt bei kutaner oder pulmonaler Manifestation und zur Prophylaxe einer biphasisch verlaufenden Reaktion, bringen bei einem rein kardiovaskulären Verlauf keine Vorteile. Die antiinflammatorische Wirkung setzt nach 1 – 2 Std. ein, bei hoher Dosierung kann es zu einer Membranstabilisierung nach 10 – 15 Min. kommen. Gegeben werden 500 – 1.000 mg Prednisolon i. v.
  • Histaminantagonisten: Ihr primärer Nutzen liegt in der Prophylaxe, sie sind bei einer schweren Anaphylaxie keine Medikamente der ersten Wahl. H_1-Antagonisten (z. B. Clemastin, Dimetinden) haben einen schnellen Wirkungseintritt und damit einen festen Platz bei der Therapie der kutanen Reaktion, können allerdings bei schneller Injektion zu Histaminfreisetzung, Blutdruckabfall und Bradykardie führen. Gegeben werden Clemastin 2 mg i. v., bzw. Dimetinden 1 mg/10 kg/30 s i. v., und Cimetidin 300 mg i. v., bzw. Ranitidin 50 mg i. v.
  • Theophyllin: Diese Substanz wird nur bei bedohlichen bronchospastischen Reaktionen eingesetzt, meist wird die Anwendung durch die auftretende Tachykardie begrenzt. Die Gabe erfolgt i. v., zuerst 5 mg/kg KG langsam als Bolus, dann 1 mg/kg KG/Std. als Erhaltungsdosis.

Prophylaxe

➤ Die wichtigste prophylaktische Maßnahme ist die sorgfältige Anamnese. Auch wenn keine Medikamentenallergien bekannt sind, können Allergien auf Nahrungsmittel oder Pollen wichtige Hinweise auf eine allergische Diathese geben.
➤ Eine spezifische Prophylaxe ist sinnvoll, wenn der Mechanismus der Reaktion bekannt ist, z. B. können bei der Dextraninduzierten Allergie Haptene durch die prophylaktische Gabe von Promit abgefangen werden.
➤ Eine medikamentöse Prophylaxe mit H_1- und H_2-Blockern hat sich vor allem bei den Substanzen bewährt, bei denen Histamin die entscheidende Rolle für die anaphylaktoide Reaktion spielt (z. B. Röntgenkontrastmittel).
  – Clemastin (Tavegil): Bei Erwachsenen am Vorabend und am Morgen 1 Tablette (= 1 mg) p.o. oder 4 mg i. v.; bei Kindern 0,02 mg/kg KG i. v.
  – Ranitidin (Zantic): Bei Erwachsenen am Vorabend 300 mg und am Morgen 150 mg p.o. oder 50 mg i. v.; bei Kindern 2 mg/kg KG i. v.
  – Glukokortikoide (z. B. Prednisolon, Solu-Decortin H): 3 – 5 mg/kg KG i. v. für Erwachsene und Kinder.

45.7 Maligne Hyperthermie (MH)

Grundlagen

➤ **Definition:** Die maligne Hyperthermie (MH) ist eine hypermetabolische Störung der quergestreiften Muskulatur, die ohne Therapie immer letal verläuft. Vermutet wird ein autosomal-dominanter Erbgang unterschiedlicher Ausprägung, bei dem das Gen für den intrazellulären Ryanodinrezeptor falsch kodiert wird.

➤ **Pathogenese:** Bei der MH kommt es zu einer Rückresorptionsstörung für Ca^{2+} in das sarkoplasmatische Retikulum, was zu einer Herabsetzung des ATP-Gehaltes führt. Weiterhin kommt es zu einer hohen Aktivität der Phospholipase A_2, damit zu einer Abspaltung langkettiger Fettsäuren aus der Zellmembran und zu deren Destabilisierung. Die kalziumbedingte Aktivierung kontraktiler Elemente mit einem hohen Energieverbrauch führt zu einer gesteigerten Wärmeproduktion, zum Anstieg von Laktat, CO_2 und Kalium, zu einer metabolischen Azidose und zum massiven Anstieg von CK und Myoglobin.

Vorkommen/Ursachen

➤ **Epidemiologie:** Die Häufigkeit wird für Kinder mit 1 : 14.000 und für Erwachsene mit 1 : 50.000 angegeben. Die Mortalität liegt – bei frühzeitiger Diagnosestellung und Therapie – bei $< 20\%$. Eine MH tritt bei Männern häufiger auf; jede Altersgruppe kann betroffen sein (auch Neugeborene), es überwiegen jedoch jüngere Patienten.

➤ **Auftreten:** Meist tritt die MH während der Narkose auf, allerdings ist auch eine postoperative Manifestation (nach Stunden) möglich. Nicht jede Triggerexposition führt bei entsprechender Disposition zur Manifestation, ca. 37 % der Patienten mit MH hatten zuvor eine problemlose Narkose.

Tabelle 95 Pharmaka und maligne Hyperthermie

Triggersubstanzen	unsichere Pharmaka	sichere Pharmaka
Inhalationsanästhetika (Halothan, Enfluran, Isofluran, Desfluran, Sevofluran)	Lachgas (N_2O)	Barbiturate
Succinylcholin	Atropin	Propofol
Ketamin	Lokalanästhetika vom Amidtyp (Lidocain, Prilocain, Mepivacain)	Opioidanalgetika
Katecholamine	trizyklische Antidepressiva	Benzodiazepine
Vasopressoren	MAO-Hemmer	Etomidat
Psychopharmaka (Haloperidol, Phenothiazine, Thioxanthene)		Pancuronium
Digoxin		Vecuronium
Chinidin		Atracurium
Calcium		Lokalanästhetika vom Estertyp (Procain, Tetracain)

➤ **Disposition:**

🔘 *Beachte:* Eine sorgfältige Anamnese und klinische Untersuchung ist die Voraussetzung zur Erkennung einer MH-Disposition. Beim geringsten Verdacht auf eine MH sollte eine triggerfreie Narkose (s. S. 578, 579) durchgeführt werden.

– *Anamnestische Hinweise:*
  • Komplikationen bei vorangegangenen Narkosen.
  • Unklare Todesfälle oder Narkosezwischenfälle bei Blutsverwandten nach Narkosen (bei 24 % der MH-Patienten).
  • SIDS (sudden infant death syndrome) in der Familie.
  • Rezidivierende asymptomatische Temperaturanstiege.

– *Risikofaktoren:* Die Disposition zur MH ist sehr heterogen, daher werden viele Erkrankungen wie die Duchenne-Muskeldystrophie, das King-Denborough-Syndrom, die Myotonia congenita, die „central core disease" und angeborene Skelettanomalien mit ihr in Zusammenhang gebracht.

➤ **Pharmaka** s. Tab. 95.

Klinik und Komplikationen

➤ **Symptome, die den Verdacht auf eine MH nahelegen:**

– *Masseterspasmus und Muskelrigidität nach Succinycholin:*
  • Der Masseterspasmus ist oft das erste Anzeichen einer MH nach Einleitung mit Inhalationsanästhetika und Succinylcholin (50 % der Patienten mit Masseterspasmus haben eine echte MH!). Differentialdiagnostisch kommen eine Myotonie, andere Myopathien oder eine Denervation in Frage. Die Muskelrigidität betrifft die gesamte Skelettmuskulatur, Stamm und untere Extremität sind gestreckt, die Arme gebeugt und die Maskenbeatmung ist deutlich erschwert.
  • Bei einem Masseterspasmus während der Einleitung sollte nach differentialdiagnostischen Abwägungen bei elektiven Eingriffen der Abbruch der Narkose erwogen werden, um diagnostische Maßnahmen einzuleiten, bei dringlichen Eingriffen auf ein triggerfreies Verfahren (s. S. 578, 579) gewechselt, das Monitoring erweitert (Arterie, ZVK) und eine MH-Akutdiagnostik (BGA, CK) durchgeführt werden. In jedem Fall muß beim geringsten Verdacht auf eine MH sofort mit der Therapie (s. u.) begonnen werden!

– *Kardiovaskuläre Symptome:*
  • In >90 % der Fälle tritt eine Tachykardie in den ersten 30 Min. einer MH auf, oft als unerwartete supraventrikuläre Tachykardie, manchmal noch vor der Muskelrigidität. Als unspezifisches Symptom wird sie oft fehlgedeutet, z. B. als mangelnde Narkosetiefe.
  • Meist folgen der initialen Tachykardie Herzrhythmusstörungen, z. B. Bigeminus oder VES.
  • Initial ist der Blutdruck meist erhöht, im weiteren Verlauf kommt es zu einer Hypotonie; möglich ist auch ein Kreislaufzusammenbruch als Folge einer akuten Herzinsuffizienz.

– *Hyperkapnie:* Sie ist ein hochspezifisches Frühsymptom; bei „normalen" Atemminutenvolumina ist ein Anstieg der PetCO$_2$-Werte innerhalb weniger Minuten auf das 3 – 4fache möglich. Daher ist die Kapnometrie zur Früherkennung der MH wesentlich. Differentialdiagnostisch müssen eine Hypoventilation, eine erhöhte CO$_2$-Produktion (z. B. Fieber, Thyreotoxikose, Wiedererwärmung), ein gesteigerter CO_2-Antransport (z. B. verbesserte periphere Zirkulation bzw. Blutdruckanstieg nach Hypoperfusion), eine CO_2-Rückatmung (z. B. verbrauchter Atemkalk), die Infusion von Natriumbikarbonat, eine CO_2-Absorption (z. B. Laparoskopie) sowie eine Fehlmessung erwogen werden.

– *Hyperthermie:*
  - Die Hyperthermie ist keinesfalls ein Frühzeichen, bei niedrigen Raumtemperaturen und unzureichenden Wärmeschutzmaßmahmen tritt sie erst spät auf.
  - Nur in 70 % der Fälle entwickelt sie sich in den ersten 30 Min. Je rasanter der Temperaturanstieg und je höher die Maximaltemperatur, desto schlechter ist die Prognose.
  - Möglich ist eine Steigerung der Körpertemperatur um 1 °C/5 Min.
  - Differentialdiagnostisch sind zu erwägen eine Sepsis oder Endotoxinämie, pyrogenhaltige Infusionslösungen, Transfusionsreaktionen, eine thyreotoxische Krise, ein Phäochromozytom, eine zerebrale Regulationsstörung (z. B. Hirntumore, Subarachnoidalblutung, SHT), Pharmaka (z. B. Atropin, einige Psychopharmaka), ein Wärmestau (besonders bei Kindern, z. B. durch übermäßige Abdeckung, hohe Saaltemperatur) oder Meßfehler.
– *Haut:* Einem initialen erythematösen Flush folgen Hautmarmorierung und schließlich Zyanose.
▶ **Begleitende Symptome:** Hypoxämie, metabolische und respiratorische Azidose, Hyperkaliämie.
▶ **Komplikationen:** Schock, Herzversagen (Lungenödem), Niereninsuffizienz durch Myoglobinämie, Verbrauchskoagulopathie, Hirnödem nach protrahierter schwerer Hypoxämie.

Diagnostik und Differentialdiagnose

▶ **Präoperative Diagnostik:**
  – *CK-Bestimmung:* Ein normaler CK-Wert schließt im Einzelfall eine MH-Disposition nicht aus und ist daher als präoperatives Screening wenig geeignet. Die Inzidenz konstant pathologischer CK-Werte in MH-Familien liegt bei 40 – 60%. Anamnese, klinischer Befund und CK-Bestimmung erfassen ca. $^2/_3$ der Patienten mit MH-Disposition.
  – *Einfache histochemische Untersuchungsmethoden:* Bei Ergänzung der oben genannten Screeningmethoden durch eine Muskelbiopsie mit histologischer Untersuchung und evtl. ATP-Verbrauchstest werden ca. 90 % der Patienten mit MH-Disposition erfaßt.
  – *Koffein-Halothan-Kontraktionstest:* Hierbei wird die isometrische Kontraktion eines frisch entnommenen Muskelfaszikels in einer mit Koffein und Halothan angereicherten Ringerlösung gemessen. Dieser Test bietet die größte Sicherheit zur Ermittlung einer MH-Disposition, ist sehr empfindlich, jedoch auch sehr aufwendig. er wird nur in wenigen Labors durchgeführt.
▶ **Intra- und postoperative Diagnostik bei MH-Verdacht oder -Manifestation:**
  – Wenn mehrere Frühzeichen (z. B. Masseterspasmus, Tachyarrhythmie, Hyperkapnie, Azidose) während der Narkose parallel auftreten, ist die Diagnose relativ einfach zu stellen. Schwierigkeiten bereitet die Erkennung der MH, wenn nur ein oder zwei Symptome auftreten oder die Symptomatik verzögert einsetzt (z. B. erst im AWR oder auf Station).

– *Labor:*
  - In der Blutgasanalyse findet sich eine Azidose und eine Hyperkapnie, die venöse Sauerstoffsättigung ist durch einen erhöhten Sauerstoffverbrauch erniedrigt.
  - Bei den Serumwerten fällt eine Hyperkaliämie, eine Erhöhung des Laktats, der CK, des Myoglobins, der GOT, GPT und LDH auf. Es kann zu einer Aktivierung der Gerinnung kommen.
  - Eine Verlaufsdiagnostik ist unerläßlich (auch bei MH-Verdacht), es sollte eine wiederholte Bestimmung von CK und Myoglobin im Serum erfolgen; der maximale Anstieg der CK findet sich nach 24 Std.

🔲 *Beachte:* Bei MH-Verdacht oder manifester MH dürfen die Laborwerte nicht abgewartet werden, die Therapie wird nach klinischer Diagnose und BGA begonnen. Im Zweifelsfall immer Triggersubstanzen entfernen und mit Dantrolenetherapie (s. u.) beginnen!

➤ **Differentialdiagnose:** Sepsis, Hyperthyreose, Wärmestau durch zu starke Abdeckung (Kinder).

Therapie

➤ **Vorbemerkung:** Die Therapie mit Dantrolene ist die einzig mögliche kausale Therapie der MH. Es sollte frühzeitig und in ausreichender Dosierung zugeführt werden, d. h. bereits bei Verdacht. Eine Dantrolenapplikation bei verfehlter Indikation schadet dem Patienten nicht, eine unbehandelte MH nimmt in der Regel jedoch einen letalen Ausgang.

➤ **Sofortmaßnahmen:**
  - Zufuhr von Triggersubstanzen sofort beenden (ein Austausch des Narkosegerätes ist nicht sinnvoll, da hierdurch entscheidende therapeutische Schritte evtl. verzögert werden) und den Operateur auf die lebensbedrohliche Komplikation aufmerksam machen.
  - Hyperventilation mit FiO_2 1,0; das AMV sollte nach Kapnometrie bzw. BGA eingestellt werden, als Faustregel kann gelten, daß die Patienten das 4fache des normalen AMV benötigen!
  - Dantroleneapplikation:
    - *2,5 mg/kg KG Dantrolene i. v.* als initiale Dosierung über 15 Min., davon 1 mg/kg KG als Bolus.
    - Falls innerhalb von 30 Min. kein Rückgang der MH-Symptomatik eintritt (Rückgang des notwendigen AMV, der Temperatur und der Azidose), Wiederholung der Initialdosis von *2,5 mg/kg KG*, evtl. mehrfach.
    - Als Rezidivprophylaxe kontinuierliche Infusion von *7,5 mg/kg KG/24 Std.*

🔲 *Tip:* Eine Hilfsperson (z. B. OP-Springer) zum zeitraubenden Auflösen des Dantrolenepulvers hinzuziehen, der Anästhesist ist mit dem Management der Komplikationen ausgelastet. (Dantrolene liegt als lyophilisiertes Pulver vor; einer Durchstechflasche mit 20 mg sind 3 g Mannitol beigefügt.)
  - Den Eingriff so bald wie möglich beenden.
  - Natriumbikarbonat zum Ausgleich der metabolischen Azidose; die Dosierung erfolgt nach der BGA (Faustregel: initial 3 mval/kg KG über 15 Min.).
  - Therapie von Arrrhythmien, bei supraventrikulären Tachykardien Esmolol (Brevibloc 0,5 mg/kg KG als Bolus, kontinuierlich 200 – 300 µg/kg KG/Min.), bei VES Propafenon (Rytmonorm 0,5 – 1 mg/kg KG), kein Lidocain!
  - Therapie einer Hyperkaliämie bei Serumwerten > 6 mval/l: Zunächst sollte primär ein Azidoseausgleich mit Natriumbikarbonat erfolgen (s. o.), falls die Hyperkaliämie persistiert, Infusion von 25 g Glukose (50 ml Glucose 50%) mit

45.7 Maligne Hyperthermie (MH)

8 I.E. Humaninsulin über 20 Min.; falls danach weiterbestehende Hyperkaliämie, Kationenaustauscher (Resonium) in den Darm (Magensonde oral oder rektal).

➤ **Sekundärmaßnahmen (nach den Sofortmaßnahmen):**
- Erweitertes Monitoring (Arterien- und Zentralvenenkatheter, Blasenkatheter, Temperaturmessung).
- Kühlung des Patienten.
- Förderung der Diurese mit Furosemid; hierbei ist zu beachten, daß Dantrolene bereits Mannit enthält und zu einer osmotischen Diurese führen kann.
- Weiterführung der Narkose mit sicheren Pharmaka (s. Tab. 96).
- Laboranalyse: Wiederholte BGA, CK, Myoglobin, Gerinnungskontrolle.

➤ **Postoperative Maßnahmen:**
- Intensivüberwachung und -therapie, evtl. Nachbeatmung über 2 – 3 Tage.
- Fortführung der Dantrolenetherapie: Die intravenöse Therapie wird über 24 Std. fortgesetzt, dabei können >10 mg/kg KG/d erforderlich sein. Danach erfolgt eine orale Fortführung der Therapie für 2 – 3 Tage (Dantrolene 8 mg/kg KG/48 Std. p.o.).
- Prophylaxe und Therapie von Herzrhythmusstörungen, Nierenversagen, Verbrauchskoagulopathie und Hirnödem.
- Patienten- und Familienberatung.
- Nach überstandener MH ist die Skelettmuskulatur geschwollen und sehr schmerzhaft; nach Abklingen dieser Symptome kommt es zur Ausbildung einer Muskelschwäche und -atrophie, die Monate bestehen kann.

   ◉ *Cave:* Trotz erfolgreicher Initialtherapie ist ein Wiederauftreten der MH nach Stunden möglich!

Prophylaxe

➤ Unabhängig vom gewählten Narkoseverfahren ist eine medikamentöse Prämedikation mit Midazolam (z.B. 7,5 mg oral) sinnvoll, da Streß das Auftreten einer MH fördern kann.

➤ Wenn eine Narkose unumgänglich ist (strenge Indikationsstellung!), so muß eine triggerfreie Narkose durchgeführt werden.

➤ **Regionalanästhesie:** Die Regionalanästhesie ist ein günstiges Verfahren; verwendet werden sollten Lokalanästhetika vom Estertyp und die Patienten sollten intraoperativ sediert werden. In jüngster Zeit wird vermehrt über die sichere Anwendung von Amid-Lokalanästhetika berichtet.

➤ **Allgemeinanästhesie:**
- 45 Min. vor der Narkoseeinleitung sollte Dantrolene gegeben werden (2,5 mg/kg KG i.v. über 20 Min.), bei längeren Eingriffen muß diese Initialdosis nach 6 Std. wiederholt werden.
- *Narkoseeinleitung und -führung:* Eine Führung der Narkose als TIVA (s.S. 124) mit Propofol, Opiat und z.B. Vecuronium bietet sich an. Auf ausreichende Narkosetiefe achten; Kalzium oder Digitalis dürfen nicht appliziert werden. Katecholamine sollten nur bei vitaler Indikation eingesetzt werden. Monitoring: EKG, nichtinvasive Blutdruckmessung, Kapnometrie, Pulsoximetrie und Temperaturmessung.
- Die Narkoseausleitung sollte möglichst streßfrei erfolgen; keine Antagonisierung, evtl. wird der Patient nachbeatmet.
- Postoperativ ist auf eine ausreichende Analgesie zu achten; obligat sind auch Pulsoximetrie und (kontinuierliche rektale) Temperaturmessung. Die Überwachungszeit im Aufwachraum muß länger sein als bei normalen Patienten, eine Überwachung auf der Intensivstation ist zu erwägen.

Grundlagen

➤ **Synonym:** Verbrauchskoagulopathie.
➤ **Definition:** Erworbene Gerinnungsstörung mit erhöhtem Umsatz von Thrombozyten, Fibrinogen und Gerinnungsfaktoren.
➤ **Pathogenese:**
   – Ursache sind Grunderkrankungen (s. u.), die durch Freisetzung von Gewebethromboplastin die Bildung von Thrombin und Fibringerinnseln in der Mikrozirkulation auslösen.
   – Folgen: Disseminierte intravasale Gerinnung mit massivem Verbrauch von Thrombozyten und Gerinnungsfaktoren; Aktivierung des Lysesystems.
➤ **Auslösende Erkrankungen:**
   – *Chirurgie:* Schockzustände (Polytrauma), Operationen an Pankreas oder Prostata, Verbrennungen, Sepsis.
   – *Gynäkologie:* Infizierter Abort, Amnioninfektion, Spätgestose, Fruchtwasserembolie, Sepsis.
   – *Innere Medizin:* Sepsis, Leberzirrhose, fulminate Hepatitis, schwere Allergien.
   – *Kinderheilkunde:* Sepsis, Tumoren und Leukämien, zyanotische kongenitale Vitien, Toxikosen.

Diagnose

➤ **Klinisch:** Hämorrhagische Diathese, Blutungsneigung, Schockzustand.
➤ **Labor:**
   – Pathologische Werte für Quick, PTT.
   – Abfall von Thrombozyten, Fibrinogen, Antithrombin III (ATIII), Faktor V.
   – Nachweis der fibrinspezifischen Spaltprodukte wie D-Dimere (Schnelltest möglich), Nachweis von Fibrinmonomeren, Thrombin–ATIII Komplex.
⊙ *Merke:* Die DIC ist immer auch eine klinische Diagnose: In der Frühphase können nen die Gerinnungswerte noch relativ normal sein.

Therapie

➤ **Grundlagen:**
   – Im Vordergrund steht die Therapie der Grunderkankung: Kreislaufstabilisierung und Schockbekämpfung.
   – Zur Unterbrechung des circulus vitiosus aus Hyperkoagubilität und Lyse initial Substitution von AT III (1000 – 2000 I.E.) danach Laborkontrolle.
   – Erst nach Anhebung des AT III ist eine Substitution von Gerinnungsfsaktoren und Thrombozyten sinnvoll. Andernfalls wird nur die Verbrauchskoagulopathie angeheizt.
➤ **Praktisches Vorgehen:**
   – Nach Diagnosesicherung 1000 – 2000 I.E. AT III.
   – FFP bei Volumenmangel geben (s. S. 93).
   – Evtl. Substitution von PPSB und Faktor XIII, s. S. 94 (Cave: Vor PPSB-Gabe muß der ATIII-Spiegel ausreichend sein).
   – Thrombozyten-Substitution bei manifester Blutung: Meist erst ab einer Thrombozytenzahl $< 50000/mm^3$ notwendig. Bei Risikoeingriffen wie in der Neurochirurgie oder der Augenheilkunde evtl. ab $80.000\,mm^3$. Unter 20000 muß immer substituiert werden, da ansonsten spontane Blutungen (z. B. im Hirn) auftreten können.

45.9 Hypertonie und hypertensive Krise

Grundlagen

➤ **Definitionen:**
- Von einer *Hypertonie* spricht man bei Blutdruckwerten > 160/95 mmHg. Bei einer milden Hypertonie liegen die diastolischen Werte bei 95 – 115 mmHg, bei einer mittelschweren Hypertonie bei 115 – 130 mmHg und bei einer schweren Hypertonie bei > 130 mmHg.
- Eine *hypertensive Krise* ist eine (lebens-)bedrohliche Situation infolge einer krisenhaften Blutdruckerhöhung. Es handelt sich hierbei um anfallsweise auftretende Steigerungen des systolischen und diastolischen Blutdruckes, die mit zerebralen, kardiovaskulären oder renalen Komplikationen einhergehen.

➤ **Pathogenese:**
- *Essentielle Hypertonie:* Bei > 90 % aller Patienten mit chronischem arteriellem Hypertonus ist keine kausale Pathogenese erkennbar.
- *Sekundäre Hypertonie:* Eine symptomatische Hypertonie kann renal (vaskulär, parenchymatös), endokrin (Phäochromozytom, Morbus Cushing), medikamentös (Sympathomimetika, Ketamin, Steroide, Kontrazeptiva), neurogen (Hirndruck) oder durch sonstige Ursachen (Schwangerschaft, Alkoholentzug, Drogenintoxikation) bedingt sein.

Vorkommen/Ursachen

➤ **Perioperative Hypertonie:**
- *Präoperativ* kann eine Hypertonie durch eine unzureichende medikamentöse Einstellung des Patienten bedingt sein (ggf. internistisches Konsil zur Optimierung der Therapie), sowie durch eine unzureichende medikamentöse Prämedikation.
- *Intraoperativ* ist eine zu flache Narkose eine häufige Ursache, oder eine unzureichende nozizeptive Dämpfung.
- *Postoperativ* ist eine Hypertonie in den allermeisten Fällen schmerzbedingt; direkt postoperativ (Ausleitungsphase) kann auch ein Medikamentenüberhang (Muskelrelaxantien) oder ein zentrales anticholinerges Syndrom (ZAS, s. S. 177) die Ursache sein.
- Bei Hypertonikern ist der Blutdruck auch bei ausreichender Narkosetiefe bzw. suffizienter postoperativer Analgesie oft erhöht. Ursache sind perioperative Streßreaktionen. Eine antihypertensive Therapie ist hier erforderlich (s. u.)

Klinik und Komplikationen

➤ Die **chronische arterielle Hypertonie** verursacht Folgeschäden im kardialen (KHK, Infarkt, Herzinsuffizienz), vaskulären (AVK, Karotisstenosen), renalen und zerebralen (Apoplex) Bereich.

➤ **Hypertensive Krise:**
- *Allgemeinsymptome* wie Angstgefühl, Schweißausbrüche, Schwindel und Ohrensausen.
- *Neurologische Symptome* wie heftige Kopfschmerzen, Sehstörungen und Erbrechen, Bewußtseinsstörungen, wechselnde zerebrale Ausfallserscheinungen, evtl. Krämpfe, irreparables zerebrales Koma.
- *Kardiale Symptome* wie Angina pectoris, Infarkt, Zeichen der akuten Linksherzdekompensation bis hin zu Lungenödem und Herzversagen.
- *Vaskuläre Symptome*, z. B. Aneurysma dissecans aortae.
- *Renale Symptome* wie akutes Nierenversagen.

Diagnostik und Differentialdiagnose

➤ **Diagnostik:** Präoperative Diagnostik und Therapie bei nicht diagnostiziertem und ungenügend eingestelltem Hypertonus im Rahmen eines internistischen Konsils.

➤ **Differentialdignose:**
  - *Intraoperativ:* Ungenügende Narkosetiefe/Analgesie, chirurgische Manipulationen an Schilddrüse, Nebenniere oder Aorta, Hyperkapnie, Hypoxie, Phäochromozytom.
  - *Postoperativ:* Schmerzen, Steßreaktion, Übelkeit und Erbrechen, Relaxansüberhang, Hyperkapnie, Hypoxie.

Therapie

◆ *Merke:* Zuerst eine schmerzbedingte Hypertonie oder einen Medikamentenüberhang ausschließen, ehe mit antihypertensiver Medikation begonnen wird.

➤ **Hypertensive Krise:**
  - Wenige Krankheitsbilder erfordern zur Verhinderung irreparabler Schäden eine so rasche Therapie wie die hypertensive Krise. Die sofortige effektive Blutdrucksenkung hat Vorrang vor allen anderen Maßnahmen.
  - *Geeignete Medikamente* s. Tab. 96 S. 598.
  - Der Blutdruck sollte nicht zu rasch und zu stark gesenkt werden, möglichst, wenn diese bekannt sind, nicht unter die Ausgangswerte, ansonsten möglichst nicht unter 160/90 mmHg. Im allgemeinen ist eine Senkung des arteriellen Mitteldruckes um 25% innerhalb von Minuten bis Stunden ausreichend.

Tabelle 96 Medikamentöse antihypertensive Therapie

Medikament	Dosierung	Wirkdauer	Vorteil	Nebenwirkungen/Nachteil
intraoperativ				
Nitroglycerin (z. B. Perlinganit)	0,2 – 3 µg/kg KG/Min (2 – 10 mg/Std.)	HWZ 1 – 3 Min.	sehr gute Steuerbarkeit	Reflextachykardie Aufhebung der HPV (hypoxisch pulmonale Vasokonstriktion), daher Abfall der SaO₂ möglich
Urapidil (z. B. Ebrantil)	12,5 – 25 mg Bolus; kontin. 2 – 10 µg/kg KG/Min.	0,5 – 4 Std.	bei vorsichtiger Dosierung relativ nebenwirkungsarm	Vorsicht bei latentem Volumenmangel! Bei höherer Dosierung evtl. Dämpfung von sympathoadrenerger Gegenregulation bei plötzlichem Volumenmangel im Verlauf der Operation.
Metoprolol (Beloc)	2,5 – 5 mg i. v.		gute Dämpfung von Streßreaktionen Senkung des kardialen Sauerstoffverbrauchs Indikation: Hypertonie mit Tachykardie, Hyperthyreose	relativ schlechte Steuerbarkeit (eingeschränkte sympathische Gegenregulation bei plötzlich auftretendem Volumenmangel) nicht bei schwerem Asthma, ausgeprägter Herzinsuffizienz, Bradykardie
Esmolol (Breviblock)	0,5 mg/kg Kg i. v. 100 –200 µg/kg KG/Min.	5 Min.	gute Dämpfung von Streßreaktionen, Senkung des kardialen Sauerstoffverbrauchs, sehr gute Steuerbarkeit	nicht bei schwerem Asthma, ausgeprägter Herzinsuffizienz, Bradykardie
Clonidin (z. B. Catapresan)	50 – 100 µg, evtl. repetitiv bis 300 µg	2 – 5 – 8 Std.	gute Dämpfung gegen operativen Streß	initialer Blutdruckanstieg möglich, schlechte Steuerbarkeit bei längerer Therapiedauer, Hypertonus bei Entzug (ausschleichen). Sedierung

postoperativ

Nifedipin (Adalat)	5–10 mg sublingual	2–6 Std.	einfache Applikation	schwerer Blutdruckabfall möglich (cave Volumenmangel!), Reflextachykardie, nicht bei Angina pectoris und zerebraler Insuffizienz einsetzen
Urapidil (z. B. Ebrantil)	12,5–25 mg Bolus; kontin. 2–10 µg/kg KG/Min.	0,5–4 Std.	bei vorsichtiger Dosierung relativ nebenwirkungsarm	Vorsicht bei latentem Volumenmangel! Bei höherer Dosierung evtl. Dämpfung von sympathoadrenerger Gegenregulation bei plötzlichem Volumenmangel
Metoprolol (Beloc)	2,5–5 mg i. v.	3–4 Std.	gute Dämpfung von Streßreaktionen, Senkung des kardialen Sauerstoffverbrauchs Indikation: Hypertonie mit Tachykardie, Hyperthyreose, präoperative Beta-Blocker-Therapie. KHK	relativ schlechte Steuerbarkeit (eingeschränkte sympathische Gegenregulation bei plötzlich auftretendem Volumenmangel). Nicht bei schwerem Asthma, ausgeprägter Herzinsuffizienz, Bradykardie
Clonidin (z. B. Catapresan)	50–100 µg, evtl. repetitiv bis 300 µg	2–5 Std.	gute Dämpfung gegen perioperativen Streß	initialer Blutdruckanstieg möglich, schlechte Steuerbarkeit. Bei längerer Therapiedauer Hypertonus bei Entzug (ausschleichen). Sedierung

45.10 Hypotonie und Schock

Grundlagen

➤ **Definition:** Systolische Blutdruckwerte bei Erwachsenen < 90 mmHg und /oder ein mittlerer arterieller Druck < 70 mmHg werden als Hypotonus bezeichnet. Eine Hypotonie kann in ein Schockgeschehen übergehen, das durch eine ungenügende Sauerstoffversorgung der Organsysteme gekennzeichnet ist.

➤ **Pathogenese:**
  – *Hypovolämischer Schock:* Er kann hämorrhagisch (z. B. traumatisch, postoperativ, symptomatisches Aortenaneurysma, disseminierte intravasale Gerinnung) oder durch Flüssigkeitsverluste (z. B. Erbrechen, Diarrhoe, Transpiration, Verbrennung, Ileus, Pankreatitis) bedingt sein.
  – *Vasogener Schock:* Ein septisches Geschehen, eine anaphylaktische Reaktion oder eine adrenokortikale Insuffizienz können einen verminderten Vasotonus verursachen. Perioperativ handelt es sich meist um einen septischen Schock in der hyperdynamen Phase mit gesteigertem HZV und erniedrigtem peripherem Gefäßwiderstand.
  – *Kardiogener Schock:*
    • Linksherzversagen, z. B. bei Myokardinfarkt, Kardiomyopathie, fortgeschrittenem Stadium einer Sepsis, schwere bradykarde oder tachykarde Rhythmusstörungen (z. B. AV-Block III°, schnelles Vorhofflimmern).
    • Rechtsherzversagen bei pulmonaler Hypertonie, .Lungenembolie
    • Sonstige Ursachen für ein low cardiac output: Perikardtamponade, Spannungspneumothorax.
  – *Neurogener Schock:* Bei einem spinalen Trauma geht der Sympathikotonus verloren, die Herzfrequenz bleibt hier aus diesem Grunde normal bis bradykard.
  – *Addison-Krise:* Tritt bei ungenügender Substitution nach beidseitigen Adrenalektomien oder beidseitigen Nephrektomien auf. Patienten, die lange Zeit mit Glukokortikoiden oberhalb der Cushingschwellendosis vorbehandelt sind, sind nicht in der Lage, auf perioperativen Streß mit einer adäquaten Kortisolproduktion zu reagieren. Hier kann es bei mangelnder Substituition nach großen Eingriffen zur Addisonkrise kommen.

Vorkommen/Ursachen

➤ Hämorrhagischer, vasogener, neurogener und kardiogener Schock, s. o.
➤ **Intraoperative Ursachen einer Hypotonie:**
  – *Regionalanästhesie:* Relativer Volumenmangel durch Sympathikolyse, der durch Volumensubstitution mit kristalloiden (z. B. Ringerlösung 500 ml) oder kolloiden Lösungen (z. B. HAES 10% 500 ml) meist behoben werden kann. Evtl. ist die Gabe von Vasopressoren erforderlich (z. B. Akrinor 40 mg i. v., evtl. repetitiv).
  – *Allgemeinanästhesie:*
    • Erhöhter Vagotonus (Hypotonie begleitet von Bradykardie) bei Intubation, durch Zug am Peritoneum, Auge oder Uterus oder durch Manipulationen am Bronchialsystem.
    • Hypoxie bei insuffizienter Ventilation (auszuschließen durch SaO_2-Messung, Klinik, BGA).
    • Hypovolämie bei massiver intraoperativer Blutung oder als vorbestehende, nach Narkoseeinleitung demaskierte Hypovolämie.
    • Patientenlagerung mit vermindertem venösem Rückstrom (z. B. Kavakompressionssyndrom bei Schwangeren).

- Myokardinsuffizienz mit Zeichen des Vorwärtsversagens (Oligurie, kalte Akren), Rückwärtsversagens (Lungenödem, Halsvenenstauung, hoher ZVD, Zyanose) oder neu aufgetretenen Arrhythmien.
- Anästhetikaeffekte durch direkt negativ inotropen Effekt oder Vasodilatation und die Dämpfung physiologischer Regulationsmechanismen (Dämpfung des Sympathikotonus).
- Beatmung mit hohem PEEP (s. S. 69) mit Verminderung des venösen Rückstroms.
- Embolie (s. S. 597).
- Pneumothorax (s. S. 606).

Klinik und Komplikationen

➤ Bei einer Schocksymptomatik finden sich Mitteldruckwerte < 70 mmHg bei einer Herzfrequenz > 100/Min. Der sog. Schockindex, d. h. Frequenz/RR$_{syst}$ ist > 1. Die Patienten sind meist kaltschweißig und zyanotisch, wache Patienten sind außerdem unruhig und ängstlich.

> ◨ *Merke:* Der Schockindex ist eine unzuverlässige Größe zur Diagnostik eines Schocks, z. B. bei alten Patienten, KHK oder fortgeschrittenem Stadium eines Schocks kann statt einer Tachykardie eine Bradykardie auftreten.

➤ Durch Minderung der Nierenperfusion kommt es zu einer Abnahme der Diurese; resultieren kann ein akutes Nierenversagen.

➤ Verminderte Perfusion der Endstrombahn führt zur Azidose und kaskadenartiger Aktivierung sämtlicher Mediatorsysteme: Folgen sind DIC, hypoxämische Schäden an Leber und Darm mit bakterieller Translokation, ARDS, Multiorganversagen.

➤ Addison-Krise: Hypotonie (RR zum Teil < 80/50 mmHg), postoperative Übelkeit und Erbrechen, generelle Schwäche, Somnolenz.

Diagnostik und Differentialdiagnose

➤ **Körperliche Untersuchung:**
- *Vitalzeichen:* klinische Zeichen geben diagnostische Hinweise und helfen, Fehlmessungen auszuschließen.
- *Inspektion:.* Gestaute Jugularvenen und ein evtl. sichtbarer Venenpuls geben Hinweise auf eine (Rechts-)Herzinsuffizienz, eine Perikardtamponade oder einen Spannungspneumothorax.
- Kollabierte Jugularvenen auch in Kopftieflage sind Zeichen eines ausgeprägten Volumenmangels. Kalte zyanotische Akren und eine verminderte kapilläre Perfusion im Nagelbett sind Symptome einer Zentralisation im Schock.
- Hautturgor und Schleimhautfeuchte als Hinweis auf den Hydratationszustand beurteilen.
- Ekchymosen weisen auf Koagulopathien hin.
- *Auskultation:* Geklärt werden sollte, ob Herzgeräusche neu aufgetreten sind (z. B. Systolikum bei relativer Mitralinsuffizienz bei Linksherzinsuffizienz) oder evtl. eine Arrhythmie vorliegt (Galopprhythmus). Bei Auskultation des Thorax können feuchte RGs auf eine pulmonale Stauung, Giemen und Stridor z. B. auf eine Anaphylaxie und ein vermindertes Atemgeräusch auf einen Hämato-/Pneumothorax und Rippenfrakturen hinweisen.
- *Palpation:* Arterieller Puls muß tastbar sein (Karotis- oder Leistenpuls). Bei nicht meßbarem Blutdruck und nicht tastbarem Puls muß davon ausgegangen werden, daß eine schwere Hypotonie vorliegt.

➤ **Labor:**
– *Hämatologie:* Als Verlaufsparameter bei einer Blutung sollten wiederholt Hämoglobin und Hämatokrit bestimmt werden; initial kann eine Hämoglobinbestimmung aus Drainageninhalt wichtige Anhaltspunkte liefern.

🔴 *Merke:* Der Hb-Abfall korreliert nur bei ausreichender Volumensubstitution mit dem tatsächlichen Blutverlust!

– *Elektrolyte:* Z.B. Hyperkaliämie und Hyponatriämie bei Addison-Krise.
– *Gerinnung:* Bei Verdacht auf eine disseminierte Gerinnung sollten neben den üblichen Parametern auch Fibrinogen und Fibrinogenspaltprodukte bestimmt werden.(s. DIC S. 583).
– *BGA:* Eine ausgeprägte Azidose ist Zeichen einer schweren Minderperfusion der Endstrombahn.
– Bei Spontanatmung gibt eine respiratorische Alkalose durch Hyperventilation Hinweise auf eine beginnende respiratorische Insuffizienz (→ Intubation und Beatmung).
– *Myokardinfarktdiagnostik.* (s. S. 593).
– *Blutglukose:* Feststellung einer Hypo- oder Hyperglykämie (im Schock durch hohe endogene Katecholaminspiegel meist Hyperglykämie).
– *Schwangerschaftstest* bei V. a. rupturierte Extrauteringravidität (EUG).
– Unverzüglich, falls noch nicht geschehen, sollte Kreuzblut abgenommen und die Blutgruppe bestimmt werden.
– *Blutkulturen* bei V. a. septischen Schock.

➤ **Apparative Diagnostik:** Intraoperativ bestehen nur eingeschränkte Möglichkeiten der apparativen Diagnostik.
– *EKG:* 5-Kanal EKG, evtl. 12-Kanal EKG bei nicht thoraxchirurgischen Eingriffen möglich. Diagnostik von:
  • Rhythmusstörungen (s. S. 609).
  • ST-Strecken-Veränderungen: ST-Hebung weist auf akute transmurale Ischämie hin (DD Herzwandaneurysma, hier ST-Strecken-Veränderungen allerdings schon präoperativ). ST-Senkung ist Hinweis für eine Innenschichtischämie, z.B. bei koronarer Herzkrankheit. (DD Herzmuskelhypertrophie bei Klappenfehlern, Hypertonus). Relative Ischämie: Hier Veränderungen bereits präoperativ.
  • Digitaliszeichen: Muldenförmige ST-Senkungen.
– *TEE* (transösophageale Echokardiographie): Diagnostik von Akinesien und Hypokinesien, Abschätzung der Pumpfunktion, Beurteilung von Klappenfunktionen, Diagnostik von Perikarderguß oder Tamponade, intrakardialer Luft, evtl. auch von Pleuraergüssen.
– *Röntgen-Thorax* (mit fahrbarem Röntgengerät möglich): Ausschluß von Pneumo- oder Hämatothorax, Nachweis von Stauungen oder Infiltraten bei Herzinsuffizienz (kein Zeitverlust bei Spannungspneumothorax → Entlastungspunktion nach klinischer Diagnostik!)
– *Abdomensonographie* bei V. a. freie Flüssigkeit (Beispiel: Patient mit Schädel-Hirn-Trauma hat während einer neurochirurgischen OP eine zweizeitige Milzruptur).
– *Endoskopie* bei Suche nach einer Blutungsquelle im Gastrointestinaltrakt. (erfolgt durch Internisten).
– *Pulmonalisangiographie* bei V. a. massive Lungenembolie.

Therapie

➤ **Therapieziel** sollte ein mittlerer arterieller Blutdruck > 70 mmHg und eine Urinproduktion > 1 ml/kg KG/Std. sein.

➤ **Hypovolämischer Schock:**
  – Der Patient wird in Kopftieflage gebracht und erhält großzügig kristalloide und kolloide Infusionen. Falls noch nicht vorhanden, werden 2–3 großlumige (14–16 G) periphervenöse Zugänge gelegt. Alternativ bei ausgeprägter Zentralisation kann ein sog. high flow device (großlumiger zentralvenöser Katheter wie Shaldonkatheter oder Pulmonalisschleuse) über die V. subclavia gelegt werden.
  – Bluttransfusionen erfolgen je nach Ausmaß der Blutung und Schwere des Schocks mit gruppengleichen, evtl. ungekreuzten Erykonzentraten. Die Gabe von Blut der Gruppe 0 negativ ist nur in Ausnahmefällen erforderlich (Näheres s. Kapitel Bluttransfusion).
  – Die Volumengabe wird nach Herzfrequenz, Blutdruck und Diurese titriert. Ein ZVK ist bei ausreichenden peripheren Zugängen kein Zugang der ersten Wahl, jedoch hilfreich bei der Abschätzung des Volumenstatus und zur weiteren Intensivtherapie. Angestrebt werden sollte ein ZVD von 5–10 mmHg.
  – Sobald wie möglich bei schwerem Schock invasive Blutdruckmessung.
  – Falls noch kein Blasenkatheter vorhanden, kann intraoperativ durch den Operator ein suprapubischer Katheter (Cystofix) gelegt werden.
  – Bei anhaltender Hypotonie trotz adäquater Volumensubstitution ist zur Aufrechterhaltung eines Perfusionsdruckes der Einsatz von Katecholaminen erforderlich: Suprarenin 0,1–0,5 µg/kg KG/Min.

➤ **Vasogener Schock:**
  – *Septischer Schock:*
    • Im Vordergrund steht die Stabilisierung der Vitalparameter: Großzügige Volumensitutaion (s. hypovolämischer Schock). Beatmung mit PEEP und ausreichend hoher Sauerstoffkonzentration zur Sicherstellung einer ausreichenden Oxygenierung.
    • Der Einsatz von Katecholaminen ist wegen des sehr niedrigen peripheren Widerstandes oft erforderlich: (Noradrenalin 0,1–0,3 µg/kg KG/min Dopamin 3–8 µg/kg KG/min, evtl. Suprarenin). Eine differenzierte Therapie mit Katecholaminen ist nach Legen eines Pulmonaliskatheters auf der Intensivstation möglich. Antibiose erfolgt nach Rücksprache mit dem Chirurgen.
  – *Anaphylaktischer Schock* s. S. 576.
  – *Addison-Krise:* 100 mg Hydrocortison als Bolus, anschließend 10 mg/Std. kontinuierlich über 24 Std. Bei anhaltender Hypotonie Dopamin (Dopamin 3–8 µg/kg KG/Min) oder Noradrenalin (0,1–0,3 µg/kg KG/Min.).

➤ **Kardiogener Schock:** Zunächst Differentialdignose und Ursache des kardiogenen Schocks abklären: Spannungspneumothorax → sofortige Thoraxdrainage; Perikardtamponade → Perikardpunktion durch Kardiologen oder Perikardiozentese durch Chirurgen.

➤ **Therapieschema Linksherzversagen:**

– *Beim Linksherzversagen findet sich* eine Abnahme von Cardiac Index (CI), Sauerstoffangebot (DO_2), und gemischtvenöser Sauerstoffsättigung (SvO_2) sowie eine Zunahme des Wedge-Drucks (PCWP), Pulmonalisdrucks (PAP), Systemwiderstandes (SVR), des Laktats und der sympathischen Stimulation. Es kommt zur pulmonalen Kongestion und Downregulation der β-Rezeptoren.

– *Therapieprinzip:* Senkung der Nachlast (Verbesserung der Koronarperfusion), Optimierung der Vorlast, Optimierung des Hämatokrit, positive Inotropie.

– *Medikamentöse Therapie:* Bei milder Form wird Dobutamin (2 – 10 µg/kg KG/Min.) in Kombination mit Nitroglyzerin und einem Diuretikum eingesetzt. Bei schwerer Form wird Adrenalin (0,05 – 0,5 µg/kg KG/Min.) oder ein PDE-Hemmer (Enoximon/Amrinon 2 – 10 µg/kg KG/Min., Milrinon 0,1 – 1 µg/kg KG/Min.) eingesetzt, evtl. Nitroglyzerin und ein Diuretikum (z. B. Furosemid [Lasix] 20 – 40 mg alle 4 Std.).

➤ **Therapieschema Rechtsherzversagen:**

– *Beim Rechtsherzversagen finden sich* eine Abnahme des Cardiac Index (CI) und des arteriellen Blutdrucks, eine Zunahme des ZVD und des pulmonalvaskulären Widerstands (PVR) sowie periphere Ödeme, ein Venenpuls durch Trikuspidalinsuffizienz und eine Leberstauung.

– *Therapieprinzip:* Senkung der Vorlast, Senkung der Nachlast (PAP!), positive Inotropie (Abnahme der Kongestion durch verbesserte linksventrikuläre Kontraktilität).

– *Medikamentöse Therapie:*

- Milde Form: Dobutamin (3 – 10 µg/kg KG/Min.), Nitroglyzerin und Diuretikum.
- Schwere Form: PDE-Hemmer (Enoximon/Amrinon 2 – 10 µg/kg KG/Min., Milrinon 0,1 – 1 µg/kg KG/Min.), Adrenalin (0,05 – 0,5 µg/kg KG/Min.), PGI_2 (Flolan, 10 – 20 ng/kg KG/Min.) – hierbei kann es zum Abfall des systemischen Blutdrucks kommen. Bei anhaltender pulmonaler Hypertonie kann NO per inhalationem appliziert werden. Außerdem wird ein Diuretikum gegeben (z. B. Furosemid [Lasix] 20 – 40 mg alle 4 Std.). Eine bestehende Azidose ausgleichen.

Grundlagen

➤ **Pathogenese:** Eine Minderversorgung des Myokard mit Sauerstoff führt zu einer Zellschädigung bzw. der Nekrose von Myokardzellen. Ausgelöst wird der Myokardinfarkt meist durch einen akuten Thrombus an einem atherosklerotischen Atherom auf dem Boden einer KHK. Man unterscheidet zwischen transmuralen (Q-Wave) und nicht-transmuralen subendokardialen (non Q-Wave) Infarkten. Eine Angina pectoris wird ausgelöst durch das Mißverhältnis von Sauerstoffangebot und -verbrauch (bei KHK, Vasospasmus, Hypertonie, Tachykardie, Myokardhypertophie).

➤ **Vorkommen/Ursachen:** Besonders gefährdet sind Patienten mit einer koronaren Herzkrankheit, Kardiomyopathie oder Vasopathie. Risikofaktoren für koronare Herzkrankheit s. S. 392. Auslösend für eine Koronarkonstriktion oder einen Infarkt kann ein intraoperatives Mißverhältnis von Sauerstoffangebot und -bedarf sein.

Klinik und Komplikationen

➤ **Symptome:**
- Bei wachen Patienten sind das Leitsymptom intensivste retrosternale Schmerzen, die sich bei einem Myokardinfarkt auf die Gabe von Nitroglyzerin meist nicht bessern. Der Schmerz kann fortgeleitet sein in den linken Arm, den Unterkiefer, die Schultern, den Rücken und den Oberbauch.
- ☑ *Cave:* 15 – 20% aller Infarkte gehen nicht mit Schmerzen einher, besonders bei Diabetikern (Neuropathie) und alten Menschen.
- Wache Patienten sind sehr ängstlich und dyspnoisch; meist zeigen sie auch vegetative Begleitsymsptomatik wie Übelkeit, Schwitzen und erhöhte Temperatur. Bei reduzierter Pumpfunktion mit pulmonaler Stauung kommt es zur Dyspnoe (in ca. 30%), beim Vorwärtsversagen zur Hypotonie.
- Rhythmusstörungen, vor allem ventrikuläre Extrasystolen bis zum Kammerflimmern, sind häufig. Bei Beteiligung der AV-Knoten-Arterie (aus der rechten Kranzarterie) kann ein totaler AV-Block auftreten.
- *In Narkose* sind folgende Symptome dominierend: Blutdruckabfall, Rhythmusstörungen, evtl. Sättigungsabfall und Anstieg des Beatmungsdruckes bei pulmonaler Stauung.

➤ **Komplikationen:** Kammerflimmern, bradykarde/tachykarde Rhythmusstörungen, Linksherzinsuffizienz, evtl. bis zum kardiogenen Schock.

Diagnostik und Differentialdiagnose

➤ **Monitor-EKG:**
- ☑ *Merke:* Die intraoperative Diagnostik am EKG-Monitor ist mit der üblichen 3-Kanal Ableitung unzuverlässig. Die V5-Ableitung verbessert zwar die Sensitivität, trotzdem können Ischämien übersehen werden. Wenn operationstechnisch möglich (z. B. bei Baucheingriffen) 12 Kanal-EKG mit fahrbarem Gerät schreiben.
- Als erstes Infarktzeichen findet sich ein sog. Erstickungs-T (Abb. 52), das jedoch im klinischen Alltag sehr selten diagnostiziert werden kann.
- *ST-Strecke:* Bei einer Innenschichtischämie (meist Angina pectoris) findet sich eine Senkung, bei einer transmuralen Ischämie (meist Infarkt) findet sich eine akute Hebung.
- *Q-Welle:* Sie tritt bei einem transmuralen Infarkt nach ca. 2 Wochen auf. Im EKG vorhandene Q-Wellen weisen auf einen bereits abgelaufenen Infarkt hin.

45.11 Perioperativer Myokardinfarkt/Ischämie

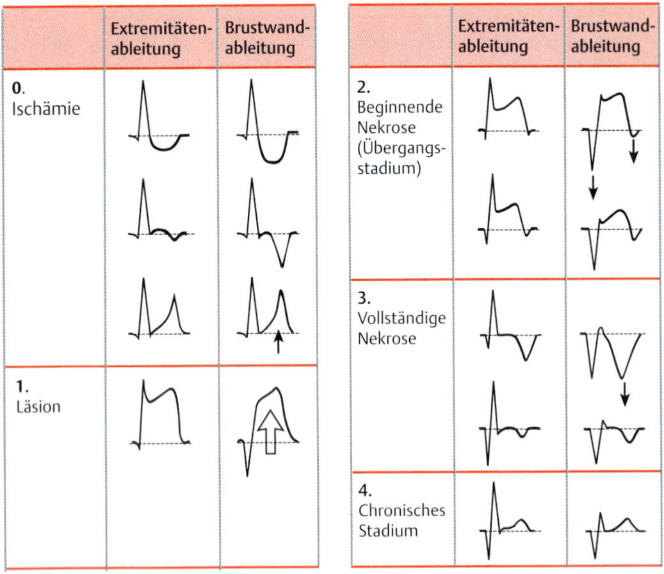
Extremitäten-ableitung
Brustwand-ableitung
0. Ischämie
1. Läsion
Extremitäten-ableitung
Brustwand-ableitung
2. Beginnende Nekrose (Übergangs-stadium)
3. Vollständige Nekrose
4. Chronisches Stadium

Abb. 52 Schema: Stadien des transmuralen Myokardinfarktes im EKG. 0 = Ischämie; 1 = Läsion; 2 = beginnende Nekrose; 3 = vollständige Nekrose; 4 = chronisches Stadium

- *R-Verlust:* Er gibt in späterem Stadium (nach 2 Monaten) Aufschluß über die Lokalisation und die Größe des Infarktes. R-Verlust im Notfall EKG weist auf einen älteren Infarkt hin.

➤ **Transösophageale Echokardiographie (TEE):** Zuverlässige Methode zur Diagnostik intraoperativer Ischämien:
- Dys- und Hypokinesien sind meist gut zu erkennen.
- Diagnostik von Komplikationen wie z. B. Mitralinsuffizienz bei Papillarmuskelausriß.
- Differentialdiagnostik (Ausschluß von Perikardtamponade, Aortenaneurysma).
- Abschätzung der ventrikulären Pumpfunktion.

➤ **Labor:** Die Diagnosesicherung kann über die spezifische Enzymkonstellation nach Infarkt erfolgen: Troponin-Schnelltest ist bereits nach 3 Std. positiv. CK und CK-MB (> 6–20% der Gesamt-CK) steigen nach 4–8 Std. an, die α-HBDH nach 6–12 Std.

➤ **Differentialdiagnose:** In Frage kommen eine Lungenembolie (s. S. 597), eine Perikardtamponade oder ein Perikarderguß, ein Pneumothorax, Aortendissektion bei Aneurysma, dekompensierte Linksherzinsuffizienz ohne akuten Infarkt.

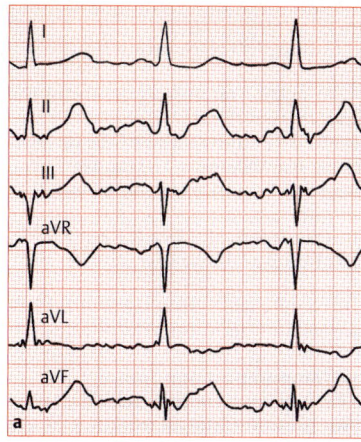

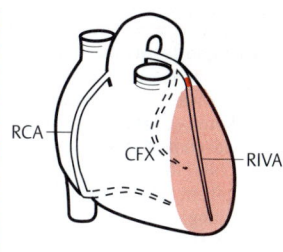

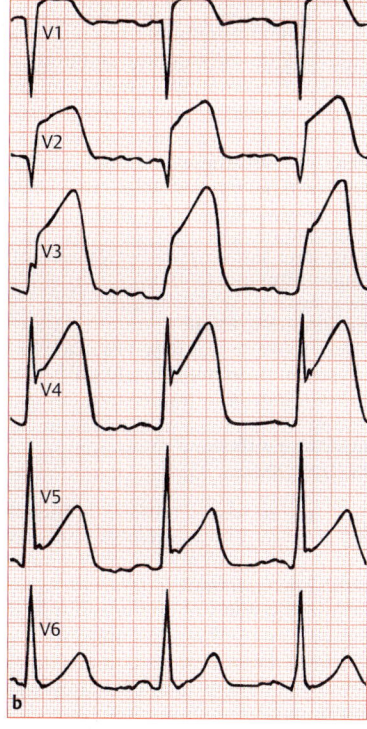

Abb. 53 a–c   Anteroseptaler Infarkt. a) und b) EKG; c) Koronarschema mit Verschluß der RIVA und Ischämiegebiet

45.11 Perioperativer Myokardinfarkt/Ischämie

Therapie

➤ **Therapie des Myokardinfarkts:** Verbesserung der Koronarperfusion durch Senkung von Vor- und Nachlast:
  – Bei MAP > 75 Nitroperfusor (5–200 µg/Min.) zur Senkung der Vorlast und Koronardilatation (Cave: Blutdruckabfall vermeiden!).
  – Adäquate Analgesie und Narkosetiefe: Bei wachen Patienten Gabe von Morphin (10 mg), evtl. leichte Sedierung mit Midazolam 1–3 mg. Bei kardiogenem Schock und/oder respiratorischer Insuffizienz Intubation und Beatmung.
  – Bei Hypertonie, v.a. in Kombination mit Tachykardie, Beta-Blocker: z.B. Metoprolol (Beloc) 2,5–5 mg i.v. (nicht bei Bradykardie oder schwerer Herzinsuffizienz).
    🔴 *Merke:* Die Kombination von Hypertonie und Tachykardie führt zur Steigerung des myokardialen Sauerstoffverbrauchs bei reduziertem Sauerstoffangebot.
  – ASS 500 mg i.v., allerdings nur nach Absprache mit dem Operateur.
  – Heparinisierung nach Absprache mit dem Operateur zur Vermeidung weiterer Appositionsthromben (wenn von operativer Seite aus möglich, Bolus von 5000 I.E., dann 1000 I.E./Std. (Laborkontrolle: 1,5–2,5fache PTT anstreben).
  – *Verbesserung des Verhältnisses von Sauerstoffangebot und -verbrauch:*
    • Bei einer Herzfrequenz > 60/Min. Esmolol 0,5 mg/kg KG i.v., dann 100–200 µg/kg KG/Min. per infusionem.
    • Bei ventrikulären Extrasystolen Lidocain 1,0–1,5 mg/kg KG i.v., dann 2–4 mg/Std. per infusionem.
    • Bei kardiogenem Schock Katecholamintherapie wie bei Linksherzversagen (s. S. 592).
    • Ausreichenden Hämatokritwert (> 30) sicherstellen.
    • Bei beginnender Linksherzinsuffizienz Furosemid 40 mg i.v., evtl. repititiv alle 3–4 Std.
  – Eingriff so schnell wie möglich beenden!
  – Notfallmäßiges kardiologisches Konsil zur Abklärung weiterer Maßnahmen: Koronarangiographie, ggf. PTCA unmittelbar nach OP-Ende.
  – Eine Lysetherapie ist perioperativ normalerweise nicht möglich.

➤ **Therapie der akuten Angina pectoris/akuten Ischämie:**
  – *Verbesserung des Sauerstoffangebotes:* Vermeiden von Hypertonie, Tachykardie, Hypokapnie, diastolischer Hypotension, Anämie (Hb > 10 g/dl halten) und erhöhter Vorlast.
  – *Senkung des Sauerstoffbedarfs:*
• Senkung der Herzfrequenz, z.B. mit Metoprolol (Beloc 2.5–5 mg).
    • Therapie einer evtl. bestehenden Hypertonie.
      • Senkung der Nachlast.
  – Ausreichende Analgesie, evtl. Sedierung bei wachen Patienten. In Narkose Narkosevertiefung vorzugsweise mit Opioiden, Reduktion volatiler Anästhetika.
  – Bei wachen Patienten: Nitroglyzerin 2 Hub sublingual.
  – In Narkose Nitroglyzerinperfusor 5–200 µg/Min.

Grundlagen

➤ **Definition:** Verlegung eines Teils der Lungenstrombahn, meist durch einen Thrombus – die meisten Thromben entstammen dem Zuflußgebiet der V. cava inf., durch Luft, Fett, Tumorfragmente, Fruchtwasser (s. S. 468) oder Fremdmaterial wie Knochenzement.

➤ **Pathogenese:** Prädisponierend für eine thrombusbedingte Lungenembolie sind venöse Stase, Blutgefäßalterationen (z. B. Atherosklerose) und Koagulopathien, die sog. Virchow-Trias. Neben der Reduktion des Gefäßquerschnittes der Lungenstrombahn kommt es zur hypoxischen pulmonalen Vasokonstriktion (HPV, s. S. 351), zur Freisetzung vasoaktiver Substanzen (z. B. Prostaglandine) und damit zu einer Steigerung des pulmonalarteriellen Mitteldruckes auf > 40 mmHg. Folge hiervon ist eine akute Rechtsherzbelastung mit low output des rechten Herzens. Durch Dilatation der rechten Kammer wird das Ventrikelseptum nach links gedrängt, die Folge ist eine deutlich reduzierte Füllung des linken Herzens: es resultieren Tachykardie, Blutdruckabfall, Schock.

Vorkommen/Ursachen

➤ Eine Lungenembolie kann perioperativ besonders nach Immobilisierung auftreten. Zusätzliche begünstigende Faktoren sind eine manifete Herzinsuffizienz, Übergewicht, Thrombozytose, Schwangerschaft, die Einnahme von Ovulationshemmern und Nikotinabusus.

Klinik und Komplikationen

➤ Kleine Lungenembolien bleiben meist klinisch unauffällig, erst bei einer Verlegung von > 40% der Lungenstrombahn zeigen sich erste Symptome; bei einer Reduktion der Lungenstrombahn um ca. 70% entwickelt sich eine Schocksymptomatik.

➤ **Wache Patienten** sind dyspnoisch, tachypnoisch und tachykard. Es bestehen starke thorakale Schmerzen, die Halsvenen sind gestaut. Bei ausgeprägter Lungenembolie fällt die Sauerstoffsättigung ab. Auskultatorisch findet sich ein Systolikum durch Trikuspidalinsuffizienz.

➤ **In Narkose** ist der schlagartige Abfall des $PetCO_2$ infolge einer Totraumvergrößerung das typische Zeichen. Der $PaCO_2$ steigt. Bei Verlegung größerer Bereiche fällt die Sauerstoffsättigung. Bei massiver Lungenembolie kommt es zum schweren Schock bei Rechtsherzversagen, evtl. primär zum Kreislaufstillstand.

➤ Stadieneinteilung der Lungenembolie s. Tab. 97.

➤ **Diagnostik:** Das diagnostische Vorgehen richtet sich nach der Schwere des klinischen Befundes: Bei schwerem Schock oder Kreislaufstillstand unverzüglicher Beginn der Reanimationsmaßnahmen (s. S. 628).

   – *TEE:* Intraoperativ schnell durchführbar. Befund: Dilatation des rechten Herzens, Trikuspidalinsuffizienz, Luft im Herzen oder im Ausflußtrakt. Andere Erkrankungen wie Ischämie, Hypokontraktilität, Perikarderguß ausschließen.

45.12 Lungenembolie

Tabelle 97 Stadieneinteilung der Lungenembolie

Befunde	Stadium I = klein	Stadium II = submassiv	Stadium III = massiv	Stadium IV = fulminant
Klinik	kurzfristige Symptome oder unauffällig	leichtgradige Dyspnoe und Tachykardie	ausgeprägte Dyspnoe, Kollaps	zusätzlich zu III Schock
Blutdruck	normal	normal	erniedrigt	stark erniedrigt
PaO$_2$	normal	< 80	< 65	< 50
PaCO$_2$	normal	< 40	> 40	> 50
Perfusions-ausfall [%]	< 25	25 – 50	50 – 65	> 65

- *EKG:* Akute Rechtsherzbelastung.
  - Lagetyp: S$_I$-Q$_{III}$-Typ (McGinn White-Syndrom) oder S$_I$-S$_{II}$-S$_{III}$-Typ: Drehung der Herzachse durch akute Rechtsherzbelastung im Uhrzeigersinn.
  - ST-Streckenhebungen in Ableitung III (aVF) und V1 – V3 (DD: Hinterwandinfarkt).
  - T-Wellen_Negativierung in V1 – V3 (z. T. bis V6).
  - Neu aufgetretener Rechtsschenkelblock.
  - P Pulmonale.
  - 👁 *Beachte:* Die EKG-Veränderungen sind keine sicheren diagnostischen Kriterien, da meist erst bei Verlegung von ca. 50 % der Lungenstrombahn EKG-Veränderungen auftreten, die häufig flüchtig sein können.
- *Pulmonalisangiographie:* Intraoperativ nach Kontrastmittelgabe über ZVK möglich.
- *Lungenperfusionsszintigraphie:* Intraoperativ nicht möglich. Indikation besteht prä- und postoperativ bei kreislaufstabilen Patienten zur Differentialdiagnostik. Ein normales Perfusionsszintigramm schließt eine Lungenembolie aus. Falsch-positive Befunde bei chronischen Lungenveränderungen sind jedoch relativ häufig.
- *Röntgen-Thorax:*
  - Hauptsächliche Indikation: Ausschluß von Differentialdiagnosen wie Pneumothorax, Pleuraerguß, pulmonale Stauung, Aortenaneurysma. Intraoperativ evtl. mit fahrbarem Röntgengerät möglich.
  - Gelegentlich finden sich Dystelektasen oder Atelektasen der betroffenen Gebiete, ein Pulmonalarterienabbruch mit prästenotischer Auftreibung der Gefäße, ein Zwerchfellhochstand der betroffenen Seite, eine Zeichnungsaufhellung der betroffenen Areale durch eine lokale Oligämie (sog. Westermark-Zeichen), Zeichen der pulmonalen Hypertonie (z. B. Rechtsherzvergrößerung).
  - 👁 *Beachte:* Eine normale Röntgenaufnahme schließt eine Lungenembolie nicht aus!

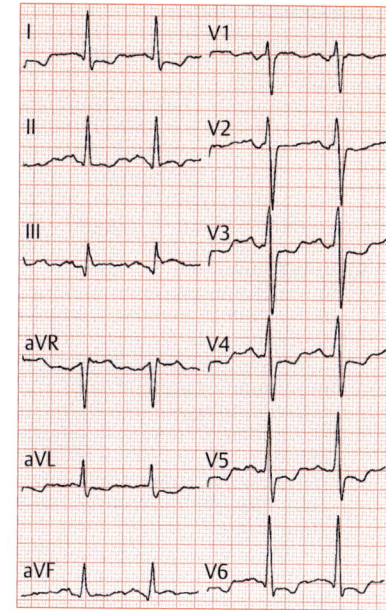

Abb. 54 Akute Lungenembolie im EKG

➤ **Differentialdiagnosen (und wegweisende Untersuchung):**
– Akuter Myokardinfarkt (EKG, Echokardiographie/TEE, Enzymverlauf).
– Aortenaneurysma (Echokardiographie/TEE, Röntgen-Thorax, Thorax-CT [intraoperativ nicht möglich]).
– Pneumothorax (Röntgen-Thorax).
– Aspiration (Bronchoskopie).
– Asthma bronchiale (Klinik, Anamnese).

Therapie

➤ **Allgemeine Maßnahmen:**
– *Sicherstellung der Oxygenierung:* Perioperativ Sauerstoffgabe, Indikation zu Intubation und Beatmung großzügig stellen. Intraoperativ Beatmung je nach Sättigung mit hoher Sauerstoffkonzentration.
– *Bei milden Formen* bei wachen Patienten ausreichende Analgesie.
– *Kreislaufstabilisierung:*
  • Bei Schocksymptomatik unverzüglich Reanimationsmaßnahmen beginnen. Katecholamintherapie wie bei Rechtsherzversagen:
  • Therapieprinzip: Senkung der Vorlast, Senkung der Nachlast (PAP), positive Inotropie (Abnahme der Kongestion durch verbesserte linksventrikuläre Kontraktilität).

➤ **Medikamentöse Therapie:**
- *Milde Form:* Dobutamin (3 – 10 µg/kg KG/Min.), Nitroglyzerin und Diuretikum (z. B. Furosemid 40 mg alle 4 Std.)
- *Schwere Form:*
  - Adrenalin (0,1 – 1 µg/kg KG/Min.), wirkt α- und β-mimetisch.
  - Noradrenalin: 0,1 – 0,5 µg/kg KG/Min. wirkt α-mimetisch, erhöht die Nachlast und damit den Perfusionsdruck. Durch die Erhöhung des linksventrikulären Füllungsdruckes wird der Vorwölbung des Ventrikelseptums in den linken Ventrikel entgegengewirkt. Cave: Bei höherer Dosierung Konstriktion der Lungenstrombahn.
  - Senkung des Pulmonalisdrucks S. 419.

➤ **Spezielle Maßnahmen:**
- *Heparin:* Heparinisierung nur nach Rücksprache mit dem Operateur! Bolusgabe von 5000 I.E. Heparin i. v., danach kontinuierliche Infusion von 1000 – 1500 I.E./Std.; Laborkontrolle! Ziel ist eine Erhöhung der PTT um das 1,5 – 2,5fache. Kontraindikationen für Heparin sind floride Blutungen und Ulzerationen, Gerinnungsstörungen und eine Thrombozytopenie.
- *Lyse* (Stadium III und IV): Eine Lysetherapie ist perioperativ meist nicht möglich. Ausnahmen: Präoperative Lungenembolie, Gefäßeingriffe wie Embolektomien. Immer Rücksprache mit dem Operateur. Lyseschema:
  - Streptokinase: 1,5 Mio. I.E. im Perfusor über 30 Min., danach 1,5 Mio. I.E. über 2 Std., danach Heparinperfusor (s. o.).
  - Urokinase (z. B. Actosolv): 1 Mio. I.E. als Bolus über 10 Min., danach 2 Mio. I.E. über 2 Std., begleitend Heparinperfusor.
  - rt-PA (Actilyse): 100 mg im Perfusor über 2 Std., begleitend Heparinperfusor.
- *Embolektomie:* Indikation: Massive intraoperative Lungenembolie mit Schock oder Kreislaufstillstand. Durchführung normalerweise mit Herz-Lungenmaschine zur Aufrechterhaltung des Kreislaufs.
- *Dobutamin:* Wirkt β_1-mimetisch und erweitert die Lungenstrombahn. Indiziert ist es bei einem Mißverhältnis von Ventilation und Perfusion und Abfall der Sauerstoffsättigung.

Grundlagen

➤ **Definition:** Unter totaler Spinalanästhesie versteht man die vollständige Sympathikusblockade und Phrenikusparese.
➤ **Folge** ist eine kurz nach Applikation des Lokalanästhetikums eintretende lebensbedrohliche Atem- und Kreislaufinsuffizienz durch Anästhesie thorakaler und zervikaler Segmente.
🔾 *Cave:* Die totale Spinalanästhesie ist immer unmittelbar lebensbedrohlich!
➤ **Vorkommen/Ursachen**
  – *Iatrogen:* Überdosierung des Lokalanästhetikums, maximale Kopftieflagerung bei Injektion hyperbarer Lösungen, Duraperforation bei beabsichtigter Periduralanästhesie.
  – *Sonstige Ursachen:* Reduziertes zerebrospinales Liquorvolumen, Gebrauch hyperbarer Lösungen bei ausgeprägter lumbaler Lordose, erhöhte Sensibilität gegenüber Lokalanästhetika, mechanische Atemhindernisse (z. B. gravider Uterus, geblähtes Abdomen bei Ileus).

Klinik und Komplikationen

➤ **Sympathikolyse:** Frühes Zeichen einer aufsteigenden Spinalanästhesie ist eine Hypotonie, wobei es erst bei einer Ausbreitung höher als Th 10 zu einem signifikanten Blutdruckabfall kommt. Als Ausdruck einer zerebralen Minderperfusion im Rahmen der Hypotonie kommt es zu Nausea, Erbrechen und motorischer Unruhe. Ein passagerer Bronchospasmus kann auftreten.
➤ **Thorakale Beteiligung:** Durch eine Schwäche der Interkostalmuskulatur kommt es zu einer beginnenden Ateminsuffizienz. Wenn die Nn. phrenici nicht betroffen sind, besteht keine vitale Gefährdung. Bei Affektion der Nn. accelerantes (Th 4–6) manifestiert sich eine Bradykardie.
➤ **Beteiligung des Zervikalmarkes:** Wenn der Patient über metallischen Geschmack oder ein orales Taubheitsgefühl klagt, muß von einer zervikalen Beteiligung ausgegangen werden. Erste Zeichen hierfür können Gähnen, Müdigkeit, evtl. Sprachstörungen sein. Hier besteht wegen einer Parese der Nn. phrenici (C 4–5) die Gefahr einer respiratorpflichtigen Ateminsuffizienz. Die Augen sollten auf das Vorliegen einer Horner-Trias (Miosis, Ptosis, Enophthalmus) kontrolliert werden.
➤ **Zerebrale Beteiligung:** Im Extremfall kommt es bei einer totalen Spinalanästhesie zur zerebralen Beteiligung: Atemstillstand, schwere Hypotonie, Krampfanfälle, Bewußtlosigkeit, Pupillenerweiterung.

Diagnostik

➤ Die Diagnose ergibt sich aus dem unmittelbaren zeitlichen Zusammenhang zwischen der Injektion des Lokalanästhetikums und dem Auftreten der Symptome.
➤ Die Bewußtlosigkeit kann bis zu 4 Std., die totale Parese bis zu 6 Std. andauern.

45.13 Hohe/totale Spinalanästhesie

Therapie

➤ **Hohe Spinalanästhesie:**
– Sauerstoffapplikation über Maske, bei respiratorischer Insuffizienz: Intubation und Beatmung.
– Volumenersatztherapie, z.B. mit HAES 10% 500–1000 ml und Ringerlösung 500–1000 ml, da von einem relativen Volumenmangel ausgegangen werden muß.
– Medikamentöse Vasokonstriktion, z.B. Akrinor 20–40 mg i.v. oder Noradrenalin 0,01–0,3 µ/Min. i.v.
– Gabe von Atropin 0,5 mg i.v., um das Ungleichgewicht zwischen Vago- und Sympathikotonus zu korrigieren.

➤ **Totale Spinalanästhesie:**
– Intubation und Beatmung.
– Rasche Infusion von Volumen (s.o.).
– Vasopressoren (z.B. Akrinor 40 mg repetitiv), evtl. Noradrenalin-Perfusor (0,01–0,3 µg/Min. i.v.).
– Katecholamine nach Bedarf, z.B. Dopamin 4–12 µg/kg KG/Min, Adrenalin 0,05–0,3 µg/kg KG/Min.
– Evtl. kardiopulmonale Reanimation.

Prophylaxe

➤ **Geplante Spinalanästhesie:**
– Längerdauernde Kopftieflagerung bei Verwendung hyperbarer Lösungen vermeiden.
– Umlagerung des Patienten während der Fixationszeit des Lokalanästhetikums möglichst vermeiden.
– Barbotage (Aspiration von Liquor mit nachfolgender Injektion) nicht zu ausgiebig durchführen.
– Dosisreduktion des Lokalanästhetikums bei alten und exsikkierten Patienten und Schwangeren.

➤ **Geplante Periduralanästhesie:**
– Vor der Vollwirkdosis Testdosis applizieren.
– Bei V.a. Duraperforation die aus der Nadel austretende Flüssigkeit mit Glucostix testen (Liquor ist glukosehaltig, Lokalanästhetikum nicht).

Grundlagen

➤ **Definition:** Urinproduktion < 0,5 ml/kg KG/Std.
➤ **Vorkommen/Ursachen:**
  – *Pärenal:* Herabgesetzte Nierenperfusion durch Volumenmangel durch Blutung, gastrointestinale, renale oder dermale Verluste; Herzinsuffizienz; Schockgeschehen jeglicher Ursache; Beeinflussung des aortalen oder renalen Blutflusses durch chirurgische Manipulation (z. B. Cross-clamping der Aorta, auch infrarenal); Nierenarterienstenose.
  – *Renal:* Trauma (Myoglobinurie), Transfusionsreaktion (Hämoglobinurie), vaskulär (Verbrauchskoagulopathie, renaler Gefäßverschluß), glomerulär: Glomerulonephritis, tubulär-interstitiell (ischämisch, toxisch, metabolisch, infektiös).
  – *Postrenal:* Obstruktion der ableitenden Harnwege: Harnleiterstenose, Erkrankungen im Bereich der Blase und Urethra.

Diagnostik und Differentialdiagnose (intraoperativ)

➤ Kontrolle des Sammelsystems vom Patienten zum Beutel, soweit zugänglich.
➤ Kontrolle auf Obstruktion oder Diskonnektion des Katheters oder Urinbeutels.
➤ Kontrolle von ausreichender Kreislauf- und Volumensituation (bei Hypertonikern ist evtl. ein höherer arterieller Druck zur ausreichenden Nierenperfusion erforderlich).
➤ Operateur nach Obstruktion oder Verletzung der Ureteren fragen.
➤ Bei Trendelenburg-Lagerung (S. 439) kann sich der Urin am Blasendach sammeln: Evtl. Operateur Füllungszustand der Blase tasten lassen.
➤ *Merke:* Eine therapierefraktäre Hypertonie kann das Symptom einer nicht entleerten Blase sein!

Therapie und Prophylaxe

➤ **Volumengabe** als therapeutischer Versuch: 500 ml kristalloide Lösung, 250 – 500 ml kolloidale Lösung (z. B. HAES 6%), Erythrozytenkonzentrate nach Kontrolle von Hämoglobin und Hämatokrit.
➤ **Steigerung des HZV** mit Dopamin (3 – 10 µg/kg KG/Min. i. v.) oder Dobutamin (3 – 10 µg/kg KG/Min. i. v.), bei schwerem Schock evtl. Adrenalin (0,05 – 0,5 µg/kg KG/Min. i. v.). Evtl. Gabe von PDE Hemmern z. B. Amrinon und Enoximon (Dosierung: 2 – 10 µg/kg KG/Min.) oder Milrinon (Dosierung: 0,1 – 0,8 µg/kg KG/Min.).
➤ Ausgleich metabolischer Entgleisungen.
➤ Vorsichtiger Ausgleich einer Hyponatriämie (s. S. 70)
➤ **Bei Ausschluß einer Hypovolämie und eines erniedrigten HZV:**
  – Dopamin in niedriger Dosierung (2 – 3 µg/kg KG/Min. i. v.) geben.
  – Furosemid (Lasix), primär 10 – 20 mg als Bolus i. v., kontinuierlich 125 mg über 3 Std. (Cave: Verstärkung Hyponatriämie, Hypokaliämie).
  – Mannitol 25 g als Bolus i. v.
  – Bei eingeschränkter Nierenfunktion die Dosis renal eliminierter Medikamente anpassen.
  – Bei persistierender Anurie Hämofiltration (intraoperativ nur bei therapieresistentem Kaliumanstieg).

Notfälle in der Anästhesie

◉ *Beachte:* Die routinemäßige Anwendung von Low dose-Dopamin ist umstritten: Anhebung des HZV scheint der wichtigste Faktor bei der Diuresesteigerung zu sein. Dieser Effekt ist mit Dobutamin besser erreichbar. Eine vermehrte Diurese bei Dopamin geht nicht mit einer parallelen Reduktion der Retentionswerte einher. Evtl. kann bereits bei niedriger Dosierung von Dopamin bei unbekannter Rezeptorenkonstellation eine vasokonstringierende Wirkung vorhanden sein.

➤ **Prophylaxe:**
   – Bei Patienten im Schock, hohem intraoperativem Flüssigkeitsverlust oder bei Patienten mit Nierenarterienstenose rechtzeitige und suffiziente Volumensubstitution. Aufrechterhaltung eines normalen oder hochnormalen Perfusionsdruckes (Nierenarterienstenose).
   – Bei Herzinsuffizienz HZV im Normbereich halten (großzügige Indikation zur HZV-Messung bei Hochrisikopatienten und großen Eingriffen). Nephrotoxische Substanzen vermeiden.

Pathogenese

➤ Eine versehentliche intraarterielle Injektion einer Substanz mit stark basischem (z. B. Thiopental) oder stark saurem pH-Wert (z. B. Rocuronium) führt zu Gefäßspasmen und heftigen Schmerzen.

Klinik und Komplikationen

➤ Starke Schmerzen bei der Injektion: Warnzeichen!
➤ Distal der Injektionsstelle kommt es durch den Vasospasmus zur Pulslosigkeit und Blässe der Haut, auf die eine schwere Zyanose folgt.
➤ In der Folge kann es zur Gangrän und irreversiblen Nervenschädigungen kommen.

Therapie

➤ Zugang im Gefäß belassen. Über diesen Zugang mit ca. 20 ml NaCl 0,9 % spülen, um die injizierte Substanz zu verdünnen.
➤ Langsam 20 ml Lidocain 1 % intraarteriell injizieren.
➤ Injektion von Cortison (z. B. 50 mg Prednisolon) intraarteriell.
➤ Kontinuierliche Gabe von Cortison und Lidocain intrarteriell (200 mg Cortison + 100 mg Lidocain auf 50 ml, intraarteriell 10 ml/Std.).
➤ **Sedierung und Analgesie**, z. B. mit Midazolam 2,5 – 5 mg und Piritramid (Dipidolor) 3 – 15 mg i. v.
➤ **Sympathikolyse**, z. B. mittels kontinuierlicher Blockade des Plexus axillaris (Katheterplexus, s. S. 162).
➤ Systemische Heparinisierung (5000 I.E. als Bolus, dann initial 1000 I.E./Std., Kontrolle der PTT).
◘ *Merke:* Unbedingt gefäßchirurgisches Konsil einholen!

Prophylaxe

➤ Intravenöse Zugänge in der Ellenbeuge möglichst vermeiden.
➤ Vor Injektion Infusion frei laufen lassen: bei ungehindertem Lauf ist eine intraarterielle Lage bei normalem Blutdruck unwahrscheinlich.
➤ Arterielle Kanüle und Zuleitung immer rot kennzeichnen.
➤ Bei starken Schmerzen Injektion sofort abbrechen und Kanülenlage kontrollieren.

45.16 Pneumothorax

Grundlagen

➤ **Definition:** Verbindung von Pleuraspalt und Atmosphäre, der zum Kollaps der Lunge führt. Verletzungen der Pleura visceralis (z.B. Platzen einer Emphysembulla) werden von Verletzungen der Pleura parietalis (Verletzung der Thoraxwand) unterschieden. Tritt noch ein Ventilmechanismus hinzu, der verhindert, daß die Luft aus dem Pleuraspalt wieder austritt, so spricht man von einem Spannungspneumothorax.

➤ **Vorkommen/Ursachen:**
- *Spontanpneumothorax:* Prädisposition: Patienten mit COPD, bullöser Emphysembronchitis, tumorösem Exspirationshindernis.
- *Trauma:* Nach Rippen(serien)fraktur, Beatmungstrauma nach Beatmung mit hohem Beatmungsdruck.
- *Iatrogen:*
  - Pleurapunktion beim Legen eines V. subclavia-Katheters.
  - Regionalanästhesieverfahren wie z.B. Interkostalblockade, Blockade des Plexus brachialis interskalenär und supraklavikulär.
  - Diagnostische Eingriffe wie Bronchoskopie, Pleurapunktion, Pleurozentese, Mediastinoskopie oder perkutane Leberblindpunktion.
  - Intraoperativ bei Splenektomie, Nephrektomie oder Laparoskopie.

Klinik und Komplikationen

➤ **Wacher Patient:** Thoraxschmerzen und Hustenreiz, Tachypnoe, Dyspnoe, evtl. Zyanose. Auskultatorisch ist das Atemgeräusch auf der betroffenen Seite abgeschwächt und der Klopfschall hypersonor. Abfall der SaO_2. BGA: Hypoxämie, Hyperkapnie, kompensatorische Hyperventilation (resp. Alkalose).

➤ **Beatmeter Patient:** Der Beatmungsdruck steigt und die Compliance sinkt, auskultatorisch ist das Atemgeräusch auf der betroffenen Seite abgeschwächt, der Klopfschall hypersonor. Abfall der SaO_2. BGA: Hypoxämie, Hyperkapnie.

➤ **Komplikation: Spannungspneumothorax:** V.a. bei beatmeten Patienten kommt es zur Mediastinalverschiebung und zur massiven Füllungsbehinderung des Herzens. Folge sind Hypotension, Schock und Herz-Kreislaufstillstand.

Diagnostik und Differentialdiagnose

➤ Die Diagnose erfolgt über das klinische Bild und eine Röntgenaufnahme des Thorax, auf der sich die infolge der im Pleuraspalt befindlichen Luft kollabierte Lunge deutlich abgrenzen läßt.

➤ Beim Spannungspneumothorax zusätzlich klinisch: Obere Einflußstauung mit Venenpuls, Hypotension, Tachykardie, bei Beatmung eine Verschlechterung mit jedem Atemhub.

> *Merke:* Bei gleichzeitig bestehendem Volumenmangel findet sich beim Spannungspneumothorax keine venöse Stauung!

➤ **Differentialdiagnosen:**
- Hämatothorax (Thoraxtrauma, hypovolämischer Schock ohne äußere Blutungsquelle, respiratorische Insuffizienz). Diagnostik: Röntgen-Thorax, blutiges Sekret nach Thoraxdrainage.
- Endobronchiale Intubation. Diagnostik: Laryngoskopische Lagekontrolle des Tubus, Bronchoskopie.
- Aspiration mit Bronchusverlegung (Bronchoskopie).
- Bronchopleurale Fistel (Leckage nach Thoraxdrainage).
- Lungenembolie (V.a. Lungenembolie bei entsprechender Klinik und unauffälligem Röntgen-Thorax, s.o.).

Therapie allgemein

➤ Bei kleinem Mantelpneu < 1 Querfinger Breite: Verlaufskontrolle, Thoraxdrainage nur bei Ausdehnung.
➤ Intraoperativ sofort Lachgaszufuhr beenden: Lachgas führt durch Diffusion in den Pleuraspalt zu einer raschen Vergrößerung des Pneumothorax.

Thoraxdrainage

➤ **Vorbereitung und Material:**
  – Ggf. Aufklärung des Patienten
  – **Lagerung:** Rückenlage, Arm abduziert
  – Lokalanästhesie immer dann, wenn der Patient nicht tief analgosediert ist. Die Lokalanästhesie muß auch das Periost der Rippe im Bereich des geplanten Zugangsweges sowie die Pleura umfassen.
  – **Material:** Lokalanästhetikum (z.B. Lidocain 1–2%; 20 ml), steriler Kittel, sterile Handschuhe, Haube, Mundschutz, sterile Abdecktücher, Skalpell, Schere, Thoraxklemme, Thoraxdrainage 28–32 Ch, Nahtmaterial, Auffang-Behälter (Funktionsprinzip nach dem Wasserschloßverfahren), Sogeinrichtung.
➤ **Zugangswege**
  – **Lateraler Zugangsweg:** 4.–6. Interkostalraum, mittlere Axillarlinie.
  – **Anteriorer Zugangsweg:** 2.–3. Interkostalraum, Medioklavikularlinie.
➤ **Praktisches Vorgehen:**
  – Hautdesinfektion und Lokalanästhesie.
  – Quere Hautinzision und Präparation durch die Interkostalmuskulatur mit einer Schere am Oberrand der unteren Rippe (Abb. 55 a).
  – Penetration der Pleura parietalis mit einer stumpfen Klemme oder dem Finger (Abb. 55 b).
  – Digitale Sondierung des Pleuraraums (Abb. 55 c).
  – Nach eindeutiger Identifikation Einlegen der Drainage (Abb. 55 d).
  – Dichter Wundverschluß, wobei die Wundränder eng an der Drainage anliegen sollten. Die Drainage wird mit einer Naht am Thorax fixiert.
  – Drainage mit Auffangsystem (Drei-Kammersystem) verbinden und einen Sog (10–20 mmg H_2O) anlegen.
  – Röntgen- oder Durchleuchtungskontrolle.

Komplikationen/Fehllagen

➤ **Organverletzungen** (Zwerchfellhochstand oder zu tiefe Anlage der Drainage):
  – *Besonders gefährdet* sind Leber und Milz, aber auch durch Verletzung des Zwerchfelles selbst kann es zu schweren Blutungen kommen.
  – *Prävention:* Austasten (s.o.) und stumpfes Einführen der Drainage stellen einen gewissen Sicherheitsfaktor dar, schließen aber eine akzidentelle Organverletzung nicht aus.
➤ **Lungenparenchymverletzung/intrapulmonale Fehllage:**
  – *Ursachen:* Möglicherweise durch die zum Durchstoßen der Interkostalmuskulatur verwendete Thoraxklemme oder auch durch die Drainage selbst. Besonders gefährdet sind Patienten mit subpleuralen Emphysemblasen oder Pleuraadhäsionen.
  – *Klinik:* Luftleck, häufig kommt es auch zu einem ausgeprägten Hautemphysem.
☞ *Beachte:* Wenn die Luft nicht über die eingebrachte Drainage entweichen kann, resultiert ein lebensbedrohlicher Spannungsthorax!

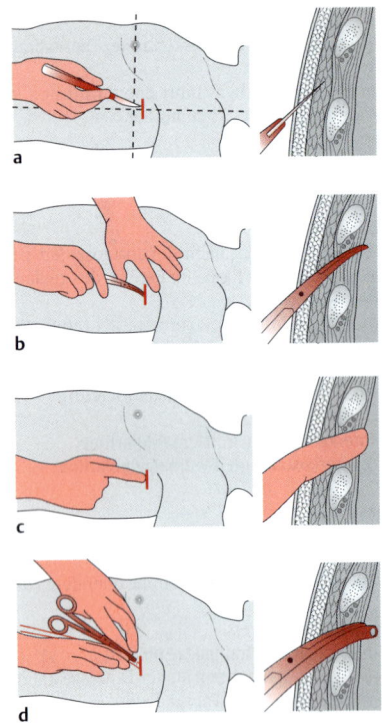

a

b

c

d

Abb. 55 a – d   Anlage einer
Thoraxdrainage (s. Text S. 607)

– In einigen Fällen kann eine intrapulmonale Fehllage der Thoraxdrainage erst auf dem Röntgenbild erkannt werden.

➤ **Subkutane Fehllage:** Ein massives Hautemphysem kann eine nicht weit genug eingeführte Drainage aus dem Thorax dislozieren (v. a. dann, wenn die Drainage sehr dicht am Hautniveau festgenäht wurde).

➤ **Blutung:**

– *Blutungsquelle:* Häufig kleine Gefäße im Subkutangewebe. Bei schweren Blutungen Interkostalgefäße (am Unterrand der Rippe), A. mammaria interna (beim Zugang in der Medioklavikularlinie).

– *Therapie:* Meist reicht eine tiefgreifende Naht mit sorgfältiger Adaptation der Wundränder zur Blutstillung aus, gegebenenfalls muß die Blutungsquelle direkt umstochen oder elektrokoaguliert werden.

– *Prävention:* Während eines Zeitraumes von 8 Stunden vor Anlage der Thoraxdrainage keine Antikoagulantien (s. o.)!

Einteilung

➤ **Nach der Herzfrequenz:**
  – *Tachykarde Rhythmusstörungen* (Tachyarrhythmien, s. S. 613):
    • Herzfrequenz > 90/Min.
    • Hauptgefahr: Zunahme des O_2-Verbrauchs mit Gefahr von Ischämien, Übergang in Kammerflimmern und Herzstillstand.
  – *Bradykarde Rhythmusstörungen* (Bradyarrhythmien, s. S. 625).
    • Herzfrequenz < 60/Min.
    • Seltener als Tachyarrhythmien.
    • Hauptgefahr: Entwicklung eines low output-Syndroms oder einer Asystolie.
  – *Normofrequente Rhythmusstörungen:* Herzfrequenz > 60/Min. und < 90/Min.
➤ **Nach der Art der Rhythmusstörung:**
  – *Erregungsleitungsstörungen:*
    • Zu schnelle Fortleitung der Erregung: Tachykardien, Tachyarrhythmien.
    • Zu langsame oder fehlende Fortleitung der Erregung (z.B. AV-Block): Bradykardie, Bradyarrhythmie bis hin zur Asystolie.
    • Anormale Fortleitung der Erregung (z.B. pathologische akzessorische Leitungsbündel zwischen Vorhof und Kammer oder kreisende Erregung im Vorhof, im AV-Knoten oder in der Kammer): Tachykardie, Tachyarrhythmie bis hin zu Kammerflimmern.
  – *Erregungsbildungsstörungen:*
    • Zu hohe Depolarisationsfrequenz des Schrittmacherzentrums: Tachykardie.
    • Zu niedrige Depolarisationsfrequenz des Schrittmacherzentrums: Bradykardie.
➤ **Nach dem Ursprung der Erregungsbildung:**
  – *Supraventrikuläre Rhythmusstörungen:* Erregungsbildungszentrum liegt im Bereich des Vorhofs oder AV-Knotens:
    • Der Kammerkomplex ist normalerweise schmal (< 0,12 s).
    • Breiter Kammerkomplex (> 0,12 Sek.) bei Schenkelblock (meist Rechtsschenkelblock) oder akzessorischem Leitungsbündel (z.B. WPW-Syndrom).
  – *Ventrikuläre Rhythmusstörungen:* Erregungsbildungszentrum liegt in einer Herzkammer. Sind meist gefährlicher als supraventrikuläre Rhythmusstörungen, der Kammerkomplex ist immer breit (> 0,12 Sek.).

Extrasystolen

➤ Vorzeitig einfallende Kammeraktionen supraventrikulären oder ventrikulären Ursprungs (Abb. 56).
➤ Sind gelegentlich Hinweis auf eine ernsthafte kardiale Erkrankung.
➤ Gelegentlich Auslöser tachykarder Rhythmusstörungen.

45.17 Herzrhythmusstörungen: Übersicht

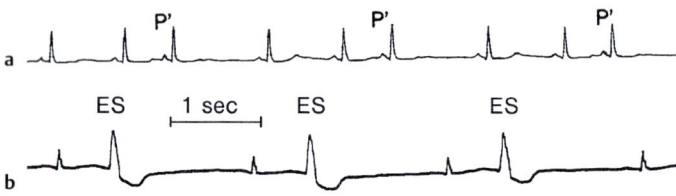

Abb. 56   a und b Extrasystolen. a) supraventrikuläre; b) ventrikuläre

Ursachen tachykarder und bradykarder Rhythmusstörungen

➤ **Kardiale Ursachen:**
  – *Koronare Herzerkrankung, myokardiale Ischämie* (s. S. 593): Häufigste und wichtigste kardiale Ursache kardialer Rhythmusstörungen! → meist Tachyarrhythmie, seltener Bradyarrhythmie.
  – *Strukturelle Anomalien des Erregungsleitungssystems* (pathologische Erregungsleitungsbündel, z. B. WPW-Syndrom) → Tachyarrhythmie.
  – *Herzklappenerkrankungen:* Stenose, Insuffizienz → meist Tachyarrhythmie.
  – *Myokarditis* → meist Tachyarrhythmie.
  – *Kardiomyopathien* → meist Tachyarrhythmie.
➤ **Metabolische Ursachen:**
  – *Hypoxie,* Hypoxygenation, Hypoxämie → bei Erwachsenen meist Tachyarrhythmie, bei Kindern meist Bradyarrhythmie.
  – *Elektrolytstörungen:*
    • Hypokaliämie → meist Tachyarrhythmie.
    • Hyperkaliämie → meist Bradyarrhythmie.
    • Hypomagnesiämie → meist Tachyarrhythmie.
  – *Störungen des Säure-Basen-Haushalts:* Azidose → meist Tachyarrhythmie.
➤ **Endokrinologische Erkrankungen:**
  – Hyperthyreose → Tachyarrhythmie.
  – Phäochromozytom (s. S. 447) → Tachyarrhythmie.
➤ **Drogen und Medikamente:**
  – Antiarrhythmika! Alle Antiarrhythmika können ihrerseits tachykarde und bradykarde Rhythmusstörungen auslösen.
  – Kokain → Tachyarrhythmie.
  – Amphetamine, Ecstasy → Tachyarrhythmie.
  – Beta-Blocker, Clonidin → Bradykardie.
  – Atropin, Katecholamine → Tachyarrhythmie.
➤ **Sonstige:**
  – Schock → meist Tachykardie, Tachyarrhythmie.
  – Anaphylaxie oder Pseudoanaphylaxie → Tachyarrhythmie.
  – Hohe endogene Katecholaminspiegel, z. B. bei Streßreaktion, unzureichender Narkosetiefe, unzureichender Analgesie → Tachykardie, Tachyarrhythmie.
  – Hyperthermie → Tachykardie.
  – Hypothermie → zunächst Tachykardie, dann Bradyarrhythmie.
  – Dehydratation, Hypovolämie → Tachykardie.

– Lungenembolie, pulmonalarterielle Hypertension → Tachykardie, Tachyarrhythmie.
– Hirndruck → Bradyarrhythmie.
◎ **Beachte:** Tachykarde oder bradykarde Rhythmusstörungen sind häufig Symptome extrakardialer Erkrankungen!

Diagnostik

➤ **Anamnese:**
  – Anzeichen für extrakardiale Ursache der Rhythmusstörungen (z.B, Hypoxämie, Volumenmangel, zu flache Narkose)?
  – Bekannte KHK?
  – Präoperative Antiarrhythmikaeinnahme?
➤ **Puls, EKG** (wenn möglich Extremitäten- und Brustwandableitungen), Blutdruck, Pulsoxymetrie.

Allgemeine Therapie

◎ **Beachte:** Nicht jede tachykarde oder bradykarde Rhythmusstörung muß antiarrhythmisch therapiert werden! Gelegentlich ist die Tachykardie erforderlich (z.B. Volumenmangelschock), und gelegentlich sollte eine Bradykardie bei ausreichenden Kreislaufverhältnissen besser belassen werden. Daher vor antiarrhythmischer Therapie stets an mögliche extrakardiale Grunderkrankung denken und möglichst gezielt therapieren! Häufig erübrigt sich dann eine spezifische antiarrhythmische Therapie. Beispiele:
  – Hypoxie, Hypoxygenation, Hypoxämie → Sauerstoffgabe, ggf. Beatmung, ggf. Bluttransfusion (bei anämischer Hypoxämie).
  – Hypokaliämie, Hypomagnesiämie → Kaliumsubstitution, Magnesiumsubstitution.
  – Hyperkaliämie, s. S. 451 .
  – Hypothermie → Wiedererwärmung.
  – Hyperthermie → Kühlung.
  – Zu flache Narkose, unzureichende Analgesie → Narkosevertiefung, Schmerzmittelgabe.
  – Dehydratation, Hypovolämie → Volumentherapie.
  – Lungenembolie, pulmonalarterielle Hypertension → Lysetherapie, wenn möglich; ggf. (pulmonale) Vasodilatatoren, s. S. 597, 614, Katecholamintherapie.
  – Hirndruck → Hirndrucksenkende Therapie.
➤ **Grundsätzliches Ziel:**
  – Ausreichende Normalisierung der Herzfrequenz.
  – Ausreichender Blutdruck, ausreichende Periphere Perfusion.
➤ Grundsätzliches Vorgehen bei Tachykardien s. S. 624 .
➤ Grundsätzliches Vorgehen bei Bradykardien s. S. 624.
➤ **Basismaßnahmen:** Sauerstoffgabe, im Schock Intubation und Beatmung, venöser Zugang, wenn sich der Patient noch nicht in Narkose befindet.

45.17 Herzrhythmusstörungen: Übersicht

Nach Abklärung extrakardialer Ursachen

➤ **Medikamentöse Therapie:**
   - *Tachyarrhythmien* (s. S. 615): Antiarrhythmika, bei wachen Patienten evtl. Sedierung.
   - *Bradyarrhythmien* (s. S. 624): Atropin, Adrenalin bzw. Orciprenalin.

➤ **Nichtmedikamentöse Therapie:**
   - *Tachyarrhythmien* (s. S. 614): Vagale Stimulation, Kardioversion und Defibrillation.
   - *Bradyarrhythmien* s. S. 238, 632 : Schrittmachertherapie.

◉ *Beachte:*
   - Keine Rhythmuskosmetik! Therapie nur bei bedrohlichen, kreislaufwirksamen Rhythmusstörungen!
   - Bei akut lebensbedrohlichen Tachyarrhythmien und Bradyarrhythmien rechtzeitig elektrische Therapiemaßnahmen erwägen (Kardioversion/Defibrillation bzw. Schrittmachertherapie, s. S. 632).
   - Kardiologisches Konsil einholen!

Formen

➤ **Supraventrikuläre Tachykardien:** Sinustachykardie, Vorhofflimmern, Vorhofflattern, Vorhoftachykardie, AV-Reentry-Tachykardien (Präexzitationssyndrome, V.a. Wolff-Parkinson-White-Syndrom [WPW-Syndrom]), AV-Knoten-Reentry-Tachykardie.
➤ **Ventrikuläre Tachykardien:** Pulslose Kammertachykardie, Kammerflattern, Kammerflimmern, Torsades de pointes (Spitzenumkehrtachykardien).

Ursachen

➤ **Pathologische Tachykardien:**
   – Meist koronare Herzerkrankung, Myokardinfarkt.
   – *Sonderform:* Reperfusionsarrhythmien nach Revaskularisation in der Koronarchirurgie.
   – Gelegentlich anatomische akzessorische Leitungsbündel (WPW-Syndrom).
➤ **Reaktive bzw. kompensatorische Sinustachykardie:**
   – Zu flache Narkose.
   – Angst, Schmerz oder Aufregung bei wachen Patienten.
   – Volumenmangelschock oder akute Rechtsherzbelastung.

Pathophysiologie

➤ **Reentry** (kreisende Erregung):
   – Innerhalb des Vorhofs: Sinus- oder Vorhoftachykardien.
   – Innerhalb der Kammer: Ventrikuläre Tachykardien.
   – Zwischen Vorhof und Kammer: AV-Re-entry-Tachykardien.
➤ **Erhöhte Automatie** (spontane Depolarisationsfrequenz) eines Erregungsbildungszentrums: Im Vorhof, im AV-Knoten, in der Kammer.

Folgen

➤ Erhöhter myokardialer Sauerstoffverbrauch.
➤ Verminderte myokardiale Durchblutung, Myokardischämie.
➤ Vermindertes Herzzeitvolumen.
➤ Hypotension.
➤ Herzinsuffizienz, Herzversagen.
➤ Kardiogener Schock.
➤ Plötzlicher Herztod des Erwachsenen (sudden adult death syndrome; SADS) bei Kammerflimmern.

Symptomatik

➤ **Wache Patienten:** Herzklopfen (Palpitationen), Angina pectoris (tritt auf, wenn die Rhythmusstörungen zur Myokardischämie führen), Dyspnoe (tritt auf, wenn die Rhythmusstörungen zur Herzinsuffizienz führen), Schwindel, Bewußtlosigkeit (tritt auf, wenn die Rhythmusstörungen zu Hypotension und Schock führen).
➤ **In Narkose:** Blutdruckabfall, Rückgang der Ausscheidung, evtl. Abfall der SaO_2 bei pulmonaler Stauung.

Therapeutische Grundsätze

➤ Medikamentöse Therapie mit Antiarrhythmika nur bei bedrohlichen, kreislaufwirksamen Rhythmusstörungen. Keine Rhythmuskosmetik!
➤ Keine Therapie der kompensatorischen Tachykardie mit Antiarrhythmika!

45.18 Tachykarde Rhythmusstörungen: Übersicht

➤ Tachykardie mit breiten Kammerkomplexen im Zweifelsfall wie ventrikuläre Tachykardie therapieren!
➤ Bei akut lebensbedrohlichen Tachyarrhythmien rechtzeitig Kardioversion/Defibrillation erwägen!

Therapeutische Möglichkeiten

➤ **Antiarrhythmika:**
  – *Klasse I a* (z. B. Ajmalin): Wirksam bei vielen ventrikulären und supraventrikulären Tachyarrhythmien.
  – *Klasse I b* (z. B. Lidocain): Wirksam nur bei ventrikulären Rhythmusstörungen.
  – *Klasse I c* (z. B. Propafenon): Wirksam bei vielen ventrikulären und supraventrikulären Tachyarrhythmien.
  – *Klasse II, Beta-Blocker* (z. B. Metoprolol): Wirksam vor allem bei supraventrikulären Tachyarrhythmien.
  – *Klasse III* (z. B. Amiodaron): Sehr wirksam bei vielen ventrikulären und supraventrikulären Tachyarrhythmien.
  – *Klasse IV, Calcium-Kanal-Blocker* (z. B. Verapamil): Nur bei supraventrikulären Rhythmusstörungen.
  – *Digitalisglykoside* (z. B. Metildigoxin): Wirksam nur bei supraventrikulären Rhythmusstörungen (Vorhofflimmern/-flattern).
  – *Adenosin:* Anwendung nur bei supraventrikulären Rhythmusstörungen (AV-Reentry-Tachykardien).
  – *Magnesium:* U.U. wirksam bei vielen ventrikulären und supraventrikulären Tachyarrhythmien. Stellenwert als Antiarrhythmikum jedoch außer bei Torsades de pointes nicht gesichert.
➤ **Adjuvante Therapie mit Sedativa/Analgetika bzw. Narkosevertiefung:** Indirekte antiarrhythmische Wirkung durch Senkung des Sympathotonus. Vagale Stimulation (s. u.), Kardioversion und Defibrillation.

Vagale Stimulation

➤ **Indikationen:** Supraventrikuläre Tachyarrhythmien, vor allem AV-Re-entry-Tachykardien (s. S. 620).
➤ **Wirkung:** Erhöhung des Parasympathotonus; dadurch Verlangsamung der AV-Überleitung.
➤ **Methoden – Karotissinusmassage:** Dosierte, wenige Sekunden dauernde Massage im Bereich der A. carotis. Durchführung:
  – Zunächst den rechten, wenn unwirksam anschließend den linken Karotissinus stimulieren.
  – Kopf des Patienten zur anderen Seite drehen. Fester, kurzer Druck auf die Karotisbifurkation nahe dem Unterkieferwinkel.
  – Wenn unwirksam: Massierende Bewegungen an der gleichen Stelle für max. 5 – 10 Sek.
  – Wiederholungen der Massage nach Pausen von 15 – 30 Sek. möglich.
  🔲 *Gefahr:* Zerebrale Ischämie durch zu starke und zu lange Kompression der A. carotis!
  – *Kontraindikation:* Karotisstenose. Daher keine Karotissinusmassage bei älteren Patienten.
  🔲 *Beachte:* Nie beide Karotiden gleichzeitig massieren!

Tachykardien mit breiten Kammerkomplexen

➤ Siehe auch Abb. 57. Ablauf, Präparateauswahl und Dosierungen nach den Empfehlungen des ERC (European Resuscitation Council). Anwendung von Alternativpräparaten mit gleichem oder ähnlichem Wirkmechanismus ist möglich. Geringfügige Abweichungen von anderen Empfehlungen in den Dosierungsangaben sind möglich. Dosierungsangaben gelten für einen Erwachsenen durchschnittlichen Gewichts.

➤ **Kreislauf vorhanden?**
  – Nein → Beginn CPR inkl. möglichst baldiger Defibrillation (siehe Kammerflimmern und pulslose Kammertachykardie, S. 622, 623).
  – Ja → Zustandseinschätzung.

➤ **Kritischer Zustand?**
  – Systolischer Blutdruck ≤ 90 mmHg?
  – Ischämiezeichen?
  – Zeichen des Herzversagens?
  – Herzfrequenz ≥ 150/Min.?

➤ **Wenn ja:**
  – Wache Patienten sedieren, evtl. Intubation und Beatmung.
  – *Kardioversion* mit 100 J → 200 J → 360 J; wenn ohne gewünschten Effekt:
  – Therapiebeginn mit *Magnesiumsulfat oder Lidocain.*
    • Magnesiumsulfat 5 g i.v. über 1 Std.
    • Lidocain 50 mg i.v. über 2 Min.; Wiederholung alle 5 Minuten bis zu einer Gesamtdosis von 200 mg. Kontinuierliche Gabe (nach der 1. Bolusdosis) von 2 mg/Min. i.v.
  – Weitere Kardioversionen, wenn erforderlich.
  – In therapierefraktären Fällen I a-, I c- oder III-Antiarrhythmika erwägen.
  – Ggf. Überstimulation (overdrive pacing) durch den Kardiologen.

➤ **Wenn nein und Kaliumkonzentration normal:**
  – *Lidocain:*
    • 50 mg i.v. über 2 Min.
    • Wiederholung alle 5 Min. bis zu einer Gesamtdosis von 200 mg.
    • Kontinuierliche Gabe (nach der 1. Bolusdosis) von 2 mg/Min. i.v.
  – *Kardioversion*, wenn erforderlich, mit 100 J → 200 J → 360 J; wenn ohne gewünschten Effekt:
  – *Amiodaron* (vorzugsweise über einen ZVK):
    • 300 mg i.v. über 5 – 15 Min.
    • Dann 600 mg i.v. über 1 Std.
  – Weitere Kardioversionen, wenn erforderlich.

➤ **Wenn Kaliumkonzentration erniedrigt:**
  – *Kaliumchlorid* bis zu 60 mmol mit maximal 30 mmol/Std. i.v.
  – *Magnesiumsulfat* 5 g i.v. innnerhalb von 1 Std.
  – *Kardioversion*, wenn erforderlich, mit 100 J → 200 J → 360 J; wenn ohne gewünschten Effekt:

Abb. 57   Maßnahmen bei lebensbedrohlichen Arrhythmien (nach European Resuscitation Council): Bradykardie; Tachykardie mit breiten Kammerkomplexen; Tachykardie mit schmalen Kammerkomplexen

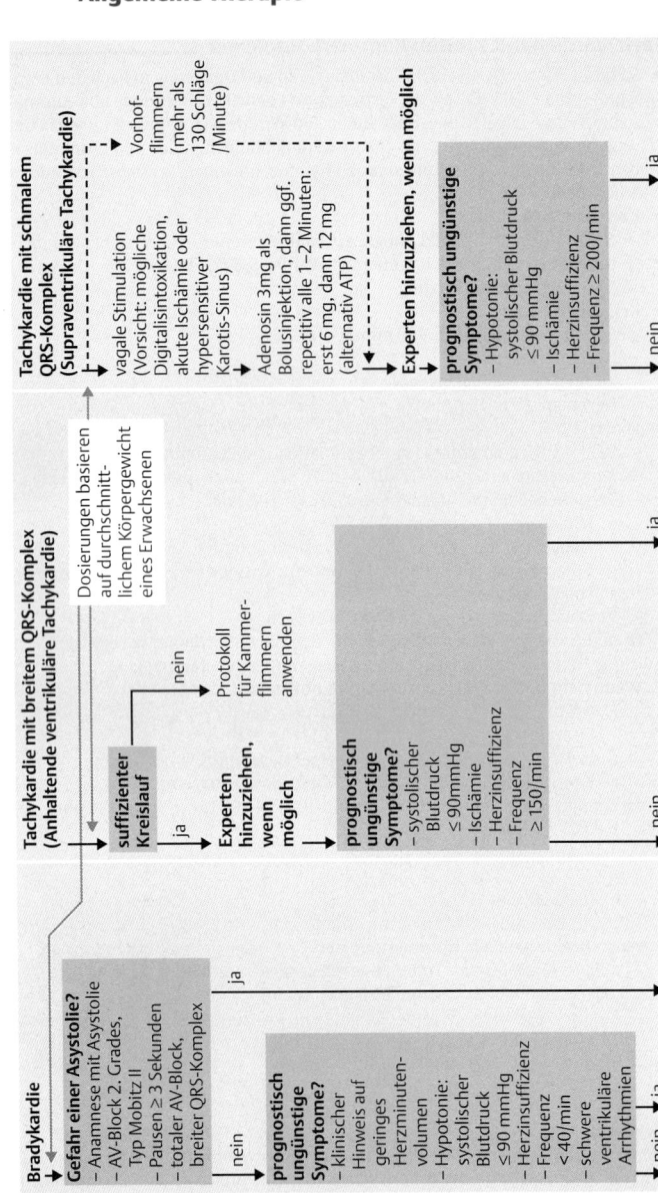

Bradykardie

Gefahr einer Asystolie?
- Anamnese mit Asystolie
- AV-Block 2. Grades, Typ Mobitz II
- Pausen ≥ 3 Sekunden
- totaler AV-Block, breiter QRS-Komplex

→ nein

→ ja

prognostisch ungünstige Symptome?
- klinischer Hinweis auf geringes Herzminutenvolumen
- Hypotonie: systolischer Blutdruck ≤ 90 mmHg
- Herzinsuffizienz
- Frequenz < 40/min
- schwere ventrikuläre Arrhythmien

→ nein → ja

Tachykardie mit breitem QRS-Komplex (Anhaltende ventrikuläre Tachykardie)

suffizienter Kreislauf

→ ja

→ nein

Protokoll für Kammerflimmern anwenden

Experten hinzuziehen, wenn möglich

prognostisch ungünstige Symptome?
- systolischer Blutdruck ≤ 90 mmHg
- Ischämie
- Herzinsuffizienz
- Frequenz ≥ 150/min

→ nein

→ ja

Dosierungen basieren auf durchschnittlichem Körpergewicht eines Erwachsenen

Tachykardie mit schmalem QRS-Komplex (Supraventrikuläre Tachykardie)

vagale Stimulation (Vorsicht: mögliche Digitalisintoxikation, akute Ischämie oder hypersensitiver Karotis-Sinus)

→ Adenosin 3mg als Bolusinjektion, dann ggf. repetitiv alle 1–2 Minuten: erst 6 mg, dann 12 mg (alternativ ATP)

Vorhofflimmern (mehr als 130 Schläge /Minute)

Experten hinzuziehen, wenn möglich

prognostisch ungünstige Symptome?
- Hypotonie: systolischer Blutdruck ≤ 90 mmHg
- Ischämie
- Herzinsuffizienz
- Frequenz ≥ 200/min

→ nein

→ ja

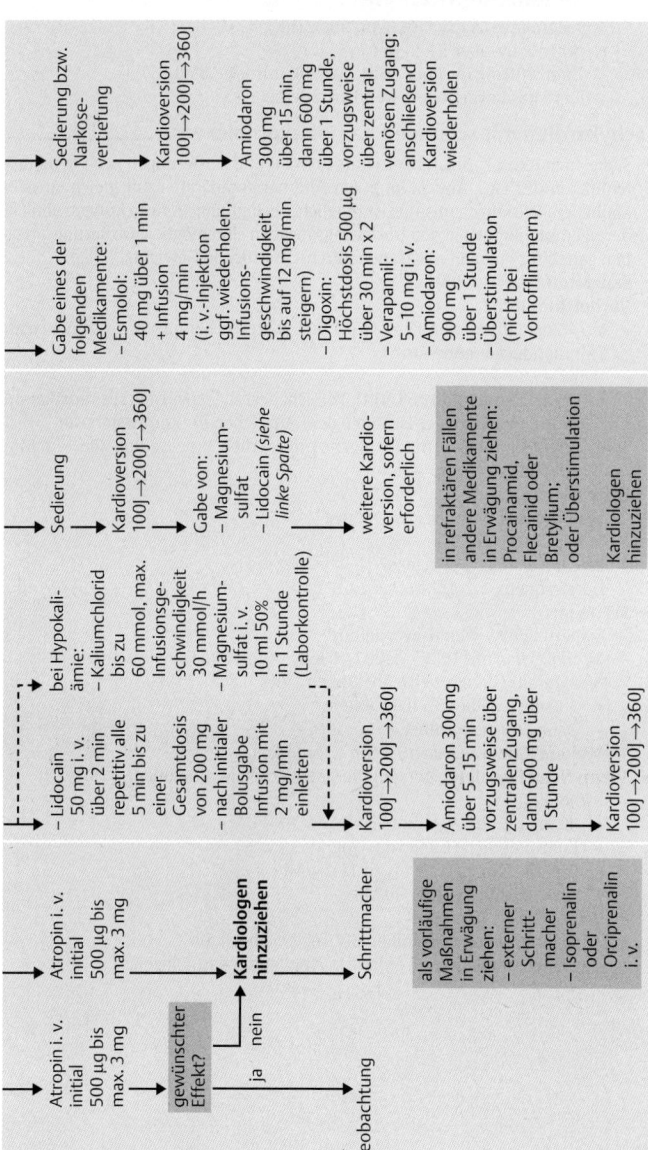

45.19 Tachykarde Herzrhythmusstörungen: Allgemeine Therapie

– *Amiodaron* (vorzugsweise über einen ZVK):
  • 300 mg i. v. über 5 – 15 Min.
  • Dann 600 mg i. v. über 1 Std. Cave: Blutdruck-Abfall.
– Weitere Kardioversionen, wenn erforderlich.

Tachykardien mit schmalen Kammerkomplexen

➤ Siehe auch Abb. 57. Ablauf, Präparateauswahl und Dosierungen nach den Empfehlungen des ERC. Anwendung von Alternativpräparaten mit gleichem oder ähnlichem Wirkmechanismus ist möglich. Geringfügige Abweichungen von anderen Empfehlungen in den Dosierungsangaben sind möglich. Dosierungsangaben gelten für einen Erwachsenen durchschnittlichen Gewichts.
➤ **Sauerstoffgabe** 4 – 8 l/Min.
➤ **Vorhofflimmern?**
– Ja → Zustandseinschätzung (s. u.) und weitere Therapie (s. u.; keine vagale Stimulation, kein Adenosin).
– Nein →
  • Vagale Stimulation (s. S. 614): Vorsicht bei möglicher Digitalisintoxikation, akuter myokardialer Ischämie oder Anzeichen für Karotisstenose!
  • Adenosin: Bolus 3 mg i. v.; wenn erforderlich, erneute Boli alle 1 – 2 Min. mit 6 mg → 12 mg → 12 mg.
➤ **Kritischer Zustand?**
– Systolischer Blutdruck ≤ 90 mmHg?
– Ischämiezeichen?
– Zeichen des Herzversagens?
– Herzfrequenz ≥ 200/Min.?
➤ **Wenn Ja:**
– Sedierung bzw. Narkosevertiefung.
– *Kardioversion* mit 100 J → 200 J → 360 J; wenn ohne gewünschten Effekt:
– *Amiodaron* (vorzugsweise über einen ZVK):
  • 300 mg i. v. über 5 – 15 Minuten.
  • Dann 600 mg i. v. über 1 Std.
– Weitere Kardioversionen, wenn erforderlich.
➤ **Wenn Nein:** Eine der folgenden therapeutischen Maßnahmen:
– Esmolol:
  • 40 mg i. v. über 1 Minute.
  • Kontinuierliche Gabe von 4 mg/Min. i. v.
  • Ggf. Dosissteigerung bis zu 12 mg/Min. i. v.
– *Digoxin:* 0,5 mg i. v. über 30 Min.
– *Verapamil:* 5 – 10 mg i. v.
– *Amiodaron,* wenn vorhanden: 900 mg i. v. über 1 Std.
– Ggf. Überstimulation (overdrive pacing) durch Kardiologen.

Atriale Tachykardien

➤ **Pathophysiologie:** Meist kreisende Erregungen auf Vorhofebene.
➤ **Formen:** Vorhofflimmern, Vorhofflattern, Vorhoftachykardie.
➤ **Vorhofflimmern mit schneller Überleitung** (Tachyarrhythmia absoluta, Abb. 58):
  – Ungeordnete, hochfrequente Vorhofaktionen.
  – Vorhoffrequenz 350–600/Min.
  – Absolut unregelmäßige Überleitung.
  – Häufig Pulsdefizit wegen schlechter Ventrikelfüllung und geringem Auswurf bei sehr rasch aufeinanderfolgenden Kammerkontraktionen.
  – *EKG:* Unregelmäßige QRS-Komplexe ohne sichtbare P-Wellen. Kammerfrequenz 100–160/Min.

◉ *Beachte:* Nach Narkoseeinleitung oder Manipulation durch Guide eines Vena cava-Katheters kann plötzlich Vorhofflimmern auftreten: Bei akutem VF meist hohe Frequenz.

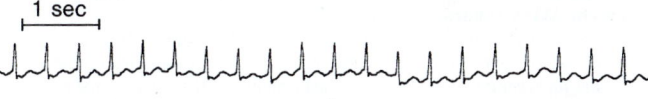

Abb. 58   Vorhofflimmern mit schneller Überleitung (Tachyarrhythmia absoluta)

➤ **Vorhofflattern** (Abb. 59):
  – Regelmäßige, hochfrequente Vorhoferregungen.
  – Vorhoffrequenz 220–350/Min.
  – Ventrikuläre Überleitung meist in einem bestimmten Verhältnis: 2 : 1-, 3 : 1- oder 4 : 1.
  – *EKG:* Sägezahnartige P-Wellen. Meist regelmäßige Kammerfrequenzen um 150/Min.

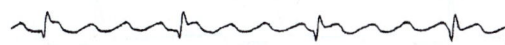

Abb. 59   Vorhofflattern mit 4 : 1 AV-Überleitung

➤ **Vorhoftachykardie** (Abb. 60):
  – Vorhoffrequenz 120–250/Min.
  – Ventrikuläre Überleitung meist im Verhältnis 1 : 1.
  – *EKG:* Regelmäßige Tachykardie; am Monitor nicht sicher von einer Sinustachykardie zu unterscheiden.

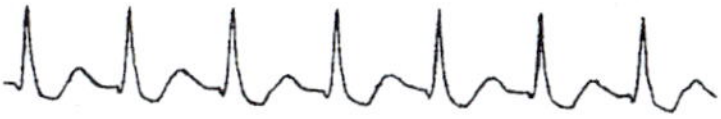

Abb. 60   Vorhoftachykardie

45.20 Supraventrikuläre Tachykardien

➤ **Therapie:** Antiarrhythmika der Klassen I a, I c, II, III, IV, Magnesium oder Digitalisglykoside. Meist werden Beta-Blocker oder Kalziumkanal-Blocker eingesetzt:
– *Beta-Blocker* (Klasse II): z.B. Metoprolol 2,5 – 5 mg i.v. *oder*
– *Kalziumkanal-Blockern* (Klasse IV): z.B. Verapamil 5 mg i.v.
– Evtl. zusätzlich zu Kalziumkanal-Blocker oder Beta-Blockern: Metildigoxin 0,2 – 0,4 mg i.v.
– *Evtl. alternativ:*
   • Magnesiumsulfat 1 – 2 g (8 – 16 mmol) i.v.
   • Ajmalin (Klasse Ia) 50 mg i.v.
   • Propafenon (Klasse Ic) 35 – 70 mg i.v.
– *Therapie bei akut auftretendem Vorhofflimmern oder im Schock:* Primär elektrische Kardioversion mit 100 Watt.

AV-Re-entry-Tachykardien (Präexzitationssyndrome)

➤ **Pathophysiologie:** Vorzeitige Kammererregung durch pathologische akzessorische atrioventrikuläre Erregungsleitungsbündel.
➤ **Häufigste Form:** Wolff-Parkinson-White-Syndrom (WPW-Syndrom).
➤ **EKG bei WPW-Syndrom** (Abb. 61):
– QRS-Komplex durch sog. *Delta-Welle* als elektrokardiographisches Korrelat der vorzeitigen Kammererregung verbreitert (breite Kammerkomplexe).
– *Bei Tachykardie:* Delta-Welle oft nicht mehr sichtbar; dann enge Kammerkomplexe.
– Tachykardie oft plötzlich auftretend und selbst terminierend (paroxysmale supraventrikuläre Tachykardie).
➤ **Therapie:**
– *Vagale Stimulation* (s. S. 614); wenn nicht erfolgreich:
– *Klasse I a- oder I c-Antiarrhythmikum,* z.B. Propafenon 35 – 70 mg i.v. oder Ajmalin 25 – 50 mg i.v.
– *Im Schock:* Elektrische Kardioversion erwägen.
⊘ *Beachte:* Verapamil oder Beta-Blocker sind nicht indiziert!

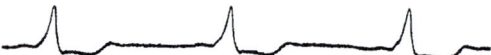

Abb. 61   WPW-Syndrom

AV-Knoten-Re-entry-Tachykardie

➤ **Pathophysiologie:** Kreisende Erregung innerhalb des AV-Knotens (Sonderform der AV-Re-entry-Tachykardien).
➤ **Häufigste Form** einer paroxysmalen supraventrikulären Tachykardie: Sog. paroxysmale AV-junktionale Tachykardie.
➤ **EKG** (Abb. 62): Regelmäßige Kammerfrequenz, 130 – 150/Min. Keine P-Welle.

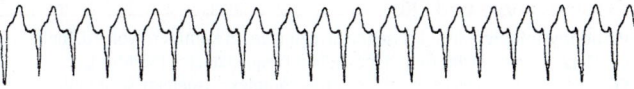

Abb. 62   Paroxysmale AV-Knoten-Tachykardie

➤ **Therapie:**
- *Vagale Stimulation* (s. S. 614), wenn nicht erfolgreich:
- *Adenosin*: Medikamentöses Mittel der Wahl. Dosierung:
    • 6 mg i. v. über 1 – 3 Sek.; bei ausbleibender Wirkung nach 1 – 2 Minuten:
    • 12 mg i. v. über 1 – 3 Sek.; bei ausbleibender Wirkung nach 1 – 2 Minuten:
    • Erneut 12 mg i. v. über 1 – 3 Sek.
- Bei schmalen Kammerkomplexen: Verapamil 5 mg i. v.
- Bei breiten Kammerkomplexen: Klasse I a- oder I c-Antiarrhythmika: z. B.
    • Ajmalin 25 – 50 mg i. v.
    • Propafenon 35 – 70 mg i. v.
- *Im Schock:* Elektrische Kardioversion erwägen.

45.21 Ventrikuläre Tachykardien

Pathophysiologie und EKG

➤ **Pathophysiologie:** Meist kreisende Erregungen im Kammermyokard. Ineffektiver Herzauswurf, insbesondere bei hohen Frequenzen (> 150/Min.).
➤ **EKG:** Meist regelmäßige, breite Kammerkomplexe. Isoelektrische Linie ist oft noch erkennbar (Abb. 63).

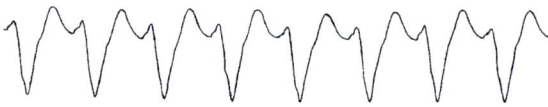

Abb. 63   Ventrikuläre Tachykardie

Sonderformen

➤ **Pulslose Kammertachykardie:**
– Kammertachykardie ohne tastbaren Puls: Kreislaufstillstand.
– Meist innerhalb weniger Minuten Degeneration in Kammerflimmern.
➤ **Kammerflattern** (Abb. 64):
– Frequenz um 250/Min.
– Haarnadelähnliche, breite Kammerkomplexe ohne dazwischen erkennbare isoelektrische Linie.
– Meist kein Puls tastbar (Sonderform der pulslosen Kammertachykardie).
– Meist innerhalb weniger Minuten Degeneration in Kammerflimmern.

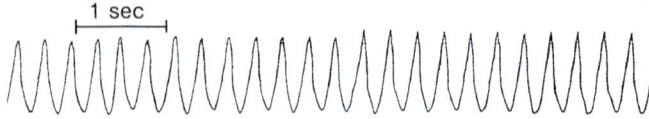

Abb. 64   Kammerflattern

➤ **Kammerflimmern** (Abb. 65):
– Ungeordnete Herzaktionen mit einer Frequenz > 300/Min.
– Kreislaufstillstand.

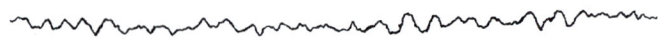

Abb. 65   Kammerflimmern

➤ **Torsades de pointes** (Spitzenumkehrtachykardien, Abb. 66):
– Paroxysmale, unkoordinierte Tachykardie mit polymorphen Kammerkomplexen unterschiedlicher Amplitude.
– Kammerkomplexe tanzen scheinbar um die isoelektrische Linie.
– Übergang in Sinusrhythmus oder Degeneration zu Kammerflimmern.
– *Ursache:* Angeborenes oder erworbenes QT-Syndrom (verlängerte QT-Zeit).
– *Häufige Auslöser:* Antiarrhythmika (vor allem Klasse I und III) oder Elektrolytstörungen (Hypokaliämie, Hypomagnesiämie).

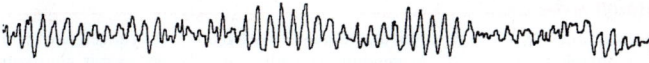

Abb. 66   Torsade de Pointes (Spitzenumkehrtachykardien)

Therapie

➤ **Medikamentöse Therapie:** Antiarrhythmika der Klassen I a, I b, I c, II, III. Gängiges Vorgehen:
  – *Lidocain* 100 mg i. v.; wenn ohne Erfolg oder auch primär:
  – *Ajmalin* 25 – 50 mg i. v. oder
  – *Propafenon* 35 – 70 mg i. v.
➤ **Elektrische Therapie:**
  – Kardioversion (s. S. 628) im Schock.
  – *Defibrillation* (s. S. 628) bei Kreislaufstillstand.
➤ **Besonderheiten bei Torsades de pointes:** Übliche Antiarrhythmika sind meist wirkungslos und können die Situation verschlimmern. Vorgehen: Magnesiumsulfat 1 – 2 g über 1 – 2 Minuten; dann 1 – 2 g kontinuierlich über 1 Stunde. Wenn ohne Erfolg: Kardioversion erwägen.

45.22 Bradykarde Herzrhythmusstörungen: Therapie ▰▰▰

Bradykardie

➤ Siehe auch Abb. 57 S. 618. Ablauf, Präparateauswahl und Dosierungen nach den Empfehlungen des ERC. Anwendung von Alternativpräparaten mit gleichem oder ähnlichem Wirkmechanismus ist möglich. Geringfügige Abweichungen von anderen Empfehlungen in den Dosierungsangaben sind möglich. Dosierungsangaben gelten für einen Erwachsenen durchschnittlichen Gewichts.

➤ **Bei bestehendem Risiko einer Asystolie:**
  – Atropin: Zunächst 0,5 mg i. v., repetitiv bis zu maximal 3 mg.
  – Wenn erfolgreich → Beobachten.
  – Wenn erforderlich (Atropintherapie ohne gewünschten Effekt) → transvenöse Schrittmachertherapie, wenn möglich (kardiologisches Konsil).
  – Vorübergehende Therapiemaßnahmen: Externe Schrittmachertherapie (s. S. 632); Orciprenalin i. v. 50 – 100 μg als Bolus; dann 0,2 – 1 μg/kg KG/Min.

➤ **Kein akutes Asystolierisiko → Zustandseinschätzung.**

➤ **Kritischer Zustand?**
  – Klinische Zeichen eines niedrigen Herzzeitvolumens?
  – Systolischer Blutdruck ≤ 90 mmHg?
  – Zeichen des Herzversagens?
  – Herzfrequenz < 40/Min.?
  – Vorliegen therapiebedürftiger ventrikulärer Arrhythmien?

➤ **Wenn ja:**
  – Atropin: Zunächst 0,5 mg i. v., repetitiv bis zu maximal 3 mg.
  – Wenn erfolgreich → beobachten.
  – Wenn erforderlich (Atropintherapie ohne gewünschten Effekt) → transvenöse Schrittmachertherapie, wenn möglich (kardiologisches Konsil).
  – *Vorübergehende Therapiemaßnahmen:*
    • Externe Schrittmachertherapie (s. S. 632).
    • Orciprenalin i. v., s. o.

➤ **Wenn nein** → beobachten.

45.23 Bradykarde Herzrhythmusstörungen: Spezielle Formen

Formen

- **Sinusbradykardie** (Abb. 67).
- **Langsamer Knotenrhythmus** (Abb. 68).
- **Atrioventrikulärer Block** (AV-Block; Abb. 69):
  - AV-Block I°.
  - AV-Block II° Typ Mobitz I (oder Wenckebach-Typ).
  - AV-Block II° Typ Mobitz II.
  - AV-Block III°.

Ursachen

- S. auch S. 610.
- **Vagale Stimulation** s. S. 614.
- **Koronare Herzerkrankung**.
- **„Sportlerherz":** Meist Sinusbradykardie, gelegentlich AV-Rhythmus. Ruhefrequenzen < 50/Min. sind möglich. Eine Therapie ist nicht erforderlich.

Pathophysiologie und Folgen

- **Pathophysiologie:** Störungen der autonomen Erregungsbildung, Störungen der Erregungsleitung, parasympathische Übererregbarkeit.
- **Folgen:** Vermindertes Herzzeitvolumen, Hypotension, zerebrale Minderperfusion, kardiogener Schock.

Symptomatik und Diagnostik

- Bewußtseinstrübung bei wachen Patienten.
- Schocksymptome.
- Diagnostik s. S. 611 .

Sinusbradykardie

- **Ursachen:** Erhöhter Vagotonus (z. B. vagale Reaktion bei Intubation), „Sportlerherz", Syndrom des kranken Sinusknotens, sinuatrialer Block, Überdosierung von Beta-Blockern, rasche Injektion von Opioiden (v. a. Remifentanil).
- **EKG** (Abb. 67): P-Wellen vor jedem QRS-Komplex.
- **Therapie:** s. u.

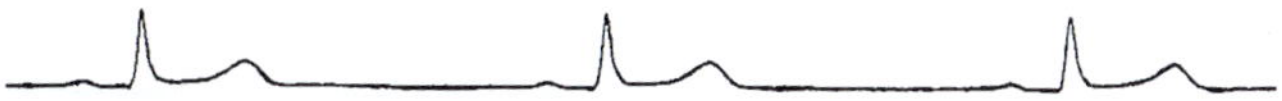

Abb. 67   Sinusbradykardie

Langsamer Knotenrhythmus

- **Ursache:** Ausfall des Sinusknotens und Übernahme der Schrittmacherfunktion des Herzens durch den AV-Knoten.
- **Reizursprung:** In der Nähe des AV-Knotens.
- **EKG** (Abb. 68): Keine P-Wellen, oder negative P-Wellen vor QRS-Komplex.
- **Therapie** s. u.

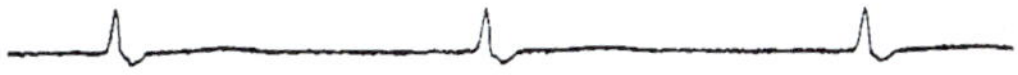

Abb. 68   Langsamer Knotenrhythmus

45.23 Bradykarde Herzrhythmusstörungen: Spezielle Formen

Atrioventrikulärer Block (AV-Block)

➤ **Ursache:** Verzögerung oder Aufhebung der Erregungsleitung zwischen Vorhöfen und Kammern.
➤ **Folge:** U.U. bedrohliche Abnahme der Kammerfrequenz.
➤ **AV-Block I°** (Abb. 69):
   – Verzögerte Überleitung aller Vorhofaktionen.
   – *EKG:* PQ-Zeit > 0,2 Sek.
   – Keine akute Gefährdung.
➤ **AV-Block II° Typ Mobitz I (oder Wenckebach-Typ)** (Abb. 69):
   – Fehlende Überleitung einiger Vorhofaktionen.
   – Inkonstante Überleitungszeit, die sich verlängert, bis schließlich 1 Vorhofaktion nicht mehr übergeleitet wird (in der Regel nach 3 – 5 Aktionen).
   – Periodische Wiederholung des Vorgangs (sog. Wenckebach-Periodik).
   – Meist keine akute Gefährdung.
➤ **AV-Block II° Typ Mobitz II** (Abb. 69):
   – Fehlende Überleitung einiger Vorhofaktionen.
   – Überleitung nur nach jeder z.B. 2. oder 3. Vorhofaktion (2 : 1- oder 3 : 1-Block); evtl. auch bei vagaler Reaktion.
   – Akute Gefährdung!
➤ **AV-Block III°** (Abb. 69):
   – Keine Überleitung zwischen Vorhof und Kammer.
   – Übernahme der Schrittmacherfunktion durch ein Ersatzzentrum in der Kammer. *EKG:* Unabhängige Depolarisation von Vorhof und Kammer (AV-Dissoziation). Meist langsame Kammerfrequenz < 40/Min.
   – Bei Ausbleiben eines ventrikulären Ersatzzentrums: Ventrikuläre Asystolie bei (zunächst) weiter nachweisbarem Vorhofrhythmus → Kreislaufstillstand und Bewußtlosigkeit (Adams-Stokes-Anfall).
   – Immer akute Gefährdung!
➤ **Therapie** s. u.

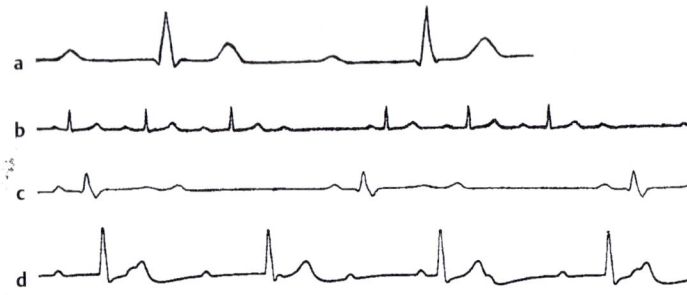

Abb. 69 a – d   Atrioventrikulärer Block (AV-Block). a) AV-Block I°; b) AV-Block II° Typ Mobitz I (Wenckebachtyp); c) AV-Block II° Typ Mobitz II; d) AV-Block III°

Therapie

➤ Vagusreiz beenden, z.B. Intubation abbrechen und Maskenbeatmung, bis Atropin wirkt).
➤ **Atropin** 0,5 – 3 mg i.v.; wenn ohne Erfolg:
➤ **Orciprenalin** (Alupent) 50 – 100 µg als Bolus; dann 0,2 – 0,5 µg/kg KG/Min.
  ⊙ *Cave:* Auslösung von Extrasystolen, Blutdruckabfall durch Vasodilatation bei Orciprenalin.
➤ Wenn ohne Erfolg oder alternativ: **Externe Schrittmacherstimulation** mit einer Frequenz von 70 – 100/Min (s. S. 632).
➤ **Reanimation (CPR S. 628):** Bei Asystolie oder unzureichendem kardialem Auswurf.

45.24 Reanimation bei Erwachsenen

Grundsätzliches Vorgehen

➤ Die Reanimation Erwachsener folgt einem universellen Algorithmus. (s. Abb. 70). Die Abfolge der Sequenzen geht immer davon aus, daß die vorhergehenden Maßnahmen nicht erfolgreich waren.

➤ Modifikationen im Ablauf ergeben sich, wenn ein Defibrillator nicht sofort verfügbar ist (z.B. beim Transport des Patienten) oder bei Kreislaufstillstand aufgrund von Hypoxie (z.B. primärer Atemstillstand).

➤ **Initial** erfolgt die Diagnose des Kreislaufstillstandes in Form eines **diagnostischen Blocks**: Die Überprüfung von Bewußtsein, Atmung und Kreislauf (Puls) ist in kürzester Zeit möglich.

➤ **Unmittelbar darauf** werden die **Basismaßnahmen** (BLS = basic life support) durchgeführt: Freimachen der Atemwege, Maskenbeatmung, Herzdruckmassage. Gleichzeitig wird der Defibrillator durch einen zweiten Helfer vorbereitet.

➤ Ein präkordialer Faustschlag ist nur beim beobachteteten Kreislaufstillstand sinnvoll.

➤ Ohne Verzögerung **EKG-Schnelldiagnose** über die Defibrillationselektroden („Paddel") des Defibrillators.

➤ Ist kein Defibrillator verfügbar oder handelt es sich um einen hypoxämischen Kreislaufstillstand, folgen die erweiterten Maßnahmen (ALS = advanced life support) der Reanimation (s.u.).

➤ **Differentialdiagnosen:** Kammerflimmern oder -flattern (= VF bzw. VT). Oder Asystolie/elektromechanische Dissoziation (EMD). Letztere werden auch als non-VF-VT zusammengefaßt.

Vorgehen bei Kammerflimmern/-flattern

➤ **Defibrillation** (immer in 3er-Serien, bis zum Erfolg):
  – 1. Serie (200, 200, 360 J).
  – alle folgenden Serien (360 J).

➤ **Nach der ersten Defibrillationsserie** CPR mit **erweiterten Maßnahmen (ALS)** fortsetzen:
  – Intubation, Beatmung mit 100% O_2, intravenöser Zugang, Adrenalin 1 mg i.v. oder 3 mg endobronchial.
  – Beatmung und Herzdruckmassage über 2–3 Min. fortsetzen, dann erneute EKG-Kontrolle (EKG-Ableitung über Klebeelektroden anstreben).
  – 🔴 *Beachte:* Bei Rhythmusdiagnostik immer korrekte Elektrodenposition und Kontakt überprüfen.
  – Bei **persistierendem Kammerflimmern** oder Kammertachykardie **Defibrillation** mit 360 J (bis zu 3 × in Serie, wenn erforderlich).
  – Bei Erfolglosigkeit erneut CPR für 2–3 Min., dann wieder Rhythmusdiagnostik. Bei persistierendem Kammerflimmern Adrenalin 1 mg i.v oder 3 mg endobronchial, erneute Defibrillation mit 360 J bis zu 3mal.
  – Evtl. Maßnahmen noch einmal wiederholen.

➤ **Nach dritter Gabe** von 1 mg Suprarenin i.v. und persistierendem Kammerflimmern:
  – Adrenalin 5 mg i.v.
  – Lidocain 100 mg i.v.,ggf. 1 mal wiederholen.
  – Frühestens nach 20minütiger Reanimation Natriumbikarbonat 1 mval/kg KG, ggf. 0,5 mg/kg KG nach weiteren 10 Min.

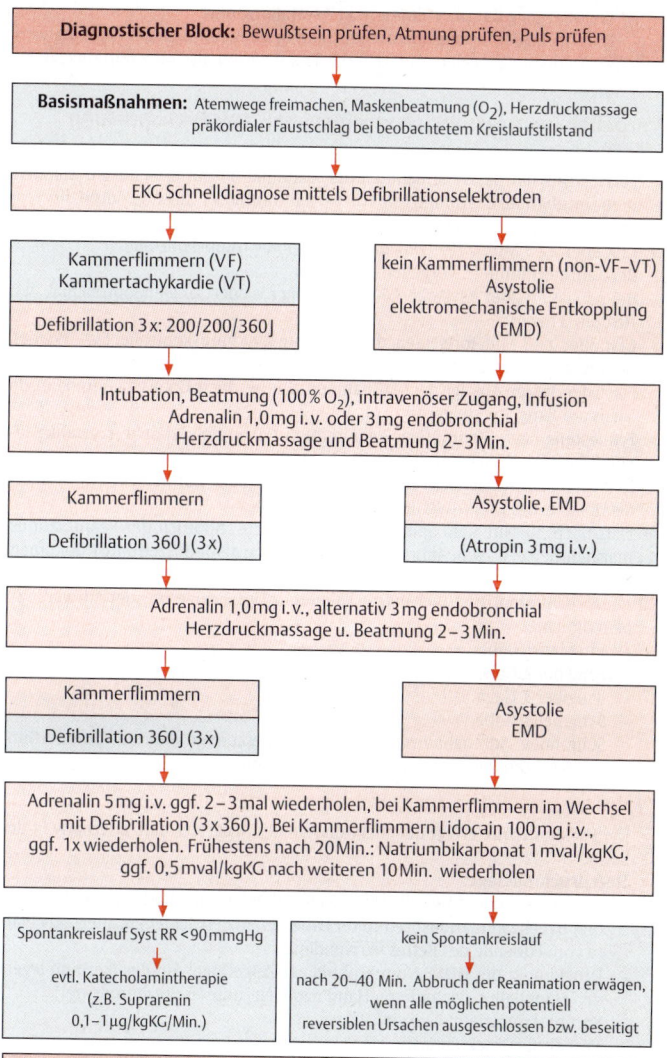

Diagnostischer Block: Bewußtsein prüfen, Atmung prüfen, Puls prüfen

Basismaßnahmen: Atemwege freimachen, Maskenbeatmung (O₂), Herzdruckmassage
präkordialer Faustschlag bei beobachtetem Kreislaufstillstand

EKG Schnelldiagnose mittels Defibrillationselektroden

Kammerflimmern (VF)
Kammertachykardie (VT)

Defibrillation 3x: 200/200/360 J

kein Kammerflimmern (non-VF-VT)
Asystolie
elektromechanische Entkopplung
(EMD)

Intubation, Beatmung (100 % O₂), intravenöser Zugang, Infusion
Adrenalin 1,0 mg i.v. oder 3 mg endobronchial
Herzdruckmassage und Beatmung 2–3 Min.

Kammerflimmern

Defibrillation 360 J (3x)

Asystolie, EMD

(Atropin 3 mg i.v.)

Adrenalin 1,0 mg i.v., alternativ 3 mg endobronchial
Herzdruckmassage u. Beatmung 2–3 Min.

Kammerflimmern

Defibrillation 360 J (3x)

Asystolie
EMD

Adrenalin 5 mg i.v. ggf. 2–3mal wiederholen, bei Kammerflimmern im Wechsel
mit Defibrillation (3 x 360 J). Bei Kammerflimmern Lidocain 100 mg i.v.,
ggf. 1x wiederholen. Frühestens nach 20 Min.: Natriumbikarbonat 1 mval/kgKG,
ggf. 0,5 mval/kgKG nach weiteren 10 Min. wiederholen

Spontankreislauf Syst RR <90 mmgHg

evtl. Katecholamintherapie
(z.B. Suprarenin
0,1–1 µg/kgKG/Min.)

kein Spontankreislauf

nach 20–40 Min. Abbruch der Reanimation erwägen,
wenn alle möglichen potentiell
reversiblen Ursachen ausgeschlossen bzw. beseitigt

Anmerkungen: Alternative zur angegebenen Adrenalindosierung ist die eskalierende Dosierung:
1 mg i.v. bei 1. Gabe **potentiell reversible Ursachen:** Hypoxie, Hypovolämie, Hyperkaliämie,
2 mg i.v. bei 2. Gabe Hypokaliämie, metabolische Entgleisung, Hypothermie, Spannungs-
3 mg i.v. bei 3. Gabe pneumothorax, Perikardtamponade, Intoxikation, Lungenembolie

Abb. 70 Reanimationsschema

45.24 Reanimation bei Erwachsenen

– Bei Übergang Kammerflimmern in Asystolie: s. dort.
– Falls nach 30 Min. kein Spontankreislauf besteht, Abbruch der Reanimationsmaßnahmen erwägen. Abbruch der Reanimation als Todeszeitpunkt dokumentieren.

Vorgehen bei Asystolie/elektromechanischer Entkoppelung (EMD)

➤ Fortsetzung der Basismaßnahmen der Reanimation mit erweiterten Maßnahmen (Intubation, Beatmung mit 100 % O_2, intravenöser Zugang, Adrenalin 1 mg i. v. oder 3 mg endobronchial).
➤ CPR über 2 – 3 Min. fortsetzen, dann erneute Rhythmuskontrolle.
➤ Bei Kammerflimmern Vorgehen s. o.
➤ Bei persistierender Asystolie Adrenalin 1 mg i. v. oder 3 mg endobronchial, evtl. Atropin 3 mg i. v.
➤ CPR über 2 – 3 Min. fortsetzen, dann erneute Rhythmuskontrolle. Evtl. Wiederholung der Maßnahmen.
➤ Nach der dritten Abfolge der Maßnahmen, d. h. bei der 4. Gabe von Adrenalin, die Dosis auf 5 mg. i. v. steigern.
➤ Frühestens nach 20minütiger Reanimation Natriumbikarbonat 1 mval/kg KG, ggf. 0,5 mg/kg KG nach weiteren 10 Min.
➤ Externen Schrittmacher erwägen (s. S. 632): Ist meist nur bei totalem AV-Block als Ursache des Kreislaufstillstandes erfolgreich.
➤ Falls nach 30 Min. kein Spontankreislauf besteht, Abbruch der Reanimationsmaßnahmen erwägen. Abbruch der Reanimation als Todeszeitpunkt dokumentieren.

◉ *Beachte:* Alternativ ist auch eine eskalierende Dosissteigerung der Adrenalingabe möglich:
– 1 mg bei 1. Gabe.
– 2 mg bei 2. Gabe.
– 3 mg bei 3. Gabe.
– 5 mg bei 4. Gabe.
– Sehr hohe Adrenalindosen können zu therapierefraktärem Kammerflimmern führen und verschlechtern das Outcome.

Praktische Hinweise zur Durchführung der CPR

➤ Die **Pulskontrolle** erolgt üblicherweise an der A. carotis, evtl. alternativ in der Leiste.
➤ **Herzdruckmassage:**
– Für eine effiziente Herzdruckmassage (HDM) ist eine harte Unterlage unabdingbar (Reanimationsbrett unter Patienten in Bett schieben, alternativ Platte vom Fußende des Bettes verwenden).
– Druckpunkt der HDM: Vom Xiphoid aus Zeigefinger auf das Sternum legen, den Handballen der anderen Hand daneben (unteres Sternumdrittel).
– Kompressionstiefe: 4 – 5 cm.
– Verhältnis Druck/Entlastung 1 : 1.
– Frequenz: 80 – 100/Min.
➤ **Verhältnis Ventilation/Kompression:** Ein Helfer: 15 : 2, zwei Helfer: 5 : 1 (nach Intubation und maschineller Beatmung durchgehende Kompressionen ohne Pause).

➤ **Defibrillation:**
- Elektrodenplazierung: 1. Elektrode rechts parasternal unterhalb der Klavikel (Apex), 2. Elektrode in vorderer Axillarlinie (Spitze).
- *Praktisches Vorgehen:*
  1. Defibrillator einschalten.
  2. Gel auf die Defibrillationselektroden („Paddel") auftragen.
  3. Energiemenge wählen: 200 J für den 1. und 2. Defibrillationsversuch, 360 J für weitere Versuche.
  4. Elektroden mit der gesamten Fläche auf die entsprechenden Körperstellen kräftig aufdrücken.
  5. Defibrillator laden; Rhythmus ableiten (wenn möglich Dokumentation).
  6. Ankündigen: „Vorsicht, Defibrillation! Abstand zum Patienten!"
  7. Knöpfe bzw. Knopf zur Entladung drücken.
  8. Ergebnis prüfen: EKG beobachten, ggf. Puls fühlen.
- ⊘ *Beachte:* Es existieren sehr unterschiedliche Defibrillationsgeräte. Rechtzeitig mit dem am Arbeitsplatz vorhandenen Geräten vertraut machen!

➤ **Leitlinien für die Applikation von Adrenalin in der Reanimation:**
- Intravenöse Standard-Dosis: 1 mg für Erwachsene, Verdünnung 1 : 10 mit physiologischer Kochsalzlösung, Einschwemmung durch Anlegen einer Infusion.
- Wiederholung alle 2–3 Minuten.
- Endobronchiale Gabe über den endotrachealen Tubus alternativ zur intravenösen Injektion: 3 mg Adrenalin in 10 ml NaCl 0,9 % (Erwachsene), wenn kein i. v.-Zugang vorhanden.
- Eine Alternative besteht in der titrierenden Dosierung, wobei die Adrenalin-Dosis bei der zweiten i. v.-Gabe auf 2 mg und bei der dritten i. v.-Gabe auf 3 mg gesteigert wird. Nach der dritten Injektion von Adrenalin (ca. 10 min nach Beginn der erweiterten Maßnahmen) kann bei weiter bestehendem Kreislaufstillstand die Dosis auf 5 mg Adrenalin pro Injektion gesteigert werden. Diese hohe Dosis kann dann noch 2–3mal wiederholt werden. Bislang liegen jedoch trotz großer Studien keine gesicherten Erkenntnisse vor, daß die Überlebensraten (neurologischer Outcome!) durch dieses Dosierungsschema positiv verändert werden.

➤ **Unerwünschte Wirkungen von Adrenalin in der Reanimation:**
- Adrenalin erhöht, wie alle Sympathikomimetika, die Aktivität sämtlicher Schrittmacherzellen des Herzens, wodurch über ektopische Schrittmacher tachykarde Arrhythmien und Kammerflimmern ausgelöst werden können.
- Adrenalin verstärkt die muskulären Kontraktionen bei Kammerflimmern mit der Folge, daß der Sauerstoffverbrauch ansteigt.

Besonderheiten bei der intraoperativen Reanimation

➤ Der Patient ist bereits am EKG-Monitor angeschlossen, d. h. eine sofortige Diagnostik ist möglich.
➤ Die meisten Patienten sind bereits beatmet: Beatmung auf 100 % Sauerstoff stellen, volatile Inhalationsanästhetika ausschalten.
➤ Bei Kammerflimmern frühzeitige Defibrillation (s. o.).
➤ Wegen des sterilen Operationsfeldes erfolgt die Herzdruckmassage oft durch den Operateur.
➤ Der OP-Tisch bietet eine ausreichend harte Unterlage, ein zusätzliches Brett ist nicht erforderlich.

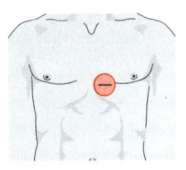 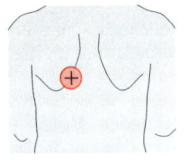

Abb. 71 Elektrodenposition bei externer transkutaner Schrittmacherstimulation

➤ Bei Thoraxeingriffen oder Operationen im Oberbauch (hier nach Eröffnung des Zwerchfells) ist die wesentlich effektivere offene HDM durch den Operateur relativ einfach durchführbar.

➤ Wenn möglich, Ursache für Kreislaufstillstand möglichst schnell beseitigen (z. B. Volumenmangel, Luftembolie).

➤ Nach erfolgreicher Reanimation Eingriff so schnell wie möglich beenden.

🔄 *Merke:* Patienten nach intraoperativem Herzkreislaufstillstand müssen postoperativ auf einer Intensivstation überwacht werden. Ggf. weiterführende Diagnostik.

Externe transkutane Schrittmacherstimulation

➤ **Indikationen:** Asystolie oder schwere therapieresistente Bradykardie. Der externe Schrittmacher dient unter Reanimationsbedingungen zur Überbrückung, bis eine intrakardiale Schrittmachersonde gelegt werden kann.

➤ **Praktisches Vorgehen:**
   – 2 große Klebeelektroden befestigen; Durchmesser ca. 10 cm (Abb. 71):
   • Negative Elektrode links parasternal zwischen Xiphoid und Mamille.
   • Positive Elektrode dorsal zwischen linker Skapula und Wirbelsäule.
   – EKG-Ableitungen des Patienten und Überwachungsmonitor mit dem Schrittmachergerät verbinden (normalerweise passen die Anschlüsse).
   – Große Klebeelektroden an das Schrittmachergerät anschließen.
   – Schrittmachergerät einstellen: Stimulationsfrequenz 60/Min. Stromstärke so hoch einstellen, daß am Monitor QRS-Komplexe auf die Stimulation hin beobachtet werden können (max. 40–100 mA) und ein peripherer Puls meßbar ist.
   – Überwachung des Herzauswurfs zusätzlich mit Pulsoximeter oder arterieller Druckmessung (falls vorhanden).

🔄 Meist ist zur Stimulation von Herzaktionen eine so hohe Energie erforderlich, daß bei nicht anästhesierten Patienten eine Analgesie bzw. Sedierung notwendig ist. Ggf. ist sogar eine Narkoseeinleitung erforderlich.

Ursachen des Kreislaufstillstands

➤ Bei Kindern dominiert der asystole Kreislaufstillstand oder die schwere Bradykardie (ca. 90%) gegenüber dem Kammerflimmern (< 10%).
➤ **Häufigste Ursachen** (bei hospitalisierten Kindern):
  - Störungen der Atmung (Aspiration, schwerer Bronchospasmus, Pneumonie, Laryngospasmus, Glottisödem).
  - Allergischer Schock.
  - Sepsis (z.B. Meningokokkensepsis).
  - Traumata (Volumenmangel, Schädel-Hirntrauma, Spannungspneumothorax, Verbrühungen, Verbrennungen).
  - Kongenitale Herzvitien, Anomalien des Gefäßsystems (Isthmusstenosen, Koronaranomalien).
  - Fehlbildungen des ZNS (erhöhter Hirndruck).
  - 👁 *Merke:* Bei Kindern sind Störungen der Atmung bzw. der Beatmung die Hauptursache für einen Kreislaufstillstand.

Praktisches Vorgehen

➤ **Da primäres Kammerflimmern bei Kindern die Ausnahme ist, erfolgt die Reanimation nach Schema A–F:**
  Diagnostischer Block: Bewußtsein, Atmung, Kreislauf

A	↓	(Atemwege freimachen und sichern)
B	↓	(Beatmung)
C	↓	(Circulation: Herzdruckmassage)
D	↓	(Drogen: Adrenalin)
E	↓	(EKG-Diagnose)
F	↓	(ggf. Defibrillation)

➤ **Atemwege** durch Überstrecken des Kopfes freimachen (nicht nach Trauma), Kinn vorziehen. Fremdkörper aus Mund und Rachen entfernen. Bei Fremdkörperaspiration kurze Schläge auf den Rücken, evtl. Thoraxkompression.
➤ **Beatmung:** Initial 2 Atemhübe: Thorax muß sich sichtbar heben, Kopf überstrecken, um Magenblähung zu vermeiden. Im weiteren Verlauf Wechsel Beatmung mit HDM im Verhältnis 1 : 5 .
➤ **Puls** bei kleinen Kindern in der A. brachialis fühlen (Carotis ist wegen des kurzen Halses schlecht tastbar). Alternativ A. femoralis (ist bei Kindern mit Windeln jedoch nicht so schnell zugänglich).
➤ Bei **Pulslosigkeit oder Bradykardie** (bei jungen Säuglingen Frequenz < 80/ Min.): **Herzdruckmassage:**
  - *Druckpunkt:* Mittleres Sternumdrittel bei Säuglingen, unteres Sternumdrittel bei Kindern > 1 Jahr.
  - *Kompression:*
    • Immer auf harter Unterlage, ggf. Hand als Widerlager gegen Daumen. Säuglinge: 2 – 3 Finger, 2 – 3 cm tief, Frequenz ca. 120/Min (Thorax mit beiden Händen umfassen, s. Abb. 72).
    • Kleinkinder: HDM mit einer Hand (Handballen), Tiefe 3 cm.

45.25 Reanimation bei Kindern und Säuglingen

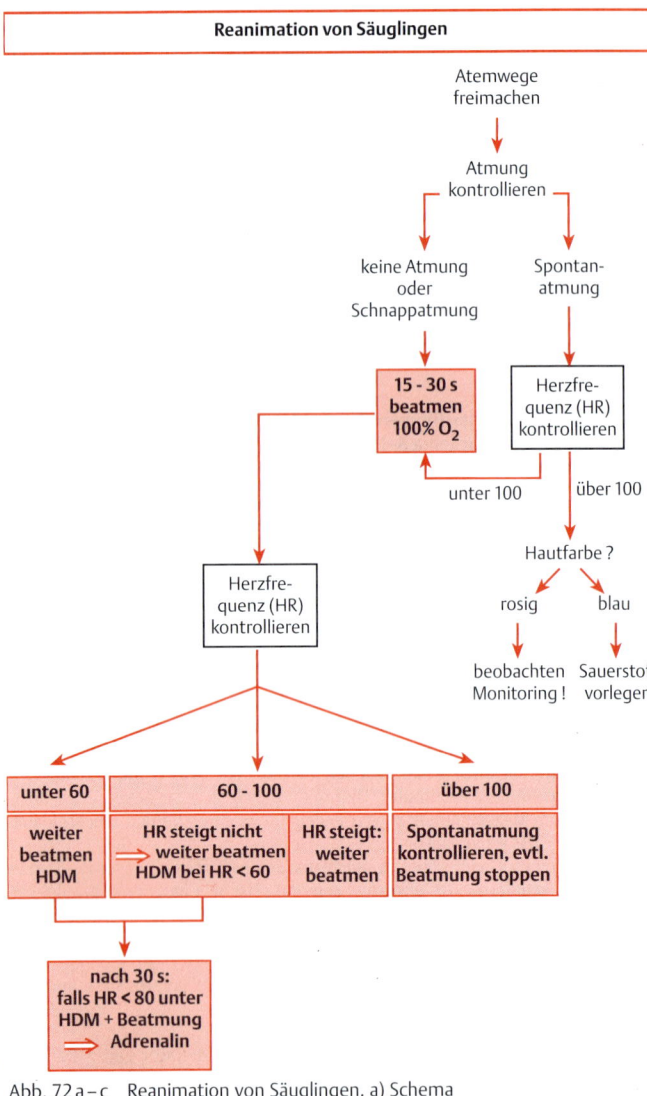

a
Abb. 72 a–c   Reanimation von Säuglingen. a) Schema

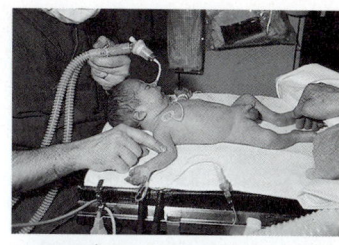

b

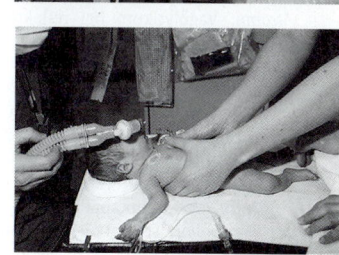

c

Abb. 72 b – c
b) Puls fühlen;
c) Herzdruckmassage

➤ **Intubation:**
  – Bei Säuglingen ist die nasale Intubation zwar von Vorteil (bessere Tubusfixation), bei Intubationsschwierigkeiten sollte aber oral intubiert werden.
  – Sorgfältige Lagekontrolle und Tubusfixation! (Masken- und Tubusgrößen s. Kinderanästhesie S. 314 .)
  – Aufgeblähten Magen nach Intubation absaugen, kann bei Säuglingen die Beatmung beeinträchtigen.
  – Bei Aspiration sorgfältig über den Tubus absaugen.
  – Reanimation nie länger als 30 Sek. unterbrechen!
➤ **Beatmung nach Intubation:** Falls vorhanden, mit Baby- oder Kinderrespirator beatmen. Frequenz initial 40 – 60 (bei Säuglingen), Sauerstoffkonzentration 100 %.
  ◉ *Merke:* Unter Reanimationsbedingungen steht die Hypoxämie im Vordergrund. Eine Sauerstofftoxizität ist nicht zu befürchten.
➤ **Medikamentengabe** (Suprarenin) über Tubus, i. v.- Zugang oder intraossär.
  – *Intravenöser Zugang* evtl. über V. jugularis externa, evtl. über Kopf oder Fuß. Die Anlage eines venösen Zugangs kann unter Reanimationsbedingungen sehr schwierig sein. Alternative: Intraossäre Punktion der proximalen Tibia mit spezieller Punktionsnadel. Medikamentendosierung wie bei i. v.-Applikation.

- *Adrenalin ist das Medikament der ersten Wahl*, wie bei Erwachsenen. Dosis: 0,01 – 0,05 (bis 0,1) mg/kg i. v.
  - Praktischer Hinweis (bei Säuglingen): 1 mg Adrenalin auf 10 ml verdünnen: Davon wieder 1 ml auf 10 ml verdünnen: Lösung ist 1 : 100.000, d. h. 1 ml = 0,01 mg. Von dieser Lösung 1 – 5 ml/kg KG repetitiv i. v. geben.
  - Bei Erfolglosigkeit Steigerung auf 0,1 mg/kg KG (Lösung 1 : 10.000 verwenden).
  - Bei Kleinkindern Lösung 1 : 10.000 verwenden.
  - Bei endotrachealer Applikation über Absaugkatheter: 0,1 mg/kg KG initial, Steigerung auf 1 mg/kg KG
- *Atropin:* Vagolytikum bei reflektorischer Bradykardie. Dosis: 0,01 – 0,02 (– 0,05) mg/kg KG.

  🔘 *Cave:* Die meisten Bradykardien bei Kindern sind hypoxämisch bedingt!
- *Xylocain:*
  - Indikation: Kammerflimmern, ventrikuläre Tachykardie (bei Kindern wesentlich seltener indiziert als bei Erwachsenen).
  - Dosis: 1 mg/kg KG.
  - Nebenwirkungen: Verstärkung einer Bradykardie, Abfall von HZV und Blutdruck, Krampfanfälle bei hoher Dosierung.
- *Na-Bikarbonat:* Ist kein Medikament der ersten Wahl. Vorsichtiger Azidoseausgleich nach protrahierter Reanimation oder Kreislaufstabilisierung. Dosis: 1 mval /kg KG.

➤ **Defibrillation:**
  - Indikation: Kammerflimmern, Kammertachykardie.
  - Elektrodengröße: 4,5 cm bei Säuglingen, 8 cm bei Schulkindern.
  - Energiedosis: 2 J/kg KG für die ersten 2 Versuche, 4 J /kg ab dem 3. Versuch.

  🔘 *Beachte:* Die Geräte reduzieren Defibrillationsenergie zum Teil automatisch, wenn Säuglingspaddels aufgesteckt sind. Zum Teil muß die niedrigere Energie vorgewählt werden. Unbedingt mit dem Gerät vertraut machen!

➤ **Infusionslösungen**: Kinderadaptierte Basislösung (z. B. Pädiafusin II oder Ionosteril Päd III, s. S. 72). Alternativ Ringer-Lösung (kein Ringerlaktat). Keine Nacl 0,9 % (Natriumüberladung junger Säuglinge). Keine reine Glukoselösung (Wasserintoxikation und Hyperglykämie verschlechtern das zerebrale Outcome).

Normalwerte

Parameter		Normwerte		
		konventionell	× Faktor	= SI-Einheiten
B = Vollblut, C = Citratblut, E = EDTA-Blut, P = Plasma, S = Serum, U = Urin				
Adrenalin	P	85 ng/l	0,0055	0,47 nmol/l
Adrenalin	U	< 27 µg/24 h	0,0055	< 0,15 µmol/24 h
Albumin	S	3,5 – 5,5 g/dl	10	35 – 55 g/l
α-Amylase	P/S U	< 140 U/l < 600 U/l		
α₁-Fetoprotein (AFP)	S	< 10 ng/ml		
Alkalische Phosphatase (AP)	P/S	65 – 220 U/l		
Ammoniak	P/S	m: 19 – 80 µg/dl w: 25 – 94 µg/dl	0,59	m: 11 – 48 µmol/l w: 15 – 55 µmol/l
Antithrombin (AT III)	S	75 – 120 %		
Bilirubin gesamt direkt indirekt	P/S P/S P/S	0,2 – 1,1 mg/dl 0,05 – 0,3 mg/dl < 0,8 mg/dl	17,1	3,4 – 18,8 µmol/l 0,9 – 5,1 µmol/l < 13,7 µmol/l
Blutgase (arteriell) pH pCO_2 pO_2 BE Standard-Bikarbonat O_2-Sättigung		7,36 – 7,44 35 – 45 mmHg 90 – 100 mmHg − 2 bis + 2 mmol/l 22 – 26 mmol/l 92 – 96 %	0,133 0,133 0,01	4,67 – 6,00 kPa 12 – 13,3 kPa 0,92 – 0,96
BSG (BKS)	C	m: 3 – 10 mm (1 h) w: 6 – 20 mm (1 h)		
Calcium, gesamt (Ca^{++})	S U	2,3 – 2,6 mmol/l 4,0 – 5 mmol/(24 h		
Chlorid	P/S U	98 – 112 mmol/l 160 – 178 mmol/24 h		
Cholesterin gesamt HDL LDL	P/S P/S P/S	120 – 240 mg/dl > 50 mg/dl < 150 mg/dl	0,026	3,1 – 6,2 mmol/l > 1,3 mmol/l < 3,87 mmol/l
Cholinesterase (CHE)	S	3000 – 8000 U/l		
Cortisol (8⁰⁰ Uhr, nüchtern)	P	5 – 25 µg/dl	0,028	0,14 – 0,69 µmol/l
C-Peptid	S	0,37 – 1,2 nmol/l	2,97	1,1 – 3,6 µg/l
C-reaktives Protein (CRP)	P/S	< 10 mg/l		
Creatinkinase (CK)	P/S	< 80 U/l		
Creatinkinase-Isoenzym MB (CK-MB)	P/S	< 6 % der CK		

Fortsetzung, S. 638 ▶

46

46 Laborwerte und Formeln

Parameter		Normwerte		
		konventionell	× Faktor	= SI-Einheiten
B = Vollblut, C = Citratblut, E = EDTA-Blut, P = Plasma, S = Serum, U = Urin				
Differentialblutbild:	E			
stabkernige neutrophile Granulozyten		0 – 5 %		
segmentkernige neutrophile Granulozyten		50 – 70 % (1800 – 7000/µl)		
eosinophile Granulozyten		0 – 5 % (< 450/µl)		
basophile Granulozyten		0 – 2 % (< 200/µl)		
Monozyten		2 – 6 %		
Lymphozyten		25 – 45 % (1000 – 4800/µl)		
Digoxin	S	0,8 – 2,0 ng/ml	1	0,8 – 2,0 µg/l
Digitoxin	S	15 – 25 ng/ml	1	15 – 25 µg/l
Eisen	S	m: 80 – 150 µg/dl	0,179	m: 14 – 27 µmol/l
		w: 60 – 140 µg/dl		w: 11 – 25 µmol/l
Eiweißelektrophorese	S	(Elektrophorese)		
Albumin		3,6 – 5,0 g/dl	10	36 – 50 g/l
		(45 – 65 %) '		
α_1-Globulin		0,1 – 0,4 g/dl (2 – 5 %)	10	1 – 4 g/l
α_2-Globulin		0,5 – 0,9 g/dl (7 – 10 %)	10	5 – 9 g/l
β-Globulin		0,6 – 1,1 g/dl (9 – 12 %)	10	6 – 11 g/l
γ-Globulin		0,8 – 1,5 g/dl	10	8 – 15 g/l
		(12 – 20 %)		
Erythrozyten	E	m: 4,5 – 5,9 Mio./µl		
		w: 4,0 – 5,2 Mio./µl		
Ferritin	S	30 – 200 µg/l		
Fibrinogen	P	200 – 400 mg/dl	0,03	5,9 – 11,8 µmol/l
Fibrin(ogen)-Spaltprodukte, D-Dimere	P			20 – 400 µg/l
Folsäure	P	3 – 15 ng/ml		
Gerinnungsfaktoren V-XIII	S	70 – 100 %		
Gesamteiweiß	S	6 – 8,4 g/dl	10	60 – 84 g/l
Glukose nüchtern	B/S	70 – 100 mg/dl	0,0555	3,9 – 5,6 mmol/l
γGT	S	m: 6 – 28 U/l		
		w: 4 – 18 U/l		
GOT	S	m: < 18 U/l		
		w: < 15 U/l		
GPT	S	m: < 22 U/l		
		w: < 17 U/l		
Hämatokrit	E	m: 41 – 50 %		
		w: 37 – 46 %		
Hämoglobin	E	m: 14 – 18 g/dl	0,62	8,7 – 11,2 mmol/l
		w: 12 – 16 g/dl		7,5 – 9,9 mmol
Haptoglobin	S	20 – 204 mg/dl	0,01	0,2 – 2,04 g/l

Parameter		Normwerte		
		konventionell	× Faktor	= SI-Einheiten
B = Vollblut, C = Citratblut, E = EDTA-Blut, P = Plasma, S = Serum, U = Urin				
Harnsäure	S	2,6 – 6,4 mg/dl	60	155 – 384 µmol/l
Harnstoff	S	10 – 55 mg/dl	0,17	1,7 – 9,3 mmol/l
α-HBDH	S	55 – 140 U/l		
Immunglobulin G	S	0,8 – 1,8 g/dl	10	8 – 18 g/l
Immunglobulin A	S	0,09 – 0,45 g/dl	10	0,9 – 4,5 g/l
Immunglobulin M	S	0,06 – 0,26 g/dl	10	0,6 – 2,6 g/l
Kalium	S U	3,5 – 5 mmol/l 30 – 100 mmol/24 h		
Kreatinin	S	0,5 – 1,2 mg/dl	88,4	44 – 106 µmol/l
Kreatinin-Clearance		80 – 160 ml/min		
Kupfer	S	m: 70 – 140 µg/dl w: 85 – 155 µg/dl	0,157	m: 11 – 22 µg/dl w: 13 – 24 µg/dl
Laktat	S	5,7 – 22 mg/dl	0,111	0,63 – 2,44 mmol/l
LDH	S	120 – 240 U/l		
LAP	S	16 – 32 U/l		
Leukozyten	E	4000 – 10000/µl		
Lipase	S	30 – 180 U/l		
Lipoprotein (a)	S	< 30 mg	10	< 300 mg/l
Magnesium	S	1,75 – 4 mg/dl	0,41	0,7 – 1,6 mmol/l
MCH (mittlerer Hb-Gehalt der Erythrozyten)	E	27 – 34 pg		
MCHC (mittlere Hb-Konzentration der Erythrozyten)	E	30 – 36 g/dl		
MCV (mittlere Erythrozytenvolumen)	E	85 – 98 fl		
Metanephrin	U	< 320 µg/24 h	0,0048	< 1,52 µmol/24 h
Natrium	S U	135 – 150 mmol/l 120 – 220 mmol/24 h		
Noradrenalin	P	275 ng/l	0,0059	1,62 nmol/l
Noradrenalin	U	< 97 µg/24 h	0,0059	< 0,57 µmol/24 h
Normetanephrin	U	< 390 µg/24 h	0,005	< 1,95 µmol/24 h
Osmolalität	S U	280 – 300 mosm/kg 800 – 1400 mosm/kg		

Fortsetzung, S. 640 ▶

46

46 Laborwerte und Formeln

Parameter		Normwerte		
		konventionell	× Faktor	= SI-Einheiten
B = Vollblut, C = Citratblut, E = EDTA-Blut, P = Plasma, S = Serum, U = Urin				
Partielle Thromboplastinzeit (PTT)	P	20 – 38 Sek.		
Phosphat	S	0,77 – 1,55 mmol/l		
Procalcitonin	P	< 1 µg/l		
Retikulozyten	E	4 – 15 ‰ (20 000 – 75 000/µl)		
Rheumafaktor (Latex)	S	< 20 IU/ml		
Theophyllin	S	10 – 20 µg/ml	1	10 – 20 mg/l
Thrombinzeit (T2)	P	14 – 20 Sek.		
Thromboplastinzeit (Quick)	P	70 – 100 %		
Thrombozyten	E	150 000 – 350 000/µl		
TSH basal 30 Min. nach Injektion von 200 µg TRH	S	0,3 – 3,5 mU/l Anstieg > 2 mU/l		
freies Thyroxin (FT$_4$)	S	0,5 – 2,3 ng/dl	14	7 – 30 pmol/l
freies Trijodthyronin (FT$_3$)	S	3,0 – 6,0 pg/ml	1,53	4,6 – 9,2 pmol/l
TBG	S	12 – 30 µg/ml		
Thyreoglobulin	S	< 50 ng/ml		
Transferrin	S	200 – 400 mg/dl	0,01	2,0 – 4,0 g/l
Triglyzeride	S	75 – 200 mg/dl	0,0112	0,83 – 2,3 mmol/l
Vitamin A	S	20 – 80 µg/dl	0,035	0,7 – 2,8 µmol/l
Vitamin B$_{12}$	S	310 – 1100 pg/ml	0,739	229 – 812 pmol/l
Vitamin D	S	700 – 3100 U/l		
Vitamin E	S	5 – 20 µg/ml	2,4	12 – 48 µmol/l

Formeln

	Abkürzung	Berechnung	Referenzbereich (beim Erwachsenen)
Allgemeines Körperoberfläche (nach Du Bois)	BSA, KOF	$KOF\ (m^2) = Gewicht\ (kg)^{0,425} \times Körper-größe\ (cm)^{0,725}/\ 139,2$	
Atmung, Ventilation, Oxygenierung			
arterieller Sauerstoffpartialdruck	PaO_2		70 – 100 mmHg unter $FiO_2 = 0,21$ (Raumluft)
Sauerstoffsättigung	SaO_2	$Hb_{oxy}\ /\ (Hb_{oxy} + Hb_{desoxy} + Hb_{CO} + Hb_{Met})$	> 96 %
partielle Sauerstoffsättigung (Pulsoxymetrie)	$pSaO_2$	$Hb_{oxy}\ /\ (Hb_{oxy} + Hb_{desoxy})$	> 96 %
gemischtvenöser Sauerstoffpartialdruck	$P\bar{v}O_2$		35 – 40 mmHg
gemischtvenöse Sauerstoffsättigung	$S\bar{v}O_2$		70 – 75 % (unter Raumluft)
alveolärer Sauerstoffpartialdruck	PAO_2	$(p_{atm} - pH_2O) \times FiO_2 - (PaCO_2\ /\ RQ)$ p_{atm} = atmosphärischer Druck = 760 mmHg pH_2O = Wasserdampfdruck = 47 mmHg	105 mmHg
alveolo-arterielle Sauerstoffdruckdifferenz	$AaDO_2$	$PAO_2 - PaO_2$	bei FiO_2 0,21 < 10 – 12 mmHg
Sauerstoffaufnahme, -verbrauch	$\dot{V}O_2$	$a\bar{v}DO_2 \times CO$	250 ml/min
Sauerstoffangebot	$\dot{Q}O_2, DO_2$	$CaO_2 \times CO$	1000 ml/min
arterieller CO_2-Partialdruck	$PaCO_2$		35 – 45 mmHg
respiratorischer Quotient	RQ	$\dot{V}_{CO_2}/\ \dot{V}_{O_2}$	0,8
CO_2-Produktion	$\dot{V}_{CO_2}$		200 ml/min
endexpiratorischer CO_2-Partialdruck	$PetCO_2$		33 – 44 mmHg
Ventilations-Perfusions-Verhältnis		$\dot{V}_A/\ \dot{Q}_T$	0,8
alveoläre Ventilation	$\dot{V}_A$	$(V_T - V_D) \times AF$ V_T = Atemzugvolumen V_D = Totraumvolumen	4,2- 4,5 l/min

46 Laborwerte und Formeln

	Abkürzung	Berechnung	Referenzbereich
Hämodynamik			
Blutdruck (systolisch/diastolisch)	BP, AP, SAP, DAP		100 – 140/60 – 90 mmHg
arterieller Mitteldruck	MAP	DAP + (SAP-DAP) / 3	70 – 105 mmHg
zentraler Venendruck	ZVD, CVP		2 – 8 mmHg
systemischer Gefäßwiderstand	SVR	(MAP − ZVD/CO) × 80	900 – 1400 dyn × sec × 10^{-5}
pulmonalarterieller Druck (systolisch/diastolisch)	PAP		15 – 30/4 – 12 mmHg
pulmonalarterieller Mitteldruck	$\overline{PAP}$, MPAP		9 – 16 mmHg
pulmonaler Gefäßwiderstand	PVR	$\overline{PAP}$ − PCWP/CO) × 80	150 – 250 dyn × sec × 10^{-5}
pulmonalkapillärer Verschlußdruck	PCWP		5 – 12 mmHg
Herzminutenvolumen	CO, HMV, HZV, $\dot{Q}_T$	Ficksche Gleichung: $$\dot{Q}_T = \frac{VO_2}{CaO_2 - C\overline{v}O_2}$$	5- 6 l/min
Herzindex	CI	CO/ m^2 Körperoberfläche	2,8 – 4,2 l/min/m^2
Schlagvolumen	SV	CO/HF	60 – 70 ml/Schlag
Ejektionsfraktion	EF	SV/EDV	0,6 – 0,65
pulmonaler Rechts-Links-Shunt	$\dot{Q}_S/\dot{Q}_T$	$\dfrac{C_cO_2 - C_aO_2}{C_cO_2 - C_{\overline{v}}O_2}$	2 – 8 %
linksatrialer Druck	LAP		6 – 12 mmHg
linksventrikuläre Arbeit	LCW	CI × MAP × 0,0144	3,8 ± 0,4 kg × m/m^2
rechtsatrialer Druck	RAP		2 – 6 mmHg
rechtsventrikuläre Arbeit	RCW	CI × MPAP × 0,0144	0,6 ± 0,06 kg × m/m^2
coronarer Perfusionsdruck	CPP	DAP − PCWP	60 – 80 mmHg
intrakranieller Druck	ICP		0 – 15 mmHg
zerebraler Perfusionsdruck	CPP	MAP − ICP	60 – 90 mmHg
zerebraler O_2-Verbrauch	$CMRO_2$	CBF × $avDO_2$	3 – 3,5 ml/min × 100 g
zerebraler Blutfluß	CBF		45 – 50 ml/min × 100 g

	Abkürzung	Berechnung	Referenzbereich

Niere
Clearance
	C	Clearance [ml/min] =
		$(U \times V)/(P \times t)$
		U = Urinkonzentration
		    der Substanz
		V = Urinvolumen
		P = Plasmakonzentra-
		    tion der Substanz
		t = Zeit	

Kreatinin-Clearance (Abschätzung)		$C_{Kreatinin} \approx (150 -$ Alter) × Körpergewicht [kg]/Serumkreatinin [µmol/l]	95 – 120 ml/min

Tabelle 98 Umrechnung verschiedener Druck-Einheiten

von ↓ nach→	kPa	mmHg	cmH₂O	bar/mbar
kPa		(kPa) × 7,5 = (mmHg)	(kPa) × 10 = (cmH₂O)	(kPa) × 0,01 = (bar)
mmHg	(mmHg)/ 7,5 = (kPa)		(mmHg) × 1,36 = (cmH₂O)	(mmHg) / 0,75 = (mbar)
cmH₂O	(cmH₂O) × 0,098 = (kPa)	(cmH₂O) × 0,735 = (mmHg)		(cmH₂O) × 0,98 = (mbar)
bar/mbar	(bar) × 101,3 = (kPa) (mbar) × 0,1 = (kPa)	(mbar) × 0,75 = (mmHg)	(mbar) × 1,02 = (cmH₂O)	

Halbfette Seitenzahlen = Haupttextstelle.

Halbfette Seitenzahlen = Haupttextstelle.

Halbfette Seitenzahlen = Haupttextstelle.

Halbfette Seitenzahlen = Haupttextstelle.

Halbfette Seitenzahlen = Haupttextstelle.

Halbfette Seitenzahlen = Haupttextstelle.

Halbfette Seitenzahlen = Haupttextstelle.

Halbfette Seitenzahlen = Haupttextstelle.

Halbfette Seitenzahlen = Haupttextstelle.

Halbfette Seitenzahlen = Haupttextstelle.

Halbfette Seitenzahlen = Haupttextstelle.

Halbfette Seitenzahlen = Haupttextstelle.

Halbfette Seitenzahlen = Haupttextstelle.

aus: Arnold W. und Ganzer U.: Checkliste Hals-Nasen-Ohren-Heilkunde, 3. Aufl. Stuttgart, Georg Thieme; 1999: Abb. **48**

aus: Grabensee B.: Checkliste Nephrologie. Stuttgart, Georg Thieme; 1998: Abb. **51**

aus: Hahn J.-M.: Checkliste Innere Medizin, 2. Aufl. Stuttgart: Georg Thieme; 1998: Abb. **10**, Abb. **11**, Abb. **12**, Abb. **13**, Abb. **25 d**, Abb. **71**

aus: Hamm Ch. und Willems S.: Checkliste EKG. Stuttgart, Georg Thieme; 1998: Abb. **2 c**, Abb. **52**, Abb. **53**, Abb. **54**

aus: Leuwer M., Schürmeyer T.H., Trappe H.-J. und Zuzan M.: Checkliste Interdisziplinäre Intensivmedizin. Stuttgart, Georg Thieme; 1999: Abb. **3**, Abb. **6**, Abb. **7**, Abb. **8** (Ausschnitt)

aus: Scott D.B.: Techniken der Regionalanästhesie, 3. Auflage. Stuttgart, Georg Thieme; 1998: Abb. **30**, Abb. **31**, Abb. **32**

aus: Ziegenfuß T.: Checkliste Notfallmedizin (vormals Rettungsmedizin). Stuttgart, Georg Thieme; 1997: Abb. **5**, Abb. **17 b**, Abb. **20**, Abb. **49**, Abb. **50**, Abb. **55**, Abb. **56** bis Abb. **69**

Abb. **9** Anästhesie-System KION, mit freundlicher Genehmigung der Fa. Siemens AG, Erlangen

Abb. **22** mit freundlicher Genehmigung der Fa. LogoMed, Windhagen